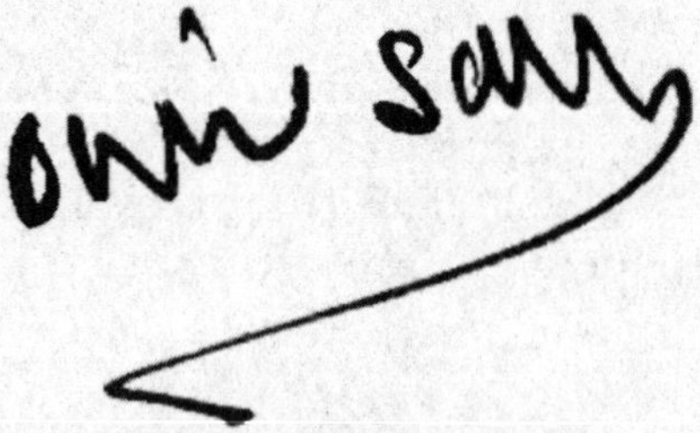

Oliver Sacks

Briefe

Herausgegeben von Kate Edgar

Aus dem Englischen von Hainer Kober

ROWOHLT

Die Originalausgabe erschien 2024 unter dem Titel
«Letters by Oliver Sacks» bei Alfred A. Knopf, New York.

Deutsche Erstausgabe
Veröffentlicht im Rowohlt Verlag, Kirchenallee 19, 20099 Hamburg, Juli 2025

Innentypografie Daniel Sauthoff
Lithografie Susanne Kreher
Satz Dover Serif Text bei Pinkuin Satz und Datentechnik, Berlin
Druck und Bindung CPI books GmbH, Leck
ISBN 978-3-498-00174-2

Kontaktadresse nach EU-Produktsicherheitsverordnung:
produktsicherheit@rowohlt.de

FSC
www.fsc.org
MIX
Papier | Fördert
gute Waldnutzung
FSC® C083411

In memoriam Dan Frank

Inhalt

Vorwort

Kate Edgar

Oliver Sacks liebte Briefe. In London, wo er in den 1930er und 1940er Jahren aufwuchs, blieben die Menschen durch Briefe und Postkarten in Verbindung. Nur relativ wenige Haushalte verfügten über ein Telefon, aber die Post kam zweimal am Tag, deshalb konnte man, wenn erforderlich, noch am selben Tag antworten.

Als Oliver sechs Jahre war, lebte er in einem Internat, und ich denke, da wird jeder Brief von zu Hause große Bedeutung für ihn gehabt haben. Selbst als Erwachsener machte es ihm Freude, jeden Tag seine Post zu holen, um zu sehen, was sie ihm brachte.

Ihm war es immer ein Anliegen, jeden seiner Briefe zu beantworten – wenn möglich sofort. (Das lag wohl an einer Mischung aus Anstand und unwiderstehlichem Kommunikationsbedürfnis.) Es war sogar bekannt, dass er seinem Monatsscheck für die Elektrizitätsgesellschaft stets ein paar Zeilen beifügte. Er sammelte Briefumschläge, besonders wenn sie von wichtigen Leuten oder aus exotischen Orten kamen, und bewahrte interessante Briefmarken auf (in seinem Büro taten wir später das Gleiche und legten sie für ein oder zwei besondere Patienten beiseite, die Sammler waren).

Sein Leben lang bewahrte Oliver den größten Teil seiner eingehenden Korrespondenz auf und gab sich große Mühe, seine Antworten auf Durchschlagpapier, handschriftlichen oder getippten Entwürfen und – später – Fotokopien aufzubewahren. Natürlich war das Anfang der 1960er Jahre, in denen das vorliegende Buch beginnt, nicht immer möglich. Viele der Briefe in den ersten Kapiteln liegen als leichte Luftpostfaltbriefe vor, die er nach seiner Ankunft in Nordamerika nach London geschickt hatte. Damals wäre es schwierig gewesen, Kopien von ihnen anzufertigen, es sei denn, man hätte sie fotografiert. Glücklicherweise haben seine Eltern die Briefe aufgehoben. Später wurden sie O. S. zurückgegeben.

Schon rein zahlenmäßig war seine Briefproduktion enorm. Die Korrespondenzakten in seinem Archiv umfassen ungefähr zweihunderttausend Seiten – rund siebzig volle Bankers Boxes.

Olivers literarischer Stil war – obwohl lebhaft und empfindsam – selten prägnant, sondern komplex in Hinblick auf Struktur und Inhalt. Im persönlichen Gespräch neigte er zu langen Absätzen mit umständlichen Abschweifungen, die aber schließlich wieder zum Thema zurückführten; wenn er an einem Essay oder Buch arbeitete, war es sehr ähnlich. Allerdings hatte er Schwierigkeiten, seine eigenen Texte zu überarbeiten. Wenn ihn also ein Redakteur bat, eine Passage etwas klarer zu formulieren oder zu kürzen, spannte er einfach eine neue Seite in die Schreibmaschine und begann von vorn. Schließlich saß der Redakteur vor einem ganzen Stapel von Entwürfen, ganz zu schweigen von all den Briefen mit neuen Fußnoten und Ergänzungen. Es war schwierig, zwischen ihnen eine Auswahl zu treffen, denn die meisten enthielten wundervolle Passagen, gingen aber alle in unterschiedliche Richtungen.

Als ich um das Jahr 1983 als junge Lektorin für ihn zu arbeiten begann, schien mir, dass es nur eine einzige Lösung gebe: die verschiedenen Entwürfe mittels *Cut and Paste* zu bearbeiten (in dieser Zeit vor Einführung der Computer hielten wir uns an die altmodische Methode, das heißt an Schere und Klebstoff), um die verschiedenen Gedankenstränge miteinander zu verbinden. Und genau so machte ich es – im Gedanken an seine wundervollen Geschichten und philosophischen Überlegungen oder indem ich einfach wiederholte, was er mir gerade gesagt hatte. Im Laufe der Zeit entwickelten wir eine dialogische Form der Textbearbeitung.

Das war neu für mich. Ich bekam üblicherweise ein mehr oder weniger vollständiges Manuskript vom Autor, las es mehrfach durch, machte dabei meine Anmerkungen und überprüfte sie noch einmal, bevor ich sie dem Autor zur Begutachtung zurückschickte. Oliver dagegen verlangte, dass ich mich neben ihn setzte, während er die fertigen Seiten aus der Schreibmaschine zog: «Hier! Was hältst du davon?» Ich begann, es «Kampf-Lektorat» zu nennen.

Wenn ich nach einem Tag mit Oliver abends nach Hause kam, war ich von dem unablässigen Versuch erschöpft, acht Stunden lang mit seinem ruhelosen Verstand Schritt zu halten. Aber es war auch eine höchst anregende Arbeit, und wenn er mich ein oder zwei Stunden später anrief und mir neue Gedanken präsentierte, war ich schon wieder bereit, mich auf sie einzulassen. Was für mich als freiberufliche Tätigkeit von ein oder zwei Tagen begann, wuchs sich schon bald zu einer Vollzeitbeschäftigung von mehreren Tagen aus.

Damals erzählte mir Oliver viel über seine Jugend und Anfänge als Arzt und Schriftsteller. Er hatte bereits zwei Bücher veröffentlicht, beide über Patienten, die er als Neurologe behandelt hatte. *Migraine*, 1970 (*Migräne*, 1970) und *Awakenings*, 1973/1990, (*Awakenings – Zeit des Erwachens*, 1990) ließen bereits den patientenorientierten Ansatz in seiner Arbeit und seine umfassende Belesenheit erkennen. Zwar war *Awakenings* ein literarischer Erfolg gewesen, hatte aber wenig oder keine Anerkennung in der medizinischen Gemeinschaft gefunden – ganz im Gegenteil. Zum Teil aus diesem Grund bemühte er sich, *A Leg to Stand On* (*Der Tag, als mein Bein fortging*, 1989) fertigzustellen, ein Buch, an dem er seit fast einem Jahrzehnt arbeitete. Damals dürfte er kaum damit gerechnet haben, dass er eines Tages ein leuchtendes Vorbild für junge aufstrebende Ärzte in aller Welt sein oder mit seinen «klinischen Geschichten», wie er sie nannte, eine ganze Gattung begründen würde.

Die Briefe in diesem Band sind voller Widersprüche; sie sind heftig, zärtlich, achtsam. Sie verraten ein gerüttelt Maß an Selbstbefangenheit – von jener Art, die viele von uns in ihrer Jugend an den Tag legen –, doch meist erweist sich Oliver als interessiert und großherzig, besonders gegenüber Menschen, die am Rand der Gesellschaft leben: jungen Menschen, alten Menschen, in ihrer Freiheit eingeschränkten Menschen und, natürlich, Menschen, die mit ungewöhnlichen Syndromen oder Krankheiten leben. Diese Briefe sind sehr aufschlussreich, selbst für mich, trotz all der Jahrzehnte mit Oliver. Dort ist die Rede von Büchern, die geplant waren, aber nie geschrieben wurden, von Büchern, die geschrieben wurden, aber verloren gingen oder vernichtet wurden, von leidenschaftlichen Liebesaffären und von den inneren Kämpfen, die er ausfocht, als es um die Entscheidungen über seine Berufswahl ging. Einmal, 1961[1], schreibt der Mann, der eines Tages zur Verkörperung des mitfühlenden Arztes werden sollte: «Ich beobachte an mir weit intensiver als jemals zuvor (bis dahin waren es bloße Andeutungen) einen heftigen Widerwillen gegen Patienten, Krankheiten, Krankenhäuser und insbesondere Ärzte […]. Wisst Ihr, in Wahrheit hätte ich nie Arzt werden sollen.»

Doch 1970[2] hat er sich wieder gefangen und schreibt: «Ich denke, dass ich ein guter (und in sehr seltenen, magischen Augenblicken ein großartiger) Lehrer bin: Nicht weil ich Tatsachen verkünde, sondern weil ich in gewisser Weise meine Leidenschaft für Patienten und ihre Befindlichkeiten vermittle und ein Gefühl für die *Beschaffenheit* der Patienten, für die Art, wie sich die Symptome mit ihrem ganzen Sein verschränken und dieses seinerseits mit dem gesamten Umfeld verschränkt: Kurzum, die Art und Weise, wie alles *ineinandergreift* (so vollkommen ineinandergreift wie die Teile eines wundervollen Puzzles), erweist sich als eine Art Wunder und Beglückung.»

Man erkennt, dass er von Anfang an hohe Ansprüche an sich als Autor gestellt hat, vielleicht noch bevor er seine wahre Berufung als Arzt fand. Man kann verfolgen, wie sich seine Gedanken im Laufe von Jahrzehnten entwickelten, und begreift, dass sie erst mit den Fortschritten der modernen Neurowissenschaft in den 1980er Jahren zur vollständigen Entfaltung kamen. Manchmal dienen ihm die Briefe dazu, neue Ideen oder Ausdrucksformen zu erproben; gelegentlich scheinen seine Briefe eher Zeitschriftenbeiträgen oder halb fiktionalen Erzählungen zu ähneln. Dann wieder sind sie Versuche zur Analyse der eigenen Psyche,

---

1 Brief an seine Eltern, 6. Juli 1961.

2 Brief an seine Eltern, 6. Mai 1970.

besonders als er Mitte der 1960er Jahre die Reise in die eigene Psychoanalyse beginnt.

Man merkt, wie sich seine Prosa entwickelt, wie sie sicherer und fokussierter wird, nicht zuletzt durch seine außerordentlich umfangreiche Korrespondenz mit vielen Tausend Menschen, von Nobelpreisträgern bis zu Schulkindern. Mitte der 1980er Jahre, nach der Veröffentlichung von *The Man Who Mistook His Wife for a Hat* (*Der Mann, der seine Frau mit einem Hut verwechselte*) nahm die Schar seiner Briefpartner sprunghaft zu, als zahllose Bewunderer hinzukamen, wobei ihm viele dieser Menschen ihre eigenen Geschichten erzählten. Oliver machte es großes Vergnügen, die Korrespondenz mit ihnen fortzusetzen. Ihre Briefe wurden zu einer Erweiterung seiner medizinischen Praxis. So wie Darwin mit Ornithologen und Taubenzüchtern in der ganzen Welt korrespondierte, um sein Verständnis für die natürliche Selektion zu vertiefen, antwortete Oliver ihnen allen, um die Vielfalt menschlicher Erfahrung und Individualität auszuloten.

Sich selbst und anderen gegenüber wies Oliver mit Nachdruck darauf hin, dass seine eigenen Beobachtungen, so exotisch sie auch erscheinen mochten, richtungweisend für seine Praxis waren. In diesem Punkt war er sehr entschieden. (Häufig verglich er sich mit Naturforschern wie Humboldt, Bates oder Darwin, den Forschungsreisenden, die er als Junge begeistert las; seine Aufgabe sah er im Beobachten und Beschreiben.) Lange vor dem Gros seiner Kollegen beschrieb er die Wirkung von Musik und Malerei als Therapie für die Patienten, mit denen er so viele Stunden arbeitete. Er entwickelte neue Ansätze zu Erkrankungen, die kaum bekannt waren, etwa dem Tourette-Syndrom, der Migräne-Aura und der Prosopagnosie. Für lange missverstandene Störungen wie Autismus und «Farbenblindheit» fand er neue Zugänge und erklärte sie seinen Lesern mit der für ihn charakteristischen Mischung aus Staunen und tiefem Mitgefühl. Er brach sogar mit seinen medizinischen Kollegen, indem er solche Phänomene nicht als Krankheiten beschrieb, sondern einfach als andere *Seinsweisen*.

Eines geht aus seinen Briefen sehr deutlich hervor (Oliver selbst weist darauf hin): Er hatte eine erheblich verlängerte Pubertät. Dafür könnte es viele verschiedene Gründe geben. Als Kind wurde er während des Krieges von Angehörigen und Freunden getrennt und auf ein weit entferntes Internat geschickt, wo er Schläge bekam und hungerte, aber sich aus Furcht nicht zu beklagen wagte; als schwuler Jugendlicher und Erwachsener in einer homophoben Kultur musste er seine sexuelle Orientierung verheimlichen. Als brillanter, aber etwas unkonventioneller Erwachsener schien er sich den Neid und die Rivalität aller seiner Vorgesetzten zuzuziehen, während ihm sein Berufsstand mit offener Ablehnung oder Totschweigen begegnete. Seine Stimmungen schwankten zwischen Kreativitätsschüben und Zeiten der Zurückgezogenheit.

Oliver war sich dessen durchaus bewusst. Er habe einen sehr erheblichen Teil seines Lebens, so berichtete er mir, in lähmender Depression verbracht, nur unterbrochen von manischen Kreativitätsschüben. Hatte er vielleicht an einer bipolaren Störung gelitten und sie dann irgendwie abgeschüttelt, als er auf die vierzig zuging? Manchmal fragte er sich, ob es sich so verhalte – oder ob er vielleicht schizophren sei wie sein Bruder Michael –, obwohl sein Therapeut, den er seit fast fünfzig Jahren aufsuchte, weder das eine noch das andere für zutreffend hielt. Dann waren da die Amphetamine, Opiate, Halluzinogene, mit denen er während der 1960er Jahre hemmungslosen Missbrauch trieb. Seine Briefe aus dieser frühen Zeit sind manchmal bombastisch, melodramatisch, möglicherweise entstanden, als er auf Speed war.

Von diesen Selbstzweifeln begann er sich Anfang der 1970er Jahre zu befreien, vor allem nach dem plötzlichen Tod seiner Mutter und der Veröffentlichung von *Awakenings* an seinem vierzigsten Geburtstag. Wie seine Korrespondenz zeigt, stellt er sich der Tatsache, dass er erwachsen ist, und akzeptiert sie; zwar kommt es noch immer zu Stimmungsschwankungen, aber sie sind gemäßigter. Seine Briefe werden prägnanter und selbstgewisser. (Hilfreich waren sicherlich der allmähliche Amphetamin-Entzug, die jahrelange Analyse, der größere Erfolg in der literarischen Welt und die wachsende Anerkennung in medizinischen Kreisen.)

Als Oliver später eine öffentliche Person wurde, beklagte er sich manchmal über die wachsende Zahl der Briefe, die er erhielt (und die zu beantworten er sich genötigt fühlte). Gewiss entstand gelegentlich der Eindruck, dass die Korrespondenz ihn von den «größeren» Schreibprojekten ablenkte, an denen er jeweils arbeitete, doch grundsätzlich galt, dass es seine persönliche Art war, mit anderen in Verbindung zu treten. Häufig regte ihn ein zufälliger Brief vollkommen unerwartet zu einem ganz neuen Essay oder sogar einem Buch an. Dann wieder erinnerte er sich an einen Brief, der Jahre zurücklag, suchte ihn heraus und griff einen Gedanken auf, der unbewusst herangereift war und nun ins Bewusstsein drängte. Dennoch, die Briefe blieben für ihn, wie seit jeher, ein fester Halt und eine nie versiegende Inspirationsquelle. Selbst im hohen Alter liebte Oliver es, sich mit einer Handvoll frisch eingetroffener Briefe, einem Stapel Briefpapier und seinem Füllfederhalter hinzusetzen und an die Antworten zu machen.

Vorbemerkung der Herausgeberin

O. S. konnte unglaublich schnell schreiben, wobei er nur die beiden Zeigefinger in einem maschinengewehrartigen Stakkato benutzte. Dabei machte er viele Tippfehler und bewies eine fast deutsche Vorliebe für die Großschreibung bestimmter Substantive, gewöhnlich, wenn sie Begriffe bezeichneten wie «Handlung» und «Wille» und wenn er sie hervorheben wollte. Außerdem verwendete er viele Satzzeichen austauschbar: Bindestriche, Kommas, Auslassungszeichen, Doppelpunkte und Anführungszeichen (ganz zu schweigen von Unterstreichungen, Doppelunterstreichungen, Füllerschnörkeln und GROSSBUCHSTABEN) – sie alle hat er freigebig und willkürlich über seine Texte verstreut.

Im vorliegenden Buch werden all seine unterschiedlichen Ausdrucksformen für Emphase kursiv wiedergegeben. Offensichtliche Tippfehler oder ausgelassene Wörter habe ich meistens stillschweigend korrigiert. Im Interesse besserer Lesbarkeit bereinigte ich auch weitgehend die Zeichensetzung seiner Briefe, ließ aber einige Beispiele für seine eigenwillige Interpunktion und Rechtschreibung stehen, um einen gewissen Eindruck von seinem Stil und seinen sprachlichen Eigenheiten zu vermitteln. Häufig bringt O. S. die Schreibweise von Namen durcheinander, selbst von denen enger Freunde. In den meisten Fällen habe ich sie korrigiert; wo ich fehlerhafte Namen habe stehen lassen, werden sie im Kontext erklärt. Im Laufe der Zeit hat er die englischen Schreibweisen durch die amerikanischen ersetzt.

Von den Briefen, die ich für diesen Band gekürzt habe, gehen nicht wenige über ein Dutzend oder mehr Schreibmaschinenseiten. (Mindestens einer brachte es auf vierzig Seiten.) Alle editorischen Kürzungen sind, ob groß oder klein, durch Auslassungszeichen in eckigen Klammern gekennzeichnet (Auslassungszeichen ohne Klammern stammen aus dem Original).

Gewisse Standardsätze oder -gedanken, die O. S. in seinen Briefen häufig wiederholte, habe ich in der Regel fortgelassen. Beispielsweise begann er seine Briefe wiederholt mit einer Entschuldigung für die verspätete Antwort. (In einigen Fällen umfasste diese «Verspätung» einige Tage oder Wochen, manchmal aber auch einige Jahre. Doch er nahm dann den Austausch mit einer Unmittelbarkeit wieder auf, die die inzwischen verstrichene Zeit vergessen machte.) Entsprechend schloss er einen Brief häufig mit Entschuldigungen für seine Handschrift oder die Länge seines Antwortschreibens; einige Beispiele habe ich stehen lassen.

Sehr gern hat er alle möglichen Leute zitiert und dabei manchmal übertrieben: Zu seinen bevorzugten Autoren gehörten Freud, Darwin, Goethe, Dickens, Lewis Carroll und William James. Manche dieser Zitate habe ich beibehalten, aber weit mehr gestrichen. Meistens hat er aus dem Gedächtnis zitiert, und das häufig ungenau. Gelegentlich habe ich kleinere Abweichungen korrigiert, ohne es anzumerken; in anderen Fällen habe ich in einer Fußnote das tatsächliche Zitat angegeben, das ihm vorschwebte.

Jeder Briefpartner wird bei seiner ersten Erwähnung oder dem ersten an ihn gerichteten Brief kurz vorgestellt – gelegentlich auch in einer Fußnote. Einige der hier berücksichtigten Briefpartner waren Menschen, die ihm sehr nahestanden, doch der Umkehrschluss wäre nicht unbedingt richtig: Mit vielen seiner besten Freunde kam er häufig persönlich zusammen – da ergab sich selten die Notwendigkeit, ihnen mehr als eine kurze Notiz zu schreiben.

In vielen Fällen, besonders in dem Zeitraum, als O. S. noch keine Unterstützung durch ein Sekretariat hatte, lässt sich nur schwer bestimmen, ob ein Brief irgendwann an seinen vorgesehenen Empfänger geschickt wurde. Zu einigen frühen Briefen enthält sein Archiv verschiedene Entwürfe, da ihm das Briefeschreiben dazu diente, sich laut an eine imaginäre Hörerschaft zu wenden oder nach besonders vernichtenden oder geistreichen Wörtern zu suchen, um eine vermeintliche Ungerechtigkeit anzuprangern, was ihm erlaubte, seinen Emotionen gefahrlos auf einem Stück Papier freien Lauf zu lassen. In Fällen, in denen ich sicher war, dass die betreffenden Briefe nie abgeschickt worden sind, habe ich es angemerkt. In anderen Fällen überlasse ich dem Leser die Entscheidung.

1 Eine neue Welt

1960–1962

Im Juli 1960, einige Tage vor seinem siebenundzwanzigsten Geburtstag, verließ Oliver Sacks England mit der Absicht, sich eine Zeitlang in Kanada oder in den Vereinigten Staaten niederzulassen – einerseits, um dem Wehrdienst in England zu entgehen, und andererseits, um sich in einer neuen Umgebung neu zu erfinden, ohne die erstickende Nähe seiner umfangreichen Familie. Er hatte vier Jahre in Oxford studiert, anschließend eine medizinische Hochschule besucht und dann zwei Jahre als Assistenzarzt in London und Birmingham gearbeitet. Während dieser Zeit begann er sich für Gewichtheben und Motorräder zu interessieren und hatte sexuelle Begegnungen, die er verheimlichte, denn im Nachkriegsengland galten homosexuelle Aktivitäten als Straftaten und wurden mit Gefängnis oder (wie im empörenden Fall von Alan Turing) mit chemischer Kastration bestraft. Zuvor hatte er einen Sommer in einem Kibbuz verbracht, weite Wanderungen und Reisen durch Europa unternommen und sich das erste von vielen Motorrädern gekauft. Im Kopf hatte er die Bilder von den Weiten des nordamerikanischen Westens, die er von Ansel Adams' Fotos, von Cowboyfilmen und Albert Bierstadts Gemälden kannte.

Als er 2015 in seiner Autobiographie *On the Move* auf diesen Lebensabschnitt zurückblickte, schrieb er: «Ich verspürte ein sonderbares, noch nie empfundenes Gefühl von Freiheit: Ich war nicht mehr in London, nicht mehr in Europa; dies hier war die Neue Welt, und – innerhalb gewisser Grenzen – konnte ich tun und lassen, was ich wollte.»

Seinen Eltern und Auntie Len, seiner Lieblingstante, schickte er regelmäßig Briefe nach Hause, in denen er seine Reisen mit einer Mischung aus Übertreibung, düsterer Romantik und Parodie schilderte und bewies, wie geschärft sein Blick für Einzelheiten war.

An Elsie Sacks, Samuel Sacks und Helena Landau

O. S.s Eltern und seine Tante[1]

2. August 1960
Qualicum Beach, Vancouver Island

Liebe Ma, lieber Pa und, natürlich, liebe Auntie Len,

ausgestattet mit einer Pause und einer Schreibmaschine, werde ich mich hinsetzen und Euch einen langen und überfälligen Brief schreiben [...].

Ich glaube, ich habe Euch zuletzt aus Toronto geschrieben, allerdings habt Ihr inzwischen einige Postkarten bekommen. [...]

Von Toronto bin ich nach Calgary geflogen und nachts über die Prärie gegangen. In Winnipeg und Regina gab es kleine Zwischenlandungen, eine Prise Prärieluft, für mehr reichte die Zeit nicht. In Toronto ist die Luft feucht und riecht nach Hektik, Schweiß und Benzin. In der Prärie ist es trocken, warm und wohlduftend – ein Hauch von Zimt und geröstetem Buchweizen –, als stünde die Tür eines riesigen Backofens offen. Doch das sind keine Eindrücke, von denen man wichtige Entscheidungen abhängig macht! Die Sonne ging langsam auf, nachdem wir Regina verlassen hatten, denn wir jagten mit 650 Stundenkilometern nach Westen; wären wir doppelt so schnell unterwegs gewesen, hätte sich das Wunder des Joshua wiederholt, und die Sonne hätte bewegungslos am Himmel verharrt. In der Dämmerung erblickte

1 In *Onkel Wolfram* und *On the Move* schildert O. S., wie sehr er sich einer der Schwestern seiner Mutter, Tante Helena, «Len» oder «Lennie» genannt, verbunden fühlt. In *On the Move* zitiert er auch einige Auszüge aus diesem ziemlich langen Brief.

ich zum ersten Mal den grenzenlosen Ozean unter mir – reifender Weizen auf mehr als tausend Meilen in jede Richtung, ein Anblick, der einem nur im Mittleren Westen zuteilwird. Wir drehten ab, um einem Präriesturm auszuweichen, der vollkommen isoliert und abgegrenzt in einem wolkenlosen Himmel hing, eine Qualle in luftiger Höhe, die ihre Fäden nach einer kleinen Siedlung unter ihr ausstreckte. Um sechs Uhr früh landeten wir in Calgary [... das] gerade seine jährliche «Stampede» beendete. Die Straßen sind voller müßiger Cowboys in Jeans und Buckskins, die den lieben langen Tag mit zerbeulten Hüten über den Gesichtern herumlungern. Aber Calgary hat auch 300 000 Einwohner. Es ist eine Boomtown. Das Öl hat Heerscharen von Ölsuchern, Investoren und Ingenieuren angelockt. Der Westen alter Prägung wird von Raffinerien, Fabriken, Bürohäusern und Wolkenkratzern überwältigt. Wenn sie ein paar Dollar sicher anlegen wollen, kaufen sie Albertan Oil, das im Begriff ist, den Weltmarkt für Öl auf den Kopf zu stellen. Außerdem gibt es gewaltige Vorkommen an Uranerz, Gold, Silber und Nichtedelmetallen. In den Schenken sieht man kleine Beutel mit Goldstaub von Hand zu Hand gehen und Männer, die hinter ihren sonnengebräunten Gesichtern und schmutzigen Overalls aus reinem Gold bestehen. Ein paar Worte zum ortsüblichen Trinken. Ihr kennt die Saloons in den Cowboyfilmen, die niedrigen Schwingtüren, drinnen die toughen Jungs, die rauchen und streiten, würfeln und spielen und schießen. Das stimmt nicht, zumindest nicht in der Öffentlichkeit. Kanadas Gaststätten haben die strengsten Auflagen der Welt. Man darf in einer Bar nicht stehen, sich nicht an einen anderen Tisch begeben, nicht mit einem Fremden sprechen. Ebenso sind Singen, Kartenspielen oder Darts verboten. Nicht zu vergleichen mit der gelassenen Atmosphäre und guten Laune eines englischen Pubs. In Kanada wird nicht gesellig getrunken. Es ist ein ernstes und einsames Geschäft. Bei Trunkenheit und

Alkoholismus liegt das Land weltweit an der Spitze. Ich weiß nicht, ob ich schon die anderen sozialen Einschränkungen erwähnt habe: Beispielsweise darf eine Frau in Quebec nicht wählen, sich nicht von ihrem Mann scheiden lassen, kein eigenes Bankkonto einrichten und sich nicht wundern, wenn sie verhaftet wird (was durchaus geschieht), weil sie kurze Ärmel oder Röcke trägt. Im Vergleich dazu ist das «old country» (der zugleich nostalgische und spöttische Ausdruck, den hier jeder verwendet) sehr nachsichtig.

Nicht nur Alkoholiker, sondern auch Spinner, Irre, Sonderlinge, religiöse Fanatiker in unabsehbarer Zahl. Aber das ist eine andere Geschichte.

Ich nahm die Canadian Pacific Railroad nach Banff und wanderte aufgeregt im «Scenic Dome» des Zugs umher. Aus den endlosen flachen Prärien gelangten wir, ständig steigend, in die Ausläufer der Rocky Mountains, die mit niedrigem Fichtengehölz bedeckt waren. Allmählich wurde die Luft kühler und die Ausrichtung der Landschaft zunehmend vertikaler. Die sanften Anhöhen verwandelten sich in Hügel und die Hügel in Berge, die mit jedem Kilometer, den wir vorwärtskamen, immer höher und schroffer wurden. Mühsam schnauften wir durch eine Talsohle, während die schneebedeckten Berge gewaltig vor uns aufragten. Die Luft war so klar, dass wir Gipfel sehen konnten, die Hunderte von Kilometern entfernt waren, und die Berge neben uns schienen direkt über unseren Köpfen hochzuwachsen. Banff liegt auf einer Höhe von 1700 Metern in einem Talkessel, der auf allen Seiten von 2000 bis 3500 Meter hohen Gipfeln überragt wird. Es ist ein Touristen-Mekka mit dicken Amerikanern und ihren dicken Autos und dicken Brieftaschen. Dort habe ich einen Tag und eine Nacht verbracht, nicht geschlafen, sondern geschrieben und geschrieben, mehr als vierzehn Stunden am Stück, während sich das geschmacklos-kostspielige Nachtleben zu regen begann, sich entfaltete und gegen zwei

Uhr morgens wieder verstummte, woraufhin sich das Schweigen der Berge und Sterne auf die kleine Stadt senkte, die ich jetzt als mein Eigen empfand, ein stilles Banff unter den Bergen und Sternen, das mir niemand nehmen konnte. Um vier ließ sich ein echter Kuckuck mit einer übermäßigen Quarte vernehmen, dann folgte das Geschnatter der Wasservögel auf dem Fluss und um fünf der alte indigene Straßenreiniger mit seinem kurzgeschorenen weißen Kopf, der seine Karre die Straße entlangzog und den Abfall der Zivilisation aufsammelte – die Bierflaschen und Zigarettenkippen und die komischen Hüte, wie die Überreste einer Party. Um sechs wurden die Frühausgaben ausgerufen, während sich Wanderer mit nackten Beinen über ihre Karten beugten und alte Damen auftauchten, die früh aufgestanden waren, um den Sonnenaufgang über den Bergen zu bewundern. Ab sieben fuhren die großen Autos die Straße entlang, von Ost nach West, von West nach Ost, auf Fahrten, die einem Reisenden in Europa maßlos, undenkbar erschienen. Um acht öffneten die Hamburger-Imbisse und Eisdielen, während die Selbstbedienungsläden für Lebensmittel und Fleisch noch geschlossen waren. An jeder Straßenecke standen die dicken Amerikaner in ihren Hawaiihemden und fotografierten. Es war ein faszinierender Querschnitt durch eine Nacht, die Banffs Entwicklung von der winzigen Siedlung zum betriebsamen Touristenzentrum nachzuzeichnen schien.

An meinem zweiten Tag ging ich, von ihrem Namen angelockt, in die Sunshine Lodge. Es war eine luxuriöse Hütte auf 2200 Metern Höhe, mit einer Fülle von Jagdtrophäen und einem Kaminfeuer von Ausmaßen, die ich aus England nicht kannte. Als ich am nächsten Morgen erwachte und die Vorhänge aufriss, um zu sehen, ob die Sunshine Lodge ihrem Namen Ehre machte, blickte ich in dichtes Schneetreiben und sah gar nichts. Doch um 8 hatte es aufgeklart, und nach einem überwältigenden Frühstück (Melone, Fruchtsaft, Kellogs-Müsli, Forelle, Pfannkuchen mit Ahornsirup, Schinken mit drei Eiern, Toast und Marmelade, kubanischem Kaffee, drei Zigarren und meinem viszeralen Himmel ganz nah) stand die Sonne hoch am wolkenlosen Himmel und das Thermometer auf über dreißig Grad[2] [...]

Ein Exkurs über die Natur, speziell für Auntie Len: Die Lodge liegt in einer riesigen Bergwiese, die Anfang Juli ihre schönste Blüte erreicht. Vorherrschende Blumen sind Alpen-Silberwurz (als ich dort war, hatten sie ihren Fruchtstand ausgebildet und sahen aus wie riesige Löwenzahnköpfe, die in der Morgensonne leuchteten und schwebten). Indianerpinsel, in jeder Farbschattierung, von Cremefarben bis Zinnoberrot. Goldkelche, Trollblumen, Spornblumen, Steinbrechgewächse, Läuseblume (bezaubernd, trotz ihres Namens!) und Schmalblättriger Klebalant. Arktische Himbeeren und Erdbeeren, die selten Früchte tragen; die dreiblättrigen Erdbeeren sammeln und bewahren in ihrer Mitte oft einen glitzernden Tautropfen. Herzförmige Arnikas, Nornen, Akeleien und Fingerkräuter. Großblütiger Hundezahn und Alpen-Ehrenpreis. Die Felsen sind mit üppigen Sedumbüscheln bedeckt. Die Sträucher sind hauptsächlich Weiden und Wacholder, Blaubeeren und Büffelbeeren. Verschiedene Tannen und Fichten bis zur Baumgrenze und darüber nur noch Lärchen mit ihren anfangs weißen Stämmen und flaumigen Blättern.

Die Vögel sind unnatürlich zahm oder einfach natürlich zahm (denn sie wachsen in einem Nationalpark auf, in dem kein aggressives Verhalten geduldet wird). Ich ging direkt auf ein Schneehuhn zu, das gerade sein Wintergefieder abgeworfen hatte und von fünf Küken begleitet wurde. [...]

Hoch oben sah ich durchs Fernglas eine Schneeziege, die auf einem unvorstellbar schmalen Felssims oder Grad balan-

2 O. S. neigte manchmal zu Übertreibungen, und diese Frühstücksliste ist wohl ein schönes Beispiel. Er übertrieb bis in die Siebziger, vor allem, wenn es um Frühstücksbuffets ging.

cierte, die vier Beine eng zusammengepresst. Schwarz- und Braunbären erblickte ich in Hülle und Fülle, aber keine Grizzlys. Elche und Wapitis grasten auf den tiefer gelegenen Wiesen, besonders wenn diese von Bächen durchzogen waren. [...] Ich habe Bäume gesehen, die von Stachelschweinen völlig verwüstet worden waren, und das Fleisch der Übeltäter vom Grill gegessen, aber nie ein lebendes Tier erblickt.

Alles pflanzliche und tierische Leben erstirbt, wenn man weiter zu den Gipfeln emporsteigt, abgesehen von den Polsternelken und verschiedenen Moosen und Flechten. [...] Man kann einen Berg *hinablaufen* – eine der erregendsten Erfahrungen, die uns Menschen möglich sind. Und wie ich diesen Berg hinablief, schien abzuheben, sprang von Felsbrocken zu Felsbrocken, schrie und weinte und lachte, alles auf einmal, wundersam gefeit gegen Furcht und Verletzung und Erschöpfung. Daneben erschienen die Erfahrungen, die Golf, Lumbalpunktionen und all die anderen Paraphernalien eines normalen, nicht-transzendenten Lebens zu bieten haben, recht öde.

Ich muss hier die amerikanische Familie einführen, die sich um mich kümmerte. Es gab zwei Magoo-ähnliche Männer, einander ähnlich wie Zwillinge, die sich auch mit Bruder ansprachen, obwohl sie keine waren, wie ich später erfuhr, sondern nur Freunde. Der eine war Juraprofessor in Philadelphia, der andere Präsident der Anwaltskammer von New Jersey, aber ich hatte das Glück zu entdecken, was für liebenswerte Begleiter sie waren, bevor ich herausfand, mit was für bedeutenden Juristen ich es zu tun hatte. Sie nahmen mich unter ihre Fittiche, und wir begaben uns auf viele gemeinsame Ausflüge. Zum ersten Mal auf einem Pferderücken seit Braefield[3], begleitete ich sie auf den Saumpfaden zum Lake Egypt und zum Mount Assiniboine.

---

3 Ein Internat in den englischen Midlands, in das O. S. und sein Bruder Michael während des Zweiten Weltkriegs evakuiert wurden.

Reiten ist eine wunderbare Sache; leider habe ich es lange vernachlässigt. [...] Aber allmählich kriege ich den Dreh wieder raus. Wir ritten auf ein riesiges Gebirgsplateau hinauf, so hoch, dass viele Kumuluswolken unter uns blieben. «Hier hat der Mensch noch nichts verändert», rief der Professor, «er hat nur die Ziegenpfade verbreitert.» Seltsam war die Gewissheit – die ich wohl zum ersten Mal hatte –, dass wir vielleicht die einzigen Menschen in einem Umkreis von vielen Hundert Quadratkilometern waren. Hoch oben auf dem Plateau, über den Bäumen und den Insekten, schienen wir uns auf dem Dach der Welt zu befinden. Dann ging es allmählich wieder talwärts, vorsichtig setzten die Pferde ihre Hufe, hinab zu der Kette von Eiszeitseen mit den seltsamen Namen: Lake Egypt, Lake Sphinx usw., und darüber die hoch aufragenden Pharaoh Mountains, deren alte Felswände mit gigantischen Hieroglyphen bedeckt sind. Die Warnungen der anderen in den Wind schlagend, tauchte ich in die klaren Wasser des Egypt ein (du, Pop, hättest auch nicht widerstehen können), und das Destillat aus Kälte und Klarheit und Stille war reine Lust. Man treibt auf dem Rücken in einem Bergsee und schaut auf die Gipfel rundum, die noch keine Namen tragen und vielleicht auch keine bekommen werden, denn warum Namen für Berge ersinnen, auf denen niemand leben könnte?

Anregend ist auch, dass Kanada sich noch in der Epoche der Namensgebung befindet. Alles in England ist seit einem halben Jahrtausend benannt und abgehakt, aber hier sind die Namen lebendig und zeitgenössisch: Kicking Horse Canyon und Sorefoot Lake. Sie berichten von Ereignissen, die noch in der Erinnerung der Menschen fortleben.

Der Professor war ein wunderbarer Reisegefährte. In praktischer Hinsicht brachte er mir bei, Gletscherkare und unterschiedliche Moränenformen wahrzunehmen, die Spuren von Elchen und Bären zu lesen und die aufschlussreichen Verwüstungen von Stachelschweinen zu erkennen; das Gelände aufmerksam auf sumpfige und trügerische Beschaffenheit zu prüfen, das Wetter anhand von Wolken vorherzusagen (man hüte sich vor den sinistren linsenförmigen Wolken, diesen Vorboten heftiger Unwetter) und mir Orientierungspunkte einzuprägen, um mich nicht zu verirren. Doch sein Wissenshorizont war enorm, eigentlich umfassend. Wir sprachen über Recht und Soziologie, über Wirtschaft und Politik, über Werbung und Geschäftsleben. Ich habe nie einen Menschen kennengelernt, der so vertraut mit jedem materiellen und menschlichen Aspekt seiner Umwelt war, dabei aber eine so ironische Einstellung zu den eigenen Erkenntnissen und Beweggründen besaß, dass alles, was er sagte, relativiert wurde und einen äußerst persönlichen Charakter gewann. Sein älterer «Bruder», der Marshall genannt wurde (ich hielt ihn tatsächlich für einen im Ruhestand), war ein kräftiger, älterer Mann von fast fünfundsiebzig Jahren im Vollbesitz seiner hervorragenden geistigen Fähigkeiten, der vor dem Frühstück rauchte, unter der Dusche mit einer imposanten Bassstimme sang, uns alle im Essen übertrumpfte, den Kellnerinnen in die Hintern kniff und endlos Anekdoten von seinen Reisen und Abenteuern zum Besten gab, wobei er Übergenauigkeit und groteske Übertreibung so zu mischen verstand, dass wir am Ende vor Lachen unter dem Tisch lagen. Old Marshall hatte vor dreißig Jahren die Rockies praktisch im Alleingang für den Tourismus erschlossen und kannte noch immer jeden Weg und Steg weit besser als unsere Führer.

Eine Zeitlang setzte ich die Tour allein zum Lake Louise fort, dabei folgte ich den Pfaden zum Lake Agnes, zum «Kleinen Bienenstock» (einem Feuerausguck, von dem aus man in jeder Richtung einige Hundert Kilometer weit ins Gebirgstal blicken kann) und dann zu einem märchenhaften Teehaus oben auf der Plain of the Six Glaciers – der Ebene der sechs

Gletscher –, so hoch und leicht und luftig, dass man sich in Shangri-La[4] wähnte. Beim Abstieg von der Ebene überholte ich einen bärtigen Mann, der sich stark hinkend auf seine zierliche Frau stützte. Gleichzeitig stieß ein schlanker Golders-Green-Typ, der vom See aufstieg, zu uns dreien.[5]

«Ich bin Arzt», sagte ich, «kann ich helfen?»

«Ich bin auch Arzt», sagte der andere Typ, «und ich kann auch helfen.»

Durch einen unglaublichen Zufall traf also der einzige verletzte Mensch im Umkreis von mehreren Tausend Quadratkilometern im selben Augenblick mit den einzigen beiden Ärzten im Umkreis von mehreren Quadratkilometern zusammen. Er war in eine Lawine geraten und ihr samt seiner Frau glücklich entkommen. Dabei hatte er sich nur eine Rückenprellung und einen Bruch des Kahnbeins (auf den wir uns einigten) am linken Handgelenk zugezogen. Der Kollege hieß Elman (ja, ein jüdischer Junge!) und war ein Absolvent der Universität in Nova Scotia. Am Abend trafen wir uns auf ein paar Drinks und unterhielten uns ein wenig. Er wollte als Frauenarzt nach Hawaii gehen; viel Glück dabei. Gegenwärtig hat er eine eigenartige Doppelfunktion inne. Zwei junge Ärzte kümmern sich abwechselnd um das Banff Springs Hotel und Chateau Lake Louise, die beiden nobelsten Hotels der Rockies, und schenken ihre Aufmerksamkeit fast ausschließlich älteren, reichen Hypochonderinnen. Dabei hat man die jungen Ärzte nicht nur wegen ihrer beruflichen Fähigkeiten ausgesucht, sondern auch wegen

---

4 James Hiltons überaus erfolgreicher Roman *Lost Horizon* [dt.: *Der verlorene Horizont*] aus dem Jahr 1933 spielt in einem entlegenen, paradiesischen Tal, das er Shangri-La nannte. (*Lost Horizon* wurde eine der ersten für den Massenmarkt bestimmten Taschenbuchausgaben in den Vereinigten Staaten und erschien 1939.)

5 Golders Green, ein Viertel in London, in dem O. S. aufwuchs. Unklar ist, was der Ausdruck «Golders-Green-Typ» bedeutet, er könnte allerdings Zugehörigkeit zum jüdischen Milieu andeuten.

ihrer besänftigenden Ausstrahlung und ihres guten Aussehens, sodass sie nebenbei den einsamen alten Damen auch als Gigolos dienstbar sein können, wobei diese ergänzenden Eigenschaften wohl manchmal lukrativer sind als die rein medizinischen.

Letzte Woche wurde ich von den Parks (den Juristen aus Philadelphia) in ihre Lodge am Lake Bow eingeladen. Sie hieß Num-Ti-Jah, das indianische Wort für schwarzer Zobel, so nannten die Indianer den ehrwürdigen Jimmie Simpson, dem die Lodge gehört. Jimmie Simpson ist ein eigenes Buch wert und wird es auch bekommen, dessen bin ich sicher. Er ist fünfundachtzig, obwohl er läuft und schwimmt wie ein Zwanzigjähriger. Er entstammte einer Patrizierfamilie in Lincolnshire und wurde – wie so viele zweite Söhne solcher Familien – im Teenager-Alter hierhergeschickt, bis der älteste Bruder einen Sohn gezeugt und damit die Erbfolge gesichert hatte. Rasch gelangte er in den Westen (es waren die frühen [Achtzehnhundert-]Neunziger) und brachte es als Pelzjäger, Bergsteiger, Entdecker und Geologe zu einiger Berühmtheit. Er markierte den Weg von Banff nach Jasper, der erst jetzt als Straße befestigt wird. Außerdem schoss er (durch Zufall) das größte Schaf der Welt, das heute im New Yorker Natural History Museum eine Heimstatt gefunden hat. Außerdem dürfte er einer der begnadetsten Geschichtenerzähler der Welt sein. Er hat eine ähnliche Stimme wie Jonathan, wenn dieser Moore oder Russell[6] imitiert, und den gleichen Sinn für Komik; es war schon merkwürdig, solch abenteuerliche, hin und wieder apokalyptische[7], jedoch überwiegend wahre Geschichten über Grizzly-Jag-

6 Jonathan Miller, ein sehr guter Freund von O. S. aus Schülertagen, konnte viele berühmte (und weniger berühmte) Personen nachahmen, unter anderem die britischen Philosophen Bertrand Russell und G. E. Moore, denen er wahrscheinlich während seines Studiums in Cambridge begegnete.

7 Vermutlich meint er apokryph.

den, Schießereien, haarsträubende Klettertouren und ähnliche Erlebnisse von einer so unverkennbar britischen Stimme erzählt zu hören. Er ist ziemlich unberechenbar, manchmal zieht er sich tagelang zurück, und dann wieder überwältigt ihn sein Mitteilungsdrang. Am ersten Tag meines Aufenthalts wurde ich um sechs Uhr morgens von der Lautstärke seiner Erzählung geweckt und ging auf Zehenspitzen hinunter, um mich zu den Parks zu gesellen, die ihm lauschten. Zunächst versuchte ich, mir die Geschichten zur späteren Verwendung zu merken, doch sie waren so zahlreich und so vielfältig, dass es sich als unmöglich erwies, so erlag ich einfach dem Zauber seiner Persönlichkeit. Er ist der allerletzte der Wildwesthelden und war mit den berühmtesten dieser Zunft persönlich befreundet, einschließlich des allerberühmtesten – Bill Peyto, nach dem ein Berg und ein See benannt wurden.

(In Klammern: Ich muss Euch von Peytos Hütte erzählen, die uns der alte Marshall auf dem Rückweg vom Egypt zeigte. Nur wenige wissen, wo sie sich befindet oder dass es sie überhaupt noch gibt, denn offiziell wurde sie auf sein Geheiß verbrannt. Peyto war ein Nomade und Misanthrop; ein Spötter; ein großer Jäger und Kenner der Tierwelt und der Vater unzähliger unehelicher Kinder. Seine Hütte hat er im unzugänglichsten Teil des Waldes erbaut, und solange er lebte, wusste niemand außer ihm, wo sie stand. 1936 fühlte er sich seit einiger Zeit krank. Daraufhin kritzelte er an seine Tür «Bin in einer Stunde zurück» und ritt nach Banff hinab. Er kehrte nie zurück. Die handschriftliche Nachricht ist noch immer schwach lesbar, und im Inneren seiner dunklen und verrottenden Hütte sahen wir seine Kochutensilien und die Konserven, die Mineralienproben (er betrieb eine kleine Talkmine), Teile einer Zeitung, die *Illustrated London News*, hoch gestapelt, von 1890 bis 1926, ein leeres Tintenfass mit verdunstetem Inhalt und diese unheimliche, an die *Marie*

Celeste gemahnende Atmosphäre einer verlassenen Wohnstatt. Es war ein sehr berührendes Erlebnis.)

Mit den Parks suchte ich das Columbia-Eisfeld auf, eines der wenigen Eisfelder, die man erreichen kann, ohne ein geübter Bergsteiger zu sein. Es trug seinen Namen zu Recht, metallisch grau und grenzenlos, im Unterschied zum Märchengrotten-Look der Schweizer Gletscher. Auf Schneemobilen fuhren wir gut vier Kilometer hinein (ich schick Euch eine Postkarte von ihnen) und erfuhren, dass wir nun 340 Meter Eis unter den Füßen hätten. Ich sah ein Loch, in das sich ein Bach ergoss, und das war 250 Meter tief. Man konnte sehen, wie das Blau immer intensiver wurde und in Schwarz überging, hörte das Rauschen, aber nicht den Aufprall des Wassers. Mein erster Gedanke galt törichterweise dem Tunnel mit dem Marmeladentöpfchen an der Wand, durch den Alice fiel.[8]

Schließlich nahm ich Abschied von den freundlichen Parks, nicht ohne ihnen zu versprechen, dass wir uns in Philadelphia sehen würden, und versuchte mich ein wenig im Trampen. Damit kam ich bis Radium Hot Springs, einer Thermalquelle für Menschen mit Gicht und systemischem Lupus, wo ich wenig später zur Brandbekämpfung rekrutiert wurde. In British Columbia hatte es seit mehr als dreißig Tagen keinen Regen gegeben, und überall wüteten Waldbrände (davon habt Ihr wahrscheinlich gelesen). Dort gibt es eine Art Kriegsrecht, das der Forstkommission erlaubt, jeden zur Brandbekämpfung zu verpflichten, der ihr geeignet erscheint. Ich begrüßte das Erlebnis und verbrachte zusammen mit anderen verdutzten Zwangsverpflichteten einen Tag in den Wäldern damit, Schläuche hin und her zu schleppen und mich nach Möglichkeit nützlich zu machen.

8 Ein weiterer von O.S.s literarischen Fixsternen war Lewis Carrolls *Alice's Adventures in Wonderland*, 1865 [dt.: *Alice im Wunderland*].

Allerdings beanspruchten sie mich nur für ein Feuer, und als wir schließlich mit einem Bier bei den rauchenden Resten zusammensaßen, empfand ich einen echten Anflug brüderlichen Stolzes ob unseres Sieges. Zu dieser Jahreszeit wirkt British Columbia, als wäre es verhext. Der Himmel ist selbst am Mittag vom Rauch unzähliger Brände niedrig und violett gefärbt. Lähmend lastet die schreckliche Hitze auf der Ortschaft. Schleppend und kriechend wie in Zeitlupe bewegen sich die Menschen umher, und stets ist das Gefühl von einer unmittelbar bevorstehenden Gefahr gegenwärtig. In allen Kirchen wird um Regen gebetet, und Gott weiß, was für seltsame Rituale in privaten Zirkeln praktiziert werden, um ihn herbeizurufen. Jede Nacht schlägt irgendwo der Blitz ein, woraufhin wieder wertvoller Baumbestand hektarweise wie Zunder in Flammen aufgeht. Manchmal kommt es auch zu scheinbar spontanen Selbstentzündungen, die sich wie multifokaler Krebs in einer befallenen Region entwickeln. [...]

Gestern kam ich in Vancouver an, das Toronto gleicht, das wiederum jeder anderen Stadt in Nordamerika gleicht (ausgenommen Montreal, Quebec, Victoria, San Francisco, New Orleans, Boston und New York, die als einzige einen eigenen Charakter haben). Vom rasenden Verkehr entsetzt, fuhr ich nach Vancouver Island hinüber. Ich muss Euch von einer kleinen, an Leacock[9] erinnernden Episode in Vancouver erzählen. Ich ging in einen funkelnden und glitzernden Friseursalon, eine *hair clinic*, wo achtzehn entschlossene junge Männer ihre anonymen Kunden in reich geschmückten und technisch hochgerüsteten Friseursesseln rasierten und stutzten. Meiner, kurz angebunden: «Wie soll's sein, der Herr?» – und ich, kurz angebunden: «Manhattan, bitte.» Und als er sagte, er habe noch nie davon gehört und was das bitte

9 Stephen Leacock (1869–1944), ein berühmter kanadischer Humorist.

sei, sagte ich kleinlaut: «Hinten und an den Seiten kurz.» Und nach dem Schneiden begann er ohne Rückfrage, mir die Haare zu versengen, zu legen, zu shampoonieren und schließlich Kopfhaut und Nacken einer Vibromassage zu unterziehen – während ich immer wieder rief: «Nein, nein!» – und mich schließlich mehr als flüchtig abzubürsten (meine Kleidung, Shorts und T-Shirt, waren unglaublich schmutzig) und mir eine Rechnung über vier Dollar fünfzig zu präsentieren, die ich klaglos bezahlte, da mir aller Kampfesmut abhandengekommen war.

Vancouver Island ist in Hinblick auf Tempo und Charakter ganz anders als der Rest Nordamerikas. Die Meerengen wirken wie ein Ventil, sie gewähren freien Zugang zum Festland, erschweren aber Besuche auf der Insel. Der Verkehr ist langsamer, und der enorme Einfluss der Supermärkte, der Volldampfwerbung und des aggressiven, ruhelosen Motel-Lebens, das uns seit *Lolita* so vertraut ist, ist spürbar geringer. Nach Qualicum Beach führte mich die Ähnlichkeit des Namens mit Colchicum, der Herbstzeitlosen, und Thudichum, dem großen Chemiker und Universalgelehrten. (Klangassoziationen, die hoffentlich nicht auf Frühschizophrenie schließen lassen!)[10] Und ich wohnte im Sunset Inn, für das ich mich ebenfalls des Namens wegen entschlossen hatte.

Jetzt haben wir den *Sunset*, und die untergehende Sonne leuchtet auf den Malven und den Krockettoren im Garten hinter dem Haus. Jenseits des Weges spielen müde, glückliche Männer Golf. Drinnen haben sie ein Broad-Klavier mit einem Stapel Beethoven- und Mozartsonaten darauf. Einige sonnenbeschienene Wolken liegen hier und da bewegungs-

10 Klangassoziationen oder die Zusammenstellung von Wörtern nach Lauten und nicht nach Bedeutung sind häufig einfach spielerisch, können aber auch auf Störungen wie Schizophrenie schließen lassen. O. S. stellte gern Paare oder Listen von ähnlichen Wörtern zusammen. Häufig orientierte er sich dabei an ihrer etymologischen Herkunft, aber gelegentlich an ihrem Klang (konnte er beides miteinander verbinden, umso besser).

los über den Atollen. Nach den Eiszeitseen ist der Pazifik warm (rund 32 Grad) und langweilig. Heute war ich mit einem hiesigen Augenarzt fischen, Nortz heißt er und war früher am Marys und National[11]; heute praktiziert er in Victoria. Er nennt Vancouver Island ein «kleines Stück Himmel, das irgendwie übriggeblieben ist», und ich glaube, damit hat er gar nicht so unrecht. Es gibt Wälder und Berge und Bäche und Seen und Meer. Die Insel hat vermutlich den höchsten Lebensstandard der Welt und ist gegen die Hektik und Raserei abgeschirmt, die nahezu gleichbedeutend ist mit dem American Way of Life. Vom ganzen Kontinent strömen die älteren Menschen dorthin, doch so heiter und gelassen sie auch ist, ich glaube, für mich taugt sie nicht. Ich habe übrigens sechs Lachse gefangen; nur einer wollte nicht, ansonsten aber beißen sie, diese zauberhaften silbrigen Schönheiten, die ich morgen zum Frühstück verspeisen werde.

In zwei oder drei Tagen will ich nach Kalifornien aufbrechen, wahrscheinlich mit dem Greyhound-Bus, denn ich glaube, sie haben nicht viel über für Tramper und schießen gelegentlich, wenn sie einen sehen. [...]

Ich hoffe und erwarte, ein paar Briefe von Euch vorzufinden, wenn ich in San Francisco bei Cook's[12] vorbeischaue, obwohl ich annehme, dass sie erhebliche Verspätung haben könnten. [...]

Ich hoffe, Auntie Len, dass Du mir auch schreiben wirst, erzähl mir, was Du vorhast und was Du machen wirst, jetzt, da Du zu Hause bist und Dich auf deinen Indian Summer[13] vorbereitest [...]

---

11 Zwei Londoner Krankenhäuser.

12 Reisebüros wie Cook's und American Express dienten damals auch als Service-Agenturen für Poste-restante-Sendungen.

13 Len war erst kürzlich als Schulleiterin des Jewish Fresh Air Home and School bei Manchester pensioniert worden und nach London zurückgekehrt, um ihren «Indian summer» zu genießen.

Grüßt mir alle Angehörigen und Freunde, vor allem Michael.[14]

Falls sich die Gelegenheit ergibt, wäre es nett, wenn Ihr diesen Brief Jonathan[15] zugänglich machen würdet und durch ihn vielleicht noch anderen Freunden von mir. Ich bin ständig unterwegs und weiß daher nicht, wann ich das nächste Mal Gelegenheit haben werde, so einen Mammutbrief wie diesen in die Maschine zu tippen.

Passt auf Euch auf.
In Liebe
OLIVER

Anfang August kam O. S. nach San Francisco und mietete ein Zimmer im CVJM-Heim im Embarcadero-Viertel, in dem er zwei Monate blieb. Es hatte ein gut ausgestattetes Fitnessstudio und war bekannt als Treffpunkt für schwule Männer. Später erzählte er Freunden, er habe dort zahlreiche sexuelle Begegnungen gehabt; er verbrachte auch viel Zeit in Schwulenbars, wo er häufig unter seinem zweiten Vornamen, Wolf, verkehrte. Natürlich hat er diese Begegnungen nicht seinen Eltern geschildert (oder ihnen von seinen immer häufigeren Drogenexperimenten erzählt). Trotzdem gab es viele andere Abenteuer, von denen er berichten konnte.

14 O. S.s Bruder Michael Sacks, der vier Jahre älter war. Obwohl O. S. in dieser Zeit getrennt an Michael geschrieben hat, sind diese Briefe nicht erhalten.

15 Miller.

An Elsie und Samuel Sacks

24. August 1960
c/o Thomas Cook, 175 Post St., San Francisco

Liebe Ma, lieber Pa,

[…] Nun bin ich seit zweieinhalb Wochen in San Francisco und habe eine Menge von Stadt und Land gesehen, mir Krankenhäuser und Universitäten angeschaut, verschiedene Nachforschungen angestellt und Kontakte geknüpft […]. Nachdem ich hier lebe, bin ich jetzt fast davon überzeugt, dass die Staaten im Allgemeinen und Kalifornien im Besonderen meine endgültige Heimat werden, ungeachtet dessen, was ich unmittelbar tun werde. Kanada und die Staaten gleichen sich insofern, als sie Raum, Wohlstand und Berufschancen in einem Maße bieten, die in England fast undenkbar wären. Ihr wisst so gut wie ich, wie mühsam und langwierig es in England ist, die berufliche Leiter zu erklimmen, was für die Neurologie mehr als für alle anderen Fachgebiete gilt: die langen, vergeudeten Jahre als Assistenzarzt in verschiedenen Weiterbildungsstätten usw. In England bietet sich der einzige ähnlich leichte Weg zum Status des behandelnden Arztes in der Psychiatrie, und obwohl ich mich leicht für ihn entscheiden könnte (in England, Kanada oder den Staaten), und damit für den sicheren beruflichen Erfolg, neige ich aufgrund meiner Wesensart und Ausbildung eher zu einem konkreteren Fachgebiet, in dem ich weniger Gefahr laufe, mich an oberflächlichen oder beliebigen Maßstäben zu orientieren, und in dem ich auch wieder experimentelle Laborarbeit leisten kann. Vielleicht täusche ich mich auch selbst. Vielleicht besitze ich gewisse therapeutische Neigungen und Fähigkeiten, zähle sie aber gegenwärtig nicht zu meinen besonderen Fähigkeiten. Auf jeden Fall hat diese Entscheidung keine besondere Eile.

Im Vergleich zu Kanada sind die USA ein Land mit vielen

dicht zusammenliegenden intellektuellen Zentren [...]. In einem so spärlich besiedelten Land wie Kanada gibt es die Neurologie als eigenständiges Fachgebiet so gut wie gar nicht, während hier in Kalifornien alle großen Universitäten und zahlreiche nicht angeschlossene Krankenhäuser riesige klinische und experimentelle Fachbereiche haben. In den Staaten wird die Forschung mit enormen Geldmitteln finanziert, was zum Teil eine Art Steuerhinterziehung ist. Fette Industriegewinne werden in alle vielversprechenden (und weniger aussichtsreichen) Projekte gesteckt, damit sie nicht in den Tresoren von Fort Knox landen.

Und noch einmal: Kalifornien vereinigt in sich alle natürlichen Vorteile und Schönheiten eines ganzen Kontinents. Bergsteigen, Skilaufen, Wüste, Meer, Wald, Weinberge – alles liegt im Umkreis einer Tagesfahrt. San Francisco selbst hat einzigartige natürliche Vorteile, wie Ihr wahrscheinlich wisst. Das Temperaturgefälle zwischen Meer und kochendem Inneren treibt zweimal am Tag eine Nebeldecke in die Stadt und wieder hinaus, daher herrscht in San Francisco das ganze Jahr hindurch eine gleichbleibende und fast vollkommene Temperatur. Die Stadt hat wie London alle Vorteile eines riesigen Ballungsgebietes, obwohl seine Einwohnerzahl unter einer Million liegt, was nicht übermäßig ist. Es hat eine vielfältige und faszinierende Geschichte, die auch einer viel älteren Stadt gut zu Gesicht stünde. Innerhalb seiner Grenzen und in seiner näheren Umgebung gibt es Naturschönheiten jeder Art.

Ich habe mich in der Medizinischen Hochschule der University of California umgesehen, eine Dreiergruppe gigantischer weißer Häuser über dem Golden Gate Park, aus deren oberen Stockwerken sich ein unvergleichlicher Blick auf San Francisco (Neur. ist ganz weit oben!) und seine fernen Brücken, Ozeane und Hügel bietet. Dort gibt es zwei Neurologen. [... Außerdem] drei neurologische Assistenzärzte, alle

Gewichtheber! (Ich habe immer gefunden, dass die beiden Disziplinen gut zusammenpassen.) Die Gebäude der Medizinischen Hochschule sind erst dieses Jahr wieder aufgebaut worden und könnten einer Art Walter-Mitty-Phantasie[16] entsprungen sein, seiner Vorstellung vom Aussehen solcher Bauwerke. Die Assistenzärzte sind keineswegs überlastet, einen Acht-Stunden-Tag und die meisten Wochenenden frei (würde das auf den Seiten des *Lancet*[17] erwähnt, käme es zu einem Aufstand!).

Auch das Mt. Zion Hospital habe ich mir angesehen. [...] Die Mitarbeiter sind größtenteils Juden, obwohl das Krankenhaus in allen Teilen der Bevölkerung außerordentlich beliebt ist. Zwei Drittel des gesamten Krankenhausbetriebes sind der Forschung gewidmet (es verfügt über ungefähr 500 Betten), ein Anteil, der von keiner medizinischen Hochschule übertroffen wird. Ich hatte ein langes Gespräch mit Feinstein[18], dem stellvertretenden Leiter des Fachbereichs Neurochirurgie (und Neurologie), ein brillanter, wenn auch etwas obsessiver Typ, und beobachtete ihn bei einigen stereotaktischen Operationen (das MZ ist das führende Zentrum für solche Eingriffe in Kalifornien). Er verfügt über umfangreiche Versuchseinrichtungen, eine Vielzahl von Elektronikingenieuren usw. und scheint hervorragende Forschungsarbeit zu leisten. Mit stereotaktischen Operationen ist es übrigens möglich, an jeder beliebigen Stelle des menschlichen oder tierischen Gehirns sehr präzise Läsionen hervorzurufen, weshalb sie in gleichem Maße experimentellen wie therapeutischen Zwecken dienen. In gewisser Weise sind das die bestmöglichen Voraussetzungen, denn

16 Mitty, der Protagonist in James Thurbers Kurzgeschichte «Walter Mittys Geheimleben», ist ein schüchterner, harmloser Mensch, der sich Heldenphantasien hingibt.

17 Eine der wichtigsten medizinischen Fachzeitschriften in England.

18 Bert Feinstein, ein bekannter Neurochirurg. (Seine künftige Frau, Dianne Feinstein, wurde später Bürgermeisterin von San Francisco und dann US-Senatorin.)

man ist immer mit Patienten und therapeutischen Perspektiven befasst, woraus sich natürlich eine unendliche Zahl von experimentellen Herausforderungen ergibt. Oder, wie Feinstein sagt, ein neurochirurgischer Patient ist ein Präparat, das sprechen kann.[19] Er bot mir an, meine Tätigkeit auf dem Papier als Assistenzzeit auszuweisen, sie in Wirklichkeit aber in größerer Nähe zur Neurologie und Neurophysiologie anzusiedeln und dafür ein etwas anständigeres Einkommen zu bewilligen, als es ein Assistenzarzt bekäme.[20] Das scheint eine sehr günstige Möglichkeit zu sein, wenn sie denn so klappt.

Zum Schluss habe ich mir noch die Medizinische Hochschule der Universität Stanford angesehen, die gerade aus Stanford in ein imposantes Gebäude auf dem Campus in Palo Alto umgezogen war (einer hübschen Ortschaft von 40 000 Einwohnern in bezaubernder Landschaft, rund 60 schnelle Kilometer von Stanford entfernt). Gegenwärtig gibt es keine eigenen neurologischen Betten, nur einige, die aus der Allgemeinmedizin ausgeborgt sind (eine Folge des kürzlich erfolgten Umzugs), doch im nächsten Jahr werden sie mit dem örtlichen Veterans Administration (V. A.) Hospital fusionieren und dadurch insgesamt 140 neurologische Betten erhalten, wodurch Stanford zum größten neurologischen Zentrum im Westen werden wird. Stanford genießt übrigens einen ausgezeichneten akademischen Ruf, gilt aber als sehr «nachsichtig» und versnobt, zumindest im Hinblick auf die Zulassungskriterien. [...]

Ärzte, die einwandern wollen, werden durch einen ungeheuren Aufwand an bürokratischen Vorschriften behindert

19 Das heißt, im Vergleich zu einer Zellkultur, einem «Präparat», wie man es in histologischen Studien verwendet.

20 Obwohl O. S. seine Assistenzzeit bereits in England abgeschlossen hatte, musste er in Kalifornien als Absolvent einer ausländischen Hochschule noch eine einjährige Assistenzzeit in den Vereinigten Staaten nachholen.

und zur Verzweiflung gebracht. Man muss unzählige Dokumente vorlegen, ein vorläufiges Examen ablegen (das nur alle Vierteljahr stattfindet und dessen Ergebnisse weitere zwei Monate auf sich warten lassen), bevor man sich um eine Assistentenstelle bewerben kann. Andererseits besteht die Möglichkeit, eine nicht-klinische Beschäftigung anzunehmen, während man darauf wartet, das Examen abzulegen und die Ergebnisse zu erhalten. [...] Morgen werde ich nach Sacramento in die Ärztekammer fahren und versuchen, etwas Bewegung in meine Angelegenheit zu bringen. Wenn der Prozess in Gang gekommen ist und ich eine Stellung in Aussicht habe, werde ich, falls dann noch genügend Zeit ist, durch die Staaten reisen.

Eine letzte Möglichkeit wäre der Eintritt in den Militärdienst als Freiwilliger: Mindestzeit zwei Jahre. Das erspart mir viel Bürokratie bei der Einbürgerung usw., verschafft mir ein ausgezeichnetes Einkommen (etwa 6000 Dollar mit allen Zulagen) und vielleicht sogar die Möglichkeit, meine Assistenzzeit zu absolvieren, während ich gleichzeitig eine Spezialausbildung erhalte. Ließe sich das alles in einem Militärkrankenhaus in Kalifornien machen, [...] spräche in der Tat einiges dafür. Doch im Gegensatz zu den kanadischen Streitkräften, die klein und fein sind und vertrauenswürdig, ist der amerikanische Militärapparat eine gigantische und verkrustete Organisation, die nicht mit sich handeln lässt.

Nun, das sind die Aussichten. Schreibt mir bitte, was Ihr von ihnen haltet [...]

Zeit zum Abendessen, und vor mir liegen die unzähligen kulinarischen Herrlichkeiten von Stanford. Tiefseebarsch unten in Fischerman's Wharf, japanisches Essen, italienisches, chinesisches, Haute Cuisine oder ein Dreieinhalb-Pfund-Steak mit hellem Bier runtergespült. Für einen Magen-gesteuerten Typen wie mich gibt es nur ganz wenige

Orte, die Stanford übertreffen. Bevor ich das CVJM verlasse, werde ich noch bei dem Friseur nebenan vorbeischauen, der nie irgendwelche Kunden zu haben scheint, sondern im Friseursessel sitzt und den ganzen Tag Geige spielt. Ich werde mich bemühen, nicht auf die besinnungslosen «Wermutbrüder» zu treten, die auf dem Bürgersteig herumliegen, und den bettelnden Trinkern im Hafenviertel mit steinernem Gesicht zu begegnen. Auf einer Strecke von zehn Metern höre ich Satzfetzen in ebenso vielen Sprachen. Fisherman's Wharf hat das Rennen gemacht, der Bogen der Golden Gate Bridge gegen den Sonnenuntergang, das Alcatraz-Gefängnis auf seiner Festungsinsel, in den Rinnsteinen die knisternden Schalen von Krabben und Krebsen und überall der scharfe Geruch des Muschelsaftes, der (so heißt es) am ehesten das Wesen des Pazifiks verkörpert.

Bitte schreibt mir, wenn Ihr diesen Brief erhalten habt, und grüßt die ganze Familie von mir [...]

MACHT EUCH KEINE SORGEN!
In Liebe
Oliver

An Elsie und Samuel Sacks

29. September 1960
Mount Zion Hospital, San Francisco[21]

Liebe Ma, lieber Pa,

ich hoffe, es geht Euch gut, und Ihr seid in Form für die bevorstehende Fastenzeit.[22] [...]

Über das Wochenende war ich im Yosemite-Nationalpark, der von hier gut dreihundert Kilometer entfernt ist. Nach

21 Damals konnten Assistenzärzte im Mount Zion wohnen.
22 Das jährliche Fasten an Jom Kippur, dem jüdischen Versöhnungstag.

dem glühend heißen Sommer sind die Wasserfälle ausgetrocknet und die Pflanzen ziemlich verdorrt. Im Frühjahr und Sommer ist er ein Paradies für Botaniker (beigefügt, besonders zum neidvollen Entzücken von Ma und Auntie Len, ein Büchlein über die Blumen der Sierra Nevada), im Sommer für Bergsteiger, im Winter für Skifahrer und das ganze Jahr hindurch für Geologen und Naturfreunde. Der letzte Sonntag war ein Tag so klar, wie man ihn in England nicht kennt, ein Tag, an dem man das Tal in ganzer Länge überblicken konnte, 150 Kilometer in beide Richtungen. Ferne Objekte so klar zu sehen, überstieg meinen Erfahrungshorizont so sehr, dass mir die ganze Szenerie irreal vorkam, auch in Verbindung mit einer extremen Übergenauigkeit. Ich fuhr zum Mariposa Grove der großen Bäume und sah den «Grizzly Giant», 35 Meter im Umfang und 4000 Jahre alt, so alt, dass man meinte, er müsse irgendeine Art von Bewusstsein haben, und wenn auch nur für Licht, Wachstum und Verletzungen. [...] Kein Wind dringt in die Welt der großen Bäume ein, innerhalb des Waldes herrscht vollkommene Stille. Man begreift, warum Menschen Objekte verehren, die so alt, so riesig und so schön sind. Die Sequoia-Zapfen sind übrigens ganz winzig, während einige Kiefern in Kalifornien Zapfen von fast einem Meter Länge haben. Der erste Schnee fällt in der Sierra Nevada Ende dieses Monats.

Gestern bin ich ins Krankenhaus eingezogen und finde mich allmählich zurecht. Ich bekomme Kost, Logis und Wäsche, aber darf noch kein Geld verdienen. Allerdings wird mir Levin[23] aus eigener Tasche 60 Dollar im Monat zahlen, was helfen sollte. Er ist wirklich sehr nett, sagt, wenn ich mehr brauche, soll ich es sagen. Trotzdem werde ich mich

23 Grant Levin, der zusammen mit Bert Feinstein den neurologischen Fachbereich des Mount Zion leitete.

freuen, wenn ich endlich ein reguläres und normales Gehalt verdienen darf.

Die meisten Mitarbeiter sind Juden, obwohl sich ihr Judentum auf gehackten Hering, jüdische Witze und leidenschaftliche politische Streitgespräche beschränkt. Besonders Letztere, die auf den Stationen, in der Kantine und im Aufenthaltsraum immer wieder aufflammen und abebben, stehen in krassem Gegensatz zu der nichtssagenden politischen Apathie der Assistenzärzte in England. Alle sind sehr aufgeschlossen und reden sich überwiegend mit Vornamen an. Die Institution scheint sich sehr fürsorglich um uns zu kümmern, denn man kann kostenlos Theater- und Konzertkarten bekommen und kann Veranstaltungen an der University of California und anderen Einrichtungen besuchen. Fünfzig Schritte von hier gibt es ein riesiges mit Flutlicht beleuchtetes Schwimmbad, wo ich sicherlich regelmäßig zu Gast sein werde. Das Essen wird appetitlich zubereitet, schmeckt ausgezeichnet und ist in unbegrenzter Menge vorhanden. Der letzte Punkt birgt eine potenzielle Gefahr, und ich muss mich gewaltig zusammenreißen, wenn ich nicht in ein paar Monaten drei Zentner wiegen will. Anbei übrigens ein Foto von mir, das in Monterey aufgenommen wurde, ich steige wie eine haarige, übergewichtige Venus aus dem Wasser einer Pazifik-Lagune. Habe ich Euch eigentlich in einem der vorigen Briefe von Monterey und der Cannery Row berichtet oder nicht? Ich habe dort ungefähr fünf Tage verbracht und die Meeresbiologie beobachtet und verspeist.

Nächste Woche, wenn ich mich besser eingewöhnt habe, werde ich die zahllosen Angebote nutzen, die das Krankenhaus macht – EKG-Konferenzen, proktologische Seminare und verschiedene andere furchteinflößende Veranstaltungen. Man bietet hier ein hervorragendes Postgraduierten-Programm an, und wir können im Gegenzug alle Universitätsveranstaltungen besuchen. [...]

Gestern eine lange, faszinierende Sitzung mit einer Frau, die unter einer tumorbedingten Epilepsie leidet.[24] Dabei wurden verschiedene Teile ihres Gehirns stimuliert (sie war natürlich bei vollem Bewusstsein): Zunächst kartierte man die motorischen und sensorischen Areale, dann löste man durch Stimulation verschiedener Regionen des Temporallappens komplexe Halluzinationen aus, ähnlich denen, die ihren Anfällen normalerweise vorausgehen. Es war phantastisch, sie dort dick und glücklich in dem neurochirurgischen Stuhl sitzen zu sehen und zu lauschen, wie sie mit nüchterner Stimme ihre grotesken Halluzinationen beschrieb, während Feinstein mit seiner Elektrode in ihrem Gehirn herumstocherte.

Ich muss jetzt abbrechen, weil ich auf die Stationen will, um einige Patienten und ihre Leiden kennenzulernen. [...]

Heute kam der erste Regen, und das Klima ist jetzt wie London im September. Obwohl ein paar Kilometer landeinwärts, in Sacramento beispielsweise, noch Temperaturen um die dreißig Grad herrschen. Wenn etwas Geld kommt, gehe ich in einen Supermarkt und schicke Euch das riesigste und interessanteste Esspaket, das Ihr jemals gesehen habt. Glaubt mir, John Barnes[25] kann noch nicht einmal den Vergleich mit einem hiesigen Kleinstadt-Supermarkt aushalten, und die größeren haben einen unfassbaren Überfluss an allem, was sich irgendwo auf der Welt essen, verschlingen, kauen, rauchen, schnupfen oder trinken lässt.

Ich werde Euch bald wieder schreiben und freue mich inzwischen darauf, bald wieder von Euch zu hören und die

---

24 Bei einem Tumor, der epileptische Anfälle auslöst, kann man das Gehirn des Patienten (während er im Wachzustand ist) mit Elektroden untersuchen, um den Epilepsieherd zu lokalisieren und ihn anschließend zu entfernen. Da das Gehirn keine Schmerzrezeptoren besitzt, ist dieser Vorgang meistens schmerzlos für den Patienten.

25 Ein Londoner Kaufhaus mit einer Feinkostabteilung.

verschiedenen Bescheinigungen zu erhalten, ohne die ich den Einbürgerungsprozess nicht beginnen kann. [...]

Grüße an alle.
In Liebe
Oliver

An Elsie und Samuel Sacks

3. Oktober 1960
Mount Zion Hospital, San Francisco

Liebe Ma, lieber Pa,

ich hoffe, Ihr habt während der Fastenzeit ab- und an Tugend zugenommen; bis Chanukka müsste jetzt alles glattgehen, wenn ich nichts vergessen habe.

Ich habe gestern kurz in eine orthodoxe Shul[26] geblickt und fand sie ziemlich leer (es war nachmittags), obwohl sie freitagabends, dem wohl feierlichsten Teil des Fastens, proppevoll war. Ich muss erklären, dass es hier drei Kategorien gibt, das orthodoxe, konservative und liberale (oder Reform-)Judentum. Bei den Konservativen gibt es eine Art Kantor, keine Trennung von Männern und Frauen und die Beibehaltung von etwas Hebräisch und Yammelkas: Insofern sind sie ein nützlicher Kompromiss für diejenigen, die nicht die nötigen Kenntnisse besitzen, um am orthodoxen Ritus Freude zu haben, andererseits aber noch zu sehr unter dem Einfluss des Brauchtums stehen, um zu den Liberalen überzulaufen, mit anderen Worten, für die große Mehrheit hier.

Einer meiner Chefs, Bert Feinstein, hat mich zum Fastenbrechen bei seiner Familie eingeladen.[27] Ursprünglich

26 Synagoge. [A. d. Ü.]

27 Das Ende von Jom Kippur wird mit dem «Fastenbrechen» besiegelt, einem Festschmaus mit traditionellen Speisen.

kommen sie alle aus Winnipeg. Jetzt führen seine Eltern hier ein Hotel, während sein Bruder Radiologe ist. Natürlich kommen sie nicht wirklich aus Winnipeg; 1920 haben sie Rumänien mit der Prärie vertauscht. Seine Leute leben in einem prachtvollen Haus im spanischen Stil mit einer überwältigenden Terrasse, von der aus man auf die Golden Gate Bridge blickt. Wir brachen das Fasten mit Bourbon (eine Abkehr vom Tee), mit dem wir uns auf leeren Magen alle einen tüchtigen Schwips einhandelten, dann folgten die üblichen Gespräche – wie falsch der Chasan[28] sang, wie absurd der Rabbi war, wie heiß es in der *Shool*[29] gewesen war. Das Mahl war überwältigend, mit Knishes und Tscholent, mit Paprika, gefüllt mit Fleischbällchen, und in Wein gedünstetem Huhn, dazu ein paar amerikanische Gerichte wie in Cornflakes gebratenes Hähnchen (unangenehm) zusammen mit ein paar amerikanischen Spezialitäten wie Hähnchenteilen in Cornflakes frittiert (unschön) und Maismehlbrot (um einem Cousin aus dem tiefen Süden eine Freude zu machen). [...] Die ganze Sippe wird nächste Woche nach Las Vegas fahren, wo Bert einen Vortrag über seine Arbeit halten wird. Ich kann mir die Neurophysiologie nur schwer in dieser exotischen Umgebung von Glücksspiel, Scheidung und dem allgegenwärtigen, schillernden Laster vorstellen: L. V. sei ein sehr unwirklicher Ort, hat man mir gesagt, eine vollkommen künstliche Oase, die wie eine Haschischvision von Samarkand mit Springbrunnen und vergüldeten Türmen inmitten der Wüste emporsteigt. Und ein sehr beliebter Veranstaltungsort für wissenschaftliche Kongresse.

Gestern Abend war ich zu einer Party auf Treasure Island eingeladen, einer vollkommen künstlichen Insel mitten in

---

28 Der Chasan oder Kantor trägt die – häufig gesungenen – Gebete im Wechsel mit der Gemeinde vor.

29 O. S. verwendete diese Schreibweise häufig für «Shul» [dt. «Schul», unter anderem ein anderes Wort für Synagoge].

der Bucht, die für die Weltausstellung 1939 angelegt wurde, und heute Morgen bin ich einige Stunden auf einem Fischtrawler mitgefahren. Ich verbot ihnen, den Abfall wieder zurückzuwerfen, und sichtete mit großer Freude die Seesterne und was sich sonst noch in den Netzen verfangen hatte.

Am Nachmittag nahmen mich einige der anderen Assistenzärzte zu einem Football-Spiel mit, die Frisco Forty-Niners gegen die Los Angeles Beefeaters oder so ähnlich. Eine wunderbare Kulisse für ein Spiel, das gewaltige Stadion, umgeben von den Bäumen des Golden Gate Parks, ein strahlender blauer Himmel, dünne weiße Wolken, die über den Ozean jagten (der vor dem Park liegt). Rund 60 000 Menschen schauten zu, überwiegend mit den roten Kappen der SF-Fans. Ich nehme an, Ihr habt schon mal Fotos vom American Football gesehen. Die Spieler tragen enorme Schulterpolster, was ihnen ein sehr kopflastiges Aussehen verleiht; bei Spielbeginn hocken sie einander paarweise gegenüber, sodass sie wie siamesische Ringer aussehen. Trotz ihres grobschlächtigen Äußeren bewegen sie sich so schnell wie im Zeitraffer und brechen sich ungewöhnlich häufig die Gliedmaßen. Ich sah ungefähr eine Stunde zu, während dieser Zeit wurden drei Spieler vom Platz getragen. Zwischen den Touchdowns spielte eine Brass-Band, begleitet von der Darbietung einer Gruppe von Tambourmajoretten. Ich konnte ein lautes Lachen nicht unterdrücken und erntete dafür strafende Blicke von den überaus ernsthaften Menschen in meiner Umgebung. Es ist schon ein wenig erschreckend, das tiefe Röhren einer riesigen Menge zu hören, deren Mitglieder alle derselben Emotion gehorchen. Das erinnerte mich an eine bedrückende Science-Fiction-Geschichte, in der die Menschen herausgefunden hatten, wie man mithilfe der Willenskraft materielle Veränderungen hervorrufen konnte, sehr tiefgreifende Veränderungen, wenn sie alle gleichzeitig gewollt wurden: Straftäter führte man in die Mitte einer riesigen Arena, wo sie von dem gebündelten Hass der Menschen vernichtet wurden, die alle mit ihrer Willenskraft dafür sorgten, dass die Verbrecher bei lebendigem Leib verbrannten.

Nach etwa einer Stunde ging ich und zog mich mit einer Zigarre, einer Flasche eiskaltem Schlitz («das Bier, das Milwaukee berühmt gemacht hat») und einer Übersetzung von *Il Principe* in einen abgelegenen Teil des GG-Parks zurück, zu der Überzeugung gelangt, dass ich die Einsamkeit der Existenz in der Masse vorzog. [...]

Gestern nahm ich zum ersten Mal an der Visite von Levin und Feinstein teil. Viel informeller als die im Middlesex.[30] Sie behandeln ein großes Spektrum unwillkürlicher Bewegungen (Parkinson, Dystonie, Schiefhals, Tremor etc). Außerdem werden eine ganze Reihe interessanter Notfälle eingeliefert. Da ich im Augenblick reiner Beobachter bin und keine medizinische Verantwortung übernehmen darf, ist es eine recht angenehme Mischung. Ich habe eine Frau mit einem bemerkenswerten Parietallappensyndrom untersucht, die ungewöhnliche umgedrehte Ziffernblätter zeichnete, stets auf der rechten Seite des Papiers.[31]

Von Auntie Len habe ich vor zwei Tagen einen Brief bekommen, den ich bald beantworten werde. Sie scheint große Schwierigkeiten mit Rücken und Beinen zu haben.

Außerdem habe ich einen langen und außerordentlich interessanten Brief von Jonathan bekommen, dem eine Kritik über seine Show in Edinburgh beilag.[32] In Cambridge ver-

30 Das Middlesex Hospital in London, in dem O. S. Medizin studierte.

31 Es gibt einen klassischen neurologischen Test, da zeichnet man einen Kreis und fordert den Patienten auf, die entsprechenden Zahlen in die «Uhr» zu schreiben.

32 *Beyond the Fringe*, eine satirische Comedy-Revue von Jonathan Miller, Alan Bennett, Peter Cook und Dudley Moore, gefeierte Premiere beim Edinburgh Festival, wenig später folgte das West End in London und schließlich der Broadway 1962.

kürzt er seinen Job in der Neuropathologie auf ein halbes Jahr, verbringt ein ganzes im Showbusiness und kann dann in die materielle Sicherheit der Medizin zurückkehren, die nun zum angenehmen Hobby wird und nicht mehr als gemeiner Broterwerb die Seele tötet.

Danke Dir, Pop, für deinen Brief, der heute mit einer Liste guter Ratschläge eintraf. Da ich hier vollständig von Juden umgeben bin, ist kaum festzustellen, dass ich nicht ganz dazugehöre. Es wäre heuchlerisch und sinnlos, würde ich mich theologisch zum Judentum bekennen: Temperament und Ausbildung haben mir alle Überzeugungen religiöser Art genommen. Aber ich bin mir unserer Kultur und Besonderheit bewusst und werde nie die Verbindung zu ihnen verlieren.

Euer
Oliver

Jonathan Miller lernte O. S. kennen, als sie die St. Paul's School in London besuchten. Die beiden kamen wie ihr Freund Eric Korn aus einem ähnlichen Milieu: jüdisch, Söhne von Ärzten, wissenschaftlich interessiert, begabt. Miller ging später an die University of Cambridge, wo er Naturwissenschaft und Medizin studierte und ein Mitglied der Cambridge Apostles wurde, einer intellektuellen Gesellschaft am College. Dann promovierte er und arbeitete zwei Jahre als Assistenzarzt, bevor er mit *Beyond the Fringe* auf Tour ging.

An Jonathan Miller

Schulkamerad und enger Freund

11. Oktober 1960
Mount Zion Hospital, San Francisco

Mein lieber Jonathan,

ich war entzückt und begeistert von Deinem Brief und dem Ausschnitt.[33] Bei mir ist so viel passiert, dass ich mir eingebildet habe, das Leben aller anderen verliefe im Vergleich dazu in festen Bahnen, aber ich sehe nun, dass auch Du vor Entscheidungen von weitreichender Bedeutung stehst. In gewisser Weise bin ich froh, dass Du nicht vorher geschrieben hast, denn dann hätten wir uns in die weitgehend introspektive Vielschichtigkeit unserer wechselseitigen «Probleme» verstrickt und darin vielleicht hinterher einen Grund für unsere Verärgerung gesehen, wenn wir irgendwann unsere Entscheidung bedauert hätten (und es gibt immer Augenblicke, wo einem auch die besten Entscheidungen katastrophal erscheinen).

Zunächst einmal gratuliere ich Dir zum Cambridge-Job, obwohl der wahrscheinlich schon vorher ausgemacht war. Selbst wenn es keine anderen Pläne gegeben hätte, hättest Du falschgelegen, denn Du wärest möglicherweise drei Jahre lang in der Pathologie versauert und Gefahr gelaufen, auf ewig zwischen Deinen Tiegeln zu hocken. So wird es ein hübsches Zwischenspiel bleiben, Du wirst als gestandener Apostle doppelt Gutes tun und vermutlich ein leuchtendes Vorbild an Tugendhaftigkeit und Eifer sein. Mir gefällt, wie in der Zeitung bereits von dem Neuropathologen Miller die Rede ist. Es klingt erheblich erfreulicher und eindrucksvoller als Medizinstudent Miller, Schüler Miller oder Miller, Sohn des Psychiaters Miller. Miller. Ich bin hundertprozentig Dei-

33 Miller hatte einen Presseausschnitt beigefügt, eine Rezension seiner Show.

ner Meinung, wenn Du sagst, dass die Medizin sich besser zum angenehmen Hobby eignet. […] All das gilt natürlich nur unter der Voraussetzung, dass Du zur Medizin zurückkehren wirst, und dessen bin ich mir nicht sicher. Bist Du es? […]

Ich habe ehrlich vergessen, was ich Dir in früheren Briefen geschrieben habe, und laufe deshalb Gefahr, mich etwas zu wiederholen. Zunächst zu meiner gegenwärtigen Stellung. Ich habe hier vor einer Woche als Forschungsassistent und «Gast» im Krankenhaus begonnen. Diese Nomenklatur ist wichtig, weil ich meinen Einwanderungsstatus noch nicht bekommen habe und daher kein Arbeitsverhältnis eingehen kann. Meine Pflichten, sofern ich welche habe, bestehen darin, mich mit den Vorgängen in der neurochirurgischen und physiologischen Abteilung vertraut zu machen und mich direkt nur in dem Maße zu beteiligen, in dem ich es darf oder wünsche: Ansonsten kann ich entscheiden, welche Patienten im Krankenhaus ich untersuchen und an welchen Visiten oder Seminaren ich teilnehmen möchte. Ich kann meine Assistenzzeit erst beginnen, nachdem ich die staatliche Prüfung abgelegt habe, und die findet ärgerlicherweise erst im nächsten Frühjahr statt.

Auf meiner Station geht es im Wesentlichen um die Behandlung von Dyskinesien aus experimenteller und therapeutischer Sicht und um all die nützlichen Wechselbeziehungen zwischen den beiden Ansätzen. Levin, der Leiter, […] ist in allem überlegt und abwartend, ausgenommen seine plötzlichen Anfälle von Großzügigkeit und sein Verhalten am Steuer (er fährt einen Ferrari V-12, das womöglich schnellste Serienauto der Welt). Feinstein, der jüngere Mann, […] ist impulsiv und eigensinnig und trägt keine Strümpfe (im Gegensatz zu Levin, der nicht nur Strümpfe trägt, sondern auch 300-Dollar-Anzüge), aber er speit Ideen aus wie ein Vulkan, einige von ihnen scharfsinnig, andere erstaunlich dämlich, die er mit einem herrlichen Mangel an Urteilsfähigkeit produziert. Dann gibt es einige hocherotische Sekretärinnen, deren Beine dich zum Sabbern brächten; sie leben von Erdnussbutter und sind entschlossen, einen Arzt zu heiraten. Und dann gibt es noch den Emeritus von Bonin, einen wundervollen alten Mann [...] mit einem enormen roten Gesicht voller intelligenter Falten und deutschem Humor, die letzte, stets liebenswürdige Instanz in allen schwierigen Fragen, die das tierische oder menschliche Nervensystem betreffen. Was die Assistenzärzte hier betrifft, so sehen sie alle aus wie Groucho Marx, laufen durchs Krankenhaus, tragen T-Shirts und blasen den Rauch ihrer Zigarren unbekümmert in Patientengesichter. Stecken voller jüdischer Witze und politischer Leidenschaft, sind erstaunlich offen und zu unmenschlichem Fleiß fähig, es sei denn, es läuft die World Series im Baseball, dann drängen sich alle vor den Fernsehapparaten, und die Patienten müssen sehen, wie sie mit ihren Herzkranzgefäßen und ihrem Bluterbrechen allein zurechtkommen.

Die World Series und die Kennedy-Nixon-Debatten beschäftigen jeden, der sich noch für Dinge außerhalb seiner sozialen Gruppe interessiert. Nach zwei Monaten haploiden Lebens[34] habe ich mich gern und, wie ich denke, endgültig aus seiner klaustrophoben Intensität befreit und finde große Freude in der Arbeit und dem Zusammenleben mit Menschen, die nicht nur im Bannkreis ihrer eigenen Sexualität sprechen und denken und handeln.

Hier kann man sich so viel kaufen und sich so viel Ansehen mit Geld verschaffen, dass man seiner unwillkürlich bewusster und bedürftiger wird. Ich bin sicher, dass (für die richtige Sorte Mensch, Dich und mich) seine Freiheiten weit mehr

34 In der Medizin bezeichnet man mit «haploid» Zellen, die nur einen Chromosomensatz haben, also Ei- und Samenzellen. O. S. scheint den Begriff hier als Euphemismus für seine Teilhabe an der relativen Freiheit zu verwenden, die ihm die Schwulenszene von San Francisco nach seinen heimlichen sexuellen Begegnungen in England ermöglichte.

ins Gewicht fallen als seine Pflichten und Beschränkungen. Das Geld kommt herein, unmittelbar, fast sofort nach Beendigung der Assistenzzeit, allerdings kann ich nicht vorhersagen, ob das in fünf Jahren noch genauso leicht sein wird. Die Vereinigten Staaten drosseln die Zahl neuer Ärzte, was diesen ungeheure Macht verleiht, ihre Lauterkeit aber auch auf eine größere Probe stellt. Es gibt hier einfach zu viele Ärzte, die einen Patienten bereitwillig übers Ohr hauen, indem sie unsinnige Untersuchungen im Wert von 1000 Dollar an ihm vornehmen. Aber selbst die ehrlichen verdienen hervorragend. Das letzte Wochenende habe ich bei einem jungen Neurologen verbracht, der seine Praxis seit rund drei Jahren betreibt und schon eine herrliche Redwood-«Hütte» auf dem Mount Tamalpais besitzt, eine halbe Stunde von der Stadt entfernt, mit fünfzehn Zimmern, einem Swimmingpool und einem Blick aus dem einen der riesigen Fenster auf die gesamte Bucht sowie auf ein endloses Gebirge aus dem anderen Fenster. Später ging ich mit ihm Segeln. [...]

Vermutlich habe ich in den letzten zehn Jahren mehr gesehen, gedacht und gefühlt als in den vorangegangenen zehn Jahren, und ärgerlicherweise ist nichts von alldem zu Papier gebracht worden und wird es auch jetzt nicht. Ich hatte Stoff für hundert Essays und eine ganze Reihe Romane. Vielleicht ist das alles so eng mit meinen eigenen emotionalen Schwierigkeiten verflochten, dass ich es nicht entwirren kann, ich weiß nicht. Wenn ich bloß so vernünftig gewesen wäre, eine Kamera zu kaufen! Ich hoffe nur, Du hast Dir eine zugelegt. Ich war sogar in der Cannery Row, ein Besuch, der endgültig mit all dem Unsinn aufräumte, der über sie in Umlauf ist.[35] In ihrer ursprünglichen Form gibt es sie nicht mehr, denn die

35 Wie er in *Onkel Wolfram* schreiben sollte, war O. S. als Jugendlicher hingerissen von John Steinbecks Roman *Cannery Row* und träumte davon, ein Meeresbiologe wie Doc zu werden.

Sardinen hörten vor einigen Jahren einfach auf, an die Westküste zu kommen, und es gibt kein Anzeichen für ihre Rückkehr. Doch es wird ein lächerliches Theater um die verrosteten und verlassenen Konservenfabriken gemacht. Die Straße ist zur touristischen Attraktion geworden. Am Wasser wimmelt es von «intimen» Bars und herausgeputzten Fischrestaurants. Doch südlich davon erstreckt sich über Hunderte von Kilometern eine unvergleichliche Küstenlinie mit Gezeitentümpeln, in denen es von allen möglichen Meeresarten wimmelt. Ich fand einen geradezu monströsen Chiton[36], der ans Ufer gespült worden war. Ich füge – warum, kann ich nicht sagen – ein Foto bei, auf dem ich in einer idyllischen Bucht unweit von Monterey mit einem Freund esse. [...]

Ich muss noch Thom Gunn kennenlernen.[37] Am Tag meiner Ankunft hat er SF in Richtung London verlassen, soll aber bald zurückkommen. Aber ich bin im Großen und Ganzen von der Werwolf-Meute[38] hier enttäuscht. Gestern stieß ich am Ufer der Bucht auf eine vertraute gebeugte Gestalt in einem sehr noblen englischen Anzug mit gestreifter Hose und kurzem, steifem Kragen, der nicht wenig amüsierte und verstohlene Aufmerksamkeit auf sich zog. Ich selbst trug außer Jeans (es war sehr heiß) kaum etwas. Jedenfalls war es Leslie Le Quesne aus Middlesex, der zu einem Chirurgenkongress herübergekommen war. Als ich ihn am Ärmel zupfte, drehte er sich mit arroganter Miene um, dann zeigte sich Überraschung und Freude auf seinem Gesicht, und er rief: «Mein Gott, Sacks!», gefolgt von: «Wie ungewöhnlich», und, mehrfach: «Wie klein die Welt ist!» Wir tranken einige Gläser Bier in einer sehr eleganten Bar am Wasser und bildeten ein höchst

36 Eine Molluskenart, O.S.s Lieblingsgruppe unter den Meeresgeschöpfen.

37 Einige Jahre zuvor hatte Jonathan Miller O.S. einen Gedichtband von Gunn geschenkt, *The Sense of Movement*. O.S. teilte Gunns Begeisterung für Motorräder und die Lederszene.

38 Eine Anspielung auf *Rough Trade* (gewalttätiger Sex, vor allem in der Schwulenszene) oder auch nur *Cruising* (die Suche nach flüchtigem schwulem Sex).

ungleiches Paar. Das war alles äußerst unwirklich, Leslie so unverkennbar und kompromisslos englisch in Gesicht und Kleidung und Geisteshaltung und ich als exotischer Kontrast.

Aber ich komme vom Hundertsten ins Tausendste. Ich freue mich, von Dir zu hören, wenn Du in Cambridge anfängst. Liebe Grüße an (? Dr.) Rachel.[39]

An Elsie und Samuel Sacks

15. Oktober 1960
[Mount Zion Hospital, San Francisco]

Liebe Ma, lieber Pa,

danke für Euren langen und willkommenen Brief: Seit mehr als einer Woche hatte ich nichts von Euch gehört oder von irgendjemand anders und war etwas besorgt.

[...] Ich habe bislang weder Pakete aus England bekommen noch das Päckchen aus NY. Ich denke, der Zoll hält die Sendungen aus Gewohnheit unnötig lange zurück. Ihr habt Euch offenbar große Mühe gegeben, meine zahlreichen und etwas sperrigen Sachen einzupacken, dafür bin ich Euch außerordentlich dankbar. Ehrlich, ich weiß nicht, was ich ohne Eure Hilfe tun würde. Doch im Augenblick komme ich gut zurecht, denn dieses wohlwollende Krankenhaus versorgt seine Schützlinge mit weißen Hosen (nebst Unterhosen), Hemden und Kitteln: dazu weißen Socken und Turnschuhen, sodass wir eher nach Kricketspielern als nach Ärzten aussehen. [...]

Das letzte Wochenende habe ich allein und müßig verbracht; den ganzen Samstag habe ich in dem riesigen Golden Gate Park in der Sonne gelegen und gelesen (Henry James' Kurzgeschichten beendet und die Autobiographie

39 Jonathans Frau, Rachel Miller, schickte sich an, in Medizin zu promovieren.

von Charles Darwin verschlungen). Am Sonntagmorgen habe ich am China Beach an einem Open-Air-Wettbewerb im Gewichtheben teilgenommen und den dritten Platz belegt. China Beach liegt in einer verlassenen, von der Brandung heimgesuchten Ecke der Bucht mit freier Sicht auf die Robben, sodass man beobachten kann, wie sie herumwatscheln und sich sonnen, während man zwischen seinen Auftritten nach Luft schnappt. Es ist zweifellos ein sehr romantischer Ort für einen Wettkampf im Gewichtheben. [...]

Diese Woche habe ich mir einen kleinen Luxus erlaubt, ein Prisma aus Thalliumbromidiodid von einer optischen Firma für $ 5, mit sehr hoher Dichte und vollkommener Transluzenz. Ihr erinnert Euch, dass ich früher, in meiner exzentrischen Jugend, eine seltsam-mystische Beziehung zu diesen Dingen hatte und verzauberte Stunden über den Internationalen Tabellen mit Dichten, Brechungsindizes und Kristallgittern verbrachte.

Heute Abend gehe ich auf Einladung meiner Chefs zum vierteljährlichen Krankenhaus-Dinner, bei dem ich mit all den Mitarbeitern bekannt gemacht werden soll, die ich noch nicht kennengelernt habe. Es wird vermutlich eine stinkvornehme Angelegenheit, die meiner satirischen Feder genügend Stoff liefern wird, um sich auszutoben. Morgen werde ich wahrscheinlich die Vierteljahresversammlung der American Neurological Assn. besuchen. [...]

Es gibt noch viel zu erzählen, aber das verschiebe ich auf einen anderen Brief. Ich hoffe, Euch beiden geht es gut zu Hause. Ich höre mit Freude, dass Michael ein wenig im Krankenhaus arbeitet und Ausgangserlaubnis hat: Das scheint mir eine eindeutige Verbesserung zu sein.[40] Ich hoffe, dass ich früher oder später auch von meinen beiden anderen Brü-

40 Michael, der als Jugendlicher an Schizophrenie erkrankt war, wohnte bei seinen Eltern, wenn er nicht stationär behandelt wurde.

dern höre, an beide habe ich zu Rosch ha-Schana geschrieben. Auntie Len habe ich letzte Woche einen Brief geschickt und werde wohl bald Antwort von ihr bekommen.[41]

In Liebe
Oliver

An Elsie und Samuel Sacks und Helene Landau

28. November 1960
Mount Zion Hospital, San Francisco

Liebe Ma, lieber Pa und liebe Auntie Len,

ich habe das Schreiben vernachlässigt, weil ich zu viele Dinge in ein und derselben Lebenszeit erledigen wollte. [...] Bei Abwesenheit von Grant[42] geht alles ruhiger vonstatten, wenn auch arbeitsreicher, denn ich fange an, Bert Feinstein bei den stereotaktischen Operationen zu assistieren. Ich habe jetzt die neurologischen Vor- und Nachuntersuchungen bei allen Patienten übernommen und bin dabei, neue klinische und filmische Evaluationstechniken zur Beurteilung der Operationsergebnisse zu entwickeln. Die alten anekdotischen Zeiten der Medizin sind vorbei – «Ich hatte mal einen Patienten» –, stattdessen ist man immer stärker bemüht, Ergebnisse zu erhalten, die sich statistisch «verarbeiten» lassen. Oft führt das zu einer absurden Pseudoquantifizierung der Befunde, vor der wir uns hüten müssen.

Mittlerweile kenne ich schon viele Mitarbeiter und Ärzte

41 Fast keiner der Briefe, die O. S. an seine Tante geschrieben hat, ist erhalten. Bei denen, die in diesen Band aufgenommen wurden, handelt es sich in der Regel um Entwürfe. In den 1960er Jahren waren die meisten Briefe nach England aus Kostengründen die extrem leichten «Luftpostfaltbriefe», bei denen der dünne Briefbogen so gefaltet wurde, dass er selbst seinen Umschlag bildete. Zwar hat O. S. gelegentlich Kopien auf Durchschlagpapier angefertigt, doch die meisten der Luftpostbriefe an seine Eltern sind nur erhalten geblieben, weil sie ihm nach dem Tod seines Vaters zurückgegeben wurden.

42 Grant Levin.

und habe abends sogar ein paarmal Cribbage gespielt. Aber ich bin immer noch ein totaler Depp bei Kartenspielen und gedenke auch, einer zu bleiben. Ich habe in meinem Leben schon genug Zeit verschwendet. Letzten Donnerstag war Thanksgiving (zum Gedenken an die sichere Landung der Pilgrim Fathers und die Gründung des weißen Amerika), das ist eine Art säkulares Weihnachtsfest mit Truthähnen und Schinken und Zimmerschmuck etc. Ich habe vier üppige Dinner besucht, eines bei den Allineks (die Ehefrau hast du entbunden, Ma; sie hatten einige Cousins und Cousinen, die deine Patienten im East End waren, Pa)[43] und bei den Eltern von Feinstein (wo es natürlich keinen Schinken gab, sondern Kohlrouladen und Räucherlachs). Hier haben die Juden großenteils das Weihnachtsfest übernommen, und ich habe sogar gehört, wie Weihnachtsbäume in allem Ernst als Chanukka-Büsche bezeichnet wurden. Wobei mir einfällt: Ihr werdet Anfang des Jahres ein Paket mit einer Auswahl an amerikanischen Wundern erhalten.

Das Motorrad hat, seit ich es vor zwei Wochen gekauft habe, 1300 Kilometer zurückgelegt, und ist damit fast eingefahren.[44] In den USA gilt landesweit eine Geschwindigkeitsbegrenzung von 100 km/h, was sehr frustrierend ist: Doch man kann gar nicht schneller fahren, selbst wenn man es versucht, weil der Verkehr auf den Freeways viel zu dicht ist, über Hunderte von Kilometern Stoßstange an Stoßstange. Doch wenn man den Freeway verlässt, kommt man auf bezaubernde Landstraßen und kurvenreiche Bergstraßen, sodass man meinen könnte, man sei wieder in England, wären da nicht die blutroten Sukkulenten, die manchmal wie Marsgeschöpfe anmuten. Bislang war das Wetter recht gut, abgesehen von einem heftigen Gewitter letzte Woche, als

---

43 Elsie Sacks war Chirurgin und Gynäkologin; Sam Sacks praktischer Arzt.

44 Oder, wie die Amerikaner sagen würden, *broken in*, eingeritten.

ich mit stillschweigender Billigung der «Hausmutter» (die sich um alle Assistenzärzte kümmert) mein Baby mit auf mein Zimmer genommen habe, wo es ein paar Tage ölend und rauchend mitten im Raum stand. Doch das wurde am MZ ziemlich wohlwollend aufgenommen, weil es in das Bild passte, das sie sich aufgrund unserer Exportfilme wie *Carry On Nurse* (*41 Grad Liebe*) oder *Doctor in the House* (*Aber Herr Doktor ...*) von englischen Studenten und Ärzten machten. Ich habe mir angewöhnt, auf allen längeren Fahrten ein Ersatz-Kupplungsseil, Kettenglieder, Glühbirnen usw. mitzunehmen, damit ich nicht irgendwo strande, 300 Kilometer von der nächsten Stadt entfernt. In zwei oder drei Wochen werde ich wahrscheinlich über die Wüstenstraße nach LA fahren, um mich um meine Zukunft zu kümmern. Zurück werde ich die herrliche Küstenstraße nehmen. Beide sind langsam im Vergleich zum Freeway, aber der wäre dafür langweilig und grauenhaft.

Die Sonne wies heute einen merkwürdigen farbigen Halo auf, wahrscheinlich der Vorbote eines weiteren Gewitters. Im letzten Jahr gab es praktisch keinen Winter, oder zumindest keinen Regen, deshalb werde dieser schlimm, prophezeien die Leute.

Ich muss einen Stapel Entlassungsbriefe schreiben, was ich jetzt in Klausur erledigen werde, zwischen verlassenen elektronischen Geräten, das reine Streben, etwas beeinträchtigt durch die Zigarre und die Flasche Bier, die ich mitgenommen habe, um mich ein bisschen über die Arbeit hinwegzutrösten.

Dann ein rasches Workout, und zu Bett. Und Aufstehen um sechs Uhr dreißig zu einer Morgenfahrt, wenn das Wetter hält.

Erinnert Ihr Euch an die Geschichte von Somerset Maugham, in der ein Mann von einem Inselmädchen, das er sitzengelassen hat, mit einem Fluch belegt wird und einen tödlichen Schluckauf bekommt? Einer unserer Patienten, ein Kaffeebaron, bekam nach einer Operation einen sechstägigen Schluckauf, der allen üblichen und sehr unüblichen Maßnahmen widerstand und auch, wie ich fürchtete, therapieresistent bliebe, wenn wir nicht seinen Phrenikus[45] blockierten oder ähnliche Maßnahmen ergriffen. Ich schlug vor, einen guten Hypnotiseur zu holen: Ich frage mich nun, ob das was bringt? Habt ihr damit irgendwelche Erfahrung mit Beschwerden in dieser schweren Form?

Alles Gute und schreibt bald.
In Liebe
OLIVER

PS: Könntet Ihr mir meinen großen schwarzen Pullover schicken (den gefärbten), meinen blau und grau karierten Anzug (den «gesprenkelten») und meinen neuen dunklen Anzug mit Weste.

Dank Euch

An Elsie und Samuel Sacks

2. Februar 1961
[San Francisco]

Liebe Ma, lieber Pa,

ich freue mich, dass Ihr beide wohlauf seid. [...] Ich war traurig, aber nicht überrascht, von Michaels Rückfall zu hören. Ein unerträgliches Kreuz ist die Erkenntnis, dass jemand, der dir nahe und lieb ist, eine vollständige – und destruktive – Persönlichkeitsveränderung erfahren hat: In gewissem Sinne wäre jede andere Krankheit leichter zu ertragen. Aber ich halte die Hoffnung für unrealistisch, dass

45 Der Phrenikusnerv ist für die Zwerchfellbewegung zuständig; seine Blockierung oder Durchtrennung beseitigt den Schluckauf, aber beeinträchtigt die Atmung. O. S. erzählte die Geschichte des Schluckauf-Patienten in *On the Move*, an die er erinnert wurde, als er Jahre später diesen Brief an seine Eltern noch einmal las.

Michael jemals in der Lage sein wird, mehr als ein beschütztes soziales Leben zu führen, möglicherweise unterbrochen von Phasen, in denen er stationär behandelt werden muss. Zweifellos werden neue und bessere Medikamente zur Symptomkontrolle auf den Markt kommen, aber es ist so gut wie gewiss, dass schon etliche irreparable Veränderungen stattgefunden haben. Vielleicht ist es falsch, dass ich es so schonungslos sage, aber ich glaube, dass Ihr weniger leidet, wenn Ihr aufhört, auf die realistischerweise nicht zu erwartende «Besserung» zu hoffen.

Ich danke Euch auch für die Nachrichten über die anderen Familienmitglieder. Ich selbst bin ein Familienmensch auf Distanz. Das heißt, ich mag das Bewusstsein, Teil einer riesigen, verzweigten Familie zu sein und von ihr zu hören: Aber ich bin glücklich, außer Reichweite der Familiengefühle und -zwänge zu leben. [...]

Ich möchte Euch von einer Konferenz berichten, die letzte Woche hier an der Universität stattfand, «The Control of Mind» – Bewusstseinskontrolle – hieß und zu der Levin und Feinstein uns alle eingeladen hatten[46] ($ 25 mal zwölf: wahrscheinlich von der Steuer absetzbar!), lauter wichtige Leute – Neurologen, Psychiater, Historiker, Jesuiten, Journalisten, Schriftsteller, Philosophen etc., und dazu bestimmt, eine Epoche einzuläuten oder zumindest die Menschen zum Denken zu bringen.

Wilder Penfield aus Montreal (Nobelpreisträger usw.) machte den Anfang. Leider war er schon etwas senil, daher ziemlich enttäuschend. Auf ihn folgte Holger Hyden, ein glänzender schwedischer Biochemiker, der einige faszinierende Ergebnisse über die chemischen Grundlagen von Gedächtnis und Lernen vorlegte; außerdem deutete er an, dass er über einen erstaunlichen Wirkstoff verfüge, mit dem er

46 Vermutlich alle Praktikanten und Assistenten.

auf diese Fähigkeiten direkt einwirken könne. (Das wurde von einer unverantwortlichen Presse gewaltig aufgebauscht!) Hebb[47], ebenfalls aus Montreal, fasste seine Forschung über sensorische Deprivation – Reizentzug – zusammen, indem er zeigte, dass wir fast gänzlich ein Produkt unserer Umgebungen sind, womit er den Naturzustand des Rousseau'schen Menschen gründlich demontierte. Nach dem Essen hielt Aldous Huxley eine eindrucksvolle Rede über Erziehung. Ich hatte ihn noch nie vorher gesehen und war verblüfft über seine Größe und skelettartige Magerkeit. [...] Wenn er sich äußerst konzentriert vorwärtsbeugte, erinnerte er etwas an Vesalius' in Betrachtung versunkenes Skelett. Doch sein Verstand ist so brillant wie immer, unterstützt von einem Witz, einer Herzlichkeit, einem Gedächtnis und einer Eloquenz, die seine Zuhörer immer wieder aufspringen ließen. Am Sonntagmorgen beschrieben die Pharmakologen einige der neuen psychotropen Substanzen und ihre sozialen Auswirkungen.[48] [...] Am Montag sprachen die Journalisten und Politiker, die Computerleute sicherten uns moralische Intelligenz in ihren Maschinen zu, und die Konferenz endete mit einer Reihe informeller kleinerer Gruppen. Ein äußerst anregendes Wochenende, ich bin L und F sehr dankbar, dass sie uns alle mitgenommen haben. Der Alltag erscheint jetzt doch ziemlich öde. [...]

Schreibt bald und erinnert Auntie Len, dass ich hoffe, auch von ihr demnächst zu hören.

In Liebe
Oliver

PS: Ich habe jetzt seit sechs Wochen nicht geraucht. Ich kann nicht sagen, dass ich es vermisse.

---

47 Donald Hebb, ein kanadischer Psychologe, erforschte die neurologische Basis des Lernens; seine Arbeit Mitte des 20. Jahrhunderts war außerordentlich.

48 Zu einer längeren Beschreibung von Huxley sowie Arthur Koestler vgl. *On the Move*.

Im Frühjahr 1961, nachdem O.S. die Prüfungen abgelegt hatte, die ihm erlaubten, am 1. Juli eine offizielle Assistenzzeit am Mount Zion zu beginnen, tauschte er sein altes Motorrad, eine Norton Atlas, gegen eine gebrauchte BMW R69 ein und begab sich auf eine Fahrt quer durch die Vereinigten Staaten.

An Elsie und Samuel Sacks und Helena Landau

22. April 1960
Lausanne School for Girls, Memphis, TN

Liebe Ma, lieber Pa, liebe Auntie Len und liebe alle,
da ich zum ersten Mal seit zwei Wochen über eine Schreibmaschine und ein wenig Muße verfüge, dachte ich, ich könnte Euch ein wenig von meiner Reise erzählen. [...]

Ich schreibe Euch von dem allerunwahrscheinlichsten Ort, der Lausanne School for Girls! Ein Freund aus Oxford-Tagen mit dem bombastischen Namen Walter Raleigh Coppedge ist hier der Direktor, ein sehr erstaunlicher Werdegang. Er ist ein sehr guter Schulleiter, wie ich finde, braucht dafür aber ein gerüttelt Maß an Mut in einem Bundesstaat wie Tennessee, wo man gegen das Gesetz verstößt, wenn man die «falsche Evolutionstheorie» lehrt, und wo man für jede progressive Idee von der Presse schreckliche Prügel bezieht. Im Augenblick sitze ich draußen, barfuß, in einer heiteren Cowper-Dryden-Waldlandschaft, mit einem See auf der einen Seite und eleganten Schulgebäuden auf der anderen. Während ich diesen Satz schreibe, führt Walter zwei grauhaarige Eltern einer potenziellen Schülerin auf dem Anwesen umher und ist zweifellos bemüht, ihre Blicke von dem seltsamen, barfüßigen Mann abzulenken, der unter einem Baum sitzt und in die Schreibmaschine tippt. Der Boden ist mit Kätzchen und Eicheln bedeckt, und wenn ich mir einen Augenblick lang die riesigen Ameisen und

Schmetterlinge wegdenke, kann ich mich leicht in England wähnen.

Meine Fahrt verlief, kurzgefasst, wie folgt: zunächst fürs Wochenende nach LA hinunter. Dann durch Kalifornien ins Death Valley, das zu dieser Jahreszeit erträglich ist (im Sommer steigen die Temperaturen am Boden auf 90 Grad).[49]

In gewisser Weise erinnert mich das sehr stark an den Negev, obwohl es sehr viel spektakulärer ist: Beispielsweise kann man von Badwater aus (nach dem Toten Meer der niedrigste Punkt der Erde) zum höchsten Gebirge Amerikas emporblicken, das hundertfünfzig Kilometer entfernt und in der bewegungslosen Luft deutlich zu sehen ist. Allerdings war die Luft keineswegs bewegungslos, als ich dort war – ein gewaltiger heißer Wind stieg von dem Tal auf wie aus einem ungeheuren Föhn. Vom Death Valley fuhr ich hinüber ins schlimme Nevada (keine Geschwindigkeitsbegrenzung, überhaupt keine Begrenzung: eine Blasen-Wirtschaft, die gänzlich auf Alkoholverkauf und Glücksspiel beruht). Mein eigener Abend in Las Vegas wurde – glücklicherweise vielleicht – durch einen Staubsturm von grotesker Gewalt beendet, der mich zweimal von der Maschine pustete, mir Ohren, Augen Nase, Mund, Kleidung mit Staub füllte und mich zu der Frage brachte, warum sich ein Ort wie L. V., diese Ansammlung von glitzernden Wolkenkratzern, die aus einer fernen Zukunft zu stammen scheinen (verrückt und willkürlich mitten in der Wüste), nicht gegen die Elemente verteidigen kann, wenn er es ernsthaft versucht. Möglichst schnell durchquerte ich das trostlose, scheußliche Nevada (kein Wunder, dass sie in dieser Wüste die erste A-Bombe zündeten) und gelangte nach Arizona, wo ich etwa vier Tage verbrachte. Was die Farben

---

49 Das mag übertrieben klingen, aber es lag selbst 1961 durchaus im Bereich der Möglichkeiten; die Bodentemperatur an dem zu Recht so getauften Furnace Creek (Glutofen-Bach) erreichte am 15. Juli 1972 knapp 94 Grad.

und die Geologie angeht, hat Arizona nicht seinesgleichen auf der Erde. [...] Der Versteinerte Wald und die Gemalte Wüste gehören zu den erstaunlichsten Naturerscheinungen, die ich je gesehen habe – tatsächlich erinnerten sie mich an die Umschlagbilder abenteuerlicher Science-Fiction-Magazine. Von Arizona gelangte ich nach New Mexico, überwiegend eine «Mesa» (eine Hochwüste), auf gut 2000 Meter. Ich darf den Grand Canyon nicht vergessen und all die besonderen Gefühle, die er auslöste. Doch mehr als die Landschaft New Mexicos interessierten mich die Navajo-Indianer, die mit den 65 000 Quadratkilometern ihres Reservats ein Gutteil von N. M., Arizona, Utah und Colorado einnehmen – sie sind der einzige Indianerstamm, dessen Bevölkerung wächst. [...]

Von New Mexico nach Texas, eine Formulierung, die lachhaft ist – denn man fährt Hunderte von Kilometern durch eine ununterbrochene Weizenfläche (keine Felder, Hecken oder andere der kleinlichen europäischen Unterteilungen) und erblickt kaum ein anderes menschliches Wesen. Furchtsam gab ich in New Mexico dreißig wertvolle Dollar (es brach mir das Herz, war aber, dessen bin ich mir sicher, das Klügste) für einen neuen Hinterreifen nebst Schlauch aus (ich behalte den alten als Ersatz – die arme Maschine schleppt eine zusätzliche Last von fast einem Zentner mit!): Ich wäre stinksauer, wenn ich einen Reifenplatzer mitten in einer dieser Wüsten hätte. Von Texas durch Arkansas – schläfriger Sonntagsstaat, in dem sich Menschen und Tiere ähnelten und meine Vorbeifahrt mit schläfrigen, gleichgültigen Augen verfolgten (und wo der schläfrigste und sonntäglichste Ort von allen tatsächlich ein Dorf namens London war – Einwohner: 353, Haupterzeugnis: Bergpfirsich Ozark) – nach Tennessee. [...] *Wahrscheinlich* werde ich jetzt weiter nach Süden fahren, nach New Orleans[50] [...] und mich dann, der

50 In der Nähe von New Orleans gab seine BMW den Geist auf, und er setzte seine Reise

Küste folgend, durch Florida schlängeln, anschließend an der Küste aufwärts nach Washington und New York, sodass ich dort in der ersten Maiwoche ankomme. Von da nach Montreal und Toronto und dann zurück in die Nordstaaten.

Von der Kommission habe ich noch nichts gehört, werde in New York aber wahrscheinlich Informationen vorfinden. Ich hoffe, dass ich im Juni oder Juli anfange (vorzugsweise im Juli, denn dann hätte ich einen ganzen Monat für die Ordnung, Korrektur und Reinschrift meines neuen Tagebuchs). Bitte lasst mich wissen, wie es Euch in London ergeht. Wenn ihr bald schreibt (d. h., wenn die Antwort binnen einer Woche kommt), adressiert den Brief direkt an YMCA, W. 63rd. St. N. Y. 23; mit dem Vermerk: ZUR ABHOLUNG BEREITHALTEN.

Lasst es Euch gutgehen und liebe Grüße an Euch alle
OLIVER

An Elsie und Samuel Sacks

[in London eingegangen am 24. Juni 1961][51]
[San Francisco]

Liebe Ma, lieber Pa,

vielen Dank für Euren Brief, der heute eintraf.

Erstens, bevor ich es vergesse – alles Gute zu Eurem Hochzeitstag am 22.: Möget Ihr noch viele vor Euch haben.

Zweitens, bevor ich es wieder vergesse, hier sind einige Fotos von mir (eins mit der neuen Maschine[52]), in New York

---

per Anhalter mit einigen Lastwagen fort. Über dieses Abenteuer schrieb er später den Text «Travel Happy» (1961).

51 O. S.s Eltern hoben alle seine Briefe auf und notierten oft das Datum, an dem sie sie empfangen oder zur Kenntnis genommen hatten.

52 Er hatte die kaputte BMW durch eine Brough Superior ersetzt, eine englische Maschine, die als der «Rolls-Royce der Motorräder» bezeichnet wurde.

aufgenommen; Auntie Len wird vielleicht eine der Großaufnahmen mögen. Schreibt mir, ob sie Euch gefallen; wie Ihr sehen könnt (Gene, Hormone, Rasse, Alter, Wut, Sittenlosigkeit), machen sich meine Haare rar, aber mein Lächeln ist so charmant wie immer. [...]

Die Assistenzzeit wird, um es vorsichtig auszudrücken, jeden Tag weniger erträglich. Das liegt nicht an der «Arbeit», nicht daran, dass man wie ein Stück Scheiße oder ein Dienstbote oder beides behandelt wird, sondern an der Mehrheit der behandelnden Ärzte. Dass wir fünfzig Master haben (dem Umstand geschuldet, dass wir ein privates Krankenhaus sind), ist im günstigsten Fall schwierig: Viele von ihnen sind zweit-, dritt- und viertklassig (das wird nicht dadurch gemildert, dass einige sehr gute Leute darunter sind), und täglich hat man groteske Beispiele medizinischer Inkompetenz und Amoral vor Augen. Wie das MZ einen so herausgehobenen und angesehenen Status erworben hat, ist mir schleierhaft: oder nicht ganz – die anderen Krankenhäuser müssen noch schlechter sein. Das Assistentendasein in der Chirurgie ist besonders schrecklich, denn es besteht darin, dass man den ganzen Tag über «gebraucht» wird: plötzliche Anrufe: «Doktor, Sie sind für diesen oder jenen Fall eingeteilt: Seien Sie in zehn Minuten dort.» Den Fall, dem man zugeteilt ist, hat man in der Regel noch nie zuvor gesehen und wird ihn vermutlich auch nie wiedersehen, d. h., es wird einem die Verantwortung entzogen: Höchstwahrscheinlich ist man der fünfte Assistent bei einer Mastektomie, daher hat man noch nicht einmal den Trost, sich als nützlich vorkommen zu können. Eine erschreckende Feindschaft herrscht zwischen Beleg- und Klinikärzten – was letzte Woche in den wilden Spottgedichten der jährlichen «Show» unmissverständlich zum Ausdruck kam.

Doch vielleicht lässt sich ja gegen all das was «tun». Ich hoffe es zumindest, denn sonst wird dies die elendste und nutzloseste Zeit meines Lebens. Im Augenblick kann ich nichts schreiben, was meine Wut noch verstärkt, und leide unter krankhafter Esssucht – habe gut zehn Kilo zugenommen. Apropos, Pop, ich höre mit Vergnügen, dass du schlank wirst – vermassel die Chance nicht wieder wie all die anderen. […]

Der Eure
Oliver

An Elsie und Samuel Sacks

6. Juli 1961
Mt. Zion Hospital, San Francisco

Liebe Ma, lieber Pa,

dank Euch sehr für Eure Briefe: Deine monumentalen, Pa, sind selten, aber das Warten lohnt sich. Dies wird eine eher schlanke Antwort und eine verspätete zudem, denn ich befinde mich in einem Zustand großer Verärgerung und Unsicherheit. […] Ich bin kein guter Briefpartner, weil ich *an* Menschen schreibe, statt *mit* ihnen zu korrespondieren. […]

Eine neue, höchst ärgerliche Verordnung des Zulassungsausschusses besagt, dass ausländische Ärzte hier noch *ein zusätzliches Assistenzjahr* ableisten müssen; d. h., er will sie eigentlich gar nicht in Kalifornien haben. Ich glaube nicht, dass mir eine andere Möglichkeit bleibt, wenn ich eine kalifornische Zulassung haben will. Allerdings frage ich mich: Will ich diese Zulassung tatsächlich? Ich habe das Gefühl, dass sich diese ekelhafte Assistenzzeit endlos verlängert – und wozu? Ich beobachte an mir weit intensiver als jemals zuvor (bis dahin waren es bloße Andeutungen) einen heftigen Widerwillen gegen Patienten, Krankheiten, Krankenhäuser und insbesondere Ärzte. Ich kann mir nicht vorstellen, dass eine Privatpraxis in irgendeiner Hinsicht angenehmer wäre: Erstens, ich mag klinische Verantwortung nicht und würde sie wahrscheinlich immer wieder vernachlässigen; zweitens, ich möchte Muße haben, und nicht zu knapp; drittens, ich bin nicht sehr konkurrenzorientiert. Ich denke daran, hier und jetzt, ohne weitere Verschwendung von Zeit und Nerven zur akademischen Arbeit zurückzukehren, d. h. der Physiologie. [...] Doch wenn ich an Oxford denke,[53] bin ich auch da nicht allzu optimistisch: Wahrscheinlich bin ich zu temperamentvoll, zu antriebslos, zu unbeholfen und zu unehrlich, um ein guter Forscher zu werden. Wirklich Freude macht mir nur Reden, Vorträgehalten (wenn ich die Möglichkeit dazu habe), Lesen und Schreiben. Deshalb denke ich (mit dem Beispiel von Charles Singer[54] und vielen anderen vor Augen) an die Geschichte der Medizin und Naturwissenschaften und werde mich mit dem entsprechenden Fachbereich der Cal[55] in Verbindung setzen. Auf diese Weise kann ich vielleicht meine lange, lange Ausbildung in Naturwissenschaft und Biologie und Medizin mit meinen anderen Interessen und meiner Schreibneigung vereinbaren und ein recht angenehmes und einträgliches Leben führen. Wisst Ihr, in Wahrheit hätte ich nie Arzt werden sollen. Doch ich bedaure nichts: Ich habe so vieles, was ich sinnvoll nutzen kann. Infolge eines seltsamen telepathischen Zufalls erwähnte ich erst gestern einige dieser Gedanken gegenüber Grant Levin, als ich einen Brief von Jonathan[56] erhielt, wunderbar geschrieben und ähnliche Probleme abhandelnd. Lasst mich ein paar Sätze zitieren: «Ich

53 Er bezieht sich auf einen besonders spektakulären Misserfolg mit einem physiologischen Forschungsprojekt über die Jamaika-Ingwer(«Jake»)-Lähmung, die er in *On the Move* beschreibt.

54 Charles Singer (1876–1960), Verfasser vieler Bücher zur Geschichte der Medizin und Biologie.

55 University of California in Berkeley. [A. d. Ü.]

56 Miller.

bin, wie Wells[57], begeistert von der Möglichkeit und gelähmt von der Realität der wissenschaftlichen Forschung. Das einzige Reich, in dem wir uns mühelos und elegant bewegen, ist das der Ideen und Worte. Unsere Liebe zur Wissenschaft ist zutiefst literarisch.» Mit Blick auf die Zukunft schreibt er: «Ich fühle mich heute, ausgerüstet mit einer außergewöhnlichen biologischen Ausbildung, in der Lage, sehr leistungsfähige Kenntnisse und Fertigkeiten auf ein Gebiet anzuwenden, das ich nie gewagt hätte, als das meine zu bezeichnen.» Er denkt, hypothetisch, an einen Bereich, in dem Psychologie, Soziologie und Neurologie zusammenlaufen. Entsprechend schwebt mir eine Vereinigung von Wissenschaftsgeschichte und Journalismus vor. Ich weiß nicht, was am Ende aus uns wird, aber ich denke, dass diese Unruhe positiv zu werten ist, auch wenn sie uns ziemlich zu schaffen macht. Es wäre wahrlich eine Schande und eine Verschwendung, würde ich ein mittelmäßiger Arzt ohne Liebe zur Medizin. Doch macht Euch keine zu großen Sorgen: Ich werde keine übereilten Entschlüsse treffen und schon gar keine, ohne mir gründlich Rat und Hilfe von anderen geholt zu haben. In der Zwischenzeit wird mir diese Assistenzzeit Brot, Bett und Bares (100 Dollar im Monat, Wohlstand!) verschaffen, während ich brüte und plane.

Am Sonntag habe ich Geburtstag, genau ein Jahr nachdem ich aus meinem Heimatland geflohen bin. Alles in allem war es das beste und aufregendste Jahr meines Lebens und eines voll gesunden Staunens und Entdeckens. Aber ich fühle mich alt! Aber vielleicht noch nicht zu alt für eine Veränderung.

Ganz liebe Grüße an Euch beide – und an Auntie Len, die mir einen Brief schuldet.

OLIVER

---

57 Miller und seine beiden besten Freunde, O. S. und Eric Korn, haben H. G. Wells sehr bewundert. (Korn, der später mit antiquarischen Büchern handelte, spezialisierte sich auf die Werke von Wells und Darwin.)

An Elsie und Samuel Sacks

16. Oktober 1961
Mt. Zion Hospital, San Francisco

Liebe Ma, lieber Pa,

[...] In dieser Woche war meine wichtigste Tat ein Wochenendbesuch am Brain Research Institute in LA. Dieses Riesengebäude wurde offiziell in Dienst gestellt – das größte neurologische Zentrum im Westen und im Begriff, das beste in den Staaten zu werden –, Symposien, Vorträge, Festessen ohne Ende. Grant Levin hatte mir eine der begehrten Gastkarten besorgt.

Freitagnacht fuhr ich mit meiner Maschine auf dem Highway 33 durch eine Mondlandschaft von Coccidiomyces-Sporen, die sich zu riesigen trostlosen Staubhalden auftürmten. Als ich nach Coalinga kam, mitten im Nirgendwo, waren alle Tankstellen geschlossen. Nirgends brannte Licht. Die ganze Hauptstraße entlang ließ ich meine Hupe ertönen und klopfte an Türen; keine Antwort. Die Stadt war verhext oder lag im Koma. Mühevoll schüttelte ich einen halben Liter Benzin aus den Schläuchen der Zapfsäulen, konnte aber nirgendwo die Sperre einer der Pumpen aufbrechen. Wäre einer der Einwohner wach gewesen, hätte sich ihm ein seltsamer Anblick dargeboten: ein massiger, dick vermummter Motorradfahrer, einer von Mutter [*sic*] Zions Lieblingsassistenten, zerlegt sein Stethoskop, um ein wenig Benzin aus den auf dem Marktplatz geparkten Autos zu saugen. Doch ich blieb erfolglos, nur ein paar Mundvoll Benzin ergatterte ich für meine Mühen. Ich versuchte Wagen durch Winken anzuhalten, vergebens. Also fuhr ich langsam weiter, in der Hoffnung, bis zu Blackwell's Corner, einer Art Oase, zu gelangen. Doch elf Kilometer davor ging mir das Benzin aus. Es hätte schlimmer kommen können, aber ich musste das Motorrad bis dorthin schieben. [...] Schließlich kam ich nach LA und stellte fest, dass ich unterwegs einen meiner Schuhe verloren hatte, und musste mir ein neues Paar kaufen. Die Konferenz selbst war großartig. Man hatte Redner aus der ganzen Welt eingeladen. [...]

Am Abend fand ein grandioses Bankett im Bel Air Country Club statt. In LA ist alles übertrieben in Hinblick auf Größe und Monstrosität, aber Bel Air war selbst in der Kategorie haarsträubender Country Clubs absolut grenzwertig. Es machte mir ein Heidenvergnügen, mit meiner immer noch vom Wüstenstaub bedeckten Maschine durch die vergoldeten Tore zu fahren. Das Treffen stand ganz im Bann der Vergangenheit: Die Geister von Ramón y Cajal, Charcot und Hughlings Jackson[58] wandelten durch die Flure.

Leider war es am Wochenende in LA höllisch heiß, zumal ich meinen besten Anzug trug, komplett mit Weste und steifem Kragen, absurd bei einer Temperatur von über 40 Grad. Im Oktober hatten wir etwa eine Woche lang einen brennend heißen Wind aus der Wüste, zu Recht Scirocco oder Santa Ana genannt, aber viel eindrucksvoller einfach THE BIG HEAT. Der Wind macht die Menschen wahnsinnig. Wenn der Scirocco kommt, fegt eine Welle von Wut und Gewalt über Südkalifornien. Der Verkehr in LA war absolut mörderisch. Und in der Nacht kühlte es nicht ab: knapp 40 Grad die ganze Samstagnacht hindurch. Am Sonntag wurde mir klar – Nobelpreisträger hin oder her –, dass ich den Konferenzraum, der keine Klimaanlage hatte, nicht mehr ertragen konnte, und faulenzte einen ganzen Tag am Strand. Gestern Abend fuhr ich auf der Küstenstraße 101 zurück und schaffte die Strecke von LA nach SF in sieben Stunden, was nicht schlecht war, wenn man bedenkt, wie oft ich unterwegs Halt machte, um zu essen. Mit Recht heißt die Maschine der Rolls-

58 Santiago Ramón y Cajal, John Hughlings Jackson und Jean-Martin Charcot waren Gründerväter der Neurologie, die sich im 19. und Anfang des 20. Jahrhunderts entwickelte.

Royce unter den Motorrädern: Mit hundertdreißig herrscht noch eine unheimliche Stille, während sie vollkommen kühl und stabil ist, sodass man auch bei dieser Geschwindigkeit nicht die geringsten Bedenken hat. Bei der Norton dagegen hatte ich immer das Gefühl, sie würde entweder explodieren oder sich durch die nervenaufreibenden Vibrationen in ihre Einzelteile auflösen. Ich sah Riesenschwärme von Sternschnuppen und einen kleinen Meteor, den ich anfangs für das Notsignal eines Schiffes in Seenot hielt. Eine kosmische Galanacht. Offenbar sind wir durch einen Schauer dieser Objekte gefahren. Als ich hier ankam, war ich vollkommen erschöpft nach drei Nächten ohne Schlaf (denn man kann bei Scirocco nicht schlafen) und einer Fahrt von achtzehnhundert Kilometern. Ich hoffe, heute Nacht werde ich nicht zu oft gerufen. Vielleicht kann ich ein kleines Zervixdilatometer entwickeln, das automatisch misst und mich damit von der nervigen Pflicht befreit, alle Stunde zu prüfen. Denn mehr bin ich nicht in der Geburtshilfe: ein eingefetteter Finger, das ist alles.[59] Sie erlauben den Assistenzärzten gar nichts, ausgenommen Beschneidungen, und das ist lächerlich, weil Beschneidungen ein erhebliches Maß an Urteilsfähigkeit und Erfahrung verlangen. Ich weigere mich, sie zu machen; ich habe eine Höllenangst, das ganze Ding abzuschneiden.

Ich bin jetzt am Ende des Briefpapiers angelangt, und irgendein Muttermund ist 7 cm geöffnet (was ihr früher als *Crown* bezeichnet habt) [...], daher muss ich mich sputen. Bitte schreibt mir und lasst mich wissen, was bei euch in London geschieht.

In Liebe
OLIVER

59 O. S. beschreibt die Rotation während der Assistenzzeit, bei der die jungen Ärzte auf einer Vielzahl von Teilgebieten eingesetzt werden: Geburtshilfe, Chirurgie, Kardiologie usw.

P. S. Könntet Ihr mir vielleicht zwei *String Vests* schicken, die *mit* kurzen Ärmeln. Offenbar kennt man die nicht in Amerika.[60]

O. S.s Frust über die Wiederholung einer Assistenzzeit, die er schon in England absolviert hatte, wurde durch die Aussicht auf eine Facharztausbildung im kommenden Jahr gedämpft. Er hatte sich um eine Stellung an der UCLA[61] beworben.

An Elsie und Samuel Sacks

13. November 1961
Mt. Zion Hospital, San Francisco

Liebe Ma, lieber Pa,

[...] Erstens: Ihr werdet mit Freude vernehmen, dass die Monate meiner erbärmlichen Angst und Unentschlossenheit vorbei sind – die Stellung an der UCLA ist ausgemacht, und ich werde am 1. Juli anfangen. [...]

Das Wochenende über war ich auf einer interessanten Wildschweinjagd im Santa-Lucia-Gebirge.[62] Ein großartiger Sport – nur sahen wir keine Wildschweine, lediglich eine alte Spur, die zu einem ausgetrockneten Wasserloch führte. Immerhin habe ich einen Hasen geschossen. Ich entdeckte an mir eine ausgesprochene Vorliebe und eine, was noch überraschender war, natürliche Geschicklichkeit in der Handhabung von Messer, Pfeil und Bogen und Flinte. Wenn man bedenkt, wie ängstlich ich im Allgemeinen bin

60 In England sind die gewöhnlich ärmellosen *String Vests* Netzhemden, die im Sommer kühl und im Winter warm sind.

61 University of California in Los Angeles. [A. d. Ü.]

62 Wahrscheinlich war er im Los Padres National Forest, einer Region mit dichter Wildschweinpopulation.

und wie astigmatisch, sollte ich eigentlich der Letzte sein, der an solchen Dingen Freude findet. Da muss eine uralte Blutlust in mir aufgestiegen sein. Wir wohnten (zu fünft) bei einem älteren deutschen Ehepaar auf ihrer Ranch hoch oben auf einem Berg. Es war ein paradiesisches Plätzchen, immer windstill und im strahlenden Sonnenlicht, während rundum Sturm und Nebel herrschten. Und wie im Garten Eden gab es Obstbäume in Hülle und Fülle, und ich Idiot stopfte mich mit unreifen Guaven voll, die überaus köstlich sind. [...]

Ich hatte auch Gelegenheit zum Gerätetauchen: Bei Monterey gibt es wunderbare Korallen und Fische. Ich weiß nicht, ob ich auf eine Flinte oder einen Taucheranzug oder einen Flug nach New York sparen soll, alles so heiß wie unvernünftig begehrt!

Auf dem Rückweg machten wir in Santa Cruz halt, um Teds Onkel zu besuchen (Ted, der gewichthebende Neurologe an der Cal., hatte das alles organisiert): Der Onkel war ein Arzt, der durch Polio vollständig gelähmt war, in einer Eisernen Lunge lebte und einen Roman über die frühe Invasion Amerikas durch die Wikinger schrieb. Er war ein wunderbarer Erzähler, eine Art gelähmter Homer. Bei ihm kristallisierte sich plötzlich ein Gefühl heraus, das mich schon seit einiger Zeit begleitete: dass Amerika alles hat außer – einer Mythologie. Das verleiht den Dingen eine fast mondartige Trostlosigkeit, einen Mangel an menschlicher und magischer Intentionalität. Doch es gibt so vieles, was ausgesprochener Sagenstoff ist und wartet. Vielleicht wartet, dass jemand kommt und eine gewaltige Mythologie des Kontinents erfindet. Ich bin besessen von der Idee. Was für ein merkwürdiger Schluss!

In Liebe
Oliver

An Elsie und Samuel Sacks

4. Februar 1962
Mt. Zion Hospital, San Francisco

Liebe Ma, lieber Pa,

leider ist es schon vierzehn Tage her, dass ich Euch geschrieben habe: Ich habe sehr wenig zu berichten und bin ohnehin nicht in der Stimmung zu schreiben. Eine meiner regelmäßigen Depressionen: Ich bin jetzt sicher, dass ich manisch-depressiv bin; beglückende Schübe höchster Entzückung und Empfänglichkeit für alles, gehobene Stimmung, wilde Hoffnungen und ununterbrochene Schreibphasen wechseln mit langen, schrecklichen Perioden der Trägheit und Trübsal. Ich hoffe sehr, dass die anregende Atmosphäre an der UCLA nächstes Jahr die Depressionen lindern und die manischen – so produktiven und belebenden – Phasen verlängern wird. Wie Orwell (in dem sehr deprimierenden Roman *Eine Pfarrerstochter*) sagt, ist die abgefeimteste Waffe des Teufels das Gefühl der Flüchtigkeit. Fast alle, die wir im Mount Zion beschäftigt sind, werden in unterschiedlichem Maße von diesem Gefühl befallen; es stellt sich ein, wenn man nichts von Bedeutung zu tun und keine Verantwortung hat.

Reisen ist mein größter Trost und Reiz, so wie es die Musik für Saul war, und ich sehe mit großer Freude dem Aufbruch nach Mexiko entgegen, in vier Tagen ist es so weit (ich schicke Euch Postkarten von unterwegs). Ich wünschte, ich hätte mehr Zeit: Eine einzige Woche von zweiundfünfzig ist wahrhaftig wenig. Das Wetter war hier sehr ungewöhnlich: Zwei Wochenenden zuvor war es bitterkalt, und augenblicklich schneit es ein wenig; die Straßen waren voller Kinder, die offenbar noch nie in ihrem Leben Schnee gesehen hatten und – augenscheinlich einer Art Instinkt folgend – ihre ersten ungeschickten Schneebälle formten. Jetzt befindet sich der ganze Staat fest im Griff eines dichten Nebels, und überall kommt es zu schrecklichen Autounfällen; ich habe mich kaum auf die Straßen gewagt. Zu dieser Jahreszeit müsste das Wetter in Mexiko herrlich sein – tagsüber nicht wärmer als 20 Grad und nachts nicht kälter als 5. Die Straßen sind tückisch, ich werde nur am Tag fahren. [...]

Liebe Grüße an alle zu Hause

Oliver

An Elsie und Samuel Sacks

23. Februar 1962

Mt. Zion Hospital, San Francisco

Liebe Ma, lieber Pa:

ich hoffe, es geht Euch beiden gut und Ihr habt das schlechte Wetter und die Furcht vor den Pocken hinter Euch. [...]

Gehen wir die verschiedenen Punkte durch, die Ihr ansprecht [...] Tut mir leid, dass nach Eurem Geschmack «zu viele Four-Letter-Words» in meiner Lastwagen-Episode vorkommen![63] Aber wie Ihr Euch vorstellen könnt, kann meine Darstellung nicht authentisch genug werden, wenn ich nicht die Originaldialoge verwende: Und natürlich *bedeuten* die Four-Letter-Words gar nichts, sie sind nur sprachliche Würzmittel. [...]

Ich muss Euch noch ein wenig mehr von Mexiko berichten: Ich bin über die Grenze von Arizona etwa 800 Kilometer ins Land hineingefahren, dann umgekehrt und auf schmutzigen Landstraßen zurückgefahren, durch winzige, verwahrloste Dörfer, in denen die Einwohner standen und gafften und palaverten, als ich in meinem aufgemotzten mechani-

63 «Travel Happy».

schen Fortbewegungsmittel an ihnen vorbeifuhr – dergleichen hatten sie wahrscheinlich noch nie in ihrem Leben gesehen! Angesichts meines roten Hemds und meines Bartes (habe ich Euch erzählt – alle Assistenzärzte lassen sich für unsere Hundertjahrfeier heuer Bärte wachsen!), viele von den Leuten werden gerufen haben: Seht mal, Castro!!, als ich vorbeikam. Nach europäischen Maßstäben ist ihre Armut unfassbar: Man sieht Menschen und Schweine nebeneinander in Abfallhaufen wühlen. Die ganze Bevölkerung ist erbarmungswürdig dünn und ausgezehrt: Bei ihrem Anblick habe ich mich meiner wohlgenährten Fülle geschämt. Und in den Straßen von Culiacan sah ich Leichen im Rinnstein liegen, wahrscheinlich verhungert, und niemand kümmerte sich um sie. Wenn die Geruchsentwicklung zu stark wird, sammelt man sie ein und wirft sie auf den Müll. Das vermittelt Euch vielleicht eine Vorstellung von dem Elend, das in Mexiko herrscht. Vieles ließe sich durch materielle Hilfsprogramme (Wohnungsbau, Straßen, Bewässerung, Mechanisierung etc.) und, vor allem, Bildungsreformen verbessern. Doch alle staatlichen Mittel werden für ein paar Prestigeobjekte verschwendet – Mexico City, Guadalajara, Mazatlan etc. Es gibt eine kleine Anzahl außerordentlich wohlhabender Mexikaner, die inmitten dieser entsetzlichen Armut mit ihrem Reichtum protzen. Ihr denkt vielleicht, das seien die Zutaten für eine Revolution: weit gefehlt! Soweit ich es mit meinen schlechten, holprigen Spanischkenntnissen verstehen konnte, ist die Grundeinstellung geprägt von Passivität und Laisser-faire: Es ist warm, die Sonne scheint, die Kinder spielen, und es gibt immer ein Mañana. Diese Haltung hat auch sehr sympathische Züge: Man sieht die Männer auf den Feldern liegen und schlafen, die Sombreros auf den Gesichtern; das ist alles so malerisch, so romantisch, so entspannt. Dagegen scheint Kalifornien voller zeternder Irrer zu sein! Die Mexikaner sind ein erstaunlich liebenswürdiges und gastfreundliches Volk: Als ich durch ihre Dörfer fuhr, wurde ich oft in ihre kleinen Hütten eingeladen. Natürlich konnte ich die spärlichen Speisen, die sie mir anboten, nicht ablehnen – obwohl ich vermute, dass ich dadurch zum Träger von *Entamoeba*[64] wurde. Die Kinder liebten das Motorrad: Sie kletterten hinauf, manchmal zwei oder drei auf einmal, und ich nahm sie mit ins nächste Dorf, zehn oder fünfzehn Kilometer entfernt, und sie liefen dann wieder nach Hause!

Zum Glück haben meine Reifen die Belastungsproben bestanden, obwohl dieser Satz alles in allem knapp achttausend Kilometer überstanden hat. Als ich in die Staaten zurückkam, erwartete mich großer Ärger: Ich hatte vergessen, meine Aufenthaltserlaubnis erneuern zu lassen, und musste auf die Bibel schwören, dass es nicht in böser Absicht geschehen sei: Sie filzten mein ganzes Gepäck und all meine Taschen (während ich nackt dastand), beschlagnahmten etwas Tetrazyklin, Codein comp. und Benzedrin, die ich im Notfallköfferchen hatte, und knöpften mir dann eine Geldstrafe ab, weil ich sie nicht angegeben hatte. Oh ja, wir hatten alle unsern Spaß! Trotzdem kam ich mit meinen mexikanischen Einkäufen durch: vier Liter feurigen Tequila (für meine Freunde: Ich kann das Zeug nicht ausstehen), eine mexikanische Decke und eine Gitarre (die neu dreißig Shilling kostet!).

Und jetzt hänge ich wieder in den Seilen.

In Liebe
OLIVER

---

64 Infektion, hervorgerufen durch Amöben. [A. d. Ü.]

An Elsie und Samuel Sacks

25. März 1962
Mt. Zion Hospital, San Francisco

Liebe Ma, lieber Pa,

[…] Letzten Freitag bin ich mit dem Zug nach LA gefahren (um meine Beine für den Wettkampf zu schonen); eine wunderschöne Fahrt, eine wildere Landschaft als die, durch die die Straße führt. Ich hatte vergessen, wie bequem man mit dem Zug reist; hier nehmen ihn nur wenige in Anspruch. […]

Der Wettkampf [im Gewichtheben] ist gut gelaufen, wenn auch nicht ganz nach Wunsch. Mein Hauptkonkurrent und ich landeten gemeinsam auf dem ersten Platz, beide haben wir aus der Hocke 261 Kilo gehoben, womit wir erheblich über dem alten Rekord (234 Kilo) lagen. Folglich habe ich keinen Grund zur Klage, denn ich bin einer der beiden (gemeinsamen) kalifornischen Meister. Doch ich habe die 273 Kilo um Haaresbreite verfehlt, was mir das Herz bricht, denn ich bin seit Jahren von dieser Marke besessen[65] und denke, dass sie mehr oder weniger geeignet ist, Männer von Jungs zu scheiden. Möglicherweise hätte ich es geschafft, wenn es bei dem Wettkampf nicht so viele Störfaktoren gegeben hätte (durch die man körperlich und seelisch «abkühlt»). Ich bin entschlossen, diesen Wert in naher Zukunft zu erreichen oder zu übertreffen, daher muss ich mein Gewicht noch eine Weile halten. Wenn ich 650 schaffen würde, wäre ich der zehnte Mensch auf der Welt, der diese Marke erreicht, aber ich denke, das wäre zu viel verlangt in den wenigen Wochen Essen und Training, die mir bis zu den Pacific-Coast-Wettkämpfen am 5. Mai verbleiben.

Ich hoffe, ich kann Euch einige Fotos vom Wettkampf und

65 Das Gewicht entspricht 600 amerikanischen Pfund, die runde Zahl trägt sicherlich zur besonderen Bedeutung des Wertes bei. [A. d. Ü.]

einige selbst aufgenommene aus Los Angeles mitschicken (und habe diesen Brief sogar in der Hoffnung verzögert, dass ich sie rechtzeitig bekäme). Dieses Mal in Schwarz-Weiß – Farbe ist viel zu teuer, zumindest für das Einkommen eines Assistenzarztes.

Nach unserem außerordentlich verregneten Winter (dreimal so viel Niederschlag wie gewöhnlich) scheint der Frühling jetzt die Oberhand zu gewinnen.

Doch um dem entgegenzuwirken, bin ich jetzt während meiner letzten acht Wochen wieder in der Chirurgie, und das ist (ich habe es schon wiederholt gesagt) die Hölle in der schlimmsten Form, die man sich denken kann. Mit einem gewissen Vergnügen kann ich feststellen, dass ich dem Fachbereich einige Schwierigkeiten bereitet habe, zunächst durch meine Größe, denn sie mussten für mich OP-Anzüge nach Maß anfertigen lassen, und zweitens durch meinen Bart, der infolge seiner Fülle nicht von einer regulären Maske bedeckt werden kann. Da sie in meinem Bart Staphylokokken vermuten, trage ich im Augenblick eine Art umgekehrtes Haarnetz, bis sie eine neue Maske für mich ausgetüftelt haben. Jedenfalls werde ich nicht mehr so häufig im OP eingesetzt, und das weiß ich zu schätzen. [...]

Herzliche Grüße an Michael, David und Lillie, Auntie Len und die Kinder.[66]

In Liebe
OLIVER

66 O. S.s Bruder David und seine Frau Lillie hatten drei Kinder.

2

Los Angeles

1962–1965

An Elsie und Samuel Sacks

6. Juli 1962
UCLA Medical Center, Los Angeles

Liebe Ma, lieber Pa,

[...] Bislang bin ich von der Universität und dem Fachbereich Neurologie sehr angetan. Der Campus selbst ist riesig, hochmodern, Hocheffizienz, aber beileibe nicht so unfreundlich, wie diese Eigenschaften vermuten lassen könnten. Ich arbeite am NPI (Neuropsychiatrischen Institut), das erst vor wenigen Monaten fertiggestellt wurde. Ich bin einer von vier Assistenzärzten, alle intelligent und sehr nett, es ist ein Vergnügen, sie zu kennen und mit ihnen zu arbeiten. Der Professor selbst, Augustus Rose, ist ein riesenhafter Mensch (gut zwei Meter zehn groß und vermutlich erheblich schwerer als ich). Ein großartiger Lehrer, der offensichtlich immense Freude am Unterrichten hat, dabei ist er zugänglich und im Allgemeinen sehr anregend. Herrlich, nach dem unaussprechlich schrecklichen Jahr am Mt. Zion ein solches Umfeld zu haben.

Ich will nicht behaupten, dass ich hier eine ruhige Kugel schiebe. Kurz nach sieben muss ich auf der Station sein und vor der Visite mit den Fachärzten eigenhändig Blut abnehmen etc., anschließend Klinik bis mittags. Dann bleibt gewöhnlich Zeit für eine Runde Schwimmen im flirrend blauen Pool und eine Sandwich-Pause auf dem baumbeschatteten von vier Krankenhausblocks eingeschlossenen Innenhof. Visite mit dem Professor jeden Nachmittag bis ungefähr drei Uhr. Dann Einlieferungen. Nach dem gegenwärtigen Stand Abend- und Nachtdienst an jedem fünften Tag. Der Job ist hart, aber sehr interessant, ohne den Pfusch, der in einem Privatkrankenhaus gemacht wird.

Der Rest des Campus ist weitgehend verlassen, denn es sind Sommerferien. Ich selbst war ziemlich unbeweglich, da ich das Motorrad nicht hatte; Los Angeles ist unvorstellbar riesig und verzweigt und der Nahverkehr praktisch nicht existent. Generell ist es erheblich geräumiger als SF: die Straßen breiter. Es gibt eine gewisse Smogbelastung, aber da das Krankenhaus klimatisiert ist, spielt die Luftbeschaffenheit draußen keine große Rolle für uns. Ich denke, es wird ein sehr nützliches und erfreuliches Jahr werden.

Wie schrecklich schnell dieser Monat in England vergangen ist![1] So ist das Leben, was einem Freude macht, im Handumdrehen vorbei, und was einem zuwider ist, dauert ewig. Nächstes Mal muss ich alles besser planen, damit ich nicht bei allen, die ich kenne, endlos die Runde machen muss und am Ende keine Zeit mehr für mich selbst habe. Ich hoffe, es ist nicht zu früh für Euch, um eine Reise nach Kalifornien für den nächsten Sommer in Betracht zu ziehen und zu planen. […]

In Liebe
Oliver.

1 O. S. hatte den größten Teil des Juni in London verbracht. Ein Jahrzehnt lang kam er weiterhin jeden Sommer für ein oder zwei Monate dorthin.

An Elsie und Samuel Sacks

19. Juli 1962
[Los Angeles]

Liebe Ma, lieber Pa,

[...] Letzten Sonntag spazierte ich zum Strand hinunter. Oder zumindest dachte ich, es sei ein Spaziergang. Es wurden allerdings elf Kilometer, zwei stramme Stunden Fußmarsch. Nach einem angenehmen Bad (das Wasser hat ungefähr 24 Grad) und einer Erkundung künftiger Wohnmöglichkeiten wollte ich mit dem Bus zurückfahren – musste aber feststellen, dass ich kein Geld mitgenommen hatte. Also standen weitere elf Kilometer Rückmarsch an!! Es war ein glühend heißer Tag, ich war viel zu warm angezogen und schwitzte wie ein Schwein. [...] In Zukunft muss ich, besonders bei meiner Figur und Hitzeintoleranz, verstärkt darauf achten, langsam zu gehen und mich leicht anzuziehen. Mein Gewicht, Ihr werdet mit Freude hören, dass ich seit meiner Ankunft hier fast 7 Kilo abgenommen habe und nun 112 (ohne Kleider) auf die Waage bringe. Noch weitere 10 bis 12 Kilo runter, und dann sollte ich es gut sein lassen, d. h. bei rund zwei Zentnern.

Ich habe einen sehr interessanten und, wie ich fürchte, tragischen Fall: einen jungen Mann mit Kokzidioidomykose (Wüstenfieber). Cocc. ist endemisch im San Joaquin Valley und in geringerem Maße im San Fernando Valley, wo er herkommt. Die systemische Form ist sehr selten, d. h., nur bei einem von etwa 1000 Erkrankten kommt sie vor, [und] die Meningitis ist noch seltener. Vor einem halben Jahr wurde sie bei dem armen Kerl nicht diagnostiziert, obwohl es hätte geschehen müssen, und ich denke, jetzt ist nichts mehr zu machen. Er hat einen sehr schweren Hydrozephalus, deswegen werden wir einen Ventriculo-Jugolar-Shunt legen, und leidet unter häufigen Krampfanfällen, ausgelöst durch die

Einklemmung des Hirnstamms im Foramen magnum. Es ist erstaunlich, dass er mehrfach am Tag einen derart schrecklichen Vorgang ohne gravierende Folgen überlebt. Heute habe ich die Sporen (Mikrospherules) gesehen, die in seiner Cerebrospinalflüssigkeit gezüchtet wurden und seine Diagnose eindeutig bestätigt haben. Wir verabreichten ihm zunächst Amphotericin B – ein äußerst toxisches und unangenehmes Antibiotikum und die einzige Substanz, die unseres Wissens gegen den Pilz wirkt. In Zukunft werde ich wohl den Highway 33 und das ganze San Joaquin Valley meiden. Mir schaudert bei dem Gedanken an die Gleichgültigkeit, mit der ich in einer heißen und staubigen Sommernacht unweit von Blackwell's Corner übernachtete, während ich von den schrecklichen Sporen umweht wurde. Natürlich wird die Mehrheit der Einwohner dieses Gebiets von der Krankheit heimgesucht, allerdings asymptotisch: Nur ein winziger Bruchteil ist so unglücklich, die Krankheit in ihrer tödlichen systemischen oder meningitischen Form zu bekommen. [...]

Freu mich darauf, bald von Euch zu hören.

In Liebe
Oliver

O. S. wohnte während seines ersten Jahres in Los Angeles in der Nähe des Muscle Beach und teilte sich eine Wohnung mit Mel Erpelding, einem jungen Mann, den er in San Francisco kennengelernt hatte. Sie trainierten zusammen und unternahmen an den Wochenenden viele Fahrten, auf denen sie Kalifornien erkundeten. O. S. hatte sich in Mel verliebt, aber ihre Beziehung, eine enge Freundschaft, blieb platonisch.

An Elsie und Samuel Sacks

13. September 1962
UCLA Medical Center, Los Angeles

Liebe Ma, lieber Pa,

[…] Ich verbrachte eine sehr glückliche und gesunde Camping-Woche in den Wäldern von Oregon und North California, wo ich mich zu einem beachtlichen Angler mauserte und mich auch in der Kunst, mit feuchten Zweigen Feuer zu machen, nicht ungeschickt anstellte. Dabei legte ich immer noch eine große Entfernung zurück – 5600 Kilometer auf meiner Rundreise – und sah viele Gegenden, die ich noch nie besucht hatte. Auf dem Rückweg kam ich durch Mother Lode, das mir die aufregende Entdeckung einiger winziger Goldflecken auf Steinen in einigen seiner goldführenden Flüsse bescherte. Dort gibt es noch ein paar Leute, die Gold waschen: Die Ausbeute ist spärlich, aber sie kommen einigermaßen zurecht. In Amador City, einer der «Geisterstädte», durch die ich auf dem Rückweg kam, zeigte mir ein alter Goldsucher ein Nugget von 13 Unzen, das er einmal selbst ausgegraben hatte: Es fühlte sich seltsam an, und die ganze Zeit, während ich den kostbaren Klumpen hielt, hatte er die Hand am Revolver, daher war die Versuchung, mit dem Gold das Weite zu suchen, nicht allzu groß! Pop – Du würdest ausflippen, wenn Du in einem der Seen und Flüsse hier schwimmen könntest: Der Spätsommer ist ideal dafür, weil die Temperaturen bei 18 Grad liegen und das Wasser außerordentlich klar ist. Fährt man im Summitsee im Lassen-Volcanic-Nationalpark mit einem Boot hinaus, sieht man sich von Hunderten braungesprenkelten Forellen umgeben. Ich fing drei, die ein ausgezeichnetes Abendbrot abgaben. Früher oder später werde ich mir eine eigene Angel gönnen.

[…] Ich bin jetzt in die neue Wohnung gezogen (Adresse: 3021, Washington Boulevard, Santa Monica, California: Telefon noch nicht angeschlossen), das ich mit einem Freund, Mel Erpelding, teile, den ich vor zwei Jahren in San Francisco kennengelernt habe: Er studiert Soziologie. Auf diese Art zahlt jeder 45 Dollar, und ich denke, ich wohne so viel besser, als ich es alleine könnte. Strand und Meer sind nur 400 Meter entfernt, und wir haben beschlossen, jeden Morgen eine halbe Stunde früher aufzustehen und zu schwimmen: Das ist eine gute Art, den Tag anzufangen. Taten sind besser als Vorsätze! Von Joan[2] habe ich mir ein paar Küchenutensilien geborgt, die ich ihr zurückgeben werde, sobald wir unsere eigenen haben. Die Anschaffung von solchen Dingen und von Laken und Bettzeug ist mit erheblichen Kosten verbunden, die wir so klein wie möglich halten wollen. [...] Mit dem Motorrad sind es rund fünfzehn Minuten bis zur UCLA, was sich in vernünftigen Grenzen hält.

Ob Ihr mir wohl das Bücherpaket schicken könnt? Und – wenn Ihr sie nicht schon eingepackt habt – die beiden Bände des kürzeren O. E. D.[3] Über das Schicksal der anderen Bücher sollten wir ein andermal nachdenken, wenn ich eine dauerhaftere Bleibe gefunden habe. [...]

Das wär's für heute. Freue mich auf Euren nächsten Brief. Grüße an alle.

Euer schlanker Zwei-Zentner-Sohn

Ol.

---

2 Eine Cousine.

3 *Oxford English Dictionary.*

An Elsie und Samuel Sacks

2. Oktober 1962
UCLA Medical Center, Los Angeles

Liebe Ma, lieber Pa,

[…] An Rosch ha-Schana ging ich in die örtliche Shul: Ich konnte schlecht vorgeben, sie sei zu weit entfernt, denn durch einen seltsamen Zufall wohne ich nur drei Häuser von ihr entfernt! An das orthodoxe Ritual gewöhnt, widerstrebte mir die Lesung auf Englisch etc. erheblich. Auch wenn ich das Hebräische natürlich nicht verstehe, mag ich doch seinen Klang, er ist vertraut, und wir sind alle Gewohnheitstiere. Der Zufall will, dass der Rabbi dort Samuel Sacks heißt! Wir haben auch eine Patientin namens Nellie Sacks. Noch nie sind mir so viele verflixte Sacks begegnet! Bin am Sonntag bei einem von der Gang zum Rosch-ha-Schana-Mahl gewesen, auch das war eine angenehme Abwechslung. Meine erste gehackte Leber seit drei Monaten: besser als Erdnussbutter, die gegenwärtig mein Hauptnahrungsmittel zu sein scheint (bin jetzt auf schlanken 101 Kilo und fühle mich fast abgemagert).

Die Wohnung wirkt allmählich etwas ordentlicher. Ich gewöhne mich an die schrecklichen Realitäten des Fußbodenschrubbens, Teppichklopfens, Entfettens von Kochgeschirr etc. und beginne allmählich, einen gewissen Stolz auf mein Heim zu entwickeln. Irgendwann schicke ich Euch ein Foto von ihm. Es liegt direkt unten am Meer, daher gehe ich fast jeden Abend schwimmen. An diesen Spätsommertagen hat das Wasser einen hellen Schimmer; wenn sich die Wellen am Strand brechen, leuchten sie blau und orangefarben: ein wundervoller Anblick. Wir haben überall Gläser mit fluoreszierendem Meerwasser aufgestellt, bei Nacht verbreiten sie einen unheimlichen Schimmer.[4] Tatsächlich verwandelt

4 Mel erinnert sich noch an den Namen dieser Leuchtorganismen: «Dinoflagellaten».

sich die Wohnung rasch in ein kleines meeresbiologisches Museum, Fremde finden den Geruch nach faulendem Seegras und Formalin widerwärtig: Aber ich mag ihn.

Eine kleine Anekdote für Dich, Pop. Ich wollte in einem Army Surplus Store was kaufen und kam dort mit einem Typ ins Gespräch, der unverkennbar einen Londoner Akzent hatte. Er erzählte, dass er aus dem East End komme, nahe der Commercial Road. Oh, sagte ich, da bin ich auch geboren worden (eine verzeihliche Lüge). Jedenfalls meinte ich nach einer Weile: Lass mich raten, wer Dein Hausarzt war? Na? Dr. Samuel Sacks. Er starrte mich an, als wäre ich ein Gedankenleser. Jedenfalls schwelgten wir noch lange Zeit in Erinnerungen an Dich. Er sagte, Du seist einsame Spitze im East End gewesen. Sein Vater hieß Solly Oder, er hatte ein Friseurgeschäft in 8, Grove St. Klingelt da was bei dir? Die Welt ist klein.

Was gibt's noch? Bin ein wenig rumgefahren, keine wirklichen Ausflüge. Viel zu tun im Krankenhaus. Bin geschwommen. Hab trainiert. Haushaltssachen gekauft, was gibt es da bloß alles! [...]

Das ist ein ziemlich unzusammenhängender Brief: Das nächste Mal wird er etwas geschlossener sein. Bleibt bis dahin gesund (Du hast nicht geschrieben, wie es Dir augenblicklich geht, Ma), macht erste Pläne für Eure Reise nach Kalifornien im nächsten Jahr und grüßt alle von mir.

In Liebe
Oliver

An Elsie und Samuel Sacks

24. Oktober 1962
UCLA Medical Center, Los Angeles

Liebe Ma und lieber Pa,

ich wollte gestern Abend schreiben, dachte dann aber, ich warte lieber ab und schau, was auf Kuba geschieht.[5] Deshalb trank ich zunächst einen Rum Toddy und beschloss, dass die erste Atomrakete mich in heiterer Stimmung antreffen sollte. Als ich heute Morgen ins Krankenhaus kam, sah ich, dass alle Uhren um sechs stehen geblieben waren – wenn das kein Vorzeichen war! Doch die Schiffe haben sich zurückgezogen, also gehe ich davon aus, dass die unmittelbare Gefahr jetzt vorüber ist. Eine furchtbare Entscheidung, mit einem unerträglichen Risiko am Anfang und – wie ich denke – einem großartigen moralischen Sieg am Ende. Sie erreichte sogar die breite amerikanische Öffentlichkeit und konnte kurzzeitig mit der World Series Baseball um ihre Aufmerksamkeit konkurrieren: die Straßen voller furchtsamer (und erwartungsvoller und – wer weiß – *begieriger*) Bürger, die sich vor den Schaufenstern der Fernsehgeschäfte drängten, hypnotisiert und beklemmend schweigsam. [...]

Letzten Donnerstag bekam ich einen Anruf von Jessie Fox[6]. Ich hatte schon mit dem Gedanken gespielt, das Wochenende über nach San Francisco zu fahren, und ihr Anruf besiegelte den Entschluss. Also fuhren wir hinauf (Mel, mit dem ich mir die Wohnung teile, hat jetzt eine eigene BMW), trafen uns am Sonntagnachmittag mit ihr und kamen vom Hundertsten ins Tausendste. Sie bewundert und mag Euch über die Maßen: «Solche *goldichen* Leute!», sagt sie ständig. [...]

5 Der 24. Oktober war der neunte Tag der Kubakrise. Präsident Kennedy hatte zwei Tage zuvor erklärt, die Vereinigten Staaten würden in Reaktion auf die Stationierung sowjetischer Raketen auf Kuba eine Seeblockade gegen die Insel verhängen.

6 Identität unbekannt; vielleicht ebenfalls eine Engländerin, die O. S.s Eltern kannte.

Mel und ich [waren] am Samstag spät in Gang gekommen und trafen sehr hungrig und halb tot vor Kälte in SF ein. Aber wir riefen Anne an, eine Krankenschwester, die ich ziemlich gut vom Mt. Zion kenne, und sie kochte uns ein riesiges Kedgeree aus Reis und Fisch (das war gegen ein Uhr nachts), und wir schliefen wie die Steine bei ihr auf dem Fußboden. Der Sonntag war einer jener vollkommenen Oktobertage, wie sie nur SF zu bieten hat. Atemberaubend klar und sonnig, zwar kalt, aber windstill und mit riesigen verschwimmenden Nebelbänken, die Brücken und Bucht einhüllten, während die Segelboote hinein- und hinausfuhren und Blinde Kuh spielten. Am Nachmittag besuchten wir die Bonins[7] in ihrem kleinen Haus über den Redwoods von Mill Valley. Sie scheinen dort oben in einem Paradies ewigen Sonnenlichts zu leben, hoch über dem Nebel und Missvergnügen der restlichen Menschheit. Eine idyllische Szene: Sie spielte Bach am Klavier, als wir eintraten, und er beugte sich über ein Mikroskop. Sie waren beide näher an achtzig als an siebzig, vermute ich, aber unbändig aktiv und neugierig und jugendlich im Denken. Mrs. von B sagt, Ihr hättet ihr einen Brief geschrieben. Wie nett von Euch!

Am Sonntag um Mitternacht brachen wir in SF auf und fuhren durch die Nacht zurück, jeder mit vier Pullovern unter den Lederjacken. Daher war es eigentlich gar nicht so kalt. Ich genieße es, durch die kalifornische Nacht zu fahren, über einem die klaren Sterne und der gewaltige Bogen der Milchstraße. Um sieben waren wir zurück: mäßige Zeit für rund 650 Kilometer, ein Durchschnitt von gerade einmal 105 Stundenkilometern.

Ich habe das erste Buchpaket von E. Joseph[8] erhalten. Allmählich bekommt die Wohnung jetzt ein zivilisiertes Aus-

---

7 Gerhardt von Bonin (1890–1979) war ein Neuropathologe und Neuroanatom.

8 Ein Buchhändler in der Charing Cross Road in London.

sehen. Ich denke, ich werde mir ein Klavier kaufen, riesig und aus Weißholz, das aus diesem Grund niemand kaufen wird, aber mit einem sehr angenehmen Klang und perfektem Anschlag. Kostenpunkt: $ 150. So viel bezahlt man auch, wenn man sich ein Klavier für ein Jahr mietet. Dann kann ich zu meinem geliebten Bach zurückkehren: und vielleicht auch ein bisschen Brahms. Ansonsten bin ich ziemlich fleißig. Ich habe den Abstract beendet, der jetzt eingesandt ist: Drückt die Daumen, vielleicht besteht die Chance, dass ich das Referat vor der Academy halten kann.[9] Ich bin zum Mitglied der LA Society of Neurology gewählt worden. Am Freitag soll ich dem ehrwürdigen Houston Merritt[10] einen Patienten vorführen, und ich habe höllischen Schiss. So vergehen die Tage und Wochen, und man lebt sein Leben, ohne es zu merken.

Viele Grüße an alle
Oliver

Als O. S. zu Weihnachten von der UCLA ein paar Tage frei bekam, stattete er Jonathan und Rachel Miller in New York einen kurzen Besuch ab. In der Zwischenzeit hatten ihm seine Eltern in einem Brief mitgeteilt, dass sich sein Cousin Abba Eban[11], der von seiner Familie bei seinem Vornamen Aubrey gerufen wurde, in Los Angeles aufhalte.

---

9 Der Abstract seines ersten Artikels – über hereditären Photo-Myoklonus (eine Form der Epilepsie, bei der die Anfälle durch Licht ausgelöst werden), von dem er hoffte, ihn auf dem Treffen der American Academy of Neurology präsentieren zu können.

10 Merritt war von 1948 bis 1967 Direktor des neurologischen Instituts an der Columbia University.

11 Eban, der israelische Staatsmann, war O. S.s Cousin ersten Grades väterlicherseits.

An Elsie und Samuel Sacks

7. Januar 1963
[Los Angeles]

Liebe Ma, lieber Pa,

ich schreibe Euch mit großer Verspätung. Da kam vieles zusammen: nach New York reisen [um Jonathan Miller zu besuchen], meinen neuen Job hier anfangen, keine Schreibmaschine haben etc. etc.

Zunächst möchte ich mich für Euren langen gemeinsamen Brief bedanken, der vor zwei Tagen eintraf; außerdem danke ich Michael für die Kurzgeschichten von H. G. Wells – ich werde ihm sehr bald schreiben.

Beginnen möchte ich mit Eurem Brief und den Punkten, die Ihr ansprecht, und mich dann den anderen, allgemeinen Neuigkeiten zuwenden. Es war natürlich herrlich, mit Euch allen am Telefon zu sprechen – obwohl die Leitung paradoxerweise nicht annähernd so laut und deutlich war wie bei den Gesprächen, die ich von San Francisco aus mit Euch führe. Jonathan arbeitet an einer grotesken Parodie auf Überseetelefonate (alle schreien: Hallo! Wie geht es dir? Ja, mir geht es gut. Ich sage: GUT! Und wie geht es dir? Äh? DIR. Oh. Mir geht es gut. Was? Ich sagte: Mir geht es AUCH GUT etc.) [...]

Nein, ich habe nicht gewusst, dass Aubrey hier war. Nebenbei eine kleine Episode, die Euch amüsieren wird. Auf dem Weg zum Flughafen in New York sagte der Taxifahrer aus heiterem Himmel zu mir: Ich weiß nicht, ob Sie schon mal von ihm gehört haben, aber Sie haben genau dieselbe Stimme wie Abba Eban! Ich weiß nicht, ob er einfach den allgemeinen Oxford-Cambridge-Akzent herausgehört oder ob sein Ohr irgendeine versteckte genetische Ähnlichkeit zwischen uns entdeckt hatte.

Mein Klavier kommt diese Woche. Ich habe einen alten Freund in New York aufgesucht (einen Klavierlehrer). Er hat mir seine Etüden gegeben, damit ich nach der langen Pause wieder ein Gefühl für die Tastatur bekomme.

SCUBA steht für *Self Contained Underwater Breathing Apparatus* (ein Drucklufttauchgerät). Beigefügt ein Zeitungsausschnitt aus der Samstagausgabe, der drei meiner Kollegen und mich zeigt, wie wir eingewiesen werden, endlich berühmt! Am kommenden Wochenende werde ich mit der Gruppe nach Baja Mexico, unterhalb von Ensenada, zum Gerätetauchen fahren. Ich hoffe, dort zum ersten Mal eine Harpune verwenden zu können. Die Sicht ist unglaublich – bis in eine Tiefe von dreißig Meter.

Zu meinen Ausflügen: In Chicago bin ich zwei Tage geblieben: lange genug, um für Pete Weinberg und seine Frau den Trauzeugen zu geben (er war am Mt. Zion) und die Bekanntschaft mit ihnen aufzufrischen. Sie sind ein entzückendes Paar. Eiseskälte und Schneestürme bestimmten das Wetter (Windy City nennt man Chicago). Dann fuhr ich weiter nach NY.

Rachel holte mich am Flughafen ab, weil Jonathan mit einem Virus und Fieber im Bett lag. Ich verbrachte eine herrliche Woche bei ihnen. Ihr Leben ist unglaublich erfüllt und glücklich. Ich wollte, ich könnte öfter mit ihnen zusammen sein.

An den meisten Tagen lief ich kreuz und quer durch die Stadt. Nach London ist New York die außergewöhnlichste Stadt. Ungezähmte elektrische Schönheit, Menschenmengen, die von Taxis verschlungen und ausgespien werden, Theater, Delis (ich habe fünfeinhalb Kilo zugelegt!), Wolkenkratzer, Ghettos, das alles auf der winzigen Fläche von Manhattan Island zusammengepfercht. Acht wimmelnde Millionen. Daneben wirkt Los Angeles wie ein Vakuum, ein riesiges, zielloses Durcheinander von Menschen ohne die Kultur und Vitalität von New York. Doch dafür liegt New York mitten in der überfüllten Ostküste: keine Hügel, Ozeane, Wüsten, nichts, was an Kalifornien erinnert. Ich könnte nicht auf Kalifornien verzichten, um in New York zu leben. Die einzige Möglichkeit wäre, New York nach Kalifornien zu verlegen. Ich war mit ihnen in vielen Museen, auf Partys und Essen und habe geredet und geredet (Jonathan hat einen Verstand wie eine Atombombe) und sogar das Baby gesittet.[12]

Mir blieb kaum Zeit zum Schlafen. […]

Jetzt muss ich mich sputen. Ich schreib bald wieder. […]

Oliver

O. S.s Bruder Marcus, ein Arzt (drei der vier Sacks-Brüder wurden Mediziner wie ihre Eltern), war nach dem Krieg nach Australien ausgewandert. Er war zehn Jahre älter als O. S. und während Olivers Jugend überwiegend in der Schule gewesen, daher hatten sie als Erwachsene kaum Zeit miteinander verbracht. Anfang 1963, als Marcus, der in Sydney lebte, unterwegs war, um ihre Eltern zu besuchen, unterbrach er seine Reise ein paar Tage lang für einen Besuch bei seinem jüngsten Bruder.

An Elsie und Samuel Sacks

25. März 1963
UCLA Medical Center

Liebe Ma, lieber Pa,

dies ist ein beklagenswert überfälliger Brief, aber inzwischen wird Marcus bei Euch angekommen sein und Euch alle Neuigkeiten aus erster Hand berichtet haben. Ich bin froh, dass Ihr die Sachen bekommen habt. Über Michaels

12 Da O. S. während des Krieges in England aufgewachsen war, wurde es ihm viel zu warm, wenn die Temperatur über 15 Grad stieg. Nach einer Familienanekdote der Millers hatte O. S., als er Baby Tom sittete, die Fenster der Wohnung aufgerissen, obwohl es in New York Winter war, sodass das Kind fast erfroren wäre. (Tom überlebte unbeschadet.)

Brief habe ich mich sehr gefreut und werde ihn zügig beantworten. Offenbar hat er die Bücher verschlungen!

Die letzte Woche war ein fröhliches Pandämonium, als ich versuchte, all meinen Pflichten und Wünschen nachzukommen – Assistenzzeit an der VA[13], an meinem Artikel weiterzuarbeiten und so viel Zeit wie möglich mit Marcus zu verbringen: drei Leben in einem. Erstaunlich, wie sehr Mark[14] und ich uns in vielerlei Hinsicht ähneln: zumal wir in unserem Leben so wenig Kontakt miteinander hatten. Meine Versuche, ihm Los Angeles zu zeigen, scheiterten teilweise daran, dass ich mich unaufhörlich verfuhr: Insgesamt müssen wir Hunderte von Kilometern in die falsche Richtung zurückgelegt haben.[15] Einer der Assistenzärzte hat mir seinen kleinen ausgezeichnet funktionierenden Volkswagen geliehen, weil Marcus (unerklärlicherweise) nichts mit dem Motorrad zu tun haben wollte.

Mir wird klar, dass ich (genetisch) fast ausschließlich väterlich geprägt bin. Aber Marcus muss auch einen guten Schuss Deines Blutes haben, Ma. Beispielsweise ist er erheblich ordentlicher und systematischer als ich und war auf dem besten Wege, uns beide zu verändern. Vielleicht hat er gar nicht so unrecht: Meine Fettleibigkeit etc. ist in diesem Alter keine liebenswerte Eigenschaft mehr. Ich kann nicht erwarten, bis in alle Ewigkeit die Privilegien eines Riesenteddybärs zu genießen. Ich nahm Mark mit ins Krankenhaus, und da lernte er Herrmann und Markham[16] und einige der Assistenzärzte kennen. Sie fanden ihn alle sympathisch: und ich vermute, bei Miss Fogarty, unserer hartherzigen, blasphemi-

---

13 Zu O. S.s Pflichten als Assistenzarzt gehörte die Arbeit in einem nahe gelegenen Veterans Administration Hospital.

14 O. S. nennt seinen Bruder abwechselnd Marcus, Marc oder Mark.

15 O. S. und Marcus waren beide vollkommen unfähig, auch allervertrauteste Umgebungen wiederzuerkennen, und verirrten sich häufig sogar in ihren eigenen Vierteln.

16 Chris Herrmann und Charles Markham, zwei Fakultätsmitglieder des Fachbereichs Neurologie an der UCLA.

schen Oberschwester irischer Herkunft, war es noch etwas mehr als Sympathie. «Ein Jammer, dass er so jung ist!», hat sie heute gemurmelt!

Wir fuhren zum Mt. Wilson, oder wären dorthin gefahren, hätte ich mich nicht wieder verirrt. Wir fuhren zum Marineland – natürlich nicht ohne einen Umweg von 65 Kilometern –, und Mark entwickelte eine tiefe Zuneigung zu den fröhlich herumtollenden Walen. Wir aßen gut in verschiedenen Restaurants und haben beide ein paar Pfund zugenommen. [...]

Die Woche verging wie im Fieber: fast vorbei, kaum dass sie angefangen hatte. Vielleicht werden unsere nächsten Treffen über dem Barrier Reef stattfinden.

Jetzt muss ich eiligst zurück an meinen verflixten Artikel. Ich fange an, das Wort Myoklonus zu *hassen*! Letzten Samstag probte ich auf unserer Klinikbesprechung meinen Vortrag mit einer vorläufigen Version, es lief gut – und kontrovers. Einige meiner entscheidenden Laborergebnisse erhalte ich erst etwa eine Woche vor der Konferenz, daher brauche ich zwei Versionen: eine mit Argument X und eine mit dessen Gegenteil. Wie die Nachrufe, die man im Voraus schreibt!

Das war's für den Moment –

In Liebe –

Oliver

An Elsie und Samuel Sacks

25. April 1963
Hotel Leamington, Minneapolis, MN

Liebe Ma, lieber Pa,

ich weiß, Ihr habt größte Schwierigkeiten, meine Schrift zu entziffern, daher werde ich Euch jetzt kurz schreiben und ausführlich, wenn ich wieder in LA zurück bin.

Las den [Myoklonus-]Aufsatz heute vor oder, vielmehr,

steckte ihn in die Tasche und *redete* einfach.[17] Ging sehr gut (vielleicht entwaffnete sie auch mein «britischer» Akzent), dann eine ausführliche, lebhafte Diskussion. Sogar die *Presse* war da – sowohl die medizinische Fachpresse wie die normalen Blätter –, also gibt es wohl ein paar Berichte. Beigefügt eine Seite aus dem Programm mit dem vorläufigen Abstract, den ich vor einigen Monaten geschrieben habe.

Es ist wirklich eine fabelhafte Tagung – die ganze amerikanische Neurologie ist versammelt (sonnengebräunt aus Miami, zähneklappernd aus Alaska); ich habe Dutzende interessante Leute kennengelernt. Man wird fürstlich versorgt: Ich bin hier im nobelsten Hotel von Minneapolis untergebracht, mit allem, was dazu gehört, Badewanne nebst Bidet (wie unentbehrlich!), Fernsehen, Sekretär, knöcheltiefer Teppich, und befugt, mir mit einer müden Handbewegung ein opulentes Frühstück ans Bett zu bestellen oder meinen Anzug bügeln zu lassen. Eine höchst angenehme Veränderung! Eine Zeitlang.

An diesem Abend fuhren wir alle (300 an der Zahl in gigantischen Bussen) zum «Ye olde oak inne» (1957 erbaut) an den Ufern des Lake Minnetonka (wo Hiawatha um seine Liebste weinte), wurden mit Ochsen und Wild beköstigt, die in Gänze auf riesigen Grills gebraten wurden, dann ging's in den Gasthof, wo wir eine köstliche alte Komödie sahen, ganz in der Manier von *Arsen und Spitzenhäubchen* – lärmendes Laientheater. Glänzender Abend!

Die Anreise ist eine Geschichte für sich. Kam mit dem «California Zephyr», dem letzten und vielleicht prächtigsten seiner Art, dem bummeligen Überlandzug. (Heute fliegen alle.) Wenn man oben im «Vistadome» sitzt, hat man

17 Das sollte ein lebenslanges Muster werden: O. S. war nie in der Lage, einen öffentlichen Vortrag einfach abzulesen. Sorgfältig notierte er die Stichwörter und versah sie mit Anmerkungen, doch sobald er auf dem Podium stand, improvisierte er.

eine Rundsicht von 360° und ist so abgeschottet gegen die üblichen Geräusche und Vibrationen des Zugs, dass man in vollkommener Stille dahinzuschweben scheint, fünf Meter über den Feldern. Eines Tages *müsst* Ihr die USA auf diese Weise bereisen. In den Colorado Rockies kletterten wir auf 3000 Meter und brauchten *vier* Lokomotiven, die uns hochschleppten. Eine unglaublich scharfe und belebende Luft – ich bin noch nie so hoch gewesen.

Und das Essen im Zug! Niemand kauft Essen im Zug – viel zu teuer. Da waren Italiener mit kolossalen Pizzen, Amerikaner mit Hamburgern und Thermosflaschen voller Kaffee, Chinesen mit ihren undefinierbaren Mixturen und wir mit Pumpernickel und Knoblauchwürsten, und alles wurde im selben Abteil verspeist. Eine exzellente Lehrstunde in kultureller Vielfalt!

Das war's für heute. In LA werde ich wahrscheinlich einen Brief von Euch vorfinden und von dort aus antworten. Ist Marc noch bei Euch, oder wo ist er jetzt? Liebe Grüße an Mike und Auntie Len,

der Eure
OLIVER

Im Sommer 1963 zog Mel aus der Wohnung am Venice Beach aus, die er sich mit O. S. geteilt hatte. Die beiden blieben bis in die 1980er in Kontakt, schrieben sich häufig und besuchten einander gelegentlich. Aber Mels Auszug war ein schwerer Schlag für O. S.: Wie er in *On the Move* beschreibt, hatte er sowohl romantische wie erotische Gefühle für Mel. Sie hatten viel Zeit miteinander verbracht, über Bücher und Meeresbiologie gesprochen und die Westküste erkundet. O. S. beschloss, nie wieder mit jemandem zusammenzuleben, und entschied sich für ein Haus im Topanga Canyon, dessen kurvenreiche, malerische Straßen ihm von seinen Touren durch LA bestens vertraut gewesen sein dürften.

21. August 1963
UCLA Medical Center, Los Angeles

Lieber Jonathan, liebe Rachel,

[...] Das Telefongespräch, das wir vor zwei Wochen geführt haben, war wundervoll. Einfach zum Hörer zu greifen, löst so viele Probleme. Ich hatte keine Zeit, meine Gedanken zu ordnen – ich dachte, ich würde ein paar Minuten brauchen, um durchzukommen, aber schon nach 30-sekündigem Wählen sprach ich mit Euch.[18]

Ständig lese ich Dich oder über Dich und freue mich unendlich über die unglaublichen Möglichkeiten, die sich nach allen Richtungen für Dich auftun: Ich hoffe, Du findest bald die Muße und den Ansporn, ein Buch zu schreiben, unzählige Bücher – denn das unaufhörliche Herumflattern in Zeitschriften, obschon es ein großartiger Anfang ist (haben nicht Trilling[19] und Wilson[20] etc. alle auf diese Art angefangen) könnte auf die Dauer ziemlich nachteilig sein und vielleicht auch zu einem gewissen Stillstand führen. Ich hoffe, dass Du, wenn die Show vorüber ist, einigen der Verpflichtungen und Versuchungen widerstehst und Dich auf etwas «Großes» konzentrieren kannst. Du bist so unglaublich intelligent, aber für Dich ist es Zeit für etwas Grundlegenderes, etwas, was über Kritiken oder Rezensionen hinausgeht. (Beim erneuten Überlesen kommt mir dieser Absatz scheußlich herablassend vor. Wer bin ich denn, dass ich so große Töne spucke?)

Wie erwähnt werde ich bald in ein kleines Haus in Topanga ziehen; es liegt mitten in einer wilden Gebirgslandschaft und anderthalb Kilometer vom nächsten Nachbarn entfernt. Mit

18 Ferngespräche (von Transatlantikgesprächen ganz zu schweigen) und Telegramme waren damals sehr kostspielig und daher gewöhnlich so kurz wie möglich.

19 Lionel Trilling, Autor von *The Liberal Imagination.*

20 Edmund Wilson, Autor von *Auf dem Weg zum Finnischen Bahnhof.*

dem Bike ein paar Minuten von der City entfernt. Viel Platz. Ich hoffe, ich kann Dich überreden, hier einige Wochen zu bleiben: Zeit, Deine Gedanken zu sammeln, rasch eine Monografie über Hughlings Jackson in die Maschine zu hacken und etwas von Monsterville, Horroropolis oder Faecal City[21] (verschiedene Bezeichnungen für dieselbe Sache) zu sehen. Es wäre kriminell, wenn Du nach England zurückgingest, ohne etwas vom Land gesehen zu haben: zuallermindest den Süden, den Mittleren Westen und die Westküste. Wenn Ihr Zeit habt, reist mit Zügen. Sie sind grandios, fast leer, gemächlich und gehören einer nahezu ausgestorbenen Spezies an.

Meine Person: Ich bin einige Monate lang in der Neuropathologie: zerschnippele Gehirne, starre auf Objektträger. Gebe mich zufrieden mit fossilen Zellen, ignoriere die Kollegen im Labor für Elektronenmikroskopie. Zucke mit den Schultern wie Gimpel[22]: Wer weiß schon, wie weit wir von der Realität entfernt sind? Ich beginne, mich zunehmend für degenerative Hirnerkrankungen zu interessieren (Lipidosen, Alzheimer, Jacob-Creutzfeldt, Canavan-Syndrom etc. etc.). Ich sehe sie so oft, und fast keine wird zu Lebzeiten diagnostiziert. Offenbar ist nicht bekannt, wie häufig ihr Vorkommen, wie charakteristisch ihre Ausprägung, wie leicht die Diagnose zu Lebzeiten. Ich habe Material für ein halbes Dutzend separater Artikel, frage mich jetzt aber, ob ich nicht mein Interesse an myoklonischen Syndromen in eine Monographie über degenerative Hirnkrankheiten aufnehmen soll. Eine so weitreichende und umfängliche Arbeit, wie sie mir vorschwebt, ist seit fünfzig Jahren nicht erschienen. Ich bilde mir zunehmend ein – wie Du Dir ja wohl auch –, ein reiner

21 O. S.s «Kosenamen» für Los Angeles.

22 «Gimpel the Fool», eine Kurzgeschichte von Isaac Bashevis Singer. Der Held ist ein Bäcker, der in seinem Heimatort gehänselt und verspottet wird, aber ein gutmütiger Mensch bleibt.

Stubengelehrter zu sein. Ich hasse die «Forschung». Dafür kann ich in einer Bibliothek herumstöbern, mir eine große Vielfalt von Material aneignen, es klassifizieren, tabellarisch ordnen, talmudisch analysieren und in James'scher Prosa wiederkäuen.[23]

Übrigens wurde mein Artikel von *Neurology* angenommen und wird wohl in zwei Monaten erscheinen. In seiner ursprünglichen Form war er um 20 000 Wörter zu lang, und ich musste ihn vollkommen umarbeiten. Herrmann hat alle meine Semikolons, Kommas und Gedankenstriche rausgestrichen, Aguilar (das sind meine Koautoren) meine ungestümen Bilder und Metaphern. Daher ist er jetzt ein wenig langweilig. Ich werde Dir ein Exemplar schicken, von meinem Erstgeborenen, wenn es herauskommt.

Ich bin wieder gigantisch und ödematös. Es ist für mich psychologisch schwierig, eine normale Größe zu bewahren. Mir gefällt es, das Pflaster zu erschüttern, wenn ich gehe, und die Menge zu teilen wie der Bug eines Schiffes. In diesem Jahr werde ich einen letzten Versuch machen, einen neuen Weltrekord im Kniebeugen (Squat) aufzustellen, mein Ziel: 340 kg, und dann hör ich mit dem Quatsch auf. Ich bin zu einem Sammelsurium von chronischen Verletzungen geworden. In Los Angeles wimmelt es von kaputten Gewichthebern. Sheppard, Weltmeister im Mittelgewicht, aufgedunsener Alkoholiker; Ashman, verbittert, tuberkulös; Berger, wegen Vergewaltigung zu einer Haftstrafe verurteilt; Ahrens, ein grotesker Psychopath.[24] Meine Ex-Idole. Moralische Leichen.

Sexuell bin ich im Ruhestand. Mein Antrieb, niemals sehr

---

23 Schwer zu entscheiden, ob O. S. hier an Henry James denkt (den er bewunderte, aber nicht so häufig zitierte) oder William James, der einer seiner Helden war.

24 Unter den Stammgästen des Muscle Beach waren Gewichtheber, die zur Weltspitze gehörten: Dave Ashman, Chuck Ahrens, Dave Sheppard und Isaac «Ike» Berger. (Zwar musste sich Berger wegen sexuellen Missbrauchs von Kindern vor Gericht verantworten, aber O. S. hat in Hinblick auf die «Haftstrafe» wohl übertrieben.)

ausgeprägt, geht gegen null. Ich bin fett, kahlköpfig, ältlich.[25] Es wäre sinnlos, in der Stadt zu bleiben. Daher bin ich bereit, ein Eremit in Topanga zu werden und mich der Natur, meinem Leguan, meiner Milchziege und meiner Schreibmaschine zu widmen. Apropos, was hältst Du von James Baldwin? [...]

Seit drei Monaten beschäftige ich mich wieder mit der Fotografie, die sich zu einer krankhaften Besessenheit auswächst. Ich bilde mir ein, der neue fotografische Hogarth von Santa Monica zu sein, gewissenhafter Chronist seiner Verwahrlosung, Hässlichkeit und ewigen Oberflächlichkeit. Die Zusammenstellung eines Albums ist außerordentlich befriedigend, eine Übung in Logik und Kreativität und ein fast psychoanalytischer Vorgang, der unseren unterschwelligen Sehnsüchten und Assoziationen auf der Spur ist. Groteske amouröse Syllogismen. Zu Eurem Vergnügen füge ich das Foto eines riesenhaften Plakats in der Wüste bei, achtzig Kilometer von der nächsten menschlichen Behausung entfernt. Es kann als Einführung in den «zügellosen Gigantismus» des Westens dienen.[26] Außerdem findet Ihr anliegend noch ein besonders schreckliches Flugblatt, das man unter meiner Tür durchgeschoben hat. In Südkalifornien wimmelt es von Rassisten, Faschisten, Rechtsextremen, Birchers-Anhängern etc.

Lektüre: *Doktor Faustus*: zäh, aber monumental. Wunderbare Beschreibung der Neurosyphilis und imaginärer Kompositionen. *Catch 22*: das beste und witzigste und einzige seriöse Kriegsbuch, das ich je gelesen habe. Malamud: Der jüdische Monolog berührt mich zutiefst, dann habe ich ihn vergessen. Baldwin: wow! In der Feinstruktur, in der literarischen und intellektuellen Textur nur von Faulkner übertrof-

25 Er war gerade dreißig geworden.

26 O. S. hat das Werk von Sir Thomas Browne während seiner Studienzeit entdeckt und diese Formulierung, neben anderen, oft zitiert.

fen. In seinen besten Passagen großartig, aber brüchig. Sein Neuestes habe ich noch nicht gelesen.[27] Kazin und Hardwick, auf Deine Empfehlung, bleiben meine allgemeinen moralisch / kulturellen Bezugspunkte.

Schreibt mir und berichtet mir von Euren Plänen.

Liebe Grüße an Euch beide

Oliver

An William Tunberg

Künstler und Gewichtheber

[undatiert]
UCLA Medical Center, Los Angeles

Lieber Bill,

[...] Habe letzten Freitag mit Big Steve, Jim H. und Peanuts die Wrestling-Kämpfe besucht.[28] In Hinblick auf Größe und Kraft wird Steve allmählich grotesk und Ahrens immer ähnlicher, was auch auf seine Persönlichkeit zutrifft. Vor dem Gebäude hatte sich eine riesige Schlange gebildet. Wie ein Tier im Käfig lief Steve an ihr auf und ab, bis er sich plötzlich durch die Menge drängte, die gewaltigen eisernen Ausgangstore packte und sie aufriss. Wir drei stürzten hinter ihm durch die Öffnung, gefolgt von zweihundert Besuchern. Die Ordnungskräfte konnten uns nicht aufhalten, obwohl Dutzende von Polizisten hinzukamen und in alle Richtungen ausschwärmten. Das Wrestling war sehr unterhaltsam, obwohl selbstverständlich reine Show: Blassey [*sic*][29], der Favorit und ein alter Veteran, wurde (natürlich mit seiner Billigung und Mithilfe) von einem unglaublich großen dun-

27 James Baldwins Roman *Ein anderes Land* erschien 1962.

28 Steve Merjanian, Jim Hamilton und Bill «Peanuts» West.

29 Freddie Blassie, Schwergewichts-Wrestler.

kelhäutigen Gladiator besiegt, woraufhin er sich nach seiner Niederlage auf die Brust schlug und schluchzte und schrie, ein wahrhafter Wrestler-Lear, ein großer Tragöde. Zunächst habe ich nicht bemerkt, dass diese Kämpfe die direkten Nachfahren der Melodramen früherer Zeiten waren, mit ihren Helden und Schurken, hausbackenen Moralvorstellungen und Clownerien. Neben mir saß ein kleines, altes Männchen, von sehr sanftem und hinfälligem Äußeren, aber voll grenzenlosem Blutdurst, der ständig vor sich hin murmelte: Geh ran, hol ihn dir, reiß ihm die Augen raus! Pack ihn an den Eiern! etc. mit hasserfülltem Unterton, eine grauenhaft sadistische Litanei. Nach dem Kampf geriet Steve – stellvertretend – in mörderische Wut: Plötzlich stieß er mitten auf der Straße einen blutrünstigen armenischen Kriegsschrei aus (sicherlich irgendeine archaische Reminiszenz) und warf sich mit seiner gewaltigen Masse gegen ein Stoppschild, das abbrach und umkippte wie ein gefällter Redwood-Baum. [...]

Doch nun ist wieder alles friedlich.

Wir sehen uns, wenn Du kommst.

alles gut[30]

Oliver

An Marcus Sacks

Bruder

12. September 1963
UCLA Medical Center, Los Angeles

Mein lieber Marcus,

[...] Dein Besuch hat mir einige Dinge klargemacht. Erstens, dass wir uns in erstaunlich vielen Aspekten sehr ähnlich sind, in anderen jedoch grotesk unterscheiden. Zweitens,

30 Im Original auf Deutsch. [A. d. Ü.]

dass wir, wie ich annehme, beide erwachsen sind, zumindest in dem Maße, wie wir (ich) es jemals sein werden. Drittens, dass wir als vermutlich die einzigen verantwortungsbewussten oder gewissensgeplagten Mitglieder unserer Familie gewisse Probleme gemeinsam haben. Aus der vertrauensvollen Offenheit und Rückhaltlosigkeit Deines Briefes geht hervor, dass Du zu denselben Schlussfolgerungen gekommen bist. Aus verschiedenen Gründen hatte ich in jungen Jahren oft das Gefühl, ein «Einzelkind» zu sein: teilweise der Altersunterschied zwischen Dir und David auf der einen Seite und mir auf der anderen, teilweise der Krieg – und die durch ihn bedingten Trennungen – und teilweise Michaels Verschlossenheit und Psychose. Ich hatte nie das Gefühl, Brüder zu haben, daher ist diese späte Entdeckung sehr schön. Als Du England verlassen hast, war ich Studienanfänger, nach meiner geistigen Entwicklung praktisch noch ein Schüler, und Du warst eine distanzierte, fast abweisende Figur (versteh das bitte nicht falsch! Aber so empfand ich das vor zehn Jahren). Und heute bin ich, wie Du, ein etwas grantiger Junggeselle, in die Jahre gekommen und von vager Unzufriedenheit.

Das bringt mich zu einigen der von Dir erwähnten Probleme. Du kennst Gay nun schon seit geraumer Zeit, seit zwei Jahren (?), lange genug, um über Euer beider Gefühle Klarheit gewonnen zu haben. Ich entnehme dem Ton Deines Briefs, dass Du es den Rest Deines Lebens bedauern wirst, wenn Du sie *nicht* heiratest. Du siehst Dich zwei Problemen gegenüber: erstens, kannst Du es in Anbetracht Eurer Unterschiede in Alter, Hintergrund etc. «hinkriegen»? Ich habe den Eindruck, dass Du Dir in dieser Hinsicht ziemlich sicher bist (ich sage *ziemlich* sicher, weil man die absolute Sicherheit mit der Jugend hinter sich lässt). Typischerweise ist sie, als die Jüngere, zuversichtlicher, während Du, der Du zwanzig Jahre länger vom Leben herumgeschubst wurdest und voller morbider jüdischer Zweifel steckst, Dir Deiner Sache weniger sicher bist. Das zweite Problem ist, wie Ma und Pa reagieren. Pa ist flexibler, Ma ist eine chronische Grüblerin. Das ist ein Problem: Was wird er Rabbi Landy sagen? Und was wird Rabbi Landy denken? Und was werden all die Leute in NW2[31] denken?

Die Antwort lautet – gar nichts. Es wird ein wenig Aufregung und Getuschel und Verwunderung geben, und dann wird es jeder «akzeptieren», und die Welt wird ihren gewohnten Gang gehen. Pa wird sich von dem «Schlag» relativ rasch erholen, Ma wird vielleicht ein Jahr dafür brauchen. Ich habe nicht den geringsten Zweifel daran, dass die Begeisterung, Dich in «geordneten Verhältnissen» zu sehen – eine Frau, ein Zuhause und (was das Schönste ist) die Stimmen von kleinen Enkelkindern –, ihnen ein großes und dauerhaftes Glück bescheren wird. Und ehe Du Dich versiehst, wird Ma damit beschäftigt sein, Deiner großen blonden Schickse die Zubereitung von Gefilte Fisch beizubringen.

Natürlich gibt es eine naheliegende Maßnahme, die all diese Unannehmlichkeiten verringern oder verhindern würde: wenn Gay zum Judentum übertreten würde. Dir widerstrebt es natürlich, ihr das vorzuschlagen – es scheint eine ungeheure Zumutung zu sein. Wenn Gay beispielsweise eine glühende Katholikin ist, kommt das natürlich nicht infrage. Sieht sie die Sache aber genauso leidenschaftslos wie Du, wird sie vielleicht nichts dagegen haben. Doch dann sind da *ihre* Leute? Was würden sie sagen? Was würde der Priester sagen etc. In einer solchen Angelegenheit darf keiner von Euch versuchen, seinen Willen durchzusetzen: Das würde Euch die Zukunft verbauen. Doch *wenn* Gay nichts gegen den «Übertritt» hat, dann könnte das für alle Beteiligten eine sehr glückliche Lösung sein.

Emotionale Blockierung. Die haben wir alle auf die eine

31 Postleitzahl von North West London.

oder andere Weise: Je größer die Promiskuität, desto stärker manchmal die Blockierung aller *echten* Gefühle. Ich habe keinen Zweifel daran, dass unsere guten Eltern unwissentlich erheblich daran beteiligt waren, aus allen ihren Kindern emotionale Einfaltspinsel zu machen, die teils passiv, teils rücksichtslos und schrecklich ängstlich («schüchtern», «wohlerzogen», «selbständig», «bescheiden») sind. Ich denke, es ist eine gute Idee, zu einem Psychiater zu gehen: Wenn er etwas taugt, wird er Dir eine Menge helfen können. Der Umstand, dass Deine Briefe an Gay – zur gleichen Zeit – herzlicher und inniger werden, dürfte kaum ein Zufall sein. Es braucht so viel, damit man sich jemand anderem rückhaltlos öffnen kann. Ich habe das Gefühl, dass Ma das in der Ehe nie getan hat, obwohl ihre Gefühle für ihre Kinder überwältigend, besitzergreifend, abhängig und hilflos waren. Infolgedessen waren wir alle in unterschiedlichem Maße «Muttersöhne», an ihrem Rockzipfel emotional verkümmert.

Wie recht Du mit der 37 hast![32] Das Haus entfaltet eine ganz eigene Kraft, wie bei Tennessee Williams die verfallenen Herrenhäuser in den Südstaaten. Es ist voller Geister, und die Geister sind – etwa – auf 1938 zu datieren.

1938! Das letzte goldene Jahr vor dem Krieg: Marcus und David ringen in fleckigen Cricket-Shorts, rauflustig und ausgelassen, auf dem Rasen hinter dem Haus. Michael, schon ein wenig reserviert, liest ein Buch in der Bibliothek. Oliver, ein kleiner, pummeliger Bub, rennt aus der Vordertür und springt in die Arme der Mutter. [Ma's] Brüder und Schwestern – Annie, Isaac, Abe, Dora, Birdie, JoeVic, die ständig zu Besuch kommen, schreiben, reden und vor Lebensfreude sprühen. Lebensfreude! Michael joggt während der Sommerferien in Felpham (das ist *seine* Geschichte) und zieht Pa

32 Das Haus 37 Mapesbury Road in Nordwest-London, in dem O. S. und seine Brüder aufgewachsen sind.

frühmorgens aus dem Bett, damit er mit ihm schwimmen geht. Pa riesig, schimpfend und glücklich: «Was fällt Dir ein, einen alten Mann von dreiundvierzig aus dem Bett zu zerren!»[33] Die ungeheure Patientenzahl, für die sie ihre enorme Vitalität bedenkenlos einsetzte: Ma's aufopferndes Engagement für das EGA.[34] Erev Schabbat: Vater Duck und seine vier Entlein auf dem Weg zur Synagoge. «Schalom, Sammy! Uii, wos scheine Kinder!» Der alte Mann mit einem Rhinophym[35], der uns in die haarlosen Backen kniff. 1938! Träume, Ambitionen. Begabte Jungen, glänzende Laufbahnen, eines Tages nette jüdische Mädchen (aber noch lange hin), aus Schwiegertöchtern werden Töchter, die Enkel, alle sehr nahe beieinander, alle in NW2, in ständiger, fast inzestuöser Verbundenheit.[36] [...]

1992 hat Charles Markham, ein ehemaliger Kollege, in einer *History of the UCLA Department of Neurology*[37] geschildert, wie O. S. die Geduld ihres Chefs Augustus Rose auf die Probe stellte. Markham schrieb: O. S. «war ein Gewichtheber von großer Muskelmasse, was zur Folge hatte, dass ihm im Dienst des Öfteren der Hemdzipfel hinten aus der Hose herausrutschte. [...] Irgendwann ließ er sich einen Bart wachsen, sehr zum Missfallen von Rose, der darauf bestand, dass er ihn sich abrasierte.»[38] Als O. S.

33 Später, in seinem Essay «Wasserbabys», schildert er diese Episode, als hätte er sie erlebt und nicht Michael.

34 Elizabeth Garrett Anderson Hospital.

35 Eine knollenförmige rote Nase.

36 Brief unvollständig, möglicherweise nicht abgeschickt oder ein früher Entwurf.

37 *History of Neurology at UCLA*, privat verlegt.

38 Und doch, so fügte Markham hinzu, «war er trotz seiner Kraft und massigen Gestalt immer freundlich und sanft im Umgang mit den Patienten und sehr beliebt bei ihnen». Rose selbst beschrieb O. S. später «als eine Mischung aus Nonkonformität, [einem] Hauch von Verantwortungslosigkeit und Genialität in Verbindung mit hoher Motivation und Befähigung».

weiterhin an Wettkämpfen im Gewichtheben teilnahm, vertilgte er nach wie vor erstaunliche Mengen an Nahrungsmitteln, etwa Doppel-Cheeseburger und Milchshakes, in der Krankenhauscafeteria, in der Fachärzte und Assistenten umsonst essen konnten. Es war auch bekannt, dass er sich während der Visiten gelegentlich auf den Tabletts der Patienten bediente.

An Augustus S. Rose

Dekan des UCLA-Fachbereichs für Neurologie

21. Oktober 1963
[Los Angeles]

Sehr geehrter Dr. Rose,

hiermit bestätige ich Ihnen den Empfang Ihres Schreibens über den Verzehr von Krankenhausvorräten. Fortan werde ich sie als sakrosankt ansehen. Ich fühle mich aber zu einer Erwiderung veranlasst.

Erstens: Ich kann mich nicht an eine eindeutige Krankenhausvorschrift erinnern, die den Verzehr von Krankenhausvorräten untersagt. Aber vielleicht lässt mich hier auch mein Gedächtnis im Stich. Zweitens: In allen Krankenhäusern, die ich kennengelernt habe, war es freundlicher Usus, dass sich Assistenten im Dienst eine Tasse Milch, Kaffee etc. nehmen durften, wenn sie Durst hatten. Ich habe das immer für ein liebenswürdiges Entgegenkommen oder stillschweigendes Privileg und nicht für einen «Verstoß gegen die Vorschriften» gehalten. Das entspricht auch der Auffassung vieler anderer Assistenten hier, die sich, wie ich, von Zeit zu Zeit und ganz selbstverständlich an der Krankenhausmilch bedient haben. Niemand von uns hat dabei das Gefühl gehabt, sich einer Übertretung oder gar einer Straftat schuldig zu machen. Drittens: Ich finde es vollkommen inakzeptabel, dass die Küche mich in dieser Form angeschwärzt hat, ohne mich *vorher* über die Situation zu informieren. In dieser Form ausspioniert und denunziert zu werden, während man über die Sachlage nicht im Geringsten unterrichtet ist, entspricht eher den Verhältnissen in einem Polizeistaat als an einer Universität. Viertens: Als mein Professor haben Sie die Pflicht, mich zu ermahnen oder in anderer Weise auf mich einzuwirken, wenn ich gegen die Krankenhausvorschriften verstoße oder mich moralischer Verfehlungen schuldig mache. Doch von Ihnen, einem Vorgesetzten, der mich in der Vergangenheit gefördert und unterstützt hat, hätte ich zumindest erwartet, dass Sie die Angelegenheit mit mir persönlich erörtern, bevor Sie Ihrer Sekretärin einen Brief voll derartiger Anschuldigungen diktieren. Fünftens: Ich verwehre mich auf das Entschiedenste gegen die moralischen Unterstellungen, die Ihr Schreiben impliziert – wenn Sie mich wirklich für einen Dieb halten, werde ich Ihnen die «gestohlene Milch» in vollem Umfang rückerstatten (der Schaden müsste sich insgesamt auf $ 3 belaufen) und am Ende des akademischen Jahrs meine Kündigung einreichen.

Ich werde mich, was meine weiteren Aussichten am UCLA angeht, keinen Illusionen mehr hingeben, nachdem ich meine akademische Zukunft mit so schändlichen Sünden wie Unordnung, Unpünktlichkeit und Stillung meines Durstes am Stationskühlschrank verspielt habe. Doch eigentlich müssten Sie so gut wie ich wissen, dass ein Mensch nicht die Summe seiner lässlichen Sünden, sondern seiner edelsten Bestrebungen ist. Sie wissen sehr gut, dass ich nicht bar jeder Intelligenz oder ernsthaftem Interesse an der neurologischen Wissenschaft bin, und so hege ich nach wie vor die Hoffnung, dass Sie mich nicht gänzlich im Stich lassen werden, wenn ich Sie im kommenden Jahr bitten werde, mich bei der Suche nach einer anderen Stellung zu unterstützen.

Hochachtungsvoll
Oliver Sacks

An Mr. Hobson

Verkehrsbehörde Los Angeles

3. Dezember 1963
[Los Angeles]

Sehr geehrter Mr. Hobson,

seit zwei Tagen versuche ich vergeblich, Sie zu erreichen, daher erlaube ich mir jetzt, Ihnen zu schreiben.

Obwohl ich mich gewissenhaft bemüht habe, mir nicht mehr den winzigsten Verstoß gegen die Verkehrsordnung zu erlauben, habe ich mir seit unserem Gespräch noch zweimal etwas zuschulden kommen lassen: Einmal habe ich in einem belebten Viertel eine Kehrtwendung gemacht (eine vorübergehende Unaufmerksamkeit auf einer leeren Straße, für die ich eine Geldstrafe von $ 10 bekommen habe) und, letztes Wochenende, eine Geschwindigkeitsübertretung (120 km/h) auf der Rückfahrt von San Francisco. In beiden Fällen hat eine momentane Unaufmerksamkeit die andauernde Vorsicht ausgelöscht, der ich mich befleißigt habe, und in beiden Fällen tauchte – unglücklicherweise – ein Streifenwagen mit der Jähheit einer rächenden Furie auf! Ich bin zutiefst besorgt, was die möglichen Folgen dieser beiden weiteren Übertretungen anbelangt, und schreibe Ihnen erstens, um mit Nachdruck darauf hinzuweisen, dass es sich in beiden Fällen um momentane Aussetzer handelte, die ich außerordentlich bedaure, und zweitens, um zu erfahren, womit ich beim augenblicklichen Stand der Dinge zu rechnen habe.

In diesem Brief kann ich wenig vorbringen, was wir nicht bereits besprochen hätten. Wie Sie wissen, hatte ich im letzten Jahr eine große Zahl von Verkehrsverstößen begangen, die im Einzelnen geringfügig sind (meist kleinere Geschwindigkeitsüberschreitungen, die nicht auf rücksichtslose oder gefährliche Fahrweise schließen lassen), die sich aber in ihrer Gesamtheit zu einer erdrückenden Beweislast summieren. Wie Sie weiterhin wissen, fahre ich seit fünfzehn Jahren Motorrad, habe unter allen möglichen Bedingungen fast eine Million Kilometer zurückgelegt und dabei keine Schäden oder Unfälle verschuldet, was erkennen lässt, dass ich mich im Wesentlichen vorsichtig und verantwortungsvoll verhalte. Wie Sie drittens wissen, hängen mein Leben und meine Berufstätigkeit in Kalifornien entscheidend davon ab, dass ich über ein privates Transportmittel verfüge: Ich muss zwischen zahlreichen hiesigen Krankenhäusern pendeln (UCLA, USC, Children's, Pacific State etc.), und die Entfernungen sind riesig. Bei einem Entzug der Fahrerlaubnis werde ich gezwungen sein, meinen Wohnsitz aufzugeben, alle meine Wurzeln in Kalifornien zu kappen und mich irgendwo anders niederzulassen. All das wäre tragisch, brutal und unnötig. Schließlich kann ich nur hoffen, dass Ihr Gefühl Ihnen sagt, ich sei ein zuverlässiges und verantwortungsvolles Mitglied der Gesellschaft und hätte mich im Laufe der Jahre als ebenso zuverlässiger und verantwortungsvoller Fahrer erwiesen.

Ich werde mit aller Entschlossenheit versuchen, mich peinlich genau an den Buchstaben des Gesetzes zu halten und *«make assurance doubly sure»*.[39] Außerdem werde ich mich zu erhöhter Aufmerksamkeit zwingen und das Tachometer etc. sechzig Sekunden in der Minute, statt nur neunundfünfzig, im Auge behalten und so alles Menschenmögliche tun, um weitere Verstöße zu vermeiden und Ihnen, mir oder der Verkehrsbehörde künftige Unannehmlichkeiten zu ersparen. Ich hoffe auf nachsichtige Beurteilung, obwohl ich die Geduld Ihrer Behörde doppelt strapaziert habe.

Wie ich fürchte, ist möglicherweise doch schon der Punkt erreicht, an dem ich alle tolerierbaren Grenzen überschrit-

---

39 Ein Zitat aus *Macbeth*: «... mach' ich doppelt sicher Sicherheit» (Schlegel / Tieck). Die Herausgeberin macht darauf aufmerksam, dass er nicht ganz richtig zitiert. Bei Shakespeare heißt es: «make assurance *double* sure». [A. d. Ü.]

ten habe und der Entzug meiner Fahrerlaubnis wahrscheinlich oder gewiss ist. *Wenn* dem so sein sollte, wäre es mir lieb, so rasch wie möglich über die Situation unterrichtet zu werden, damit ich den Fortgang aus diesem Staat planen und vorbereiten kann. Aber vielleicht können Sie mir ja, wie ich aufrichtig hoffe, versichern, dass meine Uhr, obwohl weitgehend, so doch noch nicht *ganz* abgelaufen ist. Ich würde mich über eine baldige Antwort freuen.

Hochachtungsvoll
Oliver Sacks, M. D.

An Elsie und Samuel Sacks

16. Mai 1964
UCLA Medical Center, Los Angeles

Liebe Ma, lieber Pa:

[…] Möglicherweise habe ich Euch einige der Schwierigkeiten verheimlicht, die das Leben an der UCLA so mit sich bringt. An amerikanischen Universitäten geht es im Vergleich zu englischen meist formloser, aber strenger zu. Infolgedessen haben einige meiner (vergleichsweise harmlosen) Eigenheiten wie Unpünktlichkeit, ungewöhnliche Körpergröße, watschelnder Gang, Fortbewegungsmittel etc. etc. amüsierte, aber auch feindselige Aufmerksamkeit erregt und sogar meine Anstellung gefährdet. Man hat mir mitgeteilt, ich müsse mich ändern oder nach einem neuen Job umsehen. Mit diesem Damoklesschwert über meinem Kopf, was mich umso mehr schmerzte, als ich wusste, dass ich im Grunde genommen ein guter und verantwortungsbewusster Arzt bin, lebte ich natürlich in einer Art Angstzustand. Einem Angstzustand, das sei hinzugefügt, der für viele Menschen, die sich in dem konkurrenzbestimmten akademischen Milieu bewegen, ein häufiges und chronisches Symptom ist.

2 Los Angeles

Was mich betrifft, so bezeichnet Denver[40] eine Art Wendepunkt. Vor der Tagung war mein Ansehen auf einem Tiefpunkt. Aber ich errang dort (wenn ich so unbescheiden sein darf) einen Triumph: Ich wurde allseits gelobt für mein Referat und erhielt noch am selben Tag eine Anzahl unverbindlicher Stellenangebote von weit auseinanderliegenden Institutionen. Ziemlich unvermittelt hörte ich auf, Sacks, die Peinlichkeit, zu sein, und wurde Sacks, der Vorzeige-Assi. Rose, mein Professor, dem ich ein Dorn im Auge gewesen war, begegnete mir mit überwältigender Freundlichkeit und besprach verschiedene Dinge in schönster Offenheit mit mir.

Die Konsequenz aus alldem: Ich bemerke an mir ein wachsendes Interesse an der Neuropathologie. Der Umgang mit Zellen ist leichter als der mit Menschen. Ich denke, ich werde wohl Neuropathologe werden oder mich zumindest einer zweijährigen Ausbildung in dem Bereich unterziehen. Gute Neuropathologen sind außerordentlich selten und bekommen überall gute Posten und Gehälter. Man kann zur Neuropathologie aus den verschiedensten Disziplinen kommen – aus der allgemeinen Pathologie, der Neurologie und sogar der Psychiatrie. [...] Andererseits wäre es äußerst töricht von mir, meine neurologische Ausbildung nicht zu beenden, da ich dort nur noch mein letztes Jahr zu absolvieren habe. Rose hat mir geraten: Bleiben Sie am UCLA und nutzen Sie die Zeit zu Ihrem eigenen Vorteil. Sie werden Facharzt für Neurologie und schließen in dieser Eigenschaft Ihre formale Ausbildung ab, aber Sie können dieses Jahr auch mit Ihrer geliebten Neuropathologie verbringen. Sie sind gut darin, und Unordentlichkeit, Unpünktlichkeit etc. etc. spielen dort wirklich keine große Rolle. [...]

Außerdem ist vorgesehen, dass ich pro Woche ein paar

40 O. S. besuchte die Jahrestagung der American Academy of Neurology in Denver, um mit seinen Koautoren eine Arbeit über den hereditären Myoklonus zu präsentieren.

neurologische Sprechstunden abhalte (so bleibe ich mit den klinischen Aspekten vertraut, bin aber von der Behandlung der Patienten auf den Stationen befreit) und eine Anzahl vollständiger Obduktionen durchführe, sodass ich mir zumindest ein bescheidenes Grundwissen in der allgemeinen Pathologie aneigne. [...]

Ihr fragt, ob ich in Amerika bleiben will. Eine schwierige Frage. Ich kann nicht verhehlen, dass es hier eine enorme Zahl von Aspekten gibt, die ich verabscheue. Und doch sind die Möglichkeiten außerordentlich zahlreich, nicht nur für den Beruf, sondern auch für ein erfülltes und faszinierendes Leben in vielerlei Hinsicht. Es wäre kaum gerecht, würde ich meine Umwelt nach meinen Erfahrungen *als Assistenzarzt* beurteilen, d. h. als jemand mit einem kläglichen Gehalt, kaum Freizeit, einer Vielzahl akuter und chronischer Ängste und dem allgegenwärtigen Gefühl von Unerfülltheit. Doch all das wird sich, wie ich hoffe, mit einer verantwortungsvolleren Stellung, größerer finanzieller Anerkennung und noch größerer Anerkennung für kreative wissenschaftliche Arbeit in nicht allzu ferner Zukunft einstellen; und dann werde ich das Leben hier vielleicht sehr angenehm finden. Ich muss allerdings gestehen, dass ich nicht ohne Nostalgie an London denke. Es ist eine grandiose Stadt, egal, was die Leute sagen. Die einzige vergleichbare Stadt ist New York, deshalb könnte ich mir vorstellen, mich dort einmal niederzulassen.

England habe ich unter besonderen Umständen verlassen, überstürzt, verstohlen, verlogen etc. Ein London, das einem reizbaren, überalterten Studenten Mitte zwanzig nicht mehr zusagte, könnte ein idealer Ort für den Verlorenen Sohn werden, wenn er als Professor zurückkehrt. Ich phantasiere! Ernsthaft, ich habe an eine Rückkehr gedacht. Sie wäre jedoch nicht vernünftig, wenn mich nicht etwas Lohnendes erwartete: eine Position als Berater oder Professor, die mir aufgrund meines in den Staaten erworbenen Rufs angeboten würde. Ginge ich jetzt zurück, befände ich mich mitten in dem endlosen Rattenrennen der Assistenzärzte: wahrscheinlich hinter all meinen Altersgenossen zurück, weil ich außer Landes war und weil man Zweifel an dem Wert der amerikanischen Facharztausbildung hätte. […]

Ich freue mich auf Euren nächsten Brief und werde mich bemühen, Euch ein besserer Briefpartner zu werden. Ganz liebe Grüße an Auntie Len – *sie* ist jetzt dran zu schreiben!

An Augusta Bonnard

Psychoanalytikerin[41]

31. Mai 1964
UCLA Medical Center, Los Angeles

Liebe Frau Dr. Bonnard,

vielen Dank für Ihren freundlichen Brief. Auch ich habe mich in Ihrer Gesellschaft außerordentlich wohl gefühlt; ich kam, um einer Pflicht zu genügen, und fand eine Freundin. Das habe ich schon lange nicht mehr erlebt! […]

Ich denke, Sie haben einen wichtigen und verborgenen Beweggrund für meinen Fortgang aus London gefunden, nämlich: das tiefe Unbehagen, mit einem psychotischen Bruder in einem Haus zu leben. Allgemeiner, ich hatte mich auf eine Position zurückgezogen, die ihn aus der Realität ausblendete, und mich in einen Zustand hineingesteigert, der ständig von Angst und Konflikt bestimmt war. Das daraus resultierende Dilemma (es klingt abscheulich, wenn ich meinen guten Eltern die «Schuld» daran gebe) ergibt sich weitgehend aus den rigiden jüdischen Vorstellungen, die sie über das «Schickliche» hatten. So erschien es ihnen außer-

41 Bonnard, seit langem mit O. S.s und Jonathan Millers Eltern befreundet, war für einen einjährigen Studienaufenthalt nach Los Angeles gekommen.

ordentlich schicklich, dass ich Arzt werden sollte: Ich selbst wäre lieber Mathematiker, anorganischer Chemiker, Zoologe, Neurologe geworden – alles außer Arzt. Ich hatte nie den Mut oder die Überzeugung, ihnen zu widersprechen. Erst heute, mit dreißig Jahren, nach einem Jahrzehnt idiotischer Unentschlossenheit, wende ich mich vom klinischen Leben ab und einer Tätigkeit zu, die mir mehr entspricht. Ich fürchte mich wirklich sehr vor der klinischen Verantwortung. Meine Eltern erwarten (welche Juden tun das nicht?), dass ich ein «nettes jüdisches Mädchen» heirate, einen Teil der netten jüdischen Praxis meines Vaters übernehme und mich auf ewig und immer in Brondesbury niederlasse, in einer Art heimeliger inzestuöser Verquickung mit meinen Onkeln und Tanten und Cousins und Kindern und Enkeln. Ein unerträglicher Gedanke, die Negation des Ich. Doch wäre ich geblieben, wäre es vielleicht genau so gekommen, hätte es doch den Weg des geringsten Widerstands bedeutet. Obwohl ich dazu neige, Amerikas großartige Vorzüge beredt zu preisen – seine landschaftliche Pracht, seine Energie, seine Möglichkeiten, seine erregende Unverbrauchtheit –, ist das alles eigentlich nur vorgeschoben. Von mir aus könnte Amerika sonst wo liegen, solange es außer Reichweite Englands bliebe. Viele dieser Vorzüge verkommen zu wertlosem Schrott: Seine geographische Schönheit schwindet mit jedem Tag, der vergeht (und wird außerhalb der Nationalparks bald nicht mehr vorkommen); seine Energie ist nur noch mechanische Geschäftigkeit; die lockere Organisation der Gesellschaft fördert die Vereinzelung und den Solipsismus der Menschen; und die Unverbrauchtheit erstarrt zur schalen Pose. Bleiben nur die beruflichen Möglichkeiten: Vielleicht sollte ich mittlerweile erkannt haben, dass sich einem tüchtigen Menschen überall Möglichkeiten bieten. Allerdings weiß ich nicht, ob ich ein tüchtiger Mensch bin.

An Elsie und Samuel Sacks

1. Juli 1964
UCLA Medical Center, Los Angeles

Liebe Ma, lieber Pa:

es tut mir unendlich leid, dass ich in den letzten Monaten nur so sporadisch geschrieben habe. Das liegt zweifellos daran, dass es Monate beträchtlicher Zukunftsangst und hektischer Geschäftigkeit waren. Heute ist der 1. Juli, der erste Tag des neuen akademischen Jahrs, der erste Tag des letzten Jahrs meiner Facharztausbildung und der erste Tag einer, wie ich hoffe, ruhigen und produktiven Laufbahn in der Neuropathologie. Meine klinischen Pflichten werden sich auf ein Minimum beschränken (ein Nachmittag pro Woche in der neurologischen Sprechstunde, um nicht aus der Übung zu kommen und die Bedingungen der Prüfungsordnung zu erfüllen); die zurückliegenden Jahre klinischer Arbeit bedaure ich nicht – ich bin sicher, dass sie mir gut zustattenkommen werden. Ich bin kein schlechter Diagnostiker und habe bei meinen Patienten viel positive Resonanz erfahren. In gewisser Hinsicht aber fühlte ich mich ihnen gegenüber immer ängstlich und unsicher. Mein Können kann ich nur auf einem Feld wie der Neuropathologie abrufen, wo ich mein eigener Herr bin, auf meine Art und in meinem Tempo arbeiten darf und keine anderen Instrumente bedienen muss als ein Mikroskop und eine Schreibmaschine. So empfinde ich das zumindest im Augenblick. Wenn ich mich irre, ist nichts verloren; denn auf jeden Fall werde ich in zwölf Monaten irgendwo als Facharzt für Neurologie arbeiten können. Gegenwärtig habe ich eine doppelte Anstellung als Assistenzarzt, denn ich werde außerdem Autopsien am Brentwood Hospital durchführen, einer großen staatlichen Psychiatrie, die der UCLA angegliedert ist: Das wird mir als Allgemeine Pathologie angerechnet, sodass ich am Ende meiner Ausbildung ein ausgewiesener Neurologe und Neuropathologe sein werde. Mit dieser Qualifikation eröffnen sich für mich ausgezeichnete berufliche Möglichkeiten. [...]

Ich habe Augusta Bonnard häufig gesehen, und ich bewundere sie mehr und mehr. Wir haben viel miteinander gesprochen. Über alles Mögliche, besonders über das Leben in England im Vergleich zu dem in den Staaten. Sie selbst findet das Berufsleben hier unerträglich und will, wie Ihr wisst, im September nach England zurückkehren. Was sie an Zweifeln und Kritik gegen das Leben hier vorbringt, teile ich in vielen Punkten und verspüre ebenfalls den lebhaften Wunsch, in mein Land zurückzukehren. Auf der anderen Seite ist es vollkommen sinnlos, mit einer halb abgeschlossenen Ausbildung nach England zurückzugehen. [...]

Ansonsten bin ich viel unterwegs. Morgen Abend habe ich Augusta Bonnard zu einem kleinen Abendessen in Topanga eingeladen. Alle paar Wochen fahre ich nach San Francisco, wo ich jedes Mal die Bonins besuche, dieses liebenswerte Ehepaar, das ich so gerne mag. Sie werden in Kürze ein Jahr nach Europa gehen, und ich hoffe, Ihr seht sie, wenn sie in London sind. Nächste Woche nehme ich ein paar Tage frei und fahre zum Schnorcheltauchen im klaren Wasser Mexikos (dem Cortez-Meer). [...]

Lasst es Euch gut gehen und schreibt bald.
Ganz liebe Grüße
Oliver

Im September 1964 begann O. S. den Psychiater Seymour Bird aufzusuchen – vermutlich auf Drängen Augusta Bonnards (wenn die Psychoanalyse damals auch sehr angesagt war und O. S. sicherlich viele Analytiker und Analysanden kannte). Schon seit langem litt er unter Stimmungsschwankungen und insbesondere unter der Furcht, er könne wie sein Bruder Michael schizophren oder vielleicht auch manisch-depressiv sein. (Zu dieser Zeit bezeichnete er sich und andere häufig als «psychotisch», verwendete diesen Begriff aber unschärfer, als wir es heute tun würden.) Im Dezember 1964, als er den folgenden Brief an seinen Bruder Marcus schrieb, stand er auch vor der Entscheidung, ob er im Sommer 1965, wenn seine Facharztausbildung beendet war, nach England zurückkehren solle oder nicht.

An Marcus Sacks

22. Dezember [1964]
1840 Iowa Trail, Topanga, CA

Lieber Marcus:

[...] Du und Gay, Ihr scheint sehr glücklich miteinander zu sein, zumindest sagt mir das meine Intuition. Und Gott weiß, dass ein solches Glück für Dich längst überfällig war. Obwohl niemand und nichts unmittelbar dafür «haftbar» gemacht werden kann, denke ich, dass wir alle – aber besonders Du und ich – viel zu lange infantile jüdische Steppkes geblieben sind. David geriet schon früh in den Bannkreis einer starken Frau; Du spät, nach Jahren, in denen Du mit Haushälterinnen und oberflächlichen Tröstungen zurechtkommen musstest; ich noch in der Schwebe, wie man sagen könnte; und der arme Mike wandert irgendwo in den psychotischen Tiefen des Alls umher. Zweitens: Wenn ich mich nicht irre, scheinst Du Australien ebenso sattzuhaben wie ich die Staaten, und beide sind wir sehr – wenn auch widerwillig – bestrebt «zurückzukehren». Allerdings machen wir uns zur Hälfte die konventionelle Auffassung zu eigen, dass Heimkehr eine Art Scheitern ist. Man stellt sich eine Rückkehr in Glanz und Gloria vor wie in der Geschichte vom Verlorenen Sohn, fürchtet aber, dass man eher wie ein geprügelter Hund zurückkommt, mit eingezogenem Schwanz. Ich denke, das Problem ist psychologischer Art. Keiner von uns ist in heroischer Stimmung emigriert; wir sind nicht aufgebrochen, um unser Glück in der Fremde zu machen, um etwas von der Welt zu sehen oder dergleichen. Das haben wir uns vielleicht eingebildet. Außerdem ließ sich unser Fortgang natürlich mit der extremen beruflichen Konkurrenzsituation, die in England herrscht, vor uns und anderen wunderbar rationalisieren. Aber mir drängt sich ein anderer und ziemlich schrecklicher Gedanke auf: dass nämlich wir (oder ganz gewiss ich und – ich nehme an – auch Du) weggingen, weil wir einen negativen Grund hatten, weggingen, weil wir die Situation zu Hause nicht mehr aushielten, kurzum, weggingen, weil es irgendwie unerträglich und destruktiv ist, mit einem Psychotiker im selben Haus zu leben. Und obwohl man zögert, das Wort «Tragödie» für die eigene Familie zu verwenden (es klingt so theatralisch), denke ich, dass sich im Leben unserer Eltern eine echte Tragödie entwickelte, nachdem sie sich entschlossen hatten, Michael zu Hause zu lassen. Natürlich, man kann sich zerstreuen, wenn auch ziemlich eingeschränkt; man kann gelegentlich ausgehen; man kann kurzzeitig und etwas ängstlich in den Urlaub fahren – aber ich glaube, Ma und Pa waren gezwungen, ein entsetzlich eingeengtes Leben zu führen, *weil* sie Michael zu Hause behalten haben; sie befanden sich in einem Zustand chronischer, hilfloser Verlegenheit; und nicht selten in tatsächlicher, körperlicher Furcht vor ihm. Ich war elf, als Mike seinen ersten psychotischen Ausbruch hatte, und ich weiß noch, wie entsetzt ich war, körperlich und seelisch. Körperlich, weil er größer, älter und *irrational* war und daher – davon musste ich ausgehen – potenziell gewalttätig; seelisch, weil ich mich furchtbar allein und leer fühlte und weil ich durch Analogieschluss oder Identifikation um meinen eigenen Verstand fürchtete. Vielleicht ist das auch nur oberflächliches

Gerede. Man bewegt sich hier auf dünnem Eis, und ich weiß nicht, wie man die Wahrheit erkennt, auch wenn sie einfach eine Sache des *Gefühls* ist, aber ich bin davon überzeugt, dass dies einer der Gründe für unseren Fortgang war und infolgedessen auch einer der Gründe ist, warum wir zögern zurückzukehren.

Ich hatte nicht die Absicht, diese gewaltige Tirade vom Stapel zu lassen. Sie klingt erschreckend hartherzig. Was fühlst *Du* dabei?

Was mich angeht, so verbringe ich ein äußerlich ziemlich ruhiges, innerlich eher heftiges Jahr, das letzte der neurologischen Ausbildung. Es findet in der Neuropathologie statt mit kleinen Ausflügen in die klinische Arbeit. Ich habe von der klinischen Arbeit Abstand genommen, weil mich Angst und Verantwortung bei der Behandlung von Patienten verrückt gemacht haben. Doch jetzt stelle ich fest, dass ich, obwohl ich die Neuropathologie mag, die Patienten ziemlich vermisse und mich in einem gewissen Dilemma befinde: Wobei soll ich bleiben?

Teilweise liegt das Problem darin, dass ich schon viel zu lange Assistenzarzt war und mir daher echte Verantwortung vorenthalten wurde, sodass sie mich jetzt fast in Schrecken versetzt. [...]

An Elsie und Samuel Sacks

26. Mai 1965
[Los Angeles]

Liebe Ma, lieber Pa,

ich bin so voller guter Vorsätze, was das Schreiben angeht, und so unfähig, sie in die Tat umzusetzen. Aber hier bin ich, und der Anfang ist tatsächlich gemacht: Also, auf geht's!

Erstens, JOB: Briefe wurden abgeschickt, Empfehlungsbriefe erbeten, auf den Weg gebracht («er ist unpünktlich, fährt Motorrad, zieht sich wie ein Penner an, hat Verstand, aber versteckt ihn gut, vielleicht habt Ihr mehr Glück mit ihm als wir. Ich mag ihn, aber ich verdanke ihm so manches graue Haar»), und alles besiegelt. Ich bekomme am Einstein ein Stipendium in der Neuropathologie, das am 1. September beginnt.[42] Oder – wenn ich ein bisschen zusätzliche Zeit für eine Wiener Konferenz in der ersten Septemberwoche bekomme – ein wenig später. Mein erstes Jahr dort wird geteilt sein, halb klassische Neuropathologie, halb Neurochemie. Mein Stipendium beträgt anfangs 7000 Dollar, die sich um ein- oder zweitausend erhöhen können, wenn ich ein oder zwei neurologische Sprechstunden pro Woche übernehme. Nicht fürstlich, aber keineswegs knickrig. Zweifellos könnte ich doppelt so viel verdienen, wenn ich als Facharzt in der Neurologie begänne, oder dreimal so viel, wenn ich privat praktizierte, aber soweit es mich betrifft, werde ich das tun, was ich am Einstein von Anfang an vorhatte, das heißt, in dem besten und kreativsten neuropathologischen Team des Landes arbeiten. Und wenn und wenn und wenn (und wie sehr versetzt mich das Gegenteil all dessen in Angst und Schrecken!), wenn sich die Dinge entwickeln wie erhofft, müsste mich die Arbeit in einem Maße fesseln und befriedigen, wie ich es seit vielen Jahren nicht mehr erlebt habe. Terry, mein Professor, ist ein vergleichsweise junger Mann, hitzig, überschwänglich, mokant, jüdisch, sprunghaft, kreativ, neurotisch und wahrscheinlich der beste Elektronenmikroskopierer der Welt.[43]

---

42 Das Albert Einstein College of Medicine in der Bronx wurde erst zehn Jahre zuvor als Ableger der Yeshiva University gegründet und lockte viele jüdisch-amerikanische Ärzte und europäische Flüchtlinge an. In seiner Anfangszeit unterschied es sich von etablierteren Einrichtungen durch seinen interdisziplinären Ansatz und Korpsgeist.

43 Der charismatische Robert Terry hat als einer der ersten Forscher die Elektronenmikroskopie zur Untersuchung der Alzheimer-Krankheit eingesetzt, die man damals für eine

Leider wird er 1964/65 ein Sabbatjahr in Paris verbringen, was einer der Gründe ist, warum ich mich entschieden habe, mich in diesem Jahr [...] der Neurochemie zu widmen.

Außerdem haben mir auch Abner Wolf und David Cowen von der Columbia eine Stelle angeboten. Abner Wolf ist der eigentliche Gründer der Neuropathologie in diesem Land und der Ex-Präsident der Neuropathological Association, während David Cowen das *Journal of Neuropath[ology]* herausgibt. Ich denke, ich brauche Euch nicht zu sagen, wie stolz und aufgeregt ich war, als ich ihr Angebot erhielt (es kam einen Tag nach Terrys). Nachdem ich ein Jahr lang eine fünftklassige, deprimierende, unterirdische, kaum erträgliche Existenz an der UCLA geführt hatte, befand ich mich wenig später in einem impulsiv bestiegenen Flugzeug nach New York, wo man mir die beiden begehrtesten neuropathologischen Forschungsstipendien des Landes anbot. [...] Trotz des überragenden Rufs, den Wolf und Cowen genießen, der klassischen Tradition, für die sie stehen, und des Ansehens, das ich mir von der Zusammenarbeit mit ihnen erhoffen konnte, gelangte ich schließlich zu dem Schluss, dass die Atmosphäre am Einstein, die Begeisterung und Kreativität und Lockerheit des Lehrbetriebs und vor allem Terrys Persönlichkeit, die es mir sofort angetan hatte, nicht nur für ein Höchstmaß an Erregung und Anregung bei der Arbeit sorgen würden, sondern auch (angesichts meiner mich chronisch heimsuchenden Unzuverlässigkeiten und Depressionen und Höhen und Tiefen etc.) die beste Überlebenschance bieten könnten. Das Einstein hatte schon größere Sonderlinge als mich verkraftet und es irgendwie geschafft, trotz der Schwierigkeiten, die sie machten, ihr Potenzial zu entfalten:

außerordentlich seltene Frühform der Demenz hielt. Terry und sein Kollege Robert Katzman erkannten, dass die häufigere Erscheinungsform, die man bis dahin für eine «altersbedingte» oder «senile» Demenz gehalten hatte, keine Gefäßerkrankung war, wie man angenommen hatte, sondern eine Form von Alzheimer.

und ich befürchtete, dass die kühle, klösterliche, kristalline Atmosphäre der Columbia für mich unerträglich und mir gegenüber unnachsichtig sein würde. Bird[44] hat mir immens geholfen, meine Probleme in den Griff zu bekommen, aber ich bin mir sehr wohl bewusst, dass ich meine Existenz durch Impulsivität und Hitzköpfigkeit und noch manches andere ständig gefährde und dass ich diesen Faktor bei der Wahl meines Arbeitsplatzes besser berücksichtigen sollte. Das Einstein bietet mir dazu eine wunderbare Möglichkeit, und ich bete zu Gott, dass ich sie gründlich nutze. Meine neuroanatomische Ahnungslosigkeit ist noch immer unvorstellbar, und ich werde sicherlich nie ein guter anatomischer Pathologe. Das ist natürlich einer der Gründe, warum ich mich in das sehr neue Gebiet der Neurochemie wage.

[... Angesichts der Tatsache,] dass ich Bird seit September seine 300+ Dollar monatlich zahle und rund 700 Dollar in umfangreiche Reparaturen am Motorrad stecken muss (ich hätte es natürlich verkaufen sollen, als es 80 000 runterhatte und sich noch keine Macken zeigten: Doch bei der chronischen Ebbe in meiner Kasse war ich gezwungen auszubessern und zu reparieren, was sich nie rechnet), sowie meiner allgemeinen Schlampigkeit und Unordentlichkeit, befinde ich mich jetzt in einer prekären finanziellen Situation. Hätte Augusta Bonnard bei ihrer Abreise nicht darauf bestanden, mir etwas Geld dazulassen, hätte ich beispielsweise die Analyse nicht fortsetzen können. Ich habe mir jetzt 800 Dollar von ihrem Notgroschen genommen und hoffe, dass ich ihn nicht weiter abtragen muss. Ich denke daran, das Klavier und die Reste des Motorrads zu verkaufen, dafür sollte ich gerade genug bekommen, um das Ticket nach England zu bezahlen, aber es bleibt nichts übrig. Ich will mir eine neue BMW anschaffen (die schwächer motorisierte, langsamere

44 Seymour Bird, der Psychiater, bei dem O. S. in Los Angeles eine Therapie begonnen hatte.

Version anstelle der R69S, des schnelleren und letztlich kostspieligeren Modells, das ich 1962 gekauft habe). [...] Es wird weder die Wetterverhältnisse noch die Notwendigkeit für eine tägliche Nutzung in New York geben, wo die U-Bahn die bei weitem bequemste Art ist, um von A nach B zu kommen. Deshalb werde ich mir die Maschine für gelegentliche Anlässe und Wochenenden aufheben, was weit bequemer sein wird. Ich gestehe, dass ich nach acht Jahren Motorradfahren wenig Lust habe, auf andere Fortbewegungsmittel umzusteigen: Ich habe 400 000 Kilometer unfallfrei überstanden und denke, dass ich auf einem Motorrad so sicher bin wie jeder andere oder so sicher, wie man auf einem Motorrad sein kann. [...]

Das Einstein ist in der Bronx, die wahrlich kein Ort zum Leben ist, sondern eher den tristen Gegenden in Südlondon ähnelt. Ich werde mir wahrscheinlich eine Wohnung auf der West Side (unweit des Central Parks) oder im Village nehmen: Beide sind 30 Minuten mit der U-Bahn vom Einstein entfernt. Wohnungen sind in Manhattan relativ kostspielig, vermutlich 50 Prozent teurer als in Los Angeles. Vermutlich werde ich mich mit etwas weit weniger Geräumigem als meinem Haus in Topanga zufriedengeben müssen. Ich denke, ich habe lange genug das Dasein eines Einsiedlers geführt, und werde mich wieder für das Stadtleben in jeder Bedeutung des Wortes öffnen. [...]

Mit einer gewissen Befriedigung kann ich feststellen, dass die Postersession[45] offenbar ein großer Erfolg war, nicht wenig wohlwollende Aufmerksamkeit auf sich zog und wohl auch indirekt für die Stellenangebote von Columbia und Einstein verantwortlich war. Wir präsentieren sie jetzt noch einmal an der UCLA, wo sie mein Schwanengesang

---

45 O. S. präsentierte 1965 ein Poster über Morbus Canavan, eine degenerative Erkrankung des Gehirns, auf der Tagung der American Academy of Neurology in Cleveland.

und Abschied von der Universität sein wird. [...] Vermutlich verfüge ich nicht über die Fähigkeiten und ganz sicher nicht über das Temperament, ein erstklassiger Forscher zu werden, aber auf dem Gebiet von Sprechen und Schreiben, von Vorträgen und Ausstellungen und eines Tages, wie ich hoffe, auch von Büchern und Monographien scheinen meine Stärken zu liegen. Ich sehe mich als eine Art von Vermittler, mit wenigen eigenen Ideen, aber der Fähigkeit, die Ideen anderer besser auszudrücken, als sie selbst es können. In der Regel drücken sich Wissenschaftler ein bisschen kompliziert und schwer verständlich aus, und da hoffe ich irgendwie, als Lehrer mein Auskommen finden zu können, als eine Art neuropathologischer Talmudist, ungeachtet meiner bescheidenen praktischen Fähigkeiten. Das ist zumindest meine augenblickliche Vorstellung. Ich werde unter Millionen Menschen leben, das wird eine ziemliche Veränderung sein, und eine sehr angenehme, wie ich denke, nach meiner zweijährigen Lebensgemeinschaft mit den Kaninchen und Klapperschlangen von Topanga.

In Liebe
OLIVER

3

Jenö

1965

Im August 1965 reiste O. S. wie gewöhnlich für einige Wochen nach London. Seine neue Stellung am Albert Einstein College of Medicine (AECOM) sollte er im September antreten, teilte dem College aber mit, dass er einige Wochen später kommen werde, da er beabsichtige, eine Neurologentagung in Wien zu besuchen. In der Zwischenzeit lernte er Jenö Vincze[1] kennen, einen charismatischen ungarischen Theaterregisseur, der in Berlin lebte und mit dem er einige wenige, aber leidenschaftliche und Amphetamin-beflügelte Tage in Paris und Amsterdam verbrachte (wodurch er die Wiener Tagung völlig versäumte). Ende September kehrte er nach New York City zurück und wohnte vorübergehend in einem Hotel in Greenwich Village.[2] Im Laufe der folgenden Monate tauschten O. S. und Vincze zahlreiche Briefe aus. Anfangs waren sie überschwänglich und beseligt – sie waren heftig verliebt und planten ein gemeinsames Leben.

1 In *On the Move* verwendet O. S. für Jenö das Pseudonym «Karl».

2 Das Hotel Earle am Waverly Place – heute das Washington Square Hotel – war damals ein ziemlich heruntergekommenes Apartmenthotel im Herzen von Greenwich Village, das vor allem von Musikern und Schriftstellern frequentiert wurde. Unter anderem wurde es Mitte der 1960er Jahre regelmäßig von Bob Dylan, Joan Baez und Bo Diddley aufgesucht.

An Jenö Vincze

4. Oktober 1965
[Albert Einstein College of Medicine, Bronx, n.y.]

Mein liebster Jenö:

ich habe Deinen Brief den ganzen Tag lang in meiner Tasche mit mir herumgetragen, und jetzt habe ich Zeit, Dir zu schreiben. Es ist sieben Uhr, das Ende eines vollkommenen Tages. Die Sonne liegt blasslila und blutrot auf der New Yorker Skyline. Gespiegelt in den Würfeln und Prismen einer Aztekenstadt. Schwarze Wolken hetzen wie Wölfe über den Himmel. Ein Jet hinterlässt einen langen weißen Schwanz. Heulender Wind. Ich liebe sein Heulen, möchte selber vor Freude heulen. Die Bäume peitschen hin und her. Ein alter Mann läuft hinter seinem Hut her. Dunkler jetzt. Die Sonne ist untergegangen, City. Ein schwarzes Diagramm auf der düsteren Skyline. Und bald gehen eine Milliarde Lichter an.

Wir sind allein im Labor, nur zu zweit. Der Kaffee kocht auf einem Bunsenbrenner: grausiger Kaffee, aber so macht man ihn sich, wenn man hier nachts allein ist. Freundlich blubbert der Kryostat. Es riecht nach heißem Wachs und Formalin und den tausend Mixturen, die wir fürs Färben brauchen. Schöner Geruch, voller Erinnerungen: bis zurück zu meinem ersten Dornhai, vor langer Zeit. Und überall Objektträger: das Puzzle eines menschlichen Gehirns.

Du hast vollkommen recht, Jenö: Auch ich spüre nicht die Entfernung, nur die Nähe. Wir sind fortwährend zusammen. Ich fühle Deinen Atem seitlich an meinem Hals. Deine Haare kitzeln in meinen Nasenlöchern. Und ich habe dieses Kribbeln in meinem Penis.

Dein Brief! Was machst Du mit mir? Ich riss ihn auf und schwenkte ihn zwischen Tränen und Lachen hin und her. Ich tat so, als hätte ich etwas im Auge, und lief aus dem

3 Jenö

Raum.[3] Du hast gesagt, was ich sagen wollte. In mein Tagebuch (mein «Tagebuch» ist in Wahrheit ein endloser Brief an Dich, ein Gespräch) schrieb ich, nachdem wir telefoniert hatten: Ich laufe die Straße viel zu rasch entlang, getrieben von der Flut meiner Gedanken. Mein Blut ist Champagner. Ich sprudle vor Glück. Wie ein Leuchtturm strahle ich in alle Richtungen. Jeder fängt mein Lächeln auf und wirft es zurück. Sie nicken, schmunzeln und rufen: «Schöner Tag heute.»

Die Berge hüpften wie Widder, die Hügel wie junge Lämmer.[4]

Ich lese die Psalmen mit profanen Augen – weil sie Freude vermitteln, weil sie voll Vertrauen und Liebe sind, weil mich ihre morgenfrische Sprache berührt.

Und plötzlich wieder Chaucer. Ob Chaucer wusste, dass er der Erste war? Habe mir Aquin und den ehrwürdigen Bede geholt: Staub, Theorien und tote Geschichte. Beowulf. Helden. Es gibt keine Helden. Der große Chaucer, der schaute und fühlte und kackte und fickte, der Beginn der wahren Literatur. Ich fühle Anfänge in meinem Blut, ein riesiges Feld öffnet sich unter meinen Füßen. Die Luft, wirkliche Luft. Stimmen. Körper. Ungeheuer wirklich. Und Du der Wirklichste des Wirklichen.

Mein Brief, mein Tagebuch ist eine Art von Irrsinn. Ich schreibe so viel. Einfach alles möchte ich festhalten und mit Dir teilen. Du wirst auf alles verzichten müssen, Dein Sozialleben, Deinen Schlaf, Dein Essen, dazu verurteilt, endlose Briefe zu lesen. Armer Jenö, an einen Liebhaber gebunden, der nie den Mund hält, der den ganzen Tag lang redet, der die Nacht hindurch redet, der in Gesellschaft redet und mit sich selber redet. Wörter sind das Medium, in das ich

---

3 O. S. bekam seine Post im College.

4 Vgl. Psalm 114.

die Wirklichkeit übersetzen muss. Ich lebe in Wörtern, in Bildern, Metaphern, Silben, Reimen. Ich kann nicht anders. Gelegentlich, sehr selten, vermag ich, einen Augenblick, ein Gefühl mit der Kamera einzufangen und die enorme Flut von Wörtern kurzzuschließen.

Anbei findest Du ein solches Foto. Junge, kurz vor dem Kopfsprung. Ein Augenblick unglaublicher Anmut. Andeutung, Epiphanie. Ich will keine Filmsequenz des Sprungs. Scheiß auf die Bewegung. Ich will den Augenblick, der der Bewegung vorausgeht, aber sie schon enthält. Im Begriff ist, sie zu werden. [...]

Freunde. Jonathan ist der Einzige, der zählt. Nein, zwei fabelhafte Männer in Los Angeles. Einer von ihnen, Tom[5], schrieb mir heute von der Küste, er wünsche, ich wäre da: «Gezeitentümpel sind mein Labor und die beste Therapie für die eingezwängte Seele.» Er hat recht. Ich habe Sehnsucht nach den Gezeitentümpeln und diesen langen, langen Tagen. Zwar wird da immer ein Gefühl des Bedauerns bleiben, irgendwie besänftigt zu einem Film vom Glück. Wir werden zusammen zu den Gezeitentümpeln gehen, Jenö. Tom war ein guter Freund und verheirateter Mann und anständig, aber in Ordnung. Doch Du bist alles. Ich möchte meine Freuden mit Dir teilen. Die grünen Krebse sehen, die krabbelnd in den Schatten streben, durchscheinende Eikapseln, die vom Seegras herabhängen. Ein kleiner, gerade geschlüpfter Tintenfisch, der vor lauter Übermut ins Salzwasser spritzt. Seeanemonen. Der weiche, süße Druck, wenn man ihre Mitte berührt. Die Kalkfüße der Seepocken. Und Vielborster in ihren prächtigen Livreen (sie erinnern mich an Versailles), die sich mit mechanischer Eleganz bewegen. Und dann tauch mit mir in den Ozean hinab, Jenö. Zwischen

5 Tom Dahl, den Oliver an der UCLA kennengelernt hatte, interessierte sich für Fotografie und Meeresbiologie, zwei Gebiete, für die O. S. seit jeher eine Leidenschaft hatte.

Fischen, die wie Vögel sind und Deine Anwesenheit dulden. Und scharlachrote Schwämme in einer verborgenen Höhle. Und die Freiheit, die vollständige und äußerste Bewegungsfreiheit, übertroffen nur von der im All selbst.

Ich bin verloren; ich träume unablässig. Freunde, habe ich gesagt. Ich habe keine in New York. Sie scheinen dünn wie Oblaten zu sein. Ihre reale Existenz ist geringer als Deine vorgestellte. [...]

Nein, ich habe noch keine Wohnung. Ein wenig habe ich gesucht, aber eher träge. Es macht mir nichts aus, in einem billigen Hotel zu wohnen. Ich habe die Freiheit der Straßen und Cafés und die Freiheit in meinem Schädel. Das Village ist lustig. Künstlich, kommerzialisiert, nicht mehr das, was es mal war: So kann man es zumindest ständig hören. Tatsächlich aber ist es ungeheuer lebendig. Lichter, Cafés, Buchhandlungen, Menschen; Liebende, Kinder, Penner und Schwule. Ein billiger Abklatsch von St. Germain des Prés. Das Wetter ist von überirdischer Schönheit. Die Tage tauchen alles in flüssiges Gold. Gestern Abend habe ich eine Van-Gogh-Reproduktion gesehen. Ich weiß nicht, wie sie heißt. Ein Straßencafé am Abend, mit einem wundervollen bernsteinfarbenen Licht, das durch Türen und Fenster flutete: mit riesigen, irren Sternen an einem indigoblauen Himmel. Dafür muss man großartig, verrückt oder irrsinnig verliebt sein. Ich fühle mich nicht verrückt; ich habe diese ekelhaften Drogen weggeworfen; ich fühle mich großartig; und ich bin hin und weg von Dir.

Ich habe nie dieses goldene Licht geschaut, bevor wir uns in Paris trafen.

Wirbel und Diademe aus Licht, das Trugbild von New York, die Stille in der leeren Synagoge, Unwirklichkeit. Die einzige Wirklichkeit ist das Klappern der Schreibmaschine, mein bemühter Versuch, zu Dir zu sprechen.

Du hast mir Fragen gestellt [über meinen Job], und ich

habe Dich mit Phantasien abgespeist. [...] Die Wärme und Menschlichkeit dieser Stadt sind unglaublich.[6]

So verschieden von der Distanz, der Gemeinheit, der Idiotie von Los Angeles. Norton[7], mein anderer Chef, spricht – wenn notwendig – so rücksichtslos mit mir, wie Du es an der Seine tatst, und genauso behutsam. In dieser Stadt herrscht eine unglaubliche kreative Unrast. Nicht der hässliche Konkurrenzdruck von Los Angeles. Sondern der ungeduldige Drang, die Wahrheit herauszufinden.

Terrys Assistent ist, ein weiterer Zufall (wie so viele andere!), ein Ungar. Ich mochte ihn sofort. Ich würde gerne bei ihm Ungarisch lernen und jeden Morgen im Zug Deutsch, damit ich mich in Deinen Muttersprachen mit Dir unterhalten kann. [...]

Ob sie mich gut behandeln? Was soll ich sagen. Sie behandeln mich als Erwachsenen. Sie reden ohne Umschweife. Sie machen mir nichts vor. Sie wollen mich nicht beeindrucken. Und es kommt nicht zu einer dieser fürchterlich kindischen Sequenzen (Schuld: Bestrafung; Befehl: Ungehorsam; Schuld: Bestrafung). In diesem Kreislauf schien mein Leben in Los Angeles gefangen, wo ich wie ein Kind behandelt wurde und wie ein Kind reagierte. Es wird mir hier gefallen, denke ich. Hier könnte ich mich entwickeln. Ich sehe, wie sich eine Zukunft über dem Horizont des Möglichen abzeichnet. [...]

Geh aus und trink einen Kaffee, Jenö. Du bist bereits ganz kribbelig, Dein Mund ist trocken, Du liest diesen Brief schon viel zu lange. Aber ich möchte Dir alles sagen. Ich will keinen Augenblick missen.

Letzte Woche habe ich nicht allzu viel empfunden. Ich war beschäftigt, ängstlich und verwirrt. Ich hatte nichts von Dir gehört. Und kleine Ungewissheiten – wie soll ich es sagen –

6 Terrys Labor.

7 William Norton, ein Neurochemiker.

schwirrten wie Motten um die Lampe der Ungewissheit. In Deiner Stimme war Kummer und Schönheit und Stärke. Das verstand ich, es verlieh mir Stärke, es tröstete mich in der Unermesslichkeit New Yorks und in der noch unermesslicheren Unermesslichkeit eines neuen Lebens.

Ich habe es Dir nie wirklich eingestanden, obwohl Du es vielleicht geahnt hast. Den ganzen Sommer über stand ich unter Drogen. In einer dichten, engen Zelle von Amphetamin-Wahn. In einer selbstgeschaffenen pharmakologischen Bastille. Und Du hast mich befreit. Doktor Manette: «ins Leben zurückgerufen».[8] Die zwei Seiten jeder Frage. Paris war die bejahende, strahlende Antwort. […] Ich bezweifle, dass ich jemals wieder Drogen nehmen werde. […]

Neun Uhr! Zwei Stunden vorbei? Abendbrot vergessen, Fitnessstudio vergessen und die Anrufe, die ich hätte machen sollen, und … ein andermal. Dies ist Deine Zeit. Am nächsten fühle ich mir Dir, wenn ich Deine Briefe lese und wenn ich Dir schreibe.

Am Samstag nach Deinem Anruf bin ich zum Hafen hinunter, saß am Kai und schaute und schaute. Wie sich die Schiffe durch das Nadelöhr quetschten. Und die Freiheitsstatue (falsches Aas!), die Du so gern sähest. Ich habe einen jungen Mann fotografiert, der auch am Kai saß. Vielleicht hat er ebenfalls von einem fernen Liebhaber geträumt. […]

Spätnachmittags, als ich aufstand. Ein dunkles Guinness in einer Bar. Das Licht funkelt in seinem Schaum. Die langen Schatten des Nachmittags. Der irische Junge hinter dem Tresen, ein kallipygisches[9] Schwein, ein sexy Schurke in schäbiger Schürze. Stumme Trinker: Gesichter in einem blinden Spiegel.

---

8 O. S. bezog sich oft auf Dickens *Eine Geschichte von zwei Städten*, ein Lieblingsbuch seiner Kindheit. Der erste Teil des Buchs, in dem es um Dr. Manettes Freilassung aus der Bastille geht, heißt «Ins Leben zurückgerufen».

9 schöngesäßig.

Eine andere Hafenkneipe, braun und voller Rauch, strahlend in der Abendsonne. Erinnerst Du Dich an die Bar in Villejuif, diese reine, transluzide Quintessenz Frankreichs? (Ich habe ein Foto von ihr. Man sieht es darauf.) Nun, diese Bar hier war Amerika, kraftvoll, teerig. Und ich fummelte wie ein Narr mit meiner Kamera herum. Ein Mann kam heraus, H.C. Earwicker[10]. Finnegan *Hodmaker* in all seiner Pracht, ein großer ungeschlachter Frühmensch mit einem Priem Tabak im Mund – er kam raus und spuckte mich an (den bescheuerten Touristen mit seiner blöden Nikon). Er hatte natürlich recht. Ich muss verborgen bleiben. Joyce wusste es. «The artist must refine himself out of existence (in drama), above, behind, beyond his creation.» Oder so ähnlich, ich weiß es nicht mehr genau. [...][11]

Selbst das Farbband der Schreibmaschine ist grau und müde. Aber ich nicht. Ich bin voller unbezähmbarer, wilder Energie. Der Titel eines vulgären Hits: RAGE FOR LIFE. Das ist es. Schau Dir das Werk Deiner Hände an, Jenö: Dieses Geschöpf, das Du in lebendige Bewegung gesetzt hast. Pygmalion: Findest Du Gefallen an Deiner Galatea? [...]

Ich muss Schluss machen. Ich könnte die ganze Nacht aufbleiben. Ich könnte ein Buch für Dich schreiben. Ich möchte ein Buch für Dich schreiben. Wenn ich jemals ein Buch schreibe, wird es für Dich sein. Es werden zwei Bücher in einem sein, ein Buch für das Publikum und ein Buch für Dich. Ein Buch voller Amphibolen, doppeldeutig und voller privater Anspielungen. [...]

---

10 Der Protagonist in James Joyce' *Finnegans Wake*.

11 Joyce schrieb: «The artist, like the God of the creation, remains within or behind or beyond or above his handiwork, invisible, refined out of existence, indifferent, paring his fingernails.» (Deutsch: «Der Künstler, wie der Gott der Schöpfung, bleibt in oder hinter oder jenseits oder über dem Werk seiner Hände, unsichtbar, aus der Existenz hinaussublimiert, gleichgültig, und manikürt sich die Fingernägel.» Hendrik Birus, «Aufgegebene Werke: Goethe: Wilhelm Meisters theatralische Sendung – Joyce: Stephen Hero – Proust: Jean Santeuil. Ein komparatistischer Versuch.»)

An Jenö Vincze

6. Oktober 1965
Albert Einstein College of Medicine, Bronx, n.y.

Jenö!

Ich liebe Dich wahnsinnig, und es ist der köstlichste Wahnsinn, den ich je kennengelernt habe. Deinen herrlichen Brief lese ich wieder und wieder. Ich spüre ihn in meiner Tasche durch zehn Schichten von Kleidung. Er ist Vertrauen, Wärme und übertrifft alles, was ich je erlebt habe. [...]

Wie nie innehaltend ich mit Dir rede! Mein Tagebuch ist ein ununterbrochener Brief an Dich. Mein letzter war überfrachtet, in acht langen Tagen hat er sich aufgebaut und war an vielen Stellen falsch. Einige der Dinge, die ich Dir schildern wollte, sind schal geworden oder tot wie «Versatzstücke». Ich habe nie gelernt zu schreiben. Ich habe die unangenehme Gewohnheit, *an* Menschen zu schreiben, statt *mit* ihnen zu korrespondieren. Das ist theatralisch, egozentrisch; man ist ständig «gebildet», «entzückend» oder «originell». Man zitiert sich selbst, applaudiert sich insgeheim. Man behält einen Durchschlag für die Nachwelt! Man legt sich Meinungen, Stimmungen zu. Verzeih mir – ich werde mich bessern.

Dein eigener Brief war von unverfälschter und wunderbarer Spontaneität. («Ich bin erstaunt, dass ich nie die Absicht hatte zu schreiben, was ich gerade schreibe.») Ich bin sehr glücklich, dass Du geschrieben hast, was Du geschrieben hast! Als Du in Paris (mit so viel Wissen, so viel Erfahrung, so viel weltläufiger Gelassenheit) von einer Zeit gesprochen hast, x Wochen oder Monaten, einem Jahr oder was auch immer, von einem *Zeitraum*, in dem wir uns bis auf den Grund ausgelotet hätten, und dann von der *Unausweichlichkeit* der Langeweile, des Trennens – konnte ich es nicht ertragen, war ich sprachlos vor Kummer. Ich bin ein Einfaltspinsel, ich weiß; ich hatte vorher noch nie [...] eine «Affäre». Aber ich kann es nicht ertragen, in Wochen oder Jahren zu denken und bei der Persönlichkeit in Pints oder Pounds. Ich glaube, wir sind beide unendlich, Jenö. Ich sehe die Zukunft als eine endlose Verlängerung der Gegenwart und nicht als ein unbarmherziges Abreißen von Kalenderblättern. [...]

Jenö – ich liebe Dich, ich kann an nichts anderes denken.

Dies ist der erste Jom Kippur, der mir jemals Freude gemacht hat. Ich hatte ein sündiges Frühstück und ein sündiges Workout; ich trage sündige Jeans und habe nicht die Absicht, in die Synagoge zu gehen. Ich hatte zwei Biere in Mooney's Bar – in Gesellschaft dreier alter, rotgesichtiger, blauäugiger, whiskeykippender, tabakspuckender Gotteslästerer. Und nun schreibe ich Dir, meiner ungarischen «Schickse», die ich mehr liebe als Gott. [...]

Obwohl ich mein Heim und Land verlassen und jede auch noch so flüchtige Beziehung zum jüdischen Brauchtum aufgegeben habe, war Jom Kippur für mich immer ein unbehaglicher und ruheloser Tag. Ich konnte mich auf nichts konzentrieren. War ängstlich und niedergeschlagen. Heute fühle ich mich fabelhaft. Ich werde meine jüdischen Wurzeln nie verraten, doch das Judentum ist in den letzten Wochen in den Hintergrund gerückt; keine Obsession, kein verlegener Witz mehr, sondern eine Sprache, die ich als Kind gelernt habe und die mir in Erinnerung geblieben ist; komisch, altmodisch und unwichtig. Ich bin kein Jude mehr, ich bin ein Mensch. Und wenn ich einen Gott habe, dann bist Du es, mein Geliebter. [...]

[Das] erinnert mich (verzeih mir den anmaßenden Vergleich – es ist mehr eine Gedankenverbindung als eine Parallele) an die Geschichte von *Billy Budd*. Du hast mir erzählt, Du hättest Moby Dick gelesen; Dir würde auch dieses seltsame andere Buch von Melville gefallen.

Billy ist (in gewisser Weise, jedoch nie explizit) die ideale homosexuelle Schönheit, strahlend und tugendhaft; sein Peiniger steht für die Perversion der Lust, der versteckten Eifersucht und Bosheit, zu der nur ein verkappter Homosexueller in diesem Maße fähig ist. Ihre irreale Konfrontation in der Kabine ist der moralische Höhepunkt des Buchs; in dem Augenblick werden sie zu Heiligem und Teufel füreinander.

Der Schuldlose, der sich einer empörenden Lüge, der Offenbarung des absolut Bösen, gegenübersieht, ist sprachlos vor Entsetzen; er fällt gänzlich aus der Welt der Wörter; Billys Seele *wird* Handeln; er ballt die Fäuste in einem unwiderstehlichen moralischen Reflex, wirft den anderen zu Boden und tötet ihn. (Daraufhin wird Luzifer von Gott aus dem Himmel gestürzt.) Doch Billy hat das Gesetz des Landes übertreten. In seiner edlen, unantastbaren Reinheit stirbt Billy, verwirrt, inmitten der weinenden Männer, die ihn hängen.

Außerdem möchte ich Dir sagen, Jenö, dass ich Dir eine andere Einstellung zu mir selbst verdanke und damit auch zur Homosexualität als Ganzem. Ich bin fertig mit der Duckmäuserei, mit den Entschuldigungen und «Erklärungen» und dem frommen Wunsch, «normal» zu sein. Fertig mit der Suche nach einer aggressiven Mutter in meiner Vorgeschichte, dem verschlingenden Vater, nach dem oder jenem, was sich hinter meiner «Krankheit» verbirgt. An diesen feigen Ausflüchten bin ich nicht mehr interessiert.

Du hast mich gelehrt, dass man als Homosexueller stolz und glücklich sein kann. Man ist in der sozialen *Matrix* gefangen. Intelligenz und Gefühl sind weit weniger gefesselt. Es gibt spezielle Freiheiten, aber auch spezielle Verantwortungen. Du hast mir – vor allem durch Dein persönliches Beispiel – vor Augen geführt, dass es absolut keine Notwendigkeit für Isolation, Scham oder Verheimlichung gibt. Tatsächlich haben sich die Entfaltungsmöglichkeiten in Freundschaft und Leben immens erweitert.

Ich bin so glücklich, dass ich es von den Dächern rufen möchte. So stolz, dass ich es am liebsten allen meinen Freunden erzählen würde, auch den «normalen», zu denen ich immer eine gewisse (unnötige, wie ich jetzt vermute) Distanz gewahrt habe.

Ich muss mit diesem unmäßigen Brief zu Ende kommen. Erschlage ich Dich mit Worten?

Ich füge das Foto bei und etwas, was ich – vor etwa einem Jahr – in einer Zeit tiefer Depression und Isolation geschrieben habe. Mit deiner Hilfe, Jenö, und Deiner Liebe, nie wieder!

Dein Oliver

An Jenö Vincze

11. Oktober 1965
Albert Einstein College of Medicine, Bronx, n.y.

Mein liebster, ferner Jenö,

vier Uhr morgens, wie treffend ist die Bezeichnung «dead of night»[12]. Ich bin besessen von einem schrecklichen Rimbaud-Zitat: «Die Lebensuhr ist schon seit einiger Zeit stehen geblieben. Ich bin nicht mehr in der Welt.» Stand von meinem schlaflosen Bett auf: Ein Alptraum nach dem anderen. Alpträume von erneutem Drogenkonsum, Alpträume von Bloßstellung, Versagen und Schande. Dabei dachte ich, ich bin so glücklich. Bin ich auch *tatsächlich*. Doch die alten, alten Ängste kommen in der Nacht zurück. Lassen sich diese Dinge jemals exorzieren, oder gehören sie untrennbar zum Menschsein?

12 Wird gern mit «in tiefer Nacht» oder «zu nachtschlafender Zeit» übersetzt. [A. d. Ü.]

Vier Dinge: kein Ort, an dem es sich leben lässt, nicht *wirklich* in meiner Arbeit, Furcht und Schwäche, wenn ich allein bin, die momentane Verflüchtigung dieser wunderbar glücklichen Schönheit – in der Kälte, Leblosigkeit und Leere der Nacht.

Zum Ersten: Morgen verlasse ich dieses Hotel, so hoffe ich. Ich habe ein Apartment in einem modernen Wohnblock gemietet (zu rasch, zu impulsiv, aber ich brauche *eine Wohnung*). Es hat den properen, antiseptischen, unpersönlichen Charakter der Wohnungen, die man am Stadtrand von Kopenhagen oder Tel Aviv sieht. Das ist mir scheißegal. Im Augenblick interessiert mich die häusliche Umgebung keinen Deut. Ich gehöre nicht zu den kleinen Schwuchteln, die unbedingt die richtige *Adresse* haben müssen und kleine *schicke* viktorianische Zimmer und eine Farbgebung in Violett und *Lila*. Ich bin Oliver Sacks, dessen Leben im Kopf, in der Außenwelt und in *Dir* stattfindet.

Die Wohnung ist solide und bequem, anspruchslos. Nahe am Village, dem Bahnhof, der Straße. Unweit der Lichter und Cafés und Nachtschwärmer. Ganz New York hockt dort beisammen. Doch das ist nicht der eigentliche Grund, warum ich sie genommen habe. Mein Entschluss war gefasst, als ich das *Wasser* gesehen habe. Ich bin nur ein paar Hundert Meter vom Hafen und den Dockanlagen entfernt. An den Abenden werde ich über das Wasser blicken und mir in dem Nebel Deutschland vorstellen. Ich werde die großen Schiffe beobachten, wenn sie an meinem Fenster vorbeifahren, und ihre Decks mit meinem riesigen russischen Teleskop absuchen. Mein Zimmer ist das Zimmer eines Mannes, der *wartet*.

Zweitens: Genug gebummelt, die jüdischen Feiertage sind vorbei, morgen *stürze* ich mich in die Arbeit. Möglicherweise werde ich nicht mehr in der Lage sein, Dir so endlose Briefe zu schreiben wie letzte Woche. Teilweise wurden sie geschrieben, als ich hätte arbeiten *sollen*.

Drittens und 4.: Die Schreckgespenster verflüchtigen sich bereits. Nun, da ich Dir schreibe, fühle ich mich wohler und besser. [...]

Ich füge «99»[13] bei. An diesem Wochenende hatte ich plötzlich das Bedürfnis, die handschriftlichen Aufzeichnungen von meiner ersten Motorradfahrt in den USA hervorzukramen und den Bildern etwas mehr Schärfe zu geben. Es fällt mir jetzt leichter als jemals zuvor (was ich weitgehend Dir verdanke), meine ursprünglichen Beobachtungen von der *Rhetorik*, der *Selbstbezogenheit*, der schwerfälligen *Ironie*, den Klischees zu befreien, die mich behindert haben. Ein guter Freund von mir, ein wunderbarer Dichter[14], hat gesagt, ich müsse lernen, mit «grimmiger Disziplin» zu schreiben. 99 ist ein ernsthafter Versuch.

Ich hoffe, Du hast den Camus erhalten. Ich würde Dir gerne viel mehr Bücher schicken, befürchte aber plötzlich, Du könntest mir *Bevormundung* unterstellen. Und schreib, Jenö, bitte schreib! Eine Woche ist eine zu lange Wartezeit für mich. Könnte ich Dich nur jeden Tag anrufen!

Ich liebe Dich, und ich sehne mich nach Deiner Liebe

Oliver

An Jenö Vincze

---

12. Oktober 1965
Albert Einstein College of Medicine, Bronx, n.y.

Jenö?

Noch da? Immer noch derselbe Jenö? Verzeih mir – seit acht Tagen habe ich nichts von Dir gehört. Acht Tage sind nichts; man hat zu tun; Wichtiges zu tun; die Unberechen-

13 Ein Essay über das Biker-Leben, den O. S. geschrieben, aber nie veröffentlicht hat.

14 Thom Gunn.

barkeit der Post; habe nicht auch *ich* Dich in einer Zeit großer Ungewissheit schon länger warten lassen? Wohl wahr! Ich bin zu besorgt, zu anspruchsvoll (wie meine Mutter, die jede Woche einen Brief verlangt: Gott strafe mich, sollte ich je so besitzergreifend werden wie sie!). Aber ich komme mir wie ein Narr vor, wenn ich Dir – *schon wieder* – schreibe, ohne eine Antwort abzuwarten. Dann sage ich abermals – eine Woche, pfft!, er hatte doch gar keine Zeit für eine Antwort. Doch dann steigen die Gedanken aus dunkleren Schichten empor: Du Idiot, Oliver! Wie lange willst Du Dir noch was vormachen? Jenö hat Dich satt. Hör ihn Dir doch an zwischen seinen *begabten* Freunden: «Darling, der *Letzte* war ein Motorradfahrer, interessant, aber bizarr!» Und dann, noch tiefer, die Schichten von Vertrauen und Glauben. Was hast Du denn getan oder gesagt oder geschrieben, das mir erlaubte, *jemals* an Dir zu zweifeln? Hast Du mir nicht an Deinem Beispiel gezeigt, was das Wesen von Vertrauen und Ehrlichkeit ausmacht? Und dann, noch tiefer, das Misstrauen, das ich mir selbst gegenüber hege, die Furcht, dass ich derjenige sein werde, der Verrat begeht. Und auf der tiefsten Ebene die Furcht, dass nichts gewiss, nichts von Dauer ist in der Welt: *Tout ça change.* Und die kühle Stimme von Dr. Bird, wenn ich *extravagant* in Wort oder Empfindung, absurd in Handlung oder Erwartung werde. «Nein, Oliver, nein! *Dies* ist Realität.» Er liefert mir die «Realität» (das Geschenk des Analytikers), und ich sehe, wie weit ich mich von ihr entfernt habe …

Jenö: Warum habe ich diesen ganzen Scheiß geschrieben? Ich hatte überhaupt nicht die Absicht. Ich *SAUGE* an Dir, weil ich mir Beruhigung erhoffe wie das Baby an der Brust der Mutter. Du bist mein Liebhaber, nicht mein Beichtvater oder Analytiker. Ich rede zu viel (Gleiches gilt fürs Schreiben) und verlange zu viel. Vielleicht sollte ich meine kranken Fragen lieber an den Analytiker richten. Doch das widerstrebt mir, weil ich den Eindruck habe, dass ich mich mit jedem Gedanken, jedem Gedanken auf *Dich* konzentrieren möchte und auf Dich allein. Du bist gelangweilt, wütend, verwirrt, entgeistert, und das mit Recht, da Du Dich doch einer so ungeheuerlichen Anschuldigung ausgesetzt siehst! Oder ist es nur die süße Qual jedes Liebenden, der die Blütenblätter des Gänseblümchens nacheinander abzupft ... Er liebt mich! Er liebt mich nicht! Er liebt mich? Er liebt mich nicht? Er liebt mich ...

An Jenö Vincze

Mittwoch [13. Oktober 1965]
[Albert Einstein College of Medicine, Bronx, n.y.]

Jenö!

Dein herrlicher Brief heute (am Montag und Dienstag war ich nicht im Krankenhaus, sondern auf einer Konferenz). Vollkommen unerwartet. [...]

Ich werde jetzt mit der Antwort beginnen, denn Tag und Umstände sind günstig. Ich sitze unter einem knorrigen Tschechow'schen Kirschbaum. Ein perfekter Garten, der zu einem kleinen Gehölz abfällt: schlanke Birken und Espen, große robuste Eichen und Weiden und die Ahornbäume – eine *Pracht*; nichts auf der Welt, weder in unserem Europa noch sonst auf der Welt, kann sich mit dem Herbst in Neuengland messen. Keine Beschreibung, kein Foto wird diesem *Geschenk* gerecht, dieser überwältigenden Schönheit. Selbst das Gedächtnis kann sie nicht festhalten, daher erleben wir sie jedes Jahr neu. Das Licht so rein und klar: Eliot spricht von der «Gnade des Lichts». Und ein altes Farmhaus aus weißem Holz, verwittert, von großem Charme, in dem der Gastgeber und die Gastgeberin dieses Nachmittags leben. Als sie sahen, wie glücklich ich war, als ich Deinen Brief öffnete, und in welch entrücktem Zustand ich mich befand,

3 Jenö

überließen sie mich ihrem Garten, einem Schreibblock und der Stille des Nachmittags. (Ein Blauhäher schoss durch das Unterholz.) Außergewöhnliche, höchst einfühlsame Menschen! Die Frau kannte ich vor zehn, Himmel!, zwanzig Jahren: eine aus unserer schmuddeligen Hampstead-Welt. Ich hatte sie total vergessen, bis wir uns in Dr. Terrys Labor trafen. Nach meinem Eindruck war sie ruhig, kreativ, glücklich und gedieh prächtig in der Sonne Einsteins. «Hier bin ich *ich selbst* geworden», flüsterte sie im Auto.

Ein schmackhaftes Mittagessen, ein Omelett und ein trockener Wein; ihr Sohn, ein fröhlicher Dreijähriger, hatte beschlossen, dass ich ein «Apfel» sei – einer von der besseren Sorte Mensch in dieser Welt. Ich spielte Kinderlieder auf dem Bechstein-Flügel, verstörte das edle Instrument mit hanebüchenen Variationen, spielte mit den Knöcheln und meiner Nase; erzählte ihm Geschichten von See-Elefanten, Kängurus und Boojum-Bäumen. Und empfand dabei nicht die Freude eines Vaters, wie ich ursprünglich dachte, sondern die unbefangene Liebe eines Mannes zu einem Kind. (Die Liebe, die Mark Twain so gut beschreibt.) Und Dein Brief kreiste in meinem Kopf.

Musik? Fragst Du. [...] Meine «Beziehung» zu ihr? Wir leben «getrennt», wie es im Juristenjargon heißt. Ich wuchs in einem Bach-Haus auf – Francesco Ticciati, ein ungebärdiges italienisches Genie, unterrichtete meine Brüder und mich. Ich spreche von 1939. Der Krieg war keine Zeit für Musik. Nach dem Krieg, die romantische Phase! Ich füllte das Haus mit Liszt und Chopin, Schumann, Grieg. Am liebsten war mir Schumann: seine düsteren Stimmungen und die plötzliche, kindliche Unschuld seiner Melodien: insbesondere *Phantasiestücke* op. 12 und Carnaval. Meine Kindheitsschwärmerei für Bach (Francesco lehrte uns nichts anderes) war eine Zeitlang vergessen. Während dieser Zeit (12–17) saßen wir im «Gods» (in den obersten Rängen des Covent

Garden), wo es nur einen Shilling kostete, und hörten *Aida*, *Bohème*, *Otello*: Ich schloss stets meine Augen, um zu hören. Viele meiner Freunde «standen» damals auf Wagner, aber ich konnte ihn nie ausstehen. Dafür liebte ich die Sinnlichkeit von Richard Strauss.

Oxford. Da kam ein Anflug von Snobismus hinzu. Die Leute sagten: «Also wirklich, mein Lieber. *Chopin*!», bis ich mich beschämt fühlte. Ich kehrte zu Bach zurück. In der College-Kapelle spielte ich Orgel. Damals war ich in diese Orgel vernarrt, die Dunkelheit der leeren Kapelle! Meine Gedanken verwandelten sich in Musik und Kraft ohne bewusstes Bemühen. Ich quälte mich mit Polyphonie und Atonalitäten – bei Hindemith wurde mir speiübel! Dafür erlag ich, wie ich zugeben muss, dem mysteriösen Zauber von Fauré und Debussy. Und ich drehte durch, absolut hingerissen und von Sinnen, beim *Feuervogel*. Geht mir noch immer so. Es ist eine Art musikalisches Dope für mich.

Und dann, Jenö (wie das dahinfließt, so besinnlich wie der Nachmittag), dann die lange Unfruchtbarkeit, Langeweile, Zurückgezogenheit. Mein musikalisches Leben endete vor zehn Jahren. Ich ging nicht mehr in Konzerte. Habe nie einen Plattenspieler besessen. Konnte es nicht ertragen, Bach zu spielen.

So gesehen, nimmt die Musik jetzt wenig Raum in meinem Leben ein. Einst sagte ich mir, wenn ich auf der Orgelempore improvisierte: «Die Musik! Das ist mein Leben.» Heute fühle ich mich wie jeder andere unempfängliche und unbegabte Mensch, dessen *Finger* einer intensiven Ausbildung unterzogen wurden, nun aber von der Vernachlässigung steif geworden sind. Aber dann wieder weht ein Fetzen Musik über die Häuserdächer, und ich zittere wie ein Setter auf der Jagd. Gerne würde ich wieder in die Welt der Musik zurückkehren; ihr noch einmal vom «Gods» aus lauschen; mich der Orgel bemächtigen; mit Jenö Vincze an meiner Seite.

18. Oktober 1965
[Albert Einstein College of Medicine, Bronx, n.y.]

Dein Brief, Jenö, heute: endlich!

[...] Ich schreibe Dir übrigens seit 48 Stunden, beginnend mit der Finsternis vor unserem Telefongespräch. Ich werde mich aus meinen *Bruchstücken* wieder zusammensetzen: Sie verschmelzen, das ist das Wort.

SA morgens: Mir ist so kalt, Jenö, so entsetzlich ängstlich zumute. Ich bin ein Thermometer in Deiner Hand. Wie widerwärtig, diese Woche! Jeden Tag wartete ich auf Deinen Brief. Jeden Tag versank ich in tiefere Verzweiflung. Ich kann weder essen noch schlafen noch arbeiten – ich laufe mit dem Gesicht eines ermordeten Zombies herum. Deine «Präsenz» ist von meiner Seite verschwunden. Ich fühle mich so allein, so gänzlich verlassen. [...]

Du hast mir das vollkommene, das absolute Glück geschenkt, Jenö, ein Glück von solcher Intensität, dass sein Verlust der Tod ist oder das Gefühl von Tod. *Ich liebe Dich, und ich brauche Deine Liebe.* [...] Mein Glück war eine fadenscheinige Illusion.

Ich habe das Gefühl, Dich bei Tag und Nacht betrogen zu haben. Nicht mit der Seele, sondern mit dem Körper, das rede ich mir jedenfalls ein. Ich nehme an, dass dieses – projizierte – Gefühl aus meiner Angst erwächst, Du könntest mich verlassen, und der Ursprung meines Selbsthasses ist. Auch ich war ein «hässliches Entlein»; und Du sagst mir jetzt, dass ich männlich und attraktiv bin. Soll ich es an jeder Straßenecke «beweisen»? Ich muss über meine Niedertracht Buch führen. Mach ich das, um Jenö zu verletzen oder ihm Vergebung abzuringen? So ein ekelhafter Unrat. Du würdest es nie glauben! Ich verachte sie; bin total impotent; kann nicht erwarten, dass sie abhauen. Beispiel: ältlicher Pedant, der mir in der Dunkelheit voller Demut einen bläst. Beispiel: ausgemergelter Südstaatler, nur Knochen und Penis. Beispiel: spanischer Jugendlicher, mascararierte Hurenaugen. Beispiel: ein jüdischer Fettsack (grauenhaft! Parodie meiner selbst), seine Säbelbeine in engen weißen Jeans, vaselingelb im Schritt: eine «hübsche» Sammlung von Bildern, Dildos, Peitschen. Diese Mannschaft? Diese Clowns? Warum tue ich sie mir an? Verzeih mir die Aufzählung dieses sinnlosen Drecks. Ich muss das erwähnen, um es auszukotzen wie einen schmerzenden Abszess im Gewissen.

Ich liebe Dich, Jenö. Du bist mein Mensch und der Mittelpunkt meines Lebens. Alles andere ist Idiotie und Neurose *ohne wirkliche Bedeutung*.

SAMSTAG NACHMITTAG: Du hast die Sonne wieder hervorgelockt! Könnte ich nur jeden Tag mit Dir telefonieren. [...]

Am Abend: gehen, gehen, am Fluss entlang. Das Neue Jerusalem, seine Milliarden Fenster im goldenen Glanz der untergehenden Sonne. Die Erschaffung von New York *bei Nacht*, ein monströses Ganglion, das zum Leben erwacht. Wem gehört die Lampe da und wem die dort? Kameen von zehn Millionen Leben.

Die phantastische kubistische Kulisse des New Yorker Hafens. Vielgeflickt und buntscheckig die altersschwachen Gebäude. Voller Leben und Geister. Dieses Haus ist von 1888; *jene* Straße in voller Länge 1820; dieses Gebiet zweifellos Emersons Zeit zuzurechnen. Das ist der grundlegende und schöne Unterschied zwischen New York und London: dass New York wie ein Puzzle, ein *Mosaik* der Vergangenheit ist, während sich London Schicht um Schicht aufgebaut hat – die Gegenwart ist wie eine Folie, eine dünne lichtdurchlässige Schicht, *durch* die man die Vergangenheit sehen kann. Stell Dich mit mir, Jenö, auf einen der sieben Hügel Londons: Unter Dir 1965. Die Autos und Busse verschwinden; Staub wirbelt auf, und Pferde wiehern – man schreibt das Jahr 1765. Trompeten erschallen, der Hirsch keucht. Dort ist Elizabeth, in einem weiten weißen Umhang und Essex an ihrer Seite: 1565. Und zurück und zurück und zurück und zurück, zum Befestigungswall von Londinium und diesem gewundenen neolithischen Tal, in dem ein in Bärenfell gewandeter Vincze einen zottigen Sacks liebte.

Das ist im Wesentlichen der Grund, warum Du und ich nach London zurückkehren werden. London ist ein jahrtausendealtes Gesicht. In seinen Runzeln und Gässchen wohnt die ganze Erfahrung dieser Zeit. Sie hat sich entwickelt, Schicht um Schicht aufgebaut, wie die Kruste der Erde selbst. New York dagegen, obwohl aufregend und grell, ist vollkommen anders: eine *synthetische* Stadt, wenn man so will, mit einem seltsam provisorischen, *unvermischten* Charakter: Juden hier, Italiener dort. Die Verbrechen in der 85th. Bürgerliche Wohlanständigkeit in der 86th. Diese Wohngegend ist sehr kostspielig; die dort offensichtlich auf dem absteigenden Ast. Westchester für meine verheirateten Kollegen. Christopher St. für mein schwules, ach so schwules Selbst.

Wärst Du doch bei mir, Jenö, und gingest an meiner Seite. Ich werde Eliots *Präludien* abschreiben, wenn ich wieder zu Hause bin, und sie Dir mit diesem Brief schicken. Es sind die schönsten Gedichte, die je über London geschrieben wurden, und, was genauso schön ist, sie könnten über jede Stadt geschrieben sein, die einen Anflug von Größe hat. Irgendwie erinnert mich das Dritte Präludium an unser kleines Zimmer in der Rue Gannett (ich habe ein Bild vom Fenster aus gemacht).

SONNTAG: Tag der Besinnung und Sammlung.

Du bist Du bist Du bist Du bist Du. Natürlich. Aber Du hattest *Vorläufer*, Jenö. Ein schlimmes Wort, aber ich kenne kein anderes. Damit meine ich natürlich ganz und gar nicht, dass sie in irgendeiner Weise Bruchstücke von *Dir* wären oder dass Du aus ihnen zusammengesetzt wärest. Zwei der bedeutendsten Figuren in meinem Leben.[15] Ich hatte nie eine richtige Beziehung zu ihnen. Nicht nur keine körperliche Beziehung, sondern ich war auch, wie ich annehme, noch viel zu unreif, um irgendeine Bedeutung für sie zu haben. Sie waren für mich wohl eher Abstraktionen als Menschen:

Richard Selig[16], ein Dutzend Jahre davor. Talentiert, gutaussehend, amerikanischer Lyriker. Der Erste, der das Leben für mich öffnete. Mir wird plötzlich klar, dass *meine* Lieblingsdichter (Rimbaud, Villon) in Wirklichkeit *seine* waren: Er las sie mir am Kamin vor. Oxford. 1953. Armer Richard. Er hatte so wenig Zeit, hatte nur einen hundertstel Teil von der Süße des Lebens gekostet, seine Talente kamen gerade erst in ihr Mannesalter, als er von einem schnell wuchernden bösartigen Krebs befallen wurde und einige Monate später, gerade einmal 27 Jahre alt, starb, noch jünger als seine Lieblingsdichter. (Damals beschloss ich, die Zoologie aufzugeben und Arzt zu werden. Ich hatte einen wilden Hass auf Krankheit und Tod! Das ist der einzige Grund für meinen Wunsch, ein guter Arzt und ein guter Forscher zu werden. Ich werde gegen die Sterblichkeit kämpfen. Unerträglich, dass ein Selig, Vincze, Sacks sterben muss!) [...]

Der Zweite war Thom Gunn. Es muss 58 gewesen sein, als Jonathan mir ein Gedicht von ihm vorlas, ein herrliches Gedicht über Motorräder. Sein Titel lautete «On the Road»[17], und darunter: «California 1957». Es wird wohl im *Observer* oder in der *Sunday Times* gewesen sein. In dem Augenblick beschloss ich, früher oder später nach Kalifornien zu gehen,

---

15 Es ist merkwürdig, dass O. S. Mel von dieser Liste ausnimmt, es sei denn, er meint, dass Selig und Gunn wie Vincze zur intellektuellen Szene gehörten; Mel scheint in O. S.s Gefühlsleben einen anderen Platz eingenommen zu haben.

16 O. S. weist in einer Klammer darauf hin, dass Richards Nachname auf Deutsch «glücklich» (*happy*) bedeutet.

17 Tatsächlich trägt dieses Gedicht den Titel «On the Move».

Thom Gunn kennen- und lieben zu lernen. Mit solcher Kraft und Genauigkeit hatte er das Gestammel meiner eigenen Gefühle zum Ausdruck gebracht. Ein so geschliffener Verstand und doch ganz «in der Szene». Wendungen aus seinen Gedichten kommen mir ständig in den Sinn: der Junge an der Straßenecke, der in «Abgeschiedenheit thront»; die nächtliche Stadt, «hier ist sie am betörendsten: extrem, materiell und Menschenwerk»; bestimmte Kleidungsstücke und Gerätschaften – «Wahrzeichen, die deine Identität beschwören». Und über allem die Motorrad-Gedichte. Mach Dir selbst ein Bild. Ich schicke Dir ein Exemplar von *The Sense of Movement*[18], wahrscheinlich später noch in dieser Woche. (Zusammen mit *Prater Violet*[19].) Idiotischerweise habe ich Camus' Notizbücher vor zehn Tagen in die Poststelle des Krankenhauses gebracht, um sie dort einpacken und abschicken zu lassen. Bestimmt haben sie sie verschlampt. Ich hoffe nur, dass sie nicht so genau hineingesehen haben, denn die Ausgabe ist (auf den Rändern und den Deckblättern) mit leidenschaftlich-zärtlichen Anmerkungen von subversiver, unamerikanischer Art vollgekritzelt.

Zwei Jahre später suchte und lieferte ich hundert andere Gründe für meine Flucht aus England: Familie, Wehrdienst, berufliche Engpässe. Und warum? Ging ich nun nach Westen, um die Welt zu sehen und ein Vermögen zu machen und mir in der tropischen Sonne die Haut zu verbrennen? Etc. Etc. Unsinn, Lügen. Das waren die vorgeschobenen, öffentlichen Gründe. Tatsächlich wollte ich Thom Gunn treffen. Ich lauerte ihm auf, über Wochen und Monate. Ich fragte jeden, den ich traf, in einem beiläufigen, knappen (und doch so verräterischen) Ton. Schließlich traf ich ihn auf einer Party. Ich war betrunken vor Glück und vom Trinken. Ich traute mich nicht,

18 Gunns Gedichtsammlung aus dem Jahr 1957, in der «On the Move» stand.

19 Autor Christopher Isherwood [dt.: *Praterveilchen*, Frankfurt 1998].

ihm nüchtern zu begegnen. (Während ich das schreibe, fällt mir plötzlich eine Analogie ein: wie ich mich nicht traute, Dir an diesem ersten Sonntagabend in Paris nüchtern zu begegnen.) Ich erinnere mich, dass ich ihm irgendwann in meinem halbvergessenen Besäufnis eines seiner Gedichte ins Gesicht rezitierte: Und er lachte und streichelte meine Wange und sagte: Du weißt schon, ich bin ich und nicht mein Gedicht![20]

Ich denke, Thom war geschmeichelt, verwundert, amüsiert, dieses Leder-Baby in seinen Händen zu halten. Wir hatten dann nie wieder körperlichen Kontakt. Und wie sich herausstellte, war Thom mir nur bis zu einem gewissen Punkt zugänglich. Darüber hinaus hatte ich kein Anrecht auf ihn. In gewisser Weise liebte ich ihn – ich fühlte mich aber unbehaglich in seiner Gegenwart, wie ein Parasit oder ein Kind. Und er fand womöglich etwas Rührendes, aber Unausgereiftes in mir.

Thom war der Erste, der mir sagte, ich hätte vielversprechende «literarische» Anlagen. Aber er wies mich auch wieder und wieder darauf hin (gab es je einen Menschen, der einen so schonungslosen, behutsamen und ehrlichen Kritiker hatte?), dass ich das, was ich geschrieben hatte, verdarb durch Rhetorik und Exzentrik und Selbstmitleid und Klischees und Unehrlichkeit und Phantasie und Faulheit und ... und ... Was *Du*, Gott sei Dank, auch zu mir gesagt hast. Doch zu dieser Zeit – ich spreche jetzt von 1960 – konnte ich weder mit mir selbst noch mit Kritik umgehen. Zwar akzeptierte ich die Wahrheit dessen, was er sagte: Ich brauchte

20 Ein Brief von Gunn an seinen Partner Mike Kitay etwa vom Februar 1961 lässt darauf schließen, dass Gunn O. S. in einer Leder-Bar am Embarcadero kennengelernt hat. Gunn schrieb: «Hier gibt es einen schwulen, kolossal massigen Londoner Juden namens Wolf, einen Medizinstudenten und Freund von Jonathan Miller, der sagt, meine Gedichte hätten sein Leben verändert, und herumdüst wie ein Wirbelwind – er ist, wie sich herausstellt, ein Arzt, der hier ist, weil ich hier lebe.» (Aus: *The Letters of Thom Gunn*, hg. v. Michael Nott, August Kleinzahler und Clive Wilmer.)

und schätzte, was er sagte, doch ich *verdorrte* unter seiner Kritik. Ich war betroffen und beschämt, fürchtete mich, mit ihm zusammenzukommen. Ich fühlte mich wertlos, unnütz und unredlich. Mein letzter Kontakt mit ihm liegt fast zwei Jahre zurück, als ich ihm die Arbeit schickte, die ich zuletzt geschrieben hatte, eine der wenigen Sachen, die in Los Angeles entstanden waren: eine Allegorie mit dem Titel «Maschine»: über ... egal. Thom schwärzte das Papier mit seinen Anmerkungen («ein *gutes* Wort ... ein *lausiges* Wort ... zu viel *Reue* ... ja! Das stimmt»). Er schrieb (und ich empfand seine Worte als eine Art Vermächtnis, als wäre er Richard ins Grab gefolgt): «Wo es gut ist, ist es großartig, der Keim zum Besten, das Du je geschrieben hast. Aber Du brauchst ... eine strenge *Disziplin*.»

Vergib mir, dass ich Dir die Angelegenheit *in extenso* geschildert habe (ich habe das Gefühl, laut mit Dir zu denken, als wären wir im selben Zimmer oder im selben Kopf). Aber es ist wichtig für die Forderung, die ich *womöglich*, nein *mit Sicherheit* an Dich stelle. (Oder an den Analytiker Bird oder Dr. Terry.) Ich bitte, in gewisser Weise, um «strenge Disziplin» von Euch allen. Aber letztlich kommt natürlich alle Disziplin von innen. [...]

An Jenö Vincze

20. Oktober 1965
[Albert Einstein College of Medicine, Bronx, n.y.]

Mein liebster Jenö:

das wird ein langer und schrecklicher Brief. Doch ich verspreche Dir, dass er ein Happy End hat. Einerseits schreibe ich ihn, um einer inneren Notwendigkeit zu genügen (der Notwendigkeit, alle Imponderabilien meiner Seele festzuhalten, einzuordnen, zu analysieren und mitzuteilen), andererseits, um mir selbst über die Ereignisse der letzten zwei Wochen klar zu werden, und drittens, weil ich Dir diesen Brief *schulde*, weil Du mir jetzt näher bist als irgendjemand sonst. Ein paradoxer Beweis dafür: Die letzten zwei Wochen waren eine Art Alptraum, und die Erkenntnis dieses Umstandes ist mit der Lösung meiner Krise zusammengefallen.

Am Anfang – wenn ich diesen klassischen Anfang benutzen darf –, am Anfang war ich in eine Rüstung aus Glück gekleidet. Alles wirkte zusammen, um mich glücklich zu machen. Vollkommene Septembertage, kühl und doch leuchtend, in denen alles in erlesener Schönheit erstrahlte. Auch das Einstein war herrlich, aufregend: Ich verehrte meine Chefs – Norton und Herzog: kleine Götter, wenn auch der große Gott Terry abwesend ist. [...]

Ich *will* es Glück nennen, nicht Euphorie oder Rausch. Denn es strotzte vor Leben und Inhalt. Nie war ich in besserer Form. Ich war freundlich und heiter, ansteckend fröhlich («Du gehst wie auf Wolken», sagte ein Kollege). Ich erfreute die Menschen einfach durch meine Anwesenheit. Wie sorgfältig ich mich jeden Morgen rasierte und meine Schuhe putzte! Das Entzücken, mit dem ich einen Anzug auswählte, ein Hemd, einen Schlips – für jeden Tag anders und passend. Eine Eleganz, die jetzt die meine und richtig war, denn ich fühlte den Neuen Menschen in mir, *war* es. Zu glücklich, um nach einer Wohnung zu suchen. Ich konnte in einem Schuppen oder einem schäbigen Slum leben und glücklich bleiben wie ein Lord. Wunderbar organisiert in Leben und Arbeit. Was ich tun *musste* – denn mich schmerzte jeder Augenblick, in dem ich nicht an Dich dachte, nicht an Dich schrieb, nicht mit Dir zusammen war –, was ich zu tun hatte, tat ich in einem einzigen Augenblick mit vollkommener, augenblicklicher Klarheit. Wie die Rezension, die ich über «Axonal Dystrophies» schrieb; sie fiel gleich einem Juwel aus meinem Kopf auf das Papier.

Aber vor allem hatte ich Dich, DICH – fast ständig an meiner Seite. Dieses Empfinden von Nähe, fast Anwesenheit. Von Vollständigkeit, Zusammensein, gemeinsamem Welterleben.

Samstag kam. Wir sprachen am Telefon. Die Schönheit Deiner Stimme und Worte machte mich wahnsinnig. Goldenes Wochenende und Dein Brief am Montag, was für ein BRIEF – wer außer mir auf der ganzen weiten Welt war so glücklich? Und sagtest Du nicht, Du würdest am *folgenden* Tag schreiben? Auch ich schrieb Dir am sonnigen Montag einen Brief, der beflügelt war von der Lust am Leben, der Nuova Vita und der Schönen Neuen Welt.

Jetzt kommt der Exodus, der Fall aus der Gnade, die Austreibung aus dem Paradies, der Sturz in die Hölle. [...] Dienstag lief ich in die Poststelle und schaute nach Deinem Brief. Nichts. Mittwoch dasselbe. Also hatte Jenö zu tun. Donnerstag kein Glück. [...] Freitag, Samstag, Sonntag, MONTAG! Was konnte schiefgelaufen sein? Noch immer kein Brief. Ich ging dem ganzen Krankenhaus auf die Nerven. Verlangte, dass man überall suchte. Vielleicht war er hier oder dort oder hier: irrtümlich an einen anderen «Sacks» geschickt.»

Und dann die Tage der zweiten Woche. All die einfachen, unschuldigen Erklärungen wurden nach und nach aus den Gedanken gestrichen. Schrittweise und jeden Tag mit wachsender Deutlichkeit wurde mir klar, dass Du kein ernsthaftes Interesse an mir hattest. Ich hatte das Gefühl, mich zum Narren gemacht zu haben. Ich stelle mir vor, dass der Witzigste auf einer witzigen Cocktailparty von einem «englischen Motorradfahrer sprach, weißt du, bizarr, aber ganz interessant». Dabei verhielt es sich umgekehrt. Ich begann an meinen Gefühlen für Dich zu zweifeln. Du warst nicht mehr so präsent an meiner Seite. Ich stand später auf, lachte seltener. Kleidete mich nachlässiger. Schrieb keine Briefe. Machte mir nicht die Mühe, ein Telefon installieren zu lassen. Ich lernte einen jungen Mann kennen, der gut zu mir passt. Doch auch er gab Anlass zu Qual und Unentschiedenheit. Denn ich fürchtete, mein Gefühl könnte teilweise auf ihn *abgeleitet* werden (als wäre Gefühl eine endliche Größe wie ein Wasservorrat). Ich kam mir ein bisschen wie ein Verräter vor. Wenn ich nur, WENN ICH NUR irgendeine Verbindung zu Dir gehabt hätte! Aber warum sollte ich schreiben? Ich war stolz, war wütend. Ich hatte zwei Briefe geschrieben und keine Antwort von Dir bekommen. [...]

Meine Stimmung war am Tiefpunkt. Ich musste Dich anrufen, musste Bescheid wissen. Am Telefon warst Du hinter meiner Furcht kaum zu vernehmen. Auch in Deiner Stimme hörte ich Niedergeschlagenheit, wenn auch versteckt und überdeckt von Deiner Sorge um mich. Ich denke, Du hast bemerkt, wie ängstlich ich war; denn plötzlich hast Du davon gesprochen, über Weihnachten zu kommen (ein Gedanke, von dem in Deinem Brief keine Rede war). Ich legte den Hörer auf. Kurze drei Minuten! Glücklich, viel glücklicher: aber nicht vollkommen glücklich. Mir wurde klar, dass ich dieses Mal schon zu ängstlich war, zu niedergeschlagen, um vollkommen beruhigt zu sein. [...]

Am Abend ging ich mit Dick, dem jungen Mann, von dem ich Dir berichtet habe, am Fluss entlang. [...] Ein schöner Spaziergang. Licht und Luft von wunderbarer Beschaffenheit. Alles hell und luftig. So wohl hatte ich mich schon seit zwei Wochen nicht gefühlt. Aber (ich stelle Fragen, Fragen, befürchte, bin mir nicht sicher, wirbel Schmutz auf, verdunkle) ich sagte zu mir: Oliver, du Hure, warum fühlst du dich so gut heute Abend? Ist es, weil du Jenö heute angerufen hast? Ist es nur das prachtvolle Wetter? Oder fühlst du dich zu glücklich mit diesem jungen Mann? Und schon kehrten Angst und Depression zu mir zurück.

Und als wir von diesem herrlichen Spaziergang zurückkamen, erschien *er* bedrückt und erregt zugleich. Ich bat ihn, mir zu sagen, wie er sich fühlte, obwohl ich sowohl Furcht wie Hoffnung hatte (man *darf* die Ambivalenz seiner Gefühle nicht verleugnen). Er sagte, es sei ein wunderbarer Spaziergang gewesen: Er habe es die ganze Zeit genossen, mit mir zusammen zu sein: Ich sei genau «seine Kragenweite», und er fürchte, total in mich «verknallt» zu sein.

Das sind sehr kostbare Worte, wenn sie wahr sind und dem anderen aus dem Herzen kommen. Man fühlt sich demütig und dankbar, geschmeichelt und stolz. All das empfand ich in diesem Augenblick. Gleichzeitig hatte ich entsetzliche Angst, war verwirrt und kam mir wie ein Verräter vor – ich wusste nicht, wie ich es ausdrücken sollte. Dick, sagte ich, ich habe dich sehr gern … Er unterbrach mich. Du musst jetzt nicht so idiotisches Zeug daherreden, sagte er, ich weiß, dass Du mich gernhast. Und ich weiß, dass Du Jenö liebst. Ich bin keine Gefahr. Ich erwarte nichts, ich verlange nichts. Aber ich bin gern mit Dir zusammen – entspann Dich! Zumindest waren das sinngemäß seine Worte.

Wir trennten uns früh am Samstagabend. Er blieb nicht. Wir hatten keinen Sex. Ich schlief schrecklich, noch schlechter als gewöhnlich. Dabei war ich auf einer erhöhten Dosis von Chloralhydrat. Selbst 6,5 Gramm brachten mir nur zwei bis drei Stunden wirren Schlaf. […]

Am Sonntag stand ich im Morgengrauen auf. Es hatte keinen Sinn, sich noch länger im Bett hin und her zu werfen. […] Um fünf hatte ich mich mit Dick in meiner Wohnung verabredet, [aber] er kam nicht. Ich dachte an unser Gespräch vom Vorabend. Erst Jenö, sagte ich mir, jetzt Dick: Wie sie mich verlassen, einer nach dem anderen. (Du bemerkst sicher, wie sich Projektion und Paranoia deutlich herausschälen.) Klar? Für wen? Nicht klar für mich. […]

Heute Nacht eine größere Dosis Chloral. Ruhelose Alpträume von Scham und Zerfall. Ich sah meine Mutter vor meinen Augen *verwesen*, sich in eine Fäulnismasse verwandeln wie schleimiger Käse voll Maden, ähnlich E. Valdemar in der Kurzgeschichte von Poe.

Montag, ich schleppte mich ins Krankenhaus. [...] Ich gab nicht einmal vor zu arbeiten. Den ganzen Tag saß ich an der Schreibmaschine und tippte diesen enormen Brief an Dich hinein. Ich bemühte mich sehr, den Schmerz und die Angst zurückzudrängen, aber sie tauchten in der einen oder anderen Form immer wieder auf. Am Montagabend habe ich ihn abgeschickt. Von dem *Hochgefühl*, das ich früher empfunden habe, wenn ich einen Brief von Dir bekam oder abschickte, war nichts mehr zu spüren. Ich hatte keine Lust, ins Fitnessstudio zu gehen: Es erschien mir sinnlos: Ich fühlte mich alt und müde.

Dick kam am Montagabend vorbei, brachte etwas Wein mit und kochte eine schöne Mahlzeit. Ich schmeckte gar nichts. Ich zwang mir ein Lächeln ab. Ich zwang mir ein Kompliment ab. Ich zwang mir einen Kuss ab, eine zärtliche Berührung seines Körpers. Meine einzige Empfindung war eine Art hölzerne Stumpfheit. [...] Der Orgasmus war mechanisch, vollkommen unpersönlich: eine Beleidigung für Dick, für jeden; seine Gegenwart war mir kaum bewusst, obwohl er neben mir lag.

VON ALLEN MÖGLICHEN Nächten beschloss ich ausgerechnet in dieser, kein Chloral zu nehmen: obwohl ich mich in einem Zustand schrecklicher Erregung und Depression befand und an extreme Dosen des Stoffes gewöhnt war. In Prufrocks Worten[21]: «Hab ich die Kraft ... den Augenblick bis in seine Kris' zu zwingen». Stärke, Schwäche, ich weiß nicht. Aber der Entzug meines Chlorals brachte das Fass zum Überlaufen: Er zwang den Augenblick in seine Krise. Verursachte eine Explosion meines überreizten Gehirns. [...][22]

---

21 Prufrock: Figur von T. S. Eliot, *Das Liebeslied des J. Alfred Prufrock*.

22 Die folgende Seite dieses Briefs fehlt. Später beschrieb O. S. in *On the Move*, wie ihn

In mein Tagebuch schrieb ich:

«Ich bin jetzt o. k. Ich bin demütig, ich bin dankbar, dass ich wieder bei Sinnen bin. Ich habe in der Vergangenheit zu viel *Schindluder* mit meinem Bewusstsein getrieben. Nie wieder! Es ist zu gut und zu wertvoll, um aufs Spiel gesetzt zu werden. Heute habe ich gelernt: Das größte Privileg ist WIRKLICHKEIT – nicht Drogen oder Träume oder Höllen oder Rauschzustände, sondern ein *kühles Gehirn und ein großzügiges Herz.*» […]

Nun habe ich in meinen Aufzeichnungen und diesem Brief an Dich meine Mahlstromreise in den Abgrund beschrieben und komme jetzt – wundersamerweise – auf nahezu trockenem Boden wieder zu mir.

Was kann ich daraus lernen? Zweifellos, welche extreme Bedeutung Du für mich hast, denn das Ausbleiben Deiner Briefe, das intensive Verlusterleben war ein entscheidender Faktor der ganzen Depression. Natürlich gab es auch noch andere Dinge: nicht ausreichend ins Einstein *integriert* zu sein und zwiespältige Schuldgefühle gegenüber dem netten Dick. […]

NIE zuvor bin ich in einer so tiefen Depression gewesen. Und NIE ZUVOR hat sie, wenn auch nur einige Stunden lang, so psychotischen Charakter angenommen.

Natürlich bin ich nicht verrückt und werde es nie sein. Und doch ist genauso klar, dass ich unter echten Denk- und Wahrnehmungsstörungen litt, besonders im Zug.

Mir fallen einige Teilerklärungen ein:

1) Während der letzten drei Wochen befand ich mich in einem Zustand äußerster Gefühlserregung, die nicht aus-

---

heftige Halluzinationen in einem Bus überfielen und wie seine Freundin und Kollegin Carol Burnett vier Tage lang während eines periodisch auftretenden Deliriums an seinem Bett saß – aber das war wahrscheinlich einige Wochen später, in dem weiteren Bemühen, seine Abhängigkeit vom Chloralhydrat zu überwinden.

schließlich, aber überwiegend *Dich* betrafen. Ein Zustand, den die Ärzte früher «Überreizung» nannten.

2) Ich habe mein Gefühlsleben weiter angeheizt, indem ich mich beim Lesen und Schreiben ausschließlich an eine Diät von Rimbaud und «99» gehalten habe, immer auf der Suche nach Superlativen, Offenbarungen, ekstatischen Sätzen – nicht gerade eine solide Diät. Berauschend wie Champagner: Ich werde mich eine Zeitlang an literarische CORNFLAKES halten.

3) Die Plötzlichkeit der psychotischen Phase und ihre kurze Dauer: und die relative Dauer der Erkenntnisse: Das lässt an *Rauschzustände* denken. Ein derartiger Zustand würde sich beispielsweise einstellen, verabreichte man einer *nichts ahnenden* Person eine kleine Dosis LSD. Ich sage «nichts ahnend», weil die Angst und Paranoia des Betroffenen dem Umstand zuzuschreiben sind, dass er nicht weiß, wie ihm geschieht.

Seit dieser letzten Dünkirchen-Nacht habe ich keine Amphetamine mehr genommen. Aber ich habe zum Schlafen gewaltige Chloralhydratdosen genommen. Ich vermute stark, dass *diese* an dem ganzen Geschehen beteiligt gewesen sind oder ihr – plötzlicher – *Entzug* in der Nacht von Montag auf Dienstag, als ich mich so sehr an sie gewöhnt hatte. Das ist zumindest eine Hypothese, die, wie ich denke, dadurch gestützt wird, dass ich heute noch immer *leichte* Wahrnehmungsveränderungen an mir beobachte, obwohl ich *nicht* depressiv bin. Wie es bei jedem Wirkstoff angeraten ist, den man in toxischen Ausmaßen einnimmt, werde ich einen langsamen, von Beruhigungsmitteln begleiteten Entzug vornehmen. Das ist Standard bei solchen Behandlungen. Und in Zukunft, *keine Schlafmixturen mehr*. Alles andere habe ich schon abgesetzt. Auch das Chloral muss weg. Denn ich mache alles *im Übermaß*.

4) Noch ein anderer Faktor. Der bin ich selbst. Ich bin mit

einer lebhaften Vorstellungsgabe vom «ekstatischen» Typus ausgestattet (Rimbaud-artig bilde ich mir gern ein). Zweitens, ich habe konkrete Erfahrungen mit Haschisch, LSD etc. in gewaltigem Ausmaß, daher weiß ich sehr genau, welcher Art diese Veränderungen sind. Drittens, ich habe einen schizophrenen Bruder, den ich viele Jahre lang furchtsam und fasziniert beobachtet habe. Ein Hauptsymptom meines eigenen Krankheitsbildes ist die *Furcht*, selbst psychotisch zu werden. Mit dieser Furcht bewaffnet: mein Vorstellungsvermögen: mein «Material» für die Konstruktion einer psychotischen oder pseudopsychotischen Welt: und eine chloralbedingte Intoxikation / Entzugstoxizität ... In diesen Gegebenheiten erblicke ich die erforderlichen Voraussetzungen für den gestrigen Zustand und gelange zu dem Urteil NORMAL.

Ich liebe Dich, mein unvergleichlicher Jenö. Ich wünschte bei Gott, Du wärest hier!

DONNERSTAG: Gestern Abend fand ich einen Satz in einem alten Pharmakologiebuch:

«Plötzlicher Entzug (von Chloral) kann gelegentlich ein klinisches Bild erzeugen, das dem Delirium tremens ähnelt und als *Chloraldelirium* bezeichnet wird.»

Meine Antwort! Du kannst Dir vorstellen, wie erleichtert ich war. Außerdem wirst Du jetzt vieles, was im vorhergehenden Brief stand, als eine aus der Innensicht entwickelte Beschreibung eines klassischen und selten beobachteten Deliriums sehen können.[23]

Warum hatte ich mir diese Diagnose nicht früher gestellt? Als der Schlaf *unmöglich* wurde, die Gedanken im Gehirn

23 In einem Brief an seine Eltern etwa aus dieser Zeit schrieb O. S.: «Hatte eine sehr ruhelose Zeit, fühlte mich am Morgen außerordentlich zittrig und ängstlich und war am Nachmittag bizarren Wahrnehmungsveränderungen unterworfen – Gebäude schief und viereckig, Menschen wie Insekten mit plötzlichem nystagmischem Augenzucken. Grausig! Ich dachte, ganz natürlich, dass ich verrückt werde. Dann fiel mir das Chloral ein.»

kochten, meine Vorstellungen mir *fremd* waren: als ich in einer Welt erwachte, die unerklärlich hässlich und furchterregend war; meine Hand zitterte und mein Gedächtnis mich während der hirnzerfetzenden Sitzung im Stich ließ; als ich alles um mich her im Bannkreis von Depression und Paranoia sah und New York schließlich auf meiner halluzinativen und irrealen Albtraumreise durchquerte? Warum habe ich es so verzögert erkannt?

Die erste Antwort ist, dass *all das* in der Natur eines Deliriums liegt. Verstört hockt der Verstand in seiner eigenen Phantasmagorie. Der Alkoholiker mit Delirium tremens kommt, zumindest wenn er es zum ersten Mal hat, nicht zum Arzt und sagt: Herr Doktor, ich bin deliriös. Er sagt, Herr Doktor, ich fühle ein schreckliches Kribbeln auf meiner Haut, als würden *Ameisen* darauf herumkrabbeln.

Ich könnte auch anführen, dass ich in zehn Jahren der – mal stärkeren, mal schwächeren – Chloral-Einnahme nie einen Hinweis auf eine solche Reaktion verspürt habe. Andererseits habe ich aber auch *nie* zuvor die Einnahme einer so hohen Dosis abrupt beendet. Ich kann nicht behaupten, ich hätte nicht um die Gefahren eines plötzlichen Entzugs gewusst. Tatsächlich hatte ich *durchaus* Vorahnungen, die ich allerdings sofort unterdrückte. Dazu meint der Physiologe Sherrington[24]: «Eine Handlung zu unterlassen, ist ein ebenso vorsätzlicher Akt wie die Ausführung einer Handlung.» Zweifellos war die ganze Geschichte auf irgendeiner Ebene meines Bewusstseins *vorsätzlich*.

Warum? Ich kann Dir keine erschöpfende Antwort geben. Das ist ein Problem für einen gestandenen Analytiker. Aus

24 Charles Sherrington, ein Physiologe und Nobelpreisträger, der auch ein Schriftsteller von Rang war, schrieb in seinem Buch *Man on His Nature* (1940), das Gehirn sei ein «verzauberter Webstuhl, in dem Millionen blitzender Schiffchen vergängliche Muster weben, voller Bedeutung, nie gleich, im steten Fluss immer neuer harmonischer Motive». [https://www.spektrum.de/magazin/die-erleuchtung-des-gehirns/987524]

genau diesem Grund kann man sich nie aller seiner verborgenen Motive bewusst sein: weil man sich eben *vor sich selbst* versteckt. [...]

Wie dem auch sei ... diese gewaltige Explosion und dieser unmäßige Brief haben als Katharsis gewirkt und einen Großteil der Angst und Unsicherheit zerstreut, die meine Gedanken trübten.

Ich fühle mich jetzt – mit kühlem, klarem Kopf – weniger abhängig, geduldiger: unserer gegenseitigen Liebe und eines künftigen Glücks gewiss. Schreib mir, wenn Du den Wunsch verspürst. Ich werde keine Briefe mehr aus Dir *heraussaugen*.

Für den Augenblick ist *Schluss* mit den Ekstasen und Agonien. Ich werde mich bemühen, *ruhig* zu leben – ein kühles, neutrales Leben, von der Farbe des dezenten, aber sehr gefälligen taubengrauen Anzugs, den ich heute Morgen trage. BIS DU KOMMST. UND DANN WERDEN WIR GEMEINSAM DEN HORIZONT IN ANGRIFF NEHMEN.

Ich danke Dir, dass Du diesen monströsen Brief gelesen hast!

Trotz aller Versicherungen von Vincze war O. S., wie er in einem Brief an seinen Geliebten schrieb, gefangen «in einer heftigen Pendelbewegung zwischen absoluter Gewissheit und absolutem Zweifel».

An Jenö Vincze

9. Dezember 1965
[Albert Einstein College of Medicine, Bronx, n.y.]

Lieber Jenö:

dies wird ein Brief, der eigentlich unmöglich zu schreiben wäre, aber geschrieben werden muss. [...]

Jenö: Was soll ich Dir sagen? Vor einer Woche habe ich Dir einen Brief geschrieben, zögerte, ihn aufzugeben, erörterte ihn sowohl mit Mark[25] als auch mit einer Freundin und archivierte ihn dann als Zeugnis für Reaktionen, die zu rücksichtslos für Mitteilungen sind. Verkleidet als distanziert, klinisch, analytisch war es in Wahrheit eine vernichtende, mörderische und persönliche Attacke, die Deine Würde, geistige Gesundheit und im Endeffekt sogar Deine Identität als Mensch infrage stellte. Es gab Bruchstücke von Wahrheit, grob entstellt, im Kern dessen, was ich Dir schrieb: Aber die Art, wie ich es sagte, war unzumutbar. Kein Mensch kann mit einem anderen so umgehen, ohne einen moralischen Totalschaden zu riskieren. Ich hoffe, ich bin in diesem Brief vernünftiger und rücksichtsvoller. Ich darf nicht zum Sklaven meiner Gefühle werden, die sich gegenwärtig auf WUT und PANIK beschränken.

Im Augenblick bemühe ich mich, einen Widerstand zu überwinden, der sich gegen bewusste Kontrolle richtet. Wenn ich ihn an einer Stelle überwinde, meldet er sich an einer anderen. In Paris hast Du erlebt, wie sich eine winzige Regung dieser Wut gegen unsere arme alte und so harmlose Hotelbesitzerin richtete – eine Panikreaktion –, und sie, das arme Ding, hatte wahrlich wenig getan, um meinen Ausbruch zu rechtfertigen. Im letzten Monat habe ich nach allen Seiten ausgeteilt. Ich habe die Menschen gemieden, bin vor ihnen geflohen, war aber auf der Flucht mit einer Maschinenpistole bewaffnet. *Davor* hattest Du Angst, davor hat Dich Deine Intuition gewarnt.

Ich finde den flehenden, bettelnden Ton Deines letzten Briefs unerträglich, noch weniger erträglich als die Eifersucht, die ihm vorausging. Und doch schreibst Du würdevoll, leidenschaftlich und freundlich. Ich muss Dich gewalt-

---

25 Mark Anstendig, ein Freund von Jenö.

sam aus meinem System entfernen, *weil ich mich nicht binden will*. Du bist nicht der Erste, und Du wirst nicht der Letzte sein. Ich sehne mich nach Kontakt, aber wenn er zu eng wird, wenn er meine «Unabhängigkeit» bedroht, dann nehmen Wut und Schrecken überhand. Beim besten Willen kann ich mir kein Leben mit irgendjemandem vorstellen. In dieser Hinsicht unterscheiden wir uns zutiefst, und der Unterschied ist grundlegend und unüberwindlich. Seit jeher lebe ich in einer Ein-Mann-Welt. Kurzzeitig (oh und wie kurzzeitig!) und zu meinem eigenen ungläubigen Erstaunen hatte ich ein Gefühl der Gemeinsamkeit und des Zusammenseins entwickelt. Doch es ist verschwunden, so gründlich verschwunden, dass ich mir nicht mehr länger vorstellen kann, es überhaupt jemals gehabt zu haben.

Du brauchst mich *nicht*. Meine Stärke ist genauso illusorisch wie Deine. Unsere Wege haben sich einen winzigen Augenblick lang gekreuzt, und jetzt müssen sie sich wieder trennen. Ich möchte keinen weiteren Kontakt mehr zu Dir haben, denn bei Dir heißt es wie bei mir alles oder nichts: Eine gemäßigte Beziehung ist schlimmer als keine Beziehung. Gleiches würde für eine Beziehung gelten, die von Misstrauen, Eifersucht und Argwohn bestimmt wäre. Ich weiß nicht, was das Wort «Liebe» bedeutet. Vielleicht habe ich Dich geliebt, aber jetzt liebe ich Dich nicht mehr. Ich verspüre nur noch ein Gefühl von Panik und Abscheu, die unbedingte Notwendigkeit, *das Weite zu suchen*.

Diese Reaktion gilt nicht ausschließlich Dir. Sie richtet sich gegen alles und jeden, bei dem ich fürchte, ich könnte in eine *nähere Beziehung* zu ihm geraten. Der Auslöser unseres Beziehungsendes war dieser fatale kleine Absatz am Ende Deines Briefs – dieser unwichtige, unsinnige Absatz, der mit den Worten begann: «Heißt das Trennung?» Du schwankst zwischen Großmannssucht (in fünfzehn Jahren bin ich Präsident der USA: Ich kann ohne Gefahr durch den Verkehr gehen) und Paranoia (die Leute haben was gegen mich). Dein Denken ist schwarz-weiß. (Bist Du *für* mich oder *gegen* mich?) Ich bin auf Dich eingegangen, Deine Phantasien: und Du auf die meinen. Wir waren in einer klassischen Folie-à-deux gefangen. (Wir werden die Welt umkrempeln. Ich bekomme einen Nobelpreis, und Du wirst ein weltbekannter Regisseur. Ich bin ein Genie, Du bist ein Genie.) All das ist Mist.

Und jetzt sickert das kalte Licht der Vernunft herein. Das Stück ist aus, das Licht ist an. [...]

Ich werde in zwei Stücke gerissen und muss meiner Angst nachgeben. Unsere Beziehung hatte in Wirklichkeit nie eine Chance. Vielleicht bin ich Dir zu nahe gekommen und habe erkannt, dass die Realität das nicht sehr lange dulden würde; ich habe einem Traum nachgegeben und wusste, dass ich aufwachen würde. Ich bin aufgewacht. Der Traum war schön und schrecklich zugleich. Er war alles, solange er dauerte. Ich bin untröstlich. Aber ich bin wach. Der Wecker klingelt. Die Welt wartet. Ich muss mich rasieren, ich muss mich anziehen. Der Traum ist vergessen.

Jenö: Es ist unmöglich, unsere Verbindung fortzusetzen, und es ist sinnlos, unsere Verbindung fortzusetzen. Das ist mein letzter, mein Abschiedsbrief an Dich. Ich wünsche Dir, was Du Dir selber wünschst, und flehe Dich inständig an, nichts Übereiltes zu tun und nicht zu antworten: Mark ist Dir übrigens ein guter und treuer Freund: Er hat alles getan, was er konnte, um uns zur Vernunft zu bringen, aber ich bin so wenig zur Vernunft zu bringen wie ein rasendes Nashorn.

Lebe wohl
Oliver

4

Analyse

1966–1968

Nachdem die Psychiaterin Augusta Bonnard, mit der O.S. befreundet war, nach London zurückgekehrt war, traf sie sich auch weiterhin mit ihm, wenn er in London zu Besuch war. In einem Brief vom 13. Dezember 1965 deutete sie seine fortgesetzte Leugnung des Drogenkonsums dahin gehend, dass es gerade seine Furcht vor Psychosen sei, die ihn dazu veranlasse, künstliche, drogeninduzierte Erfahrungen mit ihnen zu suchen. In Los Angeles war er mit der Analyse bei Seymour Bird nicht sehr weit gekommen, deshalb bot Bonnard jetzt an, ihm einen Analytiker in New York zu suchen, damit, wie sie es ausdrückte, «Du der ‹Mensch›[1] sein kannst, der in Dir angelegt ist». Er hat ihr wohl zugestimmt und eingesehen, dass sein unkontrollierter Amphetamin-Konsum ihn, zumindest in absehbarer Zeit, umbringen würde. Zu Silvester beschloss er, wie er in *On the Move* berichtet, sich Hilfe zu holen.

Bald darauf begab er sich bei Leonard Shengold, seinem neuen Psychiater, in Behandlung. Diese Wahl erwies sich, vielleicht für beide, als Glücksfall, denn es war eine ideale Paarung: Zu Shengolds besonderen Interessengebieten gehörten frühkindliches Trauma und elterliche Vernachlässigung.[2] O.S., den seine Eltern mit sechs Jahren «verbannt», das heißt, in ein Internat auf dem Land geschickt hatten, war durch diese Erfahrung, die er als Vernachlässigung erlebt hatte, tief traumatisiert.

---

1 Im Original als jiddisches Wort eingefügt. [A.d.Ü.]

2 In späteren Jahren erklärte O.S., Dr. Shengold habe ihm viele Male das Leben gerettet; ihm widmete er 1985 auch sein viertes Buch, *Der Mann, der seine Frau mit einem Hut verwechselte*. Seine Therapie bei Shengold, mit zwei Sitzungen in der Woche, setzte er neunundvierzig Jahre fort, bis kurz vor seinem Tod.

An Elsie und Samuel Sacks

11. Februar 1966
Albert Einstein College of Medicine, Bronx, n.y.

Liebe Ma + Pa,

dies wird nur eine kurze Nachricht sein, aber besser als gar keine.

Ich bedaure, dass ich Euch Angst eingejagt habe, und fürchte, dass mein – egoistisches – Telegramm Euch zusätzlich beunruhigt haben könnte. [...]

Vielleicht wäre weniger besser gewesen – nach einer kurzen Hochstimmung verfiel ich in eine ziemlich morbide Depression, fühlte mich allen tief entfremdet, hoffnungslos, wertlos, vollkommen am Boden. All die üblichen melancholischen Symptome.

Glücklicherweise habe ich das Gefühl, allmählich wieder auf die Beine zu kommen, teilweise mit etwas Psychotherapie, aber vor allem dank der (ständig verleugneten) Einsicht, dass es mich verrückt macht, fortwährend in ein Mikroskop zu starren, und dass ich unbedingt wieder zur *klinischen* Arbeit zurückkehren muss. Das habe ich heute vorläufig mit den Leuten im Krankenhaus besprochen und werde im Sommer wahrscheinlich in einen klinischen Tätigkeitsbereich wechseln (in diesen Unter-null-Tagen kann ich mir den Sommer kaum vorstellen). Gegenwärtig vermag ich nicht sehr weit in die Zukunft zu denken. Ich habe zurzeit kein richtiges Leben in New York, aber *so, wie ich bin*, hätte ich wohl nirgends ein richtiges Leben. Es ist eine Frage von Verändern oder Untergehen.

Eure Pakete sind sehr willkommen und bilden eine dünne Verbindungslinie über den Ozean. Meine besten + verspäteten Wünsche für Eure Geburtstage und das neue Jahr. Und keine Sorge, meine Überlebensfähigkeit ist bemerkenswert ausgeprägt.

PS Bin sehr glücklich, dass Michael eine Stellung hat. Das ist eine ausgezeichnete + ermutigende Nachricht.

Eine Woche später entwarf O. S. den folgenden Brief an Auntie Len, obwohl nicht ganz klar ist, ob er ihn abgeschickt hat.

An Helena Landau

18. Februar 1966
Albert Einstein College of Medicine, Bronx, n.y.

Meine liebe Auntie Len:
ich hoffe, dieser Brief erreicht Dich bei guter Gesundheit und Verfassung und in Deinem üblichen Zustand außerordentlicher Geschäftigkeit.

Entschuldige, dass ich Dir nicht geschrieben habe, seit ich aus London fort bin.[3] Das ist keine besondere Unaufmerksamkeit Dir gegenüber, sondern liegt an einer allgemeinen Unfähigkeit zur Kommunikation. Aus irgendeinem Grund bin ich kopfüber in eine sehr heftige, quasisuizidale Depression gestürzt, aus der ich mich nun wieder (wie ich hoffe endgültig) befreie. Dafür kann ich New York nicht die Schuld geben, denn es ist wirklich eine wunderbare Stadt, vielschichtig, aufregend und tief – wie London, obwohl die beiden Städte sich grundlegend unterscheiden. New York ist punktförmig, schillernd, so, wie alle Städte aussehen, wenn man sie bei Nacht vom Flugzeug aus betrachtet: Sie ist ein *Mosaik* aus Eigenschaften und Menschen und Daten und Stilen, eine Art überdimensionales Stadtpuzzle. Während London weitgehend den Charakter einer *durch Entwicklung entstandenen* Stadt besitzt, die Gegenwart wie eine durch-

3 D. h. dem vorhergehenden September.

scheinende Folie über den Lagen der Vergangenheit, Schicht um Schicht, die sich in die Zeit erstrecken, wie Schliemanns Troja oder die Erdkruste. Doch dann wieder ist New York, trotz all seiner glitzernden Synthetik, seltsam altmodisch, archaisch. Die riesigen Träger der U-Bahn sind Eisenbahnphantasien aus den 1880er Jahren, die Krebsschwänze des Chrysler-Gebäudes verkörpern die architektonische Großmannssucht der Edwardianischen Epoche. Das Empire State Building kann ich nicht sehen, ohne dass King Kongs riesige Silhouette die Seite erklimmt. Die East Bronx ist wie Whitechapel Anfang der Zwanziger (vor der Diaspora[4] nach Golders Green).

Nein, ich kann New York keine Schuld geben, obwohl das Wetter (das mir, neben anderen Dingen, die Nutzung meines geliebten Bikes praktisch unmöglich macht), der Streik[5], die schreckliche papierdünne rechtwinklige Zelle – das «Apartment», in das ich mich einquartiert habe – ihren Teil beigetragen haben. Genauso wenig kann ich das Einstein verantwortlich machen, das mit seiner Mischung aus kreativer Begeisterung und menschlicher Toleranz ein Arbeitsplatz ist, wie ich ihn angenehmer nirgends finden könnte.

Ich hatte, um es ganz offen zu sagen, überhaupt kein Leben in New York. Mit anderen Worten, keine Freunde, niemanden, zu dem ich gehen, mit dem ich sprechen, dem ich vertrauen, mit dem ich Spaß haben konnte; meine «Interessen» kamen mir schal und leer vor: das Krankenhaus eine Last, die täglich schwerer zu tragen war; noch schwerer fiel es mir, das Gefühl von Langeweile und Verzweiflung zu verbergen. Ich konnte weder essen noch schlafen noch eine vorstellbare Zukunft sehen und empfand meine ganze Vergan-

---

4 Gemeint ist der Auszug der Juden aus Whitechapel Mitte des 20. Jahrhunderts. [A. d. Ü.]

5 Die Beschäftigten der New Yorker Verkehrsbehörde traten im Januar zwei Wochen in den Ausstand und legten die Stadt lahm.

genheit als wertlos und hassenswert; einer schon sehr üblen Situation gab ich dann den Rest durch Drogenabhängigkeit, und – doch warum soll ich Dich mit diesem grausigen Katalog erschrecken? Kurzum, das war mein Gemütszustand: Die gegenwärtige Existenz empfand ich als unerträglich, in einer künftigen Existenz sah ich nicht den geringsten Sinn. Mehr noch, ich befand mich in einem Kampf mit einem Drang, der im Grunde ein heftiges, unwiderstehliches Verlangen nach selbstzerstörerischen Handlungen war, das in Selbstmordgedanken gipfelte. Ich war gefangen in einem Gemütszustand, den man als *letale* Neurose bezeichnen könnte.

Obwohl ich erst 1966 den Kulminationspunkt erreichte und mich der Katastrophe unmittelbar gegenübersah, konnte ich das Verhaltensmuster erkennen – verstört, wütend, selbstzerstörerisch –, das zehn, fünfzehn Jahre zurückreichte, möglicherweise bis in meine Kindheit: obwohl sie, seltsam genug, aus meinem Gedächtnis durch eine dichte, flächendeckende Amnesie gelöscht war, die die ersten zwölf Jahre meines Lebens betraf.

Anfang des Jahres suchte ich psychiatrische Hilfe, denn mir war klar, dass ich akut gestört war und (physisch) nicht überleben konnte, wenn keine erfolgreiche Intervention möglich war. [...]

Lass mich die höchst schmerzliche Idee schildern, die sich im Laufe einer intensiven Psychotherapie herausgeschält hat, und zwar zu einer Zeit, als ich mich in einer Extremsituation fühlte. Wieder und wieder fragte ich mich: Was ist falsch gelaufen? Hier bin ich, reich versehen mit körperlichen und geistigen Anlagen, mit guten Eltern, auf die ich stolz sein muss, und allen Möglichkeiten etc. etc. Was ist unterwegs geschehen, dass ich den glitschigen Pfad hinuntergerutscht bin in Isolation, Unzufriedenheit, Unfähigkeit, Freunde zu finden, Unfähigkeit, Sex zu haben etc. etc. – in Richtung Selbstmord mit 32 Jahren in einem New

Yorker Apartment? Was sind das Wesen und der Grund einer Neurose von so gefährlichen Ausmaßen? Und hat sie irgendetwas mit Michaels Schizophrenie zu tun?

Mein eigenes Verhalten wies viele bizarre, Schizophrenie-ähnliche Aspekte auf: erstens wiederholte Bekanntschaften und makabre Verwicklungen mit Schizophrenen und zweitens die wiederholte Selbstverabreichung von LSD und ähnlichen Drogen, die eine vorübergehende chemische Psychose hervorrufen. Millionenfach habe ich mich gefragt: WAS UM HIMMELS WILLEN GEHT HIER VOR? Und die letzte, verzweifelte Frage: Wer bin ich? Was für ein Mensch bin ich? Wie ist der wirkliche Oliver unter meiner Aalglattheit und meinen Posen und meinen Fassaden, meinen Imitationen? Und gibt es überhaupt einen wirklichen Oliver? [...]

Ich habe mich immer transparent und substanzlos gefühlt, als Geist, Durchreisender, Heimatloser oder Ausgestoßener. [...]

Mir drängt sich noch eine weitere Hypothese auf, zu der mir Deine Meinung besonders wichtig wäre. Mir scheint, dass ich einige wenige unzusammenhängende, glückliche Erinnerungen an meine frühe Kindheit habe, alle vor meinem fünften Lebensjahr. An Tee im Garten und Kew Gardens, Fahrten im Oberteil von Bussen, mütterliche Umarmungen, Ma, die heraufkam, wenn ich mein Abendgebet im Bett aufsagte, und mir einen Gutenachtkuss gab; eine allgemeine Woge von Familienerinnerungen an Wärme, Leichtigkeit, Zuneigung, die irgendwie zu einer Art reinem Gefühl zusammenfließen. *Sommer 1938, das letzte Mal, dass wir alle zusammen glücklich waren.* Manchmal frage ich mich, ob es sich dabei nicht um so etwas wie gemeinschaftliche Familienerinnerungen oder -gefühle handelt und nicht um Dinge aus meinem eigenen Gedächtnis. Sommer 1938: Marcus und David ringen auf dem Rasen hinter dem Haus, und Michael – bereits fleißig und still – liest ein Buch im Wohnzimmer hinter dem Haus im Garten, und Pummelchen Ollie, der Nachzügler, zupft an einer Stockmalve und lacht und … Und dann. BANG CRASH. Krieg. Luftangriffe. Stromausfälle. Rasen aufgebrochen für Gemüseanbau. Großes Buntglasfenster in der Diele herausgesprengt. Familie auseinandergerissen. Marcus nach Leeds, David [nach] Lancaster, Michael und Oliver [nach] Braefield. Und als alles vorüber war, konnten sie Humpty Dumpty[6] nicht mehr zusammensetzen. In der Sacks-Familie wurde es nie wieder wie früher. Mark ging fort, David heiratete, Mike wurde verrückt. Eine Art von Hässlichkeit und Unbehaglichkeit senkte sich über das große Haus.

Doch ich frage mich: War es der Krieg? War dies die natürliche, unvermeidliche Entwicklung der Familie? Oder erlebte Ma eine Veränderung, den schleichenden Beginn ihrer Paranoia, vermutlich zwischen 1938 und 1940, eine Entwicklung von Symptomen, die sicherlich durch den Krieg und die durch ihn bedingten Belastungen verstärkt wurden? Ich weiß, dass es eine allgemeine Evakuierung etc. gab, aber mich quält der Gedanke, ob sie wirklich notwendig war, ob es angemessen war, uns alle in verschiedene Richtungen zu schicken?[7] Und ich habe noch nicht einmal verschwommene Erinnerungen, sondern nur schwache Anhaltspunkte – daher frage ich mich, ob ihre wahre Zuneigung für uns – und für mich im Besonderen – in diesen zwei Jahren irgendwann

6 Nach dem sehr populären englischen Kinderreim: «Humpty Dumpty sat on a wall, / Humpty Dumpty had a great fall, / All the King's horses and all the King's men, / Couldn't put Humpty together again.»

7 In London wurden die Eltern aufgefordert, ihre Kinder aus der Stadt zu schicken, um sie vor den deutschen Bomben in Sicherheit zu bringen. Als Ärzte hatten Elsie und Sam besonders lange Arbeitszeiten, aber sie dürften trotzdem sehr darunter gelitten haben, dass sie ihre beiden jüngsten Söhne fortschicken mussten. In späteren schriftlichen Äußerungen berichtete O. S. von den täglichen Züchtigungen durch den sadistischen Schuldirektor und die spärliche, ungenießbare Kriegskost. Einen gewissen Trost fand er im Lesen und in seiner Leidenschaft für Primzahlen.

abnahm und versiegte, um durch die morbiden, fordernden, aber gefühlskalten Besitzansprüche der Paranoia ersetzt zu werden.[8]

An Marcus Sacks

6. März 1966
Albert Einstein College of Medicine, Bronx, n.y.

Mein lieber Marcus:

Du bist der einzige Bruder, das einzige Familienmitglied, mit dem ich frei sprechen kann. Wir haben einander nicht sehr viel gesehen, ich bin mir aber, wie Du sicherlich auch, unserer Ähnlichkeit in vielerlei Hinsicht bewusst. Was kaum überraschen kann, da wir von denselben Kräften geformt wurden und auch unsere Reaktionen ähnlich gewesen sind, wenn auch in unterschiedlicher Stärke. Dieser Brief wird ein «Schocker» sein; ich vermag nicht zu beurteilen, wie gut Du ihn verdauen kannst; und ich muss es Deinem Ermessen überlassen, ob Du ihn Gay zeigen und mit ihr diskutieren willst; doch ich möchte unter keinen Umständen, dass Du unseren liebenswerten, verdammenswerten Eltern mitteilst, was ich im Folgenden über sie sagen werde.[9]

Am Ende werde ich versuchen, einige der üblichen «Neuigkeiten» mitzuteilen, obwohl diese, soweit es mich betrifft, eher von untergeordneter Bedeutung und gespenstisch sind, verglichen mit meinen inneren «Neuigkeiten».

Wo soll ich anfangen? Beginnen wir chronologisch, mit den ersten Informationen, die mir zugänglich sind: Zweifel-

8 Hier endet die erhaltene Kopie dieses Briefs. Es ist ungewiss, ob er jemals beendet oder abgeschickt wurde oder ob eine Seite fehlt.

9 Tatsächlich zeigt sich O. S. in diesem Brief in einer ungewöhnlich herablassenden und sogar bösartigen Stimmung. Wahrscheinlich hat er ihn nie abgeschickt, und möglicherweise war er auf Amphetamin, als er ihn schrieb.

los reichen die Ereignisse weiter zurück, aber ich kann sie nicht zurückverfolgen. Also Marcus Landau, unser Großvater mütterlicherseits: ein brillanter Mann von überwältigender Persönlichkeit, der mit zwei passiven, kuhartigen Frauen achtzehn Kinder zeugte. Vielleicht irre ich mich in Bezug auf die Frauen, doch das ist der Eindruck, den ich aus Ma's Erzählungen gewonnen habe (natürlich eine zutiefst unzuverlässige Quelle): an Ehrfurcht grenzende Bewunderung für den Vater und kaum Erwähnung der Mutter. [...]

Und nun durch einen Joyce'schen Schlenker – *commodious vicus of recirculation* (mein Verstand ist eine Art *Finnegans Wake*) – zurück zu unserem Mapesbury-Haushalt. Ma besteht natürlich aus zwei Personen, einem normalen und einem massiv pathologischen Ich. «Im Grunde» einfach, nahezu naiv, freundlich und sehr warmherzig. Das ist die Seite, die die Patienten sehen und die seltenen Fremden, die nach Mapesbury kommen: eine liebenswürdige Gastgeberin, wenn auch eine sehr schüchterne. Und sie sagen: Eure Mutter ist eine wunderbare Frau – und das ist sie, wenn sie nicht ihre schrecklichen Konflikte ausagiert. Dann gibt es aber auch die andere Seite: die Frau, die zutiefst antisozial und verzweifelt allein ist, die hin- und hergerissen ist zwischen einem frigid-sadistisch-obsessiven Hass auf ihre Familie und einer übermäßig besitzergreifenden, *verschlingenden* Liebe zu ihr. Eine Frau, die einerseits zu explosiven *Wutausbrüchen* von zutiefst irrationalem und destruktivem Charakter neigt und andererseits zu maßlosen Depressionen, von denen meines Wissens zumindest eine von ausgesprochen psychotischer Intensität war. Nach ihren Ausbrüchen, wenn sie wieder zu «sich selbst» zurückgefunden hat, ist sie stets verstört, verängstigt und reuevoll. Sie ist eine Frau, die sich von der Sexualität zugleich überwältigt und erschreckt fühlt, und das in solchem Maße, dass sie sie zu ihrem Beruf gemacht hat: Sexualität wird eine Angelegenheit von Gummihandschuhen, chirurgischen Instrumenten und klinischer Distanz. Ihre medizinischen Erzählungen (Jonathan Miller liefert eine herrliche Parodie ihrer Art, übers Essen zu sprechen, während sie operiert, und von ihren «Fällen» zu berichten, während alle essen: Suppe mit Eiter, Eiter mit Suppe) laufen auf eine Spielart des Wiederholungszwangs hinaus, eine Art Exorzismus oder Rückkehr zu einem tabuisierten, aber unendlich anziehenden Gegenstand. Insbesondere das Thema Homosexualität löst bei ihr fanatischen Schrecken aus, und ich möchte vermuten, dass das ein gewichtiger, tief verdrängter Anteil ihrer psychischen Konstitution ist.[10]

Doch schau sie Dir zu Hause an, im Garten oder bei der Lektüre einer Novelle von Somerset Maugham: wie sie Gefillte Fisch zubereitet oder freitagabends an der Familientafel thront; gib ihr, was sie braucht, und sie wird wieder ihr eigenes einfaches und liebenswertes Selbst. Das ist unsere Mutter, ihre heutige Fassung (meine Gedanken rauschen in einem rasenden von Tag zu Tag, Sekunde zu Sekunde sich verändernden Fluss dahin).

Und nun zu unserem Vater. Man schaue sich das Foto an, das ihn mit siebzehn zeigt: die fordernde und doch überfürsorgliche Haltung seiner Schwestern ihm gegenüber (besonders, was Lina betrifft), und man begreift, dass er immer ziemlich verwirrt, hilflos, passiv gewesen sein muss. Vieles spricht dafür, dass er ein recht begabter junger Mann gewesen ist: Er schloss seine Ausbildung in ungewöhnlich jungen Jahren ab und war Henry Heads *Houseman*[11], er zeigte großes Interesse an Ibsen, obwohl dieser damals als esoterisch

10 O.S. beschrieb in *On the Move*, wie seine Mutter, als er mit achtzehn gestand, dass er sich zu Männern hingezogen fühle, in einem Wutausbruch ausrief: «Du bist ein Gräuel! Ich wünschte, ich hätte Dich nie geboren.»

11 Henry Head ein prominenter Neurologe, bei dem Sam Sacks seine Assistenzzeit absolvierte (das heißt, sein *Houseman* war).

gegolten haben dürfte. Was geschah dann mit ihm? Er geriet in den zentripetalen Bannkreis unserer Mutter und wurde tief hineingezogen. Vor einigen Tagen, in einem Zustand der Überreizung, schrieb ich in mein Tagebuch: Er wurde verschlungen, leukotomisiert, ermordet. Meiner Einschätzung nach wurde seine zunächst sehr vielversprechende berufliche Laufbahn jetzt der Notwendigkeit untergeordnet, hinter unserer Mutter zurückzustehen. Sie musste die Überfliegerin sein, die bekannte Chirurgin, er der bescheidene, etwas schusselige Hausarzt. Es gibt viele Belege dafür, dass er ganz außergewöhnlich war, selbst als praktischer Arzt. Ständig höre ich Geschichten über seinen ungewöhnlichen diagnostischen Scharfsinn und seine Vielseitigkeit: Nicht umsonst wurde er rasch einer der bekanntesten Allgemeinmediziner im East End: der «König von Whitechapel». Aber das wurde von der Verachtung überlagert, die unsere Mutter ihm entgegenbrachte und die in uns *Gestalt annahm* in der Vorstellung, Pa sei wirklich beschränkt, eine Null, ein Anhängsel seiner brillanten Frau. Wie erwähnt, gibt es Grund zu der Annahme, dass Pa als junger Mann viel gelesen hat und vielseitig interessiert war, doch dann hat er vierzig Jahre lang kein (nicht-medizinisches oder nicht-hebräisches) Buch mehr angerührt. Auf die eine oder andere Weise versuchte er auszubrechen: mit dem kindlichen Vergnügen, das er an seinem Motorboot und Motorrad fand; mit der übermäßigen Zeit, die er bei seinen Patienten verbrachte – ein Bestreben, von Ma fortzukommen; und, in den letzten zehn Jahren, die zunehmende Vertiefung in seine hebräischen Bücher, häufig bis vier oder fünf Uhr morgens. Dabei hat er versucht, uns ein guter Vater zu sein; zu meinen glücklichsten Kindheitserinnerungen gehört, wie ich ihn auf seinen Krankenbesuchen begleitete; wie wir zusammen schwimmen gingen; gemeinsam Duette spielten und gelegentlich, schrecklich selten, miteinander sprachen. Er hat sich gewehrt, aber er wurde besiegt. Sein Leben war auf Scheitern, Überwältigtwerden ausgerichtet. Seine Pathologie ist der Ma's diametral entgegengesetzt: Wo sie fordernd-obsessiv ist, verhält er sich masochistisch-versöhnlich. Er wurde von ihr geköpft, kastriert, zu einem tapsigen, alten Narren zurechtgestutzt. Und doch, wie haben sie aneinandergeklebt, einander gebraucht! Das war schon fast eine Folie-à-deux, eine symbiotische, aber destruktive Beziehung.

Und jetzt zu uns, den vier Sacks-Jungen, diesen Musterbeispielen für Normalität: Was ist mit uns geschehen, was geschieht mit uns, was wird mit uns geschehen; und mit unseren Kindern, wenn wir denn welche haben? Welche – bewussten und unbewussten – Rollen werden wir in den neurotisch-psychotischen Transaktionen spielen, die in der Generationenfolge übertragen und verkörpert wurden?

Das ist der eigentliche Grund, warum ich Dir schreibe, denn ich bin nicht mehr fähig, meine qualvolle Selbstbeobachtung für mich zu behalten. Und obwohl ich zur Übertreibung und einer Vielzahl anderer Wahrnehmungsverzerrungen neige, wirst Du erkennen, dass das, was ich sehe, im Wesentlichen wahr ist, sodass Du selbst wohl keine Bedenken hättest, diese Dinge mehr oder weniger genauso zu formulieren.

Dann *Du*, der älteste der vier. Du bist außerordentlich intelligent, klüger als unsere beiden Eltern. Du warst schon in Deiner Schulzeit auf dem besten Wege, ein Gelehrter in Hebräisch und Orientalistik zu werden, hast Dich dann aber «infolge des Krieges», wie es rationalisiert wurde, der Medizin zugewandt. Das tatest Du zweifellos mit gemischten Gefühlen, obwohl das Ausmaß des Konflikts Dir möglicherweise nicht bewusst gewesen ist – bewusst ist –, da er von Verleugnung und Rationalisierung überlagert ist. Sicherlich hättest Du dem äußeren Druck, Medizin zu studieren (elterlicher Druck etc., Familientradition), nicht nachgegeben, hätte ihm nicht ein gleich gerichteter *verinnerlichter Druck*, fast ein Befehl, entsprochen. Ich weiß wenig von Deiner Studienzeit, Deiner Zeit als junger Arzt, beim Militär etc. Um 1950 fühltest Du Dich genötigt fortzugehen, und nicht nur fortzugehen, sondern so weit fortzugehen wie möglich. Und hier hast Du wieder (wie ich, bei *meiner* Flucht, zehn Jahre später) rationalisiert, vorgeschoben, dass in Australien die beruflichen Aussichten besser seien, dass Du etwas von der Welt sehen wolltest etc. etc. Bestimmt spielten diese Faktoren *auch* eine Rolle, aber Dein Hauptmotiv war Flucht, die Flucht aus einer Situation, die Du unbestimmt als unerträglich empfandest, als gefährlich, unentrinnbar. [...]

Ich habe gerade den rührenden Brief gelesen, den Du vor einigen Jahren geschrieben hast, in dem Du von Deiner Unfähigkeit zu dauerhaften Beziehungen berichtest, dem Zwang, sie zu beenden, wenn sie zu eng, zu bedrohlich werden: Ich erinnere mich auch an Dein höchst negatives Selbstbild, in dem Du Dich als kleiner jüdischer Gefilter Fisch sahst etc. Du warst zutiefst neurotisch, zutiefst zerrissen von inneren Konflikten: hast aber ziemlich zuverlässig funktioniert und alles in allem, dank Deiner Intelligenz und Ich-Stärke, zu einem erträglichen Modus Vivendi gefunden, wenn er auch, gemessen an Deinen Möglichkeiten, ziemlich eingeschränkt war. Du hast erwähnt, dass Dir die Psychotherapie eine beträchtliche Hilfe war, und ich wünsche von ganzem Herzen, dass Du in Gay jemanden gefunden hast, der Dir hilft, Deine Selbstachtung wiederherzustellen, Dir ein deutlicheres Selbstbild vermittelt und Dir ermöglicht, gegen das nahezu tödliche «Erbe» anzugehen, das Du, wir, aus unserer Familiensituation übernommen haben. Ich denke, es ist lebenswichtig für Dich, das Ausmaß der Dir innewohnenden tatsächlichen und potenziellen Störung nicht zu unterschätzen, und ich glaube, *es ist von höchster Bedeutung*, dass Du eine intensive Analyse mit einem absolut erstklassigen Therapeuten beginnst oder fortsetzt. [...]

Ich weiß, es ist ziemlich distanzlos von mir, so mit Dir zu reden. Aber sei versichert, dass die Ehe *allein* nicht genügt. Es ist von entscheidender Bedeutung für Dich, zu den Wurzeln des Geschehens vorzudringen, sonst wärest Du dazu verurteilt, bestimmte Situationen wieder und wieder zu *rekapitulieren*; nur wenn es einem gelingt, das Wesen dieser Dinge ins Bewusstsein zu rufen, kann man sich gegen den verstörenden Zwang wehren, die ursprüngliche Gefühlsverwirrung, die unser Leben bis dahin beherrscht hat, auszuagieren und zu wiederholen.

Und nun zu David, unserem «charmanten» Bruder, der sich wie ein Botschafter anzieht und mit einer gewissen Überzeugung den strengen Vater spielt; der sich wie eine Leacock-Figur auf die Krankheiten reicher Leute spezialisiert; der ehrgeizig, eitel, gefühlskalt und oberflächlich ist, obwohl sich unter all dem echte Warmherzigkeit, echte Freundlichkeit verbirgt. David [...] hat eine vollkommen andere «Lösung» (Pseudo-Lösung) für die Konflikte gewählt, denen er zweifellos ebenfalls unterworfen ist. [...] Tiefe emotionale Konflikte wurden verdrängt und durch eine erschreckende *Leere*, eine überhöfliche, oberflächliche, herablassende, etwas verächtliche Haltung ersetzt – eine bestürzende Verarmung oder Erkaltung des Gefühls. Oberflächlich funktioniert er – von uns allen beneidet – außerordentlich gut. [...]

Und zu Michael: Von frühester Kindheit an extrem freundlich und in seine Phantasie eingesponnen, entwickelte er mit sechzehn oder siebzehn unerklärliche wahnhafte und psychotische Zustände. Noch besorgniserregender war der Umstand, dass er sich nie wirklich erholte. Allerdings kann das kaum überraschen, denn wenn man jemanden mit Insulin oder Chlorpromazin vollpumpt und dann wieder in das unveränderte Umfeld entlässt, das die ursprüngliche psychotische Reaktion ausgelöst hat, muss es zu diesem Resultat kommen. Michael ist weiterhin psychotisch, weil das der einzige erträgliche Modus Vivendi für ihn ist, und auf irgendeiner Ebene ist er sich dessen vollkommen bewusst: Im letzten Sommer, als ich ihn sah, bewies er eine erstaunliche Hellsichtigkeit, die allerdings keinerlei Verbindung zu seinem fortdauernden Normalzustand aufwies. Ma und Pa – aber vor allem Ma –, die sich verschwommen und unbewusst ihrer Verantwortung für seine Krankheit bewusst sind, reagieren mit höchst erstaunlicher Verleugnung und Uneinsichtigkeit auf all diese Vorkommnisse. Lebhaft erinnere ich mich an den grauenhaften Jom Kippur 1959, als ich von Birmingham nach Hause kam und man mir mitteilte, Michael sei wieder «unartig». Ich ging zu ihm und sah, dass der arme Kerl von wilden Wahnvorstellungen und Halluzinationen heimgesucht wurde. Ma und Pa wollten nicht hören, was ich ihnen sagte, und fügten hinzu, dass es ohnehin Jom Kippur sei und man daher nichts tun könne. Wie Du weißt, lief Michael dann im Pyjama und mit messianischen Wahnvorstellungen in Maida Vale herum, wo er von der Polizei hopsgenommen wurde, eine entsetzliche Geschichte! Warum behalten sie (besonders Ma) ihn zu Hause, und warum bleibt er zu Hause? Dadurch, dass sie ihn zu Hause behalten und er psychotisch bleibt, hat Ma im Grunde einen *gefangenen Sohn*, ein Anhängsel, einen Parasiten, an Händen und Füßen gebunden, dessen Aussicht, jemals davonzukommen, so groß ist wie die Chance eines Schneeballs in der Hölle. Wir beide haben zumindest eine physische Flucht versucht: Australien und Kalifornien. David hat Zuflucht im Schutz von Verleugnung und Psychopathie gesucht. Michael, bei dem der Konflikt am offensichtlichsten und damit am wenigsten tolerierbar war, wurde in die Wahnbildung getrieben, den Ersatz der unerträglichen Realität durch Ersatzkonstruktionen (Halluzinationen sind Wahnvorstellungen nachgeordnet, obwohl sie sie durch ein positives Feedback verstärken). Du hast darauf hingewiesen, wie besessen, verzweifelt unsere Eltern für Michael Geld beiseitegelegt haben. Der Grund ist nicht nur Altruismus oder Fürsorglichkeit, sondern ein ausgeprägtes, wenn auch uneingestandenes *Schuldgefühl*, unter dem sie leiden, bedingt durch ihre Mitwirkung an der Entstehung dieser Krankheit: Das Geld, das sie für ihn sparen, ist Blutgeld, eine Art Buße. Es ist richtig, dass Michael ihren Tod nicht überleben wird: Er wird entweder tief und dauerhaft katatonisch werden oder Selbstmord begehen; wahrscheinlich Ersteres.[12] Lass mich hinzufügen, dass ein starkes Schuldgefühl in einem solchen Fall völlig unabhängig von einem tatsächlichen *Vorwurf* ist: Tatsächlich handelt es sich um einen Schuldwahn, unter dem in der Regel die Eltern wegen der Psychosen der Kinder leiden und die Kinder wegen der Psychosen der Eltern. [...]

Euer
OLIVER

An Seymour Bird

Psychiater

12. März 1966
Albert Einstein College of Medicine, Bronx, NY

Lieber Dr. Bird:

wären Sie so freundlich, mir für meine Steuererklärung einen Beleg über die Honorare zu schicken, die ich zwischen Januar und Juni letzten Jahres für die Psychotherapie bei Ihnen bezahlt habe.

Ich wollte Ihnen schon oft schreiben, habe es dann aber

12 Tatsächlich traf weder das eine noch das andere zu. Nach dem Tod der Eltern lebte Michael in einer betreuten Wohnstätte in Mapesbury, wo Oliver seinen Bruder regelmäßig besuchte, bis dieser 2007 starb.

immer wieder gelassen, typischerweise wegen meiner Unfähigkeit, einen mittleren Kurs zwischen einem «nichtssagenden» und einem übertriebenen Brief einzuschlagen. Wie immer lebe ich in einem Chaos selbstgeschaffener Krisen, bewege mich aber unzweifelhaft in Richtung größerer Einsicht, Eindämmung des selbstzerstörerischen Verhaltens sowie Realitätswahrnehmung und -kontrolle. Im Anschluss an eine Reihe quasi-suizidaler Krisen nach meiner Rückkehr aus London und extrem regressiver Reaktionen, ausgelöst durch die Beendigung einer außerordentlich symbiotischen und destruktiven «Liebesaffäre», die ich mir in Europa zugezogen hatte, suchte ich Austin Silber auf, der mich seinerseits an seinen Kollege Lionel [*sic*] Shengold überwies. In den vergangenen zwei Monaten bei ihm sind wir viel weiter zum vulkanischen Kern meiner Probleme vorgedrungen, als ich jemals mit bewusster Wahrnehmung gelangt bin. Dazu gehörte die Wiederbelebung der schrecklichsten und wahrhaft mörderischen Kindheitserinnerungen, überwiegend mit meiner Mutter verknüpft, die natürlich ebenso letale Neurosen / Psychosen wie die meinen «inkorporiert» hat. Aber ich bilde mir ein, dass ich allmählich über den Berg komme und dass es mir, wenn auch nur denkbar mühsam, gelingt, das in der Familie so grassierende, «geforderte» Äquivalent von Psychose / Selbstmord zu vermeiden und es als Mensch zu schaffen. Im Augenblick sind meine Beziehungen zu den Leuten in meiner Umgebung, Freunden und Kollegen, noch immer von der zügel- und erbarmungslosen Gewalt geprägt, die ich schon immer gegen mich geübt habe, doch zeichnet sich bereits ein gewisses Maß an Selbstgewissheit und Kontrolle ab.

Ich werde nie vergessen, wie tief ich in Ihrer Schuld stehe, weil Sie als Erster die Kruste meiner Verleugnungen und Abwehrmechanismen (äußerst ambivalent wie alle Schuldgefühle) aufgebrochen und jene Art von paläozoischen Ausbrüchen ermöglicht haben, die sich auch gegenwärtig noch fortsetzen.

Mit herzlichen Grüßen
Oliver W. Sacks

An Elsie und Samuel Sacks

14. März 1966
Albert Einstein College of Medicine, Bronx, NY

Liebe Ma, lieber Pa,

habt Dank für Eure Briefe. Es tut mir leid, dass ich Euch so viel Angst gemacht habe, aber ich komme mittlerweile auf die eine oder andere Art «über den Berg» und werde Euch von jetzt an wieder vollständiger und häufiger berichten. [...]

Ich wurde von einer Cousine x-ten Grades angerufen, einer Mrs. Gardner[13], und werde in ein paar Tagen bei ihrer Familie zu Abend essen. Zu Pessach vielleicht. An den Sederabenden wird mir immer wehmütig ums Herz. Sie verkörpern ein Gefühl der Wärme, des Einsseins, das ich fast vergessen habe. Vor einem Monat ist Jonathan Miller zu einem kurzen Meteoritenbesuch hereingeschneit. Er wird für zwei Monate zurückkehren, um ein Stück zu besetzen und zu inszenieren. Ich freue mich ungeheuer auf seine Gesellschaft. In vielerlei Hinsicht war er mein einziger Freund. Die anderen kommen mir wie Gespenster vor. Augusta Bonnard hat mir zwei gutgemeinte, aber äußerst merkwürdige Briefe geschrieben. Ich fürchte, sie hat eine durch ihr Emphysem bedingte hypoxische Hirnschädigung. Übrigens, Ma: Kannst Du mir diesen riesigen Stammbaum besorgen und schicken, den ein fleißiger Cousin in Jerusalem gezeichnet hat? Ich habe plötzlich

13 Madeline Capp Gardner. O. S. wurde ein enger Freund der Familie Gardner; jahrzehntelang fuhr er mit ihnen in den Urlaub und nahm an ihren Familienfeiern teil.

ein Interesse an Genealogie, Soziologie und Politik entwickelt. Verzögertes gesellschaftliches Erwachen: hätte vor dreißig Jahren stattfinden müssen.

Kurz, und um euch die schaurigen Einzelheiten zu ersparen, meine chronische Krisenverfassung ist hier eine Zeitlang akut geworden, gewissermaßen eine epilepsieartige Unentschlossenheit. Es war mir wirklich vollkommen unmöglich, mich mit irgendjemandem zu verständigen oder irgendwelche Arbeiten zu verrichten. Ich habe fast zwanzig Kilogramm abgenommen und bin praktisch zum Skelett abgemagert. Glücklicherweise habe ich mir einen hervorragenden Analytiker gesucht, und allmählich kriegen wir unsere Probleme tatsächlich in den Griff. In den letzten zwei Wochen kam es zu einer sehr erfreulichen Erholung. Plötzlich wurde ich sehr fleißig im Krankenhaus und bin gleichzeitig an vier Projekten beteiligt. Tatsächlich bin ich ausgesprochen manisch, aber das ist besser als eine Depression. Offenbar schreibe und spreche und streite ich im Griff einer hemmungslosen, eruptiven Logorrhö.

In Wahrheit habe ich Euch eine erhebliche Vielzahl von Briefen geschrieben. Ebenso Auntie Len. Allen, die ich kenne. Mein Zimmer quillt über von ihnen. Ich denke nie daran, sie auf die Post zu bringen. Das meine ich mit epilepsieartiger Unentschlossenheit. Doch jetzt, da ich schreibe, denkt Ihr vielleicht, dass meine Handlungen weniger chaotisch und kontrollierter werden.

Es ist Frühling, fast Frühling. Winzige grüne Blätter am Washington Square. Auf dem Hudson bricht das Eis, der Fluss streckt sich wie ein Mensch, der aufwacht. Wärme, Sonne, Hoffnung, Keimung. Zu Ende der Winter der Unzufriedenheit.

Arbeit. Natürlich hätte ich mich niemals für die Neuropathologie entscheiden dürfen. Reine Perversion, chronisch und charakteristisch. Ich habe einen solchen Hass auf die Anatomie. Demnächst werde ich als Facharzt auf den neurologischen Stationen tätig und setze meine Forschungstätigkeit in der Neurochemie fort, die mir gut gefällt. Erinnert mich an glückliche Chemie-Tage vor achtzehn Jahren. Achtzehn Jahre! Sie erscheinen mir wie eine Sekunde. Kein Zeitgefühl. Die Eigenschaften eines Traums. Ich spüre meine kahle Stelle und klage, zweiunddreißig. So wenig zum Festhalten. Vergangenheit und Gegenwart fließen in meinen Gedanken zusammen.

Bevor ich es vergesse, Ma, ich habe meinen Führerschein in der Waschmaschine verloren. Könntest Du mir vielleicht in der Kreisverwaltung von Middlesex eine Kopie besorgen und sie mir per Luftpost schicken. [...] Es ist ungeheuer schwierig, in New York einen Führerschein zu bekommen. Da ist es viel einfacher, meinen englischen zu behalten, wenn er um ein Jahr verlängert ist. [...]

Ich bin überaus glücklich, dass Michael eine Stellung bekommen hat. Er war erstaunlich klar, schmerzlich klar in Bezug auf viele Dinge, als wir im Sommer miteinander sprachen. Ich denke, er könnte sich in weit höherem Maße erholen, als Ihr Euch vorzustellen vermögt. Seine Krankheit hat nichts mit «Chemie» zu tun; alle psychischen Veränderungen sind weit wichtiger als die chemischen und lassen sich zumindest teilweise und potenziell umkehren. Er braucht eine intensive Behandlung durch einen erstklassigen Analytiker, der mit Problemen dieser Art vertraut ist.

So verfahre ich ja auch mit meinen vergleichbaren, wenn auch nicht so schwerwiegenden Problemen. Vielleicht muss ich mir etwas Geld von Euch borgen, denn ich gebe den größten Teil meines Gehalts für den Erhalt meiner geistigen Gesundheit aus. Doch darüber Genaueres in meinem nächsten Brief. Ich bin schon sehr froh, dass ich *diesen* geschrieben habe, den ich ganz gewiss abschicken werde.

Viel Liebe und glückliches Pessach Euch allen
OLIVER

Ende 1966 nahm O. S. eine Reihe von neuen Teilzeitarbeiten in der Bronx auf: in einer Headache Unit im Montefiore Hospital, Patientenbetreuung am Beth Abraham Hospital und im Bronx Psychiatric Center. Außerdem unterrichtete er eine Gruppe Medizinstudenten vom AECOM, die ihn auf seinen Visiten im Beth Abraham begleiteten und ihm hinterher häufig in den nahe gelegenen New York Botanical Garden folgten, um die begonnenen Diskussionen fortzusetzen.

An Mel Erpelding

Freund

[ca. Dezember 1966]
165 Christopher St., New York

Lieber Mel,

an dem Tag, als ich Deinen Brief erhielt, begann ich mit meiner Antwort und dann mit einer anderen und wieder einer anderen und wurde zornig auf mich und verwirrt und kam nie bis zum Briefkasten. Du kennst das Syndrom. Man nennt es: KONFLIKT! [...] Wie vermisse ich die Gebirge und Wüsten des Westens, nun, da ich sie verlassen habe! Und New York trachtet Zweiradfahrern ganz zweifellos nach dem Leben: die Straßen gepflastert, geborsten, durchlöchert, ölverschmiert, im Winter vier Monate lang voller Pfützen und Schneematsch und Eis und der Verkehr unvorstellbar aggressiv und mörderisch. Ich gestehe, dass ich es satthatte, und will mir ein Auto kaufen – wahrscheinlich einen Volvo –, weil ich nicht denke, dass ich hier auf dem Bike noch einen Winter überleben werde. Nicht dass ich ganz darauf verzichten möchte; Bikes werden immer mein liebstes Symbol für eine Art von Freiheit bleiben, die ich manchmal empfinde, aber nie formulieren kann – doch ich werde es nur für die Wochenenden behalten, für gutes Wetter, für Ausflüge aufs

Land, für Freunde, aber die schauerlichen täglichen 40-Kilometer-Fahrten ins Krankenhaus unterlassen. [...]

Ursprünglich glaubte ich, mit einer Zwei-Tage-Woche auszukommen, um dann, wie ich hoffte, in der restlichen Zeit zu schreiben, zu schreiben, zu schreiben. Einen Monat ging es gut: Im Oktober brachte ich 200 Seiten eines Strand-Romans zu Papier. Er begann mit lockeren, leichten Skizzen im Stil von Lardner[14], wurde dann engagierter, introspektiver, kontrapunktischer, bis ich im Labyrinth meiner eigenen Unentschlossenheit erstickte: emotionaler Unentschlossenheit, das heißt, in der Frage, in welcher Beziehung *ich* – der Lebende – zu meinen «Figuren», meinen Freunden, stand. In gewisser Weise hatte ich so etwas wie *Ulysses* im Sinn: das flüchtige Beziehungsnetz des Strandes, Dutzende und Hunderte von Personen, deren Leben sich verwoben und wieder lösten, ihre Zeitlosigkeit, Wurzellosigkeit, Ruhelosigkeit gegen das Grundthema des Ozeans. All die Vorgänge kaleidoskopartig in einem einzigen Tag zusammengefasst, zwar erweitert durch die Erinnerungen und Phantasien der Figuren, aber gänzlich oberflächlich wie der Schaum auf dem Ozean. Das Ganze in einer Tide untergebracht, wobei die Bewegung des Meeres zur Bewegung des Buchs wird: Es beginnt mit einer Art Geburt, bei der die Jugendlichen, wie ich sie jeden Morgen in der grauen Dämmerung des Tages sehe, sich wiegen und wiegen auf ihren Surfbrettern, sich wiegen im Schoß des Meeres (*Thalatta, thalatta*, unsere große, grüne Mutter!), und endet – aber ich bin nie auch nur in die Nähe des Endes gekommen: In den phosphoreszierenden Wassern einer Sommernacht schwimmen zwei meiner Figuren (du ahnst, welche) weit, weit hinaus und gewinnen am Ende eines langen, hektischen, ruhelosen Tages ihr Gefühl

---

14 Ring Lardner (1885–1933) war für seine oft satirischen Kurzgeschichten und seine gelungenen Dialoge bekannt.

für die Wirklichkeit wieder, für die Kraft und die Ruhe des Ozeans, und im Augenblick dieser Erkenntnis ertrinken sie und sinken in den grünen unveränderlichen Abgrund hinab. Ich und meine verfluchte todessüchtige Obsession. Jedenfalls habe ich das ganze beschissene Ding vernichtet. Und während ich es zerstörte und meine Hände plötzlich leer waren, bekam ich wieder dieses Gefühl von Panik und Leere um mich herum, von Verlust und das Gefühl, vernichtet zu haben, was mir so viel bedeutet hatte.

Und jetzt? Im Augenblick bin ich nicht mehr so sehr mit der Vergangenheit beschäftigt, nicht mehr so sehr von ihr in Anspruch genommen. Bei meiner klinischen Tätigkeit, meinen Patienten finde ich eine Art von Befriedigung, die ich schon lange Zeit nicht mehr empfunden habe. Außerdem habe ich jetzt sowohl am Einstein wie an einer kleineren Satellitenklinik[15] Lehraufträge. Bei meinen Patienten und Studenten fühle ich mich meist ziemlich unbeschwert, was in der «Forschung» nie der Fall war; denn Forschung lief im letzten Jahr und elf Jahre zuvor[16] stets auf eine toxische Liebe-Hass-Beziehung mit meinen Chefs hinaus, abwechselnd gereizt oder masochistisch, aber immer äußerst destruktiv. Im Augenblick habe ich sogar so etwas wie ein Leben und beginne am 1. Januar mit 20000 Dollar pro Jahr ohne Überstunden. Dazu werde ich mir anstelle der Bleibe in dem verhassten Wohnblock, zu dem ich mich im letzten Jahr verdammt habe, eine einigermaßen vernünftige Wohnung nehmen, und vielleicht – ganz vielleicht – wird sich die Möglichkeit einer Zukunft ergeben. Ich habe eine panische Angst vor dem «Erfolg», wie er in Manhattan in der Berufswelt definiert wird, für mich ist er Einengung, Verstümmelung,

15 Beth Abraham, ein Krankenhaus für chronisch Kranke.

16 O. S. bezieht sich hier wieder auf sein Postgraduierten-Stipendium am Laboratory of Human Nutrition in Oxford und ein gescheitertes Experiment zur Jake-Lähmung.

eine Art Leukotomie. Aber das sind *meine* Befürchtungen, nicht die Befürchtungen von irgendjemandem, der mich kennt.

Außerdem brauche ich ein Klavier, was ich im letzten Jahr schmerzlich vermisst habe. Kürzlich habe ich ein wundervolles Interview mit dem neunzigjährigen Casals gesehen, der in Puerto Rico ein kleines Haus am Meer hat. Jeden Morgen macht er einen Spaziergang am Strand, dann setzt er sich ans Klavier und spielt Präludien und Fugen von Bach. «Bach und Natur», sagt er, «sind zwei Wege zum gleichen Ziel: eine beglückende Art, einen neuen Tag zu begrüßen. Die Präludien und Fugen sind so erstaunlich, weil es noch immer etwas zu entdecken gibt, obwohl ich jede Note schon mein Leben lang kenne und sie an *jedem einzelnen Tag* höre und spiele.»[17]

Ist es nicht unglaublich, unvorstellbar schön, wenn ein Mensch von neunzig Jahren so etwas sagt? Ich bin an den großartigen alten Mann bei Kazantzakis erinnert.[18]

Außerdem eine Hi-Fi-Anlage, damit ich jeden Tag Casals hören kann und Bach, um etwas gegen mein jämmerliches Klavierspiel zu tun. Und eine Dunkelkammer, weil ich das Glück, Bilder zu erschaffen, Gedanken und Gefühle zu bewahren, schrecklich vermisse und weil es mir manchmal gelingt, wenn ich fotografiere. Mit Bildern lässt sich nicht so leicht lügen wie mit Worten, und New York ist – so hässlich, so monströs, so gemein und so grausam es sich auch präsentiert – voll plötzlicher und phantastischer Schönheiten, wie Juwelen, die in einen Misthaufen eingebettet sind. Einer dieser Juwelen – ich hoffe, wir können dort einige Nachmittage

---

17 O. S. erzählt diese Geschichte über Pablo Casals (damals der bekannteste Cellist der Welt) fast vierzig Jahre später noch einmal in *Der einarmige Pianist*, offenbar aus dem Gedächtnis.

18 Nikos Kazantzakis, Verfasser der Bücher *Alexis Sorbas* (Braunschweig 1952) und *Die letzte Versuchung* (Berlin 1952).

zusammen verbringen – ist das Natural History Museum, wo ein unbekanntes, anonymes Genie herrliche amerikanische und afrikanische Dioramen geschaffen hat – Höhlen, Sonnenuntergänge, Eisklippen, Wüsten: das Höchste im Reich der stellvertretenden Reisen. Es gibt ein Diorama von dem riesigen Knochenhügel in Wyoming, den ich 1961 gesehen und teilweise erklommen habe. Er ist pure Wirklichkeit; ich glaube, ich habe ihn vom gleichen Standort aus gesehen, und er befördert mich zurück in meine seltsame, mäandernde, wunderbare Motorradtour quer durchs Land.

Was für Fahrten haben wir gemacht, Mel! Immer auf der Flucht, immer auf der Suche, immer uns selbst täuschend, ohne jemals anzukommen. In der Vergangenheit verankert, von der Zukunft träumend und – in einem fatalen Sinne –, blind und taub für die Gegenwart.

Liste der Versäumnisse – Traumgespinst! Ich sage mir: Warum hast du Santa Monica verlassen? Strände, weißer Schaum, Topanga, Freunde, das Hochgefühl, das alle Tage beherrschte. Mein Gott, was für ein Irrsinn, San Francisco zu verlassen! Himmlisches, hügeliges Neues Jerusalem. Oder warum bin ich nicht in der Wildnis geblieben, in den tiefen Wäldern Kanadas, ein Holzfäller und Poet? Oder war es nicht sträfliche Dummheit, London zu verlassen – mein einzigartiges, anbetungswürdiges London –, meine Heimat und die Heimat meiner Leute? Oder war es die reale und höchste Trauer, *erwachsen* zu werden, das magische Reich der Kindheit zu verlassen, die Zeit der Wunscherfüllung und grenzenlosen Macht, das Empfinden von Liebe und einer endlosen Zukunft?

IDIOTIE! Das alles ist Idiotie und müßiges Wehklagen. Fatal einfach ist es, die Vergangenheit zu verklären, in ihr Jahrtausende epischer Glückseligkeit zu erblicken, die von grausamen, unverdienten Austreibungen gefolgt sind. Immer und immer wieder ist es der Mythos der Genesis. In der Vorausschau ist jeder Schritt ein Exodus und in der Rückschau jeder Schritt eine Genesis. Habe ich nicht an meinem 27. Geburtstag, dem Symbol der Wiedergeburt, den Ozean zur Neuen Welt, zur Vita Nuova, überquert? Und wurde Kalifornien nicht etwas vorschnell als El Dorado oder Goldenes Vlies bezeichnet? Und New York seinerseits als Ultimatives Metropolis – reich, glänzend, strahlendes Versprechen –, das gleiche falsche Versprechen, das Dick Whittington[19] sechshundert Jahre zuvor nach London lockte?

Und bei Dir, Mel, aus Gründen, die ich nicht in Worte zu fassen vermag, dieses Gefühl von geistig-spiritueller Zwillings-Einheit (Gefährte in Hoffnung und Elend, Zwillings-Held in der Welt des Versprechens, Zwillings-Opfer in der Welt der Desillusion); das Gefühl, das ich, wie mir scheint, immer hatte und niemals verlieren werde.

Langsam, schrecklich langsam, zwischen Qual und Hochgefühl und Rückschritt und Fortschritt, lernen wir. Meine Analyse wird für mich immer unentbehrlicher. Von meinem Größenwahn bin ich weitgehend geheilt, dafür beginnt sich etwas Konkretes, Substanzielles, Unzerstörbares, etwas Reales abzuzeichnen. Das Gelobte Land gibt es nicht, dafür gibt es ein Gelöbnis in mir selbst. Alle Kraft, die ich brauche, und alle Kraft, die ich brauche, um zu zerstören. Diese schreckliche, vorherbestimmte Wendung gegen das Selbst, die gewalttätige Vernichtung des Selbst und anderer, die fortwährende Sabotage all dessen, was man tut – ich beginne, mir ihrer dämonischen Kraft bewusst zu werden, ihrer Wurzeln in der Vergangenheit, und mich mit dem unsichtbaren Feind auseinanderzusetzen. Werden wir uns gestatten zu überleben?

19 Whittington war ein armer Junge vom Lande, der nach London kam und am Ende dessen Erster Bürgermeister wurde, weil er, so will es die Legende, von der Mär angelockt wurde, die Straßen der großen Stadt seien mit Gold gepflastert.

Vor meinem Fenster fällt der Schnee. Seit zwei Stunden tippe ich in einer Art Trance. Ich kann nichts gegen den Aufruhr an Glück und Elend tun, der in mir tobt.

Bitte, schreib mir einen langen Brief über Dich, das Leben in Florida und das Gerätetauchen. Ich bin sicher, es war richtig, dass Du dorthin gezogen bist, und zweifle nicht daran, dass sich alles zum Besten wenden wird – nicht plötzlich und wundersam, sondern allmählich, durch Lernen, durch zwei Schritte vorwärts und einen zurück.

Und wann kommt Ihr (beide)[20] nach New York und besucht Euren alten Freund? Weihnachten, Neujahr. Ich warte ständig darauf, aber ich warte ohne Ungeduld, weil es ein Gefühl von Nähe gibt, das die Entfernung bedeutungslos erscheinen lässt. Wie mir letztes Jahr das Gefühl der Entfremdung verhasst war! An den meisten Abenden bin ich zu Hause, also ruft mich an.

Zeit aufzuhören. Zeit, Euch [...] ganz liebe Grüße und allerbeste Wünsche für das kommende Jahr zu schicken und zu hoffen, dass wir uns häufig sehen.

(Im Guten wie im Schlechten) Euer
Oliver

Obwohl O. S. in seiner Analyse bei Dr. Shengold Fortschritte machte, hatte er die Amphetamine noch nicht ganz aufgegeben. An einem Abend im Februar 1967 stieß er in der AECOM-Bibliothek auf eine seltene Veröffentlichung: Edward Liveings Buch *On Megrim* (Über Migräne) aus dem 19. Jahrhundert, das er in einem Sitz durchlas. Begeistert von dem ausdrucksvollen Erzählton und unter dem Einfluss einer, wie er später schrieb, «Amphetamin-induzierten Offenbarung»[21] beschloss

20 Mel und seine Freundin Blossom.
21 In *On the Move*.

er, gestützt auf seine Erfahrungen mit den Patienten, die er in der Montefiore-Klinik behandelte, ein eigenes Buch über Migräne zu schreiben. Diese neue Rolle als Arzt, der den Patienten zuhörte, ihnen manchmal half, Studenten unterrichtete und der, vor allem, diese Tätigkeiten mit der kreativen Beschäftigung des Schreibens verband, veränderte sein Leben. In *Drachen, Doppelgänger und Dämonen* schrieb er später: «Die Freude, die ich dabei empfand, war real – unendlich viel konkreter als der leere Amphetaminrausch. Nie wieder habe ich Amphetamine genommen.» Freud hat darauf hingewiesen, wie wichtig Arbeit und Liebe sind; O.S. hatte zwar die romantische Liebe aufgegeben, hat dafür aber eine Liebesbeziehung zu seiner Arbeit entwickelt.

An Elsie und Samuel Sacks

19. Juni 1967
10 Sheridan Square, New York[22]

Liebe Ma, lieber Pa,

[...] Wie Ihr alle zu Hause so habe auch ich die Nachrichten über die Nahostkrise atemlos verfolgt.[23]

Ein furchtbarer *Kuddelmuddel*, ein fast unentwirrbares Labyrinth aus Klagen, erfundenen und berechtigten, Lügen, Ausflüchten, Mut, Feigheit, Ehre, Ehrlosigkeit, Hysterie – vielleicht ist Israel das einzige Land, das klar denkt und ehrenhaft handelt. Ich stellte zu meiner Überraschung fest,

22 O. S. war kürzlich aus der Hafengegend in eine untervermietete Wohnung im Herzen des West Village gezogen, nur ein paar Gebäude vom Stonewall Inn entfernt, wo zwei Jahre später die Aufstände begannen, die den Ursprung der modernen Schwulenbewegung bildeten. (Zu diesem Zeitpunkt war O. S. bereits in die Upper East Side umgezogen, um näher an seinem Arbeitsplatz in der Bronx zu wohnen.)

23 Anfang Juni endete der arabisch-israelische Krieg, der Sechstagekrieg, damit, dass Israel das Westjordanland, die Golanhöhen, den Gazastreifen und die Sinaihalbinsel annektierte.

dass sich in mir eine enorme Sympathie für Israel regte. Vielleicht habe ich mir in meiner Phantasie schon einmal ausgemalt, in medizinischer Mission nach Nordvietnam zu gehen oder Bertrand Russell medizinische Hilfe zu leisten, aber eine Fahrkarte nach Jerusalem habe ich mir wirklich und wahrhaftig gekauft. Mehr als dreißig meiner Studenten reisten dorthin, gesegnet seien sie. Ich war sehr stolz auf Dich, Pa, als David mir berichtete, auch *Du* seiest in der Krise fast dorthin gereist. Es ist schon sehr seltsam, dass *Gewalt Klarheit schaffen* und Hässlichkeit den Weg zu Sinn und Tugend ebnen kann. Mich bestürmten lang vergrabene (aber nicht vergessene, denn so etwas wie «vergessen» gab es nicht) Erinnerungen, Gefühle, plötzlich erinnerte ich mich an den ganzen Text des 137. Psalms und weinte beim Anblick von Soldaten an der Klagemauer. Selbst beim Betasten des Jerusalemer Nippes, die zur «Möblierung» meiner neuen Wohnung gehören.

Die neue Wohnung ist außerordentlich angenehm: hoch, luftig, geräumig in dem Maße, in dem meine alte höhlenartig, kistenartig, mönchisch war. […] Sie ist von ihrer gegenwärtigen Bewohnerin vollständig, sogar übermäßig möbliert […] in einem vernünftigen, jüdischen, gutbürgerlichen Stil («Geschmack» wage ich nicht zu sagen!) und enthält neben der überbordenden Möblierung (in wie vielen Stühlen kann sie sitzen?) Mengen an jüdischen Erinnerungsstücken in Terracotta: etwa Rachels Grab, Objekte aus getriebenem Messing und Graetz' *Geschichte der Juden* in 127 irrsinnig schweren Bänden.[24] Man hat einen herrlichen Blick in mehrere Richtungen, von der Freiheitsstatue nach Westen (wenn ich mich auf den Herd stelle) bis zum Empire State Building vom

24 Hier übertreibt O. S.: Graetz' Geschichte umfasste in der deutschen Urfassung elf Bände, in der englischen Ausgabe sechs Bände. Aber die Zahl 127 hätte ihm gefallen, da sie eine Primzahl ist.

Badezimmer aus. Ich bin wirklich außerordentlich glücklich, eigentlich sogar hypomanisch, seit ich eingezogen bin. Es ist angenehm, ein Heim zu haben, dessen man sich nicht schämen muss; Freunde und Kollegen einladen zu können; an meinem breiten Schreibtisch zu sitzen und die maßgebliche Monografie über «Migräne» zu schreiben; bei offenen Fenstern und von den Schwefeldämpfen New Yorks umfangen, auf meinem Bett zu liegen. [...] Das Gefühl, ein – wenn auch nur vorübergehendes – Heim zu haben, ist sehr angenehm, sehr notwendig, wurde aber von mir in meinem ersten katastrophalen Jahr in New York sträflich vernachlässigt.

Bei dem Begriff «Heim» fällt mir Michael ein. Tatsächlich war Mitleid, wenn nicht gar Identifikation mit seiner misslichen Lage sowie der Umstand, dass ich einerseits nicht wusste, was ich sagen sollte, andererseits aber sehr wohl wusste, dass alles, was ich sagen konnte, auf allen Seiten schuldbewusste und wütende Reaktionen hervorrufen würde, der Grund, warum ich Euch so lange nicht geschrieben habe.

In einer Angelegenheit, die so verzwickt und emotional besetzt ist, gibt es nur wenige Gewissheiten und noch weniger Möglichkeiten, «das Richtige zu tun».

Ich würde mich freuen, wenn Ihr diesen Brief Michael zeigen würdet, zum einen, weil ich Schwierigkeiten habe, ihm direkt zu schreiben, denn es fiele ihm nicht leicht, auf einen solchen Brief zu antworten. Tatsächlich ist diese Kommunikationsschwäche von entscheidender Bedeutung für sein Problem. Es *ist* für Michael sehr schwer, mit Euch zu reden, rückhaltlos oder vernünftig, und fast ebenso schwer für Euch, mit ihm zu reden. Es herrscht – partiell und tragisch – eine *gegenseitige Verständnislosigkeit*.

Seine Unfähigkeit, sich auf eine bestimmte Weise zu artikulieren (oder Eure, ihm auf etwas andere Weise zuzuhören), zwangen ihn vermutlich dazu, in dieser Weise zu «explodieren». Es war ein plötzlicher, gewalttätiger Ausbruch von Unzufriedenheit und Vorwurf, der sich schon lange in ihm vorbereitet haben muss (ohne Euer Wissen und wahrscheinlich auch ohne das seine). Nach seinen leidenschaftlichen Anklagen und Drohungen packte ihn Panik, er fühlte sich vernichtet und floh aus dem Haus. Er lief und lief, von Schuldgefühlen getrieben wie Orestes, bis er zusammenbrach. Und anschließend behauptete er, er würde *lieber* in eine Einrichtung gehen, als zu Hause zu bleiben.

Das war brutal, unfair und grausam formuliert; er war wütend, hatte sich nicht ganz unter Kontrolle; aber Ihr könnt es nicht als «deliriös» oder «chemisch» abtun. In gewisser Hinsicht hat er vollkommen recht. Er begreift, welche Vergewaltigung, Erniedrigung es bedeutet, «zu Hause» zu bleiben, und dass die Fortdauer dieser unerträglichen Situation seine «Krankheit» nur verschlimmern kann. Er ist in einem Netz tragischer Ambivalenzen gefangen; ein Teil von ihm möchte zu Hause bleiben, betreut werden, als Anhängsel behandelt werden, der andere schreit nach Befreiung. Doch das «Außen» fühlt sich sehr gefährlich an; er fürchtet den Mangel an «Savoir-faire» etc. etc.

Ich glaube nicht, dass bei Michael in irgendeiner Weise von einem «Burnout» die Rede sein kann, obwohl er viele Jahre lange durch obsessive, einengende, ritualistische Praktiken sehr heftige und widersprüchliche Gefühle bewältigt hat. Die «Ruhe», die er in den letzten Jahren an den Tag gelegt hat, waren kein Anzeichen für ein endgültiges Gleichgewicht.

Ich neige zu der Ansicht, dass *es gut wäre*, wenn er nicht mehr zu Hause lebte, einer Arbeit nachginge und sich einer regelmäßigen, erstklassigen Psychotherapie von gemäßigter Intensität unterzöge. Dass er (potenziell) *durchaus* in der Lage ist, allein zu leben, zumindest einige seiner größeren Probleme zu lösen und in seinem Gefühlsleben ein gewisses Maß an Klarheit und Erfüllung zu erzielen.

Er hat bemerkenswerte Vorzüge, die nicht im Mindesten von seiner «Krankheit» beeinträchtigt worden sind: Er ist intelligent, phantasievoll, von penibler Ehrlichkeit und offensichtlich in der Lage, Zuneigung zu empfinden und zu akzeptieren.

Den Nutzen von Tranquilizern etc. leugne ich nicht – sie mögen sich gut für die Behandlung akuter Gemütserregung, Schlaflosigkeit etc. eignen –, aber ich denke, es wäre ein fataler Fehler, ihn als «organisch», schizophren etc. zu *etikettieren* und es dabei zu belassen. Ich möchte hinzufügen (denn es geht mir darum, zu klären und nicht anzuklagen), dass es sich um einen Irrtum handelt, der sich 150 Jahre lang durch den Jargon und das Unverständnis der Medizin verfestigte und enorm verbreitete. Natürlich kann man «verrückt» sein – aber das ist eine Reaktionsweise; Michael wurde gewalttätig, weil er seine Sicht darlegen musste, und ich denke, wir müssen ihm zuhören.

Vielleicht habe ich schon zu viel gesagt, und Ihr seid nicht mehr in der Stimmung, den Rest meiner «Neuigkeiten» anzuhören.

Während der letzten 3 Monate war ich im Großen und Ganzen ziemlich fleißig, glücklich und produktiv. Ich bin an der Headache Unit geblieben, wenn auch mit weniger Arbeit und besserer Bezahlung. [...] Die Migräne, die auf den ersten Blick als ein langweiliges, triviales Forschungsgebiet erscheinen mag, hat für mich den Zugang zu einem ungeheuer komplexen und faszinierenden Gebiet eröffnet, auf dem all die «funktionalen» Krankheiten zu entdecken sind, und ich denke, ich bin hier auf einige sehr vielversprechende Ideen gestoßen.

Man hat mich gebeten, am Beth Abraham zu bleiben, ja mehr noch, es «zu übernehmen»[25], was ich mit einer

25 Das heißt, es als der Neurologe des Krankenhauses zu übernehmen.

erheblichen Zunahme der Lehrtätigkeit tun werde. Meine Neigung und Begabung für die Lehre sind zur Kenntnis genommen worden und entfalteten sich im warmen Licht der Anerkennung. Das College wird mir die Ausbildung der Studienanfänger in der Neurologie weitgehend überlassen.

Auch die Facharzttätigkeit am Bronx State Hospital[26] (einer riesigen psychiatrischen (und epileptischen) *Back Ward*[27]) hat mir gefallen, daher hoffe ich, meine Stellung dort festigen zu können.

Ich kann mit Dankbarkeit auf die letzten Monate zurückblicken, denn noch im Oktober war ich wirklich ein *Bettler*, der schüchtern um Teilzeitaufgaben bat, und heute bin ich in gewissem Maße anerkannt und sogar in einer Position, Forderungen zu stellen, was ich wohl großenteils, wenn auch nicht ausschließlich, der Psychotherapie verdanke. Mein Potenzial ist außergewöhnlich, aber das trifft leider auch auf meine neurotischen und (kurzzeitig) psychotischen Beeinträchtigungen zu. Ich denke nicht, dass ich schon endgültig «über den Berg» bin, aber ich verfüge jetzt über ein gewisses Maß an Klarheit und Hoffnung. […]

In der letzten Woche war ich viel mit David und Elizabeth[28] zusammen und habe ihre Liebenswürdigkeit und Gesellschaft ungeheuer genossen, habe aber auch betroffen zur Kenntnis genommen, wie viele seltsame, heftige, wenn nicht sogar ausgesprochen verrückte Gefühle die beiden mit sich herumtragen, wie wir alle es tun, Ihr beiden, ich nicht ausgenommen und Michael. Ein – neurotischer oder anders gearteter – «Charakter» wird im Zuge von 5 oder 10 Generationen geformt, daher sollten wir uns weniger mit Schuldzu-

26 Offizieller als Bronx Psychiatric Center bezeichnet.

27 Station für hoffnungslose psychiatrische Fälle. [A. d. Ü.]

28 O. S.s Bruder David und dessen Tochter Elizabeth.

weisungen und Bloßstellungen beschäftigen und stärker um Verständnis bemühen.

Schreibt bald
In Liebe
OLIVER

PS: Kauft *The Divided Self* von R. D. Laing [dt.: *Das geteilte Selbst*, Köln 1972], ein bemerkenswertes und sehr aufschlussreiches Buch.

In diesem Sommer gelang es ihm in London, wie er in *On the Move* schreibt, «im Laufe von zwei Wochen ein Buch über Migräne zu schreiben. Es brach ganz plötzlich und ohne bewusste Planung aus mir heraus.» Er brachte das Manuskript zu Faber & Faber, einem englischen Verlag, und man fand dort Gefallen daran. Im September kehrte er nach New York zurück und hoffte, die Bearbeitung rasch zu beenden. Doch die Monate gingen ins Land, und seine Pläne erfüllten sich nicht.

An Elsie und Samuel Sacks

24. März 1968
234 East 78th St., New York[29]

Liebe Ma, lieber Pa,

es ist, wie Ihr sagt und was ich bedaure: Seit mehr als vier Monaten habe ich Euch nicht mehr geschrieben oder, genauer, habe ich niemandem mehr geschrieben. Es ist nicht so, dass ich faul wäre oder nichts zu sagen hätte, viel-

29 Anfang 1968 bezog O. S. eine Wohnung in Manhattans Upper East Side. Sie lag nur einige Wohnblocks von Madeline Gardners Familie entfernt. Die Tochter erinnert sich noch, dass O. S. auf dem Weg zur Arbeit regelmäßig zu einem opulenten Frühstück vorbeikam.

mehr befand ich mich in einer unangenehmen Situation und Gemütsverfassung (mehr oder weniger mit Höhen und Tiefen seit meiner Rückkehr im September) und hielt es für das Beste, meine Gefühle für mich zu behalten. [...]

Es ist sehr schwer für mich, irgendetwas mit kühlem Kopf und einer gewissen Ausdauer zu schreiben oder überhaupt kreativ zu arbeiten. Es gelingt mir in plötzlichen, erregten Ausbrüchen, unter den richtigen Bedingungen. Allerdings sind sie nur selten richtig, wahrscheinlich nicht häufiger als in 1% der Zeit. Richtig sind sie im Sommer, in London, im Garten, in einer Gemütsverfassung, die Du (Pop) «exaltiert» genannt hast. Sie war nicht exaltiert, nur gesund und energiegeladen, eine kurze Befreiung von Spannungen, die sich nachteilig auf kreative Tätigkeiten auswirken. Mit der Rückkehr zu diesem Zeitpunkt habe ich einen schweren Fehler begangen; noch zwei Wochen und ich hätte die Bearbeitung des MS vollendet, und es befände sich nun bei Faber & Faber. Das Gefühl von Furcht und Vorahnung, das mich bei dem Gedanken an eine Rückkehr nach New York beschlich, war ausschließlich auf die Umstände zurückzuführen. Jonathan Miller hatte mich davor gewarnt und lag absolut richtig mit seinen unheilschwangeren Voraussagen. Nach meiner Rückkehr trug mich mein Schwung noch durch ein weiteres Kapitel, aber das war es dann. Ich geriet in eine Anzahl Sackgassen, für die insbesondere mein Chef Friedman[30] verantwortlich war, der in dem Manuskript eine Originalität wahrnahm, die ihm abging und verhasst war. Sie schien eine Verheißung auf Erfolg und Qualität in sich zu tragen und drohte seine eigenen zahllosen (174) nichtssagenden und trivialen Veröffentlichungen zu diesem Thema

30 Arnold P. Friedman war nicht nur Direktor der Headache Unit, sondern auch Vorsitzender der Kopfschmerz-Sektionen in der American Medical Association und der American Neurological Association.

zur Bedeutungslosigkeit zu verurteilen. Nicht dass das tatsächlich der Fall gewesen wäre, sondern so stellte es sich in seinen argwöhnischen, neidischen, gehässigen und kleinlichen Gedanken dar. Sein Verhalten grenzte an Paranoia: «Sacks» (früher nannte er mich Oliver), «das war voreilig. So etwas können Sie nicht machen. Das ist, äh, anmaßend. Ich weigere mich, Ihnen klinisches Material aus der Headache Unit zur Verfügung zu stellen» etc. etc. [... Ich] beschloss, nichts mehr auf die Dinge zu geben, die ich von all den Leuten gehört hatte, die jemals mit ihm zusammengearbeitet hatten. Wieder und wieder hatte man mir erzählt, er verlange passive, stumpfsinnige Unterwürfigkeit von allen, die im HU arbeiteten, sonst beginne er sofort, sie zu schikanieren. [Ich versuchte], «ihn rumzukriegen», mit ihm zu diskutieren, das MS weitgehend umzuschreiben, Kompromisse zu schließen, mich anzupassen etc. Es war vollkommen vergeblich. Ich ging sogar so weit, auf seinen persönlichen Wunsch einen weiteren Aufsatz (zum Thema «Migräne-Aura») für das Kopfschmerz-Jahrbuch zu schreiben. Damit löste ich einen buchstäblich irrsinnigen Angriff gegen mich aus: Wie ich es wagen könne, aus so vielen alten und überholten Quellen zu zitieren (ich hatte mit einer ausführlichen historischen Einführung begonnen, um das Thema in einen sinnvollen Kontext zu stellen); wie ich es wagen könne, die «anerkannten» Theorien einer lokalen vaskulären Ursache infrage zu stellen; [...] wie ich es wagen könne, so viele Semikola und Bindestriche zu setzen etc. etc. In Hinblick auf die *Substanz* dessen, was ich geschrieben hatte, auf die Argumente und Belege, wich er jeder Stellungnahme aus. [...]

Es dürfte Euch klar geworden sein – wie es mir schließlich auch klar wurde –, dass er ein unmöglicher Mensch ist und dass ich mit dem Buch nur vorankommen kann, wenn ich am HU kündige und aus seinem Bannkreis entkomme. Von meiner Seite war es falsch und zutiefst neurotisch, diesen ganzen Scheiß hinzunehmen, mich seinen Forderungen nach Stillschweigen und Untätigkeit zu fügen, mich vollkommen zurückzunehmen und im Grunde mein eigenes Werk zu vernichten. [...]

Am Beth Abraham habe ich die alleinige (neurologische) Verantwortung für mehr als 400 Patienten und beginne, mich mit zahlreichen Forschungs- und Therapieprojekten zu befassen. Zu letzteren gehört die Einrichtung von Modellstationen für drei Kategorien von Patienten, an denen ich besonders interessiert bin und die erstaunlich auf liebevolle und geduldige Zuwendung reagieren. Das sind Patienten, die unter (seniler und präseniler) Demenz, unter Aphasie und unter Parkinson leiden (im letzten Fall wähle ich vor allem jüngere und postenzephalitische Patienten aus). Besonders interessant sind einige Forschungsarbeiten, die auf Chromosomenstudien ungewöhnlicher Erbkrankheiten beruhen, außerdem immunologische Untersuchungen zu disseminierter Sklerose und Enzymstudien zu ALS. Ich bin der neurologische Tutor für alle Medizinstudenten im letzten Studienjahr des College geworden, sie kommen zweimal in der Woche zu mir ins Beth Abraham. Ich mag die Lehre: Wahrscheinlich ist sie der Bereich, in dem ich am besten und am wenigsten neurotisch funktioniere und in dem ich stets Freude an meiner Arbeit habe. Offenbar wird das vom College in zunehmendem Maße anerkannt, denn nach und nach bekomme ich im Lehrbetrieb immer verantwortungsvollere Aufgaben. [...]

Übrigens habe ich gestern aus heiterem Himmel vom Dekan des neurologischen Fachbereichs in Chicago einen schmeichelhaften Brief bekommen; er schrieb, ihm habe «jemand, der mich persönlich kennt», von mir erzählt, und fragte, ob ich wohl an einem Vollzeit-Lehrauftrag (als Assistenzprofessor) interessiert sei, eine der wenigen derartigen

Stellen, die es in den Staaten gibt, wo die Lehre gewöhnlich hinter der «Forschung» zurückstehen muss und Leute mit der Kombination begabter Lehrer / schlechter Forscher keine Chance haben. Ich werde ihm für seinen freundlichen Brief danken, aber erklären, dass im Augenblick kein Umzug für mich in Frage komme. Tatsächlich erscheint mir augenblicklich nur ein einziger Umzug vorstellbar – die Rückkehr nach England.

Wenn ich nach England zurückkehrte, würde ich in England gern das Gleiche machen wie hier, nämlich die Arbeit in Einrichtungen für chronisch Kranke. Die meisten Ärzte scheuen diese Aufgabe, und tatsächlich sind solche Positionen mit einem niedrigeren «Status» verknüpft als eine vollgültige akademische Funktion. Egal, ich mag diese Arbeit, ich bin gut in ihr, und ich erhalte viele Informationen durch sie. [...]

Natürlich wäre alles viel angenehmer und leichter gewesen, wenn ich in der Lage gewesen wäre, mit meinem *Migräne*-Buch voranzukommen. Im Idealfall würde ich es beenden, zu einer Dissertation straffen, das Parkinson-Buch hinterherschicken, mit beiden einen bescheidenen Erfolg bei der Kritik erzielen und geschätzt und begehrt nach England zurückkehren. Im Idealfall. Doch vieles, was theoretisch möglich ist, erweist sich in der Praxis als unmöglich. Vielleicht muss ich mit eingezogenem Schwanz zurückkommen, das heißt, ohne besondere Veröffentlichungen, die meinen Wert beweisen. Ich muss zugeben, dass die letzten Monate erbärmlich und unproduktiv waren und dass ich keineswegs damit rechne, diese Situation ändern zu können. Außerdem ist meine Toleranz gegenüber New York und diesem Land auf dem Nullpunkt angekommen. Meistens habe ich das Gefühl, mich in einer schrecklichen Mischung aus Kindergarten und Konzentrationslager zu befinden. Überall im Land breiten sich Gewalt und moralische Niedertracht aus.

Täglich kommt das ständige Bombardement mit Lügen und Heuchelei den Verhältnissen von *1984* näher. [...]

Ich werde meine neurotischen Konflikte und Leiden überall mit mir herumschleppen. *Die* lassen sich nicht durch Wegzug lösen (wie sie sich auch in den letzten acht Jahren nicht durch geschäftige Herumfliegerei lösen ließen). Doch darüber hinaus habe ich unerträgliches Heimweh, den Wunsch, zu Familie und Freunden zurückzukehren, in eine Stadt und ein Land und eine Kultur, die mir etwas bedeuten, die meinen Hintergrund aus Erinnerung, Entwicklung und Gefühl geformt haben und die, mögen sie auch bankrott sein, zumindest rücksichtsvoll, traditionsbewusst und kompromissbereit sind so ganz anders als dieses Land, das in meinen Augen erstens exotisch, fremd und oberflächlich ist und das zweitens offenbar in eine irreversible und widerwärtige kulturelle Psychose verfällt, die gegenwärtig dem Zustand Deutschlands im Jahr, sagen wir, 1937 entspricht.

Ich muss diesen Brief beenden. Im Sommer komme ich bestimmt nach England und werde mir mindestens sechs, vielleicht sogar acht Wochen Urlaub nehmen. Das wird im Juli und August sein. Ich brauche einen enormen Abstand von den Dingen hier. Außerdem benötige ich Zeit zum Schreiben, denn mir ist klar geworden, dass nur Bedingungen, die denen des letzten Sommers ähneln, mir ermöglichen, wieder zu schreiben, und dass ich mich realistischerweise nach künftigen Stellungen umsehen muss. [...]

Genug. Bitte schreibt bald.

Liebe Grüße an alle, und bestellt Auntie Len bitte, dass ich ihr demnächst schreiben werde.

O. S. behandelte auch weiterhin Patienten in der Migräne-Klinik, aber Friedman verbot ihm, Kopien seiner Aufzeichnungen über Patienten mit nach Hause zu nehmen. Im Juni 1968 ließ sich O. S.

einen Ausweg einfallen: Er überredete einen Hausmeister, ihn nachts in der Klinik zu lassen, sodass er seine eigenen Behandlungsberichte von Hand kopieren konnte. Kurz darauf reiste er nach London ab.

An Mike Warvarovsky

Freund vom Muscle Beach

24. Juli 1968
[37 Mapesbury Rd., London]

Hallo Mike,

dieser Brief ist nur als ein «Hallo» und kleiner Plausch gedacht. Nicht schon wieder als Dissertation, ich versprech's.

Ich habe einige Nachrichten aus der heutigen *Times* ausgeschnitten, von denen ich denke, sie könnten Dich interessieren. Eine Notiz über eine riesige Kunstausstellung in München, einen Nachruf auf Henry Dale[31], einen Brief von Bertrand Russell und einer Galaxie englischer Eminenzen. Dale, der vor kurzem mit 93 gestorben ist, war bis zuletzt sehr aktiv. Russell, mit seinen 96 oder 97 Jahren, ist noch immer kristallklar in seinem Denken, wie seine Briefe bezeugen. Der wunderbare Russell, dieser geistige Spross von John Stuart Mill – ich betrachte ihn manchmal als die letzte lebende Verkörperung von Vernunft und leidenschaftlichem sozialen Engagement. Mit Begeisterung denke ich an diese außergewöhnlichen, durchgeistigten alten Menschen, die noch in ihrem zehnten Jahrzehnt so kreativ sind. Dazu gehören auch Picasso und Stravinsky. Und Margaret Murray, die Archäologin, die eine herrliche Autobiographie mit dem Titel *My First Hundred Years* geschrieben hat.

Zu meiner Person fällt mir nichts Nettes ein. Ich bin ent-

31 Ein Nobelpreisträger in Medizin.

setzlich ruhelos und reizbar. Ich kann nicht arbeiten. Ich kann meine Eltern nicht ausstehen – meine Mutter, die grüblerisch, paranoid und depressiv ist, die Wände, die Vorwürfe ausschwitzen, und alle sind sie hin- und hergerissen zwischen Schuldzuweisung und Schuldgefühl. Mein Vater, albern und gelehrt, nach Kräften bemüht, das Haus zu meiden.

Und mein Bruder Michael, gleichzeitig vollkommen schizophren und absolut logisch und wahrhaftig, gekreuzigt in Posen von Gehässigkeit und Rachsucht, sein Menschentum monströs überdehnt zwischen den beiden Enden des Spektrums, Tierheit und Göttlichkeit. *Er* macht Sinn, tragischen Sinn. [...]

Also, ich kann SIE nicht ausstehen – die Mitglieder meiner Familie, obwohl sie mein Fleisch und Blut sind und meine Vergangenheit und der größte Teil meiner selbst; und dennoch sehne ich mich so verzweifelt nach ihnen. Ich hasse und liebe sie über die Maßen. Hinzu kommt, dass Stellen in England fürchterlich knapp sind. Mir erscheint es fast so, als müsste ich in Amerika bleiben, obwohl ich *es* auch nicht ausstehen kann. Ich könnte die Situation stark vereinfacht und schematisch wie folgt ausdrücken: In den Staaten habe ich einen guten Lebensunterhalt, aber kein (keine Möglichkeit zu einem) Leben, während ich hier ein (eine Möglichkeit zu einem) Leben habe, aber keinen Lebensunterhalt. Ich denke, das nennt man einen Double Bind. Der einzige Ausweg, den ich mir vorstellen kann, heißt schreiben, schreiben, schreiben und genügend Anerkennung finden, um, egal wo, nach meinen eigenen Bedingungen zu leben. Aber leider bin ich derzeit zu wütend und zu böse zum Schreiben. Ich weiß keine Antwort. Aber irgendwie muss ich durchhalten, ohne in Wut, Depression, Drogen etc. zurückzufallen.

Schreib bald
Dein Oliver

An Mike Warvarovsky

31. August 1968
37 Mapesbury Rd., London

Lieber Mike,

eine eilige Notiz, um Dir, erstens, mitzuteilen, dass ein Freund von mir – Orlan Fox (ich glaube, Du hast ihn in New York kennengelernt) – diese Woche einige Tage in München[32] sein wird […] Ich habe mir erlaubt, ihm Deine Adresse zu geben, er ist ein angenehmer, unkomplizierter Typ. Ich denke, Du wirst ihn gern kennenlernen und ihn vielleicht ein wenig herumführen.

Beim Rest, den Neuigkeiten über mich, kann ich es kurz machen. Den ersten Monat hier (Juli) habe ich, wie Du weißt, in neurotischem Streit mit meinen Eltern verbracht und außerdem auf irgendeine Maßnahme meines Chefs Friedman gewartet, der mich davor gewarnt hat, mit meinem Buch fortzufahren. (Er ist krankhaft paranoid, eifersüchtig, kleinkariert.) Gegen Anfang August habe ich mich zusammengenommen und ein wenig, aber relativ ziellos mit der Arbeit begonnen. Mitte August platzte die Bombe: Friedman schmiss mich raus. Ohne Warnung, ohne Grund, ohne Entschädigung; nur ein kurzer Brief. Unvermittelt war ich meine Patienten los, die ich sehr schätzte, und die Hälfte meines Einkommens (10 000 pro Jahr). Ich bekam einen furchtbaren Wutanfall, konnte aber natürlich nichts dagegen tun. Ich schrieb einen geharnischten Brief, aber er war zu justiziabel, um ihn abschicken zu können. Dann, was nicht ungewöhnlich war, richtete ich die Wut nach innen und wurde sehr deprimiert. Tatsächlich so sehr, dass ich zwei Wochen im Bett blieb und mich weigerte aufzustehen, ständig gequält

32 Warvarovsky wurde Militärarzt und war in München stationiert.

von dem Gefühl, mir stünde Schreckliches bevor und ich sei selbstmordgefährdet.

Jetzt, Anfang September, bin ich aufgestanden und ausgegangen und habe beschlossen, weitere zwei Wochen zu bleiben und fleißig an dem Buch zu arbeiten. Nicht in einem Zustand kreativer Raserei wie im letzten Jahr – ich kann diese Art von Inspiration nicht nach Belieben abrufen, außerdem ist mein Interesse an dem Gegenstand gewissermaßen abgetötet worden. Aber ich habe schon die ganze Gedankenarbeit und Organisation geleistet, und die Überarbeitung ist weitgehend eine Routinetätigkeit, zu der ich mich zwingen muss – denn seit mehr als einem Jahr quält mich die Sache und flößt mir Schuldgefühle ein.

Am 15. September kehre ich nach New York zurück. Es wird mein letztes Jahr sein, da ich die amerikanische Szene nicht mehr ertrage. (Hast Du von dem Knüppeleinsatz etc. in Chicago gehört? Wenn Nixon es schafft, was wohl der Fall sein wird, werden überall in Amerika die Lichter ausgehen, und ein brutal-repressiver Polizeistaat wird die tägliche Realität bestimmen. Heute kann man sich nicht mehr zwischen Russland und Amerika entscheiden – oder auch dem Papst.) Ich denke, Westeuropa ist heute – so arm, abgewirtschaftet und pessimistisch es auch sein mag – das letzte Rückzugsgebiet zivilisatorischer Bestrebungen. Der Rest der Welt wird den monströsen, verlogenen, kriegslüsternen Supermächten und ihren erbarmungswürdig eingezwängten Satellitenstaaten zugeschlagen.

Außerdem werde ich von der Neurologie zur Psychiatrie wechseln. Ich habe vor, diesen doppelten Übergang im nächsten Sommer zu vollziehen.

Schreib mir, wie es Dir ergeht. Und ob ich damit rechnen kann, Dich demnächst in New York zu sehen.

Dein
Oliver

Am 1. September, noch immer in London, raffte sich O. S. dazu auf, das Manuskript in zehn Tagen vollkommen umzuschreiben und es bei Faber & Faber einzureichen. In *On the Move* beschreibt er, wie das – trotz des vollkommenen Verzichts auf Drogen – einen manisch-exaltierten Zustand hervorrief, der sechs Wochen, fast bis in den Oktober hinein, anhielt.

An Jonathan Miller

23. September 1968
234 East 78th St., New York

Lieber Jonathan,

[…] Das waren unglaubliche drei Wochen, konzentriert, manisch, *annus mirabile*. Ich hatte einen wunderbaren Ausbruch kreativer Kräfte – ich werde im Prinzip nie mehr wissen, als ich jetzt weiß –, und dabei habe ich, wie ich immer befürchtet habe (und das mit gutem Grund) – mein Ich in die Luft gejagt. Vermutlich könnte man es eine akute schizophrene Psychose nennen, wenn denn solche Etiketts von Nutzen sind. Natürlich habe ich in den letzten Wochen phantastisch, wunderbar halluziniert; die ganze Welt war nicht mehr als eine *Tabula rasa*, auf die ich meine Metaphern als Halluzinationen projizieren konnte. Ich war im wahrsten Sinne des Wortes ekstatisch (ekstatische Parästhesien hier und da, wo immer ich wollte, mit dem Fluss meiner Gedanken). Am letzten Montag um 11 Uhr 20 hatte ich ein unglaubliches, adamitisches Gefühl der Wiedergeburt und schien in das taghelle, schattenlose Sonnenlicht äußerster Realität emporzusteigen. Alle Gesichter um mich her waren verdunkelt, verkürzt, verängstigt, unwissend, abergläubisch, leichtgläubig, eigensinnig und blind. Mir war danach zumute, «Heureka» zu rufen und lobpreisend umherzulaufen: Aber mir war klar, dass es äußerst *geschmacklos* gewesen wäre, daher unterließ ich es. Ich hielt meine herrliche Psychose weitgehend geheim und teilte sie nur mit meinem Analytiker und einigen wenigen Freunden: Es ist wichtig, zu essen und zu schlafen, Grenzen zu beachten und nach außen hin zu «funktionieren». Schon früher hatte ich ähnliche, wenn auch leichtere «Episoden». Ich würde sie *manisch* nennen, weil sie keine Arbeit leisteten: Ihre Einsichten wurden verweigert; sie ähnelten moralischen, emotionalen und existenziellen *Krediten* ohne Kapital, und sie wurden durch schrecklich schuldbeladene Depressionen, Stupor und ein Gefühl der Sinnlosigkeit und Mutlosigkeit abgezahlt. Diese hatten sowohl im Buch wie auch in mir höchst erfolgreiche Arbeit geleistet. Und ich werde nie wieder derselbe sein. Einige muss ich unterdrücken, was mir bereits gelungen ist – man kann nicht in einer akuten Psychose / Ekstase leben. Ich ziehe mich von der Position des Ikarus in die des Vaters Dädalus zurück. Ich bin im Vollbesitz meiner Kräfte. Ich komme mir wie ein Troubadour vor, ein Possenreißer, ein Shakespeare'scher «Narr»: Ich fühle mich vollkommen transparent, von der Wahrheit vereinnahmt, mit dem Bedürfnis, sie in geistreichen, schönen und wahren Metaphern zu verbreiten.

Und wie steht es um mein Ego???? Ich habe keinen Anflug von Angst, Scham, Unterwürfigkeit, Befangenheit, Misstrauen, Paranoia oder einer anderen der scheußlichen sadomasochistischen Begierden, die das Leben zur Hölle machen. Ich fühle mich vollkommen befreit aus dem Käfig der Neurose, aus dem vierdimensionalen Netz der Paranoia (Familie: Judentum: Medizin: Amerika). Obwohl mein Zustand libidinös geprägt ist, verspüre ich im Moment keinerlei explizite Sexgelüste, weder homo- noch heteroerotischer noch fetischistischer oder sonst irgendeiner Art. Doch das ganze Universum ist meine Fut. Meine Leser sind meine Fut. Meine Wörter und Gedanken sind mein Penis etc. etc. Alles kristallklar im schattenlosen Bewusstsein.

1966–1968

Ich kann die Zukunft nicht vorhersagen, daher schmiede ich keine großartigen Pläne. Doch das ist für mich der Stand der Dinge am 23. September. Und es ist keineswegs reiner Narzissmus, denn ich liebe meine Freunde und unter ihnen ganz besonders Dich.

Dein Oliver

Während O. S. auch weiterhin häufig mit Augusta Bonnard korrespondierte, hatten sie sich in ein Hin und Her gegenseitiger Beschuldigungen verstrickt, in dem es um eine Summe von 2000 Dollar ging, die ihm Bonnard von ihrem amerikanischen Konto geliehen hatte, bevor sie die Staaten verließ.

An Augusta Bonnard

10. Oktober 1968
234 East 78th St., New York

Liebe Augusta,

danke für Deinen Brief. Er kam nicht ganz unerwartet, und ich weiß nicht so recht, was ich antworten soll.

Es ist etwas unglücklich für Dich, dass Du mir die Rückzahlung einer Teilsumme so erschwert hast, als ich im Juli dazu in der Lage war.[33] Im folgenden Monat wurde ich vom Montefiore Hospital entlassen – ohne Grund, Vorwarnung oder Entschädigung –, was mich mit einem Schlag um die Hälfte meines Lebensunterhalts brachte. Infolge dieses Umstands lebe ich jetzt zwar nicht in Armut, aber doch in einer Situation, in der meine Ausgaben meine Einnahmen beträchtlich übertreffen. Da ich mich ansonsten in einem

33 Bonnard hatte darauf bestanden, dass O. S. ihr die Summe in amerikanischer und nicht britischer Währung zurückzahlte.

beruflichen und emotionalen Gleichgewicht befinde, fühle ich mich nicht gedrängt, irgendeinen uninteressanten Job anzunehmen, nur um meine Schulden zu begleichen. Aus diesem Grund brauche ich, wie Du verstehen wirst, die 2000 Dollar, die ich mir im letzten Jahr zusammensparen konnte, um die Monate dieses finanziellen Engpasses zu überstehen. [...]

Ich sehe in nächster Zukunft keine Möglichkeit für mich, Dir meine Schulden in Dollar zurückzuzahlen. Du möchtest das Geld zurückhaben, was absolut verständlich ist; ich kann auch nicht mit diesen Schulden leben, die mir seit 1964 zu schaffen machen und im Übrigen nicht auf meine Bitte zustande kamen. Wenn Du damit einverstanden bist, werde ich meine Eltern bitten, Dir das Geld in Pfund zurückzuzahlen, und Du kannst sie um jeden Betrag aufstocken, der Dir angemessen erscheint, um eine mögliche Abwertung des Pfunds auszugleichen. Sie können Dir das Geld erstatten, ich nicht. Ich werde es ihnen im Laufe der Zeit zurückzahlen müssen, aber das ist dann so, wie es sein muss: Schulden bleiben am besten innerhalb der Familie, außer Dir habe ich nie Gläubiger außerhalb der Familie gehabt.

Vielleicht wirst Du mir antworten und mir Deine Empfindungen in dieser Angelegenheit schildern. Du wärest töricht, wenn Du die Rückzahlung durch meine Eltern verweigertest, denn weitere Forderungen an mich wären nutzlos und würden die Feindseligkeit zwischen uns nur vertiefen.[34]

Mit freundlichen Grüßen
Oliver Sacks

34 Bonnard sperrte sich weiterhin gegen die Rückzahlung durch O. S.s Eltern, doch im April 1971 war er endlich in der Lage, die Schulden selbst zurückzuzahlen.

An Mike Warvarovsky

14. Oktober 1968
234 East 78th St., New York

Lieber Mike,

ich habe Deinen Brief mit den Anlagen erhalten (es war merkwürdig, meine sechs Wochen alten Auffassungen zu sehen – oh, was für eine Ewigkeit! –, die mir in meinen eigenen Briefen vorgehalten wurde) und eine Postkarte von einem amerikanischen Stützpunkt (God Bless America!!!), die diesen Morgen eintraf. Ich muss mich für das schwache Farbband entschuldigen, das nach dem mehrstündigen täglichen Zwei-Finger-Hämmern ziemlich verbraucht ist, außerdem für jede Unstimmigkeit, die Du möglicherweise entdeckst. Für sie wäre ein Delirium verantwortlich, denn ich habe augenblicklich hohes Fieber, und wenn sich meine Großhirnrinde überhitzt, werde ich ein wenig verrückt.

Ich habe keine Fotos von mir und meinem neuen Bike und werde wahrscheinlich auch keine bekommen, weil ich meine Kameras weggegeben habe (die Kodak als Geschenk, die Nikon als eine Art Dauerleihgabe an einen Freund in London): Denn ich bin fertig mit der Fotografiererei auf diesem Kontinent. Ich kenne ihn in- und auswendig, das Schöne und das Hässliche, und habe mehr als genug davon gesehen. Alles ist festgehalten, mehr geht nicht, ich brauche keine weiteren Aufzeichnungen: vielleicht und vor allem weil ich nicht mehr das Gefühl habe, wirklich hier zu sein. Ich lebe in der magisch-zeitlosen Welt meiner Gedanken (deren Fokus sich nun, da das *Migräne*-Buch beendet ist, verlagert hat) zu den Problemen von Willkürbewegungen und den vielfältigen Paradoxien des Parkinsonismus, mein gegenwärtiges Forschungsgebiet und Thema des nächsten Buchs; darüber hinaus zu den Problemen der Vorstellung und des gesprochenen Wortes (mein drittes Buch wird von der Aphasie handeln oder vielmehr von allen Asymbolien) und zu den metaphorischen und dramaturgischen Darstellungen des Wahnsinns (mein viertes Buch: «Die logische Struktur des Wahnsinns»). Aber es ist keine einsame Welt – ganz und gar nicht! Die Stimmen der Vergangenheit sind immer bei mir, Wittgenstein, Liveing, Wiener, Gowers, Hughlings Jackson; im 18. Jahrhundert meine Großväter Robert Whytt und Cheyne; im 17. Jahrhundert mein Urgroßvater, der überaus verehrungswürdige Thomas Willis (der *Circulus [arteriosus] Willisi*[35], den Du in Deiner 48-Stunden-Woche neben vielen anderen Dingen noch zur Genüge studieren wirst), und der labyrinthische Verstand von Sir Thomas Browne. Und hinter ihnen: Ptolemäus, Plinius, Heraklit («Man kann nicht zweimal in denselben Fluss steigen»), Aristoteles, Platon (Ich werde *denken* wie Aristoteles, aber *träumen* wie Platon) bis zurück zum göttlichen Pythagoras. Und im Bett lese ich jeden Abend die *Odyssee*, mal weinend, mal lachend und immer wissend, dass die Zeit nicht wirklich existiert: dass das ganze Leben ein Kreislauf von Metaphern in endloser Bewegung ist. Nein, es ist kein einsames Leben, ich habe mich in meinem Leben noch nie weniger einsam gefühlt. Aus meinem neuen Leben – und ich fühle mich so neu und doch so alt! – sind die stumpfsinnigen Ablenkungen und Verwirrungen und Blindheiten verschwunden. Wie ich hoffe, für immer. Einige Freundschaften habe ich vertieft (wenn sie auf Wahrheit gegründet sind), andere habe ich beendet (wenn sie auf Klammern, Fordern, Unterwürfigkeit oder Neid beruhten); seit meiner Rückkehr bin ich in einem Land, das noch nicht von seinen verdorbenen Einwohnern zugrunde gerichtet worden ist, mehr als 3000 Kilometer hin und her gereist: und zwei- oder dreimal die Woche gehe ich in die Oper, ins Theater oder ins Konzert. Nie zuvor habe ich

35 Der von Willis entdeckte Arterienring (des Gehirns). [A. d. Ü.]

das Leben so genossen noch jemals das Gefühl gehabt, ich verdiente diesen Genuss. [...]

Erinnerungen überfluten mich, alle Erinnerungen sind zurückgekehrt: Erinnerungen, von denen ich meinte, ich hätte sie abgeworfen wie ein Baum seine Blätter. Nichts ist verloren gegangen, nichts ist vergessen: nur vor dem Bewusstsein verheimlicht, wenn es denn Beweggründe zur Verheimlichung gibt. Und besonders Deine Briefe rufen mir die Zeit in Erinnerung, vor allem die Erinnerungen an Kalifornien, die wilde Schönheit von Big Sur. (Ich würde es mit einer mythischen Vergangenheit ausstatten, der ganzen homerischen Landschaft: das gebirgige Ithaka: die Felsen bei Santa Lucia, die Symplegaden, deren Zusammenprall Odysseus vermeiden sollte: und ein kleines achteckiges Café, achtzig Kilometer nördlich von San Luis Obispo – das ist die Hütte des treuen Eumaios. War der alte Hund, der mir die Hand leckte, Argos, der alte Hund des Odysseus, der seinen Herrn nach zwanzig Jahren wiedererkannte? Und dieses andere Café, vergoldet und protzig, war doch sicherlich der Hof von König Antinoos, an dem sich königliche Mythen und Märchen wie Musik entfalteten!) Jade Beach, wo ich mit Mel tauchte und raufte (schöner, entschwundener Mel! Was hat die weite Welt mit Dir gemacht?). Die zeitlose Schönheit und Absurdität des Muscle Beach, die Stimme, die ich immer noch höre, die monströsen Körper und Posen, die ich mir immer noch vor Augen führen kann. (Werde ich sie wiedersehen, wieder hören, wieder berühren? Werde ich diese Weihnacht an die Westküste fahren, oder lasse ich sie auf immer im Bernsteinzimmer meines Gedächtnisses ruhen?) Die Myrtenbäume von Oregon, kugelförmig, solitär, als Silhouetten auf den endlosen Ebenen ... Süße Lois[36] mit ihren violetten Augen (sie starb an einer Überdosis, irgendeiner

36 Identität nicht bekannt.

verdammten psychedelischen Droge). San Francisco, das sich wie ein Traum aus seinem dunstigen Lager erhebt – wie lebendig, wie schmerzlich steht mir sein Bild vor Augen, San Francisco an einem Sonntagmorgen, 3. September 1960, als ich es an meinem ersten Tag in Amerika sah! Erinnerungen, Erinnerungen! Die Gewichte des alten Dungeon[37] erklingen an warmen Winterabenden wie die Becken eines Orchesters, Dave Sheppard, aufgebläht, schön, in dem längst entschwundenen Dungeon von dem ramponierten Transistorradio in irgendeine gedankenverlorene Meditation versunken. Und dann die große Welle, die mich fürchterlich zusammenstauchte ... Ich sehe die schlanken Surfer von Malibu, sehe sie, wie ich sie, würde ich die Serpentinen des Topanga Canyon hinunterfahren, sehen würde, auf ihren Brettern sitzend, sich wiegen und wiegen, hin und her, endlos, selig, auf dem riesigen Busen von Mutter Ozean, und die furchtlosen männlichen Figuren, die auf ihren Wellen reiten, dem ersten und ältesten Ritt der Welt; und Mutter Ozean, gigantisch, ungeduldig, wirft sie ab, schickt sie Saltos schlagend in die Tiefe, zerschmettert ihre Kinder – oh, mit welcher Kraft und welchem Mangel an menschlicher Bosheit! – auf dem zeitlosen gelben Strand. [...] Stimmen, Stimmen, wie das Rascheln von Blättern. Sonnenlicht sprudelt in tausend Wellentälern. Erinnerungen an Gesichter, die ich nicht sehen will, wie sie waren, sondern wie ich sie gerne sehen würde: Erinnerungen an tausend Wünsche und Ängste. Und, vielleicht, weil ich an Dich schreibe und das eine bestimmte Saite in mir zum Klingen bringt, sucht mich jetzt das Bild von Mel heim, aber ohne Schuldbewusstsein, ohne Reue, nur mit einem Gefühl von Trauer und Verlust, weil wir beide so blind waren, so unwissend, so unschuldig und so argwöhnisch.

---

37 Joe Golds Fitnessstudio, liebevoll «Dungeon» (Verlies) genannt, war 1965 am Venice Beach eröffnet worden.

Aber ich lasse mich zu sehr gehen in diesem Brief und dieser Stimmung. Ich habe meine Fotos und Aufzeichnungen aus den ersten fünfunddreißig Jahren weggepackt, weil ihnen eine schreckliche Zirkularität innewohnt, als würden sie sich endlos im Kreis drehen, passiv, wie auf einer Schallplatte. Ich habe diese gnadenlose Kreisbewegung satt und heiße die Grenzen und die Unendlichkeiten meiner bewussten Zukunft willkommen.

Die Tage sind endlos, still und doch voller Erregung.

Dein

Oliver

An Mike Warvarovsky

22. Oktober 1968

234 East 78th St., New York

Lieber Mike,

hier sind zwei Fotos, die wir in Deutschland aufgenommen haben, die wir an einem seltsamen Samstagmorgen vor – oh, wie unglaublich langer Zeit! – gemacht haben.

Seit meinem letzten Brief an Dich bin ich ziemlich down, was weitgehend (so hoffe ich zumindest) an der Grippe liegt, die augenblicklich in New York wütet. Ich hätte zu Bett gehen, Science-Fiction lesen und mich liebevoll pflegen lassen sollen, was jene Art von Regression ist, die man *braucht*, wenn man krank ist. Doch wie wir Verbannten feststellen, vermisst man seine Heimat am meisten, wenn man in irgendeinem Land krank und einsam ist und es kein Schwein kümmert etc. Daher ging ich nicht ins Bett, sondern begab mich jeden Tag mit hohem Fieber etc. zur Arbeit und habe auf die eine oder andere Weise rund zehn Tage verloren. Ich denke, zum Teil war es anstelle einer Depression: Ich musste nämlich nach dem hyperaktiven Monat der Hochstimmung irgendwie wieder runterkommen. Vermutlich verfügen Körper und Geist über eine Art Weisheit, die festlegt, dass eine kreative oder hochgestimmte Phase eine bestimmte Zeit lang anhält (so lange wie erforderlich) und dann in eine Phase von Ruhe, Schlaf, Depression, Winterschlaf oder was auch immer übergeht, wie auf die Systole des Herzschlags seine Diastole folgt.

Ich bin nicht auf die alte Art deprimiert, das heißt, ich habe keine Empfindungen wie Hass, Angst, Schuld, Vorwurf, Wertlosigkeit etc. Nichts dergleichen oder jedenfalls nur in sehr geringem Maße. Vielmehr ein Gefühl des *Verlustes*, des Kummers, der nachlassenden Kraft, der Einsamkeit, der Betrübnis. Es gleicht eher der *Trauer* um ein verlorenes Objekt, wobei das Objekt keine geliebte Person ist, sondern das Buch, die Geistesverfassung, die es hervorgebracht hat, und jener Teil meiner selbst, den ich im wahrsten Sinne des Wortes verströmt habe, als ich es schrieb. Ich *habe* einen Teil meiner selbst verloren, allerdings wird der Verlust tausendfach wettgemacht werden durch das, was mir die Veröffentlichung des Buchs bringt: das Wissen, dass meine Ideen wie Samen das Denken anderer Menschen erreichen (fast hätte ich gesagt «befruchten»), und die halb sexuelle Intimität, die ich auf diese Weise mit meinen unbekannten Lesern herstelle. Doch all das ist noch in weiter Ferne. Erst einmal kommen die Monate des Wartens, der Korrektur, der Organisation und, vielleicht unvermeidlich in dieser Zeit, des Gefühls von Trauer und Verlust.

Ansonsten ignoriere ich meine Umgebung so weit wie möglich. Ich begegne ihr nicht mehr mit den überwältigenden paranoiden Gefühlen, die ich früher hatte – Hass, Schrecken etc. Allerdings ist da nach wie vor das Empfinden von Ekel und Mitleid und das Verlangen nach Schönheit und Ordnung und offenem Land. Ich ergreife die Flucht: körperlich, indem ich an Wochenenden die Stadt verlasse, und geistig, indem ich ins Konzert, Theater etc. gehe, wobei ich mich zum ersten Mal in meinem Leben hemmungslos selbst verwöhne. Fast versuche ich, mir vorzumachen, ich sei nicht hier: Ich sondere mich ab mit meinen Interessen, meinen Gedanken, meinen Büchern, meiner Korrespondenz, meinen Freunden hier und da, mit Kunst, Natur, Sport, mit allem, was die traurige und hässliche Wirklichkeit eines Amerikas auslöschen kann, das auf seinen Nixon wartet.

Schreib bitte

Dein Oliver

5

Erwachen

1969–1971

Bald nachdem O. S. 1966 seine Arbeit am Beth Abraham Hospital begonnen hatte, begann er, Dutzende von Patienten auf verschiedenen Stationen zu bemerken, die praktisch nicht in der Lage waren, sich zu bewegen und zu verständigen. Als er ihre Krankenakten durchsah, bemerkte er, dass sie die pandemische Encephalitis lethargica (Europäische Schlafkrankheit) überlebt hatten, die sich einige Jahre nach dem Ersten Weltkrieg weltweit ausgebreitet hatte. Diese noch immer unerklärte Krankheit verlief häufig tödlich und rief bei den Überlebenden oft ein seltsames Syndrom hervor, das wie eine extreme Form der Parkinson-Krankheit wirkte. Riesige Pflegeeinrichtungen waren gebaut worden, um die vielen Menschen aufzunehmen, aber man wusste noch immer nicht genau, was die Epidemie verursacht hatte (das galt sowohl für das postenzephalitische Syndrom wie für die «gewöhnliche» Parkinson-Krankheit, die weit häufiger war).

In den 1960er Jahren war die Epidemie in Vergessenheit geraten genauso wie diese postenzephalitischen Patienten, von denen einige seit vierzig Jahren in Heimen oder Krankenhäusern untergebracht waren. Doch 1968 geriet die medizinische Gemeinschaft – und mit ihr die Presse – in große Aufregung, weil sich herausgestellt hatte, dass Parkinson-Patienten durch eine neue Wunderdroge geholfen werden konnte, den Wirkstoff Levodopa oder L-dopa. O. S. fragte sich, ob dieses Mittel auch seinen bewegungsunfähigen Patienten helfen könne, und stellte bei der FDA den Antrag, es als experimentellen Wirkstoff verwenden zu dürfen.

An Elsie und Samuel Sacks

[etwa März 1969]
[New York]

Liebe Ma, lieber Pa,

[...] Ihr fragt, was sich hinter «FDA» verbirgt: Es steht für Food and Drug Administration[1]. Ich habe bei der FDA eine spezielle «Forschungsgenehmigung» beantragt, um untersuchen zu können, wie das Arzneimittel «DOPA»[2] bei der Parkinson-Krankheit wirkt (es gibt einige, gegenwärtig noch unbestätigte Hinweise darauf, dass DOPA ebenso gezielt gegen Parkinsonismus eingesetzt werden kann wie Insulin gegen Diabetes; mir ginge es in erster Linie darum, diese Vermutung zu erhärten oder zu widerlegen). Ich hatte beabsichtigt, den DOPA-Versuch in eine breit angelegte Studie jener Form des Parkinsonismus einzubetten, die sich bislang als besonders behandlungsresistent gezeigt hat und deren Mechanismen wir am wenigsten verstehen: Gemeint ist der sogenannte «akinetische» Parkinsonismus. Sobald mir die FDA eine Nummer zugewiesen hatte (ein Privileg, denn die Behörde lehnt jeden Tag 300 Anträge auf die experimentelle Nutzung von DOPA ab!) und sobald ich den Entwurf eines Forschungsprojekts aufgesetzt hatte, erhielt ich postwendend Nachrichten von Labe Scheinberg (Professor und Dekan des neurologischen Fachbereichs am Einstein) und von Irving Cooper (dem Neurochirurgen, der mehr Parkinson-Patienten operiert hat als irgendeiner seiner lebenden Kollegen): Beide wollten sich beteiligen und schlugen eine gemeinsame Studie vor. Das Angebot ist schmeichelhaft und könnte von größtem Nutzen für alle Beteiligten sein: Andererseits muss ich gegen Versuche gewappnet sein,

1 US-Behörde für Lebens- und Arzneimittel. [A. d. Ü.]

2 O. S. verwendet «DOPA» als Abkürzung für L-Dopa.

die darauf abzielen, mich von meiner Position als Versuchsleiter zu verdrängen. Wenn zwei so bedeutende Männer, die sich mit einigem Recht als New Yorks bester Neurologe bzw. bester Neurochirurg bezeichnen dürfen, in dieser Weise auf der Bildfläche erscheinen, besteht, wie Ihr einsehen werdet, die Gefahr, dass jemand wie ich, der ihnen an beruflichem Erfolg so wenig entgegenzusetzen hat, zwischen den beiden Giganten zerquetscht wird. Daher muss ich – ohne grob zu werden oder meine Position zu gefährden – deutlich machen, dass ich in dem von mir vorgeschlagenen Projekt letztlich die Kontrolle habe: und dass mein Name, wenn es um die Anerkennung geht, bei jeder Veröffentlichung an erster Stelle steht: Das ist nicht Anmaßung, sondern eine Frage des Überlebens. […]

Teilt Auntie Len bitte mit, dass ich ihr auf dem Seeweg ein Geburtstagsgeschenk geschickt habe.

GENUG.[3] Liebe Grüße an alle.

An Elsie und Samuel Sacks

26. März 1969
234 East 78th St., New York

Liebe Ma, lieber Pa,

ich hoffe, Ihr seid wohlauf und guter Dinge. […]

Am Beth Abraham geht alles weiterhin seinen holprigen Gang. Das DOPA ist noch immer nicht gekommen (mein Chef, ein eingefleischter Schnorrer, versucht, etwas zu erbetteln, statt es zu kaufen, und das, obwohl er in Geldern schwimmt, die ihm speziell zu diesem Zweck zur Verfügung stehen). Ich weiß nicht mehr, was ich meinen armen Parkinson-Patienten sagen soll, denen in den letzten Monaten

3 Jiddisch oder deutsch im Original.

Versprechungen über Versprechungen gemacht wurden und die man immer wieder belogen und enttäuscht hat. Wie Ihr Euch denken könnt, macht mich diese idiotische Situation wütend und schuldbewusst. Glücklicherweise gibt es einige andere Patienten, für die ich genügend Zeit habe, um sie in aller Ruhe zu studieren. Allerdings ist offensichtlich, dass ich mich im Beth Abraham auf nichts oder auf nichts mehr – verlassen kann, und ich werde [...] diese Woche zusehen, ob ich mir woanders einen anderen (zusätzlichen) Teilzeitjob besorgen kann – vorzugsweise in einem State Hospital (d. h. einer Einrichtung wie Shenley[4]). [...]

Ach, und bevor ich es vergesse, dank Dir, Ma, für die Motorrad-Lederkluft, die vor einigen Tagen eingetroffen ist.

Ich denke, bei Euch in England wird es Frühling, und überall sprießt es aus dem Boden.

Lasst es Euch gut gehen, schreibt bald, grüßt Michael, Auntie Len, David, die Familie etc. von mir.

In Liebe

An Elsie und Samuel Sacks

[etwa April 1969]
234 East 78th St., New York

Liebe Ma, lieber Pa,

[...] Meine drei Patienten reagieren außerordentlich gut auf das DOPA: Einer von ihnen, sehr schwer postenzephalitisch, war praktisch unfähig, zu sprechen oder sich zu bewegen, jetzt läuft er fröhlich plaudernd in den Fluren umher. Ich neige zu der Annahme, dass DOPA sich bei Parkinson-Patienten möglicherweise als genau – oder fast – so erfolg-

4 Shenley Mental Hospital, eine psychiatrische Klinik vor den Toren von London, galt als fortschrittliches Behandlungszentrum und war außerdem ein Lehrkrankenhaus.

reich erweist wie Insulin bei Diabetikern. In der Zwischenzeit habe ich meine drei Patienten sehr genau beobachtet und einige neue und faszinierende Erkenntnisse über ihren Zustand gewonnen. In Kürze werde ich fünf weiteren Patienten das Medikament verabreichen. Obwohl über Parkinsonismus – wie über Migräne – schon viel geschrieben wurde, denke ich, dass ich im Sommer in der Lage sein werde, eine kurze – und recht nützliche – Monografie zu schreiben. Außerdem habe ich, egal, worüber ich mich auch auslasse, meinen ganz eigenen *Schreibstil*, und das sollte helfen.

Wie ich schon oft gesagt habe, ich brauche ständig *Patienten* und Bedingungen, die mir ermöglichen, in Ruhe zu arbeiten und die Informationen für Monografien zusammenzutragen. Ich brauche keine glänzende, «stimulierende», hochkompetitive, akademische Umgebung – tatsächlich würde ich unter solchen Bedingungen kaum überleben, selbst wenn ich Zugang zu ihr hätte. Doch früher oder später, wenn ich mit meinen Büchern Erfolg habe, werden mir die begehrtesten Posten offenstehen, sodass ich am Ende aus dem Teufelskreis von Ablehnung und Scheitern herauskomme.

Denn die Zeit arbeitet für mich: In dem Bürgerkrieg zwischen Kreativität und Destruktivität, zwischen Talent und Neurose arbeitet die Zeit für mich. Und alle Tage und Wochen und Monate und Jahre, in denen es mir gelingt, mir meine Teufel (Depression, Selbsthass, Selbstzerstörung etc.) vom Leibe zu halten, entferne ich mich ein Stück vom Untergang und komme der Erfüllung ein Stück näher.

In seinem brillanten Essay über Cardan[5] schreibt E. M. Forster, für diesen sei «das Wichtigste im Leben Arbeit, Selbstprüfung und die Hoffnung auf Unsterblichkeit gewesen. Der Umgang mit Menschen hat daneben eine unterge-

5 Girolamo Cardano, ein italienischer Universalgelehrter und Arzt.

ordnete Rolle gespielt.» Ich vergleiche mich nicht unbedingt mit Cardan, aber ich muss zugeben, dass ich nur schwer an die Möglichkeit von befriedigenden menschlichen Beziehungen *irgendeiner Art* glauben kann. Ich bin abwechselnd leichtgläubig und misstrauisch; ich fürchte Nähe und Intimität, weil ich darin eine gefährliche Invasion, eine potenzielle Vernichtung meiner Identität sehe; und noch einmal: Hin- und hergerissen zwischen widersprüchlichen Gefühlen, erwarte ich ständig, dass ich im Stich gelassen werde oder der Dinge beraubt werde, die ich besitze. Solchen Erwartungen kann ich zwar mithilfe der Analyse etwas entgegenwirken, aber sie sind zu tief in meinem Charakter verankert, als dass eine radikale Veränderung möglich wäre. Aber ich habe eine große Entschädigung: Ich kann denken, kann sublimieren, kann die Energie meiner unterdrückten Leidenschaften in die Arbeit fließen lassen. Und auf die Arbeit richten sich die meisten meiner Hoffnungen.

Wie üblich habe ich mehr gesagt, als ich sollte; aber ihr werdet zumindest mitbekommen haben, dass das Gefühlsbarometer (neben dessen Bedeutung alles andere verblasst) auf SCHÖN zeigt: gelegentliche Schauer, aber sonnige Intermezzi.

Schreibt bitte bald,

Love to everyone (wie die Hippies sagen)

An Elsie und Samuel Sacks

17. Mai 1969
234 East 78th St., New York

Liebe Ma, lieber Pa,

[...] Ich habe jetzt 15 Patienten, die auf DOPA sind, und bin verblüfft und sehr erfreut über die Fähigkeit des Wirkstoffs (in vielen, wenn auch nicht allen, Fällen), Patienten wieder neue Energie zu vermitteln, die seit Jahren praktisch versteinert waren: Sie werden buchstäblich (wie Dr. Manette nach seinen achtzehn Jahren in der Bastille) «ins Leben zurückgerufen». Das führt natürlich zu sehr komplizierten Situationen: Man kann jemandem, der seit Jahrzehnten hilflos und abhängig war, nicht die Möglichkeit zu Bewegung und Unabhängigkeit eröffnen, ohne zugleich höchst schwierige und noch nie da gewesene Verhältnisse für einen Menschen selbst und seine Verwandten und Freunde zu schaffen; ein Aspekt, den ich neben anderen sehr faszinierend finde.

Meine Stunden und Bezüge am Beth Abraham sind auf ¾ der Vollzeitbeschäftigung angehoben worden, sodass ich jetzt auch finanziell zurechtkomme: Mehr wäre wünschenswert, ist aber im Augenblick nicht notwendig. Tatsächlich habe ich die letzten vierzehn Tage wie ein Irrer geschuftet und bin bis 21 oder 22 Uhr im Krankenhaus geblieben. Die normale Arbeitszeit ist voller Hektik und Hysterie, aber an den Abenden kann ich in Ruhe und allein arbeiten. Ich erhalte fast mehr Informationen, als ich bewältigen kann, und taste mich erst langsam an die enorme Parkinson-Literatur heran, die noch umfangreicher ist als die Migräne-Literatur. Manchmal fühle ich mich überwältigt von der Menge dessen, was über den Gegenstand gesagt und gedacht worden ist, und denke: Wer bin ich denn? Alles, was darüber geschrieben werden kann, ist bereits geschrieben worden! etc. Dann wieder habe ich den Eindruck, dass der größte Teil dieser Literatur Müll ist und dass es immer die Möglichkeit gibt, etwas Neues über ein altes Thema zu sagen. Ich bekomme den Eindruck, dass mir zehn Wochen intensiver Arbeit zu den Fakten und Ideen verhelfen werden, die ich brauche, um den ersten Entwurf einer Monografie über Parkinsonismus zu schreiben – und denke, dass ich wohl im August (in London) dazu in der Lage sein werde.

Tatsächlich macht mich der Gedanke wütend, dass sechs Monate vergeudet wurden, bevor ich mich mit dem Gegenstand befassen konnte, und dass es weitgehend an der Dummheit und Sturheit und Unentschlossenheit eines törichten[6] alten Mannes lag, der leider mein Direktor ist: aber leider genauso sehr an meiner Unfähigkeit im Umgang mit diesem alten Narren. Aber immerhin *läuft* die Sache jetzt. Und wenn ich jetzt die sechs Monate beklagte, die ich vergeudet habe, könnte ich genauso gut die fünfunddreißig Jahre beklagen, die ich vergeudet habe. Darüber hinaus sind meine Arbeitsmethoden schon immer ziemlich plötzlich und ungewöhnlich gewesen – möglicherweise kann ich in zehn Wochen konzentrierter Anstrengung mehr erreichen als in zehn Monaten normaler Tätigkeit.

Messeloff[7] möchte noch immer alle an der Arbeit mit diesen Patienten beteiligen – Dr. X und Dr. Y und Mr. A und Miss B – in seiner tumben amerikanischen Vorstellung von einem Big Deal und einem multidisziplinären Ansatz etc. Ich versuche, das alles zu ignorieren und die Patienten für mich zu reservieren. Ich bin ein hervorragender klinischer Beobachter, der irgendjemandes Hilfe weder wünscht noch braucht. Ich gelange mehr und mehr zu der Überzeugung, dass ich, wenn ich irgendetwas erreichen will, darauf angewiesen bin, praktisch alle Menschen in meinem Umfeld als dumme oder feindselige Hemmnisse meiner Tätigkeit anzusehen. Ich bin nicht unhöflich, aber ich muss meinen eigenen Weg gehen. Die Abhängigkeit von anderen Menschen ist tödlich für mich – für meine Arbeit, mein Selbstbild, sogar für die Möglichkeit einer unabhängigen Existenz.

Ansonsten habe ich sehr wenig zu berichten, denn ich

---

6 Im Original steht *fond*. Dazu schreibt die Herausgeberin: «O. S. verwendet *fond* hier in der veralteten Bedeutung von ‹hilflos›, ‹schwach› oder ‹einfältig›, etwa wenn Lear sich als *very foolish fond old man* bezeichnet.»

7 Charles Messeloff, Beth Abrahams Medizinischer Direktor.

führe in letzter Zeit nur ein sehr eingeschränktes Leben außerhalb des Krankenhauses. [...]

Ich hoffe, Euch allen geht es gut.

In Liebe

An Mike Warvarovsky

25. Mai 1969
234 East 78th St., New York

Mein lieber Mike,

ich hätte Dir schon früher auf Deinen wunderbaren Brief aus Venedig antworten sollen, in dem die frischen Eindrücke und Freuden der Reise so gegenwärtig sind. Ich liebe die absolute Offenheit, die *Unschuld*, mit der Du die Welt siehst – zwar ist es eine Unschuld, mit der Du Dich allen möglichen Gefahren und Ängsten und wilden Phantasien aussetzt, aber auch eine Unschuld, die neunzehn von zwanzig Leuten nie kennenlernen, abgesehen von ihrer verlorenen und vergessenen Kindheit. Wie recht Du mit den Katakomben und geheimen Gedanken hast!

Alles, was wir erbauen, ist eine Allegorie unserer selbst: Die ganze menschliche Welt ist eine Metapher für die Verfassung des Menschen. Meine Liebe gehört Stadtmauern (oh, wie schön waren sie in San Juan, wo ich ein Wochenende verbrachte), diese hohen Steinmauern, die eine Stadt umschließen, verteidigen und zusammenhalten, so wie wir die Zitadelle unseres Selbst abschirmen: Doch auch hier ist das Gegenteil wahr, und sie symbolisieren das Gefängnis, in dem wir unser Leben verbringen («Die Welt ist ein Gefängnis, in das die Gefangenen täglich geworfen werden, um zu sterben» – Pascal). [...] Ich liebe Privatheit und ummauerte Gärten: Doch wie viel mehr würde ich wohl eine Welt ohne Mauern lieben, einen unendlichen Garten. Musik ist ein unendlicher, zeitloser Garten: alle Kunst und Liebe und Gott.

Wir sehnen uns danach, so fest und gegenständlich wie Steine zu sein, und dann doch wieder, uns im Universum wie feinster Äther aufzulösen. Zwischen diesen gegensätzlichen Wünschen ist mein Leben hin- und hergerissen, und ich bin mir sicher, dass es für Dich in noch größerem Maße gilt.

Als ich Dir zuletzt schrieb, ich glaube Anfang März, befand ich mich in einer üblen Gemütsverfassung, gekündigt, vergiftet von Wut und Hass und von dem Wunsch beseelt – zwar nicht wirklich tot zu sein, aber eine Zeitlang zu schlafen, einfach «weg» zu sein. Jetzt bin ich in einer sehr viel glücklicheren Stimmung, denn ich habe begonnen, mich meiner Arbeit über Parkinson-Patienten intensiv zu widmen [...], und ich habe fassungslos vor Freude gesehen, wie L-Dopa, ein phänomenaler Wirkstoff, die bedauernswerten Patienten, die zwanzig Jahre lang oder mehr fast in Stein verwandelt wurden, sodass sie sprachlos, bewegungslos und sogar gedankenlos verharrten, wieder zu unglaublicher Lebendigkeit erweckte. Mein erster Patient, ein Mann von fünfzig Jahren, der seit seinem fünfzehnten Lebensjahr unter schwerstem Parkinsonismus litt und seit mehr als zehn Jahren weder gesprochen noch sich bewegt hatte, sagte (seine ersten Worte): «Ich bin wiedergeboren. Dreißig Jahre lang bin ich in einem Gefängnis gewesen. Sie haben mich aus der Zwangsherrschaft meiner Symptome befreit.» Und ich konnte nicht aufhören zu weinen. Bei der Verwendung dieser Substanz habe ich gesehen, was ich schon vorher vermutet habe, das Wesen des WILLENS. Den «reinen Willen», einen Schalter, den man nach Belieben umlegt, gibt es nicht. Der Wille ist die Fähigkeit, Reize zu schaffen, auf die man reagieren muss: sie zu schaffen und dann unterzuordnen. Handeln, reines Handeln, aktives Handeln ist nicht vorstellbar: Alles Handeln ist passiv (wobei ich auch Denken als Handeln betrachte) und ergibt sich aus bestimmten Reizen. Der Parkinson-Patient mag (wie ein psychotischer Patient) beklagen, dass er seine Willenskraft verloren habe, dass ihm seine Muskeln nicht gehorchten etc.; mit DOPA – und den Methoden, die ich gerade lerne – können wir ihm die Fähigkeit zurückerstatten, Reize zu schaffen, auf die er dann reagiert. Zu viele Reize, und es *treibt* ihn in eine unaufhörliche Bewegung (Akathisie), so wie er vorher in Unbeweglichkeit (Akinesie) gebannt war.

Auf höchster Ebene werden diese erzwungenen Reaktionen auf Reize als *Faszination* und *Zwang* empfunden: Der Parkinson-Patient, der seine Augen nicht von einem Objekt lösen kann, sagt: «Meine Augen werden von dem Gegenstand magnetisch angezogen. Sie sind von ihm gebannt und verhext. Ich *kann* sie nicht bewegen. Aber wenn jemand zufällig vor mir vorübergeht, wird er den Bann brechen.»

Entsprechend kann er sich gezwungen fühlen, bestimmte Bewegungen auszuführen, obwohl er weiß und sagt, die Bewegungen seien ohne Absicht, Inhalt und Ziel. So erklärt sich aus der Beschaffenheit des Triebes im Nervensystem das Geheimnis des Willens. Und hier bin ich fasziniert von meiner Arbeit, denn die Neurophysiologie bestätigt, was Dichtung und Philosophie schon immer wussten: dass wir – in einem sehr grundsätzlichen Sinne – Automaten, Reflex-Maschinen sind; und dass wir *zusammengesetzt* sind. Wenn wir uns bewusst bleiben, dass wir unentrinnbar passiv und zusammengesetzt sind, können wir in alltäglichen Verhältnissen als aktive und einheitliche Wesen auftreten. Aber eine «Seele» und einen «Willen» gibt es nicht – das sind Fiktionen, universelle Fiktionen wie der Garten Eden.

Oooh! Es tut mir leid, ich hatte nicht vor, derart abzuschweifen und Dich einem solchen Monolog auszusetzen. Aber ich bin plötzlich mit Arbeit überhäuft – ich arbeite von morgens bis abends im Krankenhaus, und wenn ich schlafen gehe, träume ich von der Arbeit. Das hat zur Folge, dass sie mich mit ihren Anreizen und Zwängen ganz in Anspruch nimmt und keinen Raum mehr lässt für ein anderes Leben. Aber es ist ein guter Zwang. Und nur gute Zwänge können einen vor den bösen und tragischen Zwängen schützen, in deren Bann wir in unserem Leben so oft geraten. Ich war unaussprechlich schockiert und betroffen (aber vielleicht auch fasziniert) von dem Schicksal eines Freundes und ehemaligen Kollegen. Ich habe ihn vor vielen Jahren in San Francisco kennengelernt und eine kleine Geschichte über ihn geschrieben, die den Titel «Dr. Kindly»[8] trug. In seinem Sexualleben war er äußerst sadistisch, dabei aber sehr kontrolliert und rücksichtsvoll: Besser als irgendjemand anders, den ich kenne, wusste er, dass Schmerz und Erniedrigung uns von Schuld und Verwirrung erlösen können. Vor drei Jahren begann er (und das ist meine Schuld), Methedrin zu nehmen, und verfiel seinem bösen Zauber. Er begann, seinen Liebhabern und Patienten – alle gleichermaßen Opfer – riesige Dosen Methedrin zu geben und sie im Zuge masochistischer Orgien zu fesseln und zu schlagen. Sie haben vielleicht überlebt, er aber wurde sein letztes Opfer. Er verließ den schmalen Grat der Kontrolle und verlor sich schließlich in dämonischem Wahnsinn: Seine Katze hielt er für den Teufel, zerstückelte sie und lud seine Freunde zu Besuchen ein. Jetzt befindet er sich als gefährlichster Patient in einer psychiatrischen Anstalt und vegetiert in mörderischer Raserei dahin. Dabei ist mein Schock etc. ein Gefühl der Identifikation: dass ich dort säße, hätte Gottes Liebe mich nicht davor bewahrt. Nur dass ich es nicht der Liebe Gottes verdanke, sondern kreativer Arbeit und Einsicht, die uns davor retten können, in den Sog eines solchen Dramas gerissen und ins Verderben gestürzt zu werden. [...]

8 Die Arbeit scheint nicht erhalten zu sein.

Um von trivialeren Dingen zu sprechen: Nein, ich war dann doch nicht in Kalifornien. Erst lag es am Geldmangel (der jetzt behoben ist) und nun an der Arbeit, die mich nicht loslässt. Ich muss es wohl auf den Sommer verschieben. [...] Mein Bike ist super – ich bin auf der Suche nach einem ruhigen Plätzchen auf dem Land, das ich jeden Sonntag aufsuchen kann, weit weg von dieser Monsterstadt voller Scheiße und Hass: Doch im Augenblick stecke ich so tief in der Arbeit und meinen Gedanken, dass ich meine Umgebung kaum wahrnehme. Daher habe ich nicht viele andere Neuigkeiten. [...]

Im April 1969 hatte O. S. vorsichtig damit angefangen, einer Handvoll Patienten kleine Dosen L-Dopa zu verabreichen. Als ihnen das gut bekam, gab er es noch einer Reihe anderer Patienten. Zunächst schien das Mittel wahre Wunder zu vollbringen. Fast bewegungsunfähige Patienten konnten plötzlich allein gehen, sprechen, sogar tanzen und singen. Doch im Laufe der nächsten Monate traten unvorhersehbare Nebeneffekte auf, und es erwies sich als immer schwieriger, die Auswirkungen zu regulieren und die richtige Dosis für jeden Patienten zu finden. Diese Reaktionen brachten O. S. auf menschlicher und therapeutischer Ebene in eine sehr schwierige Situation, aber ihm war auch bewusst, dass sich ihm hier eine außergewöhnliche Möglichkeit eröffnete, die Funktionen des Gehirns zu dokumentieren und zu verstehen. So schrieb er in dem nächsten Brief an seine Eltern: «... was ich widerstrebend als einfach einen weiteren Versuch mit einem Wirkstoff begann, hat sich als unglaubliches Werkzeug zur Untersuchung eines breiten Spektrums menschlicher Verhaltensweisen herausgestellt, von den denkbar primitiven Haltungsreflexen bis zu höchst komplexen psychotischen Reaktionen.»

An Elsie und Samuel Sacks

30. Juli 1969
234 East 78th St., New York

Liebe Ma, lieber Pa,

eine sehr kurze Nachricht, die wahrscheinlich erst nach mir bei Euch eintreffen wird.

Es hört sich an, als hätte Euch Malta sehr gefallen – Inseln haben einen besonderen Reiz; die Kirchen und Dörfer dort hinterlassen einen Eindruck, den man von Cannes und Parnes[9] nicht kennt. Lest doch bitte (wenn Ihr es nicht schon getan habt) eines der schönsten Bücher, die je über eine Insel geschrieben wurden: *Sea and Sardinia* von D. H. Lawrence [dt.: *Das Meer und Sardinien*, Zürich 1985] – das ist Lawrence auf dem Höhepunkt seines lyrischen Schaffens (im Gegensatz zu seinen geschwollenen Tiefpunkten) und voller vorzüglicher Beschreibungen kleiner Hügelstädte und ihrer Menschen. Ich würde in diesem Sommer rasend gern für zwei Wochen nach Malta oder Sardinien oder auf die griechischen Inseln oder eine schottische (Otter-)Insel reisen. Ich hätte beinahe alles auf den Kopf gehauen, um mit der Darwin-Gesellschaft die Galapagosinseln zu besuchen, musste mich aber leider mit der *Fahrt der Beagle* als Bettlektüre begnügen. Ich fühle mich *nicht berechtigt*, Urlaub zu nehmen. Tatsächlich habe ich mich seit dem 1. Mai nicht berechtigt gefühlt, abends auszugehen, ein Wochenende freizunehmen, ein Theater aufzusuchen, auswärts zu essen oder was auch immer. Einst war ich die müßigste Person, die je lebte: Jetzt scheine ich für die Arbeit zu leben. Die letzten drei Monate werden sich vermutlich als die interessantesten und produktivsten meines ganzen Lebens erweisen: Was ich widerstrebend als einen weiteren Versuch mit einem

9 Eine Stadt in Frankreich, unweit von Giverny.

Wirkstoff begann, hat sich als unglaubliches Werkzeug zur Untersuchung eines breiten Spektrums menschlicher Verhaltensweisen herausgestellt, von den denkbar primitiven Haltungsreflexen bis zu höchst komplexen psychotischen Reaktionen. Ich war zu sehr damit beschäftigt, täglich neue Dinge zu entdecken, um noch viel lesen oder schreiben zu können. Das ist einer der wichtigen Gründe, warum ich zurückkommen[10] und einen Monat lang schreiben muss. Ich habe das Material für drei Monografien und etwa zwanzig wissenschaftliche Artikel: Die drei Monografien kann ich wohl zu einem Buch zusammenfassen – es wird ein Mordsding werden, ich brauche mindestens 500 Seiten, um meine Notizen und Gedanken zusammenfassen (Titel und Inhalt werden in etwa sein: «Zwang, Bedrängnis und Schuldgefühle: Eine klinische Studie des primitiven und erzwungenen Verhaltens bei Parkinsonismus und Psychose postenzephalitischer Patienten und seine Modifikation durch L-Dopa»).[11] Allein meine Fallgeschichten, das erste Drittel des Buchs, werden rund 150 Seiten umfassen, fünfzehn detaillierte Geschichten von jeweils zehn Seiten. [...]

Es widerstrebt mir zutiefst, meine Patienten einen Monat lang allein zu lassen: zum Teil, weil man sich in meiner Abwesenheit nicht angemessen um sie kümmern wird, zum Teil, weil ich mich sozusagen noch in der akuten Phase der Beobachtung und Entdeckung befinde. Aber ich *muss* jetzt fort, weil mich verschiedene Stressoren, durch die Abwesenheit Shengolds verstärkt,[12] einem Zusammenbruch näher bringen (ein Zusammenbruch äußert sich bei mir, wie bei den Pawlow'schen Hunden, durch einen Wechsel von Erschöpfungs- und Erregungszuständen mit instabilen, rasch verän-

10 Nach London.

11 Dieses sehr akademisch klingende Buch wurde schließlich zu *Awakenings*.

12 Shengold hat, wie die meisten New Yorker Analytiker, im August Urlaub gemacht.

derlichen Einstellungen) und weil es für mich buchstäblich fast eine Überlebensfrage ist, dass ich mich endlich hinsetzen kann, um das, was ich bereits habe, zu organisieren und in eine präsentable Form zu bringen. Es ist höchst unglücklich, dass ich mit alldem nicht schon im Oktober begonnen habe, wie ich es hätte tun sollen, aber es hat keinen Sinn, jetzt darüber zu klagen. Messeloff quengelt ständig, damit ich rasch ein paar flotte Artikel raushaue, die mir in der Literatur die Priorität sichern etc.: Seine Drängelei stößt bei mir auf trotzige Ablehnung, denn mir wird immer klarer, dass mein Metier die *sorgfältige Abwägung* ist, um mich schließlich monografisch zu äußern, wenn ich dazu bereit bin. Wenn man von mir verlangt, irgendetwas rasch zu produzieren, rufe ich mir immer die Eigenschaften ins Gedächtnis, die Bacon empfahl: «Geduld beim Zweifeln, Liebe zum Gegenstand beim Erwägen, Langsamkeit beim Behaupten, Bereitschaft beim Überdenken, Sorgfalt beim Sammeln und Ordnen.» [...]

Morgen wird Israel Shenker (den ich bei Ray and Fred's kennengelernt habe und der bei der *NY Times* arbeitet) kommen, um mich und meine Patienten am Beth Abraham zu sehen. Vielleicht schreibt er einen Artikel darüber. Ich missbillige und fürchte öffentliche Aufmerksamkeit, aber das Krankenhaus – das total pleite und unbekannt ist – könnte sie gut gebrauchen: Tatsächlich muss ich zum Wohle meiner Patienten schnorren.

Am Montagabend werde ich nach London fliegen und treffe wahrscheinlich am 5. gegen 7 oder 8 Uhr morgens zu Hause ein. Freue mich wahnsinnig darauf, Euch zu sehen, und auf einen ruhigen Monat Arbeit (leider wird er fast ganz dafür draufgehen).

In Liebe

An Tom Dahl

Freund von der UCLA

8. August 1969
37 Mapesbury Rd., London

Lieber Tom,

es war eine große Überraschung und eine noch größere Freude, als ich vor ein paar Tagen Deinen Brief in London vorfand. Kurz vor meiner Abreise, als ich ein neues Adressbuch angelegt und dabei Deine vertraute «Lourdes»-Adresse übertragen habe, fragte ich mich, wie es Dir geht und wann ich Dir schreiben sollte.

Erstens, die Nachricht von Deiner neuen Arbeit und Stellung ist wunderbar und absolut überfällig, ich freue mich riesig für Dich – die langen Jahre des Herumkrebsens, der Unterordnung und Versklavung und inneren Auflehnung sind zweifellos vorbei, und Dein neues Freiheitsgefühl spricht aus jedem Wort Deines Briefs. Und Cetacea[13] – was könnte schöner sein als die Arbeit mit ihnen! (Ich habe eine ganze geheime Bibliothek über Schweinswale und ein Poster von einem über meinem Kopf, zusammen mit einem langen Zitat aus *Moby Dick*: Ich denke reflexhaft an sie, wenn ich misanthropisch werde.) Daher kann ich Deine Gefühle *gut* verstehen, zumindest einige von ihnen. Ich freue mich, dass Du an mich gedacht hast und mich an dieser wunderbaren Neuigkeit teilhaben lässt. [...]

Was mich angeht, so läuft es auch bei mir ganz gut und verspricht, noch besser zu werden. Zum ersten Mal in meinem Leben kann ich mich glücklich schätzen und habe aufgehört, mich mit endlosen Gewissensbissen, Anschuldigungen und absurden Illusionen zu quälen. Vor drei Jahren bin ich zur klinischen Neurologie zurückgekehrt und habe mir selbst

13 Zur Ordnung der Meeressäuger gehören Wale, Delfine und Schweinswale.

einen Analytiker gesucht – diese beiden Maßnahmen erwiesen sich für mich in jeder denkbaren Hinsicht als lebensrettend. Inzwischen kenne ich mich ziemlich gut und habe aufgehört, mich selbst zu hassen: Ich kenne meine Stärken und weiß, was mir Freude macht – und das ist das wichtigste Wissen, und auch wenn ich mir die üblichen akademischen Beförderungswege durch Exzentrizität und Eigenbrötelei und Paranoia und Mangel an technischem Know-how verbaut habe, so denke ich doch, dass ich es jetzt auf einer Art Umweg zu einer angemessenen Lebensstellung bringen kann, das heißt durch eine Reihe von Monografien. Eine sehr umfangreiche habe ich im letzten Jahr über Migräne und verwandte Störungen geschrieben [...] und warte ungeduldig auf ihre Veröffentlichung. Es ist kein großartiges Buch, aber ich denke doch (und einige Kritiker haben es liebenswürdigerweise mir gegenüber geäußert), dass es derzeit das beste zu dem Thema ist. Dabei ist es ein sehr altmodisches Buch: Meine Stärke liegt nicht in der Sammlung neuester Daten, sondern in meiner Hartnäckigkeit und einer vertieften Auseinandersetzung mit den Implikationen bekannter und gut belegter Daten.

Allerdings erscheint mir dieses Buch trivial im Vergleich zu meinem gegenwärtigen Projekt, in dem es darum geht, eine ungeheure Menge von Beobachtungen über Parkinsonismus und Psychosen zu erfassen (besonders wenn sie bei postenzephalitischen Patienten gemeinsam auftreten und sich durch L-Dopa und andere Wirkstoffe modifizieren lassen) und sie dann in ein sehr allgemeines Pawlow'sches und lurijaähnliches Bezugssystem zu bringen: Es ist ein unglaubliches Privileg für mich, mit diesen postenzephalitischen Patienten zu arbeiten und zu beobachten, welch enorme Bandbreite von angeborenen Verhaltensmechanismen sich anhand von Erkrankungen und Stimulation des Zwischenhirns analysieren lässt und wie rasch sich Verhalten und

Haltung bei diesen grenzenlos konditionierbaren Patienten auf- und abbauen. Wahrscheinlich werde ich dieses Buch «Zwang und Schuldgefühle» nennen und eine Hierarchie von Zwangssystemen entwerfen, die vom Mittelhirn bis zum Über-Ich reichen. Zumindest hoffe ich das! [...]

Schreib mir bald und grüß Deine Frau und Familie

OLIVER

An John Z.

Ehemaliger Liebhaber

14. August 1969
[37 Mapesbury Rd., London]

Mein lieber John,

Postkarten für die anderen, aber für Dich darf es nicht weniger als ein Brief sein. Doch das, was es dort zu schreiben gibt oder was ich schreiben sollte, steht auf einem anderen Blatt.

[...] Es war ein sehr schöner Flug (nachdem wir abgehoben hatten), und ich empfand, sobald wir auf dem Weg waren, ein wachsendes Gefühl von Freiheit, das sich zu einer Art Ektase steigerte (und mir stille Tränen entlockte), als wir durch große, flauschige Wolken (sie erschienen mir wie im Himmel schwebende Weiden oder Wiesen, paradiesische Felder in ewiger Sonne) auf den drolligen kleinen Flughafen Gatwick hinabsanken, der so ländlich ist, dass wir fast in einer Schafherde landeten (sie stoben blökend auseinander, als wir uns dem Boden näherten).

London ist eine schäbige, anrüchige und absolut hinreißende Stadt, obwohl sie mit ihrer schlampigen Sorglosigkeit bei jedem aufrechten, tatkräftigen Amerikaner auf entschiedene Ablehnung stoßen würde. England hat all seine Besitzungen und hochfliegenden Ambitionen verloren und ist in seinem Niedergang fast grenzenlos freundlich und zivilisiert geworden. Niemand scheint mehr zu schreien oder zu eilen oder zu drängeln oder zu schimpfen – die imperiale Sommerhitze ist vorüber, und es herrscht eine träge, zeitlose Stimmung wie an einem langen Septemberabend. Und bei all ihrer Antriebslosigkeit wirken die Menschen so fröhlich, so *frivol* – da ist keine Spur von dieser strengen, tödlichen Ernsthaftigkeit, diesem Ton von Dringlichkeit und Wichtigkeit, der heute so charakteristisch für das amerikanische Leben zu sein scheint.

Zehn Tage habe ich zugebracht – wie eigentlich? Ich bin mir nicht ganz sicher. Viel Zeit mit alten Freunden verbracht, Nachmittage in Kew Gardens (die sich in 200 Jahren nicht verändert haben – und ich liebe Gärten), in den Seen von Hampstead Heath geschwommen, in Soho gefaulenzt und die Schönheit und Freiheit der heutigen Jugend bewundert, zahllose köstliche Havannas geraucht (die man in den Staaten natürlich nicht kaufen kann, weil Kuba der «Feind» ist) und viel nachgedacht, gelesen und geschrieben für mein Buch. Ich denke, ich muss ernsthaft anfangen, aber das ganze Projekt hat in meinem Kopf solche Ausmaße angenommen und beschäftigt mich so heftig, dass ich Angst vor dem Absprung habe: Es ist haargenau das Gefühl, das man auf dem höchsten Sprungbrett hat.

Und ich habe erneut meine müßige Freiheit genossen und das in so vernünftigen und geordneten Bahnen verlaufende Geschehen um mich herum: die Geschäftigkeit der alten Familiendienstboten (für die ich «Master Oliver» bin) und die Wochenrituale (der Fisch, den man am Donnerstag brät, der Rasen, der am Sonntag gemäht wird, die Familientreffen, die am Freitag stattfinden etc.).

Und all die örtlichen Kaufleute und Läden, die sich seit meiner Kindheit kaum verändert haben – obwohl intellektuell radikal, bin ich doch sozial konservativ und mag das Gefühl, mich in einer ruhigen Gesellschaftsordnung zu bewegen, in der jeder seinen Platz und seine Rolle kennt (und mag). All das vermisse ich entsetzlich in Amerika, wo ich das Gefühl habe, ein absoluter Niemand zu sein und zu niemandem zu gehören, und wo sich alles verschiebt und verändert (der Alptraum, den sie «Fortschritt» nennen). Ich sehne mich nach der Leichtigkeit einer trägen, stabilen, liberalen Tradition.

Ich habe immer mal wieder an Dich gedacht und mich gefragt, wie es Dir ergeht. Ich hoffe, dass sich für uns bei meiner Rückkehr im September die Möglichkeit zu einer durchaus nicht oberflächlichen, aber auch nicht zu intensiven Beziehung ergibt, etwas, was ruhig und zivilisiert abläuft und auf keinen Fall einen verzehrend-versengend-versklavenden Charakter annimmt. Schaun wir mal, wie es sich entwickelt. Ich hoffe, Du bist wohlauf, guten Mutes etc. Jedenfalls würde ich mich freuen, von Dir zu hören, wenn Du Zeit und Lust hättest, mir zu schreiben,

Dein
OLIVER

An Charles Messeloff

Medizinischer Direktor, Beth Abraham Hospital

12. September 1969
[New York]

Memo an Dr. Messeloff:

Ich denke, dass die Verwaltungsentscheidung, die festlegt, dass unsere Patienten nur Medikamente aus der Krankenhausapotheke bekommen, in Hinblick auf unsere DOPA-Patienten abgeändert werden muss. Einige unserer Patienten sind regelmäßig nach Hause gegangen [...], andere sind in Sommerlager gefahren [...] und wieder andere haben Tagesausflüge gemacht. In allen Fällen haben die Patienten für die Zeit, die sie außerhalb des Krankenhauses verbrachten, L-Dopa und andere Arzneimittel, die sie brauchten, bekommen. Es hat nie die geringsten Probleme gegeben. *Soll das alles abgebrochen werden?*

Ausgang zu haben, ist reiner Lebensodem für die unglücklichen Patienten, die nicht nur bis zu fünfzig Jahre im Heim leben mussten, sondern auch noch in ihren Symptomen eingesperrt waren. Miss [P.][14] war eine andere Frau, nachdem Mrs. Noden sie vor einigen Tagen zum Einkaufen mitgenommen hatte: Miss [P.] hatte das Krankenhaus seit drei Jahren nicht verlassen und weinte vor Freude darüber, dass sie dazu in der Lage war. Zwei meiner Patientinnen, Lillian [G.] und Tillie [A.], leben seit mehr als 35 Jahren im Heim und haben die Außenwelt mehr als zehn Jahre lang nicht mehr gesehen. Beide fieberten dem Strandausflug entgegen, den sie für den 10. September geplant hatten, und waren untröstlich, als er im letzten Moment abgesagt wurde.

Es ist äußerst grausam, die Patienten zu aktivieren und ihnen dann die Aktivität vorzuenthalten, sie zu animieren und ihnen dann die Annehmlichkeiten des Lebens zu verwehren. *Ich halte Ausgänge und Ausflüge für eine absolut notwendige Voraussetzung für ihr Wohlergehen* – und hatte eigentlich die Hoffnung, wir könnten die Zahl dieser Exkursionen erhöhen. Nie gab es irgendwelche Schwierigkeiten bei der Beschaffung der Medikamente und bei ihrer Einnahme *unterwegs* oder am Bestimmungsort.

L-Dopa ist ein beispielloser Wirkstoff mit beispielloser Wirkung, daher müssen beispiellose Maßnahmen für die Patienten getroffen werden, die von ihnen profitieren. [...] Das sollte auf der heutigen (12. September) Mitarbeiterbesprechung erörtert werden.

O. W. Sacks

---

14 Namen aus Gründen des Datenschutzes abgekürzt.

13. September 1969
234 East 78th St., New York

Lieber Jonathan,

ich denke, Du bist jetzt wieder von Weib und Familie umgeben (schon nach wenigen Tagen erzwungenen Junggesellendaseins sahst Du schrecklich *verloren* aus) und bereitest die Premiere von *Was ihr wollt* vor. Ich hoffe, die Arbeit mit der Studentengruppe ist mittlerweile befriedigender als anfangs.

Ich selbst arbeitete etwa so hart, wie es sich hoffentlich über einen längeren Zeitraum ohne Zusammenbruch durchhalten lässt. Dazu gehört unter anderem, dass ich um 5 Uhr morgens aufstehe und drei Stunden lang schreibe, was mir vollkommen widerstrebt (auf jeden Fall verhält es sich konträr zu meinem *Zyklus*), aber das ist die einzige Möglichkeit, die ich sehe, um jeden Tag eine gewisse Zeitlang mit Gewissheit und konzentriert zum Schreiben zu kommen. Ich habe mich ablenken lassen, weil ich einige Artikel übernommen habe, allerdings sind drei schon geschrieben. Einen muss ich noch liefern, und dann kann ich mich wieder mit gutem Gewissen meinem Buch widmen. [...]

Aus London zurückgekehrt, stellte ich fest, dass ich einen gewissen Ruhm genoss, den ich Shenkers Artikel in der *NY Times* verdankte.[15] Zu Hause warteten auf mich zweihundert Briefe von Patienten (und ihren Ärzten), einige sogar aus Australien, eine Anfrage von der BBC, die um einige meiner Filme und Tonbandaufzeichnungen bat, einem Radiosender, der ein Interview wollte, dem *Spiegel*, der den Abdruck von Fotografien beabsichtigte, etc. Das brachte mir ein wenig

15 Israel Shenkers Zeitungsartikel trug die Schlagzeile «Drug Brings Parkinson Victims Back into Life» [Wirkstoff bringt Parkinson-Opfer ins Leben zurück] und erschien auf S. 43 der *New York Times* vom 26. August 1969.

Freude (ich gestehe es), aber noch mehr Ungemach. Vor allem, weil das alles Charlie Messeloff zu Kopf gestiegen ist, dem alten Narren, der das Beth Abraham leitet. Ein magisches Versprechen, ein magischer Triumph, das erwies sich als unwiderstehlich für sein impotentes Greisentum, und er erlitt einen akuten Anfall von seniler Paranoia, wobei die Parkinson-Patienten, das DOPA und *ich* im Mittelpunkt seines Größenwahns standen. In meiner Abwesenheit maßte er sich diktatorische Macht an, entließ den Chefarzt (einen ausgezeichneten Mediziner und Freund von mir, der sich während meiner Abwesenheit um die Station kümmerte), veränderte selbstherrlich die Medikation und richtete unabsehbaren Schaden an. Bei meiner Rückkehr musste ich feststellen, dass *fünf* Patienten gebrochene Hüften hatten: Seiner senilen Logik folgend, hatte Charlie gedacht: Wenn sich eine Tagesdosis von x Gramm positiv auswirkt, müssen 2x Gramm doppelt so förderlich sein: Die Patienten wurden enorm angeregt, liefen auf ihren schwachen und versteiften Beinen wild umher und fielen natürlich um wie die Fliegen. Niemand weiß besser als Du, wie gefährlich eine gebrochene Hüfte für einen schwachen, älteren, chronisch eingeschränkten Patienten ist. Das ganze Krankenhaus wird von einem Menschen gefährdet, der sich im Grunde genommen in einen hirngeschädigten Diktator verwandelt hat und von dessen Launen Wohl und Wehe aller abhängt. Ich habe versucht, ihn zu beruhigen, vernünftig mit ihm zu reden, Kompromisse zu schließen und vor allem, ihn von mir und meinen Patienten fernzuhalten: alles umsonst. Die schreckliche, unzulässige sexuelle Faszination im Zentrum der Paranoia ist unübersehbar: Meine Station, meine Patienten und vor allem ich selbst bilden den emotionalen Mittelpunkt von Charlies Leben. Ständig berührt er mich – zum Teufel mit ihm! – und sagt: «Du merkst es nicht, Oliver, aber du bist mein bester Freund, der allerbeste Freund, den du je hattest!», oder: «Am liebsten wäre ich ständig mit dir zusammen, wir müssen eine ganz enge Arbeitsbeziehung haben, ganz wie eine Ehe!» etc., etc. Es liegt eine gewisse Ironie – und sogar Tragik – darin, dass er mir das Beth Abraham ausgerechnet zu einem Zeitpunkt verleidet, da alles so wunderbar läuft. Ich denke, entweder muss er gehen oder ich, und vielleicht habe ich jetzt genügend Einfluss (dank der großen Unterstützung vieler anderer Kollegen, die unter Charlies Herrschaft gelitten haben), um ihn zum Gehen zu bewegen, indem ich die Angelegenheit vor den Verwaltungsrat bringe. Ein wenig komme ich mir wie ein Vatermörder vor, aber wirklich nur ein wenig. Ich denke, Charlie hat schon das Leben vieler Patienten aufs Spiel gesetzt und ist eine tödliche Gefahr für das Krankenhaus, allerdings nicht durch Bösartigkeit, sondern durch mangelndes Urteilsvermögen und Leichtsinn. Deshalb *muss* er gehen. Und trotzdem ist es abscheulich, an dieser Angelegenheit beteiligt zu sein. [...]

Ich hoffe sehr, Dein Vater hat seine entsetzlichen Komplikationen überwunden und sich wieder vollkommen erholt.

Schenk mir eine Deiner kostbaren Zeilen –
Dein

An Elsie und Samuel Sacks

26. September 1969
234 East 78th St., New York

Liebe Ma, lieber Pa,

vielen Dank für die Bücher und Papiere, die gestern [mit] Luftfracht wohlbehalten eingetroffen sind. [...]

Ich glaube, die Zeit der Rundfunksendungen, Zeitschriftenartikel etc. ist jetzt glücklicherweise vorbei. Mir ist das genauso unangenehm wie Euch. Medizinische Artikel und Bücher sind okay, aber diese reißerische Berichterstattung erschreckt mich, obwohl ich sagen muss, dass Cotzias, Melvin Yahr[16] und alle anderen in dem Gewerbe offenbar keine Hemmungen oder Bedenken dabei haben. Doch auch wenn die AMA[17] das vielleicht nicht so eng sieht, ist mein Gewissen so streng, dass es mir solche Freiheiten nicht gewährt. Ein moralisches Dilemma, das ich noch zu lösen habe, ist die Frage, ob ich einige der vielen Parkinson-Patienten behandeln soll, die mir nach dem *NY Times*-Artikel geschrieben haben. Einerseits möchte ich meinen Bekanntheitsgrad nicht ausnutzen, aber andererseits bin ich der Meinung, dass ich einen Fall von Parkinsonismus wahrscheinlich genauso gut oder noch besser behandeln kann als die meisten meiner Kollegen. Wahrscheinlich werde ich mich für einen Kompromiss entscheiden und eine *kleine* Anzahl von Patienten privat behandeln, drei oder vier pro Woche, und zusehen, dass man mir einige Krankenhausbetten bewilligt, damit ich Patienten einweisen und mit L-DOPA stabilisieren kann. […]

Derweilen toleriere ich Messeloff, so gut ich kann. Es ist sehr unglücklich, dass er sich so aufführt, aber ich halte es für ziemlich ausgeschlossen, dass ich ihn loswerden kann. Ich denke, ich werde die traurige Tatsache hinnehmen müssen, dass meine Beziehung zu und mein Umgang mit meinen Patienten teilweise sabotiert wird, daher werde ich meine Kräfte vorwiegend auf das Schreiben konzentrieren. Zwar gelingt es mir, meine Emotionen unter Kontrolle zu halten, was ja immerhin etwas ist, aber der tägliche Umgang mit seinen meschuggen Einfällen macht mich kaputt und krank. Diese Woche hatte ich eine Mandelentzündung, und gestern hatte ich Probleme mit dem Rücken, wenn auch nicht allzu schlimm. Diese Wehwehchen führe ich auf den täglichen

16 George Cotzias und Melvin Yahr waren Pioniere bei der Verwendung von L-DOPA für die Behandlung von Parkinson-Patienten.

17 American Medical Association.

Stress der angespannten Situation zurück. Es ist schrecklich, so etwas zu sagen, aber ich wünschte, Messeloff würde krank werden – nicht schlimm, aber doch so, dass er für einige Wochen oder Monate aus dem Verkehr gezogen wäre. [...]

Also? Ich wünsche Euch allen ein sehr schönes neues Jahr. Ich muss auch David und Familie kurz schreiben, er hat mir eine Neujahrskarte geschickt.

An Mike Warvarovsky

3. Oktober 1969
234 East 78th St., New York

Lieber Mike,

Dank für Deine Postkarte (Poststempel vom 2. September), die ich hier bei meiner Ankunft in London vorfand, wo ich den letzten Monat verbracht habe. Auch Du, so habe ich Deiner Karte entnommen, bist gerade von einer Reise nach Hause zurückgekehrt. [...]

Als ich Mitte August nach London fuhr, hatte ich gehofft, die Fahnen meines Migräne-Buchs lägen korrekturfertig vor, doch dem war nicht so; mein Verlag hat bei dem ganzen Projekt sehr getrödelt, und ich fürchte, mein Geisteserzeugnis wird vor Mai 1970 nicht das Licht der Welt erblicken. Daraus ergibt sich, dass es seit seiner Niederschrift auf die eine oder andere Art eine Gesamtverzögerung von fast drei Jahren ergeben wird: Dafür waren teilweise äußere Hindernisse verantwortlich, teilweise aber auch meine inneren Widerstände. Doch wenn ich gelernt habe, beide bis zu einem gewissen Grad zu bekämpfen, dann wird sich die Erfahrung auszahlen.

In den letzten rund sechs Monaten hat mich meine gegenwärtige Arbeit (über Parkinsonismus und Psychose und die Verabreichung von L-DOPA) fast ununterbrochen beschäftigt und aufgemuntert; kürzlich wurden meine Arbeit und mein Name sehr kurz in *der (die, das?) Spiegel*[18] erwähnt, und nun fühle ich mich wie ein Schatzschiff, das schaukelnd in den Hafen einläuft, weil es fast mehr geladen hat, als es tragen kann. Eine besondere Patientengruppe (die unter den Nachwirkungen der 1927 beendeten Enzephalitis lethargica litt), ein besonderes Arzneimittel und ein besonderer Beobachter (ich) haben mir in ihrem Zusammenwirken besondere Erkenntnisse über menschliches Verhalten vermittelt, von den ganz primitiven und automatischen Verhaltensäußerungen bis zu höchst strukturierten Bewusstseinsmechanismen, Obsessionen etc. Ich habe ein dreibändiges Werk geplant [...], von dem ich einen Teil des ersten Bandes geschrieben habe: überwiegend sehr detaillierte Fallgeschichten, einige so lang und verwickelt wie Romane. Außerdem habe ich das Material für fünfzig Artikel, von denen ich einige schon geschrieben habe. Ich zweifle nicht im Geringsten an der Bedeutung dieser Arbeit, und sie wird (wenn man mir gestattet, sie zu vervollständigen) meinen Ruf in der Wissenschaft nachdrücklich und endgültig etablieren [...]

Augenblicklich ist mein Selbstwertgefühl gefestigt (wenn auch nicht übersteigert), meine Gemütsverfassung ruhig, und meine Hoffnungen auf die Zukunft sind ziemlich groß. Zum ersten Mal seit fünf Jahren bin ich nicht zu meiner «September-Manie» gekommen, dafür aber kann ich nun schon seit mehreren Monaten auf eine fast ununterbrochene Gemütsruhe und Kreativität rechnen und hoffe, dass das auch weiterhin anhält. Die Manien sind Reaktionen auf Verzweiflungsanfälle, und nachdem ich nun einige Jahre beides erlebt habe, empfinde ich die Extravaganz beider Zustände weder als sehr notwendig noch als erstrebenswert.

Der Umstand, dass ich mich innerlich gewissermaßen einer überpersönlichen Aufgabe (oder Mission) verpflich-

18 So im Original. [A. d. Ü.]

tet fühle, ermöglicht mir, mich dem bedrängenden Einfluss anderer Wünsche und Schuldgefühle zu entziehen, die (wie Du weißt und an Dir selbst erfahren hast) in ihrer Intensität die Grenzen des Normalen überschreiten. Auf paradoxe Weise ist mein Dasein erträglich und angenehm geworden, weil ich gewissermaßen unpersönlich oder überpersönlich geworden bin. Es gibt weniger Furcht, weniger Verlangen, weniger Schuldzuweisungen, weniger Forderungen und Ähnliches. Mönchsartig, ein Spinoza der 78th St. (Spinoza ist mein Idol geworden, ein Vorbild an Ruhe und nobler Selbstgenügsamkeit), schreibe und denke ich Tag und Nacht, und wenn ich fertig bin, habe ich das Gefühl, dass mein Leben nicht vergeudet ist und dass meine Gedanken und meine Persönlichkeit (so wie sie sind) nicht mit mir sterben werden. Das ist eine sehr tröstliche Empfindung, die meine gegenwärtigen mörderischen Mühen erträglich machen.

Ich gebe zu, dass ich einsam bin und keine Schulter habe, an der ich mich ausweinen kann, keine Brust, auf der ich einschlafen kann, und all das; und dass ich meinen armen Körper vernachlässige – zu viel esse, ihm Schlaf und Gymnastik vorenthalte –, aber all das ist vielleicht der Preis, den man für eine perfekte Sublimierung bezahlt. Vielleicht kann ich mit der Zeit ein vernünftigeres Gleichgewicht herstellen. Ich gebe weiter zu, dass ich immer noch nostalgischen Träumen und Visionen von Kalifornien nachhänge, physischen und psychischen Reisen, denen ich zweifellos bis ans Ende meiner Tage treu bleiben werde. Trotzdem glaube ich, dass mich meine gegenwärtige Reise, obwohl sie vorwiegend auf der Schreibmaschine stattfindet, für alle anderen angemessen entschädigen kann.

Du siehst also, dass ein seltsames Schicksal unseren alten Freund ereilt hat! Die Leidenschaft für die Wahrheit hat alle anderen Leidenschaften aus meinem Leben vertrieben. Doch ich schwöre mir, dass ich, im nächsten Sommer, wenn alle Arbeiten erledigt sind, sechs Monate lang irgendwohin fahre – zum ersten Mal in meinem Leben finde ich, dass ich es verdient habe, einen beliebigen Ort aufzusuchen und zu tun, wozu ich Lust habe.

An Mike Warvarovsky

19. Januar 1970
234 East 78th St., New York

Lieber Mike,

die Karte, die heute Abend kam und Neujahrsgrüße brachte, vermittelt mir aus der Ferne das Gefühl, willkommen zu sein, und erinnert mich daran, dass unsere Korrespondenz weitgehend zum Erliegen gekommen ist. [...]

Deine Sehnsucht nach Kalifornien kann ich nachfühlen und bin ihr selbst vor kurzem erlegen, als ich während der Weihnachtsferien dorthin geflogen bin. Ich verbrachte herrliche zehn Tage voller Nostalgie mit einem Gefühl von Rückkehr und Wiedervereinigung etc. Geliebte Menschen, geliebte Orte – ein ungeheures Gefühl von Nähe, von Unmittelbarkeit, das plötzliche Aufbrechen der harten, entfremdenden, schizoiden Schutzhülle, die ich mir in New York zugelegt habe: Meist war ich den Tränen peinlich nahe, aber es waren Tränen der Freude, des Bedauerns, der Erinnerung, der Nähe, der Zuneigung, nicht die harten Tränen der Wut und der Kränkung, die ich manchmal in New York vergossen habe. Die Freude, als ich langsam die Küste hinauffuhr: bei Piedras Blancas eine riesige Sonne im Meer versinken sah, die goldenen Binsen von Lucia, die Zypressen bei Carmel, zu Posen der Furcht und des Flehens verbogen: Alles schien in Gold und Grün getaucht, außerhalb der Zeit, ewig, fast allegorisch. Und, auf der menschlichen Ebene, herzerwärmend, sie alle wiederzusehen: Dave Sheppard, Frenchie (der mich umarmte, als ich in die Bar kam, in der er trank) und Peanuts und Bill Tunberg.[19] Ich hatte mich in New York entsetzlich einsam gefühlt, und als ich jetzt wieder an die Westküste kam, war ich fast überwältigt von den plötzlichen freundschaftlichen Gefühlen. Und nicht zuletzt von einem vollkommen unaufgeforderten und sehr verlockenden Stellenangebot, über das ich sehr ernsthaft nachdenken muss. Wieso nachdenken? Ich verabscheue New York, habe es schon immer getan. Aber, aber – mein Analytiker ist hier, und er hat mein Leben mehr als einmal gerettet und ist gefühlt der einzige Erlöser meiner Seele. Doch ich hasse meine Abhängigkeit von ihm, überhaupt von irgendjemandem oder irgendwas: Und doch können meine Abhängigkeitsgefühle grenzenlos werden: Ich bin von einigen Menschen und Dingen abhängig, weil erst sie mir das Gefühl geben zu existieren. Und ich hasse es, meine Patienten zu verlassen, zumindest diejenigen, die ich liebe, die mir Kraft geben, denen ich Kraft gebe und die ich am liebsten in eine große Flying Fortress[20], einen Parkinson'schen Jumbojet stecken würde, um mit ihnen nach Kalifornien abzudüsen. Augenblicklich bin ich mir in Hinblick auf meine Pläne höchst unsicher.

Ich befürchte, dass meine Kreativität wie die meisten guten Dinge im Leben und die positive liebevolle Stimmung in den letzten vier Monaten wohl *verhüllt* worden sind: Ich sage verhüllt, denn sobald die vorherrschende Gemütslage von Hass und Bosheit und Schuld etc. weicht, leuchtet die positive Grundstimmung wieder so hell wie eh und je. Ich hasse mich selbst, denn ich muss die guten Dinge auf ein absolutes Minimum beschränken. Dabei brauche ich sie so sehr, um die gefährlichen Gefühle von Wertlosigkeit und Irrsinn zu bekämpfen, die sich meiner von Zeit zu Zeit bemächtigen

19 Befreundete Gewichtheber vom Muscle Beach.

20 «Fliegende Festung», Boeing B-24, der größte Bomber des Zweiten Weltkriegs. [A. d. Ü.]

und mir gebieten, mich zu zerstören. Nie habe ich einen so hartnäckigen Widerstand gegen meine besten Impulse verspürt, und das zeigt, in welchem Maße ich den Triumph, den ich schon fast in Händen halte, als gefährlich und unzulässig empfinde. Auf jeden Schub kreativen Denkens folgt ein dämonischer Rückschlag, eine grässliche Flut von Strafverfügungen und (wie geschickt das Unheil getarnt wird!) masochistischen Versuchungen. Ich dachte, ich würde über Weihnachten meine Hände verlieren: Durch eine kräftige Überdosis Ergot[21] kam es zu einer Gefäßverengung in meinen Fingern (von Zehen, Nase, Ohren, Haut und Penis ganz zu schweigen), die fast zu einem Wundbrand geführt hätte. Oh je! Ich mag gar nicht daran denken, die bloße Vorstellung bringt mich dazu, meine Finger (noch immer blass, kühl, geschwollen, gefühllos) zu pflegen und mir klarzumachen, dass sie fast abgestorben wären. Mag Freud nun recht gehabt haben oder nicht, als er einen grundlegenden Mortido[22] bei allen Menschen postulierte. Ich habe jedenfalls meinen Teil abbekommen (und Du wahrscheinlich noch viel mehr).

Nachdem ich meinen peripheren Blutkreislauf ruiniert habe, sollte ich jetzt wohl aus der Not eine Tugend machen und all die liebgewonnen Gifte aufgeben, von denen ich in den letzten sechs Jahren abhängig gewesen bin, Amphetamine, Meskalin, Kokain etc. – sie alle, die ganze verdammte Bande, denn sie wirken alle gefäßverengend. Ich kann kein Milligramm Speed[23] nehmen, ohne einen heftigen Krampf in meinen Fingerarterien auszulösen. Daher muss ich von nun

21 Ergotamin ist ein Alkaloid, das aus dem Mutterkornpilz gewonnen wird. Eine Überdosis dieser Substanz kann nicht nur Wundbrand hervorrufen, sondern auch Halluzinationen und sogar Krampfanfälle. In therapeutischen Dosen hat man es zur Linderung schwerer Migränen eingesetzt.

22 Todestrieb.

23 So viel zu O. S.s Schwur, die Amphetamine aufzugeben, es sei denn, er spricht hier über die Vergangenheit.

an *brav* sein. Ich frage mich, was das von den Drogen hinterlassene Vakuum auffüllen wird. Und auch das moralische und emotionale Vakuum, das eine ziemlich perverse Liebesaffäre hinterlassen hat, die mich, nie vollzogen, zehn Jahre lang in masochistischen Banden gehalten hat?[24] Ich denke, es muss Gott sein. («Das beste Heilmittel gegen Dipsomanie[25] ist Religiomanie.»[26]) Was mich daran erinnert, dass ich Howard Heidtmann[27] kennengelernt habe (heute Bhrendan Christenson!), der eine tiefe und vermutlich dauerhafte Konversion erlebt hat: Er ist ziemlich geisteskrank, nehme ich an (ich halte allen Glauben für wahnhafte Wunscherfüllung), und offenbar auch erlöst: liebevoll und sanft, wo er einst hasserfüllt und gewalttätig war, unschuldig und freigesprochen, wo er von Schuld und Vorwürfen gequält war etc. Die Sünde wider den Heiligen Geist (der unverzeihliche Wunsch, gefickt zu werden), in seiner höchsten Sublimierung zugleich befriedigt und vergeben: als Geliebter, «Gefäß» des Herrn, die Seele, passiv und weiblich, dahinschmelzend in dem Mehr-als-Fleischlichen, in der erlösenden Umarmung des Himmlischen Vaters. Ich fühlte mich stark an Schrebers Memoiren[28] erinnert, die Du unbedingt lesen musst. Also holen wir uns alle Gott, Mann! – die ultimative Reise für uns alle, die wir verruchte, sündhafte Paranoide sind.

Und mit dieser Bemerkung, lieber Michael, schließe ich und wünsche Dir alles, was Du Dir selbst zum neuen Jahr wünschst.

Dein
Oliver

24 Offenbar bezieht er sich hier auf seine Liebe zu Mel.

25 Quartalstrinken. [A. d. Ü.]

26 Er paraphrasiert Henry James.

27 Ein Bodybuilder und Model.

28 Daniel Paul Schreber, ein deutscher Richter, der 1903 in der Schrift *Denkwürdigkeiten eines Nervenkranken* seine eigene schizophrene Psychose beschrieb und damit Freud und viele Psychiater nach ihm beeinflusste.

An Michael Sacks[29]

Bruder

7. Februar 1970
234 East 78th St., New York

Lieber Michael,

ich war sehr glücklich, als ich Deine kurze Notiz vom 4. Januar erhielt; nachdem ich Dir einen Monat lang nicht geantwortet hatte, machte ich mir Vorwürfe und war böse auf mich. Denn eine Antwort war sicherlich erwartet, obwohl das Schreiben so aussah, als hättest Du nur eine Tatsache festgestellt. [...] Meine Reaktionen sind (wie Deine eigenen, wenn auch in geringem Maße) widersprüchlich, und deshalb war es schwierig, Dir zu antworten.

Ein grundsätzlicher Aspekt ist ganz klar und eine Voraussetzung für Dein Überleben (als Person). Du musst eine dritte Existenzweise finden, einen Mittelweg zwischen dem Leben im Krankenhaus (das, nachdem sich das ursprüngliche Versprechen nicht erfüllt hat, kaum noch erträglich für Dich ist) und dem Leben zu Hause (das noch unerträglicher ist): Du musst einen Mittelweg haben zwischen Untergangsgefühlen (Du, das Opfer, der Verfolgte, der Kreuzträger) und Erlösungsphantasien (Du, der Gesandte, der Auserwählte, der Verkünder und Erlöser). Vor allem aber musst Du Dich dem Zugriff Deines Gewissens etwas entziehen, das erbarmungsloser ist als alle, die ich kenne: Wie Kafka quält Dich ständig das Empfinden unendlicher Schuld. An Dir selbst findest du nichts Richtiges oder Liebenswertes und damit auch nichts Entschuldbares an den Menschen in Deinem Umfeld.

29 In gewisser Weise könnte es einem Leser des 21. Jahrhunderts merkwürdig vorkommen, dass O. S. in seinen Briefen an Michael selten auf dessen Schizophrenie zu sprechen kam, obwohl sie in der persönlichen Begegnung gelegentlich darüber sprachen. Doch meist schienen sie es für ein heikles Thema zu halten, und O. S. fürchtete häufig, er könne etwas sagen, was seinen Bruder aufregt.

Der moralische Raum eines Menschen kann gewissermaßen mit Anschuldigungen gefüllt werden, bis er keinen Platz mehr für die Wirklichkeit lässt.

Ich weiß das, denn ich habe einen großen Teil meines Lebens mit genau dieser paranoiden Einstellung verbracht, niedergedrückt von Hass, Rachsucht, Bosheit, Hoffnungslosigkeit. Und ich habe ebenfalls (wenn auch offenkundig in weit geringerem Maße als Du) jeden Moment als Krise erlebt, als Augenblick voller Gefahren und Chancen, vernichtender und rettender Möglichkeiten.

Ständig behauptest Du, Du hättest keinen «Grips»: falsch, vollkommen falsch. Du hast eine Menge Grips, eine Menge gesunden Menschenverstand und eine enorme Fähigkeit, Menschen und Situationen richtig einzuschätzen: Aber das willst Du nicht wahrhaben und schon gar nicht verwenden. Noch einmal, Du glaubst, Du rufst in anderen nur das Gefühl von Widerwillen und Verachtung hervor: falsch, abermals vollkommen falsch, Du bist sehr wohl in der Lage, Zuneigung und Wertschätzung in anderen zu wecken, aber auch das willst Du nicht wahrhaben.

Ich habe (in einem Brief von Ma und Pa) gerade gehört, dass Du eine Stellung im West End bekommen hast und teils drinnen und teils draußen arbeitest. Darüber freue ich mich sehr. Berichte mir bitte mehr davon.

Du brauchst eine Stellung (nicht aus wirtschaftlichen, sondern aus existenziellen Gründen und zur Lösung jener Knoten aus Hass und Bosheit, die Dich und unsere Eltern in der Mapesbury Road aneinanderbinden), und Du brauchst eine eigene Unterkunft – ein Heim, ein kleines möbliertes Zimmer, *etwas, wohin du Dich zurückziehen kannst*, wo Du ein paar Dinge von Dir unterbringen und eine gewisse Selbständigkeit genießen kannst. Es gibt keinen Menschen und kein Tier, das nicht irgendein Territorium braucht, das es sein Eigen nennen kann: Du bist da keine Ausnahme. In der

Mapesbury wirst Du verschluckt, in einem Stück hinuntergeschlungen, annulliert, in einer Art zorniger Sklaverei und Abhängigkeit gehalten, und das ist der Tod für Dich. [...]

Du musst aus dieser Welt der Verpflichtung so weit wie möglich aussteigen, denn Verpflichtung ist Knechtschaft und treibt Dich zu einem Hin und Her zwischen Willfährigkeit und Widerstand. Alle Verpflichtung ist hassenswert.

Im Gegensatz zu Ergebenheit, die ein Ausdruck von Liebe ist. Ich werde Dich nicht drängen, mit Psychotherapie oder dergleichen anzufangen: Das könnte in diesem Stadium durchaus sinnlos sein, und Du hast gewiss genügend negative Erfahrungen mit [psychiatrischen Behandlungen] gemacht. Was Du *tatsächlich* brauchst (und wozu ich selbst gegenwärtig tendiere), ist eine Art Religion – wobei ich darunter nicht einfach eine Reihe zeremonieller Handlungen verstehe, sondern ein festes Fundament liebevoller und hingebungsvoller Gefühle. Denn es gibt auf der Welt nichts, was einen so glücklich macht wie das Gefühl, irgendein gutes Werk (Aufgabe, Mission oder was auch immer) für andere zu verrichten.

Ich hatte vor, Dir das (meiner Meinung nach) schönste Buch der Welt zu schicken, und hoffte, Du würdest es lesen: Spinozas *Ethik*, das sich nach einer phantastischen (und, wie ich denke, vollkommen zutreffenden) Analyse des Wesens aller menschlichen Gefühle einer Art transzendenter Psychologie zuwendet, der Theologie, dem Wesen wahrer Zustimmung und Freiheit und dem, was er die geistige Gottesliebe nennt. Es ist ein wunderbares Buch, das von allen, die kenne, der Bibel am nächsten kommt.

Wie dem auch sei, ich habe schon zu viel gesagt und das in einem aufgeblasenen und herablassenden Ton, was ich schon vorher befürchtet habe.

Schreib mir, wenn Dir danach ist, und berichte mir, wie es bei Dir läuft.

In Liebe, Oliver

An Jonathan Miller

[etwa April 1970]
2512 Bronx Park East, Bronx, NY[30]

Lieber Jonathan,

schön war es gestern, als Dein Brief kam. Deine Briefe sind selten, aber hochgeschätzt. [...]

Augenscheinlich gibt es mit meinen derzeitigen Patienten *eine Menge* Arbeit. Im März schrieb ich vier lange Briefe und vier Artikel, die ich an den *Lancet* schickte: Meine Briefe haben sie angenommen (zwei sind angefügt), fanden aber die Artikel zu umfangreich. Wenn ich jetzt eine Bestandsaufnahme mache, wird mir als Erstes klar, dass ich ein weiteres Dutzend Artikel schreiben muss und mich [...] erst *dann* meinem nächsten Thema widmen kann (ich arbeite jeweils an einem Thema zurzeit, bis es fertig ist), zuerst der «Demenz» (die ich anhand der kortikalen Funktionen und geistigen Strukturen, Lurija[31] und Piaget in umgekehrter Reihenfolge, beschreiben und analysieren werde) und *dann* der «Schizophrenie». So sehe ich, wie sich die Jahre vor mir erstrecken, ein schönes, privilegiertes Gefühl (die «Aufgabe», die «Mission» etc.), aber auch das Gefühl, durch eine Mauer vor den wilden Wanderungen und Wandergelüste und Extravaganzen von Jugend, Neurosen, Drogen etc. geschützt zu sein. Doch es ist kein schlechtes Geschäft. Gott sei Dank verfüge ich über eine bemerkenswerte Fähigkeit, zu sublimieren und mich bestimmten Aufgaben rückhaltlos zu widmen, sonst würde ich wie mein Bruder in Bedlam als Katatoniker enden.

Materiell ist das Leben erheblich besser geworden, denn ich habe jetzt ein Auto (einen 1967er Rover) und eine kom-

30 O. S. war gerade in eine Wohnung neben dem Beth Abraham gezogen, die für Ärzte im Bereitschaftsdienst reserviert war. Er hatte sich grundsätzlich damit einverstanden erklärt, ständig Bereitschaft zu haben, um seine Patienten besser beobachten zu können.

31 A. R. Lurija, der russische Neuropsychologe, der ein Mentor von O. S. war.

fortable Wohnung. Das Krankenhaus überlässt sie mir für eine ziemlich symbolische Miete. Sie hat sechs Zimmer (viel für NY), die das Erdgeschoss eines älteren Hauses einnehmen, dazu eine Garage, einen Keller und je einen kleinen Garten vor und hinter dem Haus. [...] Ich hoffe, Ihr plant für Euren nächsten Besuch in NY ein, ein oder zwei Tage bei mir zu wohnen.

Natürlich (das heißt, natürlich bei meiner ausgeprägten Ambivalenz) bin ich auch bestürzt bei dem Gedanken an so viel Komfort und Sicherheit etc. und glaube, a) dass ich dafür bestraft werde, b) dass es mir plötzlich weggenommen wird und c) dass es zu einer sofortigen Verdummung, Versteinerung, Mumifizierung, Idiotisierung kommt, denn ich gehe von der Arbeitshypothese aus, dass jede Produktivität proportional zu und abhängig von meiner Unsicherheit und Misere ist und gewissermaßen dank ihrer *gewährt* wird. Allerdings denke ich, dass es umgekehrt kommen wird und dass ein vernünftiges Maß an innerer und äußerer Bequemlichkeit und Sicherheit eher zu einer stetigen Produktivität beiträgt und von den früheren Abhängigkeiten befreien wird: Drogen, Manien, hemmungsloser Depression, plötzlichen Fluchten *hin zu* und *weg von* (dem Ideal, Unerträglichen) etc. Im Wesentlichen, weil es mir erleichtert, die Produkte meiner Vorstellung von meinen Wünschen und Ängsten zu lösen, was zum einen die Phantasie befreit und zum anderen ermöglicht, die persönlichen Phantome und unbewussten Einbildungen abzuschütteln. Du hast zweifellos schon seit vielen Jahren eine befreite Phantasie, doch für mich ist das ziemlich neu.

Allerdings frage ich mich: befreit wofür? Fast jede Nacht, wenn nicht sogar mehrere Male pro Nacht, träume ich von Exzitation und Inhibition und ultraparadoxalen Zuständen sowie von Punkten des «Durchbruchs» (Du wirst erkennen, dass ich in letzter Zeit sehr Pawlow'sch geworden bin). Man kann von seiner Arbeit so *in Anspruch genommen* werden, dass kaum noch Zeit für anderes bleibt. Und ich beginne, mich zu fragen, ob ich durch die Konzentration auf die Innenwelt der phänomenalen Welt zu wenig Aufmerksamkeit schenke, ihrer Schönheit wie ihrem Schrecken: sodass ich gelegentlich das Gefühl habe (ich werde Dir nicht sagen, wen ich hier paraphrasiere[32]), dass ich nicht mehr und nicht weniger als eine sehr gute Maschine geworden bin, die allgemeine Gesetze aus einer großen Datensammlung herleitet. Ich denke, Du bist kaleidoskopartiger als ich: Mein Metier scheint eher eine Art Konzentration zu sein, ein enges Zusammenleben mit meinen Daten.

Und die Widerstände, die man überwinden muss, um auf neue Ideen zu kommen! So viel Emotion, so vieles, was einen mit den alten verbindet. Man kommt sich wie ein Mörder vor, weil man so viele Ideen beseitigen muss, um Platz für neue zu schaffen. Die wirkliche Arbeit ist dieses Massaker. Sobald das getan ist, verflüchtigen sich die Fragen: Man erkennt, womit man es zu tun hat, nichts liegt mehr im Dunkeln, alles ist offenkundig, eigentlich tautologisch. Und daher macht sich eine gewisse Enttäuschung breit. Außerdem ist man sehr überrascht, dass andere *ablehnen*, was man vorbringt, weil man *ihre* Widerstände vergisst. [...] Früher dachte ich, es sei falsche Bescheidenheit oder getarnte Selbstüberschätzung, wenn Locke schreibt: Es muss «dem Ehrgeiz genügen, wenn man als Hilfsarbeiter beschäftigt wird, um den Baugrund etwas aufzuräumen und einen Teil des Schuttes zu beseitigen, der den Weg zur Erkenntnis versperrt».[33] Heute denke ich allerdings, es ist eine genaue und angemessene Einschätzung seiner Rolle. Auch für mich beanspruche ich keine andere.

---

32 Miller dürfte dieses berühmte Zitat von Darwin gekannt haben.

33 John Locke, *Gedanken über Erziehung*, Hamburg 2020, S. XI.

Dieser Brief plätschert schon viel zu lange dahin.

Antworte bald.

Liebe Grüße an Deine Familie – ich hoffe, Euch alle im August zu sehen.

Dein Oliver

An Elsie und Samuel Sacks

6. Mai 1970
2512 Bronx Park East, Bronx, NY

Liebe Ma, lieber Pa,

dieser Brief wird Euch vermutlich ungefähr zur Zeit Eurer Rückkehr aus Israel erreichen. Ich hoffe, Ihr hattet dort einen schönen, erholsamen Aufenthalt: Wie ist dort die allgemeine Stimmung? Von außen betrachtet, scheint sich der ganze Nahe Osten natürlich an einem extrem gefährlichen Siedepunkt oder sogar kurz vor einer Explosion zu befinden. Tatsächlich gilt das im Moment wohl für die ganze Welt – hier ist die Lage nach der Invasion in Kambodscha und der brutalen Erschießung dieser Studenten in Ohio äußerst angespannt. Vollkommen Fremde bleiben auf der Straße stehen und sprechen miteinander; die meisten Colleges in den Vereinigten Staaten werden bestreikt oder boykottiert; es herrscht eine sehr angsterfüllte, unheilschwangere Atmosphäre, wie in den ersten Tagen des Jahres 1939, denke ich mir.

Es erscheint mir fast anstößig, das Privatleben einfach fortzusetzen, wenn alles um uns her so aus den Fugen gerät. Während der März für mich ein wunderbar ruhiger und produktiver Monat war (wenn ich meine Papiere durchsehe, stelle ich fest, dass ich im März mehr als eintausend Seiten geschrieben habe, die allerdings nur in Bruchteilen zur Veröffentlichung eingereicht wurden: Der *Lancet* hat mir übrigens die Fahnen der vier langen Briefe zurückgeschickt, die dort angenommen wurden. Sie werden in den nächsten Ausgaben erscheinen), war der April voller Veränderung und Unruhe, da er vor allem vom Umzug oder vielmehr von der Einrichtung eines eigenen Hausstands geprägt war. Die Beschäftigung war in vielerlei Hinsicht sehr angenehm, obwohl sie mich viel mehr Zeit, Arbeit, Geld etc. gekostet hat, als ich mir vorgestellt habe. In gewisser Weise habe ich bei null angefangen, denn bis dahin hatte ich in New York praktisch in möblierten Zimmern und aus dem Koffer gelebt, während ich jetzt gewissermaßen ein «Heim» habe oder es als ein solches betrachten muss. Und das tue ich auch, einschließlich all der damit einhergehenden Gefühle von Sicherheit und Beunruhigung, die mir jede dauerhafte oder dauerhaft erscheinende Lösung immer einflößt. [...]

Im Vorderhaus gibt es zwei (zumindest nach New Yorker Maßstäben) geräumige und luftige Räume. Den einen habe ich als Esszimmer eingerichtet. [...] Das andere Vorderzimmer ist bislang noch unmöbliert, enthält aber einen wunderhübschen grasgrünen Zottelteppich, der von Wand zu Wand reicht. Vielleicht statte ich es nur mit Kissen oder einem sehr niedrigen Sofa aus. Es wird eine Art geräumiges «Lümmelzimmer». Seine Einrichtung soll ganz und gar «natürlich» sein, d. h., ich habe einige nette Lampen mit Holz- und Korkgestellen, außerdem Muscheln, Pflanzen und so fort. An der Fensterfront werde ich ein sichelförmiges Sperrholzbord entlangführen, das ich mit [...] Töpfen und Erde und Moosen und Farnen und anderem Grünzeug dekorieren werde, sodass es einem baumbestandenen Ufer ähneln wird. Zumindest stelle ich mir das in dieser Art vor. Seit fünf Jahren bin ich extrem ausgehungert nach Natur und Lebewesen und Grünzeug und werde versuchen, im Vorderzimmer eine Art Wintergarten-Atmosphäre herzustellen. Außerdem gibt es noch je ein quadratisches Grundstück vor und hinter dem Haus. Die muss ich erst einmal von Glasscherben und anderem Schutt befreien: Dann werde ich versuchen, sie mit einer Hecke, Maschendraht oder einer anderen Einzäunung zu umgeben sowie einen oder zwei Miniaturgärten anzulegen. Glücklicherweise scheine ich einen «grünen Daumen» zu haben. Jedenfalls gedeihen die Farne und primitiven Pflanzen, die ich in großen Mengen in nahe gelegenen Wäldern ausgegraben und herbeigeschafft habe, gut, sodass sie wohl demnächst eingepflanzt werden können. Hier entwickle ich also offensichtlich eine neue «häusliche» Seite. Zwar werde ich nie wirklich häuslich werden, schon allein, weil es zu viel Zeit kostet: Aber es macht Freude, in der Wohnung herumzuwirtschaften, sodass sich in ihr auf die eine oder andere Art mein Charakter und Geschmack ausprägt. Ich finde, dass ich schon viel zu lange ein anonymes, armseliges, wurzelloses etc. Leben führe. [...]

Auf keinen Fall, noch nicht einmal vor einem Jahr, hätte ich vermutet, dass mich meine geliebten postenzephalitischen Patienten und ihre unendlich vielfältigen Reaktionen auf L-DOPA in eine weite Landschaft klinischer Studien führen würden, buchstäblich in eine Lebensaufgabe. Und wenn ich eines Tages mit ihnen «fertig» bin, werde ich mir einen Wissensschatz an Erfahrung und Kenntnissen zum primitiven (subkortikalen) Verhalten angeeignet haben, der seinesgleichen sucht, gar nicht zu reden von «Boni» wie den Studien über Tics, Obsessionen, Manierismen, Wahrnehmungsverzerrungen, Erinnerungsschüben etc., unter denen die Patienten leiden. Kann sein, dass ich ein bisschen wortreich werde, aber auf keinen Fall großspurig. Ich bin überhaupt nicht großspurig, sondern glaube nur, dass ich Glück gehabt habe, weil ich über diesen Schatz an Wissen und Einsichten gewissermaßen gestolpert bin und er sich mir nun reif zur Ernte darbietet.

Die Sache mit meinem Auto ist allerdings weniger glücklich verlaufen und war mit viel Wut und Angst verbunden. Ich glaube, ich habe schon erwähnt, dass ich von meiner ursprünglichen Absicht, mir einen BMW zuzulegen, durch den Wunsch nach einem 1967er Rover abgebracht wurde, der sich angeblich in einem erstklassigen Zustand befand. Richtig ist, dass der Wagen über eine ausgezeichnete Karosserie und einen guten Motor verfügte, aber ich hatte in anderer Hinsicht eine Reihe höchst ärgerlicher Probleme mit ihm. [...] Heute bedaure ich zutiefst, dass ich nicht die zusätzlichen 1500 Dollar angelegt habe, die mich ein neuer BMW gekostet hätte. Beim Kauf von Gebrauchtwagen muss man viel von Autos verstehen und ein glückliches Händchen haben, und leider geht mir das eine wie das andere ab, und so habe ich mich übers Ohr hauen lassen etc. [...] Ein Teil des Problems ist natürlich, dass ich mich bei alldem vor allem über mich selbst ärgere. Am schlimmsten ist, dass das Auto zum Kristallisationspunkt eines Bündels neurotischer Gefühle wird, die immer dramatischere Formen annehmen: z. B. der Vorstellung, das Auto könne jederzeit in seine Einzelteile zerfallen, die Leute, die es mir verkauft haben, seien kriminelle Psychopathen, ich solle körperliche oder juristische Maßnahmen gegen sie ergreifen, Rachephantasien etc. Sobald ich solche Gefühle in mir hochkommen lasse, finde ich es äußerst schwierig, ruhig zu bleiben (oder «cool», wie man heute sagt) und mit der ganzen Angelegenheit so vernünftig, sachlich und geschäftsmäßig umzugehen, wie sie es verlangt. [...] Und es ist eine so himmelschreiende Zeitverschwendung, sich von einem Haufen Metall den Schlaf rauben und in die Paranoia treiben zu lassen. Aber ich nehme an, dass die Angelegenheit in ein oder zwei Tagen erledigt ist und meine Gedanken dann nicht mehr von dieser Eiterbeule vergiftet werden.

Fast schematisch fühle ich mich in ein «gutes» und ein

«schlechtes» Selbst aufgeteilt. Das gute Selbst ist voller Liebe und Staunen und Wertschätzung etc. Das ist die Hälfte, die dafür sorgt, dass ich in der Lage bin, meine Patienten als eine wundersame Verkettung von gestörten Gehirnsystemen zu sehen und ein grenzenloses Gefühl von Sympathie, Verständnis, Mitgefühl etc. für sie aufzubringen. Die gute Hälfte ist der kreative Teil und muss der aktivere sein, wenn ich wirklich mit innerer Anteilnahme schreiben oder arbeiten soll. Die schlechte Hälfte ist voller Hass und Furcht und Vorwurf und dabei so selbstsüchtig und destruktiv wie die andere selbstlos und konstruktiv ist. Ich denke, jeder Mensch hat gute und schlechte «Hälften» in diesem Sinne, nur dass sie *beide* bei mir ziemlich hypertroph sind und dass die Analyse etc. sie mir stärker ins Bewusstsein gerückt hat. [...] Messeloff bringt meist meine schlechte Hälfte zum Vorschein, weshalb ich versuche, ihm aus dem Weg zu gehen. Auf der anderen Seite sprechen Lehrtätigkeit, Patienten, Dichtung, Philosophie, Natur etc. den guten Teil in mir an, was für mich und alle Beteiligten sehr viel angenehmer ist. Es wird Euch freuen (amüsieren / wundern) zu hören, dass mir die Studentenschaft gestern Abend eine große Ehre hat zuteilwerden lassen. Es gibt eine Art «Elitegruppe», die «AOA» – Alpha Omega Alpha –, die sich aus den zehn besten Studenten jeder medizinischen Hochschule im Land zusammensetzt. Jedenfalls lud mich der Einstein-Ableger der AOA gestern Abend als Gast zu seinem Jahresbankett ein, ernannte mich zum Ehrenmitglied der AOA und überreichte mir eine Urkunde, einen Schlüssel und noch ein paar symbolische kleine Geschenke. Ich denke jedoch, dass einer der schönsten Momente des Abends kam, als mein alter Feind Labe Scheinberg, heute der Dekan des Colleges, mich mit überreichlich Lob bedachte und erklärte, ich sei der beste Neurologie-Dozent, den das College seit dem leider verstorbenen Saul Korey gehabt hat. All das ließ mich erröten und vermuten, sie seien alle verrückt etc. Aber es tat mir sehr gut, und ich glaube sogar, dass es in gewissem Sinne vollkommen wahr ist. Ich denke, dass ich ein guter (und in sehr seltenen, magischen Augenblicken ein großartiger) Lehrer bin: Nicht weil ich Tatsachen verkünde, sondern weil ich in gewisser Weise meine Leidenschaft für Patienten und ihre Befindlichkeiten vermittle und ein Gefühl für die *Beschaffenheit* der Patienten, für die Art, wie sich die Symptome mit ihrem ganzen Sein verschränken und dieses sich seinerseits mit dem gesamten Umfeld verschränkt: Kurzum, die Art und Weise, wie alles *ineinandergreift* (so vollkommen ineinandergreift wie die Teile eines wundervollen Puzzles), erweist sich als eine Art Wunder und Beglückung. Also, der gestrige Abend war ein guter Abend und hat wieder die gute Hälfte von mir in den Vordergrund gerückt, nachdem sie zehn Tage lang von Angst und Paranoia verdunkelt war.

Dieser Brief ist zu lang und zu geschwätzig geworden. Es war schön, von Euch allen über Pessach zu hören. Ich freue mich schon auf Euren nächsten Brief.

An Augusta Bonnard

8. Juni 1970

2512 Bronx Park East, Bronx, ny

Liebe Augusta,

bei der Abfassung eines kurzen Aufsatzes über ein bestimmtes orales Verhalten, das bei einigen postenzephalitischen Patienten durch L-Dopa ausgelöst wird, besann ich mich plötzlich auf Ihren Aufsatz «The primal significance of the tongue» («Die primäre Bedeutung der Zunge») und verspürte den Wunsch, Ihnen mitzuteilen, wie interessant ich die Beobachtungen und Einsichten fand, über die Sie dort berichten. Einige meiner Patienten haben (gewöhnlich im Zusammenhang mit anderen Tics) neben «Zunge-Lutschen» und «Zunge-Schlucken» auch komplizierte Hand-Mund-Manierismen entwickelt (z.B. Daumenlutschen). Diese erworbenen, befriedigenden Praktiken scheinen sich aus angeborenen Zungenbewegungen und oralen Verhaltensweisen zu entwickeln (Pulsieren der Zunge, lecken, schlecken, würgen etc.) und sind identisch mit den Bewegungen, die Hess[34] durch Stimulation des Zwischenhirns hervorrief. [...] Zweifellos sind Ihnen eine Menge postenzephalitischer Patienten untergekommen: Nach meiner Meinung sind sie die interessantesten (und in vielerlei Hinsicht die tragischsten) neuropsychologischen Patienten, die man sich denken kann. Dem Rätsel ihrer Erkrankung auf die Spur zu kommen (vor allem mit einer Substanz wie L-Dopa), war die interessanteste und wichtigste Aufgabe während der letzten zwei Jahre.

Nach vier Jahren der Analyse (ich sollte besser sagen, fast fünf Jahren – ich «vergesse» Los Angeles) verfüge ich über

34 Walter Rudolf Hess, Schweizer Physiologe und Verfasser des Buchs *Psychologie aus biologischer Sicht*.

gewisse Stärken und Verlässlichkeiten, die ich bisher nie besaß, und bin, zumindest über lange Zeitstrecken, von den entsetzlichen neurotischen Zwängen befreit, die mich im Alter zwischen 16 und 33 wirklich fest im Griff hatten. Ich kann nicht behaupten, dass ich in persönlichen Beziehungen besonders erfolgreich bin (und zweifle jetzt daran, dass ich es jemals sein werde), aber ich finde tiefe Versunkenheit und Freude in meiner Arbeit und befinde mich meist in einem Zustand ziemlich ausgeprägter Sublimierung. Mit Schrecken sehe ich auf die Tage des Drogenkonsums und der narzisstischen Absorption zurück, die mich ohne analytische Intervention sicherlich vernichtet hätten. Ich werde sogar nach langer Zeit und allmählich zahlungsfähig und halte es mindestens für möglich – und sogar wahrscheinlich –, dass ich in diesem Jahr meine Schulden zurückzahlen kann. Bislang von einem unzulänglichen Einkommen (das zu 45 % von den Honoraren für meine Analyse geschluckt wurde) und den hohen Lebenskosten in Manhattan gehandicapt (jetzt bin ich in die Bronx gezogen, einen Steinwurf weit von dem Krankenhaus entfernt, in dem ich arbeite), konnte ich kaum den Kopf über Wasser halten, ganz zu schweigen von der Rückzahlung meiner Schulden. [...]

Für ihr Alter erscheinen mir meine Eltern beide wohlauf und sehr aktiv, ganz besonders mein Vater. Dazu muss ich anmerken: dass ich in den ersten beiden Jahren der Analyse von Vorwürfen oder sogar Hassgefühlen gegenüber meinen Eltern verzehrt wurde, weil ich sie als allein verantwortliche Vermittler und Verursacher meines neurotischen Elends sah. Diese Gefühle habe ich aufgearbeitet und liebe und bewundere sie jetzt für eine Eigenschaft (und zwar die wertvollste menschliche Eigenschaft überhaupt), die immer der Mittelpunkt ihres Lebens war und jetzt auch der meine ist: Sie begegnen ihren Patienten und deren Problemen mit einem Gefühl der *Hingabe* und Zuwendung. Dieses Empfinden der

Hingabe (das mein Selbstwertgefühl steigert, mich vom Selbsthass erlöst und mir eine wohl lebenslange geistige und moralische Aufgabe oder «Mission» vermittelt) erlebe ich in dieser Deutlichkeit erst seit etwa drei Jahren: Und so wie ich Sie kenne und wie ich Ihren Aufsatz verstehe, muss eine ähnliche und ebenso intensive Triebfeder Ihr Leben bestimmen und Ihnen (wenn sie besonders aktiv ist) dabei helfen, Ihre Einsamkeit und persönlichen Konflikte zu überwinden.

In diesem August, in dem ich endlich die (unerträglich langwierige und schwierige) Veröffentlichung meines «Migräne»-Buchs erwarte, wird sich hoffentlich auch eine Gelegenheit ergeben, dass wir uns sehen können.

Mit besten Wünschen
und Grüßen
Oliver Sacks

An Paul Turner[35]

Arzt

12. September 1970
2512 Bronx Park East, Bronx, ny

Mein lieber Paul,

[…] Es hat mich riesig gefreut, Dich in London wiederzusehen. Hinterher wurde mir klar, dass es sicherlich mit einem Stimmungsumschwung zusammenfiel – oder möglicherweise auch für ihn verantwortlich war. Nachdem ich mich während meiner ersten zehn Tage in London ziemlich deprimiert und missmutig und unerwünscht gefühlt hatte, hast Du mir das Gefühl gegeben, außerordentlich willkommen zu sein. Ich hatte das eigenartige Gefühl, Du sprächest für ganz England, als Du sagtest: «Warum kehrst Du nicht

35 Turner und O. S. arbeiteten als junge Ärzte im Middlesex Hospital zusammen.

irgendwann zu uns zurück? Komm zu uns, mach mit» etc. Da eine der hartnäckigsten (Miss-)Stimmungen, unter denen ich gegenwärtig leide, von dem Gefühl hervorgerufen wird, ein Verbannter, ein Fremder in einem fremden Land etc. zu sein, war Deine Begrüßung (ganz zu schweigen von Deinen Bemühungen, eine Talk-Runde, ein Radio-Interview und was noch alles zu organisieren) am ehesten dazu angetan, mich in meinem Wunsch nach einer Rückkehr zu bestärken. Den größten Teil meines Urlaubs habe ich damit verbracht, in London umherzuwandern, die alten, erinnerungsträchtigen Plätze meiner Kindheit und Jugend aufzusuchen, Dickens zu lesen und mich ein für alle Mal daran zu erinnern, dass ich – in London geboren und aufgewachsen – durch und durch Londoner bin und mich unweigerlich entwurzelt und heimatlos fühlen muss, wenn ich irgendwo anders lebe. Vielleicht verdichtete sich das Gefühl auch durch die alten Gebäude des Barts[36] im Schatten von St. Paul's[37] oder die herrlich deftige, *gediegene* Mahlzeit im Simpson's und den Pub mit der braunen Balkendecke und den Spaziergang über die Brücke und den Ausblick auf die Themse und den Austausch gemeinsamer Erinnerungen.

An dem Tag, nachdem ich Dich getroffen hatte, suchte ich Calne[38] in Hammersmith auf, der mir sehr intelligent, eifrig, aber im Grunde uninspiriert vorkam. Das ist ein hässliches Urteil, hatte er mich doch liebenswürdig empfangen und sich einen Nachmittag Zeit für mich genommen und mich an seiner Parkinson-Sprechstunde teilnehmen lassen und im Highlands[39] einen Besuch für mich arrangiert und mir

36 St. Bartholomew's Hospital in London, liebevoll Barts genannt.

37 Die Kathedrale.

38 Donald Calne, ein Kollege in der Neurologie und ferner Cousin.

39 Das Highlands Hospital in den Außenbezirken von London beherbergte rund zweihundert postenzephalitische Patienten, die größte Gruppe solcher Patienten, die O. S., abgesehen von seiner eigenen Zeit am Beth Abraham, kannte.

ein Vorausexemplar seines Buchs gezeigt (das ein paar Tage zuvor erschienen war). Calne bei seiner Sprechstunde zu beobachten und sein Buch zu lesen, waren sehr aufschlussreiche Erfahrungen für mich, denn sie führten mir den Gegensatz zweier unterschiedlicher Herangehensweisen aufs Deutlichste vor Augen. Er saß in seinem Sprechzimmer, gescheit, adrett, effizient, vor sich einen Stapel liniierter Bögen, und reduzierte seine Patienten im Handumdrehen auf Testergebnisse, wobei er sie (wenn ich ihm kein Unrecht tue) kaum noch als Menschen wahrnahm: Tremor 3, Rigor 2½, Akinesie 4, Nächster bitte etc. Unwillkürlich fühlte ich mich an Henry James erinnert und seine Eindrücke von Ellis Island, wie er die Einwanderer beschreibt: «bittend und wartend, aufgereiht, zusammengepfercht, geteilt, unterteilt, sortiert, gesiebt ... eine vorsätzlich ‹wissenschaftliche› Fütterung der Mühle», und wie unsinnig diese Art von «objektiver» Untersuchung ist, die das menschliche Urteil durch genormte Fragebögen ersetzt. [...] In einem sehr grundsätzlichen Sinne hat sich, wenn alle Einstufungen und Bewertungen und Tests und Messungen durchgeführt und alle Testbögen und Tabellen ausgefüllt sind, die konkrete Wirklichkeit des Probanden verflüchtigt wie eine Qualle durch ein Teesieb. Es ist absolut sinnlos, Symptome und Krankheitszeichen zu beschreiben, als wären sie festgelegte Merkmale des Patienten, denn sie sind lediglich Reaktionen auf einen bestimmten Augenblick und einen bestimmten Reiz («Symptome sind *Antworten*», schreibt Goldstein[40], «die der modifizierte Organismus auf eindeutige Anforderungen gibt ... (ihr Auftreten) hängt von der Untersuchungsmethode ab»).

Ich vergesse, dass dies ein Brief ist, und werde wütend und polemisch. Tatsächlich glaube ich, dass ich das Vorwort zu *meinem* Buch über Parkinsonismus wiederhole, mit dessen

40 Kurt Goldstein, Verfasser von *Der Aufbau des Organismus.*

Niederschrift ich gerade begonnen habe und das in Teilen vielleicht von Calnes Buch angeregt war. Ganz gewiss lassen sich auch ganz andere Beschreibungsformen denken als diese grauenhaften Testergebnisse mit ihren abgeleiteten Diagrammen und Statistiken. Die klassische Beschreibungsweise ist *narrativ*. Ich denke, die einzige Möglichkeit, die zahllosen beteiligten Einflüsse und Faktoren darzustellen, ist ein Narrativ, eine Erzählung. Kannst Du Dir vorstellen, dass sich Dombey oder Jarndyce[41] auf ein paar Abbildungen und Diagramme reduzieren lassen? Ich denke, der *mechanischen* Intelligenz, die so große Teile des wissenschaftlichen und medizinischen Schrifttums übernommen hat, haftet etwas Unmenschliches an: Natürlich kann sie physikalische, chemische und physiologische Prozesse beschreiben, aber das Repertoire höherer Verhaltensweise kann sie unmöglich erfassen. Vor einigen Wochen habe ich *Harte Zeiten* von Dickens gelesen und stellte dabei fest, dass ich Calnes Ansatz (der die anerkannte und fast universell verwendete Methode zum Umgang mit Patienten und zur Darstellung der Untersuchungsergebnisse ist) als reine Faktenhuberei empfinde. Du hattest völlig recht, als Du einen meiner *Lancet*-Briefe als «Oslerisch»[42] bezeichnet hast: Ich versichere Dir, dass es kein bloßer Archaismus ist, sondern die einzige Präsentationsform der Daten, die ihnen ansatzweise Gerechtigkeit widerfahren lassen.

Um das Thema zu wechseln (tut mir leid, dass ich so darauf *herumgeritten* bin, obwohl das hier wahrlich nicht der richtige Ort dafür ist und Du wahrscheinlich ohnehin meiner Meinung bist), letzte Woche habe ich Highlands besucht und hatte ein intensives, höchst frappierendes Déjà-vu-Erleb-

41 Dickens-Figuren aus *Dombey und Sohn* und *Bleak House*.

42 O. S. bewunderte die Arbeit von William Osler (1849–1919), einem kanadischen Arzt und bekannten Diagnostiker, der der Überzeugung war, man müsse Medizinstudenten mit Krankengeschichten und nicht mit Lehrbuchdarstellungen unterweisen.

nis, als ich Patienten sah, die den meinen äußerst ähnlich waren, manchmal bis hin zu den kleinsten Manierismen. Mir erschienen sie als eine wunderbare Patientengruppe (und offenbar sehr viel besser betreut und gesünder als die unsere), und für mich steht eindeutig fest, dass ich mit ihnen arbeiten will, wenn ich nach England zurückkehre. Aber wie, wann, in welcher Eigenschaft, von wem finanziert etc. kann ich unmöglich sagen. Mein verflixter Verlag hat das Veröffentlichungsdatum des *Migräne*-Buchs (offenbar ist Faber's, obwohl sehr alt und angesehen, berüchtigt dafür, dass sich diese Prozedur dort endlos hinzieht) auf den 25. Januar verschoben. Ich werde dafür sorgen, dass ich an diesem Tag in England bin, zuzüglich einiger Tage vorher und nachher, damit ich in der Lage bin, mich um mein Baby zu kümmern, ihm Starthilfe zu geben, wenn ich kann, und zu schauen, wie es aufgenommen wird. Daher werden wir uns mit Sicherheit sehen. Doch lass uns in der Zwischenzeit brieflich in Verbindung bleiben.

Noch einmal vielen Dank für alles. Ich freue mich, von Dir zu hören.

Beste Grüße an Deine Frau

An Barbara Waymouth

Lehrerin an O. S.s Schule

30. September 1970
2512 Bronx Park East, Bronx, ny

Liebe Barbara,

[…] Ihr Anruf, plötzlich aus fernster Vergangenheit, brachte mir Brayfield[43] und diese ganze Zeit zurück. Meine

43 O. S. selbst bezeichnet die Schule in *Onkel Wolfram* und andernorts als «Braefield» (mit unterschiedlicher Schreibweise), während sie offiziell St. Lawrence College heißt. Die

Erinnerungen sind sehr bruchstückhaft und verzerrt, weil so viel aus dieser Epoche in meinem Gedächtnis gelöscht wurde. Eine traumatische Amnesie, vermute ich, weil ich mich, wie so viele evakuierte Kinder, von meinen Eltern im Stich gelassen oder ausgestoßen wähnte und die Erinnerung zu schmerzlich ist, um sie im Bewusstsein zu dulden. Und doch war es in vielerlei Hinsicht eine sehr angenehme Zeit. Ich mochte das Dorf – und habe alle möglichen Erinnerungen an das nicht-menschliche Umfeld: an den kleinen Laden und die Spaziergänge und den Kirchhof, und das Nest, das ich mit Lawrence Greenbaum in einem Baum gebaut habe, und an die Pilze und die Wiesen mit den sanften Kühen und den Geruch der Pferde etc. etc. All das wurde mir wieder gegenwärtig, als ich kürzlich ein Buch über ein Dorf las (*Akenfield* – schönes Buch). Und in *gewisser* Hinsicht mochte ich Vernon House; es ist mir immer als Beispiel einer sehr angenehmen Einrichtung im Gedächtnis geblieben, in der man sich geliebt und beschützt fühlte, aber auch als das Bild einer schrecklichen Einrichtung, verknüpft mit der Erinnerung an Hunger und wiederholte Schläge. Ich denke, es ist kein Zufall, dass ich mich während der letzten zehn Jahre entschieden habe, in Einrichtungen zu arbeiten, in denen meine Patienten, in gewisser Weise *wie* Schüler – oder vielleicht Kinder – leben. Sie, liebe Barbara, habe ich immer gemocht, denn Sie begegneten uns mit Freundlichkeit und Fairness, Eigenschaften, auf die ich dringend angewiesen war (von den Buckeridges[44], die ich später, vielleicht sehr zu

---

bekannte Vorbereitungsschule war während des Krieges nach Courteenhall in Northamptonshire verlegt worden, einige Kilometer von dem Dorf Brafield-on-the-Green entfernt. Bei Kriegsbeginn wurden der erst sechsjährige Oliver und sein Bruder Michael dorthin geschickt. Anscheinend hat die Familie Sacks die Schule mit diesem Ortsnamen bezeichnet.

44 Anthony Buckeridge, der Direktor von Braefield, wurde später ein bekannter Verfasser von Kinderbüchern.

Unrecht, als Dickens'sche Monster ansah, waren sie nicht zu erwarten). Und daher möchte ich Ihnen, wenn Sie es gestatten, siebenundzwanzig Jahre später danken für das, was sie mir in einer dunklen Zeit gaben und wofür Sie standen.

Mit meinen allerbesten Grüßen
Ihr Oliver

Im September 1970 veröffentlichte das *Journal of the American Medical Association* einen Brief von O. S., in dem er über die Wirkung von L-Dopa bei sechzig seiner Patienten berichtete und auf die komplexen und unvorhersehbaren Nebeneffekte hinwies, die sich dabei ergaben. Angesichts dieser adversativen Wirkung und der Ungewissheit bei langfristiger Einnahme der Substanz äußerte er Vorbehalte gegenüber dem Beschluss der FDA, das Mittel zum allgemeinen Gebrauch freizugeben. Seine Kollegen, die an seiner Kritik an dem vielgepriesenen Wundermittel Anstoß nahmen, reagierten mit Skepsis und, überwiegend, Ablehnung.

An Leon J. Salter

Briefpartner

6. November 1970
2512 Bronx Park East, Bronx, ny

Lieber Mr. Salter,

haben Sie Dank für Ihren sehr freundlichen und ermutigenden Brief vom 20. Oktober und für das beigefügte faszinierende (und erschreckende) Datenbündel. [...] Wie Sie ganz richtig anmerken, sind die sogenannten «Nebeneffekte» von L-Dopa schier endlos (und die Liste ist noch nicht einmal vollständig).

Natürlich dürfen Ärzte in diesem Zusammenhang nicht

von «Nebenwirkungen» sprechen. Die Verwendung dieses Begriffs beruht auf Behauptungen und Annahmen, die jeder Grundlage entbehren. Alle sogenannten «Nebenwirkungen» von L-Dopa sind wesentliche und unvermeidliche Wirkungen. Das wäre vollkommen klar, verstünde man einerseits hinreichend, was es mit dem Parkinsonismus auf sich hat und wie es sich auswirkt, wenn ein geschädigtes Nervensystem ständigen Reizen ausgesetzt ist, und würde man andererseits nicht zu tröstlichen Illusionen Zuflucht nehmen. Das Problem entsteht nicht zuletzt dadurch, dass alle (und hier wirken Patienten und Ärzte unbewusst zusammen) der Illusion verfallen, irgendeine «wundertätige» Arznei, Entdeckung, Erfindung etc. werde vom Himmel fallen, alles zum Besten wenden und ihnen die einstige Gesundheit, Stärke, Virilität, Stabilität etc. zurückgeben. Es ist die Phantasie, die zurückgeht auf das Lebenselixier, die goldenen Äpfel der Hesperiden, Nektar und Ambrosia etc. Auch sehr bedeutende Menschen (Freud zum Beispiel, in dem überschwänglichen Artikel «Kokain» aus seiner Frühzeit) sind solchen Irrmeinungen aufgesessen und haben sie mit dem ganzen Gewicht ihrer Persönlichkeit unterstützt. Ich werde meine Daten über die Verwendung von L-Dopa (die ich für die derzeit vollständigsten halte) und meine Gedanken zu dem ganzen Themenkreis in Buchform veröffentlichen. Das Buch ist schon fertig, aber mir will kein Titel einfallen. Oder vielmehr, mir fallen zu viele Titel ein! L-Dopa ist so verführerisch, weil es anfangs *tatsächlich* höchst bemerkenswerte therapeutische Auswirkungen hat (selbst bei Patienten, die seit 50 Jahren an Parkinsonismus leiden), dann aber erfolgt darauf – bestenfalls – ein Rückfall und schlimmstenfalls eine endlose und unberechenbare Verkettung von «Nebeneffekten» (wie bei Antibiotika, Insektiziden etc. etc.).

Ich vermute, wir denken und fühlen gleich in dieser Angelegenheit.

Ich bin meinem Temperament nach kein «Aktivist» und denke, dass *Für-* und/oder *Gegen*-Positionen sehr heikel sind. Mir geht es vor allem darum, die Wahrheit über die Sache zu sagen – worum ich mich in meinem Buch bemühe. Aber es kann kein Zweifel daran bestehen, dass Aktivisten mit Verstand und Herz – wie Sie – ungeheuer wertvoll sind und sich einer mutigen und undankbaren Aufgabe verschreiben, wenn sie versuchen, das schreckliche Durcheinander zu beseitigen, das wir (als Ärzte, als Menschen, als Geschöpfe voller Phantasie und Habgier) ständig anrichten.

Noch einmal vielen Dank und viel Glück für Ihre Bemühungen.

Mit freundlichen Grüßen

An Elsie und Samuel Sacks

7. November 1970
[New York]

Liebe Ma, lieber Pa,

mir scheint, es ist lange her, dass ich einen Brief geschrieben oder empfangen habe, aber ich glaube nicht, dass wirklich so viel Zeit vergangen ist – es muss eine Täuschung sein, hervorgerufen durch den Umstand, dass ich während der letzten fünf Wochen viel und intensiv geschrieben habe. [...]

In der Zwischenzeit habe ich beschlossen, aus meinem ursprünglich geplanten Buch zwei zu machen. Im [ersten Teil ...] werde ich mich speziell auf L-Dopa konzentrieren, mit besonderem Nachdruck auf seine Risiken, auf die Gründe, warum über diese nicht ausreichend berichtet wurde, auf die Gefahr, dass man der Illusion erliegt, es gebe ein «Wundermittel», das wieder alles in Ordnung bringen könne etc. Ich denke, es wird sehr gut sein, aber auch ziemlich haarig (wenn ihr wisst, was ich meine) – todernst, sehr aktuell und sehr wichtig. Und ich möchte es möglichst rasch veröffentlichen – schon um die geistige Gesundheit und das Leben der Patienten zu retten, die sie sonst durch die Einnahme von L-Dopa verlieren könnten. Ich habe mich schon mit Faber's in Verbindung gesetzt und hoffe, dass ich ihnen noch diese Woche oder Anfang der nächsten ein vorläufiges (d.h. ein noch nicht umgetipptes) Manuskript zusenden kann. Die enorme Detailgenauigkeit der Daten, ihre fehlerlose Organisation etc. dürften erheblich zur Wirkung des Buchs beitragen und es unangreifbar machen. Ich habe keinen Zweifel daran, dass es (und ich) heftig kritisiert wird, denn ich mache keine Mördergrube aus meinem Herzen und erkläre klipp und klar, dass es sich bei dem größten Teil der veröffentlichten Arbeiten zu diesem Thema um Geschwafel oder sogar Schwindel handelt, die auf einen gewaltigen Täuschungs- oder Selbsttäuschungsversuch hinauslaufen und ein dunkler Fleck auf dem medizinischen Gewissen sind etc. Schwerlich kann man solche Meinungen äußern und erwarten, dass man dafür geliebt wird. Aber äußern muss ich sie. In dieser Frage werde ich von einem Gefühl moralischer Verpflichtung und von der Gewissheit bestimmt, dass ich weder Aktivist noch Parteigänger bin. [...] Ich denke (hoffe und zweifellos fürchte), dass dieses Dopa-Buch ein Paukenschlag wird. [...]

Fast zwei Jahre lang habe ich mich zurückgehalten, um keine verfrühten Studien zu veröffentlichen (was [...] mir meine Vernunft riet, obwohl Messeloff mich natürlich, nervig wie immer, drängte, im Nullkommanix «etwas Positives» zu veröffentlichen etc.). Doch jetzt habe ich das ganze Trauerspiel erlebt, das sich rund um L-Dopa abspielt (und es ist wirklich *rund* – wie die Erde: Ein Mensch kann seinem Parkinsonismus ebenso wenig entkommen, wie er der Erde entkommen kann: An dem Punkt, an dem L-Dopa am wirksamsten zu sein scheint, nämlich dann, wenn das Verhalten des Patienten nach Antiparkinsonismus aussieht, dem Parkinsonismus entgegengesetzt ist, hat er bereits das Maximum, den höchsten Punkt, erreicht und ist im Begriff, zu seinem Ausgangspunkt zurückzukehren) – ich kann jetzt die ganze Flugbahn überblicken und bin für eine Fülle von Veröffentlichungen gerüstet. […]

Wie Ihr dem Text und meinem Ton entnehmen könnt, habe ich schon seit Wochen für nichts anderes Zeit und Interesse aufgebracht. […] Vom Farbwechsel des Herbstes habe ich kaum etwas gehabt – der hier übrigens ungewöhnlich prächtig war. Auch für jede sportliche Betätigung war ich zu beschäftigt, hinzu kam, dass ich zu viel gegessen und geraucht habe, was schlimm ist. Sobald ich das Paket an Faber's abgeschickt habe, will ich ein paar Tage ausspannen, um den anderen Dingen dieser Welt mehr Aufmerksamkeit zu schenken. Alles scheint jetzt beträchtlich billiger zu sein, sodass ich genügend Geld habe, um meine Schulden bei Augusta zu begleichen […] und diesen besonderen Dorn aus meinem Fleisch zu entfernen. […] Ich wäre Dir dankbar, Pa, wenn Du das L-Dopa-Buch gegenüber niemandem erwähnen würdest, vor allem nicht gegenüber Vetter Calne. Schreibt und berichtet mir, wie es Euch allen geht und was in London so passiert.

O. S. setzte die Arbeit an seinem L-Dopa-Buch fort. In der Zwischenzeit brachte Faber & Faber im Januar 1971 nach verschiedenen Produktionsverzögerungen endlich O. S.s erstes Buch heraus: *Migräne.*

An Rita Henryk-Gutt

Rezensentin

[ca. April 1971]
37 Mapesbury Rd., London

Liebe Dr. Henryk-Gutt,

kürzlich haben Sie mein Buch *Migräne* in *Nature* und dem *British Journal of Hospital Medicine* besprochen. [...]

Ich brauche Ihnen wohl kaum zu sagen, dass ich Ihre Rezensionen bedenklich und bestürzend fand. Mit Dankbarkeit habe ich registriert, dass Sie mir immerhin eine «bemerkenswerte Lektüre» in Philosophie, Biologie, Medizingeschichte und Psychologie zugutehalten und dass Sie mir bescheinigen, ich hätte «umfangreiche Erfahrung» auf dem Gebiet. Allerdings klingt das bei Ihnen, als verwendete ich alles Wissen, das ich habe, als *Waffe*, als Mittel, um die Forschung zu diskreditieren. Und das muss Sie sehr treffen, denn sonst hätten Sie nicht gleich *zwei* feindselige Besprechungen geschrieben.

Trotzdem haben Sie vielleicht bis zu einem gewissen Grade recht. Ein sehr bekannter Neurologe sagte kürzlich zu mir: «Ihr Buch ist faszinierend und enorm gut geschrieben und all das, aber es ist natürlich *belanglos*.» Etwas betroffen fragte ich ihn, was er damit meine. Er erwiderte: «Es hat keinen Zweck, *mit den Patienten zu sprechen*, sie zu fragen, welche Symptome sie haben, wann die Anfälle stattfinden und so fort. Es geht nur darum, die entscheidende Nervenbahn der Migräne im Gehirn zu finden und sie zu *blockieren*. Das ist alles!» Zum Teil *in Reaktion* auf diese dehumanisierende Sichtweise habe ich die persönlichen Aspekte der Migränepatienten, ihre Symptome, Leiden, Gefühle etc. stark in den Fokus gerückt und ihrer *Chemie* weniger Aufmerksamkeit geschenkt. [...] Meiner Meinung nach sind Sie auch ungerecht, wenn Sie Ihre Aufmerksamkeit vor allem dem Kapitel zuwenden, an dem Sie den größten Anstoß nehmen, und es versäumen, die früheren Teile des Buchs gebührend zu berücksichtigen. Sie sollten, zumindest beiläufig, einräumen, dass ich eine sehr sorgfältige und detaillierte Phänomenologie der Migräne geliefert habe, deren Wert außer Frage steht. Es gibt die biologischen Phänomene der Migräne, und es gibt das physikalisch-chemische Substrat, das eine lässt sich *nicht* auf das andere zurückführen. [...] Nach Ausbildung und Neigung bin ich Biologe und Kliniker, mit anderen Worten, ich befasse mich unmittelbar mit biologischen Phänomenen und nicht mit physikalisch-chemischen. Wäre ich ein Laborarzt, verhielte es sich vielleicht umgekehrt.

Daher bedaure ich, dass Ihnen mein Buch den Eindruck vermittelt hat, ich wolle die Neurochemie schlechtmachen etc. Natürlich ist das nicht meine Absicht. Ich weiß sehr gut, dass ein Ereignis wie eine Migräne *zwangsläufig* mit tiefreichenden neurophysiologischen und neurochemischen Veränderungen einhergehen muss. Wenn ich für einen umfassenderen Ansatz in der Migräneforschung plädiere, dann nur, weil ich meine, dass die sehr wichtigen biologischen Aspekte nicht außer Acht gelassen werden sollten. Tatsächlich lautete mein ursprünglicher Titel «The Biology of Migraine», vielleicht hätte ich lieber die Finger von der gefährlichen Neurochemie lassen sollen! Sicherlich sollte ein Biologe oder Kliniker die weitreichende Bedeutung physikalisch-chemischer Prozesse nicht unterschätzen, aber ebenso wenig sollte ein Neurochemiker die biologischen Prozesse unterschätzen.

Ich hoffe sehr, dass Sie diesen Brief nicht missverstehen, und würde mich freuen, wenn Sie mir (und meinem Buch) Gerechtigkeit widerfahren ließen.

Mit besten Grüßen
Ihr
Oliver Sacks

6

In der Gesellschaft von Schriftstellern

1971–1973

O. S. war dem gefeierten englischen Dichter W. H. Auden (1907–1973) von Orlan Fox, einem gemeinsamen Freund der beiden, 1967 auf einer Cocktailparty vorgestellt worden, woraufhin O. S. von Auden gelegentlich zu einem Nachmittagstee in dessen Wohnung am St. Mark's Place in East Village empfangen wurde. Auden hatte großes Interesse an der Medizin; sein Vater hatte als Amtsarzt erlebt, wie die Epidemie der Enzephalitis lethargica ausbrach. 1969 lud O. S. Auden ein, das Beth Abraham zu besichtigen und seine Patienten kennenzulernen.

1971 bat Auden Fox, O. S. das Gedicht «Talking to Myself (for Oliver Sacks)» zu schicken.[1]

1 Obwohl das Gedicht wohl eigentlich seinem Partner Chester Kallman gewidmet war, hatte Auden Fox erzählt, O. S. sei «teilweise für sein Gedicht verantwortlich». Es nahm auf viele Themen Bezug, über die sich O. S. und Auden sicherlich unterhalten haben dürften – Migräne, Zufall, Stimmungsschwankungen und neuronale Aktivität. Vgl. Edward Mendelson (Hg.) *The Complete Works of W. H. Auden*, Bd. 2, *Poems: 1940–1973* (Princeton, N. J., 2022).

An W. H. Auden

Dichter

15. Mai 1971
[New York]

Lieber Mr. Auden,

ich bin tief bewegt von dem wunderbaren Gedicht, das Orlan mir übermittelt hat, und von Ihrem Wunsch, es mir zu widmen. Das Gedicht hat alle möglichen Saiten in mir zum Klingen gebracht – tatsächlich hat es so viele Bilder und Gefühle wachgerufen, dass ich es völlig unmöglich fand, einen angemessenen Brief zu schreiben (ich habe ungefähr zwanzig angefangen und sie zerrissen!). Das Gedicht ist wunderbar genau und evokativ und so dicht gewirkt wie die Natur selbst.

Ich würde mich zutiefst geschmeichelt und geehrt fühlen, würde mir ein solches Gedicht gewidmet, und es wäre eine Freude für mich, die wohl mein Leben lang währte.

Danke für das Gedicht und für alles. Ich werde bald versuchen, Ihnen einen längeren und zusammenhängenderen Brief zu schreiben.

Mit besten Wünschen

Ihr

An Thom Gunn

Dichter

25. Mai 1971
[New York]

Lieber Thom,

ich weiß nicht, was mir mehr Freude bereitet hat, Dein Brief oder Dein Buch.

Einige der Gedichte hatte ich in Sunshine[2] gesehen, «Moly» und andere hatte ich im MS gelesen, als Du in New York warst (ich meine, mich zu erinnern, dass Du im Begriff warst, sie zu Faber's zu schicken). Wunderbar greifen bei Dir Stil und Inhalt ineinander, ich bin versucht zu sagen, mühelos, aber ich weiß, dass jedes Gedicht, jeder Gedanke und jedes Bild die Frucht eines enormen und unsichtbaren Baums ist. Und Du bist in Deinen Gedichten so warm (so *sonnen*warm) geworden, ohne etwas von der Genauigkeit und Nüchternheit und Sorgfalt zu opfern, die Dich immer ausgezeichnet haben – doch ist es jetzt eine warme Genauigkeit, eine liebevolle Nüchternheit, während dort vorher (ich denke und hoffe, dass ich Dich nicht kränke) etwas Kaltes und Gezwungenes und fast Wildes war, das in einigen Deiner Gedichte durchschimmerte.[3] Es ist schön, einem Dichter und seinem Werk beim Wachsen und Reifen zuzusehen, wie ich es in den letzten Jahrzehnten durfte – einfach unglaublich! Ich gratuliere Dir zu den Gedichten und liebe Dich für sie, in ihnen und um ihretwillen – und das ohne jenen Hauch von Furcht, Widerwillen und Ablehnung, der mich früher bei dem Gedanken an Dich und Deine Gedichte heimsuchte.

Ein Satz in Deinem Brief hat mich verwirrt: mein Buch habe Dich erschreckt (?). Ich glaube, es gibt etwas darin (und in mir), das die Symptome meiner Patienten genießt, das ihre Struktur bewundert und das Leiden vergisst, von dem sie künden. Einige meiner Patienten übernahmen diese Einstellung allmählich und präsentierten mir üppige *Symptom-Buketts*. Und vielleicht ist es auch einfach normal, dass ich mich nach Jahren der Analyse eher als Entdecker denn als Opfer der menschlichen Unterwelten fühle. Ich *denke*

---

2 Tatsächlich hieß das Buch *Sunlight*.

3 Es wäre interessant zu wissen, ob O. S. sich bewusst war, wie exakt diese Kritik die Einwände widerspiegelte, die Gunn gegen O. S.s frühe Reisetagebücher vorgebracht hatte.

nicht, dass es sich um ein sadistisches Gefühl handelt – ich glaube, es wird eine Art Befreiung vom alten Sadismus und eine Freude an der menschlichen Natur in jeder Form sein. Zumindest hoffe ich das. Du hast es perfekt ausgedrückt, als Du schriebst, dass das Urteil eines Menschen notwendigerweise seiner Denkweise entsprechen müsse – ich nehme an, Wörter wie «Wertschätzung» und «Vorliebe» passen da gut hinein. Früher habe ich von einer vollkommenen wissenschaftlichen Sprache geträumt, einem mathematischen System, in dem die Bedeutung jedes Wortes ein für alle Mal festgelegt ist, damit sich die Wirklichkeit restlos spezifizieren und inventarisieren lässt. Heute ist mir klar, dass ein solches System wie ein Netz wäre, das die meisten unserer Wahrnehmungen und Gefühle entweichen ließe. Diese schrecklich pedantische Leidenschaft, die alles definieren und festlegen und auf Gebrauchsartikel reduzieren will – sie hat einen Großteil meiner wissenschaftlichen Ausbildung ausgemacht, die so öde wie unsinnig war. Ich glaube, ich wachte auf, als ich anfing, Dinge in meinen Patienten zu sehen, die die Grenzen aller dieser «objektiven» Beschreibungen überschritten, das heißt, nahezu unbeschreibbar waren, aber trotzdem klar und erkennbar (wie Chartres oder eine Sinfonie oder ein komplexer Witz oder eine Metapher).[4]

An W. H. Auden

25. Juli 1971
[New York]

Lieber Mr. Auden,

Sie sind unglaublich liebenswürdig zu mir gewesen und ich zu Ihnen fast unglaublich ungehobelt. Ich kann nur sagen,

4 Die folgenden Seiten dieses Briefs fehlen.

dass ich seit einigen Wochen in einer ziemlich unschönen, deprimierten Stimmung bin, praktisch außerstande, Briefe zu schreiben; ich fahre heute nach London, um dort den Sommer zu verbringen, und spüre einen plötzlichen Stimmungsaufschwung und ein Gefühl der Erleichterung; und natürlich ist das Erste, was ich mache, Ihnen zu schreiben.

Ihre Besprechung[5] war großartig – ich denke, Sie haben die sehr seltene Fähigkeit, sich für absolut alles zu interessieren und sich allem auf immer neue Weise zu nähern. Ihre Besprechung veranlasste sogar *mich*, noch einmal mit neuem Interesse in mein Buch zu schauen, etwas, was ich seit Monaten nicht getan hatte! Mir scheint sogar, dass Ihre Rezension das Buch einer Gruppe von Lesern nahegebracht hat, die normalerweise nie von ihm gehört oder das geringste Interesse aufgebracht hätten, selbst wenn sie von ihm gehört hätten. Mein größtes Anliegen bei allem, was ich schreibe, ist das Bemühen, die Kommunikation, die zwischen dem wissenschaftlichen Schrifttum und dem Durchschnittsleser verloren gegangen zu sein scheint, ein bisschen zu reparieren. Bei Migräne und (vielleicht noch mehr) bei den Themen, mit denen ich mich gegenwärtig beschäftige – Parkinsonismus, Tics, Trancezustände etc. –, sieht man Erscheinungen, die auf den ersten Blick total seltsam wirken und anscheinend keine Bedeutung für die Alltagserfahrung haben; aber dann erkennt man doch, dass sie hochbedeutsam für ganz vertraute Dinge sind, diese unter ganz verschiedenen Blickwinkeln erklären können und selbst von ihnen erklärt werden. Vor allem braucht man aber eine gemeinsame Sprache, die sie miteinander in Verbindung bringt. Und überall sieht man diese wunderbare Übereinstimmung, in der alles seinen Platz und seine Rolle hat – Zelle und Organ und Funktion – und darum *weiß* – sodass, wie Sie es in Ihrem Gedicht sagen,

---

5 Auden hatte *Migräne* für die *New York Review of Books* besprochen.

der Körper zur Metapher für den Kosmos wird.[6] Besonders aufmerksam war es von Ihnen, mir Dunbars Gedicht über sein *Heid-Ake*[7] zu schicken, das sehr hübsch und witzig ist. Nach und nach lege ich mir eine bemerkenswerte Sammlung von Migräne-Erwähnungen an – sie sind unglaublich häufig und vielfältig, von sumerischen Inschriften bis zu Mrs. Gradgrind. Sollte ich sie jemals zu einer Anthologie zusammenfassen, enthielte diese eine unglaubliche Vielfalt von Bemerkungen, die im Laufe der Zeit über das spezielle Kopfweh gemacht wurden. Das Gedicht von Dunbar nähme darin einen besonderen Platz ein. [...]

An W. H. Auden

18. August 1971
[37 Mapesbury Rd., London]

Lieber Wystan[8],

Ihr Brief wurde vor ein paar Tagen an mich weitergeleitet, und er (oder Ihr Gedicht oder Sie) war das beste Palliativum. Kommt da ein Punkt (wenn man viel Glück hat, die richtigen Gaben besitzt, der Gnade teilhaftig ist oder daran arbeitet), an dem Stil, Gefühl, Inhalt, Urteil, einfach alles zusammenfließt und die *richtige* Form annimmt? Ihr «Anthem» scheint mir eine instinktive und mühelose lyrische Qualität zu haben, absolut natürlich, wie etwas organisch Gewachsenes; und doch liegt offensichtlich eine höchst sorgfältige und raf-

6 Eine Anspielung auf eine Zeile aus «Talking to Myself»: «You can serve me as my emblem for the Cosmos.» (Du kannst mir als mein Sinnbild für den Kosmos dienen.)

7 Als der schottische Dichter William Dunbar (ca. 1459–ca. 1530) über seine Migräne-Attacken schrieb, berichtete er von Schmerzen und Lichtempfindlichkeit. Das Wort «Heid-Ake» ist am ehesten mit Kopfschmerz, Head-Ache, zu übersetzen.

8 Auden unterzeichnete seinen Brief vom 2. August 1971 an O. S. mit den Worten «stets der Ihre, Wystan», daher fühlte O. S. sich berechtigt, ihn genauso anzusprechen.

finierte und erlesene Wortwahl vor, und nirgends entsteht der Eindruck von «Verknüpfungen», von Künstlichkeit, von Manipulation. Wunderbar. Ich werde es in Ehren halten.

Ja, ich fand auch, das Coleridge-Zitat sei ein echter Fund und so treffend. Das Novalis-Zitat sehe (*fühle*) ich genauso wie Sie.[9] Ich glaube, dass mein medizinisches Empfinden musikalisch ist. Bei meiner Diagnose lasse ich mich von dem Gefühl einer Dissonanz oder einer ungewöhnlichen Harmonie leiten. Das Gefühl ist augenblicklich, total und ganzheitlich. Meine Schlafkrankheit[10]-Patienten erleiden zahllose Arten seltsamer «Krisen», die ungeheuer komplex, absolut spezifisch und trotzdem vollkommen unbeschreiblich sind. Inzwischen erkenne ich sie alle wie ich einen Takt von Brahms oder Mahler erkenne. Das gilt auch für die Patienten. Diese merkwürdigen physiologischen Harmonien – hoffentlich finde ich eine Möglichkeit, sie zu beschreiben, weil sie einzigartige Zustände sind, jenseits des Seins, jedes vorstellbaren Seins, außerhalb menschlichen Vorstellungsvermögens, und wenn der letzte Schlafkrankheit-Patient gestorben ist (sie sind schon sehr alt), wird es keine Erinnerung mehr an ihre außergewöhnlichen Zustände geben. Beim Schreiben muss ich jetzt mehr ringen – vielleicht bemühe ich mich stärker –, ich habe das Gefühl, dass ich die Bedeutungen aus dem Blick verliere oder dass eine Art «Verschiebung» zwischen Wort und Bedeutung stattfindet, sodass der Satz, der gestern richtig erschien, heute *tot* ist. [...] Und der medizinische Jargon ist so grässlich. Er vermittelt kein wirkliches *Bild*, nicht den geringsten Eindruck davon, wie es sich anfühlt – sagen wir –, ein Parkinson-Patient zu sein. Und doch ist es ein absolut spezifisches und unerträgliches

9 Novalis schrieb: «Jede Krankheit ist ein musikalisches Problem, die Heilung eine musikalische Auflösung», ein Aphorismus, den O. S. häufig zitierte. Leider findet sich in Audens Korrespondenz kein Hinweis auf das Coleridge-Zitat.

10 Eine andere Bezeichnung für die Encephalitis lethargica.

Gefühl, das Gefühl, *eingeschlossen* zu sein, eingeschränkt und eingeengt und eingezwängt und eingeschnürt, was der Depression sehr nahekommt (obwohl es an sich nicht so emotional ist), aber natürlich sehr deprimierend wirkt. Es ist ein quälender innerer *Konflikt* – ein Patient nannte es das Schieben und Ziehen, ein anderer Sporen und Zügel. Parkinsonismus ist eine entsetzliche Krankheit, obwohl ihre Struktur irgendwie eine gewisse Eleganz besitzt. Doch keines der mir bekannten Bücher kann zum Ausdruck bringen, wie sich Parkinsonismus wirklich *anfühlt* – man reduziert ihn einfach auf eine nichtssagende Liste von Symptomen. Ich hoffe, Osbert Sitwell[11] hat nicht zu sehr gelitten.

In den letzten ein oder zwei Wochen habe ich etwas Goethe gelesen (eigentlich zum ersten Mal). Begonnen habe ich mit der *Italienischen Reise* – Gott sei Dank *damit*, sonst wäre ich wohl nicht sehr viel weiter gekommen. Anschließend den *Faust* aus dem Pelican-Verlag – wahrscheinlich ist es bei jeder Übersetzung dasselbe. Ich *muss* Deutsch lernen. Und Manns fabelhaften Essay über Goethe und Tolstoi. Und die *Wahlverwandtschaften*. Und die großartige, weitschweifige, hingebungsvolle Lewes-Biographie[12]. Es gibt eine Stelle (ich glaube in dem Kapitel über Goethes Philanthropie), in der Lewes erklärt, er könnte «Goethe vor Liebe fressen» – und ich denke, ähnliche Empfindungen beginnen sich bei mir zu regen.

Hoffentlich kann ich Orlan[13] in Wien einen Blitzbesuch abstatten.[14] Es gibt nichts, was ich lieber täte, aber ich bin wahnsinnig eingespannt durch mein neues Buch, sodass ich

11 Osbert Sitwell (1892–1969) war ein Schriftsteller und Bruder der Lyrikerin Edith Sitwell, der an Parkinsonismus erkrankt war.

12 George Henry Lewes war der Verfasser von *The Life of Goethe* (1855).

13 Fox.

14 Auden verbrachte seine Sommer in einem Bauernhaus in Kirchstetten vor den Toren Wiens.

möglicherweise nicht genügend Zeit habe (oder *glaube*, nicht genügend Zeit zu haben), bis ich es beendet habe. Allzu gern würde ich Sie in Ihrem eigenen Kirchstetten besuchen, aber wenn ich nicht kommen kann, werde ich Sie sicherlich einige Wochen später in New York sehen.

Stets der Ihre

An George L. Fite

Chefredakteur, *The Journal of the American Medical Association*

28. August 1971 [nicht abgeschickt]
37 Mapesbury Rd., London

Sehr geehrter Herr Fite,

ich muss, etwas verspätet, den Empfang Ihres Briefs und meines abgelehnten Manuskripts über L-Dopa bestätigen.

Und, natürlich, die Liste der «Kommentare» Ihres Gutachters. Letztere ist ein höchst bemerkenswertes Dokument, nicht wegen des ihm innewohnenden Wertes (denn es erscheint fast wertlos als rationale Kritik), sondern wegen des Lichts, das es auf die Geistesverfassung und Gemütslage Ihres Gutachters wirft, der – wenn ich Sie nicht missverstanden habe – Repräsentant der «offiziellen» Einstellung zu L-Dopa ist. Ich brauche wohl kaum zu erwähnen, dass ich zunächst bestürzt und sogar geschockt war, weil zahllose Beobachtungen, die sich auf jahrelangen, täglichen Kontakt mit Patienten stützen, samt ihren Implikationen so ignorant und mutwillig abgetan oder einfach missachtet wurden: eine Haltung, die in Dickens' Mr. Podsnap[15] verewigt wurde («Ich will nichts davon wissen; ich möchte nicht darüber diskutieren; ich gebe es nicht zu! … Ich habe auch gesagt, dass der Fehler, sollten solche Dinge passieren – nicht dass ich es

---

15 In Dickens' *Unser gemeinsamer Freund.*

zugäbe –, bei den Opfern selbst läge»). Ihre Gutachter liefern – weil sie offensichtlich dazu außerstande sind – keine stichhaltige Kritik an meiner Arbeit, sondern flüchten sich (ganz ähnlich wie Dr. Ryan in seinem Brief, den Sie im letzten Dezember veröffentlicht haben) in kleinlichen Spott, Wichtigtuerei und leere Rhetorik – mit einem Wort in *Podsnapperei*. Tatsächlich könnte ich einfach aus der Heftigkeit dieser trotzigen, abweisenden und defensiven Reaktion auf die Bedeutung meiner Arbeit schließen. Ihre Gutachter scheinen ihre Würde und Integrität sehr gering zu achten, wenn sie bereit sind, ihre Stellung und Autorität zu missbrauchen, um die Ergebnisse eines unabhängigen Wissenschaftlers in ein schlechtes Licht zu rücken, und sich bemühen, den Geist der freien Forschung zu unterdrücken. In diese Überlegungen beziehe ich Sie, als den Herausgeber der Zeitschrift, nicht mit ein, da Sie nicht von ihnen betroffen sind, denn mir ist klar, dass Sie kraft Ihres Amtes weder für die im JAMA vorgebrachten Meinungen noch gegen die von Ihren Gutachtern geäußerten Meinungen Partei ergreifen können.

Kommen wir auf ein angenehmeres Thema zu sprechen: Mit großer Freude habe ich die unvoreingenommene und wohlwollende Besprechung meines Buchs *Migräne* in dem JAMA vom 5. Juli 1971 zur Kenntnis genommen. Es war eine erfreuliche Überraschung nach meinem Ärger über die DOPA-Angelegenheit, und ich wäre Ihnen außerordentlich dankbar, wenn Sie den beigefügten Dankesbrief an Ihren Gutachter Dr. Griffith weitergeben würden. [...]

Entschuldigen Sie bitte diesen überlangen Brief – aber Sie werden sicherlich Verständnis dafür haben, dass man sich von Zeit zu Zeit dieser Gefühle entledigen muss. Daher werde ich mit diesem Brief die «JAMA-Episode» als erledigt betrachten.

Mit freundlichen Grüßen
Oliver Sacks

An James Hughes

Zugbekanntschaft

16. September 1971
[37 Mapesbury Rd., London]

Lieber Mr. Hughes (oder James – ich weiß nicht recht, wofür ich mich nach einer einzigen Begegnung entscheiden soll), das Gespräch mit Ihnen auf unserer gemeinsamen Zugfahrt von Harwich hat mir außerordentliche Freude bereitet. Sie waren so offen und gescheit und direkt – wie eine Brise frischer Luft nach all den verwirrten, unaufrichtigen, widersprüchlichen, verquasten Leuten, mit denen man normalerweise zu tun hat (zumindest in Großstädten). Die Erzählung von Ihrem nautischen Großvater hat mich sehr berührt und von *dessen* Vater und Ihrem Vater und Ihnen – Sie alle auf die eine oder andere Weise dem Meer tief verbunden, was wir vielleicht alle sein sollten. Ich weiß von mir selbst, dass aufs Meer zu sehen oder in ihm zu schwimmen oder es zu überqueren mir eine tiefe, elementare Zufriedenheit verschafft, ein intensives Wirklichkeitsgefühl und ein Empfinden von Rückkehr – was vielleicht jeder hat; möglicherweise hängt das damit zusammen, dass unser Leben in einer Art Ozean beginnt und dass wir daher den Ozean als unseren Ursprung oder unsere Mutter begreifen. Ich weiß es nicht.

Ich hoffe sehr, dass Sie die dumme Prüfung bestehen. Und es *ist* eine dumme Prüfung wie die meisten Prüfungen. Sie sind ganz offensichtlich, in der Praxis, absolut in der Lage, Ihre Arbeit zu bewältigen, daher erscheint es lächerlich, Sie einer dummen Prüfung zu unterziehen, die eigentlich überhaupt keine Bedeutung hat und Ihnen nicht die geringste Qualifikation verschafft; aber so verdreht ist es nun einmal. Sobald Sie die Sache hinter sich haben, werden Sie wieder Ihr eigener Herr sein und alle Widrigkeiten überwunden haben. Ehrlich gesagt, allein aus dem Gespräch mit Ihnen steht *für mich* vollkommen fest, dass Sie auf einem Schiff alles im Auge hätten und Ihnen nichts entginge und Sie nie die Ruhe verlieren und alle Situationen souverän meistern würden; Sie strahlen Verlässlichkeit aus; und ich war erbost bei dem Gedanken, dass ein Haufen von Idioten und selbst ernannten «Experten» in London Sie zwangen, sich einen Anzug anzuziehen und in einen Zug zu steigen und sich bis zum Überdruss eine Menge überflüssiges Zeugs einzupauken, nur um *diesen Leuten* zu gefallen. Der einzig echte Test wäre, dass einer von ihnen nach Harwich *käme, mit Ihnen eine Fahrt machte und Sie in Ihrem Element erlebte*.

Nachdem ich nun seit sieben Jahren in New York lebe, denke ich manchmal, dass alle Welt verrückt sei. Und vielleicht ist das auch so in New York. Daher ist es ein seltenes Vergnügen, jemanden wie Sie kennenzulernen, jemanden, der einerseits außerordentlich gelassen und vernünftig und bodenständig und andererseits voller Abenteuerlust und Lebensfreude ist: kurzum, einen *wirklichen* Menschen. Ganz viel Glück für Sie und der Wunsch, dass Sie mir in nächster Zeit einmal schreiben.

Mit freundlichen Grüßen

PS: Mit den besten Wünschen erhalten Sie anliegend ein Exemplar meines «Babys» – *Migräne*.

An [Vorname unbekannt] McEwen

Gutachter

24. September 1971
Beth Abraham Hospital, Bronx, NY

Lieber Dr. McEwen,

ich habe soeben eine Kopie Ihrer Besprechung meines *Migräne*-Buchs erhalten und möchte Ihnen meinen Dank für Ihre wohlwollenden, genauen und immer gerechten Beurteilungen aussprechen. Ich hoffe, Sie halten es nicht für zudringlich, dass ich mich auf diesem Wege an Sie wende – eine der Freuden einer (Erst-)Veröffentlichung liegt darin, dass sie einem die Möglichkeit zu allen möglichen unerwarteten Kontakten und Korrespondenzen eröffnet.

Ich bin tatsächlich, wie Sie sagen, ein «Enthusiast», obwohl ich mir nie sicher war, ob das etwa Gutes ist oder nicht. Ich bin kein Enthusiast für eine bestimmte Theorie oder Auffassung der Migräne – und, wenn überhaupt, habe ich meine Konzepte eher zu sehr vereinfacht, als ich das Buch schrieb (im Jahr 1967). Was meinen Enthusiasmus *tatsächlich* weckt, ist die wundervolle Vielzahl und Vielfalt der Phänomene und die zahllosen Möglichkeiten, sie zusammenzustellen (und zu nutzen). Migräne fasziniert mich auf die gleiche Weise, wie mich beispielsweise London fasziniert. Ich sehe sie als eine Art Feld oder Landschaft mit zahllosen Aspekten. Im Grunde genommen besteht mein Buch aus einer Reihe von Skizzen, einem Album, das einige dieser Aspekte abzubilden versucht. Da ich in den vier Jahren nach seiner Niederschrift viel gesehen und nachgedacht habe, ist mir klar geworden, wie unzureichend es ist; aber mir ist auch klar, dass es hundertmal vollständiger sein könnte und seinem Gegenstand trotzdem nicht gerecht würde. Ein solcher Ansatz schließt weitreichende Definitionen grundsätzlich aus. Natürlich kann man die Migräne «reduzieren», bestimmte Aspekte auswählen und eine provisorische Definition entwickeln: Das *muss* man sogar zu diagnostischen Zwecken. Aber letztlich kann man sie genauso wenig «definieren», wie man London «definieren» kann. Man kann lediglich sagen: Hier sind gewisse Merkmale, gewisse Muster, gewisse Möglichkeiten, hier überschneidet sich ein Verhaltensbereich mit unzähligen anderen oder berührt sie. Als ich das Buch schrieb, habe ich das nicht ganz erkannt oder nicht erwähnt. 1967 hatte ich noch die Vorstellung, man könne verschiedene zufällige und nebensächliche Merkmale gewissermaßen abschälen und so das «Wesen» oder den Kern der Migräne freilegen. Diese Sichtweise gab ich auf, als ich die schöne und komische Geschichte las, in der Wittgenstein beschreibt, wie ein Mann die Blätter einer Artischocke abzieht, um zu sehen, was das «Wesen» der Artischocke ausmacht – und er am Ende natürlich mit leeren Händen dasteht. Ich sehe ein, dass man einen Kompromiss zwischen der tatsächlichen und irreduziblen Komplexität biologischer Phänomene finden muss und ihn praktisch täglich braucht. Vielleicht bin ich ein wenig vom Thema abgekommen und hätte wahrscheinlich einen Abschnitt über Differentialdiagnosen etc. einfügen sollen.

Gewiss hätte das Buch kürzer und klarer und prägnanter sein können, aber ebenso gewiss ist, das es auch länger und vollständiger hätte sein können. Wie alle Bücher endet es mit einer Art Kompromiss. Ich habe 84 Fallgeschichten aus einer viel größeren Gesamtzahl ausgewählt. Ich hätte leicht auf 1200 kommen können, aber dann hätte das Buch eine Länge von einer Million Wörtern gehabt! Allerdings hätte ich viel detaillierter bei der Analyse einer relativ kleinen Anzahl von Fallgeschichten vorgehen können; doch ich fürchtete, durch die Aufnahme zu vieler Details und Nebensächlichkeiten in die Geschichte könnten private Einzelheiten über meine Patienten bekannt werden und ihnen (oder ihren Freunden und Verwandten) Peinlichkeit bereiten. Meine Neigung gehört in zunehmendem Maße intensiven Studien anstelle von extensiven. In einem neuen, im Druck befindlichen Buch (über postenzephalitische Patienten und ihre Reaktionen auf L-DOPA etc.) beschränke ich mich tatsächlich auf eine Handvoll Fallgeschichten, deren jede etliche tausend Wörter lang ist.

Es gibt so viele Möglichkeiten, ein Buch zu schreiben, und jede hat ihre Vor- und Nachteile. Aber ich würde sicherlich meine Schwerpunkte und Erörterungen erheblich verändern, sollte das Buch jemals eine zweite Auflage erleben, dort kämen mir sicherlich die Anmerkungen der Kritiker zugute, die so nachdenklich und scharfsinnig waren wie Sie. Haben Sie noch einmal vielen Dank für Ihre höchst wertvolle und konstruktive Rezension.

Mit allerbesten Grüßen
Ihr
Oliver Sacks

O. S. hatte tatsächlich die ersten neun Fallgeschichten von *Awakenings* zwei Jahre zuvor, im Sommer 1969 geschrieben, dann aber seine «einzige» Kopie verlegt, wie es ihm öfter passierte. Allerdings hatte er irgendwann Jonathan Miller zur Sicherheit einen Schreibmaschinendurchschlag zur Aufbewahrung gegeben, das dann aber vergessen. 1971 hatte Miller die Kopie ohne O. S.s Wissen seinem Nachbarn Colin Haycraft gezeigt, einem bekannten Verleger, der fand, die Veröffentlichung lohne sich.

An Colin Haycraft

Verleger und Cheflektor, Gerald Duckworth & Co.

25. Oktober 1971
[New York]

Lieber Mr. Haycroft [*sic*],

ich habe mich sehr gefreut, dass ich Sie im letzten Monat kennenlernen durfte. Es war eine enorme Ermutigung (und Überraschung) für mich, dass Sie an den Fallgeschichten, die ich 1969 geschrieben habe, interessiert waren. Ich bedaure außerordentlich, dass ich Ihnen so verspätet antworte – das ist sehr unhöflich von mir, und ich weiß eigentlich nicht, warum ich mir so viel Zeit gelassen habe. [...]

Der Hauptgrund für die Verzögerung hat allerdings mit der Detailgenauigkeit der Geschichten zu tun und mit meiner Furcht, die Veröffentlichung solcher eingehenden Informationen über lebende Personen könnte peinlich für sie sein. Vor einiger Zeit schrieb ich einen kurzen Brief an den *Lancet* (Kopie anliegend), der an Reuters weitergegeben wurde und von dort an die Tagespresse in England und in die Staaten gelangte. Ich regte mich sehr auf, weil der Patient, den ich beschrieb, den Brief möglicherweise sehen und wütend werden würde. Tatsächlich habe ich herausgefunden, dass meine eigenen Skrupel und Ängste in dieser Hinsicht diejenigen der meisten meiner Patienten bei weitem übertrafen – anscheinend sind sie in der Regel eher glücklich, in medizinischen Diskussionen und Darstellungen eine Rolle zu spielen. Mit den meisten Patienten, deren Fallgeschichten ich Ihnen gab, habe ich gesprochen, und keiner von ihnen hatte irgendwelche schwerwiegenden Einwände. Ich habe mich gefragt, ob ich ihnen zeigen sollte, was ich geschrieben habe, halte das aber für überflüssig und vielleicht sogar grausam. Wie Sie sicherlich vermuten werden, habe ich jetzt etwa einen Monat lang mit meiner Ambivalenz zu kämpfen gehabt. Von allen Dingen, die ich geschrieben habe, liegen mir die Fallgeschichten am meisten am Herzen – sie sind am lebendigsten, konkretesten und authentischsten; ich denke, sie sind eine Mischung aus wissenschaftlicher und menschlicher Sichtweise. Meine Bedenken ergaben sich nur aus der Frage, ob es sich schickt, solche privaten Dinge zu veröffentlichen: An diesen Bedenken lag es, dass ich die Geschichten in eine Schublade legte, nachdem ich sie geschrieben hatte.

Ich habe gerade *The Three Christs of Ypsilanti*[16] gelesen – ich weiß nicht, ob Sie das Buch kennen –, es weist eine gewisse

16 Ein Buch von Milton Rokeach aus dem Jahr 1964 über drei schizophrene Männer in einer psychiatrischen Anstalt. [Dt.: *Die drei Christi aus Ypsilante*, Berlin 2021.]

Ähnlichkeit zu *Awakenings* auf, und auch dort hatte der Verfasser erhebliche Bedenken bei der Veröffentlichung. Oder denken Sie an Freuds «Dora»-Analyse, die *er* nach der Niederschrift fünf Jahre lang in die Schublade verbannte!

Daher *hoffe* ich, dass ich, sollten einige meiner Konflikte einmal gelöst sein, die erforderlichen Überarbeitungen und Änderungen der Geschichten vornehmen kann. Grundsätzlich meine ich, dass sie im Wesentlichen bleiben können, wie sie sind – trotz einiger unübersehbarer Fehler –, weil sie die authentischen, von nachträglichen Formulierungen nicht verfälschten Eindrücke wiedergeben. Mit relativ kurzen Zusammenfassungen oder Epilogen werde ich jeden Fall aktualisieren – dadurch werden viele einen ziemlich tragischen Charakter erhalten, da in zahlreichen Fällen die ausgezeichneten Auswirkungen des Wirkstoffs nicht von Dauer oder in anderer Weise beeinträchtigt waren. [...]

An Elsie und Samuel Sacks

2. Februar 1972
2512 Bronx Park East, Bronx, NY

Liebe Ma, lieber Pa,

tut mir leid – es ist eine Weile her, seit ich geschrieben habe [...] Im Moment läuft alles ziemlich glatt, aber (leider!) ohne großartige produktive Aufschwünge (was allerdings innerliche Weiterverarbeitung nicht ausschließt). Die chronisch aufgeheizte Situation im Beth Abraham hat sich in sehr angenehmer Weise abgekühlt, sodass ich jetzt in der Lage bin, einen angemessenen (und notwendigen) Abstand zu Messeloff zu wahren. Die Kinderberatung[17], die ich zweimal

17 Bronx Developmental Services. [Eine Einrichtung mit Angeboten für Kinder mit Entwicklungsstörungen. A. d. Ü.]

wöchentlich durchführe, ist faszinierend für mich und ein wichtiges Gegengewicht zu meiner Arbeit im Beth Abraham. Meine Privatpraxis betreibe ich auf Sparflamme, nicht weil es an Nachfrage mangelte, sondern weil ich meine Kräfte (und Abende) für das Schreiben aufsparen muss. Regelmäßig sind drei bis vier Patienten bei mir in Behandlung (zweimal im Monat), hinzu kommen drei oder vier Konsultationen im Monat. Dabei bleibt meine Privatpraxis auf den Nachmittag und frühen Abend am Mittwoch beschränkt. Sie ist nicht besonders einträglich (zum Teil, weil ich mich nicht dazu aufraffen kann, mehr als ein Viertel dessen zu verlangen, was die meisten meiner Kollegen nehmen), aber ich finde die Tätigkeit befriedigend und interessant, und sie ist (wie Du immer gesagt hast, Pop) eine notwendige Ergänzung zu der Arbeit im Krankenhaus und in der Beratungsstelle. Ich verdiene genug und genieße ein Gefühl der Sicherheit in finanzieller (und anderer) Hinsicht, das ich so noch nie gekannt habe. [...]

Viel Zeit und Energie verwende ich aufs Schwimmen – ich bin in die YMHA[18] (das jüdische Gegenstück zur YMCA) eingetreten, sie haben ein großes Schwimmbecken, das größte in New York. Ich versuche, jeden Tag hundert Längen (3,5 Kilometer) zu schwimmen, wofür ich ungefähr eine Stunde brauche. Ohne Kleidung wiege ich genau 108 Kilogramm und bin in besserer Verfassung als seit zwei Jahren.

Hin und wieder gehe ich aus – am Samstag war ich in einem Bach-Konzert und am Sonntag in *Gespenster*. Wie unglaublich zeitgemäß, oder zeitlos, ist doch dieser Ibsen. Ich kann sehr gut verstehen, warum er Euch in Eurer Studienzeit so gefallen hat. Es gibt eine hervorragende Ibsen-Biografie von Michael Meyer (in 3 Bänden, glaube ich, in England herausgekommen), die Euch sicherlich viel Freude machen würde.

18 Young Men's Hebrew Association. [A. d. Ü.]

Ich denke, Ibsen kann jedem was geben. Ich hatte ein ziemlich langes Gespräch mit Al Capp[19] über *Peer Gynt*, als wir uns vor ein paar Wochen zum Dinner trafen. Und Auden, mit dem ich letzte Woche zu Abend gegessen habe, ist ein großer Ibsen-Bewunderer (er schrieb vor einigen Jahren die Einleitung zur *Brand*-Übersetzung von Michael Meyer).

Das erinnert mich daran, wie faszinierend das Mittagessen mit Aubrey[20] war (als David[21] hier war). Der Raum war voller Sicherheitsleute (natürlich vollkommen unsichtbar); hin und wieder warf Aubrey einen raschen Blick auf die Tür (der er in der Öffentlichkeit immer gegenübersitzt). Seine Haltung ist eigenartig – fast bewegungslos, kaum etwas von dem Herumgezappel und den überflüssigen Bewegungen, die viele Leute machen, aber außergewöhnlich wachsam. Und eine seltsame Mischung aus Gehemmtheit und Weltläufigkeit. Zweifellos ist er ein überaus scheuer Mensch – von Zeit zu Zeit gab es lange, quälende Momente des Schweigens –, doch wenn er in Fahrt kommt, ist er ein sehr angenehmer, geistreicher Gesprächspartner (immer brillant, egal, ob er Anekdoten erzählt oder Verallgemeinerungen und Analysen vornimmt). Alles, was er sagte, hätte man, ohne ein Wort zu verändern, im Radio oder in der Zeitung bringen können. In seiner öffentlichen Rolle ist er außerordentlich sicher und gewandt, doch als Privatperson ausgesprochen schüchtern und verkrampft (zumindest wirkt er so). Mich hat diese Mischung nicht überrascht, sondern sie entsprach durchaus meinen Erwartungen. Sein Sohn war anwesend, offenbar hochbegabt, aber ebenfalls quälend unsicher. Vervollständigt wurde unsere Runde durch Isaac Stern[22], mit

19 Der bekannte Comiczeichner war Madeline Gardners Bruder und damit ein entfernter Vetter von O. S.

20 Abba Eban.

21 O. S.s Bruder David.

22 Der gefeierte Geiger, der sich mit Israel eng verbunden fühlte.

Basedow-Augen und raschen vogelartigen Bewegungen, die in krassem Gegensatz zu Aubreys steifer, aufmerksamer Unbeweglichkeit standen. Er spricht fast ebenso gut, wie er spielt. Was mich an ein sehr angenehmes Weihnachtsessen mit Charles Rosen erinnerte, einen begabten Pianisten, von dem Du vielleicht schon gehört hast. Unlängst hat er ein Buch veröffentlicht: *The Classical Style*[23], eine Studie über Mozart, Haydn, Beethoven, brillant.

Ich denke (zumindest hoffe ich), dass ich bald zum Schreiben komme. Nicht dass ich mir keine Gedanken gemacht hätte. Ständig wälze ich in meinem Kopf Ideen und Vorstellungen. Wenn ich nun endlich etwas zu Papier bringe, könnte das Ergebnis manch einen Kollegen erschrecken, weil ein Großteil des Textes aus kurzen Absätzen voller Bilder und Metaphern besteht. Es wird eher nach Poesie als nach Physiologie aussehen. Aber ich bin davon überzeugt, dass es die einzige Möglichkeit ist, meine Gedanken auszudrücken, ohne ihnen (oder meinem Gegenstand) Gewalt anzutun.

Inzwischen verläuft der Verkauf meines *Migräne*-Buchs stetig, aber unspektakulär – ich erwarte meinen nächsten Honorarscheck in Bälde. […]

Liebe Grüße an Michael und Auntie Len (Ich *habe immer vor*, ihnen zu schreiben), schreibt bald zurück.

In Liebe
Oliver

Im Sommer 1972 verbrachte O. S. mehrere Monate in London. Statt im Haus seiner Eltern zu wohnen, mietete er sich ein Haus an der Grenze zu Hampstead Heath, sodass er die nahen Badeteiche mühelos zu Fuß erreichen konnte.

Im Juni feierte er mit seinen Brüdern und deren Familien den

23 Dt.: *Der klassische Stil*, Kassel u. a., 2012. [A. d. Ü.]

fünfzigsten Hochzeitstag seiner Eltern. Bei dieser Gelegenheit lernte er seine neue Schwägerin Gay kennen – sie erinnert sich an gemeinsame Kinobesuche, bei denen sie sich Hollywood-Western anschauten. Als Marcus und seine Familie nach Australien zurückgekehrt waren, gewöhnte sich O.S. einen festen Tagesrhythmus an: Morgens schwamm er, dann schrieb er an den Geschichten seiner Awakenings-Patienten, und am Abend las er der Mutter seine Arbeit vor. Wie er später berichtete, waren ihre Reaktionen für ihn von entscheidender Bedeutung. In *On the Move* erinnerte er sich daran: «Sie hörte aufmerksam und mit großer emotionaler Beteiligung zu, sparte aber auch nicht mit kritischen Anmerkungen, die immer an ihrer Kenntnis der klinischen Wirklichkeit ausgerichtet waren. Sie tolerierte zwar, wenn auch mit gemischten Gefühlen, meine Abschweifungen und Reflexionen, hielt aber eisern an ihrem letztgültigen Kriterium fest, der Frage, ob etwas ‹wahr klang›.»

An Orlan Fox

Schriftsteller

5. August 1972
37 Mapesbury Rd., London

Lieber Orlan,

ich habe jetzt allen meinen Korrespondenten geantwortet außer Dir – aber das ist weniger besondere Unhöflichkeit als das Wissen, dass ich nachdenken muss, nachdenken möchte, wenn ich Dir schreibe. Vielleicht besonders jetzt, da wir beide mit den Schöpfungsdämonen ringen.

Zunächst einmal Dank für das beigefügte Auden-Gedicht. Es hat mir unsagbar gefallen, genau wie das erste. Sie waren es (und vielleicht auch Audens Abwesenheit[24]), die mich zum

24 Auden verbrachte den Sommer in seinem Haus bei Wien.

ersten Mal bewogen, einen Gutteil seiner früheren Werke zu lesen. Du hast so recht – er überwältigt einen, vor allem durch die Masse, wenn sein unbändiges Talent – diese Intelligenz und der Stil – sich selbst grenzenlos zu vervielfältigen scheint. Und (fast immer) ist er so unfehlbar in seinem Geschmack, sodass er in seiner Annäherung an den Leser immer freundlich bleibt, nie zudringlich und nie distanziert wird. Ich habe versucht (ah, aber es ist so schwierig! Und die Schwierigkeiten sind so perfide!!), seine selbstkritischen Kommentare zu den *Collected Shorter Poems* im Gedächtnis zu behalten – zu denjenigen, die er rauswerfen musste, weil sie unehrlich, grob oder langweilig waren. Besonders bei meinem derzeitigen Buch, den Fallgeschichten, sind das die ständigen Gefahren – Fälschungen und Übertreibungen auf der einen Seite und endloses, leeres Gefasel auf der anderen (die Grobheiten kommen später, wenn es in der Einleitung gilt, mit ein paar Kollegen und Institutionen die Schwerter zu kreuzen).

Meine ersten fünf Wochen waren sowohl sträflich wie himmlisch. Besonders die allerersten waren der *Gesundheit und ständiger Aktivität gewidmet* – den ganzen Tag, jeden Tag, ging ich spazieren, kreuz und quer durch Hampstead Heath (das so nah ist und mir so am Herzen liegt), schwamm in den Teichen, wann immer mir danach zumute war, trug begeistert – meist im Sieben-Minuten-Takt – alles, was mir einfiel (Gedanken, Eingebungen), in mein Notizbuch ein. Doch in den letzten zwei Wochen habe ich mich «richtig» in die Arbeit *gekniet* und mir dazu von einer Sekretärin helfen lassen (was – wie du so oft gesagt hat – wirklich unschätzbar ist). Jetzt habe ich «etwas vorzuweisen» (an Masse, *Gewicht*, schön getippten Seiten), was von meiner Tätigkeit zeugt, aber bei mir auch eine schale-trocken-pelzige Empfindung hinterlässt, die das hochfliegende, triumphierende Gefühl vertreibt, das mich beherrschte, bevor ich mich mit Schreibmaschine und Notizen und Sekretärin und all den mühevollen und stumpfsinnigen Werkzeugen des Schreibhandwerks eingeschlossen habe. Folgst Du einer bestimmten Routine, und *ringst Du Dir – wenn nötig – die Worte mühsam ab*, egal, wie Du Dich fühlst, oder kommst Du mit Deinem Buch nur weiter, wenn der Dämon erscheint und die Bilder auf den Seiten vor Dir aus dem Nichts auftauchen?

Auden (wie sein geliebter Goethe) können *Spontaneität nach Belieben abrufen*, wozu ich wohl niemals fähig sein werde. Meine besten Gedanken sind spontan – sie kommen blitzartig, unerwartet (und absolut passend) und sind bereits in die bestmöglichen Worte gekleidet. Sie fallen mir beim Spazierengehen oder Schwimmen oder Einkaufen oder Schlafen ein; häufig melden sie sich auch, wenn ich spreche oder Vorlesungen halte; aber sie *geben keinen Mucks von sich*, wenn ich vor dieser besch… Schreibmaschine sitze!

Sag mir, Schriftstellerkollege, wie kommst *Du* damit zurecht?

Ich beneide Dich ob Deiner *innigen Beziehung* zu Deinem Helden, Protagonisten, Faustus oder was auch immer. (Aber ich werde auch so unverschämt sein, dich zu warnen.) Man *muss* sich von den Strömungen des Gefühls mitreißen lassen, das die eigenen *Figuren* empfinden, oder diese Figuren werden nie wirklich werden. In gewisser Weise sind sie von unseren Gefühlen geprägt, und sie gewinnen ihre Kraft dadurch, dass sie unsere Gefühle *ausagieren* – und doch sind sie nicht eins mit uns. Sie sind anders, sie sind *sie selbst* – Geschöpfe mit Vorstellungs- und Einfühlungsvermögen, keine unkontrollierten, phantastischen Projektionen. Es liegen Welten zwischen Vorstellung und Phantasie oder zwischen Einfühlung und Identifikation. Du bist nicht mehr Faust, als Goethe Faust war. Aber ich predige. Vielleicht ein wenig aus Neid, weil ich mich – im Augenblick – nicht einmal im erforderlichen Maße auf meine «Figuren» einlassen kann, auf meine

Patienten aus Fleisch und Blut, die ich fiktionalisieren muss. Einerseits neige ich zu sehr dazu, *ein Drama zu inszenieren*, andererseits, mich angesichts der kleinen, aber schrecklichen Misslichkeiten und Belanglosigkeiten zu verlieren, die einen so großen Teil ihres Lebens ausmachen. Ich denke zurück an eine Geschichte, die ich vor – warte – ungefähr zwölf Jahren, während meines ersten Sommers in Amerika, geschrieben (aber Dir nie gezeigt) habe – eine sehr unmittelbare Studie über einen Trucker und seinen Kumpel[25], von der Thom Gunn meinte, sie sei das *Wahrste*, was er je von mir gesehen habe, und das Interessanteste. Womit wir wieder beim Thema von Unehrlichkeit und Langeweile sind oder von Wahrheit und Interesse. Egal, vergiss mein Gejammer. Mach einfach weiter – *trotz* des Sommers, Deiner Neurose und allem anderem – und schreib bald (an meine Mapesbury-Adresse). Ich vermisse Dich und bin besonders traurig, dass Du in diesem Sommer nicht kommen kannst, aber es werden wieder andere Zeiten und andere Sommer kommen. Ich wünschte, ich könnte an Auden schreiben, aber aus irgendeinem Grund traue ich mich nicht, vielleicht kannst Du ihm meine Grüße übermitteln. Wir beide werden uns im September sehen.

An Orlan Fox

24. August 1972
37 Mapesbury Rd., London

Lieber Orlan,

was für eine Freude (wie immer) Dein Brief vom 15. – und das beigefügte Auden-Gedicht über die elektrische Kutsche, deren Notwendigkeit ich (nachdem mich in diesem Sommer

25 Eine gekürzte Version seines Essays «Travel Happy», der in *On the Move* erschien.

der Verkehr in Hampstead – gefühlt – dreißig- oder vierzigmal vergast, geblendet, betäubt und fast umgebracht hat) mit Nachdruck bestätige. [...]

In den letzten Wochen bin ich von meinem eigenen Dämon getrieben / aufgezehrt worden. Zum Teil lag es an einem freundlichen Brief des Herausgebers von *The Listener* – Du kennst ihn vielleicht, ein gehobenes Wochenblatt wie der *New Statesman* mit einer Auflage von 70 000 und bemerkenswerter Qualität in letzter Zeit –, der mich um eine Kostprobe meines «Work in Progress» bat. Dieser besch... Artikel – von dem ich meinte, er sei eine Angelegenheit von einem Nachmittag – kostete mich *neun* Entwürfe, 60 000 getippte Wörter und 5 Wochen quälende Tüftelei, mit anderen Worten, er kostete mich mehr Arbeit und Mühe als das ganze *Migräne*-Buch. Ich denke, ich habe mich total verrannt. Die *erste* Version hätte genügt, aber ich bin durchgedreht, habe ständig Welten erschaffen und wieder zerstört. Wie dem auch sei, jetzt ist er vollbracht – ungefähr 4500 Wörter – und angenommen: Soll in 3–6 Wochen herauskommen. Mit ihm bin ich wirklich ins Freie gelangt und habe mich offen und ehrlich gegen den Berufsstand der Spezialisten und Spezialisierung gestellt, zu dem ich ja eigentlich gehöre, und zu einer prächtigen dreifaltigen Leibniz'schen Naturauffassung bekannt (mit L-Dopa beginnend und dann auf alles übergreifend). Er ist ein wenig größenwahnsinnig, aber er ist *gut* und wird den Menschen zu denken geben und wird die erste Publikation eines Bruchteils meiner «Allgemeinen Theorie» sein. Merkwürdig, dass die Relativitätstheorie der Medizin ausgerechnet in einer literarischen Wochenzeitschrift erscheinen wird, aber so ist das nun einmal.

Soeben habe ich die 19 Fallgeschichten für *Awakenings* beendet (insgesamt 55 000 Wörter) und sitze nun an der Einleitung und dem Prolog. Ich werde das wohl *ganz knapp* vor meiner Rückkehr hinkriegen, dann liefere ich es bei Duckworth ab. *WENN* ich früher als erwartet fertig bin (z. B. um den 8.–10. September), fliege ich vielleicht nach Wien und nehme ein paar Tage frei, mache Wystan natürlich meine Aufwartung und bringe ihm eine getippte Kopie von *Awakenings* mit (die einzige außer dem Verlagsexemplar und meiner eigenen). [...]

Bleib gesund und schreib

O. S. sorgte dafür, dass er den größten Teil des Septembers 1972 in London bleiben konnte, und hoffte, eine endgültige Fassung von *Awakenings* und seinem Artikel für den *Listener* abzuschließen. Im Oktober kehrte er nach New York zurück, wo er feststellen musste, dass sich seine Situation grundlegend verändert hatte. Zunächst informierte der Direktor des Krankenhauses O. S., dass er das von ihm bewohnte Haus in unmittelbarer Nähe des Krankenhauses räumen müsse – weil der Direktor dort seine Mutter unterbringen wollte. Als O. S. sich darüber beklagte, wurde er fristlos entlassen, was ihn seine Stellung, sein Einkommen, seine Unterkunft und, was am schlimmsten war, seine Patienten kostete.

Einige Wochen später, am 13. Oktober, er hatte gerade begonnen, sich auf die neuen Verhältnisse einzustellen, erhielt er einen Anruf von seinem Bruder David, der ihm mitteilte, ihre Mutter sei während einer Reise in Israel an einem Herzinfarkt gestorben. Sie war siebenundsiebzig Jahre alt.

O. S. flog zurück nach London, um bei seiner Familie zu sein. Doch es gab einen Lichtblick, einen begeisterten Brief an den Herausgeber des *Listeners* über den Artikel, den O. S. dort über seine postenzephalitischen Patienten veröffentlicht hatte. Der Brief stammte von dem prominenten Literaturkritiker Frank Kermode.

An Frank Kermode

Literaturkritiker

24. November 1972
37 Mapesbury Rd., London

Lieber Professor Kermode,

ich war überwältigt vor Freude und Dankbarkeit, als ich letzte Woche Ihren Brief erhielt. [...]

Seit Jahren suche ich nach einer Darstellungsform, die den klinischen Beobachtungen keine Gewalt – oder nicht zu viel Gewalt – antut; ich fühlte mich erdrosselt von jener «objektiven», toten Sprache, die üblicherweise von Neurologen verwendet wird, denn das ist die einzige Sprache, die die meisten von uns billigen oder erlauben; ich wünschte mir sehnlichst, mich und meine «Daten» in einer ganz anderen Weise für eine vollkommen andere Leserschaft auszudrücken, daher war ich begeistert – und etwas eingeschüchtert –, als der *Listener* mich um einen Artikel bat; die Anerkennung von jemandem wie Ihnen war dann eine große Erleichterung für mich. [...]

Ihr Lieblingsabschnitt war auch der meine. Er war der einzige, der sich «von selbst schrieb», der nicht gedrechselt und erstarrt war, weil ich zu viel komprimiert und abstrahiert hatte. Wenn man die Patienten lässt, beschreiben sie ihren Parkinsonismus oder was auch immer in Form von Welten und Landschaften. Sie *zeichnen* oder *malen*. Ich habe viele Jahre gebraucht – länger, als ich mir eingestehen mag –, bis ich gelernt hatte, ihnen zuzuhören, und versuchen konnte, mich in ihre Erfahrungswelt hineinzuversetzen. Heute ist diese empathisch-metaphysische Methode mit einem kategorischen Verbot belegt, heute besteht man pedantisch auf Definitionen und Zahlen und «Fakten». Dabei müssen wir unbedingt Eindrücke sammeln, uns an diese halten und dürfen nicht versuchen, sie auf Formeln und Fakten zu reduzieren. Alle Patienten sind natürliche Dichter: Sie versuchen, ihre Erfahrungen in Bildern und Metaphern auszudrücken, und wir «Experten» bemühen uns, sie wieder in die engen Vorgaben von «Symptomen» und «Zeichen» zu quetschen.

Für mich war die Sprache das wichtigste und schwierigste Problem bei dem Versuch zu verstehen oder mitzuteilen, was in diesen postenzephalitischen Patienten vor sich geht, die zugleich unheimlich fremd und unheimlich vertraut sind. [...] 1966 sah ich meinen ersten postenzephalitischen Patienten – der ehemalige Bibliothekar hatte einen Ausdruck im Gesicht, der zugleich unendlich verkrampft und unendlich fern war, aber ich konnte mir seine Verfassung nicht im Entferntesten vorstellen, bis er das Wort «Panther» flüsterte und mir damit Rilkes «Panther»[26] ins Gedächtnis rief.

Ich habe versucht, in meinem in Kürze erscheinenden Buch *Awakenings* (Duckworth) zu beschreiben, was für ein Leben diese Leute führen. Es muss ein halber Misserfolg werden, weil dazu nicht nur ein Neurologe, sondern auch ein Romancier erforderlich wäre, aber ich hoffe, dass es trotzdem ein wenig von den Erfahrungen dieser außergewöhnlichen, gequälten, unfreiwilligen Erkunder der Tiefen vermitteln kann.

Ich hoffe, dass wir uns vielleicht gelegentlich Briefe schreiben können. Ich würde Sie gerne kennenlernen, muss aber fast augenblicklich wieder nach New York zurückkehren.

---

26 In Rainer Maria Rilkes Gedicht geht es um einen Panther, der in einen Käfig eingesperrt ist; O. S. dürfte wohl an die zweite Strophe gedacht haben:
Der weiche Gang geschmeidig starker Schritte,
der sich im allerkleinsten Kreise dreht,
ist wie ein Tanz von Kraft um eine Mitte,
in der betäubt ein großer Wille steht.

Einige Wochen später, als er wieder in New York war, schrieb O. S. an seinen Bruder Marcus, der die lange Reise von Australien zum Schiwa-Sitzen für seine Mutter nicht machen konnte.

An Marcus Sacks

30. Dezember 1972
11 Central Parkway, Mt. Vernon, NY[27]

Lieber Marcus,

ich wollte Dich unmittelbar nach Ma's Tod anrufen, dann schreiben, um mit Dir Trauer und Schmerz zu teilen, fand es aber schwierig. Ich war sehr berührt von Deinem tief empfundenen Brief an Pa und Auntie Len, den sie mir zu lesen gaben.

Wie Du habe ich in gewissem Sinne den Tod eines Elternteils seit Jahren «erwartet» und bei jedem Ferngespräch immer gefürchtet, was der Anlass sein könnte. Im letzten Sommer habe ich mich Ma ungewöhnlich nahe gefühlt und glaube, es war *ihr* glücklichster und schönster Sommer seit Jahren; fast bis Oktober habe ich in London herumgetrödelt, zum Teil weil ich eine Art Vorahnung oder Befürchtung hatte, dass ich sie nicht wiedersehen würde; und ich glaube, Du hattest ein ähnliches Gefühl, als Du im Juni fortfuhrst. Die Plötzlichkeit und Endgültigkeit dieses «Abbruchs» war sehr schockierend – es schien, als sei er nicht zu ertragen oder nicht zu glauben. Und was ich zu ertragen hatte, war nichts im Vergleich zu dem, was dem armen Pa und – vielleicht in noch höherem Maße – Auntie Len widerfuhr: Ich dachte, auch Lennie würde in diesen ersten Tagen vor Kummer sterben. In gewisser Weise nimmt man wohl nahestehende Men-

27 O. S. hatte eine neue Wohnung in Mount Vernon, New York, unweit des AECOM gefunden.

schen als selbstverständlich hin und macht sich die Intensität und Einzelheiten ihrer Gegenwart erst bewusst, wenn sie fort sind oder uns entrissen wurden: Sicherlich war das Gefühl der Abwesenheit von Ma's Anwesenheit zunächst überwältigend – ich habe ständig von ihr geträumt (besonders ein quälender Traum, in dem sie auf der Israelreise erkrankt, aber sich glücklicherweise völlig erholt) und geglaubt, ich hörte ihre Stimme und erwartete, sie im Foyer oder Frühstückssaal zu sehen; ich bin sicher, dass die tiefsten und elementarsten Wahrnehmungen solche der Anwesenheit sind (und ihrer Veränderungen und ihres Verschwindens). Ein erstaunliches und in gewisser Weise schreckliches Beispiel dafür war an Butch[28] zu beobachten, der, als er aus dem Hundehotel nach Mapesbury zurückkehrte, sofort in lautes Geheul ausbrach, nach einigen Stunden still und teilnahmslos dalag und dann krank wurde – es gab nicht den geringsten Zweifel daran, dass er sofort merkte, dass Ma's Anwesenheit (dauerhaft) verloren war und daraufhin vor Kummer erkrankte.

Die Schiwa war sehr schön (wenn dieses Wort hier angebracht ist), und es tut mir leid für Dich (und uns), dass Du nicht kommen konntest. Es war eine erstaunliche, schöne Atmosphäre von Liebe und Teilnahme, den ganzen Tag lang ein höchst lebendiger, authentischer, realer, notwendiger und *einfühlsamer* Austausch von Empfindungen und Erinnerungen; dabei gab es (denke ich) weder Bedrücktheit noch Bedrückendes. Pa und Auntie Len fühlten sich sichtlich, genau wie ich, aufgefangen und gestärkt und von der schrecklichen Einsamkeit der Trauer befreit, die vielleicht ihr unerträglichster Aspekt ist. Es ist wunderbar, vollkommen frei miteinander zu sprechen und zu weinen, ohne irgendwelche Scham oder Zurückhaltung. Nie wieder werde ich an der tiefen emotionalen (und sozusagen erkenntnis-

28 Der Familienhund, ein Boxer.

theoretischen) Weisheit zweifeln, die im Schiwa-Sitzen zum Ausdruck kommt. Es ist eine erkenntnistheoretische Gewöhnung, zu der einem verholfen werden muss, denn man hat in seinem Weltbild eine plötzliche Amputation erlebt, man hat die Basis und Schöpferin der eigenen Welt verloren. Man ist jetzt erkenntnistheoretisch amputiert und verzweifelt auf die Anwesenheit von Verwandten und Freunden angewiesen, auf Nähe und Liebe und die Erkenntnis, dass sie auf je eigene Weise Verlust und Trauer bewältigen müssen. [...]

Michael hat die Schiwa und die chaotischen vierzehn Tage danach erstaunlich gut überstanden, wobei er ein Maß an Vernunft und Freundlichkeit und *Wirklichkeitssinn* bewies, das ich noch nie an ihm beobachtet habe; aber er wurde offensichtlich von einer Angst gequält, die er nicht zum Ausdruck bringen konnte. (Einmal brach es gegenüber Auntie Len aus ihm heraus: «Es ist o.k. für Dich, Du kannst weinen. Ich kann es nicht.») Während der letzten Woche, die ich in London war, driftete er erkennbar in eine komplexe, labyrinthische Psychose ab (im Augenblick ist er in Friern Barnet[29]); ich denke, er *muss* einen solchen Zusammenbruch erleiden, bevor eine tiefere Anpassung beginnen kann. Ich habe mich viel mit Onkel Dave[30] unterhalten, der während der Schiwa-Woche bei uns war. Er ist ein wundervoller Mann, mit einer höchst bewundernswerten, *lebendigen* Erinnerung an die Vergangenheit; viele Stunden lang sprachen wir über die frühen Jahre und Tage der Landaus und die Landau-Großeltern, und besonders über Ma's Kindheit und Jugend. Onkel Dave erschien mir als einzigartige Schatzkammer, die einzige, in der diese Erinnerungen und Ma's ganze Lebensspanne aufbewahrt war. Auch seine Stärke und Unabhängigkeit zeigten sich: Zu einer Zeit, als ich selber sehr verängstigt war, tat

29 Friern Hospital, eine psychiatrische Einrichtung in London.

30 O. S. berichtete von seinem Onkel Dave, einem von Elsie Sacks' Brüdern, in *Onkel Wolfram*.

es mir gut zu sehen, wie er so viele Todesfälle und Verluste ertragen hatte, ohne seine Stärke, die wie ein alter verwitterter Fels war, eingebüßt zu haben. Er zeigte mir (um es ganz platt zu sagen), dass das Leben weitergeht, obwohl man denkt, das ist nicht möglich. [...]

Nach der Schiwa-Woche nahm Pa den größten Teil seiner Arbeit wieder auf (wenn nicht die ganze), und man konnte deutlich sehen, dass er dabei wieder zu sich selbst fand. Ich bin sicher, dass die Arbeit für ihn lebenswichtig ist, aber nur insoweit sie ihm Freude macht und nicht in Stress ausartet, was bei ihm (wie bei uns allen) manchmal der Fall ist. [...]

Ma hat Dich sehr geliebt und tagelang geweint, nachdem Du fortgegangen warst (sie hatte wohl das Gefühl, wie Du auch, dass Ihr Euch nie wiedersehen würdet). Sie hat Gay und die Kinder innig geliebt und das auch geäußert, nachdem Ihr alle abgereist wart. Es ist traurig, dass sie sich schwertat, das zu sagen, als Ihr alle noch da wart, und dass ihre aufrichtigen und positiven Gefühle manchmal von schlechter Laune und Reizbarkeit etc. überlagert waren.

(Zumindest habe ich das so verstanden, besonders in Hinblick auf den Anfang Deines Besuchs, teils aus Äußerungen von Auntie Len und teils weil mir in Deinen Briefen an Pa und Auntie Len eine leichte Verärgerung anzuklingen schien.) Ich mag mich hier völlig irren (und vielleicht ist es anmaßend von mir, «zwischen den Zeilen zu lesen»), aber ich denke, du hattest – oder hast noch – das Gefühl, Ma habe Gay nie «akzeptiert», sei mit Deiner Heirat nicht einverstanden, möge Deine Kinder nicht etc. Das ist keineswegs der Fall, wie Du selber erkannt hättest, wenn Du sie Ende des Sommers selber von Euch allen hättest sprechen hören. Doch im Mai und Juni war Ma erschöpft und überanstrengt, teils durch den Leistenbruch, der ständig vorfiel und sie schmerzte; in dieser Zeit wurde ihr alles rasch «zu viel», sodass sie reizbar und überempfindlich wurde; aber ich hoffe,

Du wirst nicht zulassen, dass irgendwelche unangenehmen Erinnerungen an diese Zeit die früheren und glücklicheren Erinnerungen überlagern, oder glauben, sie hätte irgendeinen tiefsitzenden Groll gegen Dich und die Deinen gehabt.

Meine Situation hat sich in gewisser Weise erfreulich entwickelt. Mir ist es im Sommer zwar nicht gelungen, mein Buch abzuschließen, weil ich durch einen Artikel für den *Listener* abgelenkt wurde, aber das stellte sich im Nachhinein wohl als ein Glücksfall heraus, denn der Artikel kam bei einem ansprechbaren und aufgeschlossenen Publikum offenbar sehr gut an; es schloss sich ein sehr schöner öffentlicher Dialog und brieflicher Austausch an; und ich brachte es zu einer bescheidenen, aber durchaus spürbaren Prominenz, die ich mit dem *Migräne*-Buch nie erreicht habe. In den letzten zwei bis drei Jahren stieß ich bei anderen Neurologen meist auf Ablehnung, Missverständnis und Widerspruch, was mich (wie Du weißt) mehr als ein bisschen paranoid gemacht hat. Dagegen vermittelte mir die *Listener*-Episode das wunderbare Gefühl, akzeptiert, geschätzt, verstanden und gewürdigt zu werden und damit rechnen zu können, bei einem gebildeten, kultivierten Publikum auch weiterhin Anklang zu finden. Was meine neurologischen Kollegen angeht, so mögen sie zum Teufel gehen (die Neurologie ist im Hinblick auf ihren Vorstellungsrahmen und ihre Grundlagen ohnehin seit einem halben Jahrhundert tot). Als mein Verleger sah, auf welches Interesse mein Artikel gestoßen war, raffte er sich zu dem außerordentlichen Versprechen auf, mit dem Druck meines Buchs binnen *einer Woche* nach seiner Beendigung zu beginnen. (Eine Woche statt wie bei Faber's zwei Jahre!) Daraufhin habe ich die Fahnen der Fallgeschichten korrigiert (die ich im Sommer geschrieben habe) und den Rest des Buchs in den zehn Tagen nach der Schiwa beendet. Es war merkwürdig – als habe die Trauer die üblichen Schuldgefühle ersetzt –, ich fühlte mich außerordentlich nüchtern und klar, gewissermaßen ein Rausch der Nüchternheit, als wäre mir all der neurotische Unsinn ausgetrieben worden und ich stünde nun nackt und kühn den Dingen gegenüber, die wirklich zählen (Gesundheit und Krankheit, Leben und Tod). Und in dieser plötzlich geschenkten metaphysischen Klarheit ging mir das Schreiben rasch und mühelos von der Hand, und so beendete ich in wenigen Tagen, was mir den ganzen Sommer nicht gelungen war. Duckworth hat das Buch (*Awakenings*) in das Frühjahrsprogramm aufgenommen, daher wird es etwa im März herauskommen. Ich bin sehr erleichtert, dass es endlich abgeschlossen ist, denn große Teile seines Inhalts hatten sich jahrelang in mir aufgestaut, ich stand unter schrecklichem Druck und fühlte mich durch ein verwünschtes Veto oder Verbot daran gehindert, sie zu äußern.

Jetzt – und ich denke, es ist kein bloßer Zufall, dass das nach Ma's Tod passiert – ist dieses Veto-Gefühl fortgefallen oder zumindest abgeschwächt. Vielleicht kommt darin nur zum Ausdruck, dass ich mich nicht mehr als Kind meiner Eltern fühle, sondern als selbständiger Mensch, dem es freisteht zu sagen, was er möchte.

Nachdem ich in London einen Monat lang gehätschelt und verwöhnt worden bin (teils als Trauernder, teils als Autor), habe ich hier das Empfinden, allein gelassen und leer zu sein – in London fühlte ich mich so wohl im Hinblick auf Konversation und gesellschaftlichen Verkehr, und hier habe ich den Eindruck, gewissermaßen auf Entzug zu sein –, aber ich pendle mich auf einen *Modus Vivendi* ein, der befriedigender und stabiler ist als in der Vergangenheit. Ich habe eine prächtige neue Wohnung[31], und zum ersten Mal, seit ich in New York lebe, vermittelt mir meine Wohnungssituation ein

31 Die neue Wohnung lag in einem Vorort nördlich der Bronx und war geräumiger als die Manhattaner Wohnung, in der O. S. vorher gelebt hatte.

gewisses «Heimatgefühl». Meine Arbeit ist nicht sehr aufregend, soll sie allerdings auch nicht sein; im Wesentlichen tue ich genau so viel, wie zur Deckung meiner Bedürfnisse nötig ist, und nicht mehr, denn die wirkliche Befriedigung in meinem Leben erwächst aus meinem Denken und Schreiben und nicht aus der klinischen Praxis. (Diese hat allerdings neben ihren unbestrittenen Belastungen auch ihre angenehmen Seiten, deshalb würde ich sie nie aufgeben, auch wenn ich es mir leisten könnte.)

Mit Euch (Euch *allen*) im Juni so intensiv zusammen zu sein, war mir eine große Freude, und ich hoffe, wir können in Zukunft öfter korrespondieren und zusammenkommen als in der Vergangenheit. Es gab früher so viele Differenzen zwischen uns, aber heute – da ich in meinem vierzigsten Winter bin und Du in Deinem fünfzigsten – stehen wir uns sehr viel näher; ich fühle mich in meiner Wesensart mit Dir verwandt und spüre eine gewisse Ähnlichkeit bei Dir, die ich bei David nicht wirklich empfinde (der so äußerlich ist und sein Innenleben verleugnet) oder bei Michael (der so sehr in seinem Innenleben gefangen ist). Ich hoffe, vor allem jetzt, da der Tod unsere Familie heimgesucht hat, dass wir näher zusammenrücken und mehr Freude an unserem Zusammensein haben können. Es wäre schön, Du schriebest mir bald und ich könnte Euch (in etwas fernerer Zukunft) im Sommer in Australien besuchen. (Zur Vorbereitung habe ich schon mal *Kangaroo*[32] gelesen.)

In Liebe

32 Ein Roman von D. H. Lawrence.

An Richard Lindenbaum

Schulfreund, Genetiker

12. Januar 1973
11 Central Parkway, Mt. Vernon, NY

Lieber Dick,

dank Dir für Deine entzückende Neujahrskarte [...].

Meine Mutter ist am 13. November plötzlich gestorben – an einem tödlichen Herzinfarkt ohne Frühwarnsymptome –, und ich bin sofort nach London geflogen. [...]

Von Montagabend, als ich die Nachricht bekam, bis Mittwochmorgen, als ich London eintraf, waren der Schrecken und die Einsamkeit, die auf diesen Einschnitt folgten, entsetzlich, frühkindlich; ich hatte das Gefühl, das Fundament meiner Welt sei total weggebrochen. [...] Ich weiß nicht, ob ich besondere Vorahnungen gehabt habe, aber das unbestimmte Empfinden, dass ein Elternteil sterben könnte, hatte ich seit ... ich kann mich nicht an eine Zeit erinnern, in der ich es nicht gehabt hätte. Aber an den Tagen, die ihrem Tod vorausgingen (sie starb in Israel, ein Grund für widerliche Gratulationen Verwandter, die «frum»[33] waren), aber in Wahrheit ein zusätzlicher Kummer, und vielleicht Ärger, denn sie war Londonerin durch und durch, so in London verwurzelt wie eine Platane, und ich weiß, sie hätte sich gewünscht, bei ihrem Tod ruhig im Garten zu sitzen, statt zu Tode geröstet zu werden unter einer fremden Sonne und auf einer albernen medizinisch-zionistischen Tagung, von jener Art, die sie immer gefürchtet hatte und die zu besuchen sie eigentlich immer verschmäht hatte ... In den Tagen vor ihrem Tod verspürte ich den unwiderstehlichen Drang, den Text über den Tod von D. H. Lawrence' Mutter zu lesen und mir die Briefe und Gedichte vorzunehmen, die er in dieser

33 Jiddisch für «strenggläubig».

Zeit schrieb: die Intensität seiner Trauer und seine Erleichterung.

Mein Vater war am Boden zerstört (David reiste nach Israel, um ihn und den Leichnam heimzuholen) und sah selbst während dieser schrecklichen ersten Tage wie ein Todeskandidat aus; und bei meiner armen, liebenswerten Auntie Len – die seit einem unfassbaren Dreivierteljahrhundert ein so enges Verhältnis zu Ma gehabt hatte, enger als zu irgendeinem anderen Menschen – dachte ich, sie würde vor Kummer sterben. Michael verfiel augenblicklich mehrere Stunden lang in Katatonie und erwachte dann zu einem höchst bemerkenswerten und beispiellosen Verhalten, so zärtlich, anhänglich, vernünftig, wirklich, wie ich ihn noch nie erlebt hatte. Ich selbst fühlte mich unendlich getröstet durch die Schiwa. Nie wieder werde ich an dem zutiefst emotionalen und lebensklugen Sinn dieser gemeinschaftlichen Veranstaltung zweifeln, diesem ununterbrochenen Strom von Gedanken und Gefühlen, diesem realsten Innewerden von Mitgefühl und Zusammengehörigkeit, das ich je erlebt habe. [...] Unser Hund, der Hund meiner Mutter, Butch, der (wie gewöhnlich) in einem Hundehotel untergebracht war, kam am Wochenende nach der Schiwa zurück, schien einen Augenblick lang einen allumfassenden Blick in die Runde zu werfen und brach dann (wie noch nie zuvor) in ein lautes, schreckliches Hundegeheul aus, um nach Stunden zusammenzusacken, bewegungslos liegen zu bleiben und jedes Fressen zu verweigern. [...] Ohne jeden Zweifel hatte dieses Tier in seiner stummen Liebe augenblicklich die Abwesenheit, den unwiederbringlichen Verlust von Ma's liebevoller Anwesenheit erfasst und wurde vor Kummer krank.

Gott sei Dank habe ich (bislang und weit überwiegend) Trauer empfunden – und nur sehr selten Groll oder Vorwürfe –, obwohl ich fühle und fürchte, dass sich so etwas in mir zusammenbraut. Trauer ist so ganz anders als Depression: Sie ist stark und real und alles einschließend und verbindend und – (in diesem Zusammenhang ein fast blasphemisches Wort) – aufbauend, im Gegensatz zur Depression, die eingeengt und einengend, scharf, spitz, entfremdend, entzweiend, hasserfüllt, quälend, bedürftig und erstickend ist.

Ich denke, bislang habe ich überwiegend Trauer empfunden, nur mit gelegentlichen (aber selbst in dieser abgeschwächten Form schrecklichen) Anflügen von Depression und Vorwürfen. Ich trauere um das, was wirklich und eigentlich an Ma war. Ich kann nicht eine einzige Vorstellung beschwören von ihrer Freundlichkeit oder Zärtlichkeit, ihrer absurden (vielleicht viktorianischen) Einfachheit, ihrer Freude am Geschichtenerzählen, ihrem Entzücken über Babys und Kinder, ihrer seltsam widersprüchlichen Vorliebe für Schubert-Lieder und Music-Hall-Melodien aus der Jahrhundertwende (die ihr in ihren letzten beiden Lebensjahren immer wieder ganz ohne ihr Zutun einfielen, mit erstaunlicher Häufigkeit UND Genauigkeit, und mir stets wie eine unbewusste Vorbereitung auf das Ende vorkamen: «In meinem Ende ist mein Anfang»[34]) – ich kann diese so wirklichen Vorstellungen nicht beschwören, sage ich, ohne augenblicklich in Tränen auszubrechen; und doch sind es gute Tränen; Klagen ohne einen Hauch von Scham. Doch was Ma's andere Seite betrifft – ihre dunkle, überkritische, misstrauische, grausame, strafende Seite –, so empfinde ich nicht die geringste Trauer, sondern bin froh, dass sie verstummt ist (und wünschte lediglich, dass ich sie nicht so tief verinnerlicht hätte). Merkwürdigerweise sehe ich meine Mutter in meinen Vorstellungen und vor allem in den so lebhaften und häufigen nächtlichen Träumen nie als alte Frau, sondern immer in der Blüte ihrer Jahre, mit einer schwarzen Strähne

34 Ein Zitat aus «East Coker» in T. S. Eliots *Vier Quartetten*.

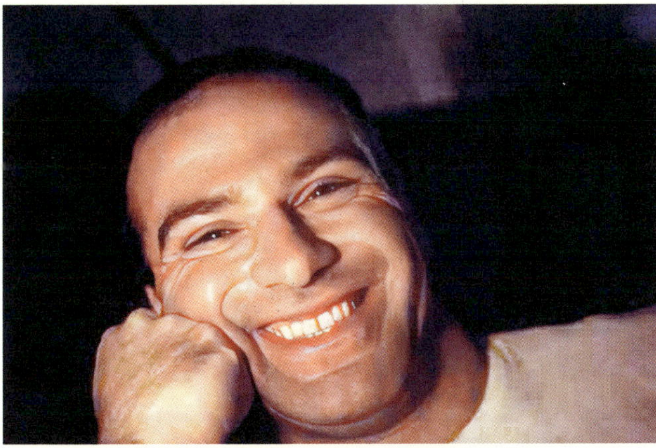

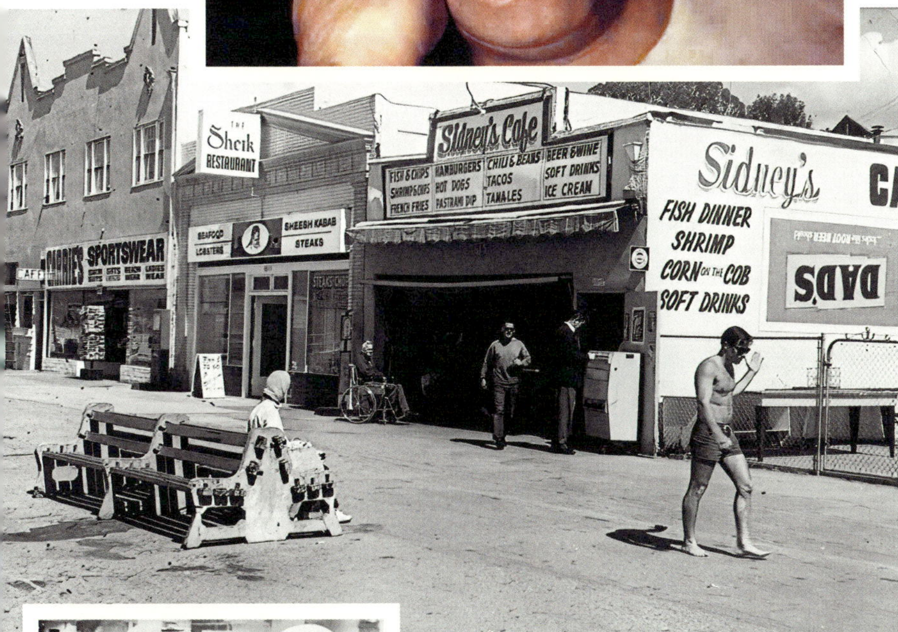

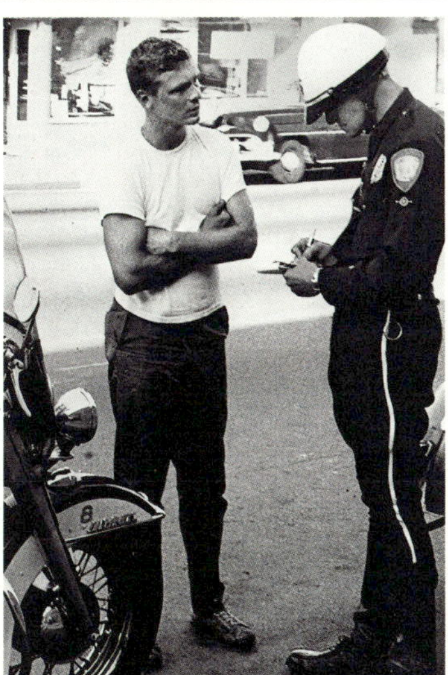

OBEN: Oliver Sacks, etwa Anfang der 1960er Jahre

MITTE: Sidney's Cafe, Santa Monica
Foto von O. S.

LINKS: California Highway Patrol Officer stellt einem Motorradfahrer einen Strafzettel aus *Foto von O. S.*

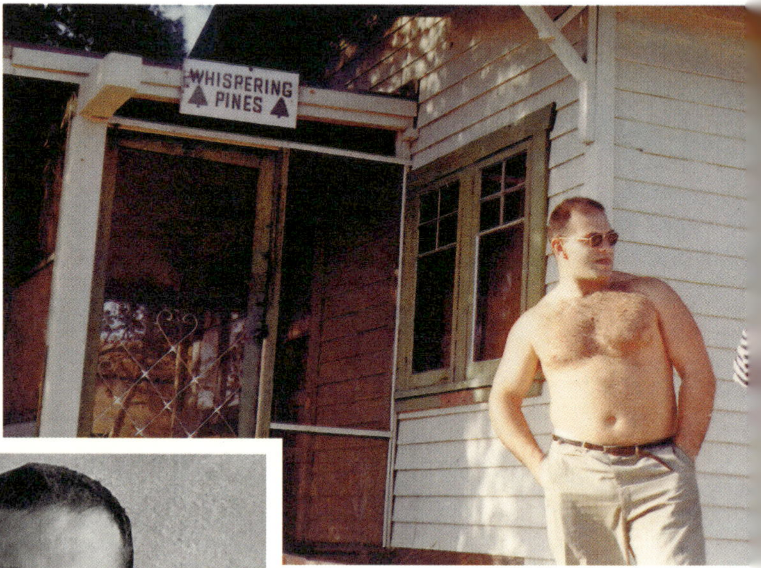

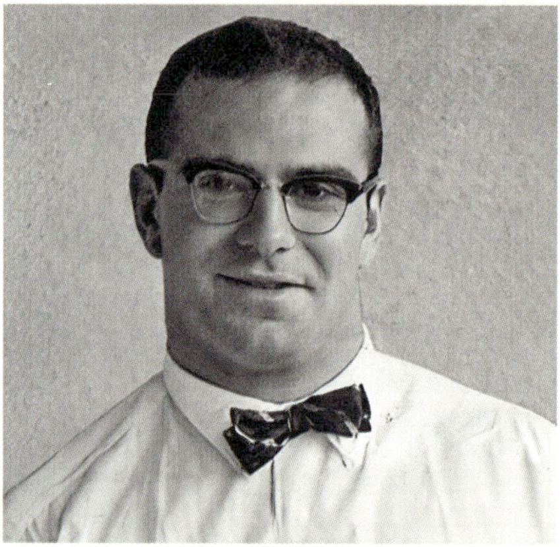

OBEN: O. S. mit einer Freundin vor seinem Haus im Topanga Canyon, um 1963

MITTE: Eine offizielle UCLA-Fotografie von O. S., die ihn als Assistenzarzt zeigt

UNTEN: Beim Gewichtheben Anfang der 1960er Jahre

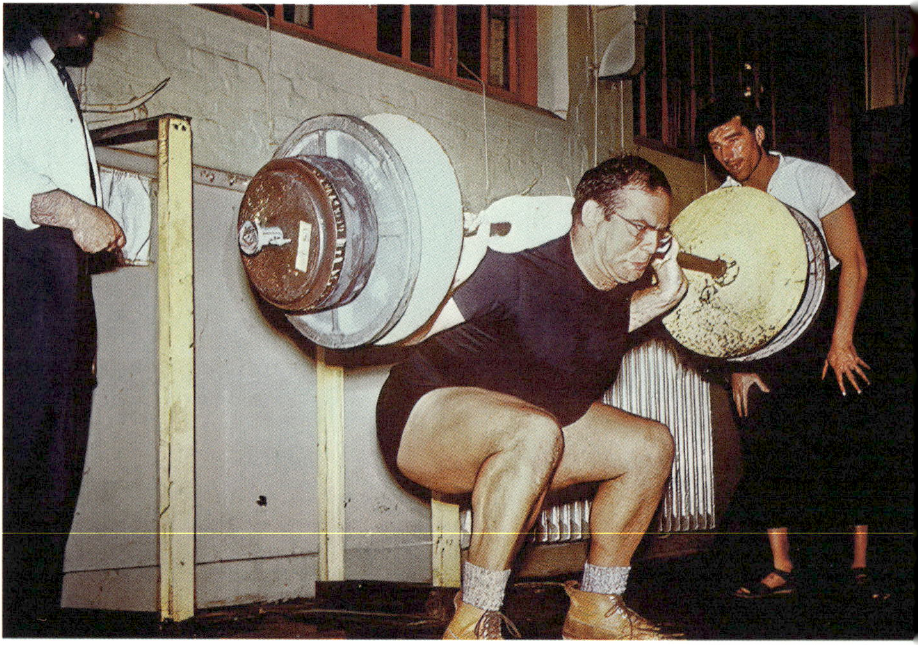

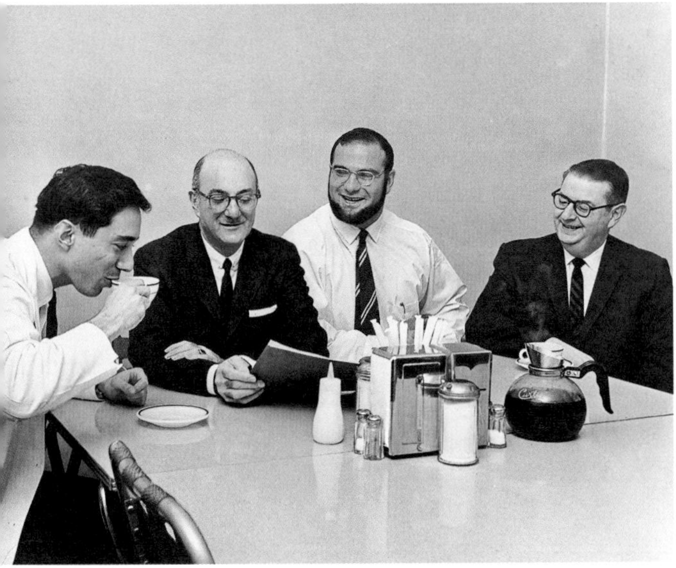

OBEN: Mit Kollegen am Mount Zion Hospital, um 1961

UNTEN: Während der Poster-Session bei der Tagung der American Academy of Neurology 1964

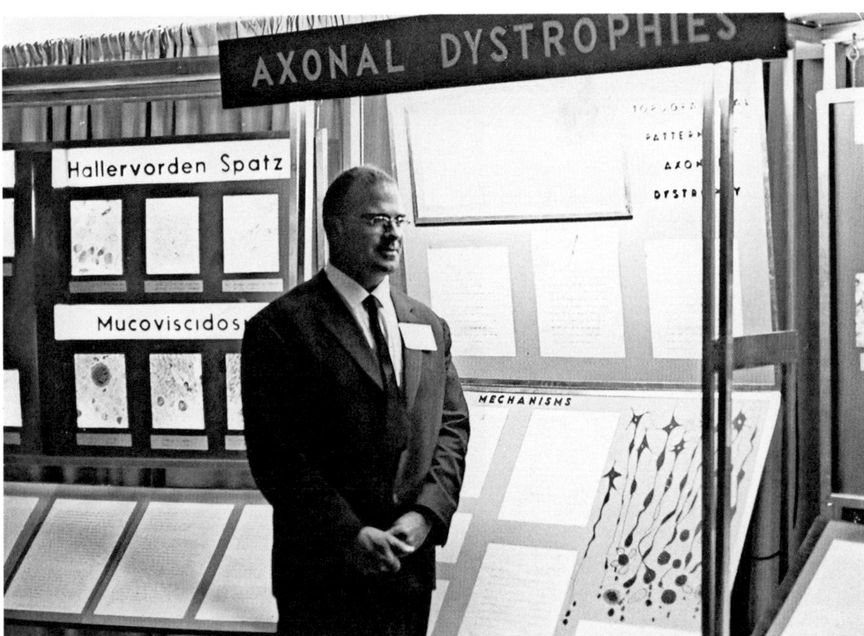

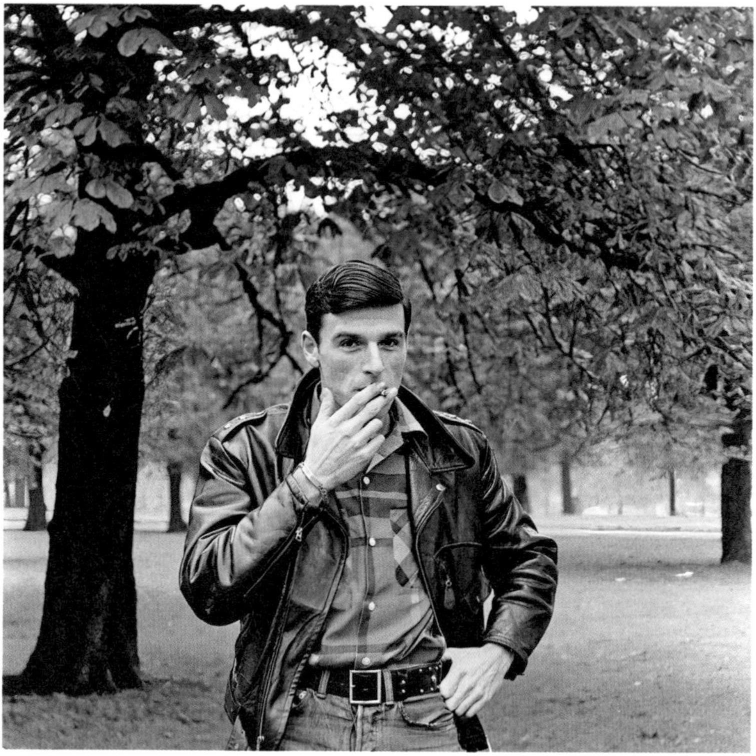

OBEN: Thom Gunn im Hyde Park, London 1959

RECHTS: W. H. Auden, ein Porträt, das viele Jahre über O. S.s Schreibtisch hing

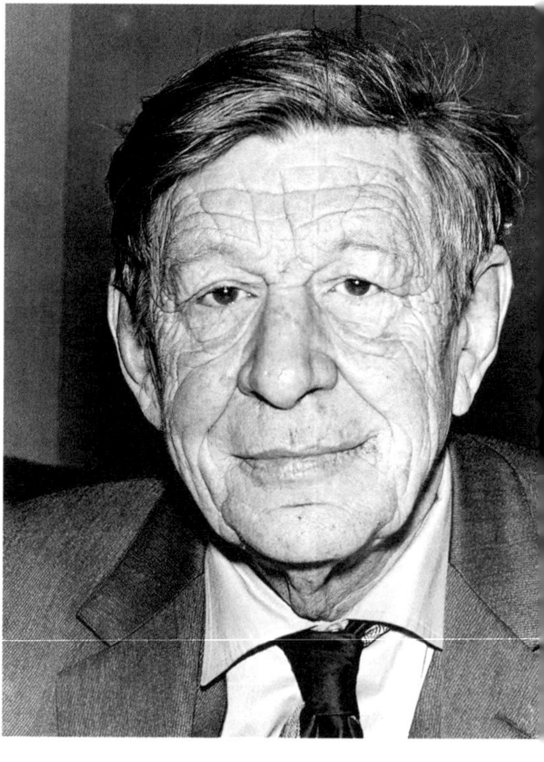

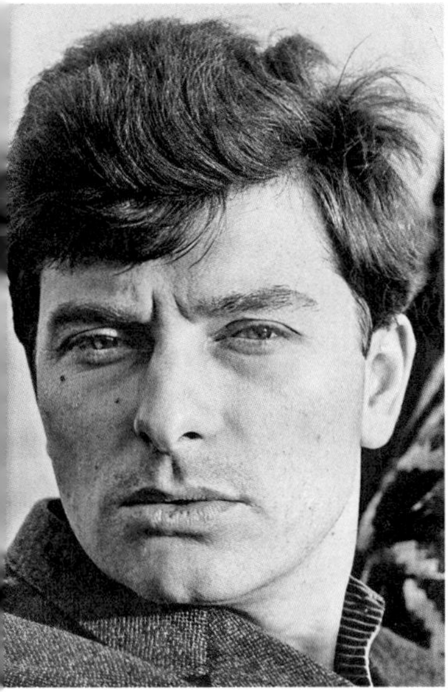

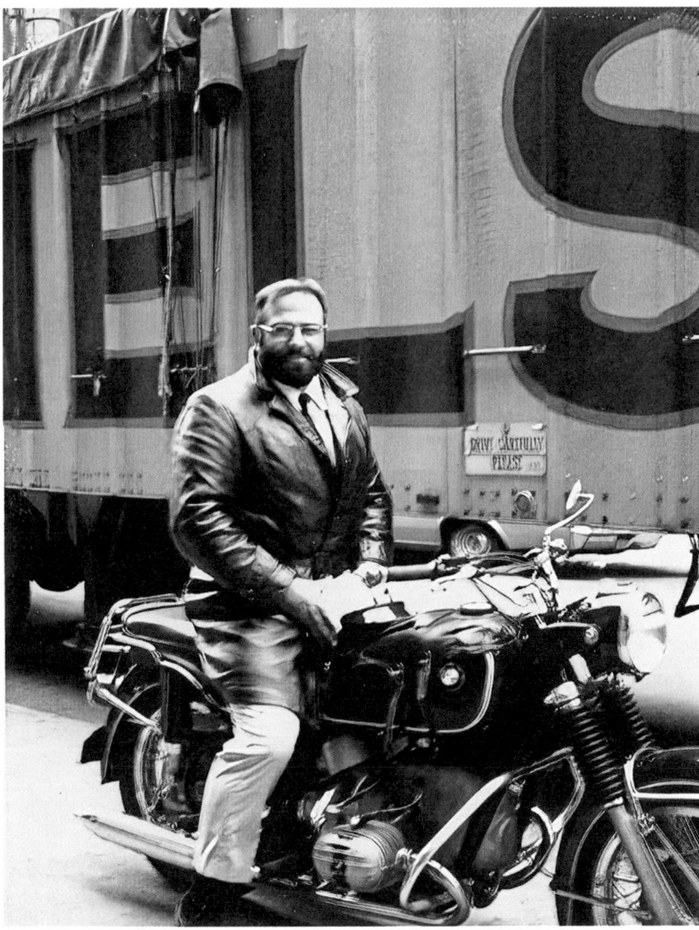

LINKS: Jenö Vincze, Anfang der 1960er Jahre

UNTEN: O. S. auf seiner BMW, um 1970

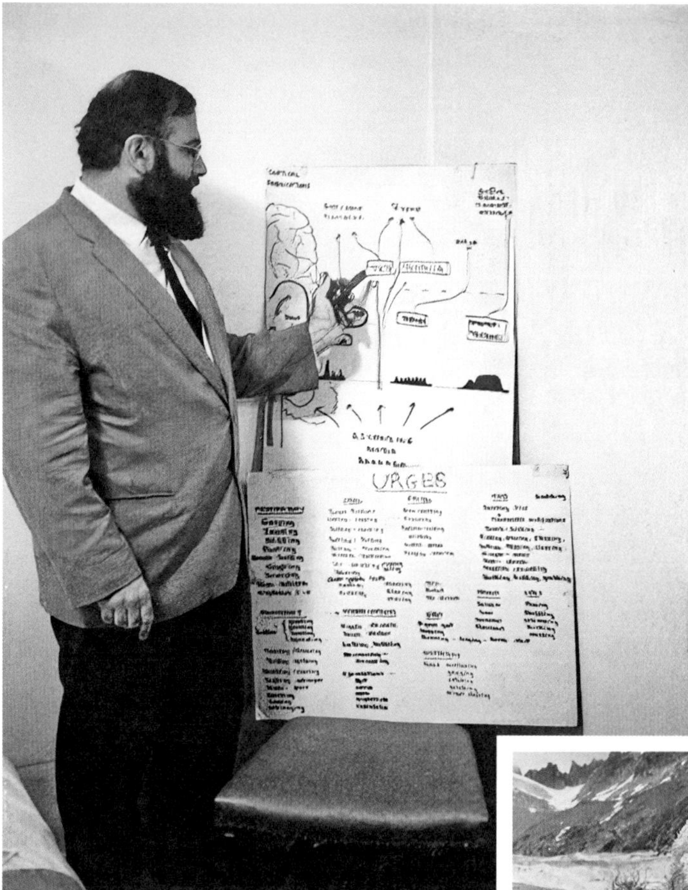

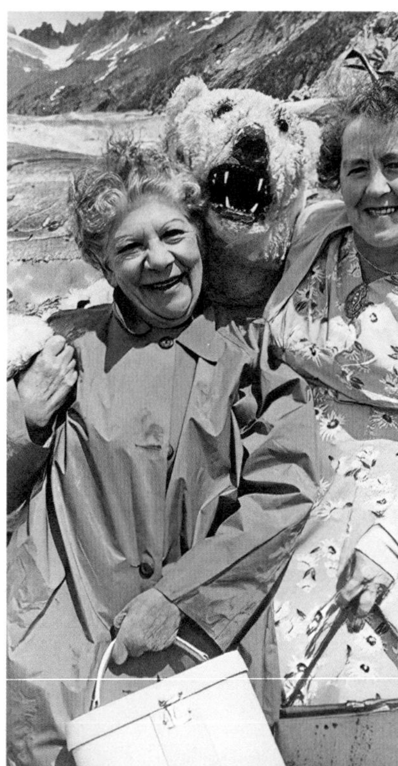

OBEN: O. S. trägt einige Gedanken über seine *Awakenings*-Patienten vor, um 1970

RECHTS: Aunt Len (links), Eisbär und eine Freundin

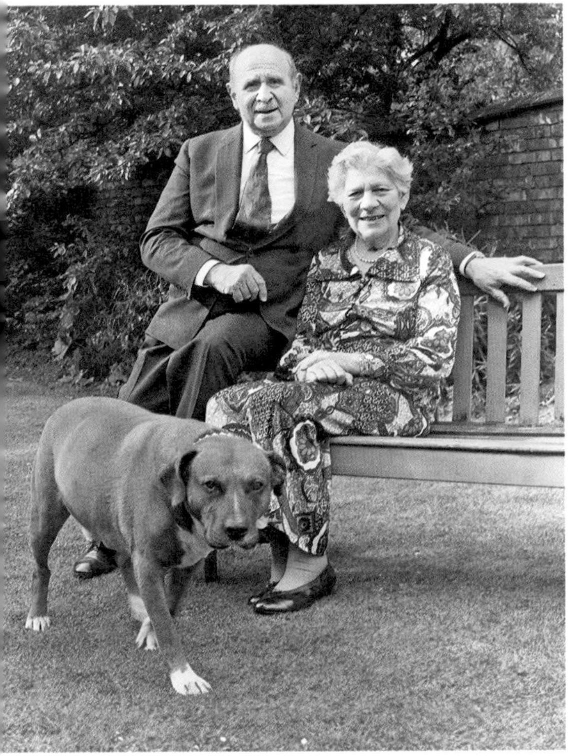

LINKS: Sam und Elsie Sacks 1972 bei ihrer Goldenen Hochzeit im Garten des Hauses 37 Mapesbury

UNTEN: O. S. und seine drei Brüder. Von links: Oliver, David, Marcus und Michael Sacks

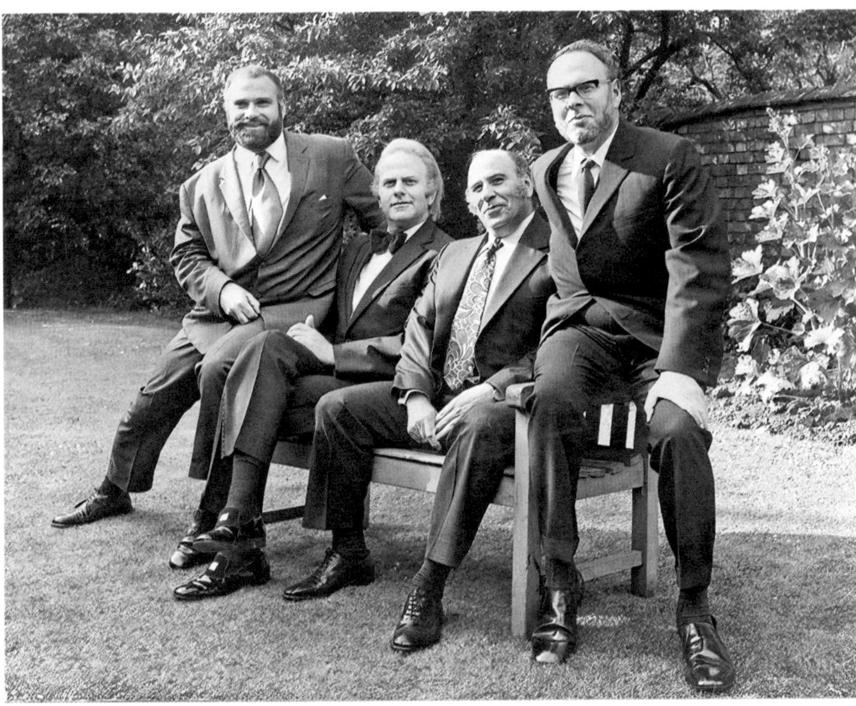

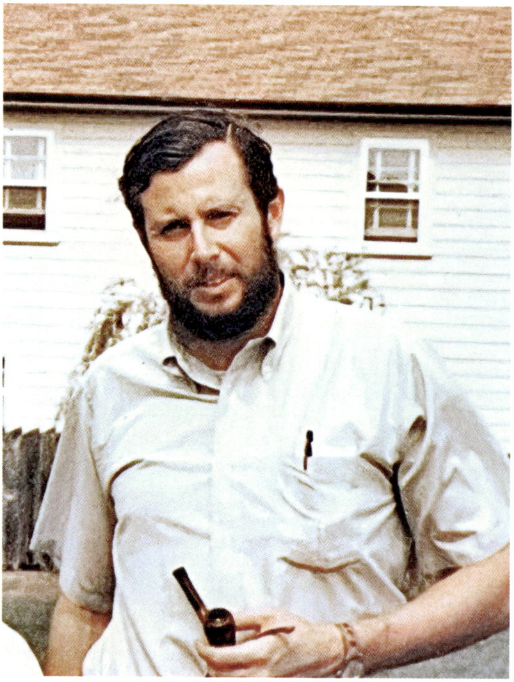

LINKS: Bob Rodman, etwa zu der Zeit, als er O. S. Anfang der 1960er Jahre an der UCLA kennenlernte

UNTEN: Beim Schreibmaschineschreiben auf der Terrasse eines Freundes

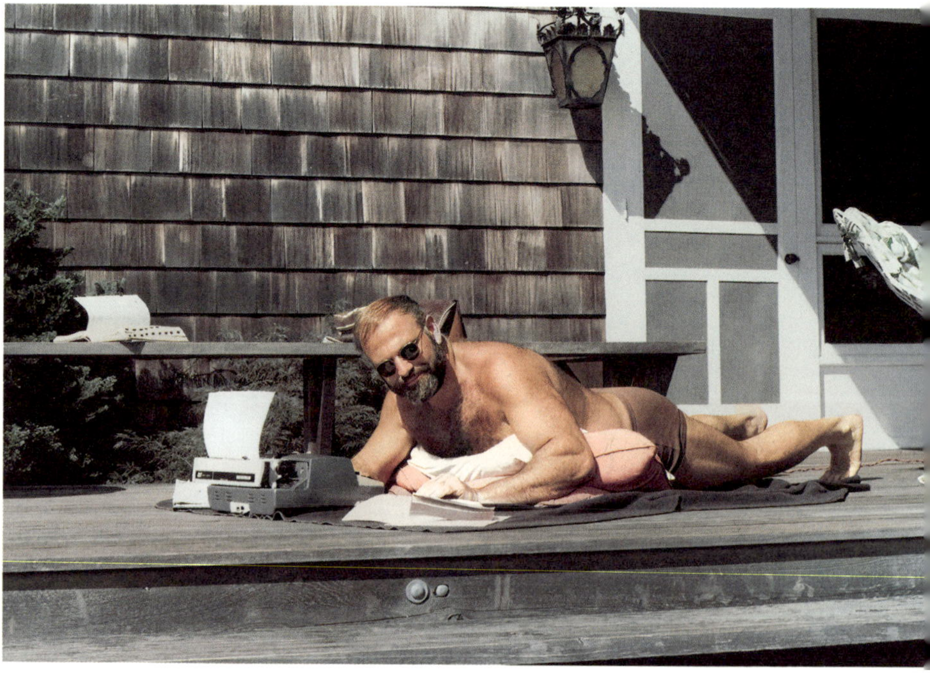

im Haar, Ende dreißig oder Anfang vierzig (mein Alter!), wie sie gewesen sein muss, als ich ein Kleinkind war; oder noch seltsamer, ich sehe *sie* wiederholt im Traum als Mädchen in der riesigen Landau-Familie, auf ewig aufgehoben in diesem unmöglichen Sommernachmittag im alten Highbury-Garten (wie absurd! Denn das alte Highbury House wurde 1915 abgerissen), mit ihren Eltern, meinen Großeltern, die ich nicht mehr kennengelernt habe, *und* ihren siebzehn Geschwistern und meinen Cousins und Cousinen ersten Grades, zweiten Grades und dritten Grades, sie alle irgendwie unmögliche Zeitgenossen, bis das Gefühl der Unmöglichkeit in mir anwächst und mich, wenn es stark genug ist, aufweckt! In der Handtasche meiner Mutter (das einzige Stück aus ihrem «Nachlass», das ich durchgesehen habe), fand ich ein Bild, das *sie* ihr Leben lang mit sich herumgetragen haben muss, ein Bild *ihrer* Mutter als sechzehnjährige Braut, aufgenommen im Frühjahr 1872.

Wie viel plötzliche Nüchternheit solche Dinge bringen, welch plötzlichen Wechsel in eine soziale und historische Perspektive. In den Blick gerückt wurde die ganze Spanne der Generationenfolge durch ein Telegramm[35] von Ma's letztem lebenden Onkel (etwa 101, in Paris) und seinen Ur-Ur-Ur-Großnichten [...], Zwillingen, die sie drei Jahre zuvor zur Welt gebracht hatte, ihre letzten Entbindungen; so viele Verwandte; so viele Studenten, Ex-Studenten, ehemalige Patienten und die, die sie vor zehn oder dreißig oder fünfzig Jahren auf die Welt geholt hatte. Ich glaube, ich habe nie zuvor eine Ahnung davon gehabt, wie weitreichend ein Leben sein kann, genetisch, sozial, in jeder Hinsicht, und Ma's Leben war noch nicht einmal besonders weitreichend. (Mir wird gerade klar, wie wenig Menschen mich, würde ich jetzt sterben, wirklich kennen oder mögen würden, wie wenige zu meiner Beerdi-

35 Während der Schiwa.

gung kämen.) Diese Generationenfülle gab mir das merkwürdige, tröstliche [Empfinden], Ma gehe «in die Geschichte ein» (obwohl ich keine Ahnung habe, was das bedeutet, denn es gilt immer, dass man zugleich *in* der Geschichte ist und Geschichte *ist*).

Schmerzlich habe ich bedauert (und bedaure), dass ich keine eigene Familie hatte, habe und haben werde – zumindest die genetische Kontinuität wird bei mir abbrechen. Ma war wundervoll mit Enkelkindern und diese mit ihr: Es kann zu einer so schönen nicht-neurotischen, unverkrampften, konkurrenzfreien und biologisch durchaus wichtigen Beziehung zwischen Großeltern und Enkeln kommen, eine echte Kontinuität, über alle Generationskonflikte hinweg. Ich habe immer bedauert, dass ich als Jüngster der Jüngsten nie etwas von meinen Großeltern gewusst habe. Aubrey – Abba Eban –, der einzige meiner Cousins ersten Grades, der von der ansonsten universellen schweren Neurose / Psychose verschont blieb, wurde von seinem «geliebten und gelehrten» Großvater erzogen – dem Oliver Wolf Sacks, nach dem ich benannt wurde, aber den ich nie kennengelernt habe.

Aber vielleicht bietet mir meine eigene Folgegeneration – Generationen von Studenten, Lesern, Büchern, Gedanken, Vorstellungen – eine gewisse Entschädigung. Das hoffe ich zumindest. [...]

An Colin Haycraft

10. Februar 1973
11 Central Parkway, Mt. Vernon, NY

Lieber Colin,

bei meiner Rückkehr fand ich im Beth Abraham eine Besorgnis erregende und potenziell katastrophale Situation vor – die sich in Tausenden Beth Abrahams im ganzen Land wiederholt. Nixons letzter Haushalt hat den Verteidigungsetat (ich meine «Verteidigung») um zwanzig Milliarden Dollar oder so erhöht, und eine gnadenlose Mittelkürzung in Schulen und Krankenhäusern vorgenommen, vor allem in Krankenhäusern für chronisch kranke «Sozialhilfe»-Patienten. Bei meiner Rückkehr musste ich feststellen, dass Margie (unsere hoch motivierte Logopädin), die Beschäftigungstherapeutin etc. alle fristlos entlassen wurden. Es hat eine sofortige (und wahrscheinlich dauernde) Schließung unserer Werkstatt, unserer Reha-Abteilung etc. gegeben, außerdem ist drei Vierteln des Pflegepersonals und der Sozialarbeiter gekündigt worden. Als ich auf meine Station kam, stellte ich fest, dass fast jeder Patient sprach- und bewegungslos vor Angst war. Und sie haben gute Gründe für diese Angst, denn die Einrichtungen, in denen «gekürzt» wurde, waren überwiegend die einzigen, die Hoffnung und Besserung in ihr Leben brachten. In einem Gesicht nach dem anderen erblickte ich den erschreckten, erstarrten «Totenblick», der den Tod von Sam H., Julien S.[36] etc. angekündigt hatte. In der Tat ist das ein Todesurteil für viele von ihnen und für andere Patienten des Krankenhauses sowie für viele der drei Millionen US-Patienten in Einrichtungen der sogenannten «erweiterten Pflege», die nun für sie praktisch zu Todeslagern werden. Entsetzlich. Und der Umstand, dass diese Veränderung von ganz oben verordnet worden ist, gibt einem das Gefühl absoluter Ohnmacht.

Wieder spiele ich mit dem Gedanken, eine Fußnote [hinzuzufügen][37] – aber vielleicht wäre sie an dieser Stelle nicht ganz angebracht. Jedenfalls werde ich die Patienten (wenn es möglich ist) auch weiterhin besuchen (einfach in meiner Eigenschaft als Mensch, als soziales Wesen) und beob-

36 Postenzephalitische Patienten.

37 In *Awakenings*, das bereits im Druck war.

achten, wie sich *diese* Einschränkung auf sie auswirkt. Ich fürchte, sie wird die Arbeit der letzten vier Jahre, wenn nicht der letzten vierzig Jahre, zunichtemachen. Das wird all das Schlimme, was ihnen in der Vergangenheit widerfahren ist, in den Schatten stellen. Noch *bevor* ich erfuhr, was passiert war, sah ich den Patienten an, dass sie vollkommen verstört waren. Und als ich die Nachricht vernahm, musste ich an die Worte denken (ich glaube, sie stammen aus einem Sanskrit-Gedicht), die Oppenheimer in den Sinn kamen, als er die erste Atombombe bei Alamagordo sah: «Ich bin der Tod geworden, der Vernichter der Welten.» Das wird sich auch auf meine Arbeit mit den behinderten Kindern sehr nachteilig auswirken, denn die Mittel für das Fachpersonal, das die Beratung in den Schulen durchführt und die medizinische Betreuung übernimmt, wurden ebenfalls beschnitten. Wie in einer Doppelhelix werden sich Sozialleistungen und Wirklichkeit spiralförmig ins Nichts verflüchtigen und der Schrecken in einem Maße anwachsen, dass sich die McCarthy-Ära daneben wie ein Kinderspiel ausnehmen wird, wenigstens sagen das viele Leute. Und obwohl ich in der Regel für aktuelle Skandale taub und blind bin, kann meine moralische Antenne *diesen* Skandal nicht ignorieren.

Genug gesagt. Ich werde eine Zeitlang aufhören, Sie mit Briefen und Fußnoten zu bombardieren. Ich werde versuchen, mich zu beruhigen und abzuwarten, bis ich irgendwann neue Nachrichten von Ihnen bekomme.

Mit freundlichen Grüßen

An Jean Cunningham

Lektorin, Faber & Faber

6. März 1973
11 Central Parkway, Mt. Vernon, NY

Liebe Miss Cunningham,

unerwartet und gleichzeitig habe ich soeben Ihren Brief vom 13. März und Mr. du Sautoys[38] Brief vom 2. März erhalten. Lassen Sie mich zunächst sagen, dass ich von dem Vorschlag, mich für Faber an einem Buch über Schmerz zu versuchen, äußerst geschmeichelt und entzückt bin.

Aber was für ein Thema! Wie weit, wie tief, wie vielfältig, wie vielseitig – wie um alles in der Welt soll man es angehen? Es wäre, das muss ich zugeben, eine außergewöhnliche Herausforderung. Und das Thema fasziniert mich, wie es jeden faszinieren muss. Es ist so fundamental, so elementar und so – zutiefst geheimnisvoll. Immer wenn ich durch einen der vorliegenden Wälzer zu dem Thema wate (wie die Viertelmillionen Wörter des Buchs von White & Sweet), die versuchen, alles auf Nervenbahnen und Mechanismen zu reduzieren und das Geheimnis des Schmerzes wegzutabellieren, fällt mir der herrliche Dialogfetzen aus Dickens' *Harte Zeiten* ein:

«Hast du Schmerzen, liebe Mutter?»

«Ich denke, irgendwo im Zimmer ist ein Schmerz», sagte Mrs. Gradgrind, «aber ich könnte nicht mit Bestimmtheit sagen, dass ich ihn habe.»

In letzter Zeit habe ich viel über Schmerz nachgedacht, zum Teil infolge von Trauer und Verlusterlebnissen und – banaler – von akuten Bandscheibenproblemen. Tatsächlich hatte ich gestern brennende Parästhesien in einer Hand und habe einige ihrer grundlegenden Eigenschaften in meinem Notizbuch festgehalten. (Ich schrieb: Reißzwecken und Na-

38 Peter du Sautoy, Vorstandsvorsitzender von Faber & Faber.

deln. Schmerzquanten: prickeln, kribbeln, flackern, zwicken, beißen – ein Schmerz-Tinnitus (vgl. diskreten und kontinuierlichen Schmerz mit Klonus / Tonus, Zuckungen & Krämpfen). Piken, stechen, bohren, reißen. Beißender Schmerz, kitzeln und stechen, wie Schnupftabak und Currys. Schmerzformen: elementar, irreduzibel, *irritierend*, ein grundlegender Aspekt der biologischen Irritation.) Solche Dinge notiere ich mir in müßigen Momenten – unzusammenhängende Zitate, Aphorismen, Diagramme.

Aber flüchtige Notizen sind eine Sache und ein Buch eine ganz andere. Sicherlich vergeht kein Tag, ohne dass meine Patienten mir nicht von Schmerzen berichten – vom banalen Zwicken bis zu seltsamen nicht lokalisierbaren Empfindungen oder Gemütszuständen, wie sie die sterbende Mrs. Gradgrind erlebte.

Ich habe mich schon immer für Schmerz interessiert. Vermutlich tut das jeder Neurotiker: Diesem leidenschaftlichen Interesse an Schmerz und Leiden, seinen Erfahrungen und der eingehenden Beschäftigung mit ihnen verdankt Schopenhauer vermutlich seine Überlegenheit gegenüber Kant und (zumindest in einigen Kapiteln) die fast unerträgliche Eloquenz und Intensität seines Meisterwerks[39].

Schmerz. Vor zwölf Jahren hat einer Ihrer anderen Autoren (Thom Gunn) mir vorgeschlagen, ein Buch über den Schmerz zu schreiben. Ich weiß nicht mehr aus welchem Anlass, aber jedenfalls verfiel ich in einen dieser endlosen Monologe oder, besser, Selbstgespräche, zu denen ich neige, ausgelöst durch irgendetwas, was Thom gerade gesagt hatte. Nachdem er mir zwei Stunden lang zugehört hatte, sagte er: «Das ist dein Thema. Ich wünschte, wir hätten ein Tonbandgerät hiergehabt – eines Tages wirst du ein Buch über den Schmerz schreiben.»

---

39 *Die Welt als Wille und Vorstellung*, 1819/44.

Die erste Arbeit, die ich je über Schmerzen geschrieben habe, entstand, glaube ich, ebenfalls 1961. Aber leider ging sie verloren, wie so viele andere Dinge, die ich geschrieben habe – ich hab sie verloren und hatte keine Kopie. [...]

Ich wollte Ihnen eine Zwei-Zeilen-Nachricht schreiben und ertappe mich wieder dabei, dass ich in alle Richtungen abschweife. Ich muss über das Thema nachdenken – das heißt, ob es sich als Thema für ein Buch eignet. [...]

An W. H. Auden

31. März 1973
11 Central Parkway, Mt. Vernon, NY

Lieber Wystan,

als ich Ihren liebenswerten Brief vom 21. Februar[40] erhielt, überwältigte mich ein Gefühl der Zuneigung und Dankbarkeit, woraufhin ich augenblicklich eine Antwort schrieb, sie in einen Umschlag schob und mit einer Briefmarke versah. Dann legte ich sie unter einen Band des Oxford English Dictionary, um sie zu glätten, nahm sie am nächsten Morgen mit, um sie aufzugeben, kann mich jetzt aber nicht erinnern, ob ich es wirklich getan habe. Mehr als einen Monat habe ich nun mein Gedächtnis zermartert, um mir den genauen Moment des Aufgebens (oder Nicht-Aufgebens) vor Augen zu führen. So etwas passiert. Allerdings finde ich, dass es mir besonders häufig passiert, wenn meine Gefühle in Aufruhr sind. Da zwanghafte Unentschiedenheit nicht von alleine endet, nehme ich mir (was ich vielleicht schon vor einem Monat hätte tun sollen) die Freiheit heraus, einen weiteren Brief zu schreiben [...]

40 In diesem Brief schrieb Auden: «Habe *Awakenings* gelesen und halte es für ein Meisterwerk. Ich gratuliere.»

Dann möchte ich Ihnen (und wenn ich mich wiederhole, so ist das allemal besser, als gar nichts zu sagen) von ganzem Herzen für ihre überaus noble Reaktion auf mein Buch danken. Sie sind von meinem Verleger abgesehen der einzige Mensch, dem ich eine Kopie gezeigt habe; und es gibt niemanden, dessen ermutigende Reaktion mich glücklicher machen könnte als die Ihre. Ich habe *tatsächlich* ein Glossar angefertigt, als ich im Januar in London war, und ich habe ganz gewiss die Hoffnung, dass das Buch auch Leser außerhalb des Fachpublikums anspricht. Vielleicht war meine Erfahrung atypisch; vielleicht wollte ich provokativ sein oder befremden; aber die positive Erfahrung mit dem *Listener*-Artikel sowie die fünf Jahre negative Erfahrung, die vorausgingen, haben mich davon überzeugt, dass jeder wirklich echte und ersprießliche Dialog in der Medizin und in medizinischen Kreisen (besonders den vertrockneten neurologischen, zu denen ich gehöre) unmöglich ist, während es offensichtlich eine Menge echter, *lebendiger* Menschen außerhalb der Medizin gibt, die mir zuhören *werden* und mit denen ich das Vergnügen (die *Notwendigkeit*) eines echten Gesprächs genießen kann, was (wenn ich mich richtig entsinne) Dr. Johnson «ein Strömen der Gedanken» genannt hat.

Im Augenblick bin ich vor allem in Trauer und warte auf die Veröffentlichung von *Awakenings* (die ursprünglich für den 26. April vorgesehen war, durch den Bahnstreik verschoben werden musste und jetzt auf den 17. Mai verlegt ist – aber wer weiß?). Ich fühle mich nicht wirklich lebendig. Ich war wie ausgelöscht nach dem Tod meiner Mutter; als wäre ich größtenteils mit ihr gestorben (zweifellos war ich zu eng mit ihr verbunden); erst in den letzten Tagen, vielleicht mit den Zeichen des Frühlings um mich her, spüre ich, dass sich meine Kräfte wieder regen, dass ich aus eigener Kraft existiere und dass ich – überraschender- und erstaunlicherweise – noch immer da bin und die Welt noch da ist und dass – was kaum denkbar erscheint – vier Monate seit ihrem Tod vergangen sind. Ich fange an, denke ich, wieder einen gewissen Begriff von Echtzeit und Geschichte zu entwickeln und die Vergangenheit als Vergangenheit zu begreifen, niemals dem Vergessen anheimgegeben, aber auch nicht mehr als Scheingegenwart verwendet.

Warum auch immer, ich fand es fast unmöglich, mich auf irgendetwas anderes als D. H. Lawrence zu konzentrieren, besonders einige seiner schönen frühen Erzählungen, die so voller Leben und Liebe sind und in nichts an den bitteren, bissigen, wütenden Lawrence späterer Zeiten erinnern. Ich halte viele Gedanken und Einfälle in meinen Notizheften fest – diesen Heften, die so viel besser, frischer, leichter sind als alles, was ich in meinen «fertigen» Arbeiten erreiche –, habe dort aber noch nichts Besonderes mit dem Füller (oder der Schreibmaschine) zu Papier gebracht. Neben dem Buch über Parkinsonismus, das ich für Raymond Greene von Heinemann machen werde – ein Buch, das ich so orthologisch anlegen werde wie möglich und das in Stil und Absicht (wie ich hoffe) eine gewisse Ähnlichkeit mit den «Untersuchungen»[41] haben wird –, habe ich großes Interesse an einem Vorschlag von Faber: Sie möchten, dass ich ein Buch über Schmerz schreibe.[42] Mir scheint, dass ich mein ganzes Leben lang über Schmerz nachgedacht habe (wie alle ihr ganzes Leben lang über Schmerz nachdenken) – und es ist genau eines jener tiefen, elementaren (und generell missverstandenen) Themen, mit denen ich mich befassen sollte: Tatsächlich habe ich in der Nacht, als ich zum ersten Mal davon hörte, geträumt, ich sei eine Amöbe und erspürte mir den Weg durch die Welt, Regionen möglicher Schmerzen

41 Wittgensteins *Philosophische Untersuchungen.*

42 Keiner dieser Buch-Pläne wurde verwirklicht.

erfühlend – zu viel Hitze hier, zu viel Säure dort etc. –, eine undefinierbare, urtümliche Mischung aus Angst-Schmerz-Schrecken, durch die ich die Welt ertastete und entschied, was ich tun, wohin ich gehen könnte etc.[43]

Ich freue mich sehr, dass *Verlorene Liebesmüh*[44] in Brüssel gut aufgenommen wurde, und bin voller Bewunderung für die Energie, mit der Sie so viel auf so viele Weisen und an so vielen Orten bewerkstelligen. Ich wollte, ich hätte Ihre Entschlossenheit – Sie scheinen sich diese Dinge vorzunehmen und einfach anzugehen, während ich ständig warte und zögere und mich in einem Knäuel von Unentschlossenheit verfange. [...]

Ich weiß nicht, ob Sie noch in England sein werden, wenn ich dort im Mai eintreffe. [...] Wenn ich Sie (wie ich befürchte) dort verpassen werde, dann hoffe ich, zumindest von Ihnen zu hören und Sie demnächst hier, dort oder irgendwo anders zu sehen. Ich erinnere mich, dass an diesem schmerzlichen Samstag[45] ein Fremder zu Ihnen kam und Sie begrüßte. Ich fragte Sie, ob Sie die Welt für einen großen oder kleinen Ort hielten; und Sie haben geantwortet: «Weder noch. Für einen angenehmen Ort.» Wenn die Welt also ein angenehmer Ort ist – so bin ich sicher, dass ich Sie in den nächsten Monaten in England, Österreich oder New York sehen werde.

---

43 Dieses außergewöhnliche Bild offenbart O. S.s nie erlahmendes Interesse am Tastsinn und an «prähumanen» Tieren und Pflanzen, auf das er 2014 in seinem Essay «Empfindungsvermögen: Das geistige Leben von Pflanzen und Würmern» zurückkommt. (Das dritte Kapitel in: Oliver Sacks, *Der Strom des Bewusstseins*, Rowohlt 2017.)

44 Auden und Chester Kallman hatten das Libretto zu einer Opernbearbeitung von Shakespeares Werk durch Nicolas Nabokov (einem Cousin von Vladimir Nabokov) geschrieben.

45 Eine Anspielung auf den Tag im Jahr 1972, als Auden Amerika, wo er jahrzehntelang gelebt hatte, verließ, um nach England und Österreich zurückzukehren. Orlan Fox und O. S. hatten Auden geholfen, seine Sachen zu packen, und ihn zum Flughafen gebracht. Auden hatte beiden einige seiner Besitztümer überlassen. O. S. schenkte er seine Stereoanlage und Plattensammlung sowie einen Band Goethe-Briefe.

PS: Ich werde jetzt sofort zur Post gehen und *diesen* Brief aufgeben, es sei denn, er verheddert sich wieder – wie der letzte – in meiner Unentschiedenheit!

An Richard Lindenbaum

31. März 1973
Beth Abraham Hospital, Bronx, NY

Lieber Dick,

ich *denke*, ich habe Dir schon vor ein paar Wochen geantwortet – aber [...] ich möchte Dir ganz besonders danken für den *Treasury of Mathematics*[46], den Du mir geschickt hast und der mehr oder weniger zu meiner Bettlektüre geworden ist (in der eigenartigen Gesellschaft von Sir Thomas Browne und D. H. Lawrence) und mich in einige weite Gedankenmeere geführt hat. Wie verfehlt unsere Schulbildung im Großen und Ganzen doch war! Wie viel leichter die Meister zu verstehen sind als der muffige, leblose, aufgearbeitete Stoff aus zweiter Hand, den man uns in der Schule eingepaukt hat! Insbesondere hat mir Sylvester[47] gefallen (von einem Absatz, den ich auf der Rückfahrt von Didcot gelesen habe, war ich so begeistert, dass ich ihn im Epilog[48] zitiert habe). Offenbar gelingt es mir immer besser, Invarianten und Kovarianten in der Luft schweben zu *sehen*, so unverfälscht und deutlich wie platonische Formen. Gauß[49] ist außerordentlich mühsam, zum Teil liegt es wohl an der Schwierigkeit der Sache, zum Teil an seiner nie erlahmenden Strenge und Knappheit – aber die Lektüre ist so befriedigend! Ich habe festge-

46 Eine von Henrietta Midonick herausgegebene Sammlung von Primärquellen aus dem Jahr 1968.
47 Ein britischer Mathematiker, der im 19. Jahrhundert gelebt und gelehrt hat. [A. d. Ü.]
48 Zu *Awakenings*.
49 Carl Friedrich Gauß (1777–1855)

stellt, dass der Abschnitt über gekrümmte Flächen – «Flächen sind nicht als Grenzen von Körpern, sondern als Körper zu betrachten, deren eine Dimension verschwindend klein ist» – mir nach und nach ermöglicht hat, alles, «inneren» und äußeren Raum – *als* gekrümmte, geschlossene, kontinuierliche, unterschiedlich gekrümmte Flächen – zu begreifen, zu visualisieren (ich kann mir nichts richtig merken, bevor ich es nicht in irgendeiner Weise zu einer bildlichen Vorstellung umgeformt habe). Nachdem ich Gauß gelesen habe, kann ich Einstein jetzt (ein bisschen) besser verstehen; vor allem aber die Cartoon-artigen Verformungen von Struktur und Raum, die (jedenfalls für mich) so typisch für Neurosen, Parkinsonismus und andere derart gekrümmte und polarisierte Zustände erscheinen. Es gibt einen wunderbaren Abschnitt bei Proust, in dem er über seine eigenen beiden gegensätzlichen Zustände spricht (den ästhetisch-epiphanischen und den neurotisch-egozentrischen): «So habe ich ... diese verschiedenen Zustände unterscheiden gelernt, die in meinem Innern zu gewissen Zeiten aufeinanderfolgen ... dicht beieinanderliegend, haben sie doch so wenig miteinander zu tun, es besteht so gar keine Verbindung zwischen ihnen, daß ich nicht mehr verstehen und mir überhaupt nicht vorstellen kann, was ich mir in dem einen gewünscht, was gefürchtet habe, und was in dem anderen getan.» Die Form oder der Raum dieser beiden Zustände – der Zustand des *Gleichgewichts*, so offen und frei, wo alles in seiner Eigentlichkeit, Vielfalt und Harmonie wahrgenommen wird; und der Zustand der *Spannung*, so heftig verworfen wie ein wüstes Kraftfeld, und absolut geschlossen, niederträchtig, tendenziös und egozentrisch – ihre räumliche Nähe und absolute Gegensätzlichkeit sind mir nach der Gauß-Lektüre sehr viel klarer geworden. Weiß Gott, wir verbringen so viel Zeit unseres Lebens in diesen unerträglichen, aber unentrinnbaren *geschlossenen* Innenräumen – wie eine Fliege in einer Kleinschen Flasche[50] –, doch allmählich, hin und wieder, durch einen gnädigen Zufall, befindet man sich – häufig ganz unvermittelt – *außerhalb* des Labyrinths, in einem himmlisch geräumigen, *realen* Raum, und ist in der Lage, auf den neurotischen Zustand als eine Art vorübergehende und lokale Deformation (Deformität) zurückzublicken, aber nur manchmal – denn der neurotische Zustand kann – solange er das Übergewicht hat – nur als absolut, vollkommen einengend und dauerhaft empfunden werden. [...]

Meine gegenwärtige Arbeit ist – jetzt, da ich Beth Abraham verlassen habe – widerwärtig und anstrengend und undankbar.[51] Ich kann sie kaum ertragen – aber sie bringt die Miete (gerade so eben). Ich kann sie nur überstehen, indem ich mir sage, dass sie vorübergehend ist. Nach dem Tod meiner Mutter und nachdem ich die mir so ans Herz gewachsenen Patienten im Beth Abraham verlassen habe (weil ich musste), sehe ich keine wirklichen Motive / Gründe, die für einen Verbleib in New York sprechen: oder, vielmehr, nur *einen* Grund – meinen Analytiker, der mir so viel bedeutet und mir (wie kein anderer) über manche Schrecklichkeit und Schwierigkeit hinweghelfen kann. Ich warte ungeduldig und mit einer gewissen Ängstlichkeit auf das Erscheinen von *Awakenings*. [...] Auden (Gott segne ihn!), dem ich an dem Tag, als wir uns trafen, einen Probedruck gab, hat es großzügigerweise als «Meisterwerk» bezeichnet, was mir gutgetan hat (das heißt, in jenen Augenblicken, in denen es einem *gestattet* ist, sich gut zu fühlen).

---

50 Eine Kleinsche Flasche ist in gewisser Weise einem dreidimensionalen Möbiusband analog, ein Entkommen ist unmöglich.

51 O. S. bezieht sich auf seine Arbeit im Bronx Psychiatric Center (auch Bronx State genannt), wo er von dem bürokratischen und wenig einfühlsamen Umgang mit den Patienten frustriert war, aber vielleicht in noch höherem Maße von den profitorientierten Pflegeheimen überall in der Stadt, wo die Versorgung in den 1970er Jahren notorisch unfreundlich und unhygienisch war.

O. S. lernte Raymond Greene im Sommer 1971 kennen, als Greene, ein Verleger, ihn bat, ein allgemeines Buch über die Parkinson-Krankheit zu schreiben (nicht zu verwechseln mit der seltenen Form des postenzephalitischen Parkinsonismus, unter dem seine *Awakenings*-Patienten litten).[52] Zunächst noch vollauf beschäftigt mit der Niederschrift von *Awakenings*, konnte sich O. S. dem allgemeineren Buch ernsthaft erst im Frühjahr 1973 zuwenden, nachdem *Awakenings* endlich in Druck gegangen war. Im Laufe von etwa einer Woche schrieb O. S. zwei sehr lange Briefe an Greene und gab ihm einen Überblick über seine Gedanken zum Parkinsonismus. Der folgende Text ist ein Auszug aus dem zweiten dieser Briefe, der sich insgesamt auf sechzehn Schreibmaschinenseiten belief.

An Raymond Greene

Vorstandsvorsitzender von Heinemann Medical Books

6. April 1973
[Keine Adresse angegeben]

Lieber Dr. Greene,

[…] In den letzten Tagen habe ich den Eindruck (wenn ich nicht einer Selbsttäuschung erliege), dass ich in dem Ganzen eine klarere und einfachere Struktur wahrnehme. Es könnte auch erforderlich sein, dass ich in das Buch gewissermaßen verstohlen und quer einsteige, durch eine Reihe von Briefen, die unmerklich zu Kapiteln werden. Alles, was ich jetzt zu einem möglichen Plan oder Entwurf äußere, könnte hinfällig werden, sobald ich mit dem Schreiben anfange:

Mir war es nie möglich, zu weit in die Zukunft zu planen

52 Greene (1901–1982) war ein älterer Bruder des Schriftstellers Graham Greene und selbst sehr bekannt: ein Verleger, Mediziner und exzellenter Bergsteiger, der 1933 zu der britischen Expedition gehörte, die den Mount Everest bezwang.

oder zu rechnen, ohne meine Spontaneität zu beeinträchtigen oder jenes unbewusste Planen einzuschränken, das so viel tiefer und sicherer ist als alle Schätzungen und Erwägungen und das man erst in dem entdeckt, was man getan hat, wenn man es getan hat. [...]

Ich finde Gespräche, Briefeschreiben und die Erfindung fiktiver Dialoge sehr viel leichter als die Formulierung «korrekter», formeller Texte. Das gilt auch für meine Lektüre: Beispielsweise bin ich hingerissen von Goethes Briefen, Gesprächen, Aphorismen, der *Italienischen Reise* etc., kann mich aber in seinen «offiziellen» Werken, seinen *Opera*, kaum bewegen. Angesichts dieser Beobachtung habe ich mich gefragt, ob ich nicht einige «Parkinson-Briefe» schreiben sollte, ähnlich den *Screwtape Letters*[53] oder, um ein illustreres Beispiel zu nehmen, Dostojewskis *Aufzeichnungen aus dem Untergrund*. Ich habe auch daran gedacht, den *Dialog* als Entwurfsinstrument zu nutzen: Er ist mir so natürlich, dass ich immer Stifte von unterschiedlicher Farbe bei mir habe, damit ich die fiktiven Personen kennzeichnen kann, die in meinen Notizheften miteinander sprechen. [...]

Zur Zeit meines *Listener*-Artikels hatte ich noch nicht wirklich begriffen, dass alle Beschreibungen (Bilder, Vorstellungen) unbedingt metaphorisch sein müssen – Bezugssysteme, Sichtweisen etc., die nichts anderes als *Ideen* sind. Beispielsweise war ich immer noch von der Newton-Locke'schen Idee des «absoluten» Raums überzeugt, Raum als eine Art leerer Behälter, in dem die Ereignisse stattfinden: eine erkenntnistheoretische Annahme, die in allen gegenwärtigen neurophysiologischen Auffassungen implizit enthalten ist, ganz gewiss in den Theorien von Sherrington und Pawlow. Obwohl ich von den seltsam geform-

53 Briefroman von C. S. Lewis. [Dt.: *Dienstanweisung für einen Unterteufel*, Freiburg i. Breisgau 1958. A. d. Ü.]

ten Räumen oder Feldern gesprochen habe, in denen diese Patienten leben (ich habe einen Patienten, der zu ziemlich plötzlich einsetzenden und aufhörenden Anfällen neigt und einmal zu mir sagte: «Es ist, als hätte ich einen Magneten im Gehirn, der ein- und ausgeschaltet wird; plötzlich ist er da und verformt mich»), habe ich nicht begriffen, dass «Raum» selbst eine Metapher ist, Zeit ebenfalls und dass es eine Anzahl von Raumzeiten (oder Geometrien oder Metriken) geben kann, alle gleich nützlich, gleich elegant als Bezugssysteme für Konstruktionen von Abbildern der Welt. Obwohl ich die Richtigkeit dieses relativistischen Prinzips verstandesgemäß erfasste, als ich Einstein letztes Jahr las, stand es mir erst lebendig, bildhaft vor Augen, als ich Gauß' unglaublich faszinierende Arbeiten über gekrümmte Flächen aus den Jahren 1825 und 1827 las; und vor allem an diesem wunderbaren Punkt, wo die Erregung die strenge Formalität seiner Sprache durchbricht und er schreibt: «Es handelt sich um einen neuen Blickwinkel, dem sich ein weites und noch umbestelltes Feld für Untersuchungen eröffnet.» [...] Am Anfang der Nacht hatte ich quälende Träume, als ich (vielleicht wie Alice) vor einer Tür stand und hilflos mit einem riesigen Bund Schlüssel hantierte, von denen keiner, wie ich genau wusste, passen würde; und dann fiel ich in einen jener tiefen, traumlosen, aber so produktiven Schlafzustände, die man manchmal hat (in seinem Eintrag im, ich glaube, *National Dictionary of Biography*, nennt Jonathan Miller unter den Dingen, die ihm Erholung verschaffen, den «Tiefschlaf»); und träumte am Morgen abermals, dass ich vor dieser Tür stünde, aber dieses Mal nur mit einem einzigen Schlüssel, von dem ich wusste, dass er der richtige sei; und das war er, und die Tür öffnete sich – und draußen war die Welt und ein wunderbares Gefühl von Weiträumigkeit und Leichtigkeit. An diesem Morgen träumte ich auch von einem Flusspferd, einer verschlungenen, grauen, homogenen, beweglichen Hyperfläche – ein Traum, der nicht ganz ernst zu nehmen, aber doch höchst bedeutsam war, weil er auf seine absurde, ganz eigene Weise die Vorstellung von gekrümmten Räumen und Flächen in meinem Bewusstsein ganz fest und dauerhaft verankerte. [...]

Mit freundlichen Grüßen

Postskriptum (8. April): (Vielleicht hätte ich diesen Brief vor zwei Tagen abschicken sollen, als er größtenteils geschrieben war; denn sonst wird er eine dieser endlosen Monstrositäten, die ich stets schreibe und nie abschicke!) [...]

Eine letzte, beiläufige Bemerkung (sie betrifft einen Aspekt, auf den ich in der Vergangenheit immer und immer wieder zu sprechen gekommen bin). Es geht um eine Stilfrage, aber ich denke, es gibt nichts Bedeutsameres als den Stil: *Sein* ist Stil, man wird des Seins nur *im* Stil habhaft. Immer und immer wieder sieht man (es wäre ein hübsches Thema für einen Essay), wie selbst die größten Denker – wenn sie sich nicht über ihre Eindrücke und Gedanken hinwegsetzen – blind für ihre Natur zu sein scheinen oder sie auf eine vollkommen unnatürliche, künstliche, systematische Weise darstellen, die sicherlich zutiefst verschieden von dem anschaulichen, intuitiven, lebendigen Charakter der geistigen Prozesse ist, die sie hervorgebracht haben. [...]

[Newtons] *Principia* erscheinen mir (teils wegen ihrer inhaltlichen Schwierigkeit, aber nicht weniger wegen des Stils) unlesbar: aber die Fragen (*Quaeries*) zur Optik sind ausgesprochen unterhaltsam und zeigen uns einen vollkommen anderen und sehr gewinnenden Newton, einen spielenden Newton, der Ideen in die Luft wirft und wieder auffängt, oder – um bei der Metapher zu bleiben, die er auf seinem Totenbett gewählt hat – der mit Kieselsteinen am Strand spielt. [...]

D. H. Lawrence (der fast der einzige Autor ist, den ich gegenwärtig lesen kann) vermittelt in seinen besten Passagen eine unglaubliche Wärme und Lebhaftigkeit und Echtheit, weil seine Eindrücke ständig in Bewegung sind, eine tierhafte Unmittelbarkeit und Geschmeidigkeit verraten und alles Statische, Monumentale und Systematische vermeiden. Ich möchte keine Abhandlung schreiben, sondern mich zufriedengeben mit Skizzen, Eindrücken, «Pansies» (Stiefmütterchen), Pensées.[54]

Kein Gebäude. Eher so etwas wie ein Garten mit lebendigen Blumen, Ideen, die keimen und knospen, blühen und Früchte tragen, jede mit einem anderen Ausdruck oder Begriff des Ganzen, jede eine eigene Möglichkeit zur Offenbarung des Ganzen – eine Epiphanie, jede eine Tür oder ein Fenster, das sich auf das Ganze öffnet. Insofern spielt es kaum eine Rolle, welche Blumen (welche Phänomene) man zuerst betrachtet: Wir können auf jedem beliebigen Weg durch den Garten gehen, denn alles, was wir sehen, bekundet oder veranschaulicht oder präsentiert oder repräsentiert auf seine Weise das Ganze. Ein Buch der Beispiele – wie die Welt selbst. Das größte dieser Bücher, das ich kenne – seit einem Jahr oder länger mein einziges «Forschungsbuch» – ist das wunderbare *Oxford English Dictionary*, in dem ich jeden Abend herumstöbere. Das *OED* ist keine Liste mit Definitionen – wie kleinere Wörterbücher, die auf Zitate verzichten –, sondern ein Garten der Vorstellung, ein grenzenloses Wort-und-Bedeutung-Spiel, ein Palomar[55] zur Beobachtung des geistigen Alls. Die willkürliche alphabetische Reihenfolge beeinträchtigt diese Vorzüge nicht im Mindesten. Ich habe mich sogar gefragt, ob ich die Phänomene des Parkinsonis-

54 Die beiden Wörter sind etymologisch miteinander verwandt, wie O. S. von seiner ständigen Bettlektüre des *The Oxford English Dictionary* zweifellos wusste.

55 Das Palomar-Observatorium verfügte damals über das größte Teleskop der Welt. [A. d. Ü.]

mus nicht *in* alphabetischer Reihenfolge behandeln sollte. [...] Wenn man sich mit Welten (und nicht mit Systemen) befasst – wie beim *OED*, der Sprache, Naturerscheinungen –, gibt es kein «Anfang ... Mitte ... Ende», keinen logischen Weg, nur eine fortschreitende Differenzierung der Idee (und *Ideata*), die bereits von Anfang an infinit (oder infinitesimal) ist. [...]

Ich sollte wohl diesen Brief, der endlos zu werden droht und auch die Geduld des wohlgesonnensten Menschen auf die Probe stellen muss, umgehend beenden.

Ich hoffe, dass diese eigenartigen Ergüsse als Vorreden zu dem eigentlichen Buch dienen können.

An den Herausgeber, The Listener[56]

22. April 1973
Albert Einstein College of Medicine, Bronx, NY

Sir:

Donald Broadbent verwies in seinem Artikel über «Alternative States of Mind» nicht nur auf äußerst wichtige experimentelle Daten, sondern lieferte auch faszinierende und aufschlussreiche Informationen über die epistemologischen, erzieherischen, sozialen und politischen Bedeutungen der besprochenen Arbeit.

Dass neben so vielen anderen Teilungen auch eine kognitive Teilung zu unserem Wesen gehört, die Möglichkeit *zweier* grundverschiedener Geistesverfassungen oder Denkweisen, ist eine uralte Erkenntnis, die in verschiedenen Generationen und Disziplinen ständig erneuert und umbe-

56 O. S. war mit Mary-Kay Wilmers, der Herausgeberin des *Listener*, gut bekannt; unter anderem hatte sie ihn um seinen Artikel «The Great Awakening» gebeten. Er schrieb gerne Briefe an Herausgeber:innen und tat es oft im Lauf seines Lebens; diese begannen üblicherweise unabhängig vom Geschlecht mit der förmlichen Anrede «Sir».

nannt wird. [...] Pascal bezeichnete sie als *analytisch* und *intuitiv* [...] und bemühte sich in dem grundlegenden ersten Abschnitt der *Pensées*, diese beiden Arten der Wirklichkeitswahrnehmung mit ihren Stärken, ihren Grenzen und der Beziehung zwischen ihnen zu beschreiben. Dort heißt es: «Das eine aber kann ohne das andere bestehen, denn der Geist kann stark und eng und ebenso ausgedehnt und schwach sein.»

Dass das eine ohne das andere sein kann, und sogar weit stärker als das andere, ist mir bei meiner Arbeit mit Kindern im Kindergarten- oder Vorschulalter sehr klar geworden. Aufgefordert, etwas zu zeichnen (gewöhnlich schlage ich ein Tier vor, manchmal ein Flusspferd), ziehen einige Kinder sofort und sozusagen instinktiv eine Umrisslinie des ganzen Tiers in einem einzigen, raschen und ununterbrochenen Strich, während andere Kinder das Tier Stück für Stück und Merkmal für Merkmal konstruieren. Beides ist vollkommen nachvollziehbar, denn ein Objekt (Flusspferd) lässt sich entweder als zusammenhängende, geschlossene und verschlungene graue Fläche oder als eine Ansammlung von einzelnen «Merkmalen» denken. Man kann bei Kindern auch einen grundlegenden Unterschied im Umgang mit Zahlen beobachten: Einige neigen instinktiv zur Kardination und zu kardinalen Konzepten, andere zur Ordination und zu ordinalen Konzepten. Aber man kann *auch* Kinder beobachten – und das hat nichts mit ihren intellektuellen Fähigkeiten zu tun –, die sich beider Methoden mit gleicher Leichtigkeit bedienen.

Ich denke, wir müssen uns klarmachen, dass es starke angeborene Neigungen zu der einen oder der anderen Herangehensweise gibt: Holismus vs. Serialität, Gestalt vs. Mosaik, Intuition vs. Analyse [...], diese respektieren und sie im Erziehungs- und Bildungsprozess oder im weiteren Verlauf weder verleugnen noch verletzen. Allerdings scheint mir die Annahme gefährlich (von der Broadbent offenbar ausgeht), solche Neigungen beruhten auf Strukturunterschieden im Gehirn, d. h. Unterschieden, die, eben *weil* sie strukturell sind, relativ fest verankert und unveränderlich zu sein scheinen und jeden Menschen auf eine bestimmte Denkweise festlegen. [...] Ich glaube, Erziehung sollte für beide Ansätze gleichermaßen offen sein – wie Goethe in seiner Allegorie der «Pädagogischen Provinz» vorschlägt.[57] Es kann kein Zweifel daran bestehen, dass die nüchterne, faktenorientierte Erziehung, die gegenwärtig vorherrscht, problematisch, wenn nicht sogar verheerend für das intuitive Kind ist. Die alternativen Geistesverfassungen, von denen Broadbent spricht, sind wahrhaft und vollkommen alternativ; sie können sich weder ein- noch ausschließen. Allerdings ist von wesentlicher Bedeutung, dass keine die andere *verdrängen* darf, denn sie sind nicht gegensätzlich, sondern *komplementär*, d. h., sie sind beide vonnöten, um ein vollständiges Bild der Welt zu liefern. Kein Detail – noch nicht einmal ein Elektron – kann von einer ohne die andere angemessen wiedergegeben werden; so wie wir beide Augen brauchen, benötigen wir auch beide Geistesverfassungen, um die Tiefe und Wirklichkeit der Welt abzubilden. [...]

Wenn wir nicht Individuen, sondern Kulturen betrachten, sehen wir, dass eine vollkommen ausgewogene doppelte Ausrichtung in der Geschichte nur zweimal erreicht wurde, und das auch nur sehr kurzzeitig: erstens durch die Griechen, bei denen (wie Auden betont hat) «diese beiden Tätigkeiten unauflöslich verflochten waren»; und zweitens, wie Broadbent ausführt, im 17. Jahrhundert – «dem Jahrhundert des Genies» – und vor allem in dem mittleren Drittel, als sich die späteren Mitglieder der Royal Society zusammenschlos-

57 In Goethes Roman *Wilhelm Meisters Wanderjahre oder die Entsagenden* aus den Jahren 1821/1829.

sen und sie gründeten.[58] Seit dieser Zeit hat man das Gefühl, dass unser eigener Fortschritt ein Niedergang ist, ein Auseinanderklaffen von Bewusstsein und Empfindungsvermögen, eine schmerzliche Kluft zwischen zwei Denkweisen, zwei Seinsweisen, die ständig und zunehmend den Kontakt zueinander verloren haben. Donald Broadbent plädiert in seinem Artikel für eine Synthese, für eine (wieder-)vereinigte Sicht- und Auffassungsweise der Welt. Wenn wir das erreichen können, erwartet uns vielleicht ein weiteres Jahrhundert des Genies, der dritte und größte Fortschritt der menschlichen Kultur; wenn wir versagen ... man denke an die letzten Zeilen der «Dunciad».[59]

Oliver Sacks

An Brian Southam

Cheflektor, Routledge & Kegan Paul[60]

2. Mai 1973
Beth Abraham Hospital, Bronx, NY

Lieber Mr. Southam,

ich muss mich entschuldigen – es war sehr unhöflich von mir, dass ich Ihnen nicht früher auf Ihren Brief vom 21. Februar geantwortet habe. [...] Leider kann ich Ihnen keine Stu-

58 Die Gründung der Royal Society in London 1660 gilt vielfach als der Beginn des modernen wissenschaftlichen Zeitalters.

59 Alexander Popes satirisches Epos aus dem achtzehnten Jahrhundert über die Göttin Dulness und ihren Diener, den Dunces, dessen Dummheit und Gier über die Musen von Wissenschaft, Logik, Witz, Rhetorik und Moral siegt.
Thy hand great Dulness! lets the curtain fall,
And universal Darkness covers all.
(Deine Hand, große Dulness, lässt den Vorhang fallen,
und allumfassende Dunkelheit senkt sich herab.)

60 Southam, der vorhatte, ein Buch zu der Frage der «Überrepräsentation der Juden in vielen Bereichen des kulturellen und geistigen Lebens» herauszubringen, wollte wissen, ob es irgendwelche seriösen Studien zu dem Thema gebe.

dien empfehlen, die sich direkt mit dem Thema beschäftigen, obwohl es sie zweifellos gibt: Aber ich habe noch nie etwas zu dem Thema gelesen und verspüre auch jetzt keinen Drang dazu. Vielleicht ist einer der Gründe für meine verspätete Antwort, dass Ihre Frage(n) einen empfindlichen Punkt berührt hat. [...]

Ich selbst stamme aus einer Familie, die mütterlicher- wie väterlicherseits auf eine lange Ahnenreihe, eigentlich sogar mehrere Reihen, von Rabbinern zurückblickt. Für meine Eltern besaß ihr Judentum (ihre *Yiddishkeit*) große Bedeutung, dabei war ihre Haltung zu ihm teils nobel und großherzig und echt, teils kleinlich und feindselig und misstrauisch. Ich glaube, meine (verstorbene) Mutter hat meinem ältesten Bruder nie verziehen, dass er eine Nichtjüdin geheiratet hat; zweifellos hätte sie es gern getan; alle ihre mütterlichen und menschlichen und individuellen Instinkte drängten auf Versöhnung, aber etwas Abstraktes und Grundsätzliches, fest eingewurzelt und kompromisslos, hinderte sie tief in ihrem Herzen daran, die Wahl meines Bruders auch nur teilweise zu «akzeptieren». [...]

Soweit meine Erinnerung zurückreicht, verspürte mein Vater schon immer eine Art Zwang (wobei er das Zwanghafte seines Verhaltens unter Scherz und Ironie zu verbergen trachtete), bei jedem, der auffallend gescheitert oder auffallend erfolgreich war, zu fragen: «Meint ihr, dass der Soundso ein jiddischer Mensch ist?» Es ist gut möglich, dass meine Eltern in ihren jüngeren Jahren ziemlich unter Antisemitismus gelitten haben (mit Sicherheit gilt das für *ihre* Eltern, und wie so viele ihrer Generation wurden sie aus Osteuropa vertrieben; zahlreiche Tanten, Onkel etc. wurden umgebracht und hatten noch nicht einmal die Chance auszuwandern). Meine Mutter war nicht nur die erste jüdische Frau (und fast die erste Frau überhaupt), die in das Royal College of Surgeons gewählt wurde, sondern (und ich spreche hier von einer Zeit, die fünfzig Jahre zurückliegt) gehörte auch zu den ganz wenigen jüdischen Fachärztinnen und Fachärzten, die es damals in ganz England gab.

Sie können sich also vorstellen, dass meine Jugend weitgehend überschattet war von dem Gefühl, Jude zu sein sei ein Sonderstatus (mit all den subjektiven und objektiven Begleiterscheinungen dieser Situation, d.h. Antisemitismus als erwartete / gefürchtete / und unbewusst herbeigesehnte Reaktion der SIE – der anderen; das Judesein als Anspruch auf Sonderstatus). *Bewusst* habe ich eigentlich selten daran gedacht, sondern gemeint, das alles sei arg übertrieben. Ich hatte den Eindruck, mir sei Antisemitismus als solcher kaum jemals begegnet. In der Rückschau bin ich mir sicher, dass diese besondere Wahrnehmungsblindheit von mir – zum Teil sicherlich gesund, zum anderen Teil aus einer neurotischen Verleugnung resultierend – genau das Gegenteil (und damit genau das Gleiche) wie die Übertreibungen meiner Eltern war. Sie dachten (zumindest manchmal), Judentum und Antisemitismus seien die entgegengesetzten Pole dieser Welt; und ich tat so, als gebe es weder den einen noch den anderen.

Angesichts dieses Hintergrundes verstehen Sie sicherlich, was ich meine, wenn ich sage, Ihr Brief habe einen empfindlichen Punkt berührt; tatsächlich ist es mir erst in letzter Zeit gelungen, einige dieser neurotischen Einstellungen zu überwinden und die kategoriale und abstrakte Perspektive von WIR und SIE, Pro und Contra etc. durch die Wahrnehmung meiner selbst und anderer als *Individuen*, als einzigartige und nicht kategorisierbare Personen, zu ersetzen.

(Eine wichtige Rolle spielt in diesem Zusammenhang die besondere Bedeutung, die mein Cousin ersten Grades Abba Eban gewonnen hat. Abba – oder Aubrey, wie wir / ich ihn kennen – ist ein idealer Repräsentant des Judentums, mit einer tiefen und echten Beziehung zur jüdischen Geschichte und

Kultur und einem ebenso tiefen Verständnis für alle anderen Geschichten und Kulturen – seine vorurteilsfreie, offene und entgegenkommende Geisteshaltung macht ihn zu einem verdächtigen Subjekt bei den Fanatikern in Israel, sowohl bei den Fanatikern, die Isolation und Abgrenzung predigen, wie denen, die Entgrenzung und Assimilation wollen.)

Lassen wir diese persönlichen und autobiografischen Aspekte, die weder erbaulich noch angenehm sind, die allerdings bei jeder angemessenen Antwort auf Ihren Brief bedacht und erwähnt sein wollen.

Möglicherweise gibt es drei «Faktoren», die Juden ungewöhnliche geistige und kulturelle Fähigkeiten verleihen. Alle sind sie nach meiner Auffassung erworben und durch Umwelt und Erfahrung bestimmt (ich glaube nicht an «überlegene» oder «unterlegene» Rassen infolge angeborener Anlagen und Neigungen). Nach wachsender Bedeutung sind das:

Erstens – die Bedingungen des Ghettolebens, des Cheders etc. (die noch in drei oder vier Generationen nach dem Entkommen aus den Ghettos nachwirkten) brachten eine Art intellektueller Frühreife und eine Leidenschaft für pedantisches, zergliederndes Denken hervor. Diese Art «Klugheit» mag für Schulpreise, Bestnoten, Beifall und Belohnungen verschiedenster Art sorgen – aber im Grunde genommen erscheint sie mir banal und belanglos. Goethe nannte sie Klugheit «in abstracto», das heißt, eine Tendenz zur Aneignung von Wissen ohne inneren Bezug zu den Gefühlen und Zuständen des Menschen. Das ist die wenig einnehmende Form jüdischer Klugheit, die (wie alle diese Intelligenz-Parodien bei Juden oder anderen) sowohl erstaunt wie abstößt und sicherlich eine nicht unbedeutende Ursache des Antisemitismus ist.

Zweitens – wichtiger und seltener als die *Anlage/Fähigkeit* zu Assimilation und Haarspalterei ist der Umstand, dass die Liebe zu Reflexion und Meditation geweckt wird. Im Judaismus zeigen sich (wie in der Bibel) zwei völlig verschiedene Stile: der eine dogmatisch und legalistisch im Ton, der andere von tiefgründigen Fragen ausgehend, allegorisch-dramatisch ausgerichtet und vom Wissen um das Geheimnis der Dinge erfüllt. Ein schönes Beispiel dafür [...] ist der wundervolle Dialog, die Dialektik, die das Pessach-Mahl mit seiner Fülle von Allegorien, Symbolen, Ritualen etc. begleitet. Ein wesentlicher Teil des Sederabends (der mich fast zu Tränen rührt, wenn ich an meine Kindheit zurückdenke, als meine Eltern noch jung und kraftvoll waren) ist das teils rituelle, teils improvisierte Frage-und-Antwort-Spiel, in dem sich Eltern und Kinder – *alle* Teilnehmer – gemeinsam den Sinn und die Bedeutung des Seders und seiner Symbole vergegenwärtigen. Ich habe keine Zweifel, dass meine Neugier und Neigung zur Reflexion durch den besonderen meditativen Aspekt der Sederabende verstärkt wurden und (in geringerem Maße) durch die Feierlichkeiten der Freitagabende. [...] Die dogmatisch-doktrinären, legalistisch-scholastischen Seiten des Judentums waren mir immer zuwider; aber die innige, friedliche, kontemplative, aufgeschlossene Stimmung der Sederabende und die lyrischen und meditativen Aspekte des Judentums zogen mich an. Während die Aspekte der ersten Art Befremden in mir auslösten, vermittelten mir die der zweiten Art ein starkes Gefühl des Zuhauseseins, eines Denkens und Wissens, das unmittelbar mit meinem ganzen Fühlen und Wesen verknüpft war.

Drittens – die vielbeschworene «Besonderheit» der Juden beruht zum Teil auf dem *Doppelcharakter* ihrer Identitäten und Loyalitäten. (Ich weiß noch, dass ich mit fünf oder sechs fragte: «Was bin ich? Bin ich primär ein *jüdischer* Engländer oder ein *englischer* Jude?» etc.) Immer ist der Jude bis zu einem gewissen Grade «ein Fremder in einem fremden Land». [...] Schon in sehr jungen Jahren muss er sich mit *dem Wesen der Fremdheit* auseinandersetzen. Wenn er sich mit dem Problem sehr intensiv beschäftigt, kann es für ihn persönlich (glaube ich) zu einer großen Stärke oder Schwäche werden. In pathologischer Ausprägung ist das Gefühl der Fremdheit in Gefahr, zu einem Gefühl der *Entfremdung* zu werden – der Überzeugung, man stehe über den Nicht-Juden oder unter ihnen, sei aber hoffnungslos und unüberbrückbar *verschieden* von ihnen. Ehrlich und tapfer empfunden, kann der Eindruck von Fremdheit Juden (oder anderen) ein Gefühl vermitteln, das das Gegenteil von Entfremdung ist – das heißt die Erfahrung, wie schön die Kontiguität, die Nähe einer «Andersartigkeit» erlebt werden kann, die grundlegend verschieden von einem selbst, dem eigenen Wesen, ist. Ein Gefühl [...] der Gastfreundschaft und *Xenialität* (Xenia, dieses wunderbare Wort, das, wenn ich mich nicht irre, speziell die gegenseitige Wertschätzung zwischen Fremden bezeichnet, eine Beziehung, die der zwischen Gastgeber und Gast entspricht): offene, freundliche, vertrauensvolle Xenialität, im Gegensatz zur morbiden lustvoll-hasserfüllten Xeno-Philie / Phobie. Verschieden zu sein – egal, ob die Verschiedenheit darauf beruht, dass man jüdisch, schwarz, homosexuell, missgebildet, hochbegabt retardiert oder wie auch immer ist –, kann Fluch oder Segen sein: Es ist ein Unglück, wenn es den Menschen defensiv-feindselig-phobisch-manisch etc. macht, jedoch ein Segen, wenn der Betroffene all das überwinden und sich die fast göttliche Großmut einer vollkommenen Weltoffenheit zu eigen machen kann, eine Einstellung, die fast immer Ehrfurcht und Wertschätzung für die Fremdheit des Wesens, aller Wesen beinhaltet. [...]

Kurzum, ich denke, es kann – wie bei den Juden der Fall – ein Fluch oder ein Segen sein, in eine doppelte Identität, ein Paradox, eine Fremdheit hineingeboren zu werden. Doch paradoxerweise können manche ihr Empfinden der Entfremdung überwinden und sich weit darüber erheben – wie Spinoza, Freud oder Einstein –, dann sind sie in gewissem Sinn keine Juden mehr, wie sie auch nicht mehr einfach Holländer, Wiener oder Schweizerdeutsche sind. Stattdessen wurden sie – einfach menschlich, so tief menschlich, wie ein Mensch nur werden kann. In diesem Sinne scheint mir, dass Judesein (wie alle unterscheidenden und potenziell stigmatisierenden und entfremdenden Zugehörigkeiten) zu jener so seltenen Offenheit und Unvoreingenommenheit führen kann, die in allen Zeitaltern und bei allen Völkern die universellen Merkmale von Größe waren.

O. K., ich habe gesagt, was ich sagen wollte, oder mehr, als ich sagen wollte. Ende Juni werde ich zum Erscheinen von *Awakenings* nach London kommen und hoffe, dass wir uns dann sehen werden. In der Zwischenzeit wird es mir wie immer ein Vergnügen sein, mit Ihnen zu korrespondieren,

---

An Seymour L.

Postenzephalitischer Patient

11. Juni 1973
Beth Abraham Hospital, Bronx, NY[61]

Mein lieber alter Freund Seymour (und es ist jetzt fast sieben Jahre her, dass wir uns kennengelernt haben!),

vielen Dank für den Brief von Dir, den ich heute bekommen habe, und für den längeren, der letzte Woche kam. Es ist immer eine Freude und ein Kompliment, Briefe von Dir zu bekommen (und sogar eine Stimme unter Deinen «Stimmen» zu sein, wenn Du Stimmen hörst). Ich habe immer größte

61 Obwohl ihn das BAH entlassen hatte, blieb er mit den meisten seiner postenzephalitischen Patienten inoffiziell in Kontakt. 1975 nahm er die Arbeit im BAH wieder auf.

Wertschätzung und Zuneigung für Dich gehabt – wie jeder am Beth Abraham, der Dich kannte. Deine Güte und Klugheit haben nie unter Deiner Krankheit gelitten; vielleicht sind sie sogar durch diese geprägt worden. In gewisser Weise warst Du (für mich jedenfalls) immer das Gewissen von Beth Abraham, der Inbegriff des unbesiegbaren menschlichen Geistes, den Krankheit, Medikamente, Isolation und Freiheitsentzug des Krankenhauses weder austreiben noch überwinden können; und aus diesem Grund habe ich mir erlaubt, in meinem Buch Dein Bild zu verwenden – zwar eine gesichtslose Silhouette, das ist wahr, aber eine Silhouette von großer Beredsamkeit –, um den menschlichen Geist darzustellen: Ein Mensch – gebeugt, eingesperrt, klagend, aber ungebrochen. Trotzdem habe ich Deine «Geschichte» nicht in die zwanzig Berichte meines neuen Buchs aufgenommen. Ich weiß nicht genau, warum ich sie fortgelassen habe – denn sie wäre eigentlich sehr interessant gewesen. Denn ich habe so viel von Dir gelernt – Du gehörst zu dem halben Dutzend Patienten, die mich mehr über Krankheit, Leiden und die Befindlichkeit des Menschen gelehrt haben als alle anderen Patienten zusammen. Vielleicht hätte ich Deine Geschichte erzählen sollen, aber aus irgendwelchen Gründen habe ich es unterlassen. Ich werde es tun (denke ich), zusammen mit den Geschichten anderer Patienten, sollte es eine zweite Auflage des Buchs geben.[62]

Es ist mir sehr schwergefallen, dieses Buch zu schreiben, und vor allem, es zu veröffentlichen. Die ursprünglichen neun Geschichten habe ich vor fast vier Jahren geschrieben (also im Sommer 1969) und sie dann beiseitegelegt, weil ich fand, ich dürfe das Leben meiner Patienten nicht in solchen Einzelheiten preisgeben – Patienten, die sich mir offenbart

62 In einer späteren Auflage von *Awakenings* fügte O. S. zwei längere Fußnoten über Seymour L. hinzu.

hatten, mir vertrauten und mir ans Herz gewachsen waren. Diese Skrupel und Bedenken habe ich überwunden – sehr langsam, Stück für Stück und vielleicht, selbst jetzt, nur teilweise. Einen Patienten, einen Freund in den «Protagonisten» eines Buches zu verwandeln, finde ich in gewisser Weise monströs; ich würde es gewiss nicht tun, wäre ich nicht unabhängig von allen persönlichen Erwägungen davon überzeugt, dass Eure Leben und Geschichten (und damit meine ich Euch *alle* – die Opfer der Schlafkrankheit, die ich seit 1966 oder 1967 kennengelernt habe) von höchstem Interesse und tief berührend sind und dass sie nicht nur sehr aufschlussreich für die besondere Krankheit sein könnten, unter der ihr so lange gelitten habt, sondern auch ganz allgemein für das Wesen der menschlichen Natur und des menschlichen Geistes.

Aber Du wirst Verständnis dafür haben, dass ich (noch immer) Hemmungen habe, mein Buch meinen Patienten und «Protagonisten» zu zeigen, von den Mitarbeitern am Beth Abraham ganz zu schweigen: Ich weiß nicht, ob ich noch in der Lage sein werde, das Krankenhaus wieder zu betreten, sobald mein Buch dort zur Kenntnis genommen worden ist. So liegt eine sehr schwierige und angespannte Zeit vor mir, während ich auf die Veröffentlichung warte, die (in England) 2–3 Wochen betragen wird. (In Amerika wird das Buch im Herbst erscheinen.) Mein Gefühl sagt mir, ich solle das Buch Dir – oder irgendjemand anderem – *nicht* zeigen, bevor es publiziert ist, bevor es publik ist.

Daher muss ich Dich wie viele andere am Beth Abraham um Geduld bitten. (In gewissem Sinn bin ich froh darüber, dass das Buch in einem anderen Land erscheinen wird; ich habe mir sogar schon einmal überlegt, seine Veröffentlichung in Amerika aus Rücksicht auf die Gefühle meiner Patienten und Kollegen zu verbieten.)

Im Augenblick, in diesen letzten Tagen vor der Veröffentlichung, fühle ich mich nicht in der Lage, *irgendjemandem* detaillierten Einblick in das Buch zu gewähren.[63]

Nach der Veröffentlichung ist es öffentliches Eigentum, und ich werde mich von solchen Gefühlen, von der Identifikation mit ihm, frei machen können. Aber das wird eben noch einige Zeit dauern.

Ich bin äußerst glücklich, Dich wieder in so guter Verfassung zu sehen – äußerst glücklich und äußerst erstaunt. Das ist unglaublich, fast ein Wunder, und es zeigt einmal mehr, wie unüberwindbar der Geist ist, der in Dir lebt.

Mit den allerbesten Grüßen

An Thom Gunn

7. Juli 1973
37 Mapesbury Rd., London

Lieber Thom,

Du bist häufig in meinen Gedanken, und ich will Dir immer schreiben – aber – so wenig wird in die Tat umgesetzt.

Ich fürchte, ich habe Dir nie für Deine poetische Neujahrskarte gedankt – obwohl sie einen Dauerplatz auf meinem Kaminsims gefunden hat. Ich habe (von Faber) erfahren, dass sich Deine Adresse geändert hat; aber in meiner Vorstellung sehe ich Dich noch immer in der Filbert-Wohnung.[64] Meinen Verlag habe ich gebeten, Dir ein Exemplar meines (so lange verschleppten und verzögerten) neuen Buchs zu schicken, *Awakenings* – ich hoffe, es ist angekommen oder wird es in Kürze tun. Die ersten Reaktionen hier waren sehr freundlich. Aber, glücklicher- oder unglücklicherweise, bin

63 Später gab O. S. den Personen, über die er berichtete, immer häufiger Einblick in die Arbeiten, die er gerade schrieb.

64 Gunn hatte kurz zuvor in San Francisco sein Haus in der Filbert Street aufgegeben und war in die Cole Street gezogen.

ich schon wieder so auf das *nächste* Buch konzentriert, das *echte* – ich denke, es wird sehr allgemein sein und soll «Station and Motion» heißen –, dass mir *Awakenings* und die Reaktionen, die es auslöst, nicht mehr ganz real erscheinen. Ich habe auch an *Schmerz* gedacht – Faber hat angefragt, ob ich es für sie schreiben wolle (aber ich fürchte, es würde ein theologisches Buch); erinnerst Du Dich noch, dass wir einmal über Schmerzen gesprochen haben? –, es muss ein Dutzend Jahre her sein.

Zeit: Die Zeit bewahrt, und die Zeit zerstört – in zwei Tagen werde ich vierzig. Es macht mir nicht so viel aus, wie ich früher gedacht habe; ich nehme an, dass ich die letzten 5 Jahre als leichter und angenehmer empfunden habe als die Jahre davor mit ihren fast hoffnungslosen Neurosen. Alles in allem habe ich jetzt ein sehr schönes Gefühl von Bewegung und Veränderung und eine Bereitschaft zur Veränderung, egal, was sie beinhaltet: *«Respondeo etsi mutabor.»*[65] Die Neurosenjahre waren Jahre der Lähmung, Jahre des absoluten Schreckens und der Unfähigkeit zur Veränderung.

Zeit. Die letzten Tage standen unter dem höchst seltsamen Ansturm sehr alter Erinnerungen (darunter vielleicht einige Phantasien), die meisten aus meiner frühen Kindheit (1935, 1936). Ich stelle fest, dass der alte Broad Street Train (mit dem ich jeden Tag zum Heath fahre) wie ein Katalysator wirkt, ein Auslöser, eine Proust'sche Gedächtnisstütze; er ist mein Erinnerungszug geworden, der mich mitten in die 1930er Jahre zurückbefördert; und sollte ich mich jemals an meine Autobiografie wagen, werde ich ihn genauso verwenden: als einen Zug, der mich in meine Kindheit zurückfährt.

Bilder von zu Hause, von Reisen, scheinen mich jetzt ständig heimzusuchen (ich muss versuchen, «Travel Happy» her-

---

65 «Ich antworte, auch wenn es mich ändern sollte», ein Satz von Eugen Rosenstock-Huessy, Autor von *Ja und Nein. Autobiographische Fragmente*, Heidelberg 1968.

vorzukramen, dieses Produkt meiner frühen Schreibversuche, das Du *echt* fandest).

Das Bedürfnis nach Reisen, nach irgendeiner Art von Pilgerfahrt (deren Natur sich erst später erweisen wird), ist sehr groß: Sie könnte eine Zeitlang nach Italien führen: Vor zwei Sommern war ich von Goethes *Italienischer Reise* sehr beeindruckt und letzten Sommer von Lawrence' Italienbüchern, (besonders seinen *Etruskischen Orten*, von denen Du mir 1960 gesprochen hast, glaube ich). Und diesen Sommer werde *ich* meine italienische Reise machen.

Schreib mir, Thom, und berichte mir von Dir selbst und Deinen Plänen – und insbesondere, ob Du dieses Jahr irgendwelche Absichten in Hinblick auf England oder New York hast.

Dein
Oliver

An Isabelle Rapin

Pädiatrische Neurologin

15. August 1973
37 Mapesbury Rd., London

Liebe Isobel,[66]

hab Dank für Deinen lieben Brief vom 20. Juli. Ich habe Dir nicht geantwortet [...], wohl weil ich den größten Teil der acht Wochen in einer «paradoxen» Depression zugebracht habe.

Paradox – weil *Awakenings* ziemlich famose Besprechungen von einigen der wichtigsten Kritiker erhalten hat[67] –

66 Obwohl Isabelle zu O. S.s engsten Freund:innen und Ratgeber:innen gehörte, schrieb er ihren Namen – genauso wie den anderer Freunde und Verwandten – häufig falsch.

67 *Awakenings* wurde am 9. Juli 1973 (O. S.s vierzigstem Geburtstag) in Großbritannien veröffentlicht und einige Monate später in den Vereinigten Staaten.

zumindest außerhalb der neurologischen Fachwelt. Was meine «Kollegen» sagen werden, weiß ich nicht so recht, wurde aber sehr getröstet (und gewissermaßen vorab behütet) durch einen wunderbaren Brief von Lurija persönlich (übrigens der zweite Brief, den ich von ihm bekommen habe), in dem er schreibt, dass er mein Buch «höchst erfreulich» finde und dass ich die vergessene und notwendige Kunst der klinischen Beobachtung mit großem Erfolg zu neuem Leben erweckt habe. Und wenn Lurija – der Mann, den ich in der Neuropsychologie am meisten schätze – Gefallen an *Awakenings* findet, werde ich mich nicht sonderlich aufregen über das, was geringere Männer sagen.

Das Buch hat mir auch Leserbriefe in Hülle und Fülle beschert – von Poeten und Philosophen bis hin zu Psychologen und Physiologen – und lebhaft vor Augen geführt, wie viele nachdenkliche, ehrliche, gescheite Menschen es gibt, deren Empfindsamkeit (wie die meine) schon seit langem gegen die leblos-reduktionistischen Methoden der heutigen Wissenschaft revoltiert, Menschen, die nach vorne blicken und die «neue» Wissenschaftskunst der Zukunft schaffen. All das bringt mich zu der Erkenntnis, dass die *echten* Fortschritte unserer Welt nicht an den Fachbereichen der Universitäten oder den Lehrstühlen erzielt werden, sondern durch die intensive Gedankenarbeit einzelner Individuen, deren entscheidenden Kontakte nicht akademischer, sondern persönlicher Art sind.

Sicherlich ist unsere *eigene* Beziehung – die ich immer als anregend und fruchtbar empfunden habe und (gelegentlich) Du auch, wie ich hoffe – von dieser Art und findet statt in einem Garten oder bei Tisch etc. und nicht in der unpersönlichen Schmucklosigkeit eines Konferenzsaals. Diese Briefe, Anrufe, Begegnungen mit Menschen, Vorträge, Teilnahmen an kleinen Diskussionsgruppen haben mir das erhebende

Gefühl vermittelt, *wirklich zu sein*, meinen Platz in der Welt gefunden zu haben. Doch – all das hat noch eine andere Seite: nämlich die ausgeprägte (und nicht gänzlich neurotische) Neigung, solche Kontakte zu meiden, weil ich darauf angewiesen bin, mir alles in einem sehr grundsätzlichen Sinne auf meine eigenwillige, umständliche Art selbst zu erdenken. Ich muss meine Gedanken in vollkommener, aber nicht feindseliger Einsamkeit hegen und pflegen – ich *fühle* das, obwohl ich es beileibe nicht verstehe. […]

An F. Robert Rodman

Kollege während der Assistenzzeit an der University of California in Los Angeles

27. Oktober 1973
11 Central Parkway, Mt. Vernon, NY

Mein lieber Bob,

Dein Brief hat mich riesig gefreut – so klar und freundlich und lieb und *Du*.

Ich hoffe, dass in Erfüllung geht, was Du über *Awakenings* gesagt hast. Texte veralten, Theorien werden obsolet, aber alles wirklich Erlebte und Gefühlte (und sollte es wahr sein – wäre es vielleicht der einzige Beweis dafür) besitzt eine unvergängliche Frische und Alterslosigkeit – ich *empfinde* Donne als so unmittelbar lebendig, die Wirkung seiner Erfahrungen und Gefühle als so direkt und gegenwärtig –, dass ihr Alter von «350 Jahren» überhaupt keine Rolle spielt.

Alter, Tod: Da ist es so unerlässlich, dass man etwas gibt und hinterlässt – Kinder, Bücher, Hilfe, was auch immer –, um die Sterblichkeit zu kompensieren. […] Und der letzte Monat war auch voller Trauer: Auden ist mir in den letzten zwei, drei Jahren ein sehr lieber Freund geworden (er und mein Analytiker waren die entscheidenden «Wirklichkeits-Träger»)![68] Das Gefühl, dass ich – wir – nie wieder sein Gesicht sehen werden, seine außergewöhnliche Stimme hören werden, vermittelt mir (vielleicht mehr als der Tod meiner Mutter) ein akutes Bewusstsein von der unersetzlichen Einzigartigkeit und Kostbarkeit des Individuums. Zumindest haben wir in seinen letzten Monaten intensiv korrespondiert, und seine Briefe waren alle so lebendig, so vertraut – mehr (zumindest für mich) als viele seiner Gedichte –, um seiner zu gedenken, werde ich *Awakenings* umwidmen. [...]

Du klingst viel glücklicher und gefestigter als früher – der Wandel von «Feeling» und Ton ist unüberhörbar und außergewöhnlich: wie viel davon auf das Konto Deiner Analyse geht und wie viel auf alles andere, weiß nur Gott allein. Aber es ist eine große Gnade und Segnung (und in gewisser Weise auch erstaunlich), dass man sich in den Dreißigern oder höherem Alter noch so verändern und entwickeln *kann*. Viele der Altersgenossen sind dann schon in absoluten Stillstand, Erstarrung verfallen.

Schön zu hören, dass Du Dich auch auf vielen anderen Feldern verwirklichst – Gedichten, Tischlern, Bauarbeiten, Segeln.

Egal, was für die geistige Erziehung im Judentum sprechen mag, sie ist so abscheulich mental und mentalistisch, so blind für die Freuden und Erfordernisse des Körpers, der *Handarbeit*, die Freuden des Machens und Bauens etc. – auch ich entdecke gerade einige dieser Dinge, spät, aber besser als nie. (Hast Du Groddecks[69] bemerkenswerten Artikel über Massage gelesen – den Auden, noch als Student, wohl als Erster übersetzt hat. Groddeck wusste *so viel* über die Einheit von Körper und Seele.) [...]

---

68 Auden starb am 29. September 1973 in Wien.

69 Georg Groddeck, Pionier der psychosomatischen Medizin.

Ich vermisse Dich [...] – ich muss Dich, Euch[70] bald einmal besuchen. [...]

Mit lieben Grüßen
Oliver

Mehrere Fernsehproduzenten hatten sich an O. S. gewandt und vorgeschlagen, einen Dokumentarfilm über die *Awakenings*-Patienten zu drehen. Nach einem Treffen mit Duncan Dallas von Yorkshire Television hatte sich O. S. zögernd einverstanden erklärt, weil ihm klar war, dass das eine Filmaufzeichnung von außerordentlicher wissenschaftlicher Bedeutung sein könnte. In *On the Move* schreibt er, er sei sich nicht sicher, ob es vertretbar sei, einen solchen Film zu drehen, aber wenn er seine Patienten frage, was sie dabei empfänden, würden die meisten doch sagen: «Nur zu, erzähl unsere Geschichte, sonst erfährt sie keiner.»

An Duncan Dallas

Dokumentarfilmer

20. November 1973
[ohne Adresse]

Lieber Duncan,

über Ihren Brief vom 13. habe ich mich außerordentlich gefreut. Sehr aufmerksam von Ihnen, mir mitzuteilen, dass das «Rohmaterial» sich als sehr interessant erwiesen hat und vorliegt. [...]

Gut, dass Sie den Film schon im Kasten haben, weil (wie Sie vielleicht schon gehört haben) fast fünfzig New Yorker Krankenhäuser Anfang dieses Monats von einem abscheu-

70 Rodman und seine Frau Maria.

lichen Streik betroffen waren – getroffen wurden, wäre vielleicht der passendere Ausdruck.[71] In vielen Punkten gehörten meine Sympathien (anfangs zumindest) den *Streikenden*, die von Washington sehr schofelig behandelt worden waren; doch die daraus resultierenden Zustände – die im Beth Abraham besonders entsetzlich waren – änderten meine Meinung. Etwa die Hälfte unserer Patienten mussten in andere Krankenhäuser verlegt werden, und wir versuchten, den Rest der Patienten zu versorgen, so gut es ging. Ich konnte einige Studenten dazu bewegen, mir zu helfen, und arbeitete zehn Tage lang mehr oder weniger als gewöhnliche Putzfrau, Schwester etc. Während dieser zehn Tage starben 22 unserer Patienten (darunter sieben Parkinson-Kranke) mehr oder weniger an den unmittelbaren Auswirkungen des Streiks, weil sie nicht angemessen gefüttert, gewendet, gewaschen wurden etc., wobei der endgültige Schaden, der durch die Auswirkungen von Trauma und Belastung angerichtet wurde, gar nicht abzuschätzen ist. Wirklich eine mörderische Angelegenheit. Am letzten Abend schlugen wütende Streikposten meinen Wagen und die der anderen kaputt, die «unter Missachtung ihrer [der Streikenden] Belange» für die Patienten sorgten. Schlimm war die *Stimmung* des Streiks, der Streikenden, ihr pöbelhaftes Verhalten, die mangelnde *Vernunft* allenthalben – nur ein schrecklicher, mörderischer Kampf, bei dem x-tausend Patienten, deren Leben auf dem Spiel stand, als Geiseln dienten.

Ich kann mir vorstellen, dass der Schnitt [des Films] einen ganzen Monat oder mehr in Anspruch nehmen wird. Obwohl ich ständig an all die Dinge denken muss, die wir weggelas-

---

71 Etwa dreißigtausend Krankenhausmitarbeiter gingen in den Streik, um eine Lohnerhöhung zu erhalten, die den Anstieg der Lebenskosten decken sollte, doch da Krankenhausstreiks nach den Gesetzen des Staates New York illegal waren, fielen die Strafen gegen die Gewerkschaft sehr streng aus, und das Krankenhauspersonal kehrte nach acht Tagen an seine Arbeitsplätze zurück, ohne viel erreicht zu haben. 1976 wiederholte es den Streik.

sen haben, beispielsweise ist Gussie S. *während* des Streiks in einer Weise «aufgewacht», die völlig unüblich war und sich zuletzt 1969 gezeigt hatte: Sie plapperte wie ein Wasserfall, sehr klar und sehr faszinierend. Doch für Sie, so denke ich, stellt sich das Problem fast umgekehrt dar: Sie haben zu viel Material und all die Probleme der Auswahl und des Schnitts. Ich *denke*, ich werde in der Weihnachtszeit selbst nach London kommen [...], und frage mich, ob die Sachen dann vielleicht fertig sind oder zumindest in einer Art Rohfassung, sodass ich sie mir dann mit Ihnen anschauen kann? [...]

An Kenneth McCormick[72]

Cheflektor, Doubleday & Co.

24. November 1973
[keine Adresse]

Lieber Mr. McCormick,

vielen Dank für Ihre beiden Briefe vom 20. [...]

Seien Sie versichert! – es sind keine weiteren Fußnoten tief im Umschlag verborgen, und meine paroxysmale Fußnoterei (mein Freund Jonathan Miller nennt meine Neigung, Kommentare zu Kommentaren zu Kommentaren etc. zu machen, «Kommentarrhö») scheint sich erschöpft zu haben. Ich bin, was ich bin: Wie viele meiner Patienten neige ich zu einem «obstruktiv-explosiven» Charakter, dergestalt, dass ich manchmal beim besten Willen *nicht* in der Lage bin zu denken oder zu schreiben und dann wieder nicht damit aufhören kann. Und an dieser Stelle sind Sie als mein Lektor gefordert, gewissermaßen eine therapeutische Rolle zu übernehmen, als Moderator oder Schlichter, als jemand, der

72 McCormick (1906–1997), ein langjähriger Cheflektor bei Doubleday, hatte die Rechte für eine amerikanische Ausgabe von *Awakenings* erworben.

mit Nachdruck sagt: «Genug!», «Es reicht!» etc. Manchmal brauche ich Ermutigung, und manchmal muss ich gebremst werden – wie meine Patienten: Es tut mir leid.[73] Ich werde auf das redigierte Manuskript (die Fahnen?) warten, und vielleicht können wir gemeinsam entscheiden, ob wir diese letzten Ergänzungen eintragen wollen oder nicht.

Gegenwärtig bin ich mit «Tics & Spasmen»[74] beschäftigt – ich habe mich kopfüber hineingestürzt, ohne mir wirklich klar darüber zu sein, welche Form ich ihm geben will; aber ich finde, ich vergehe mich gegen meine Spontaneität, wenn ich versuche, zu eingehend vorauszuplanen.

Noch einmal, vielen Dank für alles
Mit freundlichen Grüßen

An Thom Gunn

29. November 1973
11 Central Parkway, Mt. Vernon, NY

Lieber Thom,

Dein Brief – der jetzt schon fast zwei Monate unbeantwortet geblieben ist – hat mich sehr berührt; zartfühlend, klug und ermutigend, wie er war, hat er mir, glaube ich, mehr bedeutet, als irgendein anderer Brief, den man mir zu *Awakenings* geschrieben hat; und wenn ich so lange gebraucht habe, um ihn zu beantworten (und wenn diese Antwort schwerfällig und gespreizt klingen sollte), so liegt es nicht

73 Wenn O. S. sich mit seinen Parkinson-Patienten vergleicht, ist das nicht aus der Luft gegriffen. Als Schriftsteller brauchte er immer einen Lektor, der eng mit ihm zusammenarbeitete, um ihn von seinen häufigen Übertreibungen abzuhalten. Vielleicht fühlte er sich von dieser angeborenen «obstruktiv-explosiven» Tendenz so unwiderstehlich zu seinen beiden großen neurologischen Interessengebieten hingezogen: dem Parkinsonismus und dem Tourette-Syndrom.

74 Ein weiterer von seinen Patienten inspirierter Arbeitstitel für einen Essay oder ein Buch, das nie vollendet wurde.

daran, dass mir Dein Brief nichts bedeutet oder gleichgültig gewesen wäre, sondern umgekehrt, dass er mich in einer Weise gefangen genommen hat und so viele Gedanken und Erinnerungen ausgelöst hat, dass ich nicht wusste, wie ich antworten sollte.[75]

Zunächst danke ich Dir für Deine Anteilnahme bei Wystans Tod, und ich weiß auch, was dieser Tod für Dich und so viele andere bedeuten muss. Kennengelernt habe ich ihn vor vier oder fünf Jahren, wobei wir uns menschlich nur sehr langsam näherkamen – in gewisser Weise waren wir beide äußerst schüchtern. Im letzten Jahr ist er mir dann sehr ans Herz gewachsen – ich habe ihn wirklich in jeder Hinsicht geliebt. In erster Linie bedeutete er für mich *Vertrauen*, eine ungeheure Zuverlässigkeit und Gewicht und Tiefe, gepaart mit Freimut und Offenheit: sodass sich in seiner Gegenwart jeder Impuls zu lügen oder zu verdrehen oder zu verheimlichen oder zu verfälschen (etc.) verflüchtigte, und sehr einprägsam lehrte er mich, ich selbst zu sein, indem er *er selbst* war. Du überlegst, welche Erfahrungen mich dazu gebracht haben könnten, eine gewisse Mitmenschlichkeit oder Anteilnahme zu entwickeln, die ich Anfang der sechziger Jahre nicht oder nur latent gehabt hätte. Es war ein langsamer Prozess, und die Gefahr von Aussetzern und Rückfällen war weiß Gott groß – wenn irgendeine hasserfüllte Regung von mir

---

75 Zwei Wochen zuvor hatte O. S. in einem Brief an Ken McCormick geschrieben: «Sehr bewegt hat mich der Brief von Thom Gunn, einem anderen Dichter, mit dem ich Anfang der sechziger Jahre, als ich in San Francisco lebte, etwas näher bekannt war und den ich gelegentlich mit einigen meiner literarischen Erzeugnisse belästigte. Er schrieb: ‹... ich fand, dass Du sehr talentiert warst, Dir aber eine Eigenschaft fehlte – nennen wir sie Menschlichkeit oder Anteilnahme oder etwas in der Art. Und ehrlich gesagt, ich bezweifelte, dass Du jemals ein guter Autor werden würdest, weil ich nicht glaubte, dass man eine solche Eigenschaft lernen könnte ... Allerdings wusste ich nicht, dass sich Anteilnahme oder Mitgefühl häufig erst in den Dreißigern ausbildet. Was in diesen (früheren) Arbeiten fehlte, ist heute die übergeordnete Ordnungskraft in *Awakenings*, und das auf eine ganz wunderbare Weise. Sie ist buchstäblich die Ordnungskraft Deines Stils, die Kraft, die Dir ermöglicht, so aufgeschlossen, so aufnahmefähig und so vielseitig zu sein.›»

Besitz ergriff und ich Ereignisse und Situationen in der Art von «Doctor Kindly» schilderte (aber nicht auslebte). Du hast sicherlich recht, wenn Du sagst, einem kann Mitgefühl oder Menschlichkeit etc. nicht *beigebracht* werden – sie ist nicht durch Einpauken, Belehrung etc. zu vermitteln. Ich habe immer eine Art empathische Leidenschaft für die «Natur» empfunden, aber die «Natur» hat im Großen und Ganzen die Menschen ausgeschlossen. Mit einem Theorem oder Poem oder einer Landschaft konnte ich mich wohlfühlen, aber so gut wie nie mit einem Menschen und fast nie mit mir selbst. Ich denke, das hat sich in den letzten Jahren wesentlich geändert, allerdings habe ich keine Ahnung, welche Faktoren dafür entscheidend waren. Wie ich festgestellt habe, sind Arbeiten und Lieben für mich zunehmend synonym geworden; ich kann nichts verstehen, mich keiner Sache *intellektuell* annähern, wenn es nicht in Form einer Beziehung geschieht, den Charakter von Hingabe und Intimität annimmt; und ich hatte das Glück, mit einer wunderbaren Patientengruppe zu tun zu haben, deren Mitglieder einerseits so einzigartig wie die Fauna der Galapagos waren und für mich andererseits in ihrer Eigenschaft als Menschen unglaublich real wurden; ich denke, sie haben keine unwesentliche Bedeutung für mich gehabt und ich (vielleicht) auch für sie, in gewisser Weise war es eine Art Liebesbeziehung.

Die beiden Menschen, die für mich in den letzten Jahren unter den «lebenden Lebenden» die größte Bedeutung hatten, waren mein Analytiker – und Wystan; sie standen für Vertrauen und Liebe oder zumindest das Gefühl, das sie *möglich* seien, etwas, was ich mir fünf oder sechs Jahre zuvor kaum hätte vorstellen können. Sie und die «lebenden Toten», die Stimmen und Lehrer aus der Vergangenheit, die sich zu meiner Befindlichkeit äußerten, mich durch verschiedene Krisen brachten und sich manchmal so greifbar anwesend fühlten, dass sie mir eine fast physische Freude und Wärme vermittelten. Es hat ein Dutzend und mehr solcher Lehrer aus der Vergangenheit gegeben: Und derjenige, der mich am tiefsten beeindruckt hat, mir das höchste Maß an Realität und Anregung und ästhetischem Vergnügen vermittelt hat, war Leibniz, den ich im April letzten Jahres «entdeckt» habe. Es war seltsam, denn ich stellte fest, dass ich zwanzig Jahre zuvor, als Student, eine Menge von ihm gelesen, jedoch alles «vergessen» hatte; es hat keine Spuren hinterlassen; ich war noch nicht bereit; und dann plötzlich, wie eine Offenbarung, um 4.30 Uhr am 18. April letzten Jahres! – da «erinnerte» ich mich an ihn und tauchte ein in das herrliche Gefühl, mir die Vergangenheit wieder anzueignen, meine Vergangenheit, die menschliche Vergangenheit, meine Kindheit – gewissermaßen eine wunderbare platonische Anamnesis. Ich habe sehr darunter gelitten, dass ich meine Vergangenheit, meine Kindheit verloren hatte; anders als Dir fehlten mir Kontinuität und Wurzeln von dieser so fundamentalen Art; was alle möglichen Vergangenheitssehnsüchte hervorrief, echte und künstliche (Drogen schienen mir alles in allem – zumindest in der Art, wie ich sie verwendete, nämlich mutwillig und narzisstisch – nur eine künstliche Vergangenheit, eine Regression zu liefern, anstelle der Bewusstheit und Kontinuität, um die es mir zu tun war); aber verschiedene Menschen – Studenten, Freunde, Wystan und mein Analytiker – halfen mir, einen Teil von dem wiederzuerobern, was ich für unwiederbringlich verloren gehalten hatte, und – wenn auch mit Unterbrechungen – eine authentische Person zu werden.

Aber – leider! – gab es kein «Verlieben» im wörtlicheren Sinn, im Sinn einer tiefen Gegenseitigkeit und Achtung und vorbehaltloser Gemeinsamkeit etc; meine «Verblendungen» und albernen Fetische etc. haben an Kraft verloren und werden ihrer Rolle als Liebes-Substitute oder als Substitute für irgendetwas nicht mehr gerecht; aber sie haben so etwas wie ein Vakuum hinterlassen, erotischer, spiritueller oder welcher Art auch immer; und oft verspüre ich eine intensive, echte Einsamkeit, die ich früher nie empfunden habe. Gerne würde ich lieben und geliebt werden und einen Geliebten haben und ein Geliebter sein; aber ich lebe sehr isoliert, sehe nur wenige Menschen und bin jetzt vielleicht zu alt (paradoxerweise zu einem Zeitpunkt, da ich reif genug bin, um eine solche Beziehung zu führen). Zumindest *fühle* ich mich im Augenblick – seit dem Tod meiner Mutter im letzten November – *entsetzlich* alt. [...]

Es tut mir leid – dies ist ein weitschweifiger Brief und vielleicht ein sehr egoistischer dazu. Wie ich am Anfang sagte, ich habe nicht gewusst, wie ich antworten sollte. Als Du vor einem Dutzend Jahren kritisiert hast, was ich geschrieben hatte (und damit, wie ich fand, implizit auch *mich*), fühlte ich mich vernichtet – übrigens denke ich, dass ich *doch* ein paar annehmbare Sachen geschrieben habe (wie «Travel Happy» zum Beispiel); es war nicht alles bösartig oder künstlich wie «Doctor Kindly» – und nun äußerst Du Dich anerkennend über *Awakenings*, das ist eine Riesenfreude für mich und verschafft mir irgendwie das Gefühl, wirklich zu existieren (ein Gefühl, das mir allzu leicht verloren geht).

Ich habe daran gedacht, die Tage über Weihnachten und Neujahr an der Westküste zu verbringen: Wirst Du dann dort sein? Ich würde Dich sehr gern wiedersehen. Und vielen, vielen Dank für Deinen sorgfältigen und großzügigen Brief.

Liebe Grüße
Oliver

PS: Ich glaube – nein, ich bin sicher –, dass Du falschliegst, wenn Du meinst, Wystan habe Dich nicht gemocht. Ihr beiden habt Euch nicht oft getroffen – und, wie gesagt, persönliche Gefühle brauchten bei ihm lange, um sich zu entwickeln und zu reifen. Aber ich weiß, dass er Deine Gedichte außerordentlich gemocht und bewundert hat: Nach dem Treffen mit Dir (war es eine Gedichtlesung?) sagte er: «Thom schreibt großartig – aber er *kleidet* sich sehr eigenartig!»[76]

An Thom Gunn

31. Dezember 1973
37 Mapesbury Rd., London

Lieber Thom,

hab Dank für Deine freundliche Postkarte – ich habe mich sehr über sie gefreut, denn ich habe das Gefühl, dass ich Dir einen Brief geschickt habe, der irgendwie *falsch* ist. Tatsächlich bin ich noch immer ein wenig besessen von Deinem Brief (den ich oft mit mir herumtrage) und habe zunehmend das Gefühl, dass mein eigener – wie so viele Dinge, die ich geschrieben und gefühlt habe – nicht ganz rückhaltlos war, wenn nicht sogar ausgesprochen unehrlich; zu wenig Offenheit, Gründlichkeit und vielleicht auch zu wenig Einfühlsamkeit und Menschlichkeit von jener Art, die mir den mühelosen Zugang zu meinen Patienten und Studenten ermöglicht, allerdings kann ich sie nur mit größten Schwierigkeiten auf meine Freunde (oder mich) übertragen.

Da sind noch andere Dinge, die mich an Dich erinnern. Es ist ein herrlicher Morgen, einer von der Sorte, die mir meine Kindheit ins Gedächtnis ruft, aber heute in London ziemlich selten geworden zu sein scheint: ein vollkommen klarer und wolkenloser Himmel, ganz niedrig die Dezembersonne, alles frostig, intensiv, lebendig, in ein luzides, fast arktisches Sonnenlicht getaucht – jenes Sonnenlicht, das mich an

76 Gunn trug gern Lederjacken und Stiefel, was bei den Literaten der 1970er Jahre nicht üblich war, während Auden zerknitterte Anzüge bevorzugte.

«Sunlight»[77] erinnert – gleißend, flutend, dabei aber außerordentlich milde. Und gestern (als ich aus dem Norden mit dem Zug zurückfuhr) habe ich die *Etruskischen Orte*[78] noch einmal gelesen, und da kamst Du mir in den Sinn – ich erinnere mich daran, wie begeistert Du davon gesprochen hast, kurz nachdem wir uns kennengelernt hatten.

Und (da die Temperatur etwas unter null ist) habe ich meine (nun schon etwas angejahrte) Lieblingslederjacke und -handschuhe an, bei denen der Fetischcharakter inzwischen zu Funktionalität und freundlicher Gegenwart sublimiert ist; und sitze im Garten, im Frost, im Sonnenlicht, behandschuht und eingepackt bis zu den Augenbrauen – *auch* das veranlasst mich, an Dich zu denken, an das, was wir gemeinsam haben und was wir unterschiedlich sehen, und an die schnoddrige Unehrlichkeit in meinem letzten Brief, die Rede von den «albernen Fetischen», als lägen sie hinter mir, seien abgetan, vergessen.

Was für eine komplizierte Geschichte, diese «Identitätsembleme». Schnell ist man beeindruckt und hingerissen, schnell ist man mit Herablassung und Spott bei der Hand; aber es ist *so* schwierig, sie in ihrer ganzen Vielschichtigkeit (und Einfachheit) zu begreifen oder zu beschreiben, ohne sie zu vereinfachen oder zu karikieren – obwohl ich sie hinreichend verstehe, um zu sehen, was an diesen frühen Gefühlen, frühen Schriften Torheit (und was Wahrheit) war. Ich denke, Du hattest immer Deinen Humor, Deine Ironie, Deine künstlerische Perspektive – die Fähigkeit, Dich zu distanzieren, gleichzeitig *zu sein* und *zu sehen* – sowohl innerhalb wie außerhalb eines bestimmten Bezugssystems zu sein. Genau das hast Du mir bei unserem ersten Treffen gesagt, *nämlich*: «Ich bin *ich* – nicht meine Eltern noch das Subjekt

77 Ein Gedicht von Gunn.

78 Von D. H. Lawrence.

meiner Gedichte. Du darfst den Autor nicht mit diesem Subjekt verwechseln» – oder so ähnlich. Ich nehme an, Dir war immer diese Mischung aus echtem Gefühl von «innen» und künstlerischem Blick von «außen» eigen, eine heitere Überlegenheit, die Dich vor totaler Identifikation und Vereinnahmung schützt: die Doppelheit, die uns aus passiven Wesen in aktive verwandelt, aus Patienten in Akteure, aus Opfern in – ich weiß nicht, wie ich es ausdrücken soll, es hat sicherlich mit Überlegenheit oder Beherrschung zu tun. Genau diese Art von Doppelheit versuche ich, bei meinen Patienten zu fördern, in der möchte mein Analytiker mich bestärken, durch die ist man gleichzeitig innerhalb *und* außerhalb des «Patiententums» (entschuldige das grausige Wort), innerhalb und außerhalb des Leidens, das einen heimsucht und das man *ist*; sodass man nicht von einem Teil seiner selbst beherrscht und verschlungen wird.

Lange Jahre fehlte mir diese Art von Doppelheit, Distanz, Heiterkeit, Überlegenheit; zweifellos (wenn auch in geringerem Maße) ist dieser Mangel noch immer vorhanden. Stattdessen gab es eine wilde und totale Identifikation (mit einer grimmigen, phantastischen, unbezwinglichen «Wolfheit» im Gegensatz zu meiner, wie ich empfand, weichen, formlosen, verletzlichen Oliverität!), die zugleich Identität und Identitätsverlust versprach, eine faszinierende (und fatale) Form von Tod und Wiedergeburt. Vielleicht habe ich mich auf solche Ideen eingelassen, besonders zwischen 63 und 67, nachdem ich mich von San Francisco (und relativer Zurechnungsfähigkeit) verabschiedet hatte und mich in einem Labyrinth, einem Sumpf aus Phantastica und Drogen verlor.

Ich kann Dir nicht beschreiben (und es ist eigentlich auch nicht notwendig)[79], wie heftig das *Verlorensein* und *Gefunden-*

---

79 Gunn konsumierte gewaltige Mengen an Speed, LSD und anderen Drogen, doch selbst er war von O. S.s Unersättlichkeit beeindruckt. In seinem Buch *Und wie geht es Ihnen,*

sein (wenn auch ein falsches «Gefundensein») war, das ich damals durchlebte. Auch kann ich noch nicht beurteilen (wenn es denn jemals möglich sein sollte), in welchem Maße das fast totale Eintauchen in Drogen und Phantasien jener Jahre zu dem Menschen beigetragen haben, der ich heute bin oder in Zukunft sein werde. Diese Phase «regressiv» zu nennen, sie abzuschreiben, auszublenden, zu leugnen – wie ich es in meinem vorangehenden Brief ansatzweise getan habe –, ist sicherlich eine törichte Verniedlichung und Fälschung, und ich schäme mich für die Geringschätzung und Verachtung, mit der es geschehen ist. Aber Du wirst es besser verstehen und mir vergeben, wenn ich Dir erklären kann, in welchem Maße ich in der Vergangenheit *vereinnahmt* wurde (eine Gefahr, mit der ich mich in verschiedenen Formen möglicherweise *immer* werde auseinandersetzen müssen). Es ist für uns beide ein sensibler Bereich, komplex, erregend, dubios wie kaum ein anderer. Wie sich unsere Posen und Masken und unsere «Pseudoidentität» zu unserer «realen» und konstanten und immer facettenreicheren Identität halten, kann ich gegenwärtig beim besten Willen nicht verstehen: Natürlich ist die Identität eines Menschen nicht *einfach* die Summe seiner Identifikationen; aber es ist auch nicht etwas Reines und Platonisches oder etwas komplett Transzendentes. Auden sagte immer (wie die Rote Königin)[80]: «Denk immer daran, wer du bist.» Und ich glaube, er wusste sehr gut, wer (was, warum) er war. *Mein* Selbst-Bild

---

Dr. Sacks? zitiert Lawrence Weschler Gunn mit den Worten: «… er hat viel mit der Chemie herumexperimentiert, ich meine, richtig extrem, weit heftiger als irgendjemand sonst, den ich kannte.»

80 Aus Lewis Carrolls *Alice im Wunderland.* 1965 schrieb O. S. in einem Brief an Jenö Vincze: «Seit zwanzig Jahren ist das Buch meine Bettlektüre; unter der Tarndecke seiner viktorianischen Prosa (Anstand, Heldin, Moral etc.) tummeln sich Beckett, Sartre, Joyce + Wittgenstein; die menschliche Seele in Wortspielen und Gleichnissen; das Buch eines Mathematikers, unfähig zur und doch jenseits der Poesie; die endgültige Reduktion der Epistemologie; ein Scherz, ein Traum und abermals ein Spiel.»

ist viel blasser (oder befindet sich im Zustand der Auflösung) und liegt im Schatten von Konflikten und widersprüchlichen Identifikationen. Und *doch*, es sind (sind es?) ebendiese Konflikte (zumindest einige von ihnen), die die Möglichkeit zu verheißungsvollen Versöhnungen und Erneuerungen in uns selbst bieten.

7

Astronom der Innenwelt

1974–1975

Awakenings wurde gemischt aufgenommen. O. S.s medizinische Kollegen begrüßten das Buch mit tönendem Schweigen, und in den Vereinigten Staaten bekam es eine einzige Besprechung (von Peter Prescott in *Newsweek*). Doch die literarische Welt nahm es zur Kenntnis, zumindest im Vereinigten Königreich, außerdem erhielt es den Hawthornden-Preis und stellte O. S. so in eine Reihe mit den vorhergehenden Gewinnern, beispielsweise Vita Sackville-West, Graham Greene, V. S. Naipaul und Michael Frayn.

Colin und Anna Haycraft erwählten O. S. auf ihrer Weihnachtsparty 1973 zu ihrem Ehrengast. Wie er in *On the Move* berichtet, sagte Jonathan Miller nach der Party: » «Du bist jetzt berühmt.»

An Thom Gunn

13. Januar 1974
11 Central Parkway, Mt. Vernon, NY

[Postskriptum zum Brief an Gunn, Silvester 1973]

Um auf diesen seltsamen Brief zurückzukommen (wenn «Brief» das richtige Wort ist, besser wäre vielleicht «Selbstgespräch» oder «Apologie» oder – ich weiß nicht): um also auf ihn zurückzukommen, vor vierzehn Tagen hätte ich Dich Silvester fast angerufen – ich riss mich von einer Party los und wanderte ruhelos von einer Bar zur anderen und dachte an das Happy-Acid-Silvester vor vier Jahren, 1969/70, das Du verbracht hast und von dem ich gedacht hatte, dass *wir* es verbringen würden.

Meine 17 Tage in England waren wunderbar, wunderbar für Selbstbesinnung und Selbstachtung: Wenn die ersten 50 Wochen des Jahres 1973 zu den elendsten meines Lebens gehörten, sind die letzten beiden Wochen glücklicherweise zu den glücklichsten zu zählen. *Du* hast Anerkennung (Anerkennung Deines wahren Selbst, Deiner Kräfte und Leistungen etc.) mit etwa 25 erlebt; ich musste bis 40 warten. Doch es ist ein herrliches Gefühl, besonders nach so vielen Jahren der Nicht-Anerkennung, Ablehnung, des Nichts-Erreichens, Nichts-Seins etc. Die *Art* der Anerkennung ist interessant, aber vielleicht auch gar nicht so überraschend: Ich schreibe ein Buch über die zentralen Probleme der Medizin (zumindest kommen sie diesen so nahe, wie ihnen irgendetwas in einem Buch ohne echten Mittelpunkt nahekommen kann), und alle Welt scheint von ihm fasziniert zu sein mit Ausnahme meiner eigenen Berufsgruppe, meiner Kollegen, der «Fachleute», die es geschafft haben, mein Buch (und mich) vollkommen links liegen zu lassen. [...]

Bei dem Versuch, all das zu verdauen, habe ich das Gefühl, es könnte sich um eine «Identitätskrise» handeln oder, vielmehr, die Lösung einer solchen Krise (ein Prozess, der normalerweise im Jugend- oder frühen Mannesalter abgetan ist, sich in meinem Fall aber über ein Vierteljahrhundert hinzog). Mir ist klarer geworden, wer und was ich bin und was ich zu tun habe. Und sehr notwendig ist, wie mir jetzt klar wird, das Bekenntnis, aber auch die Verarbeitung der Erfahrungen und Wandlungen der letzten Jahre in einer Autobiografie – einer Autobiographie, die weder auslässt noch vereinfacht, weder verteidigt noch beschönigt; freimütig, aber ohne Selbstmitleid oder Verachtung; humorvoll, vielleicht auch pikaresk: ein Bericht, der Leiden, Perversion, Unaufrichtigkeit, Grausamkeit etc. (soweit ich es vermag) einfühlsam und, vor allem, *komisch* darstellen soll; und der zeigen wird, wie positiv sich Konflikte und Widersprüche auswirken können; der Kern aus echter Leidenschaft und ehrlicher Selbstprüfung, der sich immer «hinter» den Fetischen, Fixierungen etc. versteckt hat ... Ich werde diese Autobiografie als einen vollständigeren Versuch zur Beantwortung der Fragen betrachten, die Du in Deinem erschreckend hellsichtigen Brief vom letzten Oktober gestellt hat. [...]

Bedaure, dass ich keine Möglichkeit habe, Dich über Weihnachten zu sehen; aber ich hatte plötzlich das unabweisbare Gefühl, ich müsse nach London fliegen. Doch ich denke, dass ich im Frühjahr oder Frühsommer an die Westküste kommen werde –

Schreib mir bitte und teil mir mit, wie es *Dir* geht. Wenn ich zwischen den Zeilen Deines Briefs lese, bin ich etwas besorgt. Etwas ausführlicher von Dir zu hören, würde mich beruhigen.

Liebe Grüße
Oliver

An Martin Snellgrove

Briefpartner

9. Februar 1974
[keine Adresse]

Lieber Martin Snellgrove,

vielen herzlichen Dank für Ihre Briefe und Gedichte. Ich habe sofort einen unmittelbaren Zugang zu ihnen gefunden und Ihre Fähigkeit und Ihr Zartgefühl sehr bewundert. [...]

Mir scheint – und Ihnen vielleicht auch –, dass Wörter unser größter Segen (und Vorzug) und unser größter Fluch sind. Sie sind so machtvoll – und so ohnmächtig. Vor zwanzig Jahren, als Student, habe ich monatelang auf das große

OED gespart, weil ich dachte, Wörter könnten mir die Möglichkeit verschaffen, anderen meine Gedanken und Gefühle *zielgenau* zu vermitteln. Noch immer ziehe ich das OED gern zu Rate, aber heute auf eine gänzlich andere Weise. Ich lasse die Definitionen beiseite und erfreue mich an der enormen Vielfalt der Wortbedeutungen, ihrer evokativen Genauigkeit im Gegensatz zu ihrer Definitions- und Verweisfähigkeit. Ich stelle mir alle Erfahrung metaphorisch vor, und die Welt wohl auch – zumindest als unzugänglich und nichtmittelbar auf andere Weise als durch die Metapher. Damit meine ich keinesfalls, dass ich die Existenz von *Objekten* leugne; sondern nur, dass die einzige Möglichkeit für uns, die Welt zu erkennen – oder für die Welt, sich selbst zu erkennen und zusammenzusetzen – auf einem unendlichen Reichtum von Darstellungen und Vorstellungen beruht. [...]

Ich verstehe nicht, warum Sie sagen, Sie verwendeten die Lyrik «als ein Medium für etwas ihr gänzlich Fremdes»; denn der Lyrik ist nichts fremd, oder, anders ausgedrückt, *alles* ist im Grunde poetisch und symbolisch. Ich denke, die Trennung von, sagen wir, Lyrik und Mathematik ist weitgehend künstlich. (Man hat den Eindruck, dass die wirklich großen Mathematiker auch große Poeten waren und auf ganz eigene Weise das Medium *ihrer* Wahl verwendeten. Sehr schön sieht man das beispielsweise an Gauß' außergewöhnlichen Arbeiten über Raumkrümmung und mögliche Räume, an dem Nachdruck, mit dem er erklärt, dass der «Raum» selbst nur eine Möglichkeit ist, Erleben und Handeln zu beschreiben, dass er eine Metapher, oder vielmehr eine ganze Sammlung von Metaphern, ist, die alle interessant, relevant und nützlich sind.)

Mir gefällt die Vielfalt an konkreten Bildern in Ihren Gedichten sehr gut. Einzig stört mich hin und wieder, dass Sie manchmal vom «reinen» Denken zu sprechen scheinen oder von Äthern oder einer Art strukturloser Einheit oder dem Nichts oder von «Löchern». (Ähnlich störe ich mich in Thom Gunns Gedichten, die ich sehr liebe, oft daran, dass er auf eine Art von abstraktem Willen Bezug nimmt, statt von einer unendlichen Zahl und Vielfalt von Willensakten auszugehen.) Ich denke, es gibt immer Ordnung, unendliche Ordnung, in allen realen Gedanken und in der Realität selbst, unendliche Differenzierung, unendliche Integration, unendliche Einfachheit, unendliche Komplexität (im Gegensatz zu Fraktur und Fraktionierung oder Addition und Verknüpfung oder Simplifizierung und Komplizierung). Weder kann ich zwischen «Seele» und «Körper» unterscheiden noch zwischen Denken und Wirklichkeit: Mir scheint, dass alles Denken ist, doch Gedanken sind inkarniert und inaktiv – Taten. [...]

Mit freundlichen Grüßen

An Mel Erpelding

10. Februar 1974
[Keine Adresse]

Lieber Mel,

[...] Es ist eine bitterkalte Nacht – für New York entsetzlich kalt, und wir haben nur noch wenig Heizöl im Haus. Daher habe ich mich eingepackt: Einen dicken Wollpulli und mein altes, treues Lederwams; und (da meine Finger fast erfroren sind, nachdem ich zwei Stunden lang draußen Schnee geschaufelt habe) ich trage auch meine treuen, alten Handschuhe. Ich bin umfangen, eingehüllt, geborgen in warmer, schützender Kleidung – Häute und Gewänder. Und jetzt, nach Stunden, in denen ich mich durchfroren und durchnässt und elend gefühlt habe, ist mir köstlich warm und *behaglich* zumute. Ich fühle mich wie ein nacktes Vögelchen, das behütet in seinem Nest hockt – fast wie ein

Fötus im Mutterleib. Ich fühle mich *sicher* – ich fühle mich *daheim*.

Deine Worte hinterlassen ein vielfältiges Echo in meinem Kopf. Ich denke an das, was Du über den Barbour-Anzug[1] gesagt hast, das Gefühl von Sicherheit und Schutz, fast von Unverletzlichkeit. [...] Das Gefühl von Sicherheit, Wärme, wundervoller *Umfangenheit* geht sicherlich viel weiter zurück als bis zur Zeit unserer ersten Bekanntschaft; es muss bis in die früheste Kindheit reichen und vielleicht noch weiter zurück; und das ist keine Besonderheit von uns, sondern etwas Universelles, etwas, was tief und geheimnisvoll in der Natur verborgen liegt, was jeder von uns (wir *alle*) erinnert und auf seine je besondere Weise wiederfindet. Genau *dieses* Denken und Fühlen berührst Du in Deinem Brief (und dieses Empfinden von Wärme, Sicherheit, Schutz etc. geht über das hinaus, was wir mit unserer Ausrüstung, unserer Montur, unseren Bikes, unseren Reisen, unserem eigenen, persönlichen Miteinander erlebten). Diesem Gedanken möchte ich jetzt eine etwas allgemeinere Form verleihen. (Kann ich übrigens davon ausgehen, dass Du immer noch Dein Bike oder ein anderes hast? Und ich frage mich auch, ob Du noch immer dem Gerätetauchen frönst, in diesem anderen, aber verwandten Anzug?) Während ich schreibe, wandern meine Augen immer wieder von dem vor mir liegenden Papier zu einer wunderschönen perlmutterfarbenen Meeresmuschel, die hier in meinem Arbeitszimmer liegt; und ich denke an die Muschel, nackt und verletzlich, in ihrem besonderen Anzug, der Perlmutterkammer, die sie sich selbst gebaut hat. [...]

Die Idee der Umschließung ist sicherlich von fundamentaler Bedeutung – der Atomkern in seinen Elektronenschalen,

1 In den 1930er Jahren führte die Firma Barbour wasserdichte «Barbour-Anzüge» für Motorradfahrten bei nassem Wetter ein.

winzige Tiere in ihren Zysten und Sporen, Küken in Eiern, Embryonen in Mutterleibern, Vögel in Nestern, die Verschachtelung von Wörtern in Sätzen (von Chomsky so schön analysiert), Ritter in ihren Rüstungen, Tiere in ihre Häuten, oder *Du*, Mel, in Deinem Barbour-Anzug. Es gab eine Zeit, vor vielen Jahren, als die Lederklamotten und anderes «Bike-Zubehör» lediglich Fetische und Fixierungen waren, etwas zutiefst Verlockendes und Zwanghaftes, aber auch vollkommen Neurotisches und Regressives, etwas Beschämend-Schamhaftes, etwas, das nicht nur schützen, sondern auch *larvieren* sollte, hinter dem man sich verbergen, *lügen* konnte ... Und zweifellos war es in gewisser Weise auch so – das heißt, dann hatten «Leder-Klamotten» für mich diese ausschließend-verheimlichende Bedeutung, und ich benutzte sie auch so. Heute begreife ich, dass ich mich, wenn ich so dachte und handelte, auf die neurotischen Aspekte konzentrierte und andere Aspekte ausschloss, die gesünder und natürlicher, Universalien der Natur selbst waren. [...]

Ich glaube nicht, dass man von Menschen, von irgendwelchen Lebewesen, von der Natur selbst sagen kann, sie hätte ein «Inneres» im Gegensatz zu einem «Äußeren», einen «Kern» im Gegensatz zu «Oberflächen». Es gibt nur Phänomene. Aber die Phänomene weisen unendliche Faltungen auf: Es herrscht Kontinuität, und *doch* gibt es Schichten; unsere Haut faltet sich zu den Membranen und Schleimhäuten unserer Organe zusammen; ihre Membranen falten sich zu den Zellmembranen zusammen, diese zu den Membranen der Moleküle; Moleküle falten sich zu Atomen zusammen, die von Elektronenschalen umschlossen sind; oder, wenn wir «nach außen» gehen, unsere Haut ist «auseinandergefaltet», um zu der (Ver-)Kleidung zu werden, die wir auf unserem bekleideten Körper tragen, unserer Oberfläche, unserer Haut, die extendiert und koextendiert mit der Haut der Welt, jener unendlichen Membran, die wir

Einsteins Raumzeit nennen. Wir sind nackt, wir sind bekleidet, wir sind notwendigerweise beides. Ein Mann in seinem Barbour-Anzug ist ein ebenso natürliches Phänomen wie ein Tintenfisch in seinem Mantel oder ein Penis in seiner Vorhaut. Das Geheimnis der Welt ist ein Geheimnis der *Faltung* – wir sehen bei Leonardo, warum alle großen Künstler eine Leidenschaft für Drapierung und Faltenwurf hatten, diese geheimnisvolle *Viel-Faltung* (All-Faltung), die uns die *Vielfalt* und Einheit der Natur vor Augen führt. Die Erde selbst, in Berge und Täler gekleidet, zusammengefaltet, auseinandergefaltet, ist wie ein Mann in einem Anzug. [...]

Es gibt niemanden auf der Welt, dem ich einen so absonderlichen Brief hätte schreiben können (bei dem ich auch nur den Versuch gewagt hätte, ihn zu schreiben!). Ich hoffe, dass er Dich weder verletzt noch empört. Es ist nicht mein Wunsch (wie einst), Dich zu reizen oder herauszufordern, sondern herauszufinden, was wir gemeinsam haben, in diesem seltsamen Geschäft, das wir Leben nennen, als Reisegefährten in der geheimnisvollen Welt der Wirklichkeit.

Lieber Mel, Bruder-Tier, ich liebe Dich, Deine Gedanken, Deinen Körper, Deinen Barbour-Anzug, und alles andere. (Wenn es denn einen Sinn ergibt:) Ich liebe sogar die Atome, aus denen Du gemacht bist. Und Liebe – echte Liebe – stellt keine Ansprüche und will nicht besitzen; sie trägt zur Wirklichkeit und der Erkenntnis unserer selbst und der Welt bei. Schreib, wenn Du schreibst; komm, wenn Du kommst; der bloße Gedanke Deiner Existenz, verschafft mir, egal, wie weit wir in Zeit und Raum voneinander getrennt sind, selbstlose Freude und das liebevoll-liebenswerte Gefühl, die Welt mit Dir zu teilen.

An Samuel Sacks

3. März 1974
11 Central Parkway, Mt. Vernon, NY

Lieber Pop,

heute Morgen habe ich versucht, Dich anzurufen, aber von Deinem (schwachsinnigen) Fernsprechauftragsdienst die Auskunft erhalten, Du seist über das Wochenende fort – ich habe kurz mit Auntie Len und Michael gesprochen; und David hat mich letzte Woche zweimal angerufen und mich beruhigt.[2] […]

Besonders erfreut war ich von dem Leitartikel im *British Clinical Journal* (weißt Du übrigens, wer der Herausgeber ist?). Das war die *erste* wohlwollende und ehrliche Reaktion aus der Kollegenschaft; ich habe ihm geschrieben, wie dankbar ich war. Denn es gibt keinen Zweifel daran, dass *Awakenings* von meinen Kollegen alles in allem mit einer Mischung aus Feindseligkeit, Verwirrung und Gemeinheit aufgenommen wurde – genau die Mischung, die mich seit 1967, seit Arnold Friedman, und schon Jahre davor, so sehr eingeschränkt hat. Es ist schon paradox, dass einem oft die gebührende Anerkennung ausgerechnet von den Kollegen und Mitarbeitern des eigenen Fachgebiets verweigert wird. Wie dem auch sei, ich sehe (wie Du zweifellos auch) erste Anzeichen dafür, dass meine Bedeutung und Leistung (wie eigenwillig sie auch sein mögen!) endlich angemessen gewürdigt werden.

Seit den Tagen von Henry Head, Kinnier Wilson etc. hat die Medizin viel von ihrem Glanz verloren. Begriffe wie *Krankenpflege* und *Fürsorge* sind praktisch verschwunden und durch eine pedantische Leidenschaft für neue Medikamente, Verfahren, Methoden, Techniken ersetzt worden. Früher habe

2 Nur fünfzehn Monate nach Elsies Tod war Sam Sacks' Bruder Bennie ebenfalls gestorben, und seine Schwester Alida war sehr krank.

ich mich gewundert, warum Du vor fast 60 Jahren entschieden hast, eine vielversprechende Laufbahn als Facharzt aufzugeben und stattdessen praktischer Arzt zu werden. *Heute* begreife ich, dass Du instinktiv und intuitiv die richtige Entscheidung getroffen hast; Du hast Dich liebevoll und fürsorglich um Zehntausende von Patienten gekümmert, die Dir dann ihrerseits liebevoll und fürsorglich begegnet sind; ich denke, Dein Leben war unendlich viel sinnvoller und befriedigender, *authentischer*, als das der meisten Spezialisten in den Krankenhäusern.

Meiner Meinung nach sind praktische Ärzte das Salz der Erde; und es ist eine große Tragödie und ein Symptom unserer Zeit, dass sie – und das ganze Konzept der Pflege, die ganze Kunst der Heilung – in der Gegenwart nicht mehr vorkommen.

Ein Punkt, mit dem ich mich ziemlich zentral in einem Aufsatz (einem Requiem) für Auden auseinandergesetzt habe.[3] *Sein* Vater war praktischer Arzt, und Auden selbst hat sich sein Leben lang mit der tieferen Bedeutung von Arztberuf, Heilung und Pflege beschäftigt. In seinem letzten Band hat er nicht weniger als vier Gedichte Ärzten gewidmet, die er besonders ins Herz geschlossen hatte – der letzte von ihnen war ich; und in seinem allerletzten Brief in diesem Sommer hat er ein Wort von Osler zitiert, das er oft aus dem Mund seines Vaters gehört hatte: «Kümmere dich mehr um den einzelnen Patienten als um die Krankheit, an der er zu leiden scheint.»

Du und Ma, Ihr beide wart Euch (ungeachtet dessen, was sonst gewesen sein mag) einig in der lebenslangen Leidenschaft für das Wohlergehen des einzelnen Patienten. Die Medizin war für Euch beide Hingabe und Berufung; und ich

3 «Dear Mr. A...», in einem Sammelband zu Ehren Audens veröffentlicht, den Stephen Spender, ein enger Freund Audens, 1975 herausgegeben hatte.

außerordentlich glücklich, dass Ihr beide diese wunderbare Tradition der Empathie an mich weitergegeben habt. Und genauso (abermals ungeachtet dessen, was sonst gewesen sein mag) an Marcus und David und Caroline.[4]

Ich bin wohlauf und aktiv und glücklich. Ich habe gerade – spontan und ohne besondere Absicht – zehn kurze Essays über verschiedene Aspekte der *Krankenpflege* geschrieben, und vielleicht sind sie – besser als andere Ideen – dazu geeignet, miteinander verflochten mein nächstes Buch zu bilden. Ich denke, ich werde zu Pessach – wenn auch nur kurz – nach Hause kommen und freue mich darauf, dann mit Dir – mit Euch allen – zusammen zu sein.

In Liebe
Oliver

Anfang des 20. Jahrhunderts wurde die Psychologie weitgehend von der behavioristischen Forschung Pawlows und Skinners beherrscht, die menschliches Verhalten auf Reiz und Reaktion reduzierten, doch das begann sich mit dem Einfluss von A. R. Lurija und seinem Kollegen Lew Wygotski zu ändern. Die beiden sowjetischen Psychologen begründeten eine neue Disziplin – die Neuropsychologie. Auf der Grundlage ihrer eigenen Forschungsarbeiten gelangten sie zu der Überzeugung, dass sprachliche und kulturelle Faktoren genauso zu berücksichtigen seien. Als Medizinstudent hatte O. S. Vorträge von Lurija in London gehört und kurz nach seinem Umzug nach New York Lurijas monumentales Werk *Die höheren kortikalen Funktionen des Menschen und ihre Störungen bei örtlichen Hirnstörungen* gelesen. Außerdem war er ein großer Bewunderer zweier sehr detaillierter narrativer Fallgeschichten Lurijas: Zum einen *Kleines Portrait eines großen Gedächtnisses*, die Geschichte eines

4 O. S.s Brüder Marcus und David sowie Davids Tochter Caroline waren Allgemeinmediziner.

Mannes mit einem höchst ungewöhnlichen autobiographischen Gedächtnis – er schien nichts zu vergessen, was in seinem Leben geschehen war. Zum anderen *Der Mann, dessen Welt in Scherben ging,* über einen jungen Soldaten mit einer schweren Hirnverletzung und über sein Bemühen, seine zerfallene Welt wieder zusammenzusetzen. Für O. S. wurden diese beiden Arbeiten zu den Vorbildern, nach denen er über seine postenzephalitischen Patienten berichtete. Obwohl sie sich nie begegnet sind – angesichts der Einschränkungen in der Sowjetunion war es schwierig für Lurija zu reisen –, führten eine ausführliche Korrespondenz, und Lurija wurde zum Leitstern für O. S.

An A. R. Lurija

Neuropsychologe

13. April 1974
11 Central Parkway, Mt. Vernon, NY

Mein lieber Professor Lurija[5],

sehr herzlichen Dank für Ihren letzten Brief – mein Herz setzt immer ein oder zwei Schläge aus, wenn ich in meinem Briefkasten einen Ihrer wunderbaren, seltenen, hochgeschätzten Briefe sehe, mit den großen russischen Briefmarken und Ihrer unverkennbaren Handschrift! [...]

Unlängst hat sich in meiner Praxis ein junger Mann mit einem ungewöhnlich schweren Korsakow-Syndrom[6] vorgestellt – seine Gedächtnis-Tafel für unmittelbare Aufzeichnungen schien in rund fünf Sekunden blank gewischt. Was seinen Fall so auffällig, so tragisch, so *herausfordernd* macht, ist der Umstand, dass er keinesfalls «psychotisch» war.

5 Lurija und O. S. hatten 1973 angefangen zu korrespondieren, nachdem O. S. Lurijas Werk in *The Listener* besprochen hatte.

6 Das Korsakow(auch Korsakoff)-Syndrom kann bei Alkoholismus oder Vitamin-B1-Mangel auftreten; es zerstört Teile des Gedächtnissystems im Gehirn.

Obwohl er «konfabuliert» (sozusagen automatisch), gibt es weder Anzeichen für Wahnvorstellungen noch für Lügen noch für mangelnde Einsichtsfähigkeit. Tatsächlich scheint er mir in jeder Hinsicht ein vorbildlicher Mensch zu sein – vorbildlich in Hinblick auf seine Intelligenz, auf seinen Charakter und seinen Mut. Er bricht mir das Herz (und stellt meinen Verstand auf eine harte Probe); in den ein oder zwei Stunden, seit er bei mir war, habe ich mich ununterbrochen gefragt, *wie* man ihm helfen, mit *welchen* therapeutischen Maßnahmen oder Aktivitäten man ihn aus seinem Chaos befreien könnte. Und um ein Chaos handelt es sich, denn er ist wie ein Mensch, der sich außerhalb der Geschichte befindet, absolut entwurzelt und desorientiert, in einer ständigen Bewegung von unablässig veränderlichen, verwirrenden, *bedeutungslosen* Augenblicken. Er ist von einer unmittelbaren Amnesie umschlossen; aber jenseits dieses amnestischen Zirkels scheinen allgemeines Gedächtnis und Assoziationsnetz vollkommen in Ordnung zu sein.[7] Wie kann man ihm helfen, diese riesige Gedächtnislücke zu überspringen oder zu überbrücken? Wie können wir ihm wieder Kontinuität verschaffen? Natürlich verfügt er in vielerlei Hinsicht über Kontinuität: Sein Sprachgebrauch zum Beispiel ist flüssig und vollkommen. Ich habe noch nicht begonnen, ihn oder seine Probleme zu untersuchen, und es wäre verfrüht oder überstürzt, jetzt schon näher auf ihn oder sie einzugehen. Doch ich frage mich, was für Erfahrungen Sie mit einem solchen Patienten gemacht haben, wie Sie sich ihm genähert / ihm geholfen hätten etc. Ich habe ständig solche Gedanken, wenn ich Patienten behandle: Immer sage ich zu mir: «Was würde Lurija jetzt denken? Wie würde *er* die (phä-

7 Dieser neunundvierzigjährige Mann, von dem O. S. später in der Geschichte vom «verlorenen Seemann» berichtete, litt unter einer retrograden Amnesie, die all seine Erinnerungen nach dem neunzehnten Lebensjahr ausgelöscht hatte und ihm die Fähigkeit nahm, neue Erinnerungen anzulegen. An sein früheres Leben konnte er sich allerdings erinnern.

nomenalen oder prozeduralen) Probleme hier formulieren oder sie angehen?» Also vergeben Sie mir, wenn ich mir dieses Mal erlaube, Sie tatsächlich zu fragen, nachdem ich es schon so oft in meiner Vorstellung getan habe. […]

Während der ersten Monate des Jahres 1974 schrieb O. S., wie er es in dem vorangehenden Brief an seinen Vater erwähnt hatte, mehr als ein Dutzend Essays über die Patienten, die er an der Bronx State behandelte, einer öffentlichen psychiatrischen Klinik – überwiegend Menschen mit Autismus, Schizophrenie oder schweren Lernbehinderungen. Er bemühte sich in einer Weise um sie, wie es vor ihm noch kein Arzt versucht hatte: Er besorgte ein Klavier und eine Tischtennisplatte für sie; einen seiner Patienten, einen stummen Maler, nahm er mit in den nahen New Yorker Botanischen Garten (wo der junge Mann sein erstes Wort sprach: «Löwenzahn»). Doch als O. S. kritisierte, was in der Einrichtung als «Verhaltensmodifikation» bezeichnet wurde – d. h. Bestrafung –, revanchierten sich seine Vorgesetzten mit der Unterstellung, es gebe Gerüchte, dass O. S. seine Patienten «missbraucht» habe. Entsetzt und in einem Wutanfall (den er charakteristischerweise genauso gegen sich selbst wie gegen irgendjemand anders richtete) vernichtete er Mitte April seine Essays in dem Versuch, dieses ganze traumatische Erlebnis aus seinem Gedächtnis zu streichen.

In der Zwischenzeit war Bob Rodman, der Psychiater, der in den gemeinsamen UCLA-Tagen sein engster Freund gewesen war, selbst in eine Krise geraten: Seine achtunddreißigjährige Frau litt unter lähmenden Unterleibsschmerzen, und Rodman fürchtete das Schlimmste. Im Juni schrieb Rodman O. S. fast täglich lange Briefe und schilderte ihm seine Qual und Ungewissheit, während seine Frau und er zahlreiche medizinische Spezialisten besuchten – von denen keiner eine Diagnose stellen oder Maria auch nur seine Ergebnisse mitteilen konnte. Er überlegte, mit der Familie in Marias Heimatland Schweden zu reisen, weil es so aussah, als habe sie nur noch kurze Zeit zu leben. Wie könne er, schrieb er, weiterhin eigene Patienten behandeln, wenn er so verzweifelt sei? Wie solle er den Gedanken ertragen, seinen jungen Töchtern, neun und elf Jahre alt, reinen Wein einzuschenken? In einem Brief an O. S. schrieb er, ihretwegen könne er sich nicht den «Luxus» eines Selbstmords erlauben.

An F. Robert Rodman

25. Juni 1974
11 Central Parkway, Mt. Vernon, NY

Mein lieber Bob,

ich war schmerzlich überrascht und tief bekümmert über Deinen Brief und musste weinen, als ich ihn las, um Dich und mit Dir. Allerdings wusste ich nicht genau, wie ich «reagieren» sollte: In den letzten Tagen habe ich oft an Dich gedacht, den Hörer aufgenommen und wieder hingelegt, Briefe angefangen und abgebrochen. Ich wünschte, ich wäre vorher nicht so blind gewesen. Ich habe schon gesehen, dass Du mitten in einer Krise steckst, aber ich habe nicht erkannt, wie real und qualvoll die Ursachen sind. Stattdessen habe ich Dich beim Wort genommen und gemeint, es handle sich nur um eine Art Alters- und Generationsproblem.

Es scheint, als hättet Ihr beiden in den letzten Monaten eine fürchterliche Zeit durchgemacht – nein, fürchterlich ist zu schwach, Grauen und Panik, die Wörter, die Du verwendest, kommen der Sache da schon näher. Und jede Möglichkeit, zu einem Abschluss zu kommen, wird durch die *Ungewissheit* über den weiteren Verlauf ausgeschlossen. Wenn ich richtig verstanden habe, wird Maria den Lungenspezialisten jetzt aufsuchen – vielleicht wird er Euch ja die Gewissheit, wenn nicht sogar die Beruhigung verschaffen, die ihr so braucht. Ihr *müsst* wissen, was los ist, egal, was es ist (ich bete darum, dass es sich lediglich um eine hartnäckige postoperative Lungenentzündung handelt). Solange Ihr nicht Bescheid wisst, seid Ihr in einem Treibsand der Angst gefangen, alles gibt unter Euch nach, und ihr seid außerstande, jene Gewissheit und, schlimmer noch, jene *innere Stärke* zu erlangen, die Ihr unbedingt braucht ... und die Ihr in reichlichem Maße besitzt, wenn Ihr nicht durch außergewöhnliche Umstände ausgehebelt oder übermannt werdet.

Ich denke auch, Ihr müsstet *unbedingt* jemanden vor Ort haben, mit dem Ihr reden könnt, jemanden, der Euch physisch und emotional sehr nahe ist; Ihr macht Euch selber verrückt, indem Ihr in einer so ernsten Angelegenheit schweigt und Euch verschließt und mit Euren Gefühlen allein gelassen bleibt; ob Ihr Euch an Euren ehemaligen Analytiker wendet oder an einen anderen Psychiater oder einen Freund, Ihr *müsst* Euch auf jeden Fall von Eurer Last befreien und ein mitfühlendes (und praktisches, aber vor allem mitfühlendes) Ohr und Herz finden. Ihr *müsst* mindestens einen solchen Freund bei Euch in Los Angeles haben. Es ist töricht und falscher Stolz, dieses Kreuz allein tragen zu wollen.

Eure Stärke wird noch genug auf die Probe gestellt werden, mehr als genug, wenn Ihr Euch allem stellt, dem Ihr Euch zu stellen habt und vielleicht noch in Zukunft stellen müsst, auch wenn Ihr Verständnis und Mitgefühl erfahrt; versagt Ihr Euch das, verurteilt Ihr Euch gewissermaßen selbst dazu, allein zu leiden, heimlich und stumm.

Wenn Krankheit das größte Unglück ist, dann ist das größte Unglück Krankheit in *Einsamkeit*. Einsamkeit ist eine Folter, mit der selbst die Hölle nicht droht.

Nur zu gut kenne ich die Kräfte, die einen ab- und einschließen, in eine *Extrahölle* einsperren, wenn es einen am meisten zu anderen, zueinanderzieht. Ihr müsst gegen diese Kräfte kämpfen und Euren Freunden bis zu einem gewissen

Grad gestatten, Euch dort herauszuholen: Dafür sind sie letztlich da. Leider bin ich physisch einfach zu weit entfernt, um im Grunde mehr zu tun, als zu schreiben und anzurufen. Ihr braucht die konkrete, physische, lebendige Anwesenheit eines Menschen, von dem Ihr Mitleid, Trost, Verständnis und Rat erwarten könnt.

Wittgenstein sagt irgendwo vom Selbstmord (*er* denkt stets an ihn), dass er «immer eine Überrumpelung seiner selbst ist» ... Mit Erleichterung habe ich zur Kenntnis genommen, dass Du diesen letzten Luxus nicht in Betracht ziehst, weil Du Deine Mädchen hast, die Dich brauchen; aber Du erwähnst Dein Gefühl nicht, vielleicht hast Du es im Augenblick verloren (in diesem Fall muss es wieder zum Leben erweckt werden), Du erwähnst nicht, dass Du kein Recht hast, Selbstmord zu begehen, weil Du eine Pflicht Dir selbst gegenüber hast, diesem hochbegabten Mann, der in der Blüte seiner Jahre steht, in der Blüte seiner Kräfte, der noch so viel zu geben hat und so viel, wofür es sich zu leben lohnt, so viel, was noch zu tun bleibt, *auch wenn es zum Schlimmsten kommen sollte*. Das Gefühl, vernichtet zu sein, die Grundlage und den Quell des eigenen Lebenssinns verloren zu haben, ist für den düsteren (und morbiden) Ton verantwortlich. Oder vielleicht nicht morbid: Natürlich wird man durch die Krankheit – oder gar den Tod – der Menschen, die man am meisten liebt, zutiefst verstört, gelegentlich auch fast vernichtet; die Seele zieht sich in sich selbst zurück und sagt: «Ich? Lasst mich auch sterben! Welches Recht habe ich, jetzt noch zu leben? Für wen, für was soll ich leben?» Und die Antwort: «Für dich selbst, für andere», entbehrt fast aller Überzeugungskraft. Du musst ruhig sitzen bleiben, egal, wie viel Kummer und Schrecken über Dich hereinbricht (mit ruhig sitzenbleiben meine ich, nicht nachgeben, sich nicht überrumpeln lassen). Wenn Du Dich weiterhin um Deine Patienten kümmerst, so quälend es Dir auch erscheint, ist das für Dich, glaube ich, ebenso lebenswichtig wie für sie: Du musst durchhalten und Deinen ganzen Mut zusammennehmen und – vor allem – jemanden in Deiner *Nähe* haben, an den Du Dich anlehnen kannst (es ist *keine Schande*, sich in solchen Zeiten an jemanden anzulehnen: Wir suchen alle nach Anlehnung oder gewähren Anlehnung, anaklitisch, in Zeiten der Verzweiflung).

Ich hoffe mehr, als ich es zum Ausdruck bringen kann, dass Du ein zu düsteres Bild entworfen hast und dass die Dinge sich bereits wieder zum Besseren wenden. Schreib mir wieder oder ruf an, Bob; vielleicht können wir uns bald im Sommer sehen; verzweifle *nicht* – es ist eine Sünde, und vergiss nicht, dass es *viele* Menschen gibt, die Dich lieben, achten und brauchen.

Liebe Grüße
Oliver

An F. Robert Rodman

22. Juli 1974
37 Mapesbury Road, London

Lieber Bob,

[...] Ja, ich *habe* alle Deine Briefe erhalten, mit ihrer eindrucksvollen Weite und Tiefe der Empfindung und ihrer Ausdrucksfülle, die Dich nie im Stich lässt, wie grausam das Leben Dir auch mitspielt. [...]

Angesichts des Tons in einigen Deiner letzten Briefe habe ich Angst um Dich gehabt, weil Dir irgendein «Zusammenbruch» zu drohen schien; Du warst nah an der Grenze (obwohl es Menschen gibt, und vielleicht gehörst Du zu ihnen, die direkt an die Grenze gehen können, und sogar über sie hinaus, um eine Erfahrung vollkommen zu *durchleben*); und ich wollte sagen – konnte es aber nicht: *«Brich nicht zusammen jetzt, da sie all Deine Anteilnahme, Unterstützung und geistige Gesundheit braucht; brich später zusammen – wenn es sein muss –, aber kümmere Dich in den wenigen Wochen, die noch bleiben, um sie, nicht um Dich.»* Ich weiß nicht, ob es die richtigen Worte gewesen wären – wie Du sie aufgenommen hättest; auch nicht, ob ich es jetzt hätte sagen sollen oder ob solche Dinge zu sagen oder nicht zu sagen überhaupt einen Unterschied macht.

Lass mich hinzufügen (aber du weißt es schon, so gut kennst Du mich): dass ich nichts Beschämendes oder Unehrenhaftes in einem «Zusammenbruch» sehe – ob in paranoider oder irgendeiner anderen Form; wenn jemand seine Emotionen in ihrer ganzen Tiefe erfassen und erproben will, um eine Erfahrung von extremer Schrecklichkeit zu durchleben, *muss* er fast psychotisch werden oder sich zumindest in den Bereich der «Scheinpsychose» begeben; dabei taucht er vollkommen ein und ist, wenn er wieder auftaucht, vom Schrecken gereinigt. Allerdings ist es ein gefährlicher Prozess, eine innere Odyssee, die den Stärksten entmutigen kann, wenn er nicht durch eine menschliche Rettungsleine in der «Wirklichkeit» festgehalten wird.

Vielleicht konnte ich meinen Patienten, mit denen ich ständig zusammen war und denen ich mit jener absoluten Nähe und doch Leidenschaftslosigkeit begegnete (die die ideale Beziehung zwischen Arzt und Patient oder Künstler und Kunst ist), eine gewisse Hilfestellung geben; wie sie auch zwischen meinem Analytiker und mir möglich war; aber ich weiß nicht, ob sie zwischen *Freunden* denkbar ist – besonders, wenn sie lange Jahre getrennt waren und in physischer Distanz zueinander leben. Genau diese Frage habe ich im letzten Sommer mit Alvarez[8] erörtert: Du erinnerst Dich an

8 Al Alvarez (1929–2019) war ein Literaturkritiker, der von 1956 bis 1966 als Redakteur beim *Observer* für Lyrik zuständig war. Er war selber Lyriker und schrieb viele Sachbücher, unter anderem *The Savage God: A Study of Suicide*, 1971 [dt.: *Der grausame Gott, Eine Studie über Selbstmord*, Hamburg 1974].

den Anfang seines Buchs *The Savage God*, die wunderbar analysierte, aber tiefbekümmerte Erinnerung an Sylvia Plaths Selbstmord und letzte Tage und die selbstquälerische Frage, ob *er* – als ihr Freund, Vertrauter, Nachbar – hätte deutlicher sehen können oder *sollen*, was sich anbahnte, und ob er nicht in irgendeiner Weise hätte *tätig* werden müssen, um sie zu retten: Diese Fragen nach Einsicht und Verantwortlichkeit trieben ihn noch vierzehn Jahre später um.

Ich bin sicher, dass Ihr richtig handelt, wenn Ihr für die letzten Tage Deiner Frau nach Schweden zurückkehrt: Der Mensch sollte sterben, wie er geboren werden sollte, bei den Seinen und *zu Hause*. (Meine arme Mutter hat mir oft gesagt, wenn ihre Zeit käme, wollte sie zu Hause sterben, im Garten, in der Mapesbury: Und etwas, was ich an ihrem Tod besonders bedrückend fand, war der Gedanke, dass ihr das versagt geblieben war, dass sie in Israel gestorben war, auf irgendeiner idiotischen Besichtigungstour, unter der sengenden Glut einer fremden Sonne.) Ich denke, die *Metaphysik* des Sterbens (wenn das denn das richtige Wort ist) ist von größter Bedeutung: Damit meine ich nicht alle Arten von Totenbettgesprächen, Buße etc. – sondern den Prozess, durch den man endgültig ins Reine kommt mit seinem Leben und seinem Tod, mit allem, was man gewesen ist, und mit der – der Nichtheit, Dunkelheit, dem Mysterium (wer weiß), die vor uns liegen. Das ist die Zeit für die Sterbearbeit, ihre Sterbearbeit, in der Du ihr engster Gefährte sein musst: *keine* Zeit für eigene Neurosen, auf die Du jedes Recht hast, aber *nicht* jetzt ... später. […]

Uns ist es nicht gegeben, wie Eichen zu sterben oder wie Tiere (kennst Du Tolstois Kurzgeschichte «Drei Tode»?), aber ich denke, dass Todes-Angst und *Todes-Hysterie* die schlimmsten *Störfaktoren* des Sterbens sind. Selbst wenn jemand sein ganzes Leben lang von Todesängsten heimgesucht wurde, kann er seinen Tod, wenn er kommt, vielleicht nicht willkommen heißen, aber doch mit gelassenem Einverständnis hinnehmen (sehr deutlich wird das, wenn Boswell beschreibt, wie Dr. Johnson in seinen letzten Tagen, seinen letzten Lebenswochen die heftige Todesfurcht ablegte, die ihn sein ganzes Leben lang verfolgt hatte).[9]

Natürlich ist das noch schwerer zu erreichen, wenn einen das Schicksal in der Blüte seines Lebens ereilt – angesichts der *Wut*, der *Empörung*, der ungebrochenen *Kraft* des Lebenswillens mag ein solches Einverständnis außerordentlich schwierig sein; aber es *muss* erreicht werden, wenn man mit Anstand und Haltung sterben will, ohne einen erbitterten, friedlosen Todeskampf. Die Sterbearbeit muss die größte und härteste Arbeit eines Lebens sein; und vielleicht ist in diesem Sinne das ganze Leben, wie die Philosophen sagen, eine Vorbereitung auf den Tod.

Genug – oder zu viel – der Worte. Mir bleibt nur noch zu wiederholen, dass Ihr beide in dieser – dieser Abschiedssituation mein tiefstes Mitgefühl habt; und Euch zu versichern, dass ich nicht weit entfernt bin und Euch jederzeit rasch erreichen kann – per Brief, Telefon oder Zug.

Euer Freund
Oliver

Im August, immer noch tief betroffen von seiner Behandlung im Bronx State und beklommen Shengolds jährlichem Urlaubsmonat entgegensehend, begab sich O. S. für einige Wochen nach London und Norwegen.

9 Das ist einer von vielen Briefen, die auf O. S.s eigene Abschiedsbriefe im Jahr 2015 vorausdeuten. Er war in den Spielarten des Lebensendes gut bewandert – sowohl im Leben wie in der Literatur – und berichtete oft in Anekdoten, wie große Dichter oder Wissenschaftler.

An Al Alvarez

Lyriker, Schriftsteller

20. August 1974
Hotel Ullensvang, Lofthus, Norwegen

Lieber Al,

ich bedaure, dass ich Sie seit dem letzten Sommer nicht gesehen habe: Irgendein elendes Gespenst der Perversion hält mich von den Menschen fern, die ich mag und bewundere.

Der besondere Grund, dass ich Ihnen *jetzt* schreibe, liegt darin, dass ich, unmittelbar bevor ich hergekommen bin, auf Ihr Buch über Beckett gestoßen bin (es ist das *einzige* Buch, das ich hier in den Fjorden bei mir habe!). Ich finde es unheimlich, erschreckend hellsichtig; vor gut zwanzig Jahren war ich fasziniert von *Molloy* und *Malone stirbt*, als sie herauskamen, doch seither habe ich Beckett nicht mehr gelesen; Ihr Buch macht mir Appetit, aber – leider! – gibt es hier keine Beckett führende Buchhandlung auf einhundertfünfzig Kilometer im Umkreis! In Abwandlung einer Äußerung, die ich in Ihrer Besprechung von *Awakenings* gefunden habe, könnte ich sagen, *Ihr* Buch über Beckett zeigt, wie tiefreichend Ihr Verständnis dieser Welt der Nichtheit ist – ewige Trägheit und Nichtstun und Langeweile, nichts zu sagen mit der Verpflichtung, es zu sagen. Ich denke, Ihr Buch ist ein seltener Akt der Sympathie oder Empathie, der in die fast unvorstellbare Vorstellung eines anderen eindringt *und* sie vermittelt. Und es flößt einem Bewunderung für Becketts *Entschlossenheit* ein, mit der er weitermachte und – unvergleichlich und *atemberaubend schön* – sagte, was eigentlich zu schrecklich war, um es zu sagen. Es flößt mir auch Bewunderung für *Sie* ein, weil Sie weiterhin so aktiv und produktiv, so freundlich und wohlwollend sind, obwohl Sie selbst (woran kein Zweifel besteht) eine nihilistische Geisteshaltung von vielleicht vergleichbarer Tiefe und Intensität ertragen und *im Zaum halten* müssen.

Ich wünschte, ich könnte dasselbe von mir sagen. Das Buch, das ich jetzt zu schreiben *habe* (ich vernichte weiterhin alles, was ich schreibe), ist in gewisser Weise *ebenfalls* ein Buch über Nichtheit, Hoffnungslosigkeit, Zukunftslosigkeit, Situationslosigkeit, Leere, Langeweile, Eintönigkeit, Trägheit. Sie haben mir im letzten Sommer vorgeschlagen, ich solle ein Buch über psychiatrische Einrichtungen schreiben, und ich habe *seither* sehr schlimme – wirklich niederschmetternde – Erfahrungen (in einem Irrenhaus) gesammelt, die mich einerseits fast umgebracht hätten (ich entschloss mich zu einem Kompromiss in Form von Selbstmord durch literarische Kindstötung – indem ich eine Essaysammlung vernichtete, die ich während der Monate Februar und März geschrieben hatte: schade, ein Verbrechen, denn ich denke, es war vielleicht das Beste, was ich je geschrieben habe); aber auf der anderen Seite hat es mir klargemacht, wie entsetzlich und *pervertierend* das Leben in solchen Einrichtungen sein kann. Ich werde das Buch «Station 23» nennen (in dem Bronx State Hospital war es Station 23: bestimmt für Jugendliche, die, mit «autistisch» und «zurückgeblieben» doppelt abgestempelt, meist von ihren Eltern im Stich gelassen und seit ihrem 5. oder 6. Lebensjahr institutionalisiert waren). Ursprünglich wollte ich es in quasifiktiver Form schreiben, wie Tschechows «Krankenzimmer Nr. 6» oder Solschenizyns «Ein Tag im …»[10], neige jetzt aber doch aus verschiedenen Gründen dazu, es in Form von Essays zu schreiben, unterbrochen von Anekdoten (Eingebungen, Einfällen, plötzlichen, enthüllenden *Kairoi*[11], die sich abheben vom zeitlosen *Chronos*, der Dumpfheit und Dunkelheit und Nichtheit der

10 «Ein Tag im Leben des Iwan Denissowitsch».

11 Das griechische Wort für «richtige Augenblicke».

Umgebung). Faszinierend und erschreckend erschienen mir dabei die erstaunliche *potenzielle* Vielfalt und Lebendigkeit der Geistesverfassung, vor allem die moralische und authentische Sensibilität und Erfahrungstiefe selbst bei Menschen, die (nach herkömmlicher Auffassung) bar aller «Intelligenz» und «Vernunft» sind; die Hoffnungskraft, die die Patienten trotz ihrer grauenhaften Lebensgeschichten aufbringen, im Gegensatz zur Hoffnungslosigkeit und Beschränktheit und *Grausamkeit* der Institution: die unheilvolle Wechselwirkung *zwischen* den Patienten, dem Ort und dem schattenhaften, sadistischen System im Hintergrund. Station 23 wurde von einem schwierigen, seltsamen und ziemlich schrecklichen Mann geleitet, einem buddhistischen Hobbesianer (!) – eine Mischung, die fast so tödlich war wie der jüdische Jesuit im *Zauberberg* von Thomas Mann.

Meine Erfahrungen auf Station 23 waren entsetzlich in einer Weise, die sich in «Mount Carmel»[12] gelegentlich schon andeutete, aber deren Ausmaß nie wirklich erreichte. Überaus bedrückend erinnerten sie mich an meine eigenen Kindheitserfahrungen in einem konzentrationslagerartigen Internat, in dem ich im Alter von 6 bis 9 Jahren untergebracht war.[13] Ich frage mich, ob Orwell in ähnlicher Weise sein ganzes Leben darunter gelitten hat: Ich finde die Ähnlichkeiten zwischen *Such, such were the joys*[14] und *1984* verblüffend – in beiden Schriften ist es im Wesentlichen der gleiche – oder dieselbe Art von – *Alptraum*.

Haben Sie Bettelheims[15] jüngstes Buch gelesen (*A Home for*

12 «Mount Carmel» war der Deckname, den O. S. in *Awakenings* für das Beth Abraham Hospital verwendete.

13 Zwar ist dieser Vergleich natürlich übertrieben, aber O. S. erinnerte sich, dass er in Braefield geschlagen wurde und hungerte und verglich seine Erlebnisse oft mit George Orwells Erfahrungen.

14 Dt.: *Die Freuden der Kindheit*, München 1989.

15 Im Allgemeinen wurde Bruno Bettelheims Arbeit in den 1960er und 1970er Jahren sehr

the Heart[16], oder so ähnlich)? Es ist etwas mühsam, aber die *Wahrhaftigkeit* des Menschen und des Ortes sind unübersehbar – eine Institution von idealer Art –, nicht einen Augenblick lässt sich an der Wirkung eines solchen therapeutischen Universums selbst bei vollkommen «hoffnungslosen» Patienten zweifeln. Nach meiner Ansicht ist ein *wesentlicher* Schlüssel für Bettelheims Einsichten und Leistungen sein *eigener* jahrelanger Aufenthalt in Konzentrationslagern; die Tatsache, dass er aus *eigener* Erfahrung weiß, wie tief die Entwürdigung und Hoffnungslosigkeit sein können und was einem Menschen unter solchen Umständen (vielleicht) das Überleben ermöglicht – ähnlich wie Viktor Frankl[17], der mich tief beeindruckt; *so viel* Einfühlungsvermögen hätte er nicht aufbringen können, wäre er nicht in einem Konzentrationslager gewesen.

Ich frage mich – Sie gehen in Ihrem Buch nicht wirklich darauf ein –, welche frühen Erfahrungen Beckett in *seine* wilde Dunkelheit warfen; und ich frage mich (unverschämterweise) *auch*, welcher / en Erfahrung / en Sie Ihre außergewöhnliche Fähigkeit verdanken, einige der schlimmsten Aspekte der Welt zu begreifen und zu vermitteln. Und noch einmal komme ich auf Thomas Mann zu sprechen – im letzten Monat habe ich den *Zauberberg* erneut gelesen; etwa seit meinem achtzehnten Lebensjahr habe ich ihn nicht wieder gelesen – und war (neben vielen anderen Dingen) erstaunt über seine wunderbare Beschreibung der *leeren Zeit*, all die Paradoxa der stumpfsinnigen, untätigen, vergangenheits- und zukunftslosen Zeit, ohne Ende und Inhalt, träge und

---

geschätzt. Erst später, als seine Plagiate, Missdeutungen und Schikanen an Patienten bekannt wurden, verlor er an Ansehen.

16 Dt.: *Wege aus dem Labyrinth*, Frankfurt am Main 1978.

17 Frankl, ein Neurologe und Psychiater, war Häftling im Konzentrationslager Theresienstadt, wo sein Vater an Hunger und Lungenentzündung starb. 1946 veröffentlichte er *… trotzdem Ja zum Leben sagen* über seine Erlebnisse im Lager.

ruhelos zugleich; wie leicht und schrecklich kann sie das Leben eines Mannes verschlingen; und wie schleichend und mühelos, ohne es wirklich zu merken, lassen sich manche Menschen in zeitloses Nichtsein verlocken und verhexen.

Entschuldigen Sie diesen überfallartigen, weitschweifigen, eigenartigen Brief; ich hoffe, Sie empfinden ihn nicht als beleidigend. Aber ich hatte das Gefühl, ich *müsste* Ihnen schreiben, weil mich Ihr Beckett-Buch sehr berührt hat und – und – noch vieles mehr. Ich verbringe hier meine Tage damit, dass ich immer weiter und weiter in die Fjords hinausschwimme; ich schwimme (vermute ich), wie Sie klettern (wie wunderbar ist der Abschnitt «Schnee» im *Zauberberg*). [...]

Noch einmal, vergeben Sie mir bitte diesen wortreichen, kaum verständlichen und vielleicht auch unverschämten Brief; und noch einmal, Kompliment für Ihr ausgezeichnetes Buch – und Dank für vieles mehr.

Mit besten Grüßen an Sie beide

Oliver

Ein paar Tage später, als O. S. allein in einer norwegischen Gebirgsregion wanderte, stürzte er und brach sich ein Bein; der Unfall wäre tödlich ausgegangen, wäre O. S. nicht kurz vor Sonnenuntergang von zwei Rentierjägern entdeckt worden. Er wurde in ein örtliches Krankenhaus gebracht, nach London zurückgeflogen und dort operiert. Das Bein wurde mehrere Wochen lang in ganzer Länge in einem Gipsverband ruhiggestellt und flößte ihm schon bald die unheimliche Vorstellung ein, es sei nicht mehr mit seinem Körper verbunden. Er konnte nicht den Willen aufbringen, es zu bewegen, und sich auch nicht mehr vorstellen, es zu tun. Diese Erfahrung führte letztlich zu einem ganz anderen Buch, als ihm ursprünglich vorgeschwebt hatte; es wurde ein Buch, in dem es nicht nur um Institutionen ging, sondern auch um die Passivität und Hilflosigkeit des Patientendaseins.[18]

An F. Robert Rodman

30. August 1974
Meyerstein Ward, Middlesex Hospital, London

Lieber Bob,

hab Dank für Deine tapferen und feinfühligen Briefe vom 30. Juli (aus Schweden) und 15. August (aus Hannover). Wie Du sehen wirst, muss ich es mit einer sehr kurzen und unangemessenen und ziemlich «unpassenden» Antwort bewenden lassen.

Es tut mir leid, dass ich Dir nicht auf Deinen ersten Brief geantwortet habe, den ich vor etwa drei Wochen erhalten habe – ich war damals selbst ziemlich deprimiert und abgelenkt, da mein Vater krank war (es geht ihm jetzt schon wieder besser), auch wusste ich nicht so recht, *wie* ich antworten sollte, obwohl ich absolut Deiner Meinung war, dass Schweden der richtige Ort für [Maria] – für Euch beide – war und dass alles, was Ihr unternahmt, um die (emotionalen, kulturellen etc.) Bindungen an Schweden zu verstärken, nur von Vorteil für Euch sein konnte – für Euch *alle*.

Es mag an der Verstärkung dieses Gefühls gelegen haben,

18 Man fragt sich allerdings, ob die Wut, die O. S. auf Station 23 empfand, nicht auch auf das Bein-Buch übergegriffen hat, das dann letztlich ein Jahrzehnt für seine Fertigstellung brauchte. Mehrfach überarbeitete er das Buch, zum Teil bedingt durch den Umstand, dass es damals keine eindeutige neurologische Erklärung für diese Erfahrung gab. Allerdings schrieb er diese Blockade auch seinem Ärger darüber zu, dass sein Chirurg seine Fragen nach Propriozeption und Körperbild als unwichtig abtat. Einmal mehr wurde er von seinen medizinischen Kollegen ignoriert. Und man kann sich unschwer vorstellen, dass dieses Gefühl der Ohnmacht und des Selbsthasses (ganz zu schweigen von seiner Unfähigkeit im Umgang mit Autorität) auf seine Kindheit in Braefield zurückging – jedenfalls waren Shengold und er sicherlich zu dieser Auffassung gelangt.

nebst einer verschwommenen Quasi-Identifikation, dass ich – ganz plötzlich, um den 10. August – das Gefühl bekam, nach Norwegen reisen zu wollen, zu *müssen,* was ich dann auch tat. Als ich dort war, habe ich mehr als einmal zum Hörer gegriffen und mir überlegt, ob ich nicht «einen Abstecher» zu Euch machen sollte; aber jedes Mal verspürte ich eine gewisse Hemmung, verknüpft mit dem Gefühl, es sei am besten, einen «mittleren Abstand» zu wahren. An meinem letzten Tag in Norwegen hatte ich einen idiotischen Unfall (wenn es denn einen Bedeutungsunterschied zwischen «Unfällen» und «Zwischenfällen» gibt): Auf einem Berghang bin ich schlimm gestürzt und habe mir die Sehne des Quadrizepses vollkommen abgerissen. Zum Glück – es war hoch und abgelegen – wurde ich vor Sonnenuntergang gefunden und gerettet, letzten Sonntag nach England geschafft und fühlte mich, ärgerlich und beschämt, wie ein Narr, aber auch froh und lebendig. Ich wurde sofort operiert, und heute ist der erste Tag, an dem der Schmerz und die bewusstseinstrübende Wirkung der Medikamente genügend abgeklungen sind, um mir das Briefeschreiben zu erlauben.

Man wird mich hier im Gips etwa 6 Wochen ruhigstellen, und *erst dann* kann ich allmählich mit Gewichtheben, Gymnastik, Bewegung etc. beginnen. Es sieht also so aus, dass ich bis November oder sogar Dezember in England bleiben werde.

Lass uns in Verbindung bleiben; verwende das Middlesex Hospital als meine aktuelle oder Nachsendeadresse, bis ich weiß, wohin ich komme.

Und nein! Du hast *nie* «weinerlich» gewirkt; seit Du mir zum ersten Mal schriebst, hast Du durchgehend außerordentliche Stärke bewiesen.

Ich werde Dir bald antworten.

Liebe Grüße an Euch beide
Oliver

Abgesehen von der Ungeduld, mit der er den Augenblick herbeisehnte, da er seine Beine wieder verwenden konnte, und der unbestimmten Angst, die ihm seine Passivität und der Kontrollverlust einflößten, war es für O.S. eine innere Notwendigkeit, verstandesmäßig zu erfassen, was ihm zugestoßen war. Wie konnte das verletzte Bein so rasch und vollständig aus seiner Körperwahrnehmung verschwinden, und warum nahmen seine Chirurgen das alle auf die leichte Schulter? Welche neurologische Theorie konnte die Fähigkeit des Gehirns erklären, einen ganzen Körperteil fast augenblicklich zu «vergessen»? Er musste wissen, warum dieser Bruch in seinem Körperbild so erschreckend, so vernichtend war. Und warum seine Ärzte im Großen und Ganzen jeden Versuch abgewürgt hatten, dieses existentielle Problem zu erörtern.

In dieser Zeit war O.S.s wichtigster Gesprächspartner A.R. Lurija. Nach dem Unfall schickte O.S. ihm eine Reihe ellenlanger Brief – einige gingen über fünfundvierzig Seiten –, in denen er sich über diese Fragen ausließ. Einige der folgenden Briefe an Lurija sind erheblich gekürzt.

An A.R. Lurija

13. September 1974
Meyerstein Station, Middlesex Hospital, London

Lieber Professor Lurija,

es ist eine Weile her, dass wir voneinander gehört haben. Ich wollte Ihnen schon vor einiger Zeit schreiben, aber nun habe ich einen *besonderen* Anlass, da ich selbst einige seltsame neurologische Erfahrungen gemacht habe!

Vor drei Wochen bin ich bei einer Bergwanderung in Norwegen gestürzt und habe mir dabei die Sehne des linken Quadrizepses vollkommen von der Kniescheibe abgerissen. Ich war ganz allein in einem spärlich bevölkerten Landesteil;

daher war es ein Riesenglück, dass ich vor dem arktischen Nachtanbruch gefunden wurde, denn sonst könnte ich die Geschichte heute nicht mehr erzählen.

Am 26. August wurde ich operiert – eine scheinbar einfache Operation ohne erkennbare Schädigung der peripheren Nerven (obwohl ich annehme, dass alle möglichen Nervenendungen in der zerrissenen Sehne zerstört oder gereizt sind).

Das ist nun mein 18. postoperativer Tag. Ein Punkt, der mir sehr interessant erscheint, aber vielleicht ein eher trivialer Aspekt ist (ich gebe zu, dass ich darüber wenig weiß) und den ich manchmal erschreckend fand, war die *zentrale* Störung, die mit der Verletzung einherging. – So fand ich es 13 Tage nach der Operation (oder 15 Tage nach der Verletzung) nicht nur unmöglich, die leiseste Kontraktion des Quadrizepses hervorzurufen, sondern auch *undenkbar*. Aufgefordert, «den Muskel anzuspannen», wurde ich vor Anstrengung rot im Gesicht – aber nichts passierte. Meine Bemühungen verpufften nutzlos – das heißt, sie fanden *keinen Bezugs- oder Ansatzpunkt*; es kam also zu keiner echten Betätigung des «Willens», weil *keine entsprechende Absicht oder (bildliche) Vorstellung beteiligt war*. Für mich war das zutiefst beunruhigend, zumal ich es nicht erwartet hatte. Mein Chirurg sprach von einer «Reflexhemmung» (auf spinaler oder peripherer Ebene), aber das war offensichtlich keine angemessene Beschreibung. Ängstlich fragte ich mich, ob ich unter einer zwanghaften oder hysterischen Hemmung (oder Amnesie) litt; und ob ich mein Bein jemals wieder würde gebrauchen können. Angesichts der Heftigkeit und Fremdartigkeit meiner Erfahrung war ich durch nichts zu beruhigen.

Als man mich aufforderte, ich solle «versuchen, das Bein zu heben», *konnte ich mir nicht vorstellen, was man von mir verlangte*; ich fand es unmöglich, mir ein *Prozedere* auszumalen, mit dessen Hilfe ich es hätte heben können. Ich hatte das

Gefühl, mir sei *die Idee dieser Handlung* abhandengekommen, die Idee des «Wie». Wie das Opfer eines Schlaganfalls kam ich mir vor – zumindest bildete ich mir das ein –, das irgendeiner bizarren *Apraxie* oder Bewegungsamnesie unterworfen ist. Am 13. postoperativen Tag entdeckte ich durch Zufall, wie ich mit meinem Quadrizeps zucken und an meiner Kniescheibe zupfen konnte, aber zu diesem Zeitpunkt war mir noch noch keine Beugung der Hüfte oder auch nur die *Vorstellung* dieser Bewegung möglich. Am 15. postoperativen Tag wurde es zum ersten Mal denk- und machbar; das war eine große Erleichterung für mich und fühlte sich an wie ein Wunder. An diesem Tag wurde die Fähigkeit, das zu tun (und die gleichzeitige *Vorstellung* und *Absicht*, es zu tun), auf eine unvorhersehbare Weise möglich. Meinte, die Beugungsbewegung sei möglich, merkte aber, ich hatte sie «vergessen», sah mich beim vierten Mal außerstande; mochte die Bewegung eine Minute später wieder «erinnern» und sie ausführen – oder auch nicht. Das erinnerte mich an aphasische Patienten, die *manchmal* ein Wort finden können und manchmal nicht – und feststellen müssen, dass Wort oder Vorstellung *sich ihrem Zugriff ständig entziehen*.

Am 16. postoperativen Tag bekam ich Krücken und konnte zum ersten Mal aufstehen. Das kam mir seltsam und erschreckend vor. Wenn ich geradeaus blickte, hatte ich *keine Ahnung, wo sich mein linkes Bein befand*, noch war ich mir sicher, dass es existierte. [...] Immer wenn ich hinuntersah, stellte ich fest, dass meine visuelle Wahrnehmung seltsam unzuverlässig war: Ich hatte vorübergehende Schwierigkeiten, ein «Objekt» in der Nähe meines rechten Fußes als meinen linken Fuß zu identifizieren: Er schien in keinerlei Hinsicht zu mir zu «gehören». Als ich ihn als meinen Fuß anerkannte, erschien er mir zu schwer, zu weit weg, zu einer Seite gekippt, an der falschen Stelle etc. – eine echte zentrale visuell-kinästhetische Desorientierung, ähnlich, wie ich denke, der Beeinträchtigung von «Bewegungsvorstellungen». […]

Oft ist die Rede vom «Wiedererlernen» bestimmter Handlungs- und Bewegungsmuster, nachdem sie eine Zeitlang brachgelegen haben – aber ich muss gestehen, ich habe nicht geahnt, welche Schwierigkeiten auf mich zukommen würden und was erforderlich war, um sie zu überwinden.

Ich habe mich intensiv mit Schlaganfallpatienten beschäftigt und in Ihrem Buch *Der Mann dessen Welt in Scherben ging* von den Verlusten gelesen, die diese Menschen erleiden, und von den Prozessen des Lernens, der Genesung und Wiederentdeckung, der Anpassung und Erneuerung etc. und kann heute besser als je zuvor beurteilen, wie wunderbar und genau Ihre Beschreibungen sind.

Seltsame Geschichte! Brennend gern würde ich Ihre Einschätzung hören. Das Bein bleibt noch 3½ Wochen in Gips, dann muss ich es längere Zeit einem Krafttraining unterziehen (es ist jetzt, nach 2½ Wochen in Gips, schon sehr verkümmert und schwach) und lernen, *allein* zu gehen (die größte Schwierigkeit, fürchte ich). Im Augenblick sehe ich keine Möglichkeit, mein Bein zu strecken oder es gestreckt zu halten. Ich kann mir nicht vorstellen, ohne Gips zu gehen. Daher werde ich noch weitere 6 Wochen in London bleiben müssen, bevor ich zu meiner Arbeit in New York zurückkehren kann.

Die Erfahrung, *Patient zu sein* (mein erstes Mal), ist ganz außergewöhnlich; und ich spiele mit dem Gedanken, das Ganze in einem kleinen *Tagebuch* oder einer Broschüre festzuhalten. […]

Ich hoffe, Sie sind bei guter Gesundheit und hatten einen erholsamen Sommer.

Vor ungefähr drei Wochen habe ich einen sehr schönen Tag mit unserem gemeinsamen Freund Richard Gregory verbracht. Haben Sie sein letztes Buch gesehen, eine Anthologie von Aufsätzen, die Colin Haycraft gerade herausgebracht hat?[19] Prächtige Arbeit.

Über einen Brief von Ihnen würde ich mich sehr freuen. In meinem Krankenzimmer fühle ich mich sehr isoliert, da sind Besucher und Briefe wie der Odem des Lebens.

Mit herzlichen Grüßen
Oliver Sacks

An Richard Gregory

Experimentalpsychologe[20]

14. September 1974
Bond St. Ward, Middlesex Hospital, London

Lieber Richard,

tausend Dank für Dein Buch und Deinen Brief. Das Buch «trifft genau ins Schwarze» – ich habe viel zu lange gelesen, aber ich war so ausgehungert nach visueller Nahrung und Anregung, dass ich mich nicht beherrschen konnte und mich den Genüssen in Deinem Buch hemmungslos hingegeben habe.

Diese Erfahrung (die noch nicht abgeschlossen ist!) war in vielerlei Hinsicht erstaunlich – und zwar in solchem Maße, dass sie sicherlich als «Material» für mein nächstes Buch dienen wird. Zweifellos glich dieses Erlebnis im Prinzip dem, das alle Patienten haben, wenn sie plötzlich und unerwartet eine Verletzung erleiden, die sie in einen hilflosen und abhängigen, bewegungsunfähigen und isolierten Zustand

19 *Concepts and Mechanisms of Perception.*

20 Gregory hat sich in seiner Forschung mit optischen Täuschungen und anderen visuellen Phänomenen beschäftigt und den Begriff von der «Wahrnehmung als Hypothese» geprägt, dem die Annahme zugrunde liegt, dass das Gehirn eine Szene nicht einfach eins zu eins aufzeichnen kann, sondern versuchen muss, sie mithilfe des sensorischen Inputs aktiv zu konstruieren.

versetzt; in meinem «Fall» wurden die verschiedenen Symptome und Phänomene (wie ich vermute) durch die Lupe meines Verstandes und meiner Vorstellungskraft im Zusammenwirken mit meinen Obsessionen und Ängsten erheblich vergrößert. Wie ein Astronom, der einen neuen Planeten entdeckt, allmählich mehr und mehr Eigenschaften «sieht» oder «herausfindet», die immer klarer werden, je mehr er sich auf sie «konzentriert»; so fühlte ich mich als ein «Astronom des Inneren», der Symptomlandschaften betrachtete und bestaunte und durch den Akt ständiger Erkundung und Erforschung die Symptome verstärkte, bis er ganz von ihnen umhüllt («eingewickelt») war.[21] (Eine introspektive Astronomie solcher Art kann gefährlich sein, vor allem wenn sie sich mit morbiden Phänomenen beschäftigt.) Doch ganz gleich, wie sehr ich dadurch eine Reihe seltsamer Störungen verstärkt oder verlängert haben mag, jetzt bin ich – sichtbar, greifbar, mit jedem neuen Tag, fast jeder Stunde – auf dem Weg der Besserung und habe als «Trophäe» einen außergewöhnlichen Einblick in die «zentralen» Aspekte dieses Geschehens gewonnen (Verletzung, Operation, Umschließung und Ruhigstellung eines Teils des Körpers, Unterbrechung der normalen Erfahrung), und das, denke ich, muss unbedingt aufgeschrieben werden. [...]

Die ersten Gehversuche waren grotesk: Ich fühlte mich auf rätselhafte Weise in meinen Bemühungen gehindert, und *entdeckte*, dass ein Fuß hinter dem anderen festsaß oder sich in einer völlig unüblichen Stellung befand. [...] Der 2. und 3. Versuch war jeweils um viele (vorgestellte und praktische) Größenordnungen besser als der jeweils vorhergehende. Beim 6. (gestern) habe ich zum ersten Mal eine echte «kinetische Melodie» erlebt / erzeugt: d. h., ich musste nicht

21 O. S. verwendet diese Metapher, weil er weiß, dass Richard Gregorys Vater ein bekannter Astronom war.

erst denken «Zuerst mache ich das; *jetzt* dies; *dann* jenes», sondern «es ging von allein», melodisch und natürlich; dann kam ich plötzlich [...] «aus dem Tritt» und verfiel wieder in meinen plumpen, bewussten, vorsichtigen, unmusikalischen und unnatürlichen Pseudogang.

Noch etwas anderes war faszinierend. 20 Tage und Nächte war ich in einem fast gesichtslosen rechteckigen Zimmer von 2 m × 3 m eingesperrt (vor dem Fenster befand sich ein Gerüst, sodass ich dort genauso wenig hindurchsehen konnte wie durch die Tür). Als ich gestern in ein größeres Zimmer verlegt wurde, in dem ich freie Sicht durch Fenster und Tür hatte, bemerkte ich eine scharfe und vollständige Begrenzung meiner Stereo-Tiefenwahrnehmung an einem bestimmten Punkt *innerhalb* meines gegenwärtigen Zimmers; als ich nach draußen in den Flur hinaussah, schien ein Rohr an der gegenüberliegenden Wand auf derselben Ebene zu liegen wie meine Tür, obwohl ein erheblicher parallaktischer Unterschied zwischen beiden Augen zu beobachten war. [...]

Das legte sich *binnen weniger Minuten* – während ich angestrengt hinsah und die neue Situation visuell «abtastete», spürte ich, wie mein visueller Raum sich ausweitete und größer wurde, bis ich die Tiefe zwischen ihnen deutlich *sehen* konnte.[22] [...]

Außerdem empfand ich Anomalien, Instabilitäten und Ungewissheiten der Größenverhältnisse und Perspektive. Der Garten sah *winzig* (und idyllisch) aus – fast als hätte ich ihn durch das falsche Ende eines Fernrohrs erblickt. Der rechte Winkel des Brillenglases (der auf der Netzhaut wohl 135 Grad einnimmt) erschien kurzzeitig zu lang und wurde dann stumpfer oder spitzer. Der ziemlich groteske Bildausschnitt

22 Seit seiner frühen Jugend war O. S. von stereoskopischem Sehen und anderen visuellen Phänomenen fasziniert.

über dem Garten – das Krankenhausgebäude, dominiert vom lächerlichen, *sinnentleerten* (hier mehrdeutigen) speichenähnlichen Turm des Postamtes (der, wenn überhaupt, einer *Erdachse* ähnelte) – erschien perspektivisch erheblich verkürzt, als hätte ich durch ein 300-Millimeter-Teleobjektiv geblickt. Abermals nahm die Szene schrittweise wieder ihr «normales» Aussehen an.

Daraus folgt, wie gründlich die Wahrnehmung und Einschätzung von Tiefe und Entfernung verloren gehen kann, wenn einem das räumliche Erleben tagelang entzogen wird; das scheint dem Verlust von sensorischen und motorischen Vorstellungen, prozeduralem «Know-how», Intentionalität etc. genau zu entsprechen, den ich mit dem ruhiggestellten, unsichtbaren, deafferenzierten Bein erlebt hatte.

Entschuldige diesen weitschweifigen Brief; aber ich muss die Eigenartigkeit all dieser Vorgänge irgendwie loswerden, und *Du* bist jemand, der sich vielleicht dafür interessiert. Bis zum Ende des Monats werde ich in London entweder hier im Krankenhaus sein oder in der Reha-Klinik (Athlone House, Hampstead Heath). *Bitte* besuch mich, wenn Du am 23. in der Stadt bist.

Mit den besten Grüßen an Freja und Dich
Oliver

An F. Robert Rodman

30. September 1974
Athlone House, Hampstead Lane, London

Mein lieber Bob,

jetzt erst habe ich Deinen Brief bekommen (augenblicklich ist die Post in London zeitlich sehr im Hintertreffen). Mit großer Trauer habe ich Marias Tod zur Kenntnis genommen und fühle mit Dir in Deinem Verlust. Ich habe sie nicht sehr gut gekannt, aber doch gut genug, um zu wissen, welche seltenen und besonderen Vorzüge sie besaß – und die sind natürlich unersetzlich. Ich hoffe, dass ihre letzten Wochen friedlich und nicht zu sehr durch Schmerzen und Angst belastet waren.

Ich weiß, was für eine grauenhafte, zutiefst erschütternde Zeit das für Dich gewesen ist (und vielleicht, wenn auch in geringerem Maße, für Eure Kinder). Ich weiß auch, dass der *echte* Verlust, im Gegensatz zum antizipierten Verlust, erst *jetzt* beginnt.

Ich bin erleichtert, dass Dein Brief voller Klarheit und Mut ist; es ist der Brief eines Mannes mit gebrochenem Herzen, aber auch eines Mannes, der – unterhalb oder jenseits der Tiefe seiner Trauer – über noch größere Tiefen der Stärke und des Glaubens verfügt, die ihm helfen, seinen Gram zu überstehen. Vielleicht bist Du Dir dessen nicht bewusst, aber Dein Brief lässt diese Stärke erkennen, und sie ist *vorhanden*. Diese höchste und unbewusste Entschlusskraft wird Dich in den qualvollen Monaten, die vor Dir liegen, aufrechthalten und allmählich – ohne Leugnung oder Auslöschung der Wirklichkeit – mit der Heilung der unerträglichen Wunden beginnen. Und es ist gut und wichtig, dass Du Deine Praxis hast, in die Du zurückkehren kannst – egal, wie Deine späteren Entscheidungen und Schritte aussehen werden. Außerdem wirst Du Deine Patienten besser als jemals zuvor verstehen (das soll nicht heißen, dass Dein Verständnis und Mitgefühl vorher oberflächlich gewesen wären, aber sie werden noch intensiver sein jetzt, da Du die ganze Tiefe von Schmerz und Trauer erfahren hast).

Ich habe vergessen, was genau ich Dir aus dem Krankenhaus geschrieben habe – es war eine schwierige Zeit, mit viel Schmerzen, Ungewissheit, Furcht. Das *Letzte*, was ich andeuten wollte – oder *anscheinend* angedeutet habe –, war irgendein engerer Zusammenhang zwischen meinem Unfall und Eurer Situation. Solche Dinge sind natürlich immer mehrfach determiniert und «überdeterminiert», und bei diesem speziellen Unfall traf das in besonderem Maße zu. Nein! Ich hatte viele ausgezeichnete «Gründe» dafür, einen solchen Unfall auszuhecken (zu ermöglichen oder *zuzulassen*), die zu bedrängenden Problemen meines Lebens in Beziehung standen (insbesondere zu meiner sehr unangenehmen Situation in New York, die mich zu einer Reihe destruktiver Akte veranlasste, vom Verbrennen meines Buchs am 19. April bis zu meinem Sturz im Gebirge am 24. August); nein, viele, viele Gründe, die nichts mit Dir zu tun hatten. Und ich möchte hinzufügen, dass nicht alle von ihnen destruktiv oder «bizarr» waren. Ich fand die ganze Geschichte absolut ungewöhnlich: der Schock, dass ich plötzlich verkrüppelt war; die vielfältigen Aspekte des «Patientendaseins», Hilflosigkeit und Abhängigkeit; übermäßige Empfindlichkeit gegenüber dem Verhalten (und insbesondere den Motiven) meiner menschlichen Umgebung; die feste Überzeugung, dass ich mich nie erholen würde (fast drei Wochen lange hatte ich ein akutes «negatives Phantomglied» und konnte mein Bein weder bewegen noch wahrnehmen noch mir vorstellen; ich fühlte mich regelrecht amputiert, meines Beins beraubt); und dann die unerwarteten, unglaublichen Schritte der Erholung, die mir wie ein Wunder vorkamen (die Weisheit der Natur, die Gnade Gottes; aber sicherlich wohnt dem Naturempfinden eine kluge und heilende Kraft inne, die Natur als Instanz der Fürsorge und Vorsorge für alle ihre Geschöpfe). Auf meine bescheidenere Weise habe auch ich *dieses* Erleben und Fühlen bis zur Neige ausgekostet und fühle mich dadurch radikal verwandelt. Nachdem ich selbst das Patientendasein erfahren habe, werde ich meinen Patienten mit noch größerem Mitgefühl und Verständnis begegnen.

Ich werde auch ein Buch über das ganze Erlebnis mit all

seinen verwickelten und verzweigten Aspekten schreiben (einen ersten Entwurf von 40 000 Wörtern habe ich *bereits* zu Papier gebracht). Ich denke, es ist das Buch über *Care*[23] (und «Anti-*Care*»), das ich schon lange schreiben wollte, aber das nun, da ich selbst Patient wurde, weit realer und authentischer wird. Ich habe begriffen, dass ich *in eigener Person* die Verletzung und das Patientendasein brauchte, um eine tiefere Einsicht zu gewinnen und ein besseres Buch zu schreiben. Die Erfahrung ist *sowohl* die Quelle *wie* der Preis allen echten «Materials».

Ich frage mich, ob sie Dir nicht irgendwann – später, nicht heute – helfen wird, Deine Trauer zu lindern, Klarheit in Deiner Seele zu schaffen und die Dinge in neue Zusammenhänge + Perspektiven zu rücken, wenn es Dir gelingt, einige Deiner kürzlichen und gegenwärtigen Erfahrungen umzuwandeln in Kunst, Kommunikation, Erkenntnis – ich weiß nicht, welches Wort hier passt. Aber ich glaube nicht, dass man das versuchen kann (oder *sollte*), solange man noch von seinen Gefühlen überwältigt ist. Man kann nicht unter äußerstem Gefühlsdruck stehen und zugleich seine Gefühle analysieren; aber ganz gewiss kann (und *muss*) man sie zuerst erleben und *dann* analysieren.

Ich kann mir nicht vorstellen (so wenig, glaube ich, wie alle, die Dich kennen), dass Du infolge Deines Verlustes innerlich «verhärtest» oder «gefühlskalt» wirst. Du *wirst* eine barmherzige *Betäubung* empfinden, Du empfindest sie *bereits*, eine Betäubung, die man spüren *muss*, wenn die Wunde noch so frisch und neu ist; sie ist die zeitweilige Schorfbildung, die eine Blutung stillt, sie dämmt ein, was sonst zu einer geistig-seelischen Hämorrhagie würde. Doch einen *Panzer*? Nein, Bob, den wirst Du Dir nicht zulegen. Ich bin sicher, dass Du (wie Deine Kinder) in dieser Zeit jede Form von Mitgefühl +

23 Ein englischer Begriff, der am besten mit «Pflege und Fürsorge» zu übersetzen ist. [A. d. Ü.]

Unterstützung brauchst; sondieren und analysieren – nicht *jetzt*, denke ich, sondern später.

Mein Freund, ich bin nicht derjenige, der Besuche braucht; ich wollte, ich könnte *Dich* besuchen. Aber ich bin immer noch in Gips (wenn auch ziemlich munter auf Krücken unterwegs), und man hat mir mitgeteilt, ich müsse vom Zeitpunkt der Operation (28. August) noch mindestens 3 Monate rechnen, bis ich hoffen dürfe, wieder vollkommen selbständig zu sein. Daher muss ich mich wohl oder übel darauf einstellen, dass ich erst ungefähr Anfang Dezember nach New York zurückkehren kann.

Ich hoffe, ich kann Dich besuchen, wenn mir die Fortbewegung etwas leichter fällt, vielleicht Anfang des neuen Jahres. Und es *werden* Dich neue Morgen, neue Jahre, ein neues Leben jenseits des Tals erwarten.

Dein
OLIVER

An A. R. Lurija

19. Oktober 1974
Athlone House, Middlesex Hospital Convalescent Home, London[24]

Lieber Professor Lurija,

einen Monat ist es her, dass ich Ihnen einen unmöglich langen Brief geschrieben habe, und ich warte ungeduldig auf eine Antwort. Aber die Post ist augenblicklich sehr saumselig – besonders am Londoner Ende; zweifellos wird in den nächsten Tagen ein Brief von Ihnen eintreffen!

Ich sitze, während ich schreibe, in der warmen Oktober-

24 In *On the Move* bezeichnet O. S. diesen Ort als Caenwood und verwendet damit eine ältere Bezeichnung für dieses prachtvolle Herrenhaus, das 1955 in eine Reha-Klinik umgewandelt wurde.

sonne; es ist ein vollkommener, außergewöhnlicher Herbsttag, ein Wunder (die Reha-Klinik liegt auf einem Hügel inmitten eines Waldgebietes, ein kleines Paradies mitten in London); und alles um mich her – die vielfältigen Farben des Oktoberlaubs, die Düfte der frischgemähten Gräser und Blumen, der Gesang der Vögel, der azurblaue Himmel, die reine, süße, transparente Luft, der Mittagsglanz der Sonne selbst –, alles in einer wundervollen, unendlichen Harmonie, die Natur selbst ein lebendes Preislied.

Und *ich* fühle mich wohl, wunderbar wohl, nicht nur mit meinem Bein, sondern in allen meinen Teilen – ist Gesundung nicht *staunenswert*, ein absolutes *Wunder*? Ständig erklingen in meinem Inneren einige Worte von Nietzsche (ich denke, sie stehen in der Vorrede zur *Fröhlichen Wissenschaft*): «Die Dankbarkeit strömt fortwährend aus, als ob eben das Unerwartetste geschehn sei ... denn die *Genesung* war dieses Unerwartetste.» [...]

Meine Chirurgen, meine Spezialisten, haben hervorragende Arbeit geleistet – sie haben das zerrissene Gewebe zusammengenäht, die anatomischen Verbindungen wiederhergestellt; aber *sie* konnten mich nicht lehren, wieder zu gehen, meine Beine zu *spüren*, in die Luft zu springen. [...]

Die Menschen, die mir *wirklich* geholfen haben, gesund zu werden, haben das im Wesentlichen vollbracht, *indem sie sie selbst waren*; nicht durch das, was sie sagten, sondern durch das, was sie taten, indem sie mir ihre eigene Existenz mitteilten und dann die Tatsächlichkeit ihrer Existenz und sogar die *Möglichkeiten* ihrer Existenz, die ich alle fast vergessen hatte.

Beispielsweise verbrachte ich die Nacht nach meinem Unfall in einer Klinik, die in einem kleinen Landhaus untergebracht war. Dort suchte mich am nächsten Morgen ein Landarzt mit bequemen alten Kleidern und freundlich zwinkernden Augen auf. Ich öffnete den Mund, um etwas zu sagen, aber er legte einen Finger auf die Lippen; und dann, ohne Vorwarnung, ohne ein Wort, *sprang* er plötzlich auf meinen Nachttisch (eine Höhe von mindestens eins zwanzig aus dem Stand!); dann war er mit einem Satz wieder unten und legte meine Hände, immer noch ohne ein Wort, auf seine Beine, unmittelbar über den Knien. Und da fühlte ich – und das haben Sie natürlich schon erraten! – die Narben der auf beiden Seiten angenähten Quadrizepssehnen. «Sehen Sie», sagte er, «mir ist das auch passiert. Beide Beine, beim Skilaufen. Und wie Sie sehen, bin ich vollkommen gesund geworden.» Und das bin ich auch; seine Worte waren überflüssig. Was er tat, sein *Tun*, war Mitteilung genug, eine Mitteilung der *Hoffnung* auf Genesung, wie sie niemals durch Worte hätte geleistet werden können.

Ähnlich erging es mir mit einem jungen Arzt hier, der alles viel besser zu *verstehen* schien als die hochakademischen Spezialisten an der Universitätsklinik. Eines Tages fragte ich ihn: «Wie kommt das? Woher haben Sie dieses *Verständnis*?»; und er sagte (wie ich bereits vermutet hatte!): «Erfahrung. Ich habe mir das Bein gebrochen und Wochen in Gips gelegen. *Ich kenne* einige der Probleme aus eigener Erfahrung.»

Ähnlich ein junger Pfleger in der Reha-Klinik, der sich einige Jahre zuvor Becken und Beine bei einem Fallschirmsprung zerschmettert hatte und mehr als drei Monate von der Hüfte abwärts in Gips gelegen hatte. Er führte faszinierende Gespräche mit mir; und was mir noch mehr brachte, er *ging* mit mir und versprach mir, wir würden zum Zeitpunkt meiner Entlassung miteinander Fußball spielen!

Und meine geschätzte, bewundernswerte Physiotherapeutin mit dem trockenen Humor hat mir mehr als irgendjemand sonst aus dem Labyrinth (von Schwäche, Furcht, Versagung, Unglauben) herausgeholfen.[25] Das hätte sie nicht allein mit Können und Wollen zustande bringen können:

25 Vgl. O. S.s Brief an die Physiotherapeutin, Mrs. Miller, vom 27. November 1978.

Auch sie musste durch Prüfungen von Not und Ohnmacht hindurch, wenn auch von ganz anderer Art als die meinen. *Nur* durch Erfahrung kann man lernen – oder lehren. [...]

An A. R. Lurija

7. Juni 1975
[Keine Adresse]

Lieber Professor Lurija,

Ihr Brief vom 12. Mai hat mich total überwältigt. Viel zu viele Komplimente, angesichts Ihres Lobs fällt es mir schwer, die richtigen Worte zu finden.[26]

Sie sagen, ich würde aus meiner Verletzung «ein ganzes philosophisches System ableiten», und an späterer Stelle, ich sei «ein außergewöhnlich begabter Mensch» – weil ich in der Lage sei, Schlussfolgerungen aus Ereignissen herzuleiten, «die ein normaler Mensch noch nicht einmal sehen würde». Ich habe den Eindruck, ich müsse zugleich zurückweisen und einräumen, was Sie sagen! Ich denke, ich *habe* vielleicht gewisse Begabungen, aber es sind keine Gaben des Verstandes oder des Denkens als solche (ich bin nicht besonders «intelligent», und meine formalen Fähigkeiten sind sehr begrenzt – sie würden mir sicherlich nicht ermöglichen, ein ganzes philosophisches System abzuleiten). Aber ich denke, ich habe eine gewisse Gabe des «Sehens», der Aufmerksamkeit, eine verbissene Fähigkeit, bestimmte Dinge in meinen Gedanken festzuhalten, wenn nötig über Tage und Wochen und Jahre, bis sie anfangen, mir ihr Geheimnis preiszugeben. Meine Gabe betrifft vor allem die Entdeckung von *inneren*

26 Lurija hatte diesen Brief mit den Worten begonnen: «Haben Sie vielen Dank für Ihren ausführlichen und absolut bemerkenswerten philosophischen Brief! Ich finde es erstaunlich, dass Sie aus der Verletzung, die Sie erlitten haben, ein ganzes philosophisches System entwickelt haben.»

Veränderungen, winzigen Verlagerungen in Wahrnehmung und Empfinden, die normale Menschen zweifellos ebenfalls registrieren, aber unter gewöhnlichen Umständen vermutlich kaum beachten. Insbesondere neige ich dazu, solche Veränderungen zu bemerken, wenn sie kaum wahrnehmbar sind, und *sie weder zu ignorieren noch aus meinem Bewusstsein zu verbannen*, sondern ganz im Gegenteil (und darin könnte man einen gewissen Widerspruchsgeist erkennen!) an ihnen *festzuhalten* und mich auf sie zu *konzentrieren* – wodurch ich sie natürlich *vergrößere*, sodass sie schließlich mein ganzes Gesichtsfeld ausfüllen.

Als ich zehn war, entwickelte ich ein leidenschaftliches Interesse an der Astronomie, und ich denke, diese Leidenschaft beherrscht mich noch heute (obwohl sie sich gewandelt und gewissermaßen nach innen gewandt hat, sodass ich heute mit einer detailversessenen und nie ermüdenden und begeisterten Aufmerksamkeit dem inneren Firmament zugewandt bin); aber trotz des Richtungswechsels – der Hinwendung zu Subjektivität und Innerlichkeit – doch (wie ich hoffe) um die Fortsetzung der einstigen astronomischen Präzision und Leidenschaft bemüht. Im Laufe der Jahre bin ich, fast gegen meinen Willen, zu einem Astronomen der Innenwelt geworden und studiere mittels extremer Selbstbeobachtung meinen eigenen Geisteszustand, bin dabei aber (so bilde ich mir ein!) bestrebt, etwas über andere Geisteszustände zu erfahren, den GEIST statt nur einer ichbezogenen Spielerei zu frönen: Denn wenn ich einzigartig bin – wie jeder einzigartig ist –, bin ich auch jedem anderen sehr ähnlich, das heißt, die Dinge, die ich in mir selbst beobachte, müssen natürlich auch in anderen vorkommen. Das ist zumindest mein (das) Credo. [...]

Durch einen seltsamen Zufall bin ich, als ich in einigen kleineren Schriften von Leibniz herumstöberte, auf ein merkwürdig ähnliches Bild gestoßen, das er in der Schilderung eines halb platonischen, halb wissenschaftlichen *Traums* beschrieb: «Ich war nicht mehr in der Höhle, erblickte kein Gewölbe mehr über mir, sondern befand mich auf einem hohen Berg, der mir das Antlitz der Erde enthüllte. Aus dieser Entfernung sah ich alles, was ich zu betrachten wünschte ... doch als ich einen bestimmten Ort fest ins Auge fasste, nahm er augenblicklich an Größe zu; um ihn also von Nahem zu sehen, *brauchte ich kein anderes Fernrohr als meine Aufmerksamkeit.*» Meine besondere Gabe ist also (und wie oft erscheint sie mir als Last oder Fluch!) keineswegs analytisch und deduktiv, und vielleicht ebenso wenig empirisch und induktiv, sondern *existenziell*: Sie beginnt mit einer konkreten, besonderen und individuellen Erfahrung und gräbt sich dann nach unten und innen, zu den allgemeinsten Bestimmungsfaktoren der Existenz und des Handelns. Ich habe also nicht das Gefühl, dass ich zu Deduktionen *aufsteige* oder zu Deduktionen *ausgreife*, sondern dass ich *hinabsteige*, tiefer und tiefer, zum Grundgestein, der Basis meiner Erfahrungen. Ich denke, dass zu Deduktionen und Induktionen eine *Abkehr* gehört, eine Entfernung von den Grundlagen der Erfahrung, während meine eigene «Methode» verlangt, dass ich ruhig auf demselben Fleck *verharre*, der *Basis* meiner Erfahrung, bis ich genau «entdecke», welcher Art diese Basis ist:

And the end of all our exploring
Will be to arrive where we started
And know the place for the first time ...[27]
[...]

Mit freundlichen Grüßen
Oliver Sacks

---

27 Aus T. S. Eliots Gedicht «Little Gidding»:
«Und am Ende all unsres Forschens
werden wir sein, wo wir begonnen
und den Ort zum ersten Mal erkennen.» [A. d. Ü.]

An A.R. Lurija

14. Juni 1975
11 Central Parkway, Mt. Vernon, NY

Lieber Professor Lurija,

ich fürchte, ich war ein rechtes Ärgernis mit meinen unmäßigen Briefen und überstürzten Telegrammen – ich kann Ihnen gar nicht genug danken für das nie erlahmende Verständnis, die Gutmütigkeit, die Freundlichkeit und das Taktgefühl, mit dem Sie meine höchst unterschiedlichen (und manchmal wohl auch halb verrückten) Mitteilungen aufgenommen und postwendend beantwortet haben.

Ich frage mich oft, was ein Mensch in dieser seltsamen Welt tatsächlich für einen anderen tun kann. Fest steht, was er *nicht* tun kann (und niemals zu tun versuchen sollte): Er kann nie ein anderer Mensch *sein*, noch kann er einem anderen sagen, *wie* er sein, oder denken oder fühlen oder handeln, soll; und er kann einen anderen nicht zwingen oder *drängen*, ohne die erstrebenswerte Beziehung der Gegenseitigkeit zu beschädigen. Was *kann* er dann tun? *Er kann er selbst sein* (ruhig und unaufdringlich die wichtigsten Eigenschaften, Neugier und Mut, verkörpern, ein tapferes und ehrliches und beharrliches *Streben* angesichts aller Schwierigkeiten [und Zweifel], die ihn heimsuchen, an den Tag legen). Und er kann einige seiner Eigenschaften einem anderen Menschen vermitteln, das heißt, er kann ihn *inspirieren*, ihm *Vertrauen schenken* und – vor allem – ihn *ermutigen*. Und das ist genau das, was Sie mir in Ihrem großherzigen Brief vom 12. Mai gezeigt und vermittelt haben und […] es ist das, was sie *waren* und taten, seit wir unsere Korrespondenz begonnen haben. […]

Es gibt einen spezifischen Punkt (oder ein Geflecht von Punkten), den Sie in Ihrem Brief vom 12. Mai ansprechen und über den ich sehr angelegentlich nachdenke, weil er die tiefsten Bereiche, die Triebfeder meines Charakters und

Denkens berührt; die Frage nämlich, was für eine *Leidenschaft* einen antreibt und was für eine *Gabe* man besitzt?

Ich denke, interessante Vorstellungen sind verknüpft mit bestimmten «Abenteuer-» und «Detektivgeschichten» (nach denen ich süchtig bin – und zu denen *Sie*, so vermute ich, gelegentlich ebenfalls greifen!). An Kierkegaard gefällt mir ausnehmend, dass *er* sich häufig als eine Art Detektiv bezeichnet – als Detektiv des Innenlebens, Detektiv der Seele. Und natürlich gibt es hier viele typische Vorstellungen – die Atmosphäre des GEHEIMNISSES (und des *Verdachts*), die Entdeckung von HINWEISEN, die Art, wie Ereignisse zu ihrem Ursprung ZURÜCKVERFOLGT werden (so unmöglich und paradox sie auch erscheinen mögen!) –, und natürlich haben diese Merkmale eine große (und komische) Ähnlichkeit mit den Bemühungen der Wissenschaft: mit der Psychologie und der UNTERSUCHUNG an sich. Bei den «klassischen» Detektiven – Poes «Dupin», Conan Doyles «Sherlock Holmes» u. a. – ist ihr absichtliches (oder skurriles) *Missverständnis* der von ihnen tatsächlich verwendeten Methoden äußerst amüsant. So behaupten beide, «vollkommen wissenschaftlich», «rational» etc. vorzugehen – und wenn sie sich weitschweifig über ihre Methoden auslassen, beschreiben sie, wie sie langen systematischen und *deduktiven* Gedankengängen folgen oder wie sie eine Vielzahl von Indizien prüfen und analysieren, wie sie berechnen und vergleichen, Wahrscheinlichkeiten einschätzen und dann zu induktiven Schlussfolgerungen gelangen. Aber sind das nicht vollkommen unsinnige, *im Nachhinein* konstruierte Rationalisierungen? Es entspricht nicht *im Mindesten* der Art und Weise, wie sie wirklich arbeiten – so wenig, wie es der Art und Weise entspricht, wie kreative Wissenschaftler arbeiten! (Sherlock Holmes bei der Arbeit ist wie ein aufgeregter Hund, der «eine Spur aufgenommen» hat!)

Kennen Sie die Pater-Brown-Geschichten von G. K. Chesterton? Nach meiner Auffassung vermitteln diese ein weit lustigeres (hellsichtigeres und wahreres) Bild von den Motiven und Methoden der Meister-Detektive und von der zutiefst irrationalen und paradoxen (manchmal auch verrückten!) Art, mit der sie zu Werke gehen.

Sie sprechen in Ihrem Brief von meiner «Gabe», «Ereignisse zu sehen, die ein normaler Mensch (möglicherweise) überhaupt nicht sieht», und dann eingehend über sie nachzudenken. Eine solche «Gabe» könnte auf einem echten und ungewöhnlichen Einfühlungsvermögen beruhen oder, wie andere sagen, «eine überreizte Phantasie» sein, eine «Einbildung», «Sinnestäuschung», die Tendenz, *zu sehen, was nicht da ist*: Diese Ambiguität schließt all solche Begriffe ein wie «Gabe», «sechster Sinn», «drittes Ohr» etc. Was Sie hier bewundernd sagen, hat mein Chirurg mir voller Ungläubigkeit vorgehalten: «Sacks – Sie sind ein Unikum! So was habe ich noch nie gehört. Sie sehen Sachen, von denen mir noch nie irgendein Patient erzählt hat!» Ich wusste nicht, ob ich beleidigt oder geschmeichelt sein sollte, und nach ein paar Sekunden erwiderte ich: «Mag sein, dass ich bestimmte Sachen abnorm heftig empfinde, aber das heißt nicht, dass andere sie nicht *fühlen*, nur weil sie sie überhaupt nicht erwähnen. Ich mag nicht glauben, dass die Natur mich so einzigartig gemacht hat! Ich wette, dass *andere* Patienten Ähnliches erleben!» [...]

Ich hatte viele vergleichbare Erlebnisse, als ich versuchte, einige der außergewöhnlichen Phänomene zu beschreiben und zu veröffentlichen, die meine postenzephalitischen Patienten gezeigt und erlebt hatten – Phänomene, wie ich sie in *Awakenings* schildere. 1969 sah ich Dinge, die ich selbst kaum glauben konnte, und als ich dann einige von ihnen im folgenden Jahr zu beschreiben begann, stieß ich fast überall auf Misstrauen und Unglauben – zumindest bei meinen neurologischen Kollegen. Einige äußerten ihren Unglauben im Druck; denen, die es taten, schickte ich Einladungen zu einem Besuch auf «Mount Carmel». «Kommt und schaut selbst», schrieb ich ihnen: Keiner von ihnen kam; offenbar *wollten sie es nicht sehen* – zumindest war das die Schlussfolgerung, die sich mir aufdrängte. [...]

Und doch: Ich konnte meinen Studenten das «Unglaubliche» jede Woche vorführen; *darüber hinaus* konnte ich es vielen «gewöhnlichen» Leuten beweisen – Verwandten der Patienten, Freiwilligen aus der Nachbarschaft, die kamen, um zu helfen, dem Krankenhauselektriker, dem Krankenhausgärtner. Wieder und wieder konnte ich mich von dem paradoxen Tatbestand überzeugen, dass «schlichte», einfache, «gewöhnliche» Menschen *ihren Augen trauten* und weit aufnahmefähiger waren als viele hoch qualifizierte, «zerebrale» Kollegen (denen ihre Sprache und Methoden und Denkgewohnheiten und Annahmen den Blick zu verstellen schienen – und das so gründlich, dass sie nicht in der Lage waren, ihre eigenen Erfahrungen zu machen oder sich ganz unvoreingenommen auf die Erfahrungen anderer einzulassen).

Das ist letztlich der Grund, warum ich mich in *Awakenings* an «gewöhnliche» Menschen gewandt habe und warum es im Großen und Ganzen die «gewöhnlichen» Menschen waren, die mit Wohlwollen und Interesse auf das Buch reagiert haben. [...] Und das ist auch der Grund, warum Kierkegaard, der selbst ein ganz außerordentlicher, ein sehr ungewöhnlicher und genialer Mensch war, jeden Tag auf den Straßen von Kopenhagen stundenlang mit «gewöhnlichen» Menschen sprach; und warum er in seiner allerletzten Schrift (die traurigerweise erst nach seinem Tod veröffentlicht wurde) sagte: «Du einfacher Mensch! Ich habe mein Leben nicht von dem deinen getrennt; du weißt es, ich habe auf der Straße gelebt, allen bekannt ... wenn ich irgendwo hingehöre, dann muss ich zu dir gehören, du einfacher Mensch ... Ich war immer in deiner Gesellschaft»; und in seinen abschließenden Worten, in denen er von dem tiefsten und absoluten Paradoxon des Glaubens spricht, bringt er das Erhabenste und das Einfachste zusammen: «Er ist unendlich hoch … aber er ist allen möglich.» Dasselbe wünsche und glaube ich von mir selbst: Ich habe gewisse Gaben mitbekommen – die weniger den Verstand betreffen als die Fähigkeit zu *sehen* und zu *sagen*, was ich gesehen habe; aber ich gehöre zu den einfachen Menschen – und meine Gaben sind die *ihren*, wenn auch in höherer Ausprägung; ich bin nicht von ihnen *geschieden*, sondern mit ihnen vereint durch meine Gaben; ich sehe, was sie sehen, aber mit klarerem Blick; *ich erfahre, was sie erfahren*. Wenn ich talentierter bin, so dienen meine Talente doch den einfachen Menschen. Auf die «Intellektuellen», «Spezialisten», «Fachleute» gebe ich nicht das Geringste; ich bemühe mich, den Universalien der Erfahrung eine Stimme zu geben, das, was alle fühlen, zu sehen und auszusprechen.[28]

Und doch – ich kann nicht so tun, als wäre ich einfach und lediglich «der Mann auf der Straße»; ich bin «auf der Straße», in der Welt, existent, aber ich bin auch ein *Denker*, was die meisten Menschen nicht sind; und vor allem bin ich ein Denker, der über das Dasein nachdenkt (nachzudenken *versucht*). […]

Ich muss deutlich machen, welch extrem *praktische* Bedeutung ein «nach innen gerichteter» Ansatz hat, die *Kraft-zu*-Helfen, die sich ergibt, wenn wir genau verstehen, was Patienten «durchmachen» – die inneren Bestimmungsfaktoren ihres äußeren Verhaltens. Wenn wir ins «Innere» der Patienten gelangen können, wird *eine neue Form des Verstehens* ermöglicht und mit ihr *eine neue Form der Therapie*. […] Im Hinblick auf die Phänomene negierter und entfremdeter

28 Dieser Absatz ist offensichtlich ebenso wahr wie nicht wahr. O. S. legte durchaus Wert auf das Urteil bestimmter Intellektueller und Fachleute – nicht selten jener, denen große Anerkennung für ihre Leistungen zuteilgeworden ist: Nobelpreisträger und ihresgleichen. Seine höchste Achtung aber galt denen, die einen «weiträumigen Geist» hatten, das heißt fähig waren, Dinge auf eine neue Weise zu verstehen.

Körperteile ließe sich ein enormes Maß an Leid und Behinderung vermeiden oder verringern, könnten wir diese Dinge unserem Verständnis etwas besser erschließen. [...]

Beispielsweise habe ich bei meinen Parkinson-Patienten durch den geduldigen Versuch, in ihr «Inneres» vorzudringen, gelernt, dass viele externe Merkmale der Parkinson-Bewegungen, die zu schnell, zu langsam, zu groß, zu klein sind, aus dem *inneren Parkinson-Erleben* erwachsen, insbesondere aus den speziellen Verzerrungen von Raum- und Zeitempfinden, *Täuschungen über das «Ausmaß» der Bewegung*. [...]

Wenn wir begriffen haben, dass viele Parkinson-Phänomene diese «innerliche» Grundlage haben, dann und nur dann können wir Patienten helfen, ihre unkontrollierten Bewegungen zu kontrollieren, indem wir ihnen nicht-pathologische Metriken oder Bezugssysteme vermitteln. [...]

Gestern sprach ich mit einer meiner Cousinen, einer hochbegabten (sehr wortgewandten) Frau, die drei Jahre zuvor nach einem Schlaganfall eine Aphasie erlitt, aber sich glücklicherweise von ihr vollkommen (oder fast vollkommen) erholte – und ich fragte sie, *wie die Besserung eintrat*: ob sie die Sprache eher *von allein*, «spontan» wiedergewonnen habe – oder ob sie um die Rückkehr ihrer Wörter ringen musste.[29]

«Beides», sagte sie, «ich musste um die Wörter kämpfen, aber sie kamen nur, wenn sie ‹bereit› waren zu kommen. Doch ihre Bereitschaft zu kommen war an meine Bereitschaft zu kämpfen geknüpft.» Und weiter sagte sie: «Meine Erholung war wie ein Wunder – ich erlebte in mir die wundersame Wiedergeburt der Sprache.

---

29 Die Cousine, von der O. S. schreibt, ist Madeline Gardner, die in ihren Fünfzigern einen verheerenden Schlaganfall erlitt, der sowohl ihre Bewegungs- wie ihre Sprechfähigkeit beeinträchtigte. Sie erhielt keine professionelle Sprachtherapie, aber sobald sie kräftig und entschlossen genug war, zwang sie sich, sich im Bett aufzusetzen und verschiedene Freunde und Verwandte anzurufen, und forderte sie auf, sich mit ihr am Telefon zu unterhalten. Im Prinzip verordnete sie sich ihre eigene Sprachtherapie.

In gewisser Weise erinnerte es mich an die Geburt meiner Kinder. Ich musste kämpfen, damit sie geboren wurden, aber sie konnten nicht geboren werden, bis ich für die Geburt *bereit* war.»

Dies ist, in allgemeinster Form, das «fortgesetzte Wunder» (in uns selbst, in der Welt), von dem Hume so ironisch, aber auch so genau spricht. Das Wunder der Geburt, das Wunder des Werdens, das grenzenlose Wunder des In-die-Existenz-Kommens: und der *Kampf* des Ungeborenen, wirklich geboren zu werden, der *Kampf* des Möglichen, das Tatsächliche zu werden. [...]

Oliver Sacks

8

Atavismen

1975–1977

An Gunther Stent[1]

Molekularbiologe

26. Oktober, 1975
11 Central Parkway, Mt. Vernon, NY

Lieber Professor Stent,

zu diesem Brief an Sie bin ich durch eine Kette von Assoziationen und Erinnerungen veranlasst worden.

Gestern aß ich zu Mittag mit Stephen Spender und Ed Mendelson (W. H. Audens literarischem Nachlassverwalter), und unser Gespräch wandte sich Audens wissenschaftlicher Lektüre und Neigung zu und dem Ausmaß, das diese während seiner letzten Lebensjahre annahmen. Ich erwähnte, dass er ein eifriger Leser des *Scientific American* war und dass wir häufig verschiedene Artikel daraus sehr interessiert und lebhaft diskutierten.

Das erinnerte mich plötzlich an mein letztes Zusammentreffen mit Auden, als ich ihn im Februar 73 in Christchurch besuchte. Beim Mittagstisch sprach er plötzlich von Ihrem Artikel, und wir erörterten den größten Teil des Nachmittags Ihren Artikel und die Fragen, die er aufwirft. Er fand ihn außerordentlich fesselnd, und nun frage ich mich plötzlich,

1 Stent schrieb einen einflussreichen Aufsatz mit dem Titel «Prematurity and Uniqueness in Scientific Discovery», der 1972 im *Scientific American* erschien.

ob er Sie kannte und ob er Ihnen vielleicht persönlich etwas ausführlicher geschrieben hat. [...]

Ich denke, er hat sich oft mit dem Begriff *Prematurity* – Vorzeitigkeit, Verfrühung – auseinandergesetzt. Im Jahr 1969, als ich ihm das MS meines ersten Buchs, *Migräne*, zeigte (1971, nachdem es herausgekommen war, hat er es besprochen), sagte er, er finde Teil V des Buchs sehr überraschend und «verfrüht» (das war das Wort, das er verwendete); er fand, es passe nicht recht zu den früheren Teilen des Buchs und könne potenziellen Lesern unverständlich und unangenehm erscheinen (das war einer der Gründe, warum ich Teil V des Buchs vollständig strich. Tatsächlich *vergaß* ich vollkommen, was ich geschrieben hatte, und erst Jahre später habe ich einige der Begriffe «wiederentdeckt», als ich in einem ganz anderen Kontext auf sie stieß. Insofern mag 69 auch für mich verfrüht gewesen sein!). [...]

Als ich Auden im Februar 73 die Fahnen von *Awakenings* zeigte, wies er mich abermals warnend auf die Verfrühung hin, fügte aber hinzu: «Los doch, veröffentlichen Sie's!», und fügte hinzu: «Denken Sie an die Verfrühung und nehmen Sie es nicht *persönlich*, wenn es nicht die erhoffte Anerkennung findet.» Dann erinnerte er an Ihre Erörterung von Michael Polanyi.[2]

Gegenwärtig habe ich einige Bedenken wegen eines anderen Buchs (das auf einer sehr seltsamen Erfahrung beruht, die ich selbst als Patient gemacht habe). Sie war *so* seltsam, dass ich sie selbst nicht glauben konnte und aus meinem Bewusstsein verdrängt habe. Ich erwähnte sie in einem Brief an A. R. Lurija in Moskau, und er antwortete: «Sie *müssen* sie veröffentlichen ... sie ist sehr wichtig.» Weiter meinte er, eine solche Veröffentlichung *könnte* zu einer erheblichen Veränderung der etablierten schulmedizinischen Methoden

2 Polanyi (1891–1976) war ein ungarisch-britischer Philosoph.

führen, aber ich müsse auch darauf vorbereitet sein, dass das Buch überhaupt keine Wirkung erzielen werde, weil die Zeit für ein solches Umdenken vielleicht *noch nicht reif sei*. Wie paradox das alles ist! Mir drängt sich die Frage auf, ob nicht in gewissem Sinne jede kreative These «verfrüht» ist (obwohl sie, anders betrachtet, stets zum rechten Zeitpunkt kommt – denn wie könnte überhaupt irgendetwas entdeckt werden, wenn es nicht an der *Zeit* wäre, es zu entdecken?).

Vergeben Sie mir bitte diesen etwas weitschweifigen und allzu unzusammenhängenden Brief, ich musste ihn einfach schreiben.

Israel Shenker, der 1969 in der *New York Times* einen Artikel über die postenzephalitischen Patienten vom Beth Abraham veröffentlichte, hatte 1971 in einem zweiten Artikel über die Tics berichtet, die diese Patienten häufig hatten. Daraufhin erhielt O. S. Briefe, in denen die Korrespondenten von anderen solche Tics bedingenden Erkrankungen berichteten, etwa dem Tourette-Syndrom. Einer dieser Korrespondenten war der Mann, den er später als «Witty Ticcy Ray» bezeichnete; ein anderer war ein Patient mit einer extremen Form der Tourette-Symptome. In einem Brief an Lurija berichtete O. S. von diesem Fall.

An A. R. Lurija

24. Dezember 1975
[ohne Adresse]

Lieber Professor Lurija,

[…] Es gibt etwas […] was mich in den letzten zehn Wochen intensiv beschäftigt hat – die Arbeit mit einem ganz ungewöhnlichen Patienten, einem ganz eigenartigen Menschen mit einer seltenen Störung (Gilles-de-la-Tourette-Syndrom).

Vierzig Stunden habe ich mit ihm gesprochen und gearbeitet und mir noch sehr viel länger den Kopf über ihn zerbrochen. Ich weiß nicht, wie intensiv Sie mit solchen Patienten in Berührung gekommen sind: Ich bin der festen Überzeugung (und das seit 1970, wenn nicht noch früher), dass es keine andere neuropsychologische Störung von vergleichbarer Komplexität, Schwierigkeit und fundamentaler Bedeutung gibt, geben *kann*. [...] Dabei liegt ein außergewöhnliches *Aufmerksamkeitsdefizit* vor (ähnlich dem, was bei «hyperkinetischen» Kindern und auch, allerdings in anderer Form, bei einem aufmerksamkeits- und zwangsgestörten oder schizophrenen Patienten beobachtet wird). Innerhalb weniger Sekunden nach Betreten eines fremden Zimmers wird er Dutzende Objekt seiner unmittelbaren Umgebung betasten, beriechen, in die Hand nehmen und ausprobieren – eine gewissermaßen *gewaltsame* Wiss*begierde*, die sich kaum beschreiben lässt (ich verwende hier «Wissbegierde» im Gegensatz zu dem eher gemäßigten «Wissensdurst»). Er produziert unzählige, unaufhörliche, «mechanische» Imitationen, Simulationen, *Verkörperungen* anderer, und diese anderen, brillanten eidetischen und histrionischen Nachbildungen geistern ständig durch seinen Bewusstseinsstrom und *manifestieren* sich in einer unaufhörlichen explosiven Folge von verschiedenen «Gesichtern», «Stimmen», «Tics» und «Geräuschen». Die Komplexität und Geschwindigkeit dieser «Dissoziation» ist dergestalt, dass ich manchmal, bei geschlossenen Augen, wenn er eine Geschichte erzählt (er ist ein *wunderbarer* Geschichtenerzähler und extrem witzig und *wird* all die Personen, die er beim Erzählen beschreibt), das Gefühl habe, es seien ein halbes Dutzend Menschen im Zimmer (*unheimlich* seine Fähigkeit, viele Personen zu suggerieren, zu *sein* – in einem einzigen Satz kann man mehrere «Personae» wahrnehmen oder hieroglyphische Geräusche und Bewegungen erkennen, die für sie charakteristisch sind).

Die verschiedensten Barrieren, alle Arten von Barrieren, scheinen bei ihm ungewöhnlich durchlässig zu sein (und waren es vermutlich seit seiner frühesten Kindheit). Die Filterung, die Selektion, die Unterscheidung etc., die sich mit der Entwicklung des Selbst ausbilden *müssen*, die sich entfalten müssen, wenn das Selbst irgendwelche Differenzierungen und Grenzen haben soll, um nicht von tausend auf einmal anstürmenden Reizen überwältigt zu werden – diese Art von Grenze oder Barriere scheint bei ihm zu fehlen oder zumindest ungewöhnlich beeinträchtigt zu sein [...]. Daher ist es in gewisser Weise unheimlich und fast unglaublich, dass man die allererste Entstehungsphase des Denkens, die Rudimente, die Anfänge von Wahrnehmen / Denken / Handeln beobachten kann. Es ist, als würde man durch ein magisches Fenster in das innerste Herz des Denkens und des schöpferischen Prozesses blicken. [...]

Trotz seiner grotesken und schweren Störung ist er ein hochintelligenter Mann, der in einer sehr verantwortlichen (wenn auch wenig kreativen) Stellung tätig ist. Außerdem – und das scheint mir ein *wesentlicher* Aspekt seines zerebralen und existenziellen «Stils» zu sein, etwas, was ich in unterschiedlichem Maße bei allen anderen Tourettern beobachten konnte – ist er einfallsreich, verspielt, phantasievoll, witzig und überraschend und spontan in bemerkenswertem Maße. In der Regel führt der Wirkstoff Haloperidol, der die Wirkung von Dopamin hemmt und damit die Überreaktivität, Impulsivität, die Tics etc. eindämmt, auch zu einer Dämpfung des Erfindungsreichtums, der Verspieltheit, der Phantasie, des Witzes. Daher ergibt sich bei dieser chaotischen, aber auf ihre Art extrem produktiven und kreativen Krankheit ein nicht unwesentliches Problem. *Wie können wir die Neuorganisation seiner bemerkenswerten, aber völlig ungezügelten Fähigkeiten bewerkstelligen, deren Ergebnis eine leistungsfähige und kreative Person wäre* – anstelle eines pharmakologisch benebelten «Zombies», der von allen Quellen und Wurzeln schöpferischer Tätigkeit abgeschnitten ist (so undurchdringlich, wie er ursprünglich durchlässig war). Ich kenne Ihre große Vorliebe für Rätsel und Denksportaufgaben, und ich halte Sie (neben vielem anderen) für einen großartigen Detektiv, der, zugleich und notwendigerweise, ein ebenso großartiger «Rekonstrukteur» ist. Ich denke, dass mein Patient nicht weniger komplex als der Stein von Rosette (oder vielmehr weit komplexer als dieser) ist und dass man, wenn man alle diese rätselhaft verschlüsselten Äußerungen und alle ihre Determinanten und Wechselbeziehungen «knacken» könnte, in der Lage wäre, eine faszinierende und wegweisende neuropsychologische Aufgabe zu bewältigen und bei der Wiederherstellung eines zutiefst beeinträchtigten und leidenden Mitgeschöpfs zu helfen.

An F. Robert Rodman

Erster Weihnachtstag, 1975
11 Central Parkway, Mt. Vernon, NY

Mein lieber Bob,
es war sehr erfreulich, vor einiger Zeit von Dir zu hören – (sowohl der/die Anruf/e wie Dein schöner Brief vom 24. Nov.), das gilt vor allem für die Nachricht, dass es Dir endlich möglich ist, einige Deiner Gefühle auszudrücken und zu Papier zu bringen.[3] Die Schrecken, die Angst, der Verlust, die Trauer, all das ist wahrscheinlich die tiefste und weitreichendste Erfahrung Deines Lebens. Ich weiß, dass es ihr fast gelungen wäre, Dich «aus der Bahn zu werfen», Dir den

3 Rodmans Frau Maria war im September 1974 gestorben, und er hatte mit der Niederschrift eines Memoirs über ihre Krankheit begonnen. Das Buch *Not Dying* erschien 1977 [dt.: *Den Tod vor Augen*, Düsseldorf 1979].

Boden unter den Füßen wegzuziehen, Dir den Willen zum Weiterleben zu nehmen. Ich bin sicher, dass man sich in gewisser Weise nie von Erfahrungen wie dieser erholt: Insofern geht es nicht um «Erholung» – sondern um das Überleben eines seelischen Abgrunds, eines totalen Wegfalls der tiefsten Sicherheiten, dessen, was dem Leben in erster Linie Sinn und Wert gab. Viele Menschen werden durch solche Ereignisse gebrochen; das ist Dir nicht passiert und wird Dir auch nicht passieren, aber ein anderer Mensch wirst Du in Zukunft sicherlich sein. Niemand, der mit der Diaspora, dem Abgrund Bekanntschaft gemacht hat, kann wieder derselbe Mensch werden: Die einfache, unschuldige Unmittelbarkeit ist vorbei und kann nie wieder zurückgewonnen werden (es sei denn, in Regression und Phantasie – oder in einer bestimmten Form von unaufrichtiger, sentimentaler Kunst, die Wirklichkeitsflucht und Nostalgie ist). Am Ton Deiner Stimme, der Einstellung zu dem, was Du tust, erkenne ich, dass es Dir um eine Kunst geht, die der ungeschönten Wirklichkeit verpflichtet ist und sich nicht mit falschen Gefühlen und Rhetorik schmückt. Ich denke, die ganze Erfahrung und die Tatsache, dass Du sie aufschreibst (wobei es keine Rolle spielt, ob Du sie veröffentlichst oder nicht – es ist das Schreiben, die Entäußerung, die Ehrlichkeit, die zählt), wird zwangsläufig zum wichtigsten Wendepunkt, zur entscheidenden Krise in Deinem Leben.

Ich weiß nicht, ob solche Erfahrungen uns «besser» machen, aber sicherlich verleihen sie uns (wenn wir sie lassen) *mehr Tiefe*.[4] Wir wachsen an ihnen, werfen die erste Unschuld ab, machen Bekanntschaft mit dem zutiefst fragwürdigen Charakter der Existenz. Plötzlich hörte ich, so deutlich, als hätte

4 O.S. ergänzte seinen Brief durch eine Fußnote: «Beim Lesen des Geschriebenen bemerke ich gerade, dass ich unbewusst einen Teil des Vorworts zu Nietzsches *Fröhliche Wissenschaft* paraphrasiere.»

ich das Radio angelassen, ein Brahms-Lied in meinem Kopf: eines der Quartette op. 92. Ich bin mir nicht sicher, aber es scheint augenscheinlich von Menschen geschrieben und gesungen zu sein, die dem Tod begegnet sind und denen es irgendwie gelungen ist, ihre Qual in Glückseligkeit zu verwandeln, ohne ein Quäntchen ihres Schmerzes zu verlieren: und plötzlich, im Schlepptau dieser musikalischen Assoziation, kommen mir zwei Zeilen von Auden in den Sinn, die in etwa lauten:

Remember, no metaphor can express
A real historical unhappiness.[5]

Nein, nein, keine Metapher kann das. Vielleicht manche Symbole – aber nur in der *universellsten* Weise, in der das Symbole leisten. Insbesondere denke ich an die eindringlichen und tragischen Symbole von Verlust-und-Wiederherstellung, Diaspora-und-Rückkehr etc. (*Galut* und *Tikun*[6]), mit denen sich die außergewöhnlichen Safed-Kabbalisten Mitte des 16. Jahrhunderts befasst haben, vor allem der tiefsinnige Dichter und Mystiker Isaac Luria von Safed.[7] Ich habe mich etwas mit dieser praktisch vergessenen und fast immer missverstandenen schönen und geheimnisvollen Epoche des jüdischen Fühlens und Denkens beschäftigt. (Hast Du eines der bemerkenswerten Werke von Gershom Scholem gelesen?)[8] Zum ersten Mal in meinem Leben bin ich in der

5 Der richtige Wortlaut: «No metaphor, remember, can express / A real historical unhappiness.» [Keine Metapher, denk daran, wird / einem wahren historischen Unglück gerecht.] (Aus Audens Gedicht «The Truest Poetry Is the Most Feigning».)

6 *Galut* – Diaspora; *Tikun* – (in der Kabbala) Auslösung des Makels, Wiederherstellung der Harmonie. [A. d. Ü.]

7 Isaac ben Solomon Luria (1534–1572) hat die mystischen Lehren der Kabbala neu gedeutet und systematisiert.

8 Gershom Scholem (1897–1982) war ein deutsch-israelischer Philosoph, dessen Schriften in den 1960er Jahren die Geschichte des jüdischen Mystizismus einem breiteren Publikum zur Kenntnis brachten.

Lage, klar darzulegen, was ich bislang nur ungefähr und mühsam umreißen konnte: die *eigentlichen* Wurzeln des jüdischen Bewusstseins, insbesondere die Geschichte und den universellen Mythos, im Gegensatz zur sinnentleerten, entmenschlichten, legalistischen Pedanterie, die – überwiegend – die pseudoreligiöse Atmosphäre bestimmte, in der ich erzogen wurde und mit der ich bislang – mich im Wechsel unterwerfend und rebellierend – lebte; aber nie, *niemals* habe ich in ihr Halt oder Sinn gefunden. Wohl aber in den schönen und tiefgründigen Symbolen der verzweifelten Seele, der Seele-in-der-Diaspora, der Seele, die zerschmettert und von ihrem Ursprung abgeschnitten ist, und der visionäre Entwurf und die Praxis von der Heilung der Seele, der eigenen Seele und derjenigen anderer. Durch das richtige Handeln, durch *Tikun* – hier finde ich zum ersten Mal etwas, was meiner persönlichen Erfahrung und im gleichen Maße meiner klinischen Erfahrung entspricht. In *Der Tag, an dem mein Bein fortging* und in einem weiteren Buch, das in meinen Gedanken gerade Gestalt annimmt – es beruht auf der Beziehung zu einem *unglaublichen* Patienten (mit der nach Gilles de la Tourette benannten «Krankheit») –, werde ich in großem Umfang auf den erstaunlichen Reichtum und Tiefsinn dieser Luria'schen Ideenwelt zurückgreifen (die in gewisser Hinsicht seit fast vierhundert Jahren in Vergessenheit geraten ist). Hier will ich nicht weiter von ihm berichten, nur so viel, dass ich *nach meiner Meinung* (vielleicht ist es ja eine ungeheuerliche Behauptung oder Einbildung) bei ihm Einblicke in die Entwicklung und Beschaffenheit und Krankheiten des Selbst gewinne, die in ihrer Relevanz mit Freuds *Traumdeutung* (und seiner wundervollen, lustigen und viel zu selten gelesenen Studie über den Witz) zu vergleichen ist. [...]

Man kann (gewöhnlich) nicht auf mehr als ein wenig Anerkennung im Laufe seines Lebens rechnen – und davon sollte man ein wenig von Leuten bekommen (und ich bekam ein wenig), deren Bedeutung der Anerkennung doppeltes, dreifaches, entscheidendes Gewicht verleiht. Wer auf einem Gebiet, das so engstirnig und so *dement* ist wie die «Medizin» (das einen so reglementierten und «offiziellen» Charakter hat, dass es im Grunde nichts mehr ist – weder Kunst noch Wissenschaft, weder populär noch profund) – wer auf so einem Gebiet ein Original ist, eine Art Genie, der befindet sich in einer sehr schwierigen und isolierten und ungewöhnlichen Position, besonders wenn er so aggressionslos ist wie ich; mir wird immer klarer, dass ich einfach meinem ganz eigenen Weg weiter folgen muss (und dass meine «Eigentümlichkeit» ein wesentlicher Aspekt meiner Fähigkeiten ist und maßgeblichen Anteil hat an meiner Einstellung zu meiner Arbeit und meiner tieferen Beziehung zum geheimnisvollen, rätselhaften und letztlich komischen und fast «verrückten» Charakter der Natur und ihrer «Gesetze» – denn immer deutlicher schält sich heraus, dass für mich die Logik der Natur nichts anderes ist als die Logik von Alice, von Träumen, Witzen, Absurditäten und Scherzen: Ich denke, die Natur ist *im Wesentlichen* symbolisch und verspielt und keineswegs eine oberflächliche und «nüchterne» Ordnung der «Vernunft»): Folglich muss ich auf meine ganz eigene, idiosynkratische und unnachahmliche Weise weitermachen, hoffen, dass ich auf ein paar verständnisvolle Seelen treffe, und mich für die vorhersehbare Starrköpfigkeit und Fassungslosigkeit meiner Kollegen wappnen. Ich glaube, das ist nicht wirklich paranoid, das heißt, es ist keine Einstellung, die aus Verachtung, Furcht oder Hass erwächst; sondern die traurige (aber in gewisser Weise auch ziemlich angenehme) Erkenntnis, dass man über die Mehrheit seiner Kollegen und Zeitgenossen *hinausgewachsen* ist, dass man die Grenzen ihres Verständnisses oder ihrer Akzeptanz überschritten hat und dass sie (auch wenn sie es gutwillig versuchen) nicht mehr in der Lage sind, einem auf seinen höheren und schwierigeren Gedankenflügen zu folgen. Sobald man das erkennt, empfindet man seine Isolation und Einsamkeit etwas stärker, aber seine Bitterkeit und Wut vielleicht etwas weniger.

Ich habe viel zu lange unverantwortlich und egozentrisch dahergequasselt.

Innerlich bin ich zu Tode erschöpft: Ich wünschte, ich könnte drei Monate frei nehmen – aber zum Teufel nochmal! –, ich habe weder das Geld noch die Freiheit. Ich *brauche* drei Monate Urlaub von diesem scheußlichen Winter (die ganze Woche hindurch hatten wir Sturm und Schneetreiben – ich habe das Gefühl, es wird bis zum Frühjahr so weitergehen). Ich sehne mich nach ein bisschen Erholung, einer Pause von der Plackerei, etwas Bequemlichkeit, Zeit, mich zu erholen und mich um die beiden Bücher zu kümmern, die mir auf den Nägeln brennen. Aber verdammter Mist! Ich kann es mir *nicht* leisten. (Letztes Jahr ging es mir ähnlich, und das war zweifellos der Grund, warum ich diesen Unfall arrangiert und mir einen «Kreativurlaub» im Krankenhaus verschafft habe; aber man darf aus solchen Sachen keine Gewohnheit machen, das ist Regression, ein feiger Ausweg.)

Oh, lieber Bob, was soll ich tun? Ich wünschte, ich hätte Kinder, Nachkommen wie Du. Meine *biologische* Unfruchtbarkeit macht mir Angst. Immerhin habe ich meine Studenten und Leser.

Wie dem auch sei, ganz liebe und gute Wünsche für das neue Jahr – ich denke, es wird ein *gutes* Jahr für Dich, ein Jahr, wie Du es verdienst und brauchst und lange nicht mehr erlebt hast.

Liebe Grüße
Oliver

Bill Pearl, der folgende Korrespondent, war der Begründer der Tourette Syndrome Association, einer Gruppe, die 1972 an einem Küchentisch geboren worden war und vielleicht aus einem Dutzend Eltern von Kindern mit TS bestand. Das Leiden galt damals als sehr selten – man ging von weniger als hundert Fällen in den Vereinigten Staaten aus; in der Regel wurden sie (erfolglos) durch Psychoanalyse behandelt. Doch nachdem O. S. an seinen postenzephalitischen Patienten ähnliche wiederkehrende Tics und Automatismen (sogar «vormenschliche», fast affenähnliche Verhaltensweisen) beobachtet hatte, vermutete er eine organische Ursache für das Tourette-Syndrom – und stellte bald fest, dass die Erkrankung tausendmal häufiger war als ursprünglich angenommen.

TS weist im Hinblick auf Symptome und Schweregrad große Unterschiede auf, und die Fälle, mit denen es O. S. zu tun hatte, gehörten in der Regel zu den schwereren Erscheinungsformen. Das galt in besonderem Maße für den Patienten, den er als «Super-Touretter» bezeichnet und Lurija beschrieben hatte. (In *On the Move* nannte O. S. diesen Patienten «John P.», daher übernehmen wir diesen Namen hier.)

An Bill Pearl

Gründer der Tourette Syndrome Association

2. Februar 1976
[Keine Adresse]

Lieber Mr. Pearl,

seien […] Sie froh, dass Sie heute nicht in New York sind: der schlimmste Sturm seit zig Jahren, Straßen vereist, Verkehr zum Erliegen gekommen, Leben und Geschäftsbetrieb erstarrt. Glücklicherweise habe ich meinen freien Tag, sodass ich zu Hause bleiben kann und mich um mein Buch, meine Briefe etc. kümmern kann.

[…] Ich denke, ich habe beim Tourettismus […] drei «Verlaufsformen» beobachtet: Tics «schwacher Ausprägung», die als ich-fremd erlebt werden und sich meist nicht zu Manierismen entwickeln beziehungsweise in die Persönlichkeit eingebettet oder von ihr geformt werden; ausführliche «sprachliche» Transformationen der Tics zu besonderen und fast hieroglyphischen «Privatsprachen», doch ohne die Integrität der Persönlichkeit als Ganzes zu erschüttern […]; und bei einigen Patienten – allerdings *extrem wenigen* (wie Sie selbst ja nicht müde werden zu betonen) – ein massiver Zusammenbruch der Gesamtpersönlichkeit. […] Bemerkenswert ist, dass sehr viel mehr Tourette-Patienten trotz des Ausmaßes und der Fremdheit ihrer Erkrankung stabil bleiben, das heißt, nicht verrückt werden oder zusammenbrechen oder Selbstmord begehen. […]

Ich denke, wir müssen davon ausgehen, *wenn auch nur in Form einer Hypothese*, dass bei einigen Patienten die unwillkürlichen Bewegungen und Laute und Bewegungen als «Träger» von Bedeutung und Gefühl dienen, aber im Rahmen besonderer symbolischer Sprachen verwendet werden, in denen die Symbole Bewegungen, Handlungen, *Inszenierungen* sind (im Gegensatz, beispielsweise, zu den phantasmagorischen *Bildern* eines Traums). […]

Mit Vorbehalt möchte ich sagen (aber wieder müssen Sie sich klarmachen, dass es nur eine Hypothese ist oder ein Gedanke – einer von vielen ähnlichen, die mir durch den Kopf gehen), dass ein solcher Prozess zügiger und lebhafter Symbolisierung, bei extremer Verdichtung und Mehrfachbelegung der Symbole, und außerordentlich rascher (und gelegentlich auch scherzhafter und spielerischer) Assoziation in hohem Maße an die Dinge erinnert, die Freud als charakteristisch für *Träume* beschreibt. Natürlich ist der Träumende *hier*, im Gegensatz zum *Ticqueur*, wach und nicht vom Schlaf umfangen, ständig reagiert er auf Menschen und Dinge und

Reize in seiner Umgebung sowie auf fortwährend hervorbrechende intrapsychische Inhalte, und seine «Vorstellungen» sind nicht nur innere Wahrnehmungen, sondern Handlungen, Inszenierungen, die offen zutage treten. Und doch sind meiner Meinung nach die Vergleiche mit Träumen, und auch mit Scherzen, sicherlich nützlich und vielleicht sogar von grundlegender Bedeutung. [...]

Außerdem müssen wir uns fragen: Gibt es noch *irgendwas anderes*, was uns an den Bewegungen und Geräuschen und Verhaltensweisen von Ticqueuren bedeutsam oder seltsam vorkommt, neben den so mysteriösen Ähnlichkeiten zur Gruppe der Träume und Rätsel und Scherze und Charaden? [...]

Bei der Durchsicht der Bänder von [John P.] letzte Woche [...] fiel mir etwas auf, was kaum glaubhaft ist. Kennie Gospodinoff (Scheflens Schüler) und ich sahen uns gerade einen Abschnitt der Bänder an, als Scheflen[9] selbst den Raum betrat. Spontan rief er aus: «Heiliges Kanonenrohr!», und ihm fiel die Kinnlade herunter; er hatte den Eindruck, wir alle hatten ihn, dass das, *was wir in dieser kurzen Interaktion sahen, kein irgendwie geartetes menschliches Verhalten war, sondern im Wesentlichen - äffisch*. Es gab «Hinweise», ich hatte eine «Vermutung» gehabt, aber einige der Bänder, die ich letztes Wochenende bekam, und einige von [Johns] Reaktionen und Reminiszenzen (als ich in unserer letzten Sitzung am Samstag sehr behutsam, sehr vorsichtig, sehr zögerlich diese Frage ansprach – denn das ist nicht gerade ein Punkt, der normalerweise im Zusammenhang mit einem Patienten erwähnt wird, *jemals* erwähnt wurde) liefern zumindest eine partielle Bestätigung dieser schwindelerregenden Hypothese: *dass im menschlichen Gehirn möglicherweise funktionelle «Spuren» oder «Reste» vormenschlicher Verhaltensweisen zurück-*

9 Albert Scheflen, Psychiatrieprofessor am Albert Einstein College of Medicine.

geblieben sind und dass diese unter bestimmten Bedingungen als Atavismen aktiviert werden könnten. […] Wenn man eindeutig beweisen könnte, dass derartige Atavismen oder «Umkehrungen», solche vormenschlichen (phylogenetisch primitiven) Muster vorkommen können, wäre das in verschiedener Hinsicht von enormer Bedeutung, einerseits in Bezug auf die Evolutionstheorie und die zerebrale Organisation, anderseits auf die Frage der Identität sowie der sozialen Reaktion und Anerkennung (darauf werde ich gleich etwas ausführlicher zurückkommen). Während ich diese Zeilen schreibe, erklingen in meinem Kopf die Worte, mit denen Darwin sein berühmtes Kapitel über den «Rückschlag»[10] beendete: «Der befruchtete Keim eines der höheren Tiere … ist vielleicht das wunderbarste Objekt in der Natur … Aber nach der Theorie des Rückschlags … wird der Keim ein noch viel wunderbarerer Gegenstand, denn außer den sichtbaren Veränderungen, denen er unterworfen wird, müssen wir noch annehmen, dass noch unsichtbare Charaktere in ihm gehäuft sind, welche beiden Geschlechtern eigen, welche beiden Seiten, der rechten und linken des Körpers und einer langen Reihe männlicher und weiblicher Vorfahren eigen sind, die durch Hunderte oder selbst Tausende von Generationen von der Jetztzeit getrennt waren; und diese Charaktere liegen alle, wie mit unsichtbarer Tinte auf Papier geschriebene Buchstaben da, bereit, sich unter gewissen bekannten oder unbekannten Bedingungen zu entwickeln.»[11] […]

Dieses Gefühl hatte ich erst einmal zuvor, nämlich im Sommer 1969, als meine postenzephalitischen Patienten so heftig und in einigen Fällen so seltsam auf die Verabreichung von L-Dopa reagierten. Vor fünfzig Jahren meinte Jel-

10 Heute spricht man von «Atavismus». [A. d. Ü.]

11 Charles Darwin, *Das Variieren der Thiere und Pflanzen im Zustande der Domestication*, II. Band, Stuttgart 1873, S. 69 f.

liffe[12], die «Menagerie» von Lauten (Bellen, Grunzen, Heulen etc.) gehöre zu den merkwürdigsten Merkmalen bestimmter Patienten während oder nach einer akuten Enzephalitis. Menschen, die in diesem fast unglaublichen Sommer und Herbst ins «Mount Carmel» kamen, sperrten die Ohren auf, wenn sie bestimmte Laute vernahmen, die oben aus unserer postenzephalitischen Station drangen: «Halten Sie Tiere da oben?», fragten sie etwa. «Sie haben Versuchstiere? Oder vielleicht Haustiere? ... Oder ist es der Soundtrack von einem Dschungelfilm?» [...]

Sie sagen vielleicht: «Aber das ist doch alles sehr theoretische, haben Sie eine Ahnung, wie sich das auf das *Leben* dieser Patienten auswirkt?» Ich wollte, ich könnte Ihnen das Videoband von [John P.] während bestimmter «Berührungen» und «Interaktionen» in dem Zimmer zeigen (ich selbst befand mich draußen, aber die Kamera «sah», und das Band «merkte» sich alles). Sie haben Probleme wie alle jungen Paare, aber es gibt Probleme bestimmter *Art*, die bei keinem anderen Paar auftreten würden und die spezifisch für den Tourettismus sind – oder genauer: für die ständig wechselnden Kompositbilder, die durch die dynamische Wechselwirkung dieses Mannes mit seiner Krankheit entstehen. Daher gehen einige der Berührungen und «Interaktionen» *schief*, weil seine Geschwindigkeit und Überreaktivität die beiden «aus dem Gleichtakt» bringen (wie zwei Pianisten, die ein Duett mit verschiedenen Geschwindigkeiten spielen); zweitens gehen einige andere schief, weil er ihr inmitten liebevoller Zweisamkeit plötzlich mit einem anderen «Gesicht», einer anderen *«Persona»*, begegnet (beispielsweise mit dem Gesicht und der Stimme eines groben «Marlon Brando», einer jähen, gewalttätigen «Faust im Nacken»-*Persona*); zu der letzten und besonders beunruhigenden Inkongruenz

12 Smith Ely Jelliffe, ein früher Beobachter der Enzephalitis lethargica.

kommt es, wenn er plötzlich von einem äffischen Impuls ergriffen wird und *ihr das Gesicht eines Affen und nicht eines Menschen präsentiert.* Wie Sie sich vorstellen können, rufen diese Inkongruenzen plötzliche Verwirrung, Gelächter – und Schrecken hervor; und nicht nur bei ihr, sondern auch bei anderen; man kann diese Phänomene nicht isoliert von ihrem sozialen und kulturellen Kontext untersuchen; man muss den Tourette-Patienten *in Gesellschaft* erblicken, sehen, wie er auf andere reagiert – und andere auf ihn.

Und mit anderen meine ich nicht nur *menschliche* andere: Faszinierend ist zum Beispiel, dass [John P.] ständig von hinten durch *Hunde* angegriffen wird; und dass er andererseits – *und das muss ich unbedingt filmen* – einen Aufruhr verursachen kann, wenn er in den Zoo geht, besonders bei einem Besuch der Affen und der Menschenaffen. Betritt er das Affenhaus, scheint er sich auf geheimnisvolle Weise vollkommen «zu Hause» zu fühlen; unwillkürlich «äfft» er die Affen nach, allerdings ist es keine Nachahmung, sondern «Erinnerung»; gewissermaßen *instinktiv* weiß er, wie ein Affe sich verhält und sich verständigt und fühlt; und wenn er äffisch agiert, erregt er die Menschenaffen, und *sie* sind plötzlich verwirrt und starren ihn mit einer Mischung aus «Wiedererkennen» und Schock an, als empfänden sie ihn als einen lange verschollenen Bruder. Seine Kommentare dazu sind ganz plausibel und überzeugend; es wäre sicherlich von großer Bedeutung, eine solche Interaktion auf Band oder Film festzuhalten; denn ein menschliches Publikum von Tierimitationen zu überzeugen, ist eine Sache, aber eine ganz andere, eine Tierart so zu täuschen, dass es zu einem falschen «Wiedererkennen» kommt – das ist unglaublich, und wenn dem so ist, muss es unzweifelhaft bestätigt (oder widerlegt) werden. [...]

An Jonathan Cole[13]

Arzt in der Ausbildung

21. März 1976
11 Central Parkway, Mt. Vernon, NY

Lieber Dr. Cole,

ich danke Ihnen für Ihren Brief vom 27. Februar und möchte mich entschuldigen, dass meine Antwort so lange auf sich hat warten lassen.

Ihre überaus freundliche Reaktion auf meine Bücher hat mich sehr erfreut, und ich nehme mit Dankbarkeit (und Erstaunen) zur Kenntnis, dass Sie mit mir arbeiten möchten.

Dass ich Ihnen erst jetzt antworte, liegt daran, dass ich nicht weiß, was ich Ihnen antworten soll. Aber lassen Sie mich Ihnen in groben Zügen meine Situation schildern:

a) Ich *habe* keinen Fachbereich.
b) Ich arbeite nicht *an* einem Fachbereich.
c) Ich bin ein «Zigeuner» und überlebe – ziemlich bescheiden und prekär – mit «Gelegenheitsjobs», die ich hier und da bekomme.

Als ich festangestellt am Beth Abraham (dem «Mount Carmel» in *Awakenings*) arbeitete, hatte ich oft Studenten, die im Rahmen ihrer «Wahlfächer» einige Wochen ihr Praktikum bei mir absolvierten – das war eine Erfahrung, die wir immer als angenehm und fruchtbar empfanden. Ich habe sehr glückliche Erinnerungen an diese Zeit.

Heute bin ich aber ohne «Position» oder «Basis» oder «Zuhause» und lebe gewissermaßen als Peripatetiker, der

13 Dieser Brief wurde auch in etwas gekürzter Form in *On the Move* veröffentlicht. 1977 kam Cole einige Wochen lang nach New York und beobachtete O. S. bei seiner Arbeit mit Patienten. Ihr Leben lang blieben sie enge Freunde und Kollegen.

mal hier und mal dort zu finden ist. Ich kann Ihnen auf keinen Fall eine *formelle* Ausbildung bieten – nichts, was offiziell anerkannt würde.

Informell sehe und lerne und unternehme ich viel (wie ich manchmal denke) mit außerordentlich unterschiedlichen Patienten, die ich in verschiedenen Kliniken und Heimen sehe, und jede dieser Situationen, in denen ich beobachte, lerne und handle, ist eo ipso eine Lehrsituation. Ich finde jeden Patienten, dem ich irgendwo begegne, äußerst lebendig, interessant und bereichernd. Ich habe noch nie einen Patienten erlebt, der mich nicht irgendetwas Neues gelehrt oder neue Empfindungen und eine Fülle von Gedanken in mir ausgelöst hätte. Ich glaube, dass alle, die diese Situationen mit mir teilen und zu ihnen beitragen, wie ich das Gefühl haben, an einem Abenteuer teilzunehmen. (Ich halte die Neurologie, das Ganze, für eine Art Abenteuer!)

Aber es ist alles vollkommen unorganisiert und improvisiert – das heißt, unorganisiert in jedem *curricularen* Sinne. Wenn Sie in New York lebten, und wir würden zwanglos umhergehen, dann würden Sie es vielleicht als neue und interessante Erfahrung empfinden (oder aber wiederum als vollkommen unerträglich!). Aber ich kann Ihnen unmöglich *raten*, aus London herzukommen und sich mit einem Tramp wie mir auf neurologische Tramptouren zu begeben – und ich bin ein Tramp, ein Zigeuner, ein Nomade und kein (wie Sie zu glauben scheinen) Fachbereichsleiter! Würden Sie mit jemand anders arbeiten (der einen Fachbereich leiten würde mit all dem, was dazu gehört), dann könnten Sie von Zeit zu Zeit «vorbeischauen».

Aber wie Sie sehen, habe ich neben allen Nachteilen auch alle Vorteile, die es mit sich bringt, nicht zum Establishment zu gehören, nicht etabliert zu sein – ich bin frei und ungebunden; ich widme jedem Patienten so viel Zeit, wie ich möchte; aber ich habe keinen Fachbereich, keine Kurse, keine Kollegen, keine Hilfe, keine «Position» (und obendrein keine «Sicherheit» und fast keine «Mittel»).

So! Ich habe viel zu viel gesagt, aber es schadet nichts (und wird Sie vielleicht auch amüsieren), wenn ich anerkenne und «gestehe», wie die Dinge stehen; es ist zweifellos unbedacht – aber auch ehrlich.

Genug (oder höchstwahrscheinlich viel zu viel) gesagt.

Verzeihen Sie, dass ich nicht früher geantwortet habe, aber (wie Sie sehen) bedingt jede ehrliche Antwort unter anderem eine gewisse Verlegenheit.

Schreiben Sie mir und lassen Sie mich wissen, wie Sie die Sache sehen – noch einmal, ich würde mich sehr freuen, Sie unter diesen informellen, inoffiziellen, peripatetischen Bedingungen bei mir zu begrüßen, aber ich bin in keiner Hinsicht zu irgendeiner formellen Art von Lehre «befähigt».

Mit herzlichem Gruß und Dank
Oliver Sacks

An Paul S. Papavasiliou[14]

Arzt

30. März 1976
11 Central Parkway, Mt. Vernon, NY

Lieber Dr. Papavasiliou,

[...] Heute Morgen schreibe ich (endlich!) an Sie, nachdem mich eine meiner Patientinnen angerufen hat, eine sehr nette Frau, die fast «rettungslos» an Parkinson erkrankt war, als ich sie im Oktober untersuchte, sich aber jetzt nach der

14 Dr. Papavasiliou arbeitete im Labor von George Cotzias, der Parkinson-Patienten als Erster L-Dopa verabreichte. Im *New England Journal of Medicine* wurde seine Forschung als «der wichtigste Beitrag der letzten 50 Jahre zur medizinischen Therapie von neurologischen Erkrankungen» bezeichnet.

Einnahme von Sinemet[15] absolut wunderbar fühlt und eine Steigerung ihrer Lebensqualität erlebt, wie sie in Vor-L-DOPA-Tagen völlig undenkbar gewesen wäre.

Zunächst und vor allem schulde ich Ihnen beiden eine verspätete Entschuldigung und den verspäteten Ausdruck meiner Anerkennung und Bewunderung. [...]

Sie haben sehr offen und entwaffnend bekannt, dass Sie kaum mit Ihrer eigenen kühnen Arbeit hätten fortfahren können, wenn Sie von ähnlichen Zweifeln heimgesucht worden wären wie ich, und dass Sie optimistisch sein mussten, um ein Konquistador sein zu können. Ich verstehe das sehr gut, und ich stelle mir Sie (und Ihre Kollegen) als Konquistadoren vor, geduldige, einfallsreiche, kühne Eroberer im großen Unbekannten der Chemie. Ich verstehe das, und wenn auch nur, weil ich ebenfalls ein Konquistador bin – obwohl ein Entdecker anderer Art in einem Unbekannten anderer Art. Der Konquistador darf seinen Zweifeln nicht unterliegen – seine Zuversicht, sein Tatendrang würden darunter leiden. Aber Zweifel sind notwendig, das ist keine Frage: ständiges, kritisches, skeptisches Hinterfragen, Hinterfragen aller berichteten (angeblichen) «Beobachtungen», aller Mess- und Beobachtungsmethoden, aller spezifischen Annahmen, von denen ausgegangen wird, und aller allgemeinen, intellektuellen und emotionalen Einstellungen. Irgendjemand muss diese Aspekte infrage stellen, wachsam, objektiv, jemand ohne «Eigeninteresse» und Emotionen in der Angelegenheit; und wohl oder übel (ich habe mir die Aufgabe nicht selbst ausgesucht) ist mir die Rolle eines solchen Fragestellers zugefallen. Ich denke, Ihnen wurde das klar, als wir beim Dinner etwas zwangloser miteinander sprachen und Sie sagten (das denkbar größte Kompliment von einem praktischen Menschen): «Ich sehe, Sie sind auch

15 Eine verbesserte Version von L-DOPA.

ein nützlicher Mensch, Dr. Sacks.» *Das* gefiel mir über die Maßen!

In gewisser Weise sind wir verschiedene *Spezies* im Reich der Wissenschaft – Sie gehören zur Art der kühnen, forschenden, tatendurstigen Eroberer und ich zu der der vorsichtigen, abwägenden, kritischen Zweifler; und doch sind wir wie zwei Seiten derselben Medaille – denn die beiden Wörter «Suche» (Frage) und «Staunen» stehen ebenfalls für zwei Seiten; Suchen und Staunen sind abenteuerlich und affirmativ, aber sie sind auch nach innen gewandt und auf sich selbst bezogen und prüfen die Basis, aus der sie hervorgegangen sind.

An diesem Abend war ich übergebührlich scharf oder grob, dafür entschuldige ich mich; zu meiner Entlastung muss ich daran erinnern, dass ich in den letzten sieben Jahren durch den Druck und Zwang professioneller Missbilligung zum Schweigen gebracht wurde. Ich bin ein ausgezeichneter Beobachter, sogar ein unübertrefflicher (ich besitze eine Eigenschaft, die sich bezeichnen ließe als «reine Liebe zu den *Phänomenen*», zu jeder Manifestation der Natur, welcher Art auch immer – Neugier ist ein wesentlicher Teil meiner Persönlichkeit). Ich habe den Vorzug, genauso viele, oder mehr, Parkinson-Patienten (und Patienten mit jeder denkbaren Form von Bewegungs- und Impulsstörung) zu behandeln wie irgendein anderer lebender Wissenschaftler; ich kann meine Beobachtungen mit Filmen und Videobändern belegen (Sie haben an diesem Abend gesehen, dass ich mit einer Videokamera herumlaufe, weil ich so viele Merkmale festhalten will wie möglich, vor allem solche, die mir unverständlich oder beunruhigend vorkommen); ich bin ehrlich, ich bin brillant, habe die hervorragendsten Beobachtungen gemacht – und gelte trotzdem, *galt* trotzdem in diesen letzten sieben Jahren als jemand, der in der fachwissenschaftlichen Presse «nicht zu veröffentlichen» ist. Ab 1971 stand für mich fest, dass fast alles, was ich schrieb, von den meisten medizinischen Herausgebern unbesehen abgelehnt wurde. Im Dezember 1970 sah ich mich [von vielen Kollegen] in einer Weise angegriffen, die mir Wahrheitsliebe und Vernunft absprach. An alle diese Kollegen schrieb ich persönlich und höflich und lud sie ein, mich und meine Patienten am «Mount Carmel» zu besuchen – nicht einer besaß den Anstand zu antworten. [...] Ein einziger tapferer Herausgeber – ein einziger! –, der (und das ist bezeichnend) praktische Ärzte und keine Fachärzte vertrat, schrieb einen bemerkenswerten Leitartikel[16], in dem er von «dem seltsamen *Mutismus*» des Berufsstandes angesichts eines Buchs von herausragender Bedeutung sprach, das sich mit den tiefsten und wichtigsten Fragen der Medizin beschäftige. [...]

Wir beide – Sie auf Ihre Weise und ich auf die meine – möchten unseren Patienten Kraft geben, damit sie gewappnet sind gegen die heimtückischen Angriffe bösartiger Krankheiten und die besonderen Umstände und Gefahren, die mit ihnen einhergehen. [...]

Unsere Ansätze sind gänzlich unterschiedlich, und doch ergänzen sie sich vollkommen – wogegen ich mich am Donnerstag wehrte, worauf ich reagierte, war der Umstand, dass Sie alle nicht-pharmazeutischen Methoden bei der Behandlung des Parkinsonismus pauschal «übergingen»: dass Sie über den Parkinsonismus sprachen, *als handle es sich um eine rein chemische Erkrankung, vollkommen behandelbar (zumindest im Prinzip) durch rein chemische Mittel.* Als Kliniker, als ehemaliger Neuropathologe und als ehemaliger Forscher auf dem Gebiet der «Denervierungsprozesse» *weiß* ich, dass die Parkinson-Krankheit *keine* rein chemische Störung ist; und Sie wissen das auch. Wir wissen das *alle*, und dieses Wissen ist unangenehm und unbequem. Es gibt *irreparabel geschä-*

16 In dem *British Clinical Journal.*

*digte «funktionelle Systeme» (*um Lurijas Begriff zu verwenden), verwüstete Mikrosomen, Synapsen und so fort. Das feine Gewebe des Gehirns ist irreparabel geschädigt, und weder Dopamin noch Apomorphin noch irgendein anderes Amin ist in der Lage, diesen strukturellen Schaden zu reparieren.

Gleich, welche Gesichtspunkte hier noch von Bedeutung sein mögen, es gibt ein gewichtiges, unausweichliches *Dilemma der «Ökonomie».* Wenn die «funktionellen» (und nicht nur die chemischen) Reserven erschöpft sind, kann eine ergänzende Medikation mit L-Dopa (oder irgendeinem dopaminergen Wirkstoff oder Wirkverstärker) natürlich nur von begrenztem Nutzen sein. Überraschend und bemerkenswert ist allerdings, dass wir wiederholt eine scheinbar vollständige Wiederherstellung zur Normalität beobachten können. Doch diese Fälle gleichen dem Bankkredit, der die Finanzen «wiederherstellt». Man scheint wieder flüssig zu sein, hat Geld, das man ausgeben kann, aber da ist ein verborgener Haken – eine «okkulte» Schuld. Soweit ich sehen kann, ist die Folge (die meiner Meinung nach sehr unangemessen und *irreführend* als zufällig – als «Nebenwirkung» – abgetan wird), dass sich l-Dopa, das als «Ergänzung» beginnt, in ein «Stimulans» verwandelt. Wenn das geschieht – und ich denke, es gibt eine Schwelle, einen kritischen Punkt, der von Patient zu Patient sehr, sehr stark variieren kann –, kommt es vermutlich zu einer «Überlastung», einer *Beanspruchung* bereits geschädigter und daher etwas labiler funktioneller Systeme, und das kann nur mit ihrem Versagen – oder Zusammenbruch – enden.

Ich halte «On-off-Effekte» für den Ausdruck eines intermittierend (und meist *plötzlich*) auftretenden Systemausfalls – und denke, sie sind die *fatalsten* (weil am wenigsten berechenbaren) «Nebeneffekte». Ich glaube wie Sie, dass starke On-off-Effekte (glücklicherweise) selten sind, meine aber, dass ähnliche (wenn auch sehr leichte und selten symptomatische) Phänomene wahrscheinlich bei 100 Prozent der Patienten auftreten, die anfangs heftige Reaktionen auf l-DOPA zeigten – mit anderen Worten, diejenigen, denen es anfangs sehr gut geht, müssen später aus diesem Grund den «Preis dafür bezahlen». Denn dieses «Wohlergehen» ist per se physiologisch *kostspielig* und verstrickt den Patienten in ständig steigende physiologische *Schulden. Nach meiner Meinung gibt es keine pharmakologische Möglichkeit, ihn aus dieser «Zwickmühle» zu befreien.*

Was dann? *Was könnte man tun?* Soll man Parkinson-Patienten «vorbehaltlos» l-DOPA empfehlen (oder Sinemet oder AMP etc.)? Genau das haben Sie gesagt. Ich denke, dass man *viele* Vorbehalte haben muss – obwohl die Frage, wie viel man den Patienten, die man behandelt, zugestehen will, ein weiteres (sowohl therapeutisches wie ethisches) Dilemma ist.

Ich will Ihnen zwei einzelne Beispiele geben. [...]

Letztes Wochenende bekam ich einen ängstlichen, verstörten und wütenden Anruf von dem Sohn eines alten Mannes, den ich seit einiger Zeit behandle. Der alte Mann (er war 86, aber bemerkenswert kräftig und rege für sein Alter) litt seit fünfzehn Jahren unter Parkinson. Offenkundig war der Verlauf der Krankheit bei ihm sehr langsam und «gutartig», denn er war mit 85 noch in der Lage, allein zu leben, Treppen zu steigen, einzukaufen etc. (und bei Feiern sang und tanzte der lustige alte Knabe mit Leuten, die ein Drittel so alt waren wie er). Natürlich hatte er *Probleme*, aber *er wusste, wo er war*; kannte seine Kräfte und ihre Grenzen; wusste, was er sich zumuten konnte und was nicht. Kurzum, er *kam gut zurecht*, ohne pharmakologische Hilfe (abgesehen von kleinen Dosen Cogentin wegen der Steifigkeit). Ein Jahr zuvor hatte er auf Anweisung von Dr. X am Einstein mit der Einnahme von l-DOPA begonnen. Man hatte es ihm in den höchsten Tönen angepriesen und ihm versprochen, «es würde einen neuen Menschen» aus ihm machen; er würde sich «einfach großartig fühlen» und keine «Komplikationen haben». Der alte Mann und sein Sohn hatten verschiedene Fragen; sie wurden als Zeitverschwendung und unwesentlich abgetan. «*Unbedenklich* kann ich Ihnen l-DOPA empfehlen» – das waren die Worte, die Dr. X verwendete! Etwa ein halbes Jahr lang ging es dem alten Mann prächtig, *dann* bekam er Schwierigkeiten. Offenbar ist seine gegenwärtige Situation wie folgt: Bei fortgesetzter Einnahme von l-Dopa hat er eine schwere *Hypotonie*[17] bekommen [...], so schwer, dass er jetzt Schwierigkeiten hat, irgendwelche Körperhaltungen beizubehalten – er ist schlaff wie eine Stoffpuppe oder ein «Floppy Baby»[18]; doch bei der geringsten Verringerung der l-DOPA-Dosierung wird sein Körper sofort extrem (und ziemlich gefährlich) *steif. Ich kann keine «richtige Dosis»* mehr finden – er ist entweder hoffnungslos hypotonisch oder hoffnungslos steif: *Offenbar ist sein Zustand hoffnungslos, egal, was wir tun.* Genau das hat der Sohn zu mir gesagt. Er meinte: «Sie haben meinen alten Herrn zu einem l-DOPA-Süchtigen gemacht. Er kann es nicht mehr nehmen, aber er kann es auch nicht nicht nehmen – durch l-DOPA ist er in einen höllischen Schlamassel geraten.» [...] Sie werden sagen: «Was ist denn eine einzige Fallgeschichte? Was ist ein Individuum? Welche Rolle spielt das im Vergleich zu all den Zahlen, die ich Ihnen vorlegen kann?» Ich sage, es spielt eine Rolle, und zwar eine große Rolle; stellen Sie sich vor, dieser Mann sei Ihr Vater – oder Sie selbst.

Nun zu der anderen Fallgeschichte – oder Allegorie. Es war eine Frau Mitte fünfzig mit einer ziemlich rasch voranschreitenden Form von Parkinson. Ihr war es gelungen, trotz ständiger – und rasch zunehmender – Schwierigkeiten, bis

17 Verminderte Muskelspannung.

18 Auch im deutschen medizinischen Sprachgebrauch übliche Bezeichnung für ein hypotones Neugeborenes. [A. d. Ü.]

zum letzten Sommer ihren Haushalt zu führen, und dann wurde ihr in einer katastrophischen Zuspitzung der Situation alles «zu viel», und innerhalb weniger Tage verfiel sie in einen Zustand von äußerst schwerem Parkinsonismus in Verbindung mit einer reaktiven (und vielleicht auch teilweise «organischen») Depression von suizidaler und nihilistischer Heftigkeit. Als ich sie letzten Oktober zum ersten Mal sah, war sie – speichelnd und steif – nicht in der Lage, zu stehen, verständlich zu sprechen, aus dem Bett aufzustehen, sich umzudrehen, selbständig zu essen etc. Außerdem hatte sie (was nicht ungewöhnlich war) das Gefühl, sie sei «erledigt», «das Ende der Fahnenstange» sei erreicht und sie könne nur noch hoffen, dass Gott ihrer armen Seele gnädig sei.

Trotzdem fing sie an, sich zu «erholen» – und hat sich erholt – dank Sinemet (l-DOPA verursachte unerträgliche Nebeneffekte) und vielfältiger anderer Hilfe und Unterstützung. Sie durchlitt eine Phase schwerer «Nebeneffekte», aber hat jetzt auf geheimnisvolle Weise (die zu verstehen ich nicht vorgebe) eine Art Gleichgewichtszustand erreicht – zumindest einen vorübergehenden. Sieht man sie die Straße entlanggehen, hinter einem Bus herlaufen, wieder bei ihrer Arbeit (sie ist eine ausgebildete Krankenschwester), heiter und tüchtig, das Leben freudig auskostend mit ihrer Familie und Freunden, käme man nie auf die Idee, dass sie eine lähmende Form von Parkinson hatte und dass ihre scheinbare «Normalität» nur ein kurzes und barmherziges Zwischenspiel in einer tödlichen Situation ist. *Sie* weiß das und nimmt es mit wunderbarer Fassung, Tapferkeit, Dankbarkeit und Heiterkeit hin. «Ich habe einen *Aufschub* bekommen», sagte sie, «und egal, was die Zukunft bereithält, ich werde nie das Glück, das *Wohlsein* dieser besonderen Zeit vergessen. Es mag ‹geborgte Zeit› sein, aber ich werde sie bis zur Neige auskosten. Und wenn mir die Rechnung präsentiert wird, werde ich sie anstandslos bezahlen; Sinemet hat mich aus den Klauen des Todes befreit. Ich wäre längst tot, wenn Sie es mir nicht gegeben hätten. Ich empfinde nichts als Dankbarkeit – und ‹Danke, danke› den guten Ärzten, die das Medikament entwickelt haben, den guten Menschen, die mich verstanden und mir auf jede nur denkbare Weise geholfen haben, und dem guten Herrgott, der solche Wunder geschehen lässt.»

Bitte sehr! Das sind zwei Fallgeschichten für Sie. Ich denke, es ist eindeutig, dass der alte Mann *kein* l-DOPA hätte bekommen dürfen; und genauso eindeutig, dass l-DOPA / Sinemet die richtige Behandlung für die Frau *war*. Kann man das verallgemeinern? Kann man im Voraus oder zu irgendeinem Zeitpunkt wissen, was das «richtige Vorgehen» ist und was nicht? Dieser Brief ist ohnehin schon von aberwitziger Länge – daher lasse ich alle diese Fragen offen. Wichtig ist, dass man sie *als* offene Fragen ansieht.

Sie sind ein mutiger und brillanter Mann, und Sie haben viele Antworten geliefert. Aber jede Antwort, die Sie liefern, eröffnet neue Perspektiven und neue Fragen – technischer, chemischer, ethischer und existenzieller Natur –, und wenn jemand wie ich irgendeinen Nutzen in dieser Welt hat, dann ist es der folgende: als *Fragesteller*, ich frage unaufhörlich, stelle alles und jeden infrage; und ich werde eine Fülle von Fragen für den Herrgott haben, wenn (falls) ich ihm jemals von Angesicht zu Angesicht gegenüberstehen sollte!

Lassen Sie mich schließen, indem ich

a) ein Exemplar der neuen, erweiterten Ausgabe von *Awakenings* beifüge (sie wird in einigen Wochen herauskommen).

b) noch allerlei kurze Artikel + Aufsätze beilege, die ich zu dem Thema geschrieben habe.

c) Ihnen dafür danke, dass Sie mir ein ritterlicher, furchtloser und ehrenhafter Gegner waren – zwar lehne ich Ihre Auffassungen entschieden ab, kann aber nicht umhin, Sie zu bewundern und zu mögen.

d) der Hoffnung Ausdruck verleihe, dass wir uns irgendwann in Zukunft treffen und länger unterhalten und vielleicht gemeinsam einige Patienten besuchen können.

Mit besten Grüßen

Oliver Sacks

An Michael Sacks

5. April 1976
11 Central Parkway, Mt. Vernon, NY

Lieber Michael,

gerade habe ich einen Brief von Pop erhalten, in dem er erwähnt, dass Butch gestorben ist.

Ich weiß, was Butch Dir bedeutet hat (und Du ihm) – oft hast Du gesagt, Dir komme es vor, als sei er «Dein einziger Freund», und ich erinnere mich noch an das Staunen, fast die Begeisterung in Deiner Stimme, mit der Du manchmal ausriefst: *«Schöner Hund!»* Ich denke, der Verlust eines geliebten Tiers, eines wahren Freundes kann sehr schwer zu ertragen – oder zu glauben – sein, und ich denke, ich sollte Dich zugleich meiner Teilnahme versichern und Dir in Deiner Trauer Gesellschaft leisten.

Ich weiß nicht, ob Du jemals ein Buch von J. R. Ackerley gelesen hast – unter anderem schrieb er ein besonders schönes über seine Hündin *Tulip*. Und später (in *My Father and Myself*) hieß es von *Tulip*: «Sie gab mir, was ich noch nie zuvor gefunden hatte – rückhaltlose, unverbrüchliche, unkritische Hingabe ... Von dem Augenblick an, wo sie sich in meinem Herzen und meinem Heim einrichtete, fielen meine Obsessionen ... vollkommen von mir ab ... Ich sang vor Freude, wenn ich an unser Wiedersehen dachte ... Die fünfzehn Jahre unseres Zusammenlebens waren die glücklichsten meines Lebens.»

Weißt du, Freud hatte zu einer langen Reihe von Hunden (Chow-Chows) eine tiefe Zuneigung und wurde von ihnen geliebt. Sehr bewegend schrieb er «über ihre Treue, ihre Zuneigung, so ganz ohne Ambivalenz». Jedes Mal, wenn einer seiner geliebten Hunde starb, brach es ihm das Herz – es ist unendlich traurig, dass die Lebensspanne eines Hundes nur ein Fünftel des menschlichen Lebens ausmacht. Der Gedanke mag Dir zwar im Augenblick unerträglich erscheinen – aber vielleicht könntest Du doch zu gegebener Zeit überlegen, ob Du Dir einen anderen Hund zulegst, einen anderen «Butch». (Nicht diesen Butch; ein *Individuum*, dessen Leben unzertrennlich mit dem Deinen verbunden war, kann niemals wirklich «ersetzt» werden.) Trauere um ihn, klage um ihn – denn Du brauchst, man braucht das wahre Gefühl von Trauer (und Verlust und Trennung), so wie man die Freude des Begegnens und Findens braucht. Er war wirklich ein wunderbares Tier, und ich denke, er hat – für einen Hund – ein gutes und erfülltes Leben gehabt und es bis ins (für einen Hund) hohe Alter voll ausgekostet.

Meine Vermieter, die inzwischen wirklich gute Freunde sind, haben gerade ihren kleinen Hund verloren – ein herziges Tier, das vor fünfzehn Jahren als Welpe zu ihnen gekommen ist.

Während ich dies schreibe, fällt mir die tiefe Trauer ein, die ich beim Tod von Greta[19] empfand, als sie vor unserem Haus überfahren wurde; und ich weiß noch, wie wir für sie ein kleines Grab unter dem alten Magnolienbaum im Garten aushoben.

Übrigens, *wann* genau (und *wie*) ist Butch gestorben? Ich hatte vor kurzem ein merkwürdiges Erlebnis, nämlich das plötzliche Empfinden, er könnte sterben oder tot sein. Durch eine Assoziation verknüpfte ich dies Gefühl mit Bounce,

19 Ein Dackel, der Familienhund in O. S.s Jugend.

[Alexander] Popes Hund, und *seiner* Trauer über den Verlust des alten Gefährten. Ich stellte sogar fest, dass ich «aus heiterem Himmel» einen der letzten Briefe und Verse Popes zitieren konnte (Kopie angefügt), in der er seines geliebten Tiers gedachte, es feierte und beklagte.

Vielleicht kann ich zum Seder für ein paar Tage kommen; ansonsten höchstwahrscheinlich später im Monat. Pass auf Dich auf und Deinen alten Dad –

In Liebe
Oliver

An Samuel Sacks

6. April 1976
11 Central Parkway, Mt. Vernon, NY

Lieber Pop,

[...] Magdalen [*sic*] Gardner-Capp rief mich eines Samstags an und fragte mich, ob ich zum Mittagessen kommen wolle. Ich sagte: «Nein, bitte verzeihen Sie mir, ich bin in einer intensiven Schreibstimmung und würde sie nur äußerst ungern unterbrechen. Vielleicht ein andermal?» Sie sagte: «Bitte versuchen Sie, es heute zu schaffen, wenn es irgend geht, weil *Aubrey*[20] kommt, und er sagt, er wolle Sie unbedingt sehen.» Also ging ich hin, und es war wirklich eine sehr faszinierende Begegnung. Viele Leute hatten zu mir gesagt, ich sähe aus, spräche oder «bewegte» mich wie Aubrey, ohne von unserer engen Verwandtschaftsbeziehung zu ahnen. Ich war immer davon ausgegangen, solche Kommentare beruhten, wenn sie überhaupt eine Grundlage hätten, auf oberflächlichen und erworbenen Eigenschaften, z. B. auf einem englischen Akzent bestimmter Art (Oxbridge) etc. Doch als

20 Abba Eban, genannt Aubrey, israelischer Politiker.

ich Aubrey traf – und dies war wirklich das erste *echte* Treffen in unserem Leben (vorher war er nur eine unpersönliche öffentliche Erscheinung gewesen und ich bei den seltenen Anlässen, bei denen wir im selben Raum waren, eine zurückhaltende, stumme Figur) –, stellte ich zu meiner Überraschung fest (und er war ebenso überrascht!), dass wir uns auf vielerlei Weise geradezu unheimlich ähnlich waren. Es verblüffte mich und löste in der ganzen Gesellschaft viel Heiterkeit aus: denn unsere Gesten, unsere Sprechweise, charakteristischen Bewegungen, Redewendungen etc. ähnelten sich fast wie bei eineiigen Zwillingen! Die Ähnlichkeit ging noch *tiefer*: Ständig beendeten wir wechselseitig die Sätze des anderen und hatten wiederholt die gleichen plötzlichen Assoziationen. Noch nie in meinem Leben hatte ich so deutlich den Eindruck, «einen Doppelgänger» zu besitzen, und ich sagte zu ihm: «Aubrey, ich kenne dich kaum, unsere Wege haben sich kaum gekreuzt, unsere Leben sind vollkommen unterschiedlich verlaufen, und doch habe ich das Gefühl einer *angeborenen* Ähnlichkeit zwischen uns – ich denke, du bist ‹von Natur aus› oder ‹genetisch› enger mit mir verwandt als einer meiner Brüder.» Er stimmte mir vorbehaltlos zu; und machte eine sehr interessante Beobachtung. Er sagte: «*Ich* hatte immer den Eindruck, wie andere auch, *ich* sei meinem Großvater Eliahu sehr ähnlich; und als Du heute den Raum betreten hast», fuhr er fort, «bekam ich einen Schock, weil *Du* ihm in jeder Hinsicht außerordentlich gleichst, obwohl er natürlich längst gestorben war, bevor Du geboren wurdest.» Ist das nicht merkwürdig? *Atavus* heißt Großvater, und durch diese besondere Spielart des Atavismus (denn ich denke, genau das ist der Grund für unsere seltsame genetische Ähnlichkeit) habe ich das starke Empfinden bekommen, wirklich ein Sacks, nämlich der Enkel meines Großvaters, zu sein! Was hältst *Du* davon? Es ist ein seltsames Beispiel für die Wechselwirkungen von Natur und

Kultur: Aubrey und ich fanden beide, denke ich, dass *jeder von uns der andere hätte sein können*, wenn bei uns beiden die «Erziehung» umgekehrt verlaufen wäre! [...]

Du erwähnst, dass Ihr in England eine *leichte* Grippeepidemie habt. Bei uns war sie sehr *schwer* und *bösartig* – tatsächlich ein Zusammentreffen von mehreren verschiedenen Grippestämmen. Der schlimmste (ich hatte zwei von ihm betroffene Patienten) rief eine sehr grausige *Enzephalitis* mit einer sehr schweren – und wie ich fürchte – dauerhaften Hirnschädigung hervor. Man hat diesen Virus mit dem der «Schweinegrippe» oder der «Spanischen Grippe» von 1918/19 verglichen. Wie Du vielleicht gelesen hast, ist die Sorge hier so groß, dass Präsident Ford und der Kongress in aller Weile ein Notstandsgesetz durchgewunken haben, das eine landesweite Impfung ermöglicht. Diese bösartige Grippeart und das Auftreten von Komplikationen, die an die *Encephalitis lethargica* erinnern, haben der Botschaft von *Awakenings* vielleicht eine besondere und bedrohliche Aktualität verliehen. [...]

Dies war ein langer, geschwätziger Brief – aber er ist teilweise als Wiedergutmachung für meine lange Schreibfaulheit gedacht.

Pass auf Dich auf, Pop – es gibt niemanden wie Dich!

In Liebe

Oliver

An Eleanor Pyle[21]

15. Januar 1977
11 Central Parkway, Mt. Vernon, NY

Liebe Eleanor,

Dein lieber Brief hat mir viel Freude gemacht – es tut mir leid, dass Du direkt nach Boston zurückgehastet bist (hattest Du das Gefühl, dass Du hasten *müsstest*?), und sorry auch, dass ich so viel monologisiert habe und Dich – oder Bob – nicht genügend zu Wort habe kommen lassen! Ich kann nur sagen, dass ich mich nach neun Monaten eines «erzwungenen Schweigens» in meinem Kurzurlaub an der Westküste so befreit fühlte – was zum Teil sicherlich auch aus der Freude über das Zusammensein mit Bob resultierte, einem Bob, der mit den Jahren viel an Tiefe und Sicherheit gewonnen hat –, dass ich einfach mit dem Reden nicht *aufhören* konnte! Und vielleicht hast Du mich, indem Du intensiv zugehört und Dich auf das Schweigen eingelassen hast, ein bisschen davon befreit.

Danke für Deine ermutigenden Worte zum Thema «Herausgebern die Stirn bieten». Was du gesagt hast und was Bob meinte, hat mich vor einer Art *Verzicht* auf jede Haltung bewahrt und mich bewogen, es wieder mit dem «aufrechten Gang» zu versuchen. Ich habe gerade gestern mit Bob Silvers[22] gesprochen und werde ihm eine etwas klarere und ent-

21 Eleanor Bronson Pyle war eine Freundin von Bob Rodman.

22 Robert Silvers, der erste Herausgeber und Gründer der *New York Review of Books*, begann seit Anfang der 1970er Jahre Entwürfe von O. S. Arbeiten zu lesen (obwohl nicht ganz klar ist, auf welchen Essay sich O. S. in diesem Brief bezieht). O. S.s prahlerische Ankündigung («soll er es lassen») steht im Widerspruch zu dem tiefen Respekt, den er für Silvers empfand. Silvers seinerseits bemühte sich jahrelang, O. S. kennenzulernen (wie wohl viele Hundert andere vielversprechende Autoren); er ermutigte ihn, schickte ihm einschlägige Bücher und besprach mit ihm eingehend seine laufenden Arbeiten. Doch erst 1984 erschien mit dem «Lost Mariner» [Der verlorene Seemann] O. S.s erste Arbeit in der *NYRB*.

schiedenere, aber im Wesentlichen unveränderte Fassung meines ursprünglichen Artikels von Montag überbringen. Wenn er ihm nicht gefällt, soll er es lassen, und ich geh damit woandershin: Die *NY Review* (oder wer auch immer) soll sich nach mir richten und nicht ich mich nach ihnen! [...]

Ich bin entzückt – und erheitert – von Deinem Hinweis auf *Raumschiff Enterprise*; und ich dachte darüber nach. Ich hatte es nur für eine harmlose Laune gehalten, eine Entspannung, auf die ich mich nach der Plackerei des Tages freuen könnte. Aber durch Deinen Brief stellt es sich etwas anders dar: Ich denke, meine Vorliebe für *Star Trek*[23] beruht weder auf Zufall noch auf Oberflächlichkeit, sondern auf meinem Gefühl, ein Entdeckungsreisender in den Tiefen des Alls zu sein, der ständig aufbricht, um neue Welten zu suchen und dem «Fremden» mit Verständnis und Akzeptanz zu begegnen (ohne seine Andersheit im Geringsten zu leugnen). Obwohl die Besatzung von *Star Trek* oft in eine unangemessene Xenophobie oder Xenophilie abgleitet, gelingt ihr in den besten Augenblicken jene ausgewogene Beziehung zu dem Fremden, für die es nur ein passendes (und sehr seltenes) Wort gibt! XENIAL: das Fremde als freundlich begreifen und von ihm als das begriffen werden, was das Fremde freundlich willkommen heißt, dem Fremden das Gefühl geben, zu Hause zu sein, und sich selbst beim Fremden zu Hause fühlen; die mysteriösen Sternstunden von Häuslichkeit und Gastlichkeit, Wirtsschiff und Gastschiff und die Beziehung zwischen ihnen. In gewisser Weise ist das, denke ich, in den besten Momenten von *Raumschiff Enterprise* dessen tieferer Sinn; und vielleicht geht es in jedem Weg bereitenden, jedem echten, schöpferischen *Enterprise*[24] genau darum. Wie dem auch

23 O. S.s Vorliebe für *Star Trek* (deutscher Titel: *Raumschiff Enterprise*) veranlasste ihn, die Krankenschwester in *Der Tag, an dem mein Bein fortging* «Schwester Sulu» zu nennen.

24 Unternehmung, Vorhaben. [A. d. Ü.]

sei, ich fühle mich durch meinen Besuch an der Westküste absolut *wiedergeboren*, und mein Raumschiff Enterprise ist wieder auf großer Fahrt, entweder zum Rand oder zum Mittelpunkt der Welt oder in jenen wunderbaren Raum, dessen «Zentrum überall und Umfang nirgendwo ist».[25]

Herzlich
Oliver

An Jonathan Kurtis[26]

Ehemaliger Student

15. Januar 1977
11 Central Parkway, Mt. Vernon, NY

Mein lieber Jon,

[...] Ich nehme an, Du hast gerade Dein Jahr in Greenville begonnen. Vermutlich fühlst Du Dich nach der Duke ein bisschen entwurzelt, aber vielleicht auch nicht, weil Du jetzt Deine Wurzeln und Deinen Mittelpunkt mit Dir, *in* Dir trägst ... und was die Zukunft angeht, [...] so denke ich, dass die nominelle oder äußerliche «Stellung», die man hat, immer weniger zählt, wenn man seine eigene und wirkliche Stellung findet.

Das zeigte sich auf amüsante und paradoxe Weise, als ich vor einigen Tagen zwei meiner ehemaligen Professoren von der UCLA traf, die mich eingehend befragten: «wo» ich sei (*was* ich sei, *wer* ich sei etc.). Als ich ihnen von meinem ruhelosen, nomadischen Leben berichtete – ich bin jetzt ein

---

25 «Gott ist eine intelligible Kugel, deren Mittelpunkt überall und Umfang nirgendwo ist.» Mindestens bis ins 12. Jahrhundert reicht die kleine Schrift zurück, die unter dem Titel *Das Buch der vierundzwanzig Philosophen* bekannt ist. Mit obiger Aussage haben sich unter anderem die Kabbalisten, Pascal, Voltaire und Borges beschäftigt.

26 Einer von O. S.s Studenten am AECOM, der gerade seine chirurgische Facharztausbildung begonnen hatte.

echter Freiberufler, fahre von Ort zu Ort, sogar von Staat zu Staat, mit nichts als meinem guten Kopf und einem tragbaren Videogerät –, sagte einer von ihnen: «Aber, Oliver, das ist alles sehr – exzentrisch. Sie wollen damit sagen, dass Sie in Ihrem Alter noch keine feste Anstellung haben?» Ich sagte, doch, ich hätte durchaus eine Stellung. «Was für eine Stellung?», fragte er. «Sie haben keinen Mittelpunkt, keine Basis.»

«Das ist sehr einfach», antwortete ich. «Ich habe die einzige wirkliche Stellung inne, die es gibt, die einzige, die möglich ist, die einzige echte Festanstellung. Sie befindet sich genau im Mittelpunkt der Medizin – ich habe freie Sicht nach allen Seiten, sitze heiter und sicher direkt in ihrem *Herzen.*» Vielleicht klingt das anmaßend oder verrückt – aber zumindest verschlug es ihm einen Augenblick lang die Sprache und wischte ihm diesen Ausdruck (spöttischer Besorgnis) aus dem Gesicht. Wie leidenschaftlich die Leute bemüht sind, zumindest die Kollegen, einem ein *Etikett* zu verpassen. Man fragte mich also: «Keine klassische, *orthodoxe* Neurologie – was machen Sie *dann*? Irgendetwas Verrücktes, *Ausgefallenes*?» Da erfand ich ein Wort. Ich sagte: «Ich nehme auf vollkommen neue Weise eine exakte Strukturanalyse neurologischer Phänomene aller Art vor. Das ist die Neuro-Analysis. Ich bin der erste Neuro-Analytiker, und mein augenblicklicher Patient ist der erste Neuro-Analysand, und ich habe die erste Neuro-Analyse auf Band.»

Offenbar wussten sie nicht, was sie denken sollten: Beide verstanden und missverstanden sie mich; sie sahen, dass ich authentisch war und wirklich etwas anzubieten hatte, etwas *Neues*; und sie baten mich, einige Vorträge zu halten; aber sie meinten, dass ich irgendwas im Ärmel hätte, einen neuen Trick, eine Methode, Technik oder Theorie. Doch das, was ich wirklich zu «bieten» habe, ist überhaupt kein Ding und keine Sache, sondern nur ein Beispiel für vollkommene

Anteilnahme und eine Art von Offenheit, die absolut durchlässig ist; und diese Haltung, die die allgemeinste, einfachste und *elementarste* «Stellung» in der Medizin sein sollte, ist augenscheinlich selten, verdächtig und unverständlich für die engstirnige, doktrinäre, *undurchsichtige* Mehrheit. Höchst seltsam! Ich sollte nicht in dieser Weise vom Leder ziehen, aber ich weiß, dass Du auch im besten Sinne des Wortes einfach und offen bist, und ich könnte mir vorstellen, dass *Du eigenartige* Probleme mit Deinen Kollegen bekommen könntest, wenn nicht jetzt, dann später, sobald Du Deine Autonomie gewinnst, jene Form von Autonomie, die so «gefährlich», so ein Stein des Anstoßes für die «Heteronomie» der Gruppe wird. Es erinnert an das alte *Odium theologicum*, bei dem schlichte Ehrlichkeit und Autonomie als Ketzerei wahrgenommen wurden. [...]

Ich fand meinen kurzen, plötzlichen, impulsiven Besuch an der Westküste (überwiegend am Beach Fringe in Venice und Santa Monica) absolut phantastisch. Dort ist es so unschuldig und liebenswert – und verrückt und verdorben. Mir wird klar, dass der pikareske Strandroman, den ich vor einem guten Jahrzehnt entwarf und den ich heute für völlig «überholt» halte, in Wahrheit so aktuell wie eh und je ist, weil das ganze «Klima» dort zeitlos und antihistorisch ist. Ich erkannte, was ich vergessen hatte – obwohl mich genau diese Befindlichkeit, romantisch verklärt, zunächst nach Kalifornien zog, um mich später zu veranlassen, es in Furcht zu verlassen: Das Leben ist so *leicht*, so bequem, so ledig aller Probleme und Schwierigkeiten, dass man leicht zum ewigen Kind werden konnte, um in einem kindhaften, kindischen, naiven Garten Eden zu leben, in einem «endlosen Sommer» von Körper und Geist, und auf immer die Verantwortungen und Schmerzen (und Freuden) des Erwachsenendaseins zu meiden. Mitte zwanzig ging ich nach Kalifornien, weil ich das Empfinden hatte, ich müsse «entkommen» – der Enge und Repression meines bisherigen (englischen) Lebens entkommen; und ich denke, es war die richtige Entscheidung. Fünf Jahre später verließ ich Kalifornien, weil ich mich in einer strukturlosen Leere zu verlieren schien, in einer ziemlich bequemen «Situationslosigkeit», die ich mit allen anderen teilte. Jetzt, da ich [in New York] ins Erwachsenendasein geknufft und gestoßen wurde, meinen Mittelpunkt [ich meine, meinen kreativen Mittelpunkt] in mir gefunden habe, gewissermaßen ein florierender Betrieb und Mitarbeiter geworden bin (ob es mir gefällt oder nicht), muss ich gestehen, dass es mir nichts ausmachen würde, wieder nach Kalifornien zurückzugehen. Ich würde der Versuchung nicht länger erliegen, aber das Leben wäre sicherlich leichter und angenehmer und der – physische – Stress unvergleichlich geringer. Und in zunehmendem Maße macht sich die Hinfälligkeit des Fleisches bemerkbar, das Bedürfnis, sich vor unnötigem Stress zu schützen und für eine Atmosphäre gelassener Ruhe zu sorgen. [...] Gerne würde ich wieder von Dir hören, wenn Du Dich eingewöhnt hast. Und natürlich Dich sehen bei einem Deiner gelegentlichen Besuche in New York (oder bei einem meiner noch gelegentlicheren Besuche in South Carolina!).

Herzlich
Oliver

An David Goodacre[27]

Pfarrer

17. Januar 1977
11 Central Parkway, Mt. Vernon, NY

Lieber Mr. Goodacre,

ich habe gerade Ihre Besprechung von *Awakenings* mit großer Freude zur Kenntnis genommen – Freude darüber, dass sich jemand veranlasst sah, das Buch mit so viel Eifer und Interesse zu lesen – und mit ebenso großer Dankbarkeit für ihre Aufmerksamkeit und Großzügigkeit.

Arbeit – und Schreiben – findet nicht in einem Vakuum statt (obwohl man gelegentlich den Eindruck hat!); ein Autor *braucht* seine Leser und Rezensenten, besonders wenn sie so einfühlsam sind wie Sie; denn nur durch *Sie* wird das Gefühl einer wahrhaften Gemeinsamkeit hergestellt, das Gefühl, dass man existiert (und man existiert nur *für* andere), das Gefühl eines guten Verkehrs mit der Welt. Und nur durch die Offenheit und den Mut von Menschen wie Ihnen bekommt man eine wirkliche Vorstellung von dem, was man macht – Ihre schöne Besprechung ermöglicht mir, *Awakenings*, mich selbst und meine Arbeit in einem neuen Licht zu sehen.

Besonders freue ich mich darüber, dass dieser Zuspruch aus einer «spirituellen Ecke» kommt, weil ich inzwischen der Meinung bin (ich weiß nicht genau, ob mir das so ganz klar war, als ich es schrieb), dass *Awakenings* in gewisser Weise ein theologischer Mythos ist, in dem es um Vertreibung und Erlösung, Kreuzigung und Auferstehung oder Ähnliches geht. Und ich glaube immer mehr (bin jedoch besonders durch Ihre Reaktion und Besprechung veranlasst, in diese

27 Goodacre, ein Pfarrer im Norden Englands, besprach *Awakenings* für eine kleine Zeitschrift mit dem Titel *Carême*, die vierteljährlich über neue Bücher zum Thema Gesundheit und Spiritualität berichtete.

Richtung zu denken), dass es sich bei dem, was ich zu begreifen versuche und was mich ergreift, um Überschneidungen von Geschichte und Mythos handelt – klinische Situationen, die Gleichnisse oder Verkörperungen für das menschliche Dilemma sind – für unsere Not und Wurzellosigkeit und das große Versprechen, das uns allen mitgegeben wurde. An der Krankheit ist, wie an der Katastrophe, so lehrreich, dass sie die Grundlage unserer bisherigen Sicherheit *erschüttert*, all dessen, was wir bis dahin für selbstverständlich hielten; Abgründe öffnen sich unter unseren Füßen; hilflos, hoffnungslos stürzen wir hinein, einem Gefühl absoluter Verlorenheit und Verzweiflung ausgeliefert; und dann finden wir *vielleicht* – «wie durch ein Wunder» oder «eine glückliche Fügung» – in den Tiefen des Abgrunds wieder Grund unter den Füßen, *neuen* Grund, und das ist eine radikale Heilung oder Erlösung. Die Verlockung, die Gefahr, die Versuchung von l-DOPA lag darin, dass sie *anscheinend* eine bis dahin nicht bestehende radikale Hoffnung bot (oder, besser, eine kurze Zeit lang gewissermaßen die Vorbedingung *dafür* bereitstellte): Diese mythisch-theologische Bedeutung wurde von einigen Patienten explizit empfunden und zum Ausdruck gebracht – etwa von «Leonard L.», wenn er das Dopamin mit der für ihn charakteristischen Heiterkeit und Ironie, *«Resurrectamine»*[28] nannte, kaum hatte er von dem neuen Medikament gehört, lange bevor er es tatsächlich einnahm! Und Cotzias bezeichnete er als «chemischen Messias». [...]

Heute, 1977, sind fast alle Patienten noch am Leben; physisch geht es ihnen nicht besonders «gut», aber ihre Erfahrung und ihre *Haltung* verleihen ihnen eine tiefe Menschlichkeit. Ich finde ihren Mut und ihren Glauben unerklärlich und inspirierend; und daraus gewinne ich die feste Überzeugung, dass es *etwas*, eine transzendente *Macht*, gibt, an die wir uns

28 Kunstwort aus *resurrection* (Auferstehung) und Dopamin. [A. d. Ü.]

wenden, wenn die Ressourcen des Endlichen erschöpft sind. Ich habe ein Buch in Vorbereitung, das (vielleicht) genauso eschatologisch wie medizinisch ist: Dort geht es um einen Patienten, den ich sehr gut kenne: Der Patient war ich selbst, als ich 1974 einige Monate im Krankenhaus verbrachte und um Haaresbreite ein Bein verloren hätte. Subjektiv *hatte* ich es sogar verloren und konnte keinen Anhaltspunkt, keinen Weg erkennen, auf dem eine Gesundung oder Rückkehr möglich gewesen wäre. Dass sie dann doch stattfand, erschien mir fast wie ein Wunder und vermittelte mir eine Ahnung von den großen, überpersönlichen Mächten, in deren Händen unser Schicksal liegt und vor denen wir auf unsere kleinlichen Berechnungen und unseren Hochmut verzichten müssen, um uns ihnen aus freien Stücken gänzlich und gläubig anzuvertrauen. In gewisser Weise wird es ein neuropsychologisch-theologisches Buch werden – ein Experiment in «klinischer Ontologie», wenn Sie so wollen; und da ich einem Wortspiel nie widerstehen kann, werde ich es *A Leg to Stand On* nennen.[29]

Tatsächlich ist es ein großes Privileg, Arzt – *oder* Patient – zu sein. Es gibt einem eine Zeitspanne, die einem erlaubt, innezuhalten und zu hinterfragen, was man bislang für selbstverständlich gehalten hat. Es erschüttert die Grundvoraussetzungen, von denen man ausgeht, und verhilft einem zu tieferen Einsichten. Und letztlich gibt es einem ein Gefühl von Dankbarkeit und Ehrfurcht, das man als gesunder und glücklicher Mensch vielleicht nie gekannt hat. [...]

Ich würde niemandem Krankheit oder Verletzung oder Unglück *wünschen* oder *verschreiben*; aber *wenn* es so weit käme, könnte man ein neues und besonderes Schicksal finden oder

29 Ein Wortspiel insofern, als *«a leg to stand on»* ein idiomatischer Ausdruck mit übertragener Bedeutung ist, etwa in: *he hasn't got a leg to stand on* (er kann sich nicht herausreden, er hat keine Argumente). Der deutsche Titel lautet: *Der Tag, an dem mein Bein fortging*, Rowohlt 1989. [A. d. Ü.]

schaffen – und vielleicht ist es genau DAS, woran ich letztlich interessiert bin: die Art und Weise, wie Krankheit und Unglück Menschen «stärken» oder «zerbrechen», was letztlich davon abhängt, ob sie Grund unter ihren Füßen finden, nachdem das Unglück sie in den Abgrund geworfen hat. Ich denke, in diesem Sinne ist Krankheit letztlich ein Prüfstein für die Stärke eines Menschen, die verwundete Kreatur verliert ihre Standfläche und findet sie (vielleicht) wieder.

Es tut mir leid, dass ich einen so wortreichen, erratischen, unzusammenhängenden Brief geschrieben habe, der vermutlich nicht *direkt* mit *Awakenings* und Ihrer Besprechung zu tun hat. Doch es geht dort um Einstellungen, Orientierungen, die für uns beide von zentraler Bedeutung sind – für uns, die wir Körper und Geist betreuen.

Vielen Dank und beste Grüße
Ihr
Oliver Sacks, M. D.

Obwohl O. S. noch immer mit dem Buch rang, das *Der Tag, an dem mein Bein fortging* werden sollte, fuhr er unermüdlich mit dem Sammeln von Fallgeschichten fort. In diesem Brief an seinen ehemaligen Chef an der UCLA erzählt er eine Geschichte, aus der einige Jahre später «Amors Pfeil» in *Der Mann, der seine Frau mit einem Hut verwechselte* werden sollte.

An Augustus S. Rose

11. Februar 1977
[Keine Adresse]

Lieber Augustus (wenn ich denn darf!),

es war sehr nett von Ihnen, mir zu schreiben; es tut mir leid, dass wir im Laufe der Jahre so wenig Kontakt hatten (denn

Sie sind mir in all den Jahren in erster Linie als ein Lehrer in Erinnerung geblieben, der mir beigebracht hat, wie man beobachtet – obwohl Sie jetzt vielleicht ein wenig beunruhigt sind, wenn Sie sehen, *was für* Beobachtungen ich mache!), und ich hoffte eigentlich, Sie bei meinen kurzen (ungeplanten, impulsiven) Besuch in LA besuchen zu können. [...]

Bei bestimmten Patienten muss ich häufig an Sie denken und wünsche mir, ich hätte nur ein Hundertstel Ihrer Erfahrung auf diesem Gebiet; gemeint sind die (erstaunlich zahlreichen) Fälle von Neurosyphilis, mit denen ich zu tun bekomme. Das ist sehr seltsam – aber vielleicht auch nur Zufall –, denn gerade in den letzten ein oder zwei Jahren habe ich Dutzende behandelt, während sie mir in dem vorangehenden Jahrzehnt nur ganz vereinzelt begegnet sind. Es ist wirklich eine «wundervolle» Krankheit (ich nehme an, es ist ein sehr ungewöhnliches Wort in diesem Zusammenhang, aber Sie werden, wie kaum ein anderer, wissen, was ich meine), was die erstaunliche Vielfalt, Komplexität und *Eigenartigkeit* der von ihr hervorgerufenen Syndrome angeht. Vor zwei Wochen kam eine Frau von neunzig zu mir, von ihrem rüstigen Ehemann begleitet, der dreiundneunzig war: Ihre Krankengeschichte war eine «Persönlichkeitsveränderung» mit 88, als die alte Dame – in der Regel sittsam und zurückhaltend, Eigenschaften, die sich im Alter noch deutlicher ausprägen – immer lebhafter und enthemmter wurde, wobei sie eine Neigung zum Flirten und zu anzüglichen Scherzen offenbarte. Ich bemerkte eine erhöhte psychomotorische Erregung, (bislang) ohne echte Demenz. Sie stellte ihre Diagnose selbst – sie sagte: «Hat sie mich nun nach fünfundsechzig Jahren doch eingeholt?» Ziemlich verwirrt fragte ich: «Was?» Sie sagte: «Diese tückische Geschichte, die Lustseuche», und sie begann zu erzählen (sie war Armenierin), wie sie in Saloniki von den Türken zur Arbeit in einem Bordell gezwungen wurde und sich mit Anfang zwanzig Syphilis zugezogen und mit «Schwermetall» behandelt wurde. [...] Sie fragte sich, ob die Krankheit all die Jahre latent überdauert habe und nun der Grund für ihre ungewöhnliche Lebhaftigkeit sei. Wir nahmen eine Lumbalpunktion vor: Sie war es – erstaunliche Geschichte.

Ich hoffe sehr, Sie sind wohlauf und aktiv – es hört sich jedenfalls ganz so an, als wären Sie es; und ich freue mich darauf, Sie im Mai zu sehen. Noch einmal allerherzlichsten Dank für ihren sehr freundlichen Brief,

---

An Josephine De Luccia

Briefpartnerin

22. Februar 1977
11 Central Parkway, Mt. Vernon, NY

Liebe Mrs. De Luccia,

haben Sie vielen Dank für Ihren Brief vom 19. Ich kann Ihnen nur mein tiefstes Mitgefühl aussprechen – ich denke, nichts ist schrecklicher oder tragischer als die Entstehung einer präsenilen Demenz bei einem Ehepartner – aber ich bin mir nicht sicher, dass ich Ihnen mehr bieten kann.

Wenn die Diagnose am Einstein gestellt worden ist und «Alzheimer-Krankheit» lautete, dann, so fürchte ich, lässt sich nach heutigem Kenntnisstand nichts mehr tun, das heißt, nichts im Sinne eines «Wundermittels» oder eines chirurgischen Eingriffs. Sehr viel mehr lässt sich natürlich in Hinblick auf *Pflege und Fürsorge* tun – worunter ich alles verstehe, was dem Leben Sinn und Würde verleiht. Man kann an einer unaufhörlich fortschreitenden Demenz leiden, sei es nun Alzheimer oder Chorea Huntington, ohne Qual oder Würdelosigkeit zu erleben. Es *ist* natürlich eine Katastrophe – aber Katastrophen können mit Würde und Ruhe ertragen werden – tatsächlich gibt es keine andere Möglichkeit, sie zu ertragen.

Und auch *Sie* müssen es ertragen – und vielleicht wird es mit fortschreitender Krankheit für Sie schwerer zu ertragen sein als für Ihren Mann. Wenn ein Familienmitglied von einem Unglück oder einer Katastrophe betroffen ist, werden alle anderen auch in Mitleidenschaft gezogen: Das Leiden wird vervielfältigt, aber auch *geteilt*. Ich denke, das Leiden *auf die richtige Weise* zu teilen – nämlich in Form von Anteilnahme und Mitgefühl statt *unangemessener* Sorgen und Klagen –, ist letztlich wohl alles, was man tun kann, um das Los des anderen zu erleichtern: Denn am schrecklichsten ist es, allein zu bleiben, allein und im Stich gelassen, wenn man leidet und stirbt.

Nachdem ich all das gesagt habe, hoffe ich, dass Sie mich nicht missverstanden haben. Ich meine natürlich, dass Sie Ihren Mann «unterstützen», bei ihm sein müssen, wenn die Dunkelheit ihn umfängt – das ist das wenigste und das meiste, was andere Menschen tun können; aber Sie dürfen dabei Ihr eigenes Leben *nicht* opfern oder das Gefühl haben, Sie müssten ihm jede Minute des Tages Gesellschaft leisten. Ganz gewiss würde er selbst wünschen, dass Sie Ihr Leben uneingeschränkt weiterführen, statt sich in einer Weise um ihn zu ängstigen und zu sorgen, die ihm nicht hilft und Sie unnötig quält. Insbesondere denke ich, Sie sind auf einem gefährlichen und unvernünftigen Weg, wenn Sie (in Ihren eigenen Worten) «nach einem Wunder» suchen – einem «Wundermittel» oder Ähnlichem. Und es klingt so, als suchten Sie verzweifelt nach einem Wunder, indem Sie ständig einschlägige Veröffentlichungen lesen. In gewissem Sinne *gibt* es «Wundermittel». Kortison war / ist, wie Sie sagen, schon ein «Wunder», genauso wie l-DOPA, das ich in meinem Buch beschreibe. Doch für Alzheimer gibt es keines – und es ist, das muss ich leider hinzufügen, auch keines in naher Zukunft zu erwarten. Sie bitten mich, «freundlich» und «besonnen» zu sein, und ich fürchte, dass Sie meine Worte schroff finden könnten; ich möchte nicht schroff sein, sondern nur die Wahrheit sagen und Sie vor weiteren aussichtslosen Handlungen und Hoffnungen bewahren, wenn ich Ihnen sage, dass die Sehnsucht und Suche nach «Wundern» für Sie und ihn gleichermaßen vergeblich ist. Es ruft Angst hervor und verbaut die Möglichkeit einer gelassenen und würdevollen Hinnahme der Wirklichkeit. Ließe sich die Wirklichkeit *tatsächlich* verändern, wäre die Sachlage anders; doch wenn wir es nicht können, sind alle Hoffnungen umsonst, und wir müssen akzeptieren, was wir nicht verändern können. Das ist das Gesetz des Schicksals – und mag es auch streng erscheinen, so ist es doch auch barmherzig.[30]

Mit besten Grüßen
Oliver Sacks, M. D.

An Mel Erpelding

14. Mai 1977
11 Central Parkway, Mt. Vernon, NY

Lieber Mel,

vielen Dank für das Paket und Deinen Brief. [...]

Ich fand meinen kurzen Besuch in Oregon sehr schön und versöhnlich – und, vielleicht, für einen bestimmten Teil von

30 In ihrem Antwortschreiben dankte De Luccia O. S. für seine «prompte und ehrliche» Antwort. Sie schrieb:
«Sie wählen Ihre Worte sehr behutsam, und ich weiß wohl, dass diese schreckliche Krankheit in naher Zukunft nicht aufgehalten oder geheilt werden kann. Ich werde meinen Ehemann weiterhin pflegen und lieben, so gut ich kann. [...] Als ich Ihren Brief erhielt, war der Tag so dunkel und regnerisch wie meine Stimmung, aber Ihre Worte waren so freundlich, rücksichtsvoll und mitfühlend. Ich werde ihn sorgfältig aufheben, und wenn mich die Mutlosigkeit und Niedergeschlagenheit wieder zu überwältigen droht, werde ich ihn immer wieder hervorholen und lesen.»

mir, ein bisschen traurig. Es war wunderbar, Euch zu sehen, Euch *beide* zu sehen, so glücklich, so zufrieden: Und zum ersten Mal nahm ich Pilar[31] nicht als Feindin oder «Rivalin» wahr, empfand ich keinerlei Eifersucht oder Feindseligkeit, verspürte ich nicht das Bedürfnis, einen Keil zwischen Euch zu treiben, und ich glaube, *sie* spürte das, diese neue Akzeptanz, die ich hatte, und die lange zwischen uns bestehenden Spannungen legten sich. Ich wollte Dich nicht mehr «besitzen», und als es mir endlich gelang, diese Phantasien abzuschütteln, verspürte ich Gelassenheit und Erleichterung. Aber vielleicht – und das ist der Grund, warum ich von Traurigkeit sprach – verursacht der Verzicht auf eine lange gehegte Phantasie auch einen gewissen Trennungsschmerz; aber es ist ein *vernünftiger* Verzicht und eine *gesunde* Traurigkeit – Gefühle, die sich einstellen, wenn man die unabänderlichen Tatsachen des Lebens akzeptiert.

Auf der anderen Seite wurde ich – wurden wir – mit dem Fortfall dieser possessiv-kompetitiven Spannungen freier und unverkrampfter. Es war ein *tiefes* (und fast mystisches) Vergnügen, den Mount Hood mit Dir zu besteigen, die ungeheure Weite, das Gefühl, dass es *gut* so ist, wie es sich entwickelt hat (und ich liebe Deine neue Empfindsamkeit, dieses Einssein mit der Natur, ob es das Empfinden ist, die großen Bäume seien freundliche Engel-Geister, oder die Entdeckung neuer Flechten, von denen man weiß, dass sie essbar sind. Ich habe das Gefühl, dass Du von dem Land, *mit* dem Land leben könntest, in einer Art friedlichem, heiligem Einssein mit ihm). Und diese wunderbaren antiken Bäder, die wir der Großzügigkeit der Hot Springs verdankten: Du hast völlig recht – es war tatsächlich ein Besonderer Ort, ein Geheimer, ein Heiliger Ort, ein Heilender Ort. Du sahst (wie viel Du siehst) die Wunde in meiner Mitte, meine zentrale Ver-

31 Erpeldings Frau.

krüppelung, die so übermächtig war seit meinem Norwegen-Erlebnis: Du sahst, was geschehen war, und was ich brauchte: einen wahren Heiler. Und als Du mich mit Dir nahmst auf diesen Weg hinauf zum Mount Hood, war das ein zutiefst heilender, symbolischer Akt – das, was die Kabbalisten Tikkun nennen; irgendwie eine Wiederholung des Erlebnisses mit dem Bergpfad, aber dieses Mal allein mit einem alten, lieben Freund, und nicht selbstzerstörerisch, sondern mit demütigem und frommem Sinn und nicht mit einem Stier, sondern in Gegenwart freundlicher Bäume. All das *exorzierte* irgendwie den Schrecken, der mich drei Jahre lang in seinem Bann gehalten hatte, und vertrieb das Trauma, das zerlumpte Nachtgespenst. Ich fühle mich viel besser, vor allem *trittsicherer* seit diesem Montagabend – der Schrecken, das Ausrutschen, Fallen, Selbsttöten, das alles, so fühlte ich, verflüchtigte sich seit unserer Wanderung.

Es gibt eine seltsame Strömung zwischen uns – nichts, worauf wir jemals «einwirken» könnten (oder auch müssten): Sie wird wahrscheinlich von Dauer sein, ewig währen. Ich wüsste noch nicht einmal, wie ich sie ausdrücken sollte – es ist ein Gefühl jenseits der Worte, vermutlich würde es von Worten verdorben werden: Sicherlich ist es eine Art Liebe und eine Art Vereinigung, und es hat etwas mit Sexualität zu tun, aber in jenem mystischen und sublimen Sinne, den Dante meint, wenn er von dem «heiligen und herrlichen Fleisch» spricht, das Fleisch als Mysterium, als fleischgewordenes Wort. Etwas Körperliches, etwas Mystisches, eine Art mystischer Sexualität. Ich kann es nicht formulieren, habe es schon viel zu oft versucht: Es genügt, dass es einfach da ist – irgendwie geheimnis- und weihevoll – und dass es für einen rätselhaften Fluss und Zusammenschluss sorgt und dazu fähig ist, ohne uns durch Versuchung oder Lockung oder Qual in etwas bloß und banal Physisches zu verstricken, das schädlich und irgendwie auch überflüssig wäre. Vielleicht hätte ich das lieber nicht sagen sollen – aber ich habe das Gefühl, dass ich es muss –, es gehört zu der Klarsichtigkeit, Versöhnung, Ruhe und Offenheit, in der sich Freude und Traurigkeit seltsam mischen. [...]

In Toronto hatte ich ein schönes Erlebnis – es begann mit einem symbolischen Akt: Ein junger Mann kam zu mir und sagte: «Oliver Sacks? Ich möchte Sie umarmen!» Und er schritt sogleich zur Tat. (Er war der Vorsitzende des Filmkomitees der APA[32] und sagte, er habe, wenn er *Awakenings* lese oder den Film sehe, den unwiderstehlichen Wunsch, mich zu umarmen!) Es war eine liebenswerte, authentische und spontane Reaktion – vor allem nach der entsetzlichen Kälte der UCLA, wo ich so gar nicht das Gefühl hatte, umarmt zu werden –, eine Reaktion, die mir das wundervolle Erlebnis eines warmherzigen Willkommens vermittelte, das in der Folge auf die Veranstaltung übergriff, wo ich, da ich mich geliebt wusste, den Anwesenden mit Liebe begegnete und eine herrliche Diskussion erlebte, die sich wie eine Umarmung anfühlte. [...]

In Liebe
Oliver

32 Die American Psychiatric Association hatte ihre Jahresversammlung in Toronto; zum Programm gehörte auch die Vorführung des Dokumentarfilms, den Yorkshire Television 1974 über die *Awakenings*-Patienten gedreht hatte.

An R. E. Case[33]

Briefpartner

25. Juli 1977
11 Central Parkway, Mt. Vernon, NY

Lieber Dr. Case,

gerade habe ich Ihren sehr wohlwollenden und nachdenklichen und bedenkenswerten Brief erhalten [...].

Fragen der Einstellung und Ausrichtung zur medizinischen Ausbildung und Behandlung haben mich in letzter Zeit sehr beschäftigt – daher ist es ein seltsamer Zufall, dass mich Ihr Brief gerade jetzt erreicht. So kommt es, dass meine Gefühle zugleich leidenschaftlich, zwiespältig und etwas unschlüssig sind. [...] Ich finde es schwierig, Ihnen in dieser Angelegenheit zu schreiben, vor allem in kritischer Form. Als ich kürzlich aufgefordert wurde, einige Überlegungen und Erinnerungen zu einem Buch mit dem Titel *My Medical School* beizusteuern, musste ich deshalb, nachdem ich mich einige Wochen mit der Frage herumgeschlagen hatte, die Bitte ablehnen, weil ich das Medizinstudium *tödlich* fand – wirklich mörderisch für Wahrnehmung, Herz und Verstand, und ich konnte nur negative Gefühle entdecken und zum Ausdruck bringen. Ich glaube, dass meine medizinische Hochschule (und es war eine der besten in England) meine Ausbildung und Entwicklung zum Wissenschaftler, Arzt und Menschen verzögerte und in die falschen Bahnen lenkte – und dass sich (unter anderem) dadurch meine Selbstfindung verzögerte, mein Bestreben, mich als Arzt und Person zu definieren (und ich denke, die *Person*, die persönlichen Eigenschaften, sind eine wichtige Voraus-

33 Case, ein Geisteswissenschaftler, schrieb, er suche «nach einer Möglichkeit, die dringend erforderlichen philosophischen Aspekte in die Lehre und Ausbildung von Naturwissenschaftlern einzufügen [...] vor allem in der Medizin, Psychologie und Sozialarbeit».

setzung für einen Arzt, wenn auch vielleicht nicht für einen Physiker), bis ich aus der medizinischen Hochschule «entkam» und dem systematischen Schwachsinn, den sie mir – und allen meinen Zeitgenossen – aufzwang. Es gibt einen Mangel an geistiger Anregung, an Erziehung zum Staunen, es fehlt an menschlicher Empfindung und Anteilnahme: Die Fähigkeit zu Verwunderung – und Mitgefühl – wurde nicht nur nicht gefördert, sondern manchmal auch fast abgetötet. Die offenkundige *Stumpfheit* der Ärzte – ihr Mangel an intellektueller Neugier und Leidenschaft und die Weigerung, sich rückhaltlos auf die Gefühle ihrer Patienten einzulassen – scheint mir in hohem Maße eine Folge ihrer verfehlten Ausbildung zu sein – einer auf «Information» und «Fertigkeiten» ausgerichteten Wissensvermittlung. Ich denke, es gelingt Ärzten nur schwer und selten, das Unheil zu überwinden, das in ihrer Ausbildung angerichtet worden ist, die falschen Vorstellungen und Gefühle abzulegen, auf denen große Teile der «Modernen Medizin» beruhen. Das Wort «modern» betone ich, weil es teilweise oder großenteils unsere Epoche zum Ausdruck bringt: Überbetonung von Technik und Informationswachstum und Verlust von Muße, menschlicher Dimension, Sinn für die *Lehrzeit*, die die ärztliche Ausbildung vor fünfzig Jahren bestimmten (beispielsweise die Ausbildung meiner Eltern, die beide während des Ersten Weltkriegs Ärzte wurden). Ich denke, es gibt einen Bruch mit einer sehr alten Tradition – der hippokratischen Tradition, wenn Sie so wollen –, in der Erkenntnistheorie und Ethik und Ausbildung untrennbar zusammengehörten. Dabei empfehle ich keineswegs eine bloße Rückkehr in die Vergangenheit: Unsere Welt hat sich in diesem Jahrhundert unwiderruflich verändert; aber ich halte es für eine fast unumgängliche Notwendigkeit, all unsere neuen Erkenntnisse und Konzepte und Fertigkeiten mit einer menschlichen und menschenwürdigen Tradition zu versöhnen, um, wie Buber sagt, die Technik zu humanisieren, bevor sie uns dehumanisiert.[34] [...]

Für Ärzte muss es eine Art «Doppelorientierung» geben, eine kontinuierliche und nüchterne Erfassung der beteiligten *Phänomene* (die in gewisser Weise unpersönlich, überpersönlich oder unterpersönlich sind) – das ist die *Wissenschaft* von der Medizin; und eine empathische und anteilnehmende Erfassung der beteiligten persönlichen *Probleme und Nöte* – für die die Intelligenz des Herzens nicht weniger erforderlich ist als die des Verstandes. [...]

Nein, leider kann ich Ihnen keine Artikel etc. schicken, weil ich keine mehr schreibe – nur noch *Briefe* (wie diesen!), und – gelegentlich – *Bücher*. (Für mich sind Bücher wie *Briefe an alle* – zumindest an solche Menschen, mit denen ich gerne korrespondieren würde.) Aus demselben Grund meide ich alle öffentlichen Vorträge oder Auftritte, obwohl ich Ihnen sehr dankbar bin, dass Sie meinen Namen ins Spiel gebracht haben. Aber ich bin ein zurückgezogen lebender Arzt-Denker-Schriftsteller und muss auf meine eigene, private und persönliche Weise arbeiten und publizieren. Ihre Vortragsreihe scheint sehr fundiert und interessant zu sein.

Genug gesagt. Mit herzlichem Dank und besten Grüßen

[...]

Oliver Sacks

---

34 Häufig berief sich O. S. auf den Philosophen Martin Buber (1878–1965), wobei er gern auf Bubers Begriffe der Ich-Du-Begegnung und der Ich-Es-Beziehung verwies.

An Richard Lindenbaum

6. September 1977
11 Central Parkway, Mt. Vernon, NY

Lieber Dick,

[...] Viel Traurigkeit und Erleichterung bei der Nachricht vom Tode Lurijas, die ich vor rund zehn Tagen bekam (zunächst wurde davon hier und nicht in England berichtet). Eigentlich muss es für Dich absurd, wenn nicht unverständlich klingen, wenn ich Dir sage, dass *meine* «Idealisierungen» die «guten Väter» – wie Auden und Lurija – betreffen, die einen Sicherheitsabstand zur Wirklichkeit haben. Meine in gewisser Weise sehr intime Korrespondenz mit Lurija während der letzten vier Jahre war die größte Bestätigung, die mir in meinem Leben widerfahren ist; und wenn ich mich recht entsinne, könnte ich (wie Gorki über Tolstoi) sagen: «Solange dieser alte Mann hier auf Erden ist, werde ich keine Waise sein» (oder so ungefähr). Ich habe diesen alten Mann in Moskau, den ich liebte, nie gesehen, und nach etwas anfänglichem Sehnen und Verlangen wollte ich es auch nicht mehr, und ich denke (wie er vermutlich auch), dass wir in Höchst- und Idealverfassung waren, wenn (und *nur* wenn) eine gewisse Entfernung zwischen uns lag. Aber natürlich wäre es absurd, wenn wir den Vergleich noch weiterführten; ich wünschte mir Kommunikation, sogar Kommunion, aber keine Konjugation. Ich wusste natürlich, dass er alt und krank war, aber er war so unglaublich lebendig, kreativ und emotional, mir so lebhaft gegenwärtig, jeden Tag, zu jeder Tageszeit (ständig sagte ich mir tagsüber, bei der Arbeit: «Nun, was würde Lurija dazu sagen? Muss ihm sofort schreiben und einen Band schicken!»), dass ich wie betäubt war und zwei Tage lang buchstäblich *heulte*, wie ich es nach dem Tod meiner Mutter und (in viel geringerem Maße) von Auden nicht mehr getan hatte. (Ich stand Lurija viel näher als

Auden zu irgendeinem Zeitpunkt, was wohl zum Teil daran lag, dass wir uns so viel *mitzuteilen* hatten.)

Sein Tod «befreite» mich, schuf Klarheit in meinem Herzen, Klarheit in meinem Verstand – und plötzlich war ich in der Lage, es laufen zu lassen, fließen zu lassen. Als ich feststellte, dass es in England keine Nachrichten gab, keinen Nachruf, stand für mich augenblicklich fest, dass ich einen Nachruf schreiben musste, und ohne das geringste Zögern, ohne weiter darüber nachzudenken, schickte ich ein Telegramm an den Herausgeber der *Times*. Als ich *versuchte*, den Nachruf zu formulieren, wurde ich von meinen Gefühlen überflutet – «Gefühle» ist ein viel zu beschränktes, viel zu sentimentales Wort; ich wurde fortgerissen in einen umfangreichen biografisch-kritischen-lyrischen Essay, 20 000 Wörter, fast ein kleines Buch; und sie strömten in einer einzigen Sitzung heraus – ich rührte mich kaum auf meinem Stuhl, bis ich «fertig» war. Ich denke, es war gut, dass der Text auf diese Weise zustande kam – ganz so, wie es damals bei *Awakenings* war (zumindest der leidenschaftliche Teil, den ich kurz nach dem Tod meiner Mutter schrieb) – so offen und rein: durch und durch *authentisches* Fühlen und Denken (ganz anders als meine konfliktbehaftete, ambivalente Arbeit aus dem Jahr 1973).[35] Es war ein Akt, ein existenzieller Akt: ein Akt des Trauerns, Erinnerns, Dankens und Abschiednehmens; und in gewisser Weise auch ein Akt der Liebe. Ob er dadurch zu einem überwiegend privaten Text wurde, kann ich nicht sagen – ich denke, wahrscheinlich nicht, weil so vieles von dem, was ich dort niederschrieb, nicht einfach «meine Gefühle» sind, sondern eine Wahrheit zum Ausdruck bringen, zumindest eine tiefere, auch anderen begreifliche Annäherung an einen besonderen und bedeutenden Menschen, bei dem ich mich immer wieder veranlasst sah, ihn

---

35 1973 schrieb O. S. für den *Listener* einen Artikel über Lurija.

mit Freud zu vergleichen (genauso wie die «Neuro-Analyse» mit der Psychoanalyse etc.). Erst *als* ich mit dieser Arbeit fertig war, vermochte ich, den Nachruf zu schreiben. Eric[36] rief mich heute Morgen an und berichtete mir, er sei – ein wenig gekürzt – in der gestrigen *Times* (5. September) erschienen; ich war eben unten und habe mir ein Exemplar in dem Kiosk für ausländische Zeitungen geholt. Da habe ich das Richtige getan. Den größten Teil meines Lebens wurde ich von dem Gefühl beherrscht, dass ich immer das *Falsche* getan habe / tue / tun könnte, ein fast ständiges Bewusstsein von Frevel und Sünde. Daher ist die Gewissheit, das Richtige zu tun, sehr wichtig – tatsächlich ist es die *einzige* Möglichkeit, überhaupt etwas zu tun. [...]

An Samuel Sacks

24. September 1977
11 Central Parkway, Mt. Vernon, NY

Lieber Pop,

[...] Danke für Dein liebes Neujahrstelegramm – und ich hoffe, Du hast meins bekommen. Und Ihr habt Silvester schön und festlich gefeiert und werdet das kommende Jahr wirklich genießen. [...]

Wir hatten hier eine sehr schöne («Sacks»-)Zusammenkunft an Rosh Hashanah – die verzweigten Capps und Jonathan[37] und Carmel[38] und Aubrey. Es war seltsam und bewegend, ein Sacks-Gesicht und eine Sacks-Stimme in so vielen Variationen und Schattierungen zu sehen und zu hören. Vielleicht bin ich mehr an Gesicht und Stimme der Landaus

36 Eric Korn.
37 Jonathan Sacks, O. S.s Neffe und Davids Sohn, der damals in New York studierte.
38 Carmel Eban Ross, Aubreys Schwester.

gewöhnt, sodass *diese* mich prägen und *in* mir präsent sind; aber an Rosh Hashanah spürte ich lebhaft die andere Hälfte, das Sacks-Erbe in mir. Das wurde durch ein langes Gespräch mit Aubrey verstärkt, bei dem er besonders von meinem Großvater sprach, Deinem Vater; hinterher habe ich mir die Fahnen seiner Autobiografie[39] ausgeliehen, die mich so gefesselt hat, dass ich sie in einem Zug durchgelesen habe (nicht ganz leicht, weil sie rund 700 Seiten lang ist!). Schön, brillant, lebendig geschrieben, nie verliert sie Ton oder Tempo und vermittelt dem Leser ein intensives Gefühl von Geschichte – *erlebter* Geschichte. Der einzige Anflug von Traurigkeit – nie explizit, aber irgendwie durchgehend spürbar, vor allem in den Eröffnungskapiteln über seine Jugendjahre – betrifft das unbestimmte Gefühl, dass er nie ein wirkliches Mitspracherecht hatte: dass er eigentlich von Kindheit an «auserwählt» oder «bestimmt» war und dass bis zu einem gewissen Grad *persönliche* Gefühle und Entwicklungen etc. der öffentlichen Rolle geopfert werden mussten, wenn es auch eine sehr bedeutende war – als Zeuge, Stimme, Architekt und Chronist des seit Urzeiten herbeigesehnten und prophezeiten und doch noch so jungen Staates Israel. Aber so ist das, wenn man eine «Mission» hat: Da *wird* das persönliche Leben in gewisser Weise geopfert, aber auch geweiht. Ich denke, diese beiden Wörter haben ursprünglich dasselbe bedeutet, dann aber unterschiedliche Bedeutungen angenommen. Der andere bedauerliche Umstand – und der muss Aubrey jetzt schwer zu schaffen machen – ist die Frage, wo er noch seine politische Heimat in dem *gegenwärtigen* Staat hat, der leider einiges von der selbstlosen Strahlkraft seiner Anfangszeit eingebüßt hat und von einem kleinlichen parteipolitischen Zank zerrissen wird, etwas, was Aubreys Haltung und Persönlichkeit zutiefst fremd sein

39 Abba Eban, *An Autobiography*, New York 1977.

muss. Man hat den Eindruck, er sei fast *zu groß* für das heutige Israel. [...]

Carmel sehe ich ziemlich häufig – ich mag sie wirklich sehr gern –, liebe Grüße an den unbezähmbaren Yitzhak und natürlich an Lina und Florrie etc.

In Liebe
OLIVER

An Harvey Shapiro

Medizinischer Direktor, Beth Abraham Hospital

10. November 1977[40]
11 Central Parkway, Mt. Vernon

Lieber Dr. Shapiro,

ich war etwas betrübt über unser Gespräch heute Nachmittag, und ich konnte sehen, dass es Ihnen genauso erging. Denn für uns alle ist nichts so emotional besetzt wie die Fragen, die mit dem Tod zu tun haben. [...]

Als Person, als Arzt, als Biologe und als Mensch von religiösen Überzeugungen habe ich natürlich eine tiefe Achtung vor dem Leben – die tiefste Empfindung, die ich kenne, die Wurzel und der Ursprung aller unserer Gefühle. Das ist im Übrigen nicht einfach theoretisch: Wie ich Ihnen sagte, bin ich fähig, bei schwerst hirngeschädigten Patienten, die von anderen längst aufgegeben worden sind, Leben, Möglichkeiten, Hoffnung zu wecken. Wieder und wieder habe ich erlebt, dass Leute fassungslos waren und sagten: «Dr. Sacks, wir haben sie vorher nie sprechen hören. Schauen Sie, sie lächelt! Wir haben nicht gewusst, dass sie irgendwelche Gefühle hatte. Es ist verblüffend, wie Sie die Menschen zum

40 Oben auf dem Brief befindet sich eine handschriftliche Notiz von O. S.: «Nicht abgeschickt. Der Mann ist auch so schon zu ‹gefährdet›.»

Leben erwecken» etc. Letzten Freitag habe ich einem Mann das Leben durch einen Luftröhrenschnitt mit einem Tischmesser gerettet – er bekam beim Essen einen Krampf und atmete ein Hühnerbein ein, das in seinem Kehlkopf stecken blieb. In einem Pflegeheim, in dem ich arbeite, erlitt eine Patientin einen Herzinfarkt und bekam ein massives Lungenödem und einen Schock – zwei Stunden bemühte ich mich um sie und brachte sie schließlich durch, und jetzt kann sie sich in Ruhe erholen. Ich bin ein praktizierender Arzt und spreche durchaus nicht theoretisch über Leben und Tod. *Ich bin ganz und gar für das Leben, auf der Seite des Lebens – des wahren Lebens, des persönlichen Lebens –, wann immer ich mit ihm zu tun habe.*

Ich denke, Sie haben mich etwas übereilt mit den Henkersknechten in den Todeslagern verglichen, wenn auch nur implizit; aber ich weiß, dass *Sie* sich haben hinreißen lassen und dabei nicht nur sich selbst vergessen haben, sondern auch, mit wem Sie sprachen; aber angesichts Ihrer offenkundigen Aufregung und Unruhe, die Sie veranlassten, einen solchen Vergleich anzustellen, will ich Ihnen das nachsehen. Sie haben vielleicht vergessen, dass ich den größten Teil meiner «erweiterten» Familie in den Todeslagern verloren habe – wie Sie höchstwahrscheinlich ebenfalls. In keinem von uns dürfte wohl ein potenzieller Eichmann stecken!

Darum geht es auch überhaupt nicht. Wir sprechen nicht vom Töten des Lebens, des wirklichen Lebens, des persönlichen, menschlichen Lebens ... Das ist natürlich die schrecklichste Untat.

Tatsächlich sprechen wir über Grauzonen, die erst in den letzten dreißig Jahren entstanden sind und in der gesamten Menschheitsgeschichte ohne Beispiel sind. Ich meine unsere Fähigkeit, Patienten mit schwersten und *anscheinend* irreversiblen Hirnschädigungen – die «hirntot» sind, eine Nulllinie im EEG haben etc. – über Jahrzehnte eine Art «Leben» zu bewahren. Das wäre vor einigen Jahren noch nicht möglich gewesen, und das Problem, was für sie «Leben» bedeutet, hat sich nicht gestellt. Erst in den letzten Jahren, seit wir die Fähigkeit erworben haben, solche Patienten am «Leben» zu erhalten – wenn der Begriff «Leben» auf jemanden zutrifft, der keine erkennbare Hirnaktivität erkennen lässt oder der eine zerebrale Aktivität aufweist, die nur die automatischen Funktionen aufrechterhält und bei dem *offenbar* keine Hoffnung auf Besserung besteht.

Hier geht es nicht darum, ob man einen bewussten, noch als Person lebenden Menschen töten darf, sondern ob es sinnvoll und moralisch vertretbar ist, eine Art «Zombie» mit künstlichen Mitteln am Leben zu erhalten – jemanden, der «im Wesentlichen» tot ist, aber noch als eine Art lebende Leiche in Betrieb gehalten werden kann. Damit betreten wir einen schrecklichen und unheimlichen Bereich – weil wir uns mit der Frage auseinandersetzen, was «halb lebendig» und «halb tot» bedeuten. Sie haben meine Einstellung, so wie Sie sie verstanden haben, in die Nähe der Todeslager gebracht; ich könnte Ihre Einstellung, bei ähnlicher Überzeichnung, in eine Welt verlegen, in der der Köper eines bei einem Unfall geköpften Menschen oder Hundes durch Perfusion am Leben erhalten wird. Ich sage nicht, wir sollten es tun oder nicht tun, sondern lediglich, dass es sich um *einen Bereich handelt, der absolutes Neuland für die menschliche Erfahrung ist* und uns alle mit Problemen konfrontiert, vor denen wir noch nie gestanden haben und nicht recht wissen, wie wir dort die klassischen und biblischen Imperative anwenden sollen, weil sie zu einer Zeit aufgestellt wurden, als solche Situationen noch nicht abzusehen waren. Man kann sich ein Krankenhaus voller dezerebrierter Patienten[41] vorstellen, die künstlich am Leben gehalten werden – man kann

41 Patienten, bei denen das Großhirn ausgefallen ist. [A. d. Ü.]

sich auch eine solche Stadt oder Welt vorstellen: Das ist die andere Seite der Todeslager-Vision. Und eine, die kaum weniger schrecklich, gottlos und obszön erscheint. Das sind sehr tiefe und unheimliche Gewässer, und es ist absolut ungewiss, welcher Kurs der richtige ist. Aber ich denke schon, dass diese Frage Gegenstand von Diskussionen und «schmerzlichen Aufarbeitungen» sein muss. Aber mir ist natürlich klar, dass solche Fragen nicht in die persönliche Krankenakte gehören.

Ich wünschte, wir lebten in einer einfacheren und unschuldigeren Welt!

9 Aufarbeitung

1978–1979

An Innes Rose

Literaturagent, John Farquharson, Ltd.

13. März 1978
[Keine Adresse]

Lieber Innes,

[...] Ich denke, David Lan[1] ist ein begabter und verantwortungsbewusster junger Künstler, der ein aufrichtiges und gründliches Interesse an *Awakenings* hat. Kein Zweifel, dass er, wie er mir schon bei unserem ersten Kontakt deutlich machte, alles daransetzen würde, ein Stück zu schaffen, das *Awakenings* «in Gehalt und Geist gerecht» werden würde. Meiner Meinung nach könnte es ihm durchaus gelingen. Nach einem sehr netten Brief, den ich vor etwa drei Wochen von ihm erhielt, teilte ich ihm mit, dass ich ihm gern meine Patienten, Aufzeichnungen, Filme und anderes «Material» zu *Awakenings* zeigen würde. So weit, so gut.

Sorgen machen mir die folgenden Überlegungen:

1) Ist es zulässig, ein Theaterstück über noch lebende Patienten und Menschen aufzuführen? Wie Sie wissen, habe ich ständig Gewissenszweifel, ob ich meine Patienten – oder mich selbst – vor dem Publikum «bloßstellen» darf: *zu ent-*

1 David Lan wurde ein gefeierter Dramatiker und Theaterdirektor und war von 2000 bis 2018 der künstlerische Leiter des Young Vic.

hüllen, was, wie ich finde, vertraulich und privat ist. Das ist der entscheidende Aspekt meiner *eigenen* Hemmungen – das ist der Grund, warum ich nur zwei und nicht zwanzig Bücher veröffentlicht habe. [...]

Ein Buch ist bereits ein Schritt in die Fiktion. Und ein Theaterstück – das von einem Buch inspiriert wurde – ein zweiter Schritt. Trotzdem kann ich die Furcht nicht abschütteln, es könnte ein Trauma für meine Patienten und für mich werden. Doch dann wieder denke ich, dass viele dieser Gefühle neurotisch sind und sich mit der Zeit wahrscheinlich legen werden. Wenn ich also heute, fünf Jahre später, sehe, wie meine armen Patienten, oder diejenigen, die noch übrig sind, wieder in die undifferenzierte Trostlosigkeit zurücksinken, aus der sie kamen, bin ich ohne jede Reue glücklich und dankbar, dass ich *Awakenings* geschrieben habe: Denn sonst wäre ihre Geschichte, ihre Situation, eine phänomenologische, historische, medizinische, menschliche, dramatische und poetische Einzigartigkeit, nie ans Licht gekommen. [...]

Wenn ich die Dinge in meinem Buch genau und wahrheitsgetreu beschrieben habe, möchte ich, dass es – oder beliebige Teile daraus – Gegenstand wissenschaftlicher Studien, verantwortungsbewusster *Untersuchungen* wird. Aber möchte ich, dass es künstlerisch dargestellt wird? Hier zögere ich. Ja – und nein. Ich bin davon überzeugt, dass *Awakenings*, und alle meine Arbeiten, für ein seltenes Genre authentischer Kunstwissenschaft stehen; außerdem glaube ich felsenfest daran, dass alle möglichen Dinge, die wissenschaftlichen Analysen nicht zugänglich sind, sich mittels künstlerischer Gestaltung darstellen lassen – und auf keine andere Weise.

2) [...] Mein erster Punkt betrifft im Wesentlichen den *Anstand*; mein zweiter kreist um den Begriff des *Eigentums*. Sicherlich bin ich der einzige Verfasser des Buchs *Awakenings* – doch in welchem Ausmaß und in welcher Weise gehört das Thema «mir»? Ich welchem Ausmaß gehört *irgend-*

etwas so sehr mir – dass es mir exklusive Rechte gäbe? [...] Wäre *Awakenings* ein ganz und gar fiktionales Werk, könnte ich mit größerer Berechtigung Anspruch darauf erheben; und offenkundig *ist* es das in gewissem Sinne, denn – durch meine Sichtweise gebrochen – wurde alles verwandelt. Aber ich finde *auch*, dass es eine historische, eine wissenschaftliche Arbeit ist, die allen gehört, öffentliches Eigentum ist (wenn man sie denn überhaupt als «Eigentum» bezeichnen kann), Gemeingut. Ich denke zum Beispiel nicht, dass ich irgendeinen Rechtsanspruch in der Physiologie geltend machen könnte: etwa auf den «Parkinsonismus» oder die Migräne. [...]

Offenbar reagiere ich sehr ambivalent, wenn es um irgendeine Zusammenarbeit mit anderen Menschen geht. Natürlich könnte ich es mir hier viel leichter machen, weil ich in keiner Hinsicht *direkt* beteiligt bin. Ich würde meine Arbeit und mich selbst David Lan zur Verfügung stellen – und seine Bemühungen sozusagen absegnen; aber seine Bemühungen wären ganz und gar seine Sache, wie die meinen ganz und gar meine sind; was er aus *Awakenings* macht, müsste er verantworten, und nicht ich – und doch ...

Wie verdammt schwierig und kompliziert das alles ist! Oder nicht?

Wenn er ein *wundervolles* Theaterstück schreiben würde, dann wäre ich natürlich entzückt und dankbar. Aber angenommen, er schriebe ein *scheußliches* Stück; oder (um Werturteile zu vermeiden) ein Stück, das mir heftig *widerstrebte*; oder eines, bei dem ich das Gefühl hätte, es werde dem Gehalt und Geist von *Awakenings* nicht gerecht, sondern widerspräche ihnen in jeder denkbaren Hinsicht – was dann??

Ich möchte nicht in eine Lage geraten, in der ich gezwungen wäre, ein Urteil zu fällen. Ich bin ein Schöpfer, kein Kritiker oder Zensor. Ich möchte nicht in eine Lage geraten, in der ich mich kompromittiert, verlegen oder in irgendeiner Weise «verantwortlich» fühle.

Ich habe schon bei *meiner eigenen* Arbeit genügend Bedenken und Skrupel, ich brauche sie nicht auch noch in Hinblick auf die Arbeiten anderer. [...]

Ein letzter Punkt. Er betrifft die Frage der *Exklusivrechte*. Und die betreffen wiederum meine ambivalente Einstellung zum Eigentum. Nehmen wir an, *jemand anders* hätte den Wunsch, ein Stück über / aus *Awakening* zu machen; er würde durch die Bestimmungen des Vertrags daran gehindert. Umgekehrt genösse aber auch David Lan den *Schutz*, auf den er *Anspruch* hätte, wenn er viel Zeit und Mühe und Herzblut in die Arbeit investiert.

Beispielsweise äußerte Alan Bennett gleich nach der Veröffentlichung von *Awakenings* sein Interesse an einer dramatischen Umsetzung des Stoffs; und wiederholte seine Bitte, als wir uns im Dezember in New York sahen. Damals berichtete ich ihm, dass ich David Lan getroffen und diese Frage mit ihm erörtert hätte und dass ich bei dieser Gelegenheit von seiner Sensibilität sehr beeindruckt gewesen sei.[2] Alan sagte etwas von «sich nicht festlegen» und meinte: «Warum sollten nicht zwanzig von uns Schauspiele daraus machen?» Warum nicht, in der Tat. Sollte ich Alan Bennett daran hindern, um beispielsweise David Lan zu schützen? Habe ich das *Recht* (oder den Wunsch) dazu? Geht es hier überhaupt um «Verhinderung». Oder *was genau* wird verhindert? Natürlich sollten *Plagiate* verhindert werden (beispielsweise, als ein gewisser Dr. X[3] mehrere Kapitel meines *Migräne*-Buchs unter seinem Namen veröffentlichte); aber sollten das auch der «freie Markt» und der «freie Wettbewerb»? Noch einmal,

---

2 O. S. hat keinem der beiden Bühnenautoren Exklusivität zugesichert. 1982 erhielt er von Harold Pinter ein Paket, das das Textbuch eines Einakters enthielt, der den Titel *A Kind of Alaska* (*Eine Art Alaska*) trug und auf *Awakenings* basierte. Diesem Projekt gab O. S. seinen Segen.

3 In *On the Move* erzählt O. S., wie Arnold P. Friedman, sein Vorgesetzter in der Kopfschmerz-Klinik, versuchte, sich seine – O. S.s – Arbeit anzueignen.

all das hängt an dem verflixten Eigentumsbegriff und meinem Gefühl, dass ich nicht der Eigentümer eines (literarischen) Eigentums bin mit der Befugnis / der Macht, Rechte der einen oder anderen Art einzuräumen. Und doch bin ich das wohl in gewisser Weise – allerdings habe ich eine gespaltene Beziehung zum, sagen wir, Copyright. [...]

Verzeihen Sie diesen verrückten Brief. Geben Sie mir einen vernünftigen, nüchternen Rat!

An Harvey Shapiro

7. Mai 1978
11 Central Parkway, Mt. Vernon, NY

Lieber Dr. Shapiro,

ich erlaube mir, Ihnen einen faszinierenden und wichtigen Artikel aus dem *Epilepsie*-Heft dieses Monats beizulegen.

Für besonders interessant und *relevant* halte ich ihn, weil ich eine erstaunliche Häufigkeit genau solcher Syndrome bei den geriatrischen Patienten des Bronx State und bei älteren, nicht psychotischen Patienten andernorts beobachtet habe.

Die Bedeutung erklärt sich wie folgt: Wir haben hier eine *hervorragend behandelbare Form eines «organischen Hirnsyndroms»*, das auf unbestimmte Zeit übersehen und unbehandelt bleiben kann – wenn man es nicht bemerkt und nicht bereit ist, die Patienten einer sorgfältigen EEG-Untersuchung zu unterziehen.

Ich habe jetzt eine ganze Reihe von Patienten, die (oft seit Jahren) als «senil», «verwirrt», «ateriosklerotisch» etc. diagnostiziert wurden und bei Behandlung mit Antikonvulsiva auffällig klinische Verbesserungen erkennen ließen.

Ich könnte noch ein Dutzend weiterer Gründe und Argumente vorbringen, weil ich der Meinung bin, dass *das fehlende Angebot eines EEG-Service* am Beth Abraham – der ständig zur

Verfügung steht, für Patienten und andere Personen weder belastend noch unbequem ist und von jemandem geleitet werden kann, der mit den Syndromen und Situationen der Patienten bestens vertraut ist (mir selbst!) – die Pflege und Betreuung der Patienten entschieden *beeinträchtigt* und ihnen möglicherweise eine förderliche Behandlung vorenthält.

Ich warte jetzt seit mehr als drei Monaten auf eine Antwort der «Verwaltung» auf mein Angebot, einen solchen Service zu übernehmen. Die Gespräche mit den Vertretern des Krankenhauses zeigten jedoch, dass sie lächerliche «politische» und «wirtschaftliche» Vorbehalte für wichtiger erachteten als das Wohl der Patienten. Ich schreibe «lächerlich», weil diese Gründe überhaupt keine Rolle spielen. Können *Sie* die Sache in irgendeiner Weise beschleunigen? Es könnte allerdings auch der Fall eingetreten sein, der am BAH *in jeder Hinsicht* immer häufiger zu beobachten ist, dass die Verwaltung überhaupt nichts gegen meinen Vorschlag hat, sondern ihn einfach *vergessen* hat. Paradoxerweise wird sie umso ineffizienter, je mehr Leute (und Computer etc.) ihr zur Verfügung stehen!

Mit freundlichen Grüßen
Oliver

An Barbara Beasley

Kollegin

13. Mai 1978
11 Central Parkway, Mt. Vernon, NY

Liebe Barbara,

schön war das Gespräch heute Nachmittag mir Dir – ich hoffe, es läuft alles gut an den NIH[4], und ich werde mein

4 Die National Institutes of Health, in Washington, D.C.

Bestes tun, damit am Mittwoch in der Klinik alles klappt. [...]

Ich habe einen komischen Eindruck von der Movement Disorder Group – vor allem an der Columbia.[5] Ich habe versucht, genauer zu bestimmen, was ich «komisch» finde – eigentlich ist das Gefühl sehr stark, aber es ist schwer zu definieren. Ich glaube, es ist Folgendes: Die meisten Teilnehmer scheinen ein «professionelles Interesse» an dem Gegenstand zu haben, aber kein echtes Interesse. Unter einem «echten» Interesse verstehe ich eine ehrliche Faszination von dem Gegenstand, eine engagierte und staunende Beschäftigung mit *den Phänomenen selbst* – im Gegensatz zum Wunsch, sie zu klassifizieren (auf rein nosologische[6], nicht phänomenologische Weise), und sich so ihrer entledigen. Ganz ähnlich geht es mir jetzt mit der Tourette-Gruppe, die sich selbst eine so professionelle (und wirtschaftliche) Ausrichtung gegeben hat. Mir passierte das vor Jahren mit der Migräne-Gruppe – den Leuten, die die Migräne in diesem Land «betrieben» (etwa so, wie General Motors «betrieben» wird) und die den Gegenstand zu «besitzen» glaubten. Ich denke, in diesen Gruppen läuft etwas *grundsätzlich* falsch und verdächtig –, diese Haltungen, dieser Besitzanspruch gegenüber Teilen der Natur. Etwas ganz Schreckliches, da packt mich das Grauen, ganz das Gegenteil zu der «amateurhaften»[7] – liebe-

---

5 Eine Gruppe von Ärzten, die sich mit Bewegungsstörungen (Parkinson, Tourette, Huntington etc.) befassten und sich monatlich trafen, um sich über neue Entwicklungen auf dem Gebiet zu informieren.

6 Nosologie, die systematische Beschreibung der Krankheiten.

7 O. S. verwendete das Wort «Amateur» gern in seiner ursprünglichen Bedeutung, im Sinne von «Liebhaber», zur Kennzeichnung eines Menschen, der sehr kompetent sein mag, aber dem es in erster Linie um die Liebe zum Gegenstand und nicht um berufliches Vorwärtskommen geht. In seinem Buch *Oaxaca Journal* (2002) (deutsch: *Die feine New Yorker Farngesellschaft*, München 2002) berichtet er über seine Reisen in Mexiko mit einer Gruppe von Farn-Amateuren.

vollen – Einstellung, die Purdon Martin[8] und Dich und mich kennzeichnet. Aber es ist nicht leicht zu überleben – beruflich, finanziell etc. –, wenn alles mehr und mehr vom medizinischen Geschäftsbetrieb & Professionalismus übernommen wird (ich vermute, Deine Entscheidung für die NIH ist ein Überlebensversuch). Letzte Woche sprachen sie ständig über «Daten» und «Datenverarbeitung» [...], genau wie in der Tourette Association. Ich hätte gern protestiert – und gesagt, dass ich zwar nichts gegen «Daten» hätte, aber doch der Meinung sei, dass wichtige *Verständnisweisen* vernachlässigt würden, aber ich denke, dass ein solcher Protest auf *Unverständnis* gestoßen wäre. Jedenfalls [...] festigte sich an jenem Abend meine Überzeugung, dass ich (und einige Gleichgesinnte) eine eigene *Spezies* bilden und dass wir uns ständig bemühen müssen, unsere Eigenständigkeit zu bewahren und den Kontakt zu professionellen «Gruppen» auf ein Mindestmaß zu beschränken (fast hätte ich «Gangs» geschrieben – Friedman et al. bildeten sicherlich eine Migräne-Gang!). Und uns aus demselben Grund davor zu hüten, selbst (und wenn auch nur aus defensiven Gründen!) eine «Gruppe» zu gründen. Solche Gruppen haben *grundsätzlich* eine sehr gefährliche Eigenschaft – sie können alle Arten von Ressourcen und Kräften bündeln, haben aber die Tendenz, die individuelle Freiheit zu beschneiden. Und doch kann man sich sehr isolieren und abkapseln, wenn man ins andere Extrem verfällt und zum Eigenbrötler oder Einsiedler wird. Ich persönlich muss gestehen, dass ich solche *Gruppenbildung* (persönlicher, beruflicher, kreativer oder welcher Art auch immer) außerordentlich schwierig – und doch unvermeidlich finde!

Herzlich
Oliver

---

8 James Purdon Martin, ein Neurologe, der auf Bewegungsstörungen spezialisiert war.

An Colin Haycraft

15. September 1978
[New York]

Lieber Colin,

[...] Ich werde am 12. Oktober nach London kommen und 2–3 Wochen bleiben (mein alter Herr muss sich einer Operation unterziehen – an sich nichts Ernsthaftes, aber er ist halt alt, nicht ganz gesund, und da ist ein Eingriff immer ein Risiko). Ich hoffe, ein vollständiges Manuskript des Bein-Buchs mitbringen zu können – zumindest bete ich zu Gott, dass ich es jetzt ohne weitere Hemmnisse oder *grobe* Missgriffe in Bezug auf Privatsphäre und Tonfall abschließen kann: Wenn Stimmung und Perspektive stimmen, würde ich mich freuen, viele von Ihnen zu sehen. *Insbesondere* möchte ich mit Ihnen gerne ein faszinierendes Notizbuch durchsehen (*De Motu Locali Animalium*[9]), das Harvey[10] 1627 schrieb (in dem Jahr, bevor er *De Motu Cordis*[11] veröffentlichte). Das MS war drei Jahrhunderte «verschollen» (im British Museum oder andernorts), wurde aber verspätet anlässlich seines dreihundertsten Todestages (1959) veröffentlicht. Es hat mich, trotz seiner offenkundigen Paraphrasen und manchmal irreführenden Übersetzung, tief beeindruckt – ich kann Ihnen gar nicht sagen, was es mir bedeutet, aber vielleicht ahnen Sie es, wenn ich Ihnen sage, ich hätte dort ein solches Gefühl der Nähe und Verwandtschaft empfunden, dass ich den Eindruck hatte, dieses halb in endgültiger Form und halb im Konzept vorliegende Meisterstück aus dem Jahr 1627 habe dreieinhalb Jahrhunderte auf *mich* gewartet, damit

9 Deutsch: über die Fortbewegung der Lebewesen.

10 William Harvey, vor allem bekannt, weil er als Erster den Kreislauf des Blutes im menschlichen Körper beschrieben hat.

11 Deutsch: Anatomische Abhandlung über die Bewegung des Herzens und des Blutes von Tieren.

ich es vollende! Aber ich würde mir sehr wünschen, Sie würden das Original mit mir durchgehen, damit wir uns über seine Bedeutung(en) klar werden könnten – und ich hoffe sehr, dass Sie ein oder zwei Stunden dafür erübrigen können. Ich könnte mir vorstellen, dass *Sie* ihn auch interessant finden - er ist in gewisser Weise ausgesprochen aristotelisch; aber offenkundig schreibt er auch in Reaktion auf Galilei und betont also die *lebendige* Bewegung, die «innere», sich selbst hervorbringende, freudige Bewegung; im Gegensatz zur äußeren, «aufgezwungenen» Bewegung der galileischen Geschosse und Körper. Und noch einmal, er ist so offensichtlich ein Arzt – und Experimentator. Und auch ein Künstler, der ein hohes Bewusstsein für die *Kunst* der Bewegung hat: Der letzte Teil bringt eine erstaunliche Vielzahl von Bildern und Metaphern, die vor allem die *Musik(alität) der tierischen Bewegung* betreffen, nachdem alle mechanischen (und «kybernetischen») Aspekte erörtert sind, was ganz erstaunlich ist, bedenkt man die Entstehungszeit des Textes; sie sei mehr als Gravitation – sie sei Grazie. Sie besitze die Leichtigkeit und Schönheit und Ganzheitlichkeit der Kunst. Und insbesondere jener Kunst, die dem Leben am nächsten stehe und nicht abhängig von Bildern, «Bedeutung», Vorstellungen sei. Das ist meinem eigenen Gefühl und Verständnis für das Thema so nahe, dass das Buch augenblicklich mein *liebster* Begleiter ist.

Interessant ist auch, dass Harvey das Buch nie hätte vervollständigen oder veröffentlichen können, selbst wenn er noch einmal dreißig Jahre gelebt und bis zu seinem Ende über seine bemerkenswerten Fähigkeiten verfügt hätte. Vielleicht ist in diesem *Zusammenhang* von Bedeutung, dass er (man) den Blutkreislauf, einen geschlossenen Kreislauf, entdecken und beschreiben *konnte*, aber nicht die tierische Bewegung, die, egal welche Kreisläufe und Schaltkreise auch *beteiligt* sein mögen, letztlich offen ist und von der «Grazie» beseelt und geprägt wird – was bei einer automatischen, weitgehend mechanischen Bewegung wie der des Herzens nicht der Fall ist.

Was das Latein angeht, so finde ich im *Chambers Common Quotations*: «*Solvitur ambulando*: Das Problem der realen Bewegung wird durch das Gehen gelöst, durch die tatsächliche Ausführung.» Das könnte fast das Motto meines Buchs sein – ich habe das diese Woche sehr intensiv erneut gespürt, als die Probleme, die ich am 11. September 1974 bei meinem ersten Gehversuch hatte, genau vier Jahre später (zumindest in vielen grundlegenden Aspekten) gelöst wurden – durch eine Erinnerung an diesen ersten Gang, die fast so lebendig wie beim ersten Mal war: Im Allgemeinen kann ich erst durch solche Wiederholungen, dadurch dass ich das Erlebnis immer wieder «ablaufen» lasse, Probleme lösen. Ich *muss* dem ursprünglichen Erleben treu bleiben und sie, wenn nötig, so genau und so oft wie möglich *wiederholen*, sonst kann es mir passieren, dass ich mich in Abstraktionen verliere. Können Sie mir sagen, woher dieser Spruch stammt, wer ihn geäußert hat, in welchem Kontext etc.?

In derselben Woche, in der ich Harvey las, vor ungefähr einer Woche, las ich auch ein Buch von Babinski[12] – und eine Menge von Simone Weil[13] –, was sehr heterogen und beliebig wirken könnte, aber sehr viel tieferen Sinn für mich hatte. Babinski war ein außerordentlich bedeutender, weltbekannter Neurologe, was die ganze Angelegenheit noch kurioser macht. Es handelte sich um ein Buch, in dem er über seine Erfahrungen im Ersten Weltkrieg schreibt – gänzlich gewidmet «einer *dritten* Kategorie von Störungen, die sich weder auf organische Schädigungen noch auf Hysterie zurückführen

12 Joseph Babinski (1857–1932), ein französisch-polnischer Neurologe.

13 Eine französische Philosophin, die 1943 im Alter von 34 Jahren starb. Unter anderem schrieb sie *Die Einwurzelung. Einführung in die Pflichten dem menschlichen Wesen gegenüber* und *Schwerkraft und Gnade*.

lassen» und die er als *«physiopathisches Syndrom»* bezeichnet, ein, wie er sagt, nicht ungewöhnliches, häufig verheerendes, aber (*vorausgesetzt*, es wird richtig verstanden und behandelt) im Grunde gutartiges neuropsychologisches Syndrom, das nach peripheren Verwundungen auf dem Schlachtfeld durch Schock und Reflexveränderungen in Rückenmark und Gehirn hervorgerufen wird. Die ursprüngliche Leihkarte war in das Buch eingeklebt. Ich sah, dass es 1918 (im Jahr seiner Veröffentlichung), 1937, 1955 und 1978 (durch mich) ausgeliehen worden war – ganze vier Mal in sechzig Jahren! Hier ist ein lesbares, stellenweise *schwungvolles* Buch über ein außergewöhnlich wichtiges Thema, das dazu noch aus der Feder eines weltbekannten Neurologen stammt, und es wurde vom Augenblick seiner Publikation an offenbar zu einem der am wenigsten gelesenen Bücher der Welt! Das ist *genau* dasselbe Schicksal, das Weir Mitchells großartige Darstellung des Bürgerkriegs (1864) und Leontjew/Lurija im Zweiten Weltkrieg (1944) erlitten. Das erwähnte ich Ihnen gegenüber im letzten November, weil Babinskis Buch – das nicht leicht zu finden war, denn es gab keine *Hinweise*, denen ich hätte folgen können – meine «Serie» der unverständlicherweise «vergessenen» Bücher vervollständigt hat. Vielleicht gibt es andere, aus anderen Bereichen: Aber ich glaube, es bedarf einer *außergewöhnlichen Situation* – einer großen Zahl von Notfällen und verwundeter Menschen und einer seltenen Atmosphäre von hingebungsvoller Ehrlichkeit und Fürsorge –, um solche Einblicke und Einsichten zu ermöglichen. Doch dann, sobald die Situation, der Krieg, die Atmosphäre dieser besonderen Fürsorge beendet sind, *ist alles vergessen – als hätte es sie nie gegeben*. Für mich drängt sich der Vergleich mit der Situation bei *Epidemien* auf, beispielsweise die der Enzephalitis lethargica: ihr gewaltiges Ausmaß, die Einsichten, die gewonnen wurden, das Gefühl der Dringlichkeit und der grundlegenden Bedeutung, und dann ist binnen fünf Jahren alles vergessen. Meine Entdeckungen, meine Einsichten sind keineswegs *neu* – sie sind allgegenwärtig, aber werden fast immer übersehen. [...]

Nachtrag 22. September

Diesen Brief habe ich *letzten* Freitag geschrieben und hätte ihn vermutlich sofort aufgeben sollen (oder ihn als überspannt vernichten sollen). Ich habe mich in der letzten Woche sehr elend gefühlt, *total erledigt*, und war eigentlich nicht in der Lage, irgendetwas zu Papier zu bringen (und verspürte den Wunsch, alles ungeschehen zu machen – Geschriebenes, Früheres etc. zu vernichten, eine Versuchung, ein Zwang, dem zu widerstehen ich mein Bestes tun werde). Erschüttert hat mich eine echte Katastrophe (die vielleicht nicht ganz von neurotischen Einflüssen frei war) und ein hässliches neurotisches Ungemach (von einer Art, für die ich besonders anfällig bin). Meine wirkliche Trauer gilt einer Cousine, die etwa gleichaltrig ist und mir sehr am Herzen liegt[14] – eine außerordentlich begabte und eloquente Frau, die jetzt vollkommen stumm und aphasisch ist.[15] In allen anderen Hinsichten absolut klar und bei Verstand, aber vollkommen ohne Sprache und Sprechen. Es ist viel zu früh, um zu sagen, ob sie sich jemals erholen wird oder nicht. Sie hatte eine Art Vorahnung, ganz explizit, vor einigen Wochen sagte sie zu mir: «Ich bin auf dem Weg zu einem Schlaganfall. Diese Kopfschmerzen sind ganz *real* – irgendetwas geht in meinem Kopf vor.» Jetzt ist sie so unruhig und verängstigt, dass sie den ganzen Tag schreit wie eine verdammte Seele

14 Madeline Gardner, die schon sechs oder sieben Jahre vorher einen Schlaganfall gehabt hatte, gewann auch jetzt einen Gutteil ihrer Sprachfähigkeit wieder, dieses Mal allerdings mit Hilfe ihrer Logopädin.

15 Es gibt zwei Hauptkategorien der Aphasie, die rezeptive Aphasie, bei der man das Sprechen anderer nicht verstehen kann, und die expressive Aphasie, bei der man sich selbst nicht ausdrücken kann (wenn beide Formen vorliegen, spricht man von «globaler Aphasie»). Madeline litt unter expressiver Aphasie, lernte aber im Laufe der Jahre mit Geduld und der Hilfe ihrer menschlichen Umgebung, sich recht gut zu verständigen.

in der Hölle. Ich denke, für sehr sprachbegabte Menschen, die in einer Sprachwelt leben, ist nichts unerträglicher als eine Aphasie. Das neurotische Element ist vielleicht meine *Identifikation* mit ihr (ich habe ständig Alpträume, in denen ich aphasisch bin, es ist eine jener schrecklichen Identifikationen, die für Familienbeziehungen charakteristisch sind, und obwohl sie nur eine Cousine ist, stand sie mir wirklich sehr nahe – sie war «praktisch» meine Familie in New York) und ein schreckliches Gefühl von *Anklage* (das sich, ziemlich ungerecht, nach innen wendet), weil ich der Meinung bin, dass ihre Kopfschmerzen, die *durchaus* real waren, allzu real, und bedingt (wie sich jetzt zeigt) durch die Überdehnung der Blutgefäße in einem zerebralen Angiom, von ihren Ärzten, den Neurologen, als «nichts» abgetan wurden. Daher die Überzeugung, dass das alles teilweise ein Ergebnis von *Vernachlässigung* ist und durch angemessene Aufmerksamkeit hätte verhindert werden können, und so wechselt sich die Vorstellung vom «schlechten», nachlässigen, gedanken- und herzlosen Arzt mit der des bedauernswerten, hoffnungslosen Patienten und «Opfers» unablässig in meinem Bewusstsein ab, auch wenn ich *nicht* ihr Opfer bin und auch wenn ich mich, kaum dass sie mir von ihren Kopfschmerzen berichtet hatte, sehr bemüht habe, ihr die besten Neurologen zu besorgen. Doch durch eine Reihe unglücklicher Umstände waren alle «guten» Ärzte beschäftigt oder nicht in New York, sodass sie in die Hände einiger schlechter Ärzte fiel.

Vermutlich belastet genau dieser Aspekt, das Gefühl, hilflos oder neurotisch in die Hände «schlechter» Ärzte[16] gefallen zu sein, mein Verhältnis zu dem Bein-Buch so nachhaltig:

---

16 O. S. vertrat häufig die Auffassung, dass er fast ein ganzes Jahrzehnt gebraucht hatte, um *Der Tag, an dem mein Bein fortging* zu beenden, weil er so viel Wut und Ambivalenz gegenüber seinen Ärzten empfand, dass er sich außerstande sah, sie zu artikulieren.

ein Gefühl, das ich überwinden, zu dem ich Abstand gewinnen muss, wenn ich in der Lage sein soll, ein gutes und liebenswürdig-lebendig-lesbares Buch zu schreiben und kein blöd-bitter-bösartiges. Doch in der letzten Woche konnte ich nichts zu Papier bringen, weil die empörten Gefühle, teilweise durch Madelines Leidensgeschichte, wieder aufgewühlt wurden. [...]

An Robert Katzman

Neurologe[17]

9. Oktober 1978
[Keine Adresse]

Lieber Bob,

in Anbetracht des Streiks letzte Woche habe ich [Mrs. M., eine Patientin, und ihren Mann] eingehend hier – in meiner Wohnung – untersucht.

Ich denke, ich sollte sie kurz, häufig und regelmäßig sehen – sagen wir wöchentlich: kurz, weil ihre zentralen Funktionen nachlassen, das heißt, immer labiler und ermüdbarer werden; wie sehr deutlich zu erkennen war, verändert sich ihr Zustand außerdem bei Erschöpfung und Stress radikal, sogar katastrophisch: Es gibt einen *enormen* Unterschied zwischen «frisch» und «erschöpft» (vielleicht gibt es irgendeine chemische Basis dafür); häufig, weil sie so rasch nachlässt: Ihr Zustand hatte sich erheblich, fast erschreckend verschlechtert, seit ich sie Ende Juli zuletzt gesehen hatte, und die *Abwärtsentwicklung* erfolgt in ihrem Fall so rasch, dass sie nur erkennbar ist, wenn man die Patientin von Woche zu

17 Katzman, ein Pionier der Alzheimer-Forschung, äußerte 1976 in einem Leitartikel die Auffassung, Alzheimer sei die häufigste Form der Demenz. Bis dahin verwendeten die meisten Ärzte zur Beschreibung solcher Patienten die Diagnosen «organisches Hirnsyndrom», «Demenz» oder einfach «Senilität».

Woche sieht; und regelmäßig, weil man nur so die erforderliche Unterstützung und Zentrierung leisten kann, vorausgesetzt, sie lässt sich überhaupt leisten.

Die Redensart «seinen Verstand verlieren» bekommt hier eine schreckliche und wörtliche Bedeutung – da man zusehen kann, wie die geistige Maschinerie zerfällt, sich auflöst und abhandenkommt. Mir fällt gerade ein [...], dass ich sozusagen eine Sterbestudie des Bewusstseins machen könnte, eine eingehende Untersuchung der Auflösung aller zerebromentalen Funktionen, ein höchst gleichmäßiger und schneller Zerfall. Ich bin überzeugt, dass ich auf diese Weise eine Menge *lernen* würde – und das sozusagen auf *beschleunigte Weise*, da ich miterleben könnte, wie die hochkomplexen kognitiven und mentalen Funktionen in kaum mehr als einem Jahr von vollkommener Unversehrtheit zu totaler Vernunft- und Empfindungslosigkeit reduziert werden – was, wie ich denke, bei den rascheren und bösartigeren Formen von «Alzheimer» der Fall ist.

In der Frage, was man tun kann, um diese in rascher Auflösung befindlichen Funktionen und funktionalen Systeme zu erhalten, wiederherzustellen, zu ersetzen oder zu stärken, bin ich nicht allzu optimistisch. Allein in den letzten sechs Wochen war der Verlust an abstraktem Denken, Logik, Sprache und «quasiräumlichen» Schemata bei dieser Patientin so groß, dass nach meiner Meinung der Erfolg jedes «algorithmischen» Verfahrens in Frage gestellt ist. Im Gegensatz dazu sind ihre «konkreten» Fähigkeiten und Urteile sehr gut erhalten – wie ihr «Gefühl» für eine Situation oder ein Bild ist, für seine «Stimmung», seinen «Sinn», seine unmittelbare Bedeutung –, im Gegensatz zur Fähigkeit, die Einzelheiten und Zeichen zu entziffern. Mir erscheint es besonders wichtig, dass wir beobachten, *welche* Dinge sie beobachten und «behalten» kann und welche sie rasch vergisst; *in welchem Maße* die Kognition im intuitiven, ästhetischen, emotionalen

Bereich erhalten bleibt, während die analytisch-abstrakten Kognitionen so rasch verloren gehen.

Auch die vorsichtigsten *Versuche*, abstrakte Funktionen zu untersuchen – bei weitem keine formalen «Tests» –, führten in der Regel zu augenblicklichen Misserfolgen, die sie als *demütigend* empfand und die extreme Angst und Unsicherheit hervorriefen. Ende Juli konnte sie die Zahlen – oder einige zumindest – auf einer Uhr[18] eintragen, obwohl ihre Anordnung zu wünschen übrig ließ: Am Freitag trug sie, obwohl sie eine Uhr vor Augen hatte, *Kleckse* statt Zahlen ein, offenbar ohne zu wissen, was sie tat. Als ich sie darauf aufmerksam machte, war sie zutiefst geschockt und gedemütigt; sie wurde blass und zitterte und sagte: «Ist es schon so weit mit mir gekommen?» Und ich muss gestehen, dass ich ihren Schrecken bis zu einem gewissen Grad teilte.

Das Bewusstsein, dass die geistigen Fähigkeiten in immer größerem und hoffnungsloserem Maße versagen, verloren gehen, sich auflösen, ausfallen, scheint mir bei dieser Patientin (und ihrem Mann) einen Schrecken zu erzeugen, der schlimmer ist als bei jeder «körperlichen» Erkrankung. Das Gefühl der Demütigung und Schande ist viel größer – zumal es sich in diesem Fall um eine Frau von überdurchschnittlichen Fähigkeiten handelte, die auf ihren Verstand, ihr Urteil, ihr gutes Gedächtnis etc. stolz gewesen war und ein ungewöhnlich selbständiges und unabhängiges Leben geführt hatte.

Ich schweife ab – vermutlich bin ich mir nicht sicher in diesem Punkt. Ich denke, was ich sagen will, ist, dass es womöglich ein besonders *trostloses* und sogar grässliches Forschungsgebiet ist. Das heißt nicht, dass eine genaue Studie

18 Wie in Kapitel eins erwähnt, verwendete O. S. häufig diesen klassischen neurologischen Test, bei dem man einen Kreis zeichnet und den Patienten auffordert, die Zahlen des Ziffernblatts einzutragen.

über das Sterben eines Bewusstseins nicht von größtem Wert und Interesse sein könnte. Aber es wäre eine Studie über einen entsetzlichen Gegenstand – und da ist großer Schrecken *unausweichlich*. Ich bin mir nicht sicher, ob man «objektiv» und «unbeteiligt» bleiben kann, ob man besser als der Patient in der Lage ist, den kognitiven vom affektiven Aspekt zu trennen.

Ich für meinen Teil beobachte, ohne «gefühllos» zu sein, den Verfall und die Auflösung der geistigen Fähigkeiten in der Bevölkerungsgruppe fortgeschrittenen Alters, mit der ich arbeite, seit einem Dutzend Jahren und kann das gefühlsmäßig verkraften, weil ich dafür sorge, dass Mitgefühl und Distanz im Gleichgewicht bleiben. Aber das wäre wohl ziemlich schwer für Patienten und noch mehr für ihre Angehörigen – und man weiß eigentlich nicht recht, ob man sie ermutigen soll, «dagegen anzukämpfen», weiterzumachen trotz der Gewissheit, dass es aussichtslos ist – oder sie zu einer Art von «Verzicht» und Resignation auffordern soll. Die Gleichgültigkeit (und / oder Verleugnung), die Joshua[19] an den Tag legt, scheint mir untypisch zu sein. Ich glaube *nicht*, dass Alzheimer-Patienten (im Allgemeinen) durch barmherzige Blindheit oder Vergesslichkeit geschützt sind, ebenso wenig wie die meisten MS-Patienten «euphorisch» werden. Aber vielleicht zeige ich auch eine Überreaktion auf einen Patienten, und vielleicht muss ich noch ein Dutzend mehr sehen.

Miss M. wird diese Woche Jack Wilder[20] aufsuchen, und ich vermute, der wird ihr psychiatrische Unterstützung und andere Maßnahmen jeglicher Art, die er für notwendig hält, angedeihen lassen. Ich selbst muss irgendeine Art von *Balance* zwischen der Neutralität des Forschers und der Anteilnahme des Arztes herstellen. Ich hoffe, es gelingt mir.

---

19 Ein anderer Patient, den Katzman kannte.

20 Ein Psychiater.

Ihr Grundwert ändert sich so rasch, dass Cholin, wenn es denn überhaupt noch wirkt, möglichst rasch und massiv verabreicht werden muss. […]

Verzeihen Sie mir diesen überlangen und nicht besonders zusammenhängenden Brief.

An Mrs. Miller

Physiotherapeutin[21]

27. November 1978

11 Central Parkway, Mt. Vernon, NY

Liebe Mrs. Miller,

ich muss Ihnen einfach mitteilen, was es für eine besondere Freude für mich war, dass ich Sie in diesem Monat wiedersehen konnte.

Es ist ein seltsames – und bedeutsames – Gefühl, zu einem anderen Zeitpunkt und in einer ganz anderen Funktion jemandem wiederzubegegnen, der einst im Leben überaus wichtig für einen gewesen ist. Es gibt keinen Zweifel daran – ich kann meine Dankbarkeit gar nicht deutlich genug zum Ausdruck bringen –, dass Sie mich durch eine höchst bedeutsame Zeit der Invalidität, Regression und Abhängigkeit wieder in einen Zustand der körperlichen – und nicht in geringerem Maße der geistigen – Unabhängigkeit geführt (gedrängt, genötigt!) haben. Es gibt eine aufrechte Haltung des Geistes, die genauso mit dem aufrechten Gang verknüpft ist wie eine Depravation des Geistes mit einer Depravation der Gangart. Genau diese Korrespondenz zwischen Physis und Moral hoffte ich in meinem Buch (*Der Tag, an dem mein Bein fortging*) zum Ausdruck zu bringen. Diese Erfahrung ist auch *weiter-*

21 Miller war O. S.s Physiotherapeutin in der Londoner Rehaklinik gewesen, in der er nach seiner Beinverletzung 1974 untergebracht war.

hin von höchster Bedeutung für mich geblieben – tatsächlich hat sich danach meine ganze Einstellung verändert: Ich *höre* meinen Patienten zu, wie ich es nie zuvor getan habe, versuche, Zugang zu ihren Gefühlen und Schwierigkeiten zu finden, und denke, dass Rehabilitation die wunderbarste Sache der Welt ist. Im Großen und Ganzen habe ich wenig Sympathien für oder Kontakt mit meinen Kollegen, habe aber in den letzten vier Jahren viel Freude (und spektakuläre Ergebnisse!) durch die enge Zusammenarbeit mit meinen Kollegen aus der Rehabilitation: Physiotherapeuten, Ergotherapeuten, Musiktherapeuten, Tanztherapeuten, Dramatherapeuten – was auch immer. Ich denke, dass Sie – Sie alle – sehr eingehend verstehen, was der Patient durchmacht, durchmachen *muss*, was Ärzten (in der Regel) verschlossen bleibt (von seltenen Ausnahmen wie Mr. Scott abgesehen, der es selbst «durchgemacht» hat). Diese Erfahrung ist so lehrreich wie kaum eine andere: zumindest wenn man sie *zulässt*.

Wie erwähnt, habe ich seither viele, Dutzende, buchstäblich *Hunderte* von Patienten mit einem Body-Neglect[22] behandelt, der sich als Nicht- oder Fehlgebrauch einer Gliedmaße manifestierte und zentral oder peripher bedingt war; außerdem habe ich eine Vielzahl amputierter Patienten gesehen. Ich wäre nicht in der Lage gewesen, ihre Probleme und die besonderen Herausforderungen ihrer Rehabilitation auch nur *ansatzweise* zu verstehen, wären da nicht meine eigenen Erfahrungen – und die so wichtige Arbeit mit Ihnen – gewesen. […]

Ich hoffe, Sie können New York einen Besuch abstatten, wenn Sie hier sind – falls nicht aus beruflichen Gründen, dann einfach als Besucherin. Es wäre mir ein Vergnügen, Ihnen eine Auswahl meiner Patienten zu zeigen – und Sie

22 Ein Neglect ist eine Aufmerksamkeitsstörung. Der Betroffene vernachlässigt dabei Teile seines Körpers. [A. d. Ü.]

mit einigen der ausgezeichneten Therapeuten und «Reha-Ärzte», die ich kenne und mit denen ich hier arbeite, zusammenzubringen. Das sieht mir ähnlich, ein aufmunternder Brief sollte es sein – ich wollte zwei Zeilen schreiben, und wieder sind daraus zwei Seiten geworden! Kürze war nie einer meiner Vorzüge! Schreiben Sie bitte, so wie es Ihnen am liebsten ist, und lassen Sie mich wissen, wie es Ihnen geht. [...] Noch einmal meinen aufrichtigen Dank für alles, was Sie 1974 für mich und mit mir getan haben.

Mit herzlichen Grüßen
Oliver Sacks, M. D.

An F. Robert Rodman

19. Dezember 1978
11 Central Parkway, Mt. Vernon, NY

Lieber Bob,

[...] Ich hätte gar nicht anfangen sollen zu schreiben – vielleicht bin ich gar nicht in der Stimmung zum (Briefe-) Schreiben: Ich fühle mich ziemlich krank und schlapp und abgelenkt und niedergeschlagen, vor allem nach einem Telefongespräch heute Abend mit meinem Vater [...], in dem er mir mitteilte, meine Tante[23] sei in sehr schlechter Verfassung wieder ins Krankenhaus gekommen. Nach ihrer Operation, die fast eine schreckliche Eviszeration war, hat sie sich nie erholt; sie hätte selbst eine jugendliche Konstitution auf eine harte Probe gestellt, doch an einem gebrechlichen Körper von 87 Jahren war sie praktisch ein Mord und in unentschuldbarer Weise eine Folge des Krankenhausstreiks, der ihre Operation (und die zahlloser anderer) zu einem Zeitpunkt, als sie angebracht und angemessen gewe-

23 O. S.s geliebte Tante Len.

sen wäre, hinausschob, [bis] eine partielle Gastrektomie, Splenektomie und Hemikolektomie[24], also eine regelrechte Ausweidung, erforderlich war. Ich vermute, dass ich im Voraus Trauer empfinde: Ich hatte mir nicht eingestanden, wie ernst das alles war; dieses Gefühl überfiel mich, bevor ich erfuhr, dass man sie wieder ins Krankenhaus eingeliefert hatte; es war, als ich letzte Woche die *Lamentationes Jeremiae* von Zelenka hörte – und vielleicht betraf einiges (alles?), was ich über Wehklage und Groll sagte, eher diese (und meine) «Situation» – als die Deine. Was könnte unterschiedlicher sein als der Verlust einer betagten Tante – und einer jungen Frau, die man liebt?[25] Zwischen dem Vergehen des Todes und dem Vergehen der Verlassenheit. Und doch sind sie (sicherlich) miteinander vereint durch die Dynamik, die Universalien von Liebe und Verlust – von Kummer und Leid, in einer erhabenen und maßvollen Trauer und von herabsetzenden und «würdelosen» Schmähungen: «Wie kann sie mich so verlassen? Wie kann sie fortgehen? Was fällt ihr ein! *Ich werde es nicht erlauben!!*» (etc.) Alles, was du über diesen wutschäumenden Allmachtswahn sagst.

Ich glaube, meine Tante hat in der kritischsten Zeit meines Lebens – als ich im Alter zwischen sechs und neun von meinen Eltern «fortgeschickt» wurde und in eine gefängnisartige Schule kam – eine sehr wichtige, eine für meine geistige Gesundheit und mein Leben *entscheidende* Rolle gespielt. Die affektive und symbolische Auswirkung dieser «Verlassenheit» und «Einkerkerung» haben große Teile meines (unbewussten) Lebens bestimmt – möglicherweise kreativ und destruktiv zugleich. Zu dieser Zeit, als ich mich fast oder ganz in einem autistischen Zustand verlor, war meine Tante der einzige Mensch, der sich wirklich um mich

24 Teilentfernung von Magen, Milz und Darm. [A. d. Ü.]

25 Eine Anspielung auf Rodmans Frau, die 1974 verstorben war.

gekümmert hat und dessen Liebe praktisch und handlungsorientiert war: besonders, wie sie sich mir öffnete, während der Ferien, in *ihrer* Schule[26] – einer sehr bemerkenswerten, die sie ganz allein gegründet und erbaut hatte, im Mittelpunkt die Symbole und Gegebenheiten von «Heim» und «Offenheit» (sie lag in einem Wald, nach allen Richtungen hin offen zum Wald und ihm doch nicht ausgesetzt, sondern geschützt und behaglich; aber mit großen Fenstern, die die Sicht nach allen Seiten hin eröffneten, und Türen, die freien Zutritt und Austritt boten). Kennst Du die hübsche Definition von «Zuhause», die Auden zitiert: «Zuhause ist, ob du's weißt oder nicht, der einzige Ort, in den du hinein- und aus dem du herausgehen kannst. Es gibt Orte, in die du hineingehen, und Orte, aus denen du herausgehen kannst; aber der einzige Ort, in den du hinein- und aus dem du herausgehen kannst, ist das Zuhause.» Zuhause, Offenheit-Geräumigkeit, *Einzäunungen* (so nahe verwandt, doch absolut verschieden von Eingeschlossenheit oder Eingesperrtheit). Die Einzäunungen waren kleine *Gärten* – kleine Quadrate, deren jedes einem Schüler ohne Einschränkungen überlassen wurde, dort konnte er pflanzen und züchten, was er wollte (immer, versteht sich, in den Grenzen von Natur und Notwendigkeit und denen der beschränkten Fläche). Diese kleinen Gärten waren Spielzeuge, Spielplätze, Begegnungsstätten und – potenzielle – Kunstwerke, wo Unendlichkeiten auf der Endlichkeit von ein bis zwei Quadratmetern ausgelotet wurden. [...] Wenn Du über «diese Schnittfläche zwischen Selbst und anderen, diesen Ort kultureller Erfahrung» sprichst, steht mir sofort klar und deutlich der Garten-der-Gärten[27] in Dela-

26 Helena Landau hat nicht eigentlich die Jewish Fresh Air Home and School for Delicate Children gegründet, aber sie war ihre Leiterin von der Gründung im Jahr 1921 bis zu ihrer Pensionierung im Jahr 1959.

27 O. S., der ewige Etymologe, wies gern darauf hin, dass das Wort «Paradies» ursprünglich einen geschützten, ummauerten Garten bezeichnete.

mere vor Augen: wo wir zugleich einzeln und zusammen waren, nicht verschmolzen, nicht gedrängt, aber in dieser Wunderwelt, Spielwelt, in der wir alle Platz finden, geräumig genug für jedes Geschöpf im Universum, und doch so viel Nähe zulassend, dass sie darin zu *Mit*geschöpfen werden. [...]

Ich kann nicht glauben (anerkennen!), dass ich jemals von «poetischer Symmetrie» gesprochen habe. Es hört sich *so gar nicht* nach meinem Sprachgebrauch an!! Ich *lebe* in gewissem Sinne für – für Überraschungen, für ständige, aufregende Neuerungen – und Erneuerung. Mein Leben ist extrem unvollendet und ungeordnet und asymmetrisch! [...] *Ich denke, Symmetrie ist Tod* – mag sie auch noch so schön sein: Sie ist mathematische Schönheit, begriffliche Schönheit, die Schönheit von Schneekristallen; die Schönheit der Leblosigkeit, der Unsterblichkeit, des *Anorganischen*. [...] Ich denke, Leben ist etwas im Wesentlichen Asymmetrisches und «Seltsames» – auf der molekularen Ebene nicht weniger als auf der «poetischen». Ist es da nicht von großer Bedeutung, dass Pasteur, dieser höchst poetische Biologe, entdeckte, dass alle Moleküle des Lebens asymmetrisch sind? Kein hübsches razemisches Gleichgewicht – keine Symmetrie von rechts *und* links. Das unterscheide die *Biochemie* von der anorganischen Chemie. Für mich war das eine Art von Offenbarung, als ich es feststellte: diese «perverse», triumphierende *Asymmetrie* in der Natur, das Leben, das von Anfang an auf Asymmetrie besteht, Asymmetrie als Ursprung und Bedingung des Lebens: Schon sehr früh, als Kind, hatte ich eine besondere persönliche Beziehung zu den Primzahlen – irreduzibel, individuell, «asymmetrisch», wie sie waren. Ich stellte mir die Primzahlen als *die ersten Individuen* vor, und in einer seltsamen Metapher (obwohl Metapher das falsche Wort ist) stellte ich mir früher einen *Garten voller Primzahlen vor*, auch eine Gemeinschaft und einen Orden von Primzahlen. Tut mir leid, ich bin geschwätzig und weitschweifig, aber es hat mich befremdet, dass Du mich als Apostel der Symmetrie bezeichnet hast (wenn auch nicht mit diesen Worten).

Klagen, Grollen – Liebe und Verlust –, Vergangenheit und Gegenwart. Eine weitere persönliche Reminiszenz (die eigentlich ganz verschieden ist, aber doch irgendwie in diesen Zusammenhang gehört) betrifft ein Gefühl des Verlustes (und der Entfremdung) gegenüber meinem Freund Jonathan Miller, den ich seit dreißig Jahren kenne und liebe. Ich hoffe, das ist nur oberflächlich und vorübergehend, aber es ist wichtig, dass ich mich der Realität stelle (ich konnte es mir nicht bewusst machen, fühlte mich davon *bedrängt*, bis Shengold es «freigelegt» hat). Traurigkeit und Ärger betreffen speziell sein Film-und-Buch-Projekt *The Body in Question*. Er kam für gut eine Woche nach New York, sprach mit vielen Patienten und filmte sie; und führte zahllose Diskussionen etc. über die Fragen, die sie aufwarfen. In dem Film finde ich einige dieser Patienten und Diskussionen; in dem Buch stehen klinische Geschichten, die ich ihm erzählt habe, und nirgendwo eine Erwähnung meines Namens (obwohl er sich bei vielen anderen bedankt). Ich habe ihn rückhaltlos und ohne nachzudenken mit meinen Informationen versorgt – es war für mich vollkommen selbstverständlich: So habe ich mich ihm gegenüber immer verhalten – so wie man sich in der Spielwelt, der Liebeswelt von Freunden verhält. Mir kam es nie in den Sinn, er könnte mich in irgendeiner Weise als Konkurrenten empfunden haben und würde mit ambivalenten Gefühlen *nehmen*, statt zu «empfangen» (obwohl ich das Gefühl hatte, irgendetwas fehle bei den Filmarbeiten in New York – es sei ein gewisser Mangel an persönlicher Zugänglichkeit zu spüren; ich vermisste seine übliche Großzügigkeit und «Grazie» – der Kreislauf der drei Grazien, Geben-Empfangen-Erwidern). Ich für meinen Teil bin nur *zu gern* bereit, eine Dankesschuld anzuerkennen. Ich käme nie auf die Idee, mir Fremdes *anzueignen*: Mir fehlt (ob zu meinem Vorteil oder Nachteil) jedes «Eigentumsbewusstsein» – zumindest in den Liebeswelten von Denken, Kunst und Wissenschaft. Ich bin nämlich der Überzeugung, dass diese Welten allen Menschen frei zugänglich sind, so frei von allen besitzorientierten und territorialen Erwägungen, dass sie für mich *von der großen Neurose ausgenommen sind*, die masochistisch-fixiert um «Besitz» kreist. Kunstwelt, Gedankenwelt, Spielwelt sind für mich inkompatibel mit der Vorstellung von Eigentum, und ich bin immer sehr *erstaunt*, wenn ich feststelle, dass das nicht für alle gilt. [...]

Das sind die unfassbaren Auswirkungen des *Kapitalismus* in der Wissenschaft! [...] (Um die wunderbare Simone Weil zu zitieren, die als Physikerin und Heilige besonders befugt ist, sich zu diesem Thema zu äußern): «[...] Der Geist der Wahrheit kann der Wissenschaft nur dann innewohnen, wenn die Triebfeder des Forschers *die Liebe zu dem Gegenstand* ist, der im Mittelpunkt seiner Untersuchungen steht. Dieser Gegenstand ist das Universum, in dem wir leben. Was könnten wir an Liebenswertem in ihm entdecken, wenn nicht die Schönheit? ... Das ist die wahre Definition von Wissenschaft: die Lehre von der Schönheit der Welt.»

Diese *Liebe*, diese *Wärme*, diese *Schönheit* fehlen, zusammen mit dem Sinn für Wunder und Geheimnis. Warum musste Jonathan, der (auf vielfältige Weise) so viel Liebe und Wärme und Schönheit zu geben hat, ein so liebloses, kaltes und hässliches Buch[28] schreiben (nun ja, vielleicht nicht hässlich, aber ohne Schönheit, ohne innere Beteiligung: unpersönlich, abstrakt). [...]

Ich finde, in Jonathans Buch ist die Tür verschlossen; es ist irgendwie unzugänglich; er verweigert anderen den Zutritt, wie er ihn sich selbst verwehrt – die gleiche kalte, unfreund-

28 *The Body in Question*, ein Begleitbuch zu der dreizehnteiligen Fernsehserie.

liche, abweisende Verweigerung von innerer Bereitschaft, Aufgeschlossenheit und Großzügigkeit, die mich (und andere) abschreckte, als wir uns im Juni trafen. Ich hoffe, dass es sich um eine vorübergehende Erscheinung handelt: dass er – in diesem speziellen Sinne – nicht «vom Erfolg verdorben» wurde (der Erfolg seines *Images* in einer oberflächlichen Fernsehwelt). Ich denke, in gewissem Sinn ist er zu begabt, besitzt zu viel Leichtigkeit und war vielleicht zu früh zu erfolgreich. Mit dreißig war er womöglich schon brillant und perfekt. Während Du und ich ausgesprochene Spätentwickler sind, aber *dafür* entwickeln wir uns, ständig und mühevoll, stotternd und stolpernd, von unseren Erfahrungen gebeutelt, zu einer allmählich sich vertiefenden Wirklichkeit hin, auf der Suche nach neuen Möglichkeiten, diese Wirklichkeit auszudrücken – und dies, diese Entwicklung, diese Überraschung, dieses unberechenbare Vermögen, zu verletzen und verletzt zu werden, Schnitzer zu machen und uns zu entfalten – das macht uns so lebendig, so kreativ lebendig und dabei (wie Du es gerade so unmittelbar erlebst) auch so *verletzlich*. Aber ich denke, *Wunden* sind, wenn sie uns nicht umbringen, der wahre *Weg* zum Leben – zumindest das Leben jenseits der animalischen, lyrischen, idyllischen Ebene. Nicht dass ich eine von ihnen auch nur im Entferntesten verachten würde: und zum Beweis dafür schicke ich Dir eine Postkarte, mit einer denkbar heiteren, schlichten, friedlichen Idylle – wobei dort nur angedeutet ist, wie wundervoll wehmütig das Licht des Originals ist.

Liebe Grüße und beste Wünsche für das neue Jahr, an Euch beide.[29]

Oliver

29 Rodman hatte sich vor kurzem wieder verheiratet.

An Lance Lee

Lyriker, Dramatiker und Romancier[30]

22. Dezember 1978
11 Central Parkway, Mt. Vernon, NY

Lieber Lance,

(wie Sie gemerkt haben werden) bin ich ein sehr sprunghafter Briefschreiber, zu jahrelangem Schreiben ebenso fähig wie zu plötzlichen 10 000-Wort-Ergüssen! [...]

Im Wesentlichen und nicht zuletzt möchte ich Ihnen sagen, wie sehr mich Ihre Besprechung von Thom Gunn (und Ted Hughes)[31] bewegt und beeindruckt hat – insbesondere in welchem Maße Ihre Interpretation von Thoms *«poetischen»* Haltungen und Entwicklungen während der letzten zwanzig Jahre dem entspricht, was ich von seinem *Privat*leben gesehen, geahnt und gewusst habe. Ich habe keine Ahnung, ob das «relevant» oder interessant ist; ein schöpferischer Mensch darf nicht nach dem beurteilt werden, was er «ist», und das ist *mir* sehr wichtig, denn ich interessiere mich nicht so sehr für die Kunst als solche, sondern eher für die Kunst, die leidenschaftlich erlebtes, erforschtes, bezeugtes und artikuliertes Leben zum Ausdruck bringt: Kunst als eine Art (Auto-)Biografie. [...]

Ich denke, ein Großteil der «Gewalt» etc. [in Gunns Frühwerk] wurde (gewissermaßen) aus Gründen der Exploration *angenommen* – damit will ich natürlich nicht andeuten, er habe etwas vorgetäuscht oder übertrieben. Thom sprach in dieser Periode mit vielen Stimmen und gab offen zu, dass er Identitäten «anlegte» wie Kleider – «Sinnbilder zur Rückbesinnung auf Identität» etc. –, die ungezügelte Bilderwelt in

30 Lee war ein Nachbar und Freund der Rodmans.

31 Lees Besprechung von Gunns *Jack Straw's Castle* und Hughes' *Gaudete* trug den Titel «The Roots of Violence» und erschien im Frühjahr 1977 in der *Chicago Review*.

auffälligem Kontrast zu der extremen, manchmal exzessiv *strengen Formgebung*, obwohl ich nicht glaube, dass Letztere *gänzlich* als eine Schutzwehr gegen den Verlust der Bodenhaftung, die Ich-Auflösung etc. betrachtet werden kann. Es ist im gleichen Maße die Genauigkeit des Wortschöpfers, die Verbindung von Gedanken und Wörtern, so eng geknüpft und verflochten wie Kettenhemden (vgl. «Byrnies»).[32] Ich denke, hier habe ich meinen eigenen Gedanken zur Strecke gebracht, indem ich die «Byrnies» ins Spiel gebracht habe! Wie dem auch sei, er sprach mit vielen Stimmen, und einige hatten ungewöhnlich (vielleicht sogar widersinnig) «romantische» Anklänge, denen seine Gedichte, wie sie ganz richtig sagen, einen gewissen intensiven, begrenzten «Reiz» verdanken. Ich möchte darauf hinweisen, dass (wie ich denke) hinter dieser (frühen) erotisch-gewalttätigen «Identität» weit mehr steckt, als sich bei der ersten Lektüre erschließt. Die Landschaft der Märchen und Sagen, besonders der altnordischen Mythen, scheint mir viele dieser frühen Gedichte – und sein damaliges Gefühlsleben – zu bestimmen. In der Einleitung zu einem Erzählband von G. K. Chesterton zitiert Auden einen Gedanken von G. K. zu solchen Landschaften, solchen «Ingestalten»[33]:

> Jeder Künstler hat im Hinterkopf so etwas wie ein Muster oder einen Architekturstil. Die Besonderheit eines jeden Menschen mit Fantasie und Vorstellungsvermögen ist seine Bildwelt. Es ist so was wie die Landschaft seiner Träume[34]; eine Welt von jener Art, die er gern erschaffen oder durch die er gern wandern würde; die seltsame Flora

32 Byrnies sind eine bestimmte Art von Kettenhemden, über die Gunn ein Gedicht schrieb.

33 *Inscape* (Ingestalt): die Ausprägung des inneren Wesens eines Dings. Ein zentraler Begriff des britischen Lyrikers Gerard Manley Hopkins. [A. d. Ü.]

34 O. S. verwendete später den Satz «Die Landschaft seiner Träume» als Titel für ein Kapitel in *Eine Anthropologin auf dem Mars*.

und Fauna seines eigenen geheimen Planeten; ein Ding von der Sorte, über die er gern nachdenkt.

Thom beschäftigte – beschäftigt – sich gern mit *Beowulf*, der Edda etc. Die Atmosphäre dieser Epen empfindet er als ausgesprochen wesensverwandt. Auch Auden wuchs mit ihnen auf, und merkwürdigerweise (für einen jüdischen Jungen mit einer langen Reihe gutbürgerlicher Vorfahren!) war auch meine eigene Bild- und Wunschwelt von diesen altnordischen (und unklassischen und unsemitischen) Mythen und «Landschaften» geprägt (weshalb ich, nebenbei bemerkt, mir zweifellos Norwegen für meinen fast fatalen Unfall «aussuchte»).

Dann begann Thom allmählich, und doch radikal, mit seiner eigenen Stimme – und nicht mehr mit anderen – zu sprechen. Wie Sie sehr treffend bemerken, braucht man viel Mut, um eine so authentische, «stille» Individualität zu entwickeln und an ihr festzuhalten – und läuft dabei Gefahr, viele frühere Leser zu *verlieren*, die nur an den ausgeliehenen Identitäten Interesse hatten. Seine eigene Stimme war die «des Individuums»; die anderen waren die Stimmen *der spielerischen Identitäten, die er für die «indirekte Kommunikation» verwendete* – jedenfalls ist das meine «Interpretation». Offenbar stelle ich eine explizite Verbindung zu Kierkegaards früher Verwendung von Pseudonymen her, zu den zahllosen Teil-Persönlichkeiten und der späteren Rückkehr zu seinem eigenen Namen und seiner vollständigen Individualität, aber das mag ein tendenziöser Vergleich oder eine Projektion sein.

Als *Awakenings* herauskam, schrieb Thom mir einen Brief, der mich sehr beschäftigte; er meinte, 1960/61, als wir uns viel sahen, habe er den Eindruck gehabt, ich sei außerordentlich begabt – «in jeder Hinsicht begabt, ausgenommen in einer, ausgerechnet der wichtigsten, nenne es Mitgefühl oder Menschlichkeit oder wie Du willst». Daher sei er an mir und meinem Schreiben verzweifelt. Aber [so fragte er]: «Was ist geschehen? Was Dir 1960/61 am meisten fehlte, ist jetzt das innerste Herz Deines Empfindungs- und Schreibvermögens – war es –, oder –, oder –, oder» (Verliebtheit; Drogen; Analyse; Deine Patienten etc.)?

Ich dachte darüber nach – monatelang – und schrieb ihm endlich, ich wisse es nicht und / oder könne es nicht sagen, sondern es nur irgendwann in einer Autobiografie ausloten oder darlegen oder erklären. Ich überlegte damals, und bin mir heute sicher, dass Thom, wenn er einen so tiefreichenden Wandel an mir wahrnahm und hinterfragte, dann sicherlich *selbst* eine solche Veränderung durchlebte und versuchte, ihr auf den Grund zu gehen. Und eine der bezeichnenden «Koinzidenzen» seiner gegenwärtigen kreativen Erneuerung nach 2 Jahren innerem wie äußerem Schweigen liegt darin, dass er zurzeit selbst an einer Autobiografie sitzt.

Übrigens ist eine meiner schönsten Erinnerungen an 1974 ein Tag, den ich mit Thom verbrachte: Wir wanderten durch Hampstead Heath, tranken ein Bier in Jack Straw's Castle, etc. – und stellten fest, dass dies die *eigentliche* Landschaft war, in der wir beide als Jungen groß geworden waren, und dass wir beide alle möglichen Plätze und Winkel kannten, «entdeckt» hatten, in denen wir uns nicht nur *konkret* vergnügten, sondern die uns darüber hinaus auch als Hintergrund für unsere Traumlandschaften und «die seltsame Flora und Fauna unseres eigenen geheimen Planeten» diente.

Hier kam Konkretes und Symbolisches, Vergangenes und Gegenwärtiges und Paradoxes in einer Weise zusammen, dass ich Thom – obwohl ich 1960 10 000 Kilometer zurückgelegt hatte, um ihn in seiner «Wahlheimat» Kalifornien kennenzulernen – in gewisser Weise erst 14 Jahre später, auf seinem eigenen (*unserem* eigenen) heimischen Hampstead Heath, *wirklich* kennenlernte, wo wir beide die geheimen, prägenden Kindheitsjahre verbracht hatten.

Wie dem auch sei, meinen Glückwunsch zu einer sehr schönen Besprechung – und ihrem dramaturgischen Wirken. Ich hoffe, dass wir uns in 3–4 Wochen *sehen* können, wenn ich, vermutlich, in LA sein werde.

Meine allerbesten Wünsche für das kommende Jahr,

Herzlich

Oliver

An Helena Landau

30. Dezember 1978

[Keine Adresse]

Liebste Len,

wir haben alle so sehr gehofft, dass Du in diesem Monat wieder gesund würdest; aber, traurigerweise!, ist das nicht eingetroffen.

Mir ist das Herz zerrissen, als ich hörte, wie schwach und elend Du bist – und jetzt, dass Du sterben möchtest.

Du, die Du das Leben immer geliebt hast und für viele eine solche Quelle der Stärke und des Lebens warst, kannst Dich dem Tod stellen, Dich sogar für ihn entscheiden, mit Heiterkeit und Mut, natürlich vermischt mit der Trauer über alles, was vergeht. Wir, ich, kann den Gedanken, Dich zu verlieren, weit schwerer ertragen. Du gehörst zu den liebsten Menschen, die ich auf dieser Welt habe.

Ich werde wider alle Hoffnung hoffen, dass Du dieses Elend überwindest und Dein Leben wieder freudig aufnehmen kannst. Aber dazu wird es nicht kommen, so muss ich Dir danken, danken, dass Du gelebt hast, dass Du Du warst und Dir ein letztes Lebewohl sagen.

Gott segne Dich und nehme Dich auf in sein ewiges Reich, aus dem es keinen Abschied mehr gibt.

Ich bleibe, geliebte Len,

Dein Dich unendlich liebender, unendlich trauriger
Neffe «Bol»[35]

PS: Du weißt, dass ich, wenn Du es wünschst, in wenigen Stunden bei Dir sein kann – ein Wort von Dir genügt. In der Zwischenzeit bist Du ständig in meinen Gedanken und meinen Gebeten –

1. Jan. 79: Ich habe heute Morgen im Krankenhaus angerufen – und obwohl Du zu schwach warst, um ans Telefon zu kommen, teilte mir die Stationsschwester mit, dass Du Dich zu erholen scheinst –, die erfreulichste Nachricht zum neuen Jahr. *Erhol* Dich – *kämpf* darum, Du kannst noch ein schönes Leben vor Dir haben.

Ich hoffe von ganzem Herzen, dass das neue Jahre Dir eine körperliche und seelische Erneuerung Deiner Kräfte bringt, sodass Du die tödliche Krise des letzten Jahres hinter Dir lassen kannst.

Also meine allerbesten Wünsche für das neue Jahr – mögest Du es gesund und glücklich erleben![36]

An F. Robert Rodman

5. Januar 1979
11 Central Parkway, Mt. Vernon, NY

Lieber Bob,

ich habe Deinen guten Brief mit viel Freude gelesen. [...]

Dein guter Brief führt mir vor Augen, was für einen *schlechten* Brief ich Dir geschrieben habe – voll schlechter Laune, schlechten Manieren und (ich fürchte) schlechten Absichten, daher werde ich mich kurzfassen, falls noch mehr

35 Bol war Lennies Kosename für O. S.

36 Lennie starb am 22. Januar 1979.

Schlechtes folgt! Es ist eine sehr schlechte Zeit – meine Tante stirbt zwar nicht wirklich, schwebt aber *in ständiger Todesnähe*, was zu dem (unentschuldbaren) Gedanken führt: «Warum braucht sie dafür so lange? Warum kann sie sich nicht erholen – oder sterben –, *irgendetwas*, JETZT?» Gedanken, die ihr selbst gekommen sind und die sie veranlasst haben, sich an meinen Vater – uns – mit der flehentlichen Bitte zu wenden, sie von ihrem Leiden zu erlösen: schlechte Zeiten; *gefährliche* Zeiten; wilde Gedanken treiben mich um, und ich muss aufpassen, dass ich ihnen nicht nachgebe. Sie nicht projiziere. Sie nicht ausdrücke. Wenn ich das bisher Geschriebene betrachte, habe ich den Eindruck, dass darin, ganz gleich, was es an Wahrem enthalten mag, ein gewisser *Vorwurf* ist, der nicht beabsichtigt war (und gewiss zweifelhaften Ursprungs ist) und mich beschämt. Zum Glück habe ich Jonathan gegenüber nichts dergleichen verlauten lassen, und wenn ich Dir gegenüber ein paar vergiftete Gedanken geäußert habe, dann sicherlich, weil ich weiß, dass Du die wunderbare Fähigkeit hast, sie zu *entgiften*.

Wieder (und wieder und wieder und wieder!) muss ich mir ins Gedächtnis rufen, dass andere – andere sind. Manchmal habe ich große Schwierigkeiten, sie von mir selbst zu unterscheiden: oder mich in sie zu «projizieren», ohne mir klarzumachen, dass ich es tue. Jonathan ist ein Mensch von außerordentlichen Gaben – des Herzens wie des Verstandes –, aber er ist *extrem* verschieden von mir (obwohl wir uns gelegentlich in derselben Spielwelt bewegen). Ständig vergesse – oder leugne – ich diesen Unterschied. Ich habe kein Recht, ihm vorzuwerfen, dass er – er selbst ist mit all den Vorzügen (und Mängeln) seiner brillanten Fähigkeiten. Ich selbst bin nicht brillant, ich glänze und glitzere nicht, habe nicht seinen Facettenreichtum, aber dafür etwas anderes – eine tiefe, konzentrierte, ursprüngliche Kraft –, und an *der* muss ich festhalten, sie mir immer wieder vor Augen führen, sie würdigen und zum Ausdruck bringen und mich nicht allzu sehr um das kümmern, was andere tun; zwar kann ich deren Arbeiten und Hervorbringungen bewundern ... aber aus der Entfernung ... [...]

Liebe Grüße

Oliver

PS: Ich werde vergesslich! Ich bin *entzückt* von dem Kierkegaard, den Du mir geschickt hast, vielen Dank für dieses perfekte und so wohlbedachte Geschenk. Es fand sofort seinen Platz in der ausgesuchten Sammlung der wenigen Bücher, die meine Bettlektüre ausmachen, und schuf sofort die Illusion, es sei schon *immer* dort gewesen! Augenblicklich wurde es mir vertraut wie ein alter Freund, und ich habe jedes Gefühl dafür verloren, dass ich es *gerade erst* bekommen habe! Sei noch einmal bedankt –

An F. Robert Rodman

18. August 1979
11 Central Parkway, Mt. Vernon, NY

Lieber Bob,

letzte Woche das Gespräch mir Dir war wie immer sehr schön – ich bedaure, dass ich *Monate* verstreichen ließ, und habe mich über Deine freundlichen Anrufe in der Zwischenzeit gefreut, obwohl ich nicht geantwortet habe. [...]

Letzte Woche habe ich an Dich gedacht, als ich aus einem faszinierenden Traum erwachte (der an irgendetwas anknüpfte, was Du über Dein Laufen und ich über mein Schwimmen gesagt hatte). Ich träumte, ich wäre auf dem Mond – dabei war nicht klar, wie und warum, noch schien es eine Rolle zu spielen – und unternähme meinen ersten Mondspaziergang. Zunächst wegen der ungewohnten veränderten Gravitation und dann wegen meiner untauglichen Gravitationssensoren etc. konnte ich meine Bewegungen nicht richtig steuern, sodass sie entweder viel zu heftig oder viel zu schwach ausfielen, mit dem Ergebnis, dass ich außerordentliche Mühe hatte, die nötigen Auszählungen und Berechnungen vorsichtig und bewusst genug vorzunehmen, um meine Bahn vorauszuplanen, als sei ich ein Geschoss oder bekäme Ballistik-Unterricht – eine entsetzlich schwierige (und irgendwie absurde) trigonometrische Aufgabe, die ich mir «selbst» stellte (oder vielmehr, dieser Körper veränderte sich so sehr, wurde mir fast fremd infolge der veränderten Gravitation und der unangemessenen, an der irdischen Schwerkraft orientierten Reaktionen).[37] Aber – ganz allmählich – lernte ich dazu: Tatsächlich wurde ich sogar *ziemlich* geschickt, ohne allerdings einen Augenblick in meinen bewussten und vorsichtigen Berechnungen und Auszählungen nachlassen zu können; so erwarb ich Kompetenz und Geschick bei einem vollkommenen Mangel an Leichtigkeit und Eleganz, und alles empfand ich als sehr künstlich und unnatürlich, streng aufgeteilt in einen ballistischen Rechner (meinen «Geist») und ein ballistisches Objekt (meinen «Körper»). Und dann, *wie aus heiterem Himmel*, hatte ich den Bogen raus, ich bekam das Gefühl für eine wunderbar neue Bewegung, ein höchst freies und fröhliches «Hüpf-Gehen», Körper und Geist vollkommen eingebunden in eine lockere und leichte Bewegung von natürlicher Anmut. Im Traum sagte ich zu mir selbst: «Ballistik wird zu Ballett und Metrik zu Musik», und dann wachte ich auf und schrieb es alles nieder! Ach, wenn ich's nur könnte! So viele Gedanken, wimmelnd, in Auflösung begriffen, unaufhörlich, ich weiß nicht,

---

37 Dieser Traum hat offensichtlich Anklänge an O. S.s Bein-Unglück und die Reha-Zeit, in der er wieder gehen lernen musste. Aber er erinnert auch an seine frühen Beschreibungen von Parkinson-Patienten sowie an einen Patienten, den er unlängst behandelt und in «Die körperlose Frau» geschildert hatte.

ob sie Freude oder Qual sind: Es ist wohl so, dass sie eine Freude sind, solange man sie *in seinem Bewusstsein bewegt*, und zur Qual werden, wenn man ihnen keine äußere, manifeste, öffentliche Form verleihen kann. Es ist eine Freude, meine Notizhefte zu füllen, Briefe an Freunde zu schreiben – das sind anderthalb Millionen Wörter pro Jahr –, aber irgendwie, oder *manchmal*, eine Flucht vor der einen Sache, die ich eigentlich tun *müsste*. Das Buch Hiob enthält fast alles, auch genau *dieses* Gefühl, wenn Hiob ausruft:

Ach dass meine Reden aufgeschrieben würden!
Ach dass sie aufgezeichnet würden als Inschrift,
mit einem eisernen Griffel und mit Blei
für immer in einen Felsen gehauen!

Diese Gefühle, die mich immer begleiten, haben heute eine Art Höhepunkt erreicht, weil ich morgen wieder in Richtung Norden mit seinem gefährlichen Zauber aufbrechen werde – in der halb verzweifelten Hoffnung, die so unerträglich stockende und hinausgeschobene Arbeit an dem mich in den Wahnsinn treibenden Bein-Buch endlich zu beenden. Die absolute Notwendigkeit, es *auszuformulieren*, und wenn auch nur, um es nicht schon wieder *auszuagieren*, aber ich kann ein gewisses Angstgefühl und inneres Beben nicht unterdrücken, wenn ich an meine letzte Nordlandfahrt im August 1974 denke.

Also habe ich den Kofferraum des Autos mit Schreibmaschinen (3) und Angelruten gefüllt und werde morgen nach Kanada aufbrechen. Es müsste nicht Kanada sein – im Norden des Staates New York gibt es eine Menge hübscher, friedlicher Seen –, ist aber für mich mit der Vorstellung von Freiheit und «Zuhause» verknüpft (ohne die besondere Gefahr, die England momentan aufweist). Ich hoffe, dass diese fieberhafte Intensität meines Gefühlslebens nachlässt, weil ich in dieser Stimmung immer den Eindruck habe, irgendwie *gefährdet* zu sein – ständig die in der Tiefe schwelenden wütenden und destruktiven Impulse ausblende, die ich kaum wahrnehme, bis sie plötzlich *ausbrechen*. Es ist eine seltsam *gemischte* Stimmung, so kreativ wie destruktiv; und ich muss mich unbedingt davor hüten, sie zu sehr *anzuheizen* – ich bin innerlich sehr erschöpft und ausgelaugt –, und ob ich jetzt schreibe, ist keine Angelegenheit auf Leben und Tod (obwohl ich dazu neige, dieses Gefühl zu kultivieren). Vielleicht kann oder sollte ich einfach «relaxen», wie man so sagt, sodass ich 2–3 Wochen Urlaub von äußeren (und vor allem inneren) Verpflichtungen hätte. Gefährlich sind die *Verpflichtungen* – und die *Freiheit*, die ich brauche.

Etwas gemischte Gefühle, die mir nahelegten, Vorsorge zu treffen, meine Dinge zu ordnen etc., veranlassten mich gestern Abend (ich war sehr ruhelos, zu ruhelos, um zu schlafen), einen Brief an meinen Anwalt zu schreiben statt eines Testaments – oder eigentlich ein «literarisches» Testament. Vor allem beschäftigte es sich mit der riesigen, *bizarren* Menge an unveröffentlichten, aber vielleicht teilweise zur Veröffentlichung geeigneten Schriften; meine gewaltige, aber «geheime» (oder geheimniskrämerische) Produktivität, die die Wohnung mit (entsetzlich zerstörbaren und brennbaren) Notizheften und Manuskripten angefüllt hat. Auf jeden Fall machte ich ihm für den Fall eines Unglücks meinen Wunsch deutlich, dass mein Besitz oder Nachlass, so, wie er ist (wenig genug), im Interesse dieser «literarischen» Hinterlassenschaft verwendet werden sollte – denn mehr habe ich nicht zu vererben, und es gibt keine Angehörigen. [...] Ich fühle mich etwas erleichtert, nachdem ich das geschrieben habe – aber es sollte nicht als Ausdruck eines todessüchtigen Impulses verstanden werden (das hoffe ich zumindest!), sondern als eine Art (innere und äußere) *Schutz*maßnahme.

Schwierige Zeiten: Ich vermisse Shengold – vielleicht bin

ich von ihm zu abhängig geworden. Vielleicht schreibe ich teilweise an Dich, um einen Ersatz für ihn zu haben; Du musst Dein «drittes Ohr» benutzen und entscheiden! [...] Ich sollte in der Woche des Labor Day wieder zurück sein – vielleicht am 5. oder 6. September[38] –, obwohl ich länger bleiben *könnte*, wenn ich in einen Schreib-Flow geriete und die Dinge sich außerordentlich gut entwickelten. Ich *hoffe*, ich kann Dir ein schönes Buch mitbringen; falls daraus nichts wird, vielleicht einen Fisch – oder einen Elch; und, wie ich hoffe und bete, kein gebrochenes Bein oder Genick. Natürlich ist denkbar, dass das Ganze ereignislos wird – sogar bis zur Langeweile. Was ich mir wünsche, ist ein ereignisreiches, aber *dennoch gutes*, friedliches, stilles Leben:

«Die Stille
Im Mittelpunkt der Bewegung»[39]

Ich freue mich darauf, dass wir uns im Oktober sehen, wenn ich nach New York komme. Und, bitte, pass auf *Dich* auf – ich weiß, dass dieses Jahr auch für Dich schwierig und belastend war.

In Liebe, OLIVER

An Jonathan Cole

9. Oktober 1979
11 Central Parkway, Mt. Vernon, NY

Lieber Jonathan,

es tut mir leid, dass ich ein so unzuverlässiger Briefschreiber bin – Deine machen mir immer viel Freude, sie sind so

38 Der «Tag der Arbeit» ist in den USA am ersten Montag im September. [A. d. Ü.]

39 Aus Octavio Paz' Gedicht «Solo für zwei Stimmen».

lebendig und interessant, berichten von erfreulichen Entwicklungen (und Krisen!).

Heute habe ich besonders an Dich gedacht, denn ich traf Sister (jetzt Mutter) Genevieve[40], die ich nicht mehr gesehen habe, seit sie New York verlassen hat, und sie fragte sehr freundlich nach Dir und bat mich, Dich von ihr zu grüßen.

Deine [...] Aufgabe in Whittingron, zuständig für Geriatrie und Neurologie, klingt ideal – ich meine für jemanden wie Dich, der sich ihrer mit so viel Engagement und Interesse annehmen wird. Für jemanden ohne *innere* Beteiligung wäre sie wahrscheinlich fürchterlich langweilig. Intelligente und geschickte Ärzte gibt es wie Sand am Meer (sie sind gewissermaßen billig zu haben): Seltener ist da schon die Mitwirkung der drei Grazien: Geben – Empfangen – Erwidern – *neben* Intelligenz, Wissen, Talent, Fertigkeit – und das vor allem sehe ich (und sicherlich viele andere) in *Dir*. [...]

Immer mehr und fast ständig habe ich das Gefühl, dass man verloren ist ohne die Tugenden der Grazien – die ein breites Spektrum abdecken, von der Anmut eines Eichhörnchens bis zur Gnade eines Heiligen. Die wunderbare *Richtigkeit* im Verhalten von Mutter Genevieve, die mich so berührt hat, als ich sie gestern sah, resultiert daraus, dass sie diese Tugenden so ausgewogen repräsentiert. Die offenkundige *Falschheit* der Parkinson-Bewegung liegt daran, dass sie nicht von der namensgebenden Tugend der Grazien, der *Grazie*, bestimmt wird: Das zeigte sich sehr deutlich bei einer meiner Parkinsonpatientinnen, als sie von Jonathan Miller

40 Schwester Genevieve war ein Mitglied der Kleinen Schwestern der Armen, eines religiösen Ordens, der im 19. Jahrhundert in Frankreich gegründet wurde. Die Nonnen dienen alten armen Menschen, indem sie Altenheime überall in der Welt unterhalten, und viele der Schwestern wechseln die Heime in einem Rotationssystem alle paar Jahre. Auf diese Weise hatte Schwester Genevieve ihren Posten in einem der New Yorker Heime aufgegeben, um an einem anderen Ort Mutter Oberin zu werden. O. S. hatte fast vierzig Jahre lang in mehreren der New Yorker Heime gearbeitet und den Kontakt zu vielen der Schwestern beibehalten, während diese sich im Land umherbewegten.

interviewt wurde, der hier einige Tage Filmaufnahmen für seine Fernsehserie machte: Sie sagte, sie sei sich schmerzlich bewusst, wie «hölzern und mechanisch und roboterähnlich» ihr Gang geworden sei und wie sehr es ihm an Grazie und Leben fehle. Doch, so fügte sie hinzu, die Natur sorge für ein Heilmittel: In letzter Zeit habe sich ihre Möglichkeit verbessert, Musik zu hören – und zwar die Musik, nach der sie einst mit einem jungen Mann getanzt habe, den sie liebte. Wenn diese Musik ertöne, gewinne sie ihre Grazie zurück. [...]

Die erste Hälfte des Jahres war ich nervös und unglücklich – was in erster Linie mit dem grausamen und elenden Tod meiner armen Tante (die Du ja kennengelernt hast) zu tun hatte; das war nach einer Reihe fürchterlicher postoperativer Komplikationen [...]; es geschah zur Zeit der schändlichen Streiks, und was eigentlich ein relativ kleiner Eingriff hätte sein sollen, wurde zu einer sehr umfangreichen Notoperation – praktisch einer Eviszeration[41], die auch einen jungen und starken Menschen sehr mitgenommen hätte und bei einem alten Körper von 86 Jahren praktisch einem Mord gleichkam. Hinzu kamen einige postoperative Infektionen, wie man sie nach dem Krimkrieg kaum noch gesehen hat – und ich kann nicht verhehlen, dass ich dafür das Krankenhaus verantwortlich machte, weil es keine Sterilisatoren hatte und ihm sterile Packungen aller Art ausgegangen waren. Aber sie hatte ein sehr schönes, sehr langes, sehr erfülltes Leben; und in gewisser Weise tat sie, wozu gelegentlich nur Tanten, Onkel, Paten, Großeltern in der Lage sind – Eltern jedoch nicht (einfach weil sie zu *nahe* an den Kindern sind und all die Rollen übernehmen müssen, die ihnen Autorität und Abhängigkeit auferlegen) –, sie war der Garant für Gesundheit, Vernunft, Humor etc., fast für Leben,

41 Entfernung von Organen, meist aus der Bauchhöhle. [A. d. Ü.]

in den dunkelsten Tagen meiner Kindheit – und auch noch später. [...]

Ein Wendepunkt war mein Aufenthalt auf der wunderschönen Insel Manitoulin im Lake Huron [...]. Ich habe noch nie einen Ort von solcher Schönheit und Stille gesehen – und ich fühlte, wie meine zerrissenen, reizbaren Nerven (mein «Herz») mit jeder Minute und Stunde heilten, was einerseits an der unermesslichen *natürlichen* Schönheit und Friedlichkeit des Ortes lag und andererseits an dem bemerkenswerten *Gemeinschaftsgefühl*, das ich empfand – sehr starke, einfache, freundliche Gemüter von kluger Unschuld und Unbestechlichkeit, alles in allem eine sehr eindrucksvolle Inselgemeinschaft. Mühelos, wie ich es noch nie erlebt hatte, kam ich mit allen, die ich traf, in interessante Gespräche: sodass ich gleichermaßen die Sozial- wie die Naturgeschichte des Ortes in mich aufnahm, seine Ökologie und Ökonomie, und wie er in dieser Fülle und Freiheit und Weiträumigkeit und Fruchtbarkeit überlebt hatte, mit all den Gefahren der Isolation und Verlassenheit auf der einen Seite und der Verderbnis und Korruption auf der anderen. [...]

Ich war auf der Insel von einem immensen Gefühl der Milde und Versöhnlichkeit beseelt, ohne eine Spur von Unduldsamkeit, Ärger oder Anklage. Ich weiß nicht, inwieweit die Introjektion dieses besonderen und besänftigenden Ortes dafür verantwortlich war und inwieweit die Projektion eines erleichterten Herzens, das nach Monaten der Qual eine Art von nachsichtigem, tolerantem, gutherzigem *innerem* Frieden erreicht hatte. Nach ungefähr zehn Tagen auf der Insel fühlte ich so etwas wie eine «Kindsbewegung» meines Buchs in mir und schrieb 50 000 Wörter in zehn Tagen. Ich hegte die Hoffnung, es dort vollenden zu können, aber nach fünfzehnstündigem Tippen pro Tag waren Rücken und Nacken doch sehr in Mitleidenschaft gezogen, und es stellte sich heraus (und wurde seither noch deutlicher), dass –

zumindest bei *dieser* Arbeit – eine weit umfangreichere Aufgabe auf mich wartete, als ich gedacht hatte. Ich hatte mit einer Bagatelle gerechnet, einem Divertimento, von ungefähr 30 000 Wörtern (*Migräne* und *Awakenings* hatten jeweils rund 70 000), doch nun sehe ich mich stattdessen einer Sinfonie von rund 250 000 Wörtern gegenüber (ein einziger Tag im Krankenhaus – zugegebener Weise ein entscheidender – benötigt 70 000 Wörter und ist möglicherweise der längste Tag in der Literatur seit *Ulysses*!). Daher befinde ich mich nun nolens volens und ohne Absicht in einer Art *Marathon*, und anstelle von 4–5000 vernünftig gelassenen *Wörtern* pro Tag muss ich mich jetzt darauf einstellen, bis Weihnachten zu schreiben und mir von meinem Verleger (oder den Lesern) sagen zu lassen: «Ja, es ist wunderbar, jede Seite ist wahnsinnig interessant – aber Sie können nicht von uns erwarten, dreitausend Seiten zu lesen.» Wie Du feststellen wirst, ist das Ganze zu weit mehr als einer Fallgeschichte angewachsen, zu einer Art novellistischer Autobiografie, und – und –

«Verliert Euch nicht an grenzenlose Wünsche und Pläne», sagt Browne.

«Ich dachte, alles, was ich zu diesem Thema zu sagen hätte, ginge auf ein Blatt Papier», schrieb Locke in seinem *Brief an den Leser*, «doch je mehr ich vorankam, desto umfassender wurde der Ausblick, der sich mir bot; neue Entdeckungen lockten mich weiter, und so wuchs es unmerklich zu dem Umfang heran, in dem es heute vorliegt.» Und er fügt hinzu: «Ich will nicht leugnen, dass es sich vielleicht auf einen bescheideneren Umfang verringern ließe und dass einige Teile beschnitten werden könnten. Aber um die Wahrheit zu sagen, ich bin jetzt zu faul, oder zu beschäftigt, um es zu kürzen.» Wie dem auch sei, für mich gilt, ich werde ihm jetzt die Form und den Umfang lassen, in die es zu fließen scheint, all meinen Programmen und Plänen zum Trotz (weil ich annehme, es ist *genitum non factum*[42] – oder besser *factum* cum *genitum*[43]) – und weil ich erst ein kritisch-kürzendes Auge darauf werfe, wenn es fertig ist. Ich hoffe, ich kann nach Manitoulin zurückkehren, denn erst dort hat sich der Zauberkreis geschlossen, sind die Fäden zusammengelaufen, überkam mich die erforderliche Stimmung von Großherzigkeit und Milde – gerne würde ich dort einen «Epilog» verfassen.

Nun muss ich endlich zum Schluss kommen – in Zukunft sollte ich Luftpostbriefe verwenden –, sonst wirst Du am Ende eine Abhandlung anstelle eines Briefs erhalten. Ich hoffe – mit dem Manuskript in der Hand –, im Spätherbst nach London zu kommen – so Gott will! Noch einmal danke ich Dir für Deine sehr geschätzten und herzlichen Briefe – und entschuldige mich dafür, dass ich bei Antworten so sprunghaft (und exzentrisch) bin.

Herzliche Grüße
Oliver

42 Gezeugt, nicht geschaffen (Zitat aus dem Glaubensbekenntnis der katholischen Kirche).
43 Geschaffen mit der Zeugung.

10

Klinische Geschichten

1980–1984

An Robert Katzman

14. Januar 1980
11 Central Parkway, Mt. Vernon, NY

Lieber Bob,

zufällig hatte ich heute Gelegenheit, bei den Kleinen Schwestern einen jener gar nicht so seltenen Patienten zu sehen, von denen ich Dir Freitag berichtete – einen Patienten mit einer rasch progressiven, parallel verlaufenden Parkinson- und Demenzerkrankung. Beigefügt findest Du Kopien meiner Aufzeichnungen etc., die im September 75 beginnen, als ich ihn zum ersten Mal sah (es gibt auch CTs und EEGs, aber keine Hirnbiopsie!). Du wirst erkennen, dass sich in wenig mehr als vier Jahren ein sehr geringfügiges klinisches Syndrom zu einem fast tödlichen entwickelt hat. Es kam mir nicht in den Sinn, den Parkinsonismus mit der Demenz zu *verknüpfen* etc. – und vielleicht sind sie auch nicht verknüpft. Ich fand den Verlauf aber so verwirrend, dass ich ihn letztes Jahr zu Labe[1] schickte und diesen bat, eine diagnostische Untersuchung durchzuführen (es gab, wenn ich mich richtig erinnere, die übliche Doppeldiagnose «Parkinson-Krankheit» und «Alzheimer-Krankheit») – und im Winter 76/77 verwies ich ihn ans Brons Lebanon zu einer Nachuntersu-

1 Labe Scheinberg, ein Neurologe am AECOM.

chung, als er *vorübergehende* Symptome zeigte, die später zu einem dauerhaften Erscheinungsbild wurden. Einige dieser seltsamen und plötzlichen «Ausbrüche», die ich auch von anderen Patienten kannte, sind als «Schlaganfälle» (miss-) verstanden worden – aber es gab weder verlässliche klinische noch andere Anzeichen dafür, dass es sich tatsächlich um einen Schlaganfall gehandelt hatte. Die Entwicklung der Krankheit verlief kontinuierlich und unaufhaltsam *abwärts*, wenn auch mit der seltsamen – mir schon oft aufgefallenen – *Labilität* des Krankheitsbildes (vgl. beispielsweise die massive Veränderung einer intellektuellen Funktion – Schreibfähigkeit – innerhalb eines Zeitraums von *fünf Minuten* auf dem Testblatt vom 30. Jan 79). Beispielsweise wies er die Überempfindlichkeit (und Unverträglichkeit) gegenüber Antiparkinson- und Beruhigungsmitteln auf – was nach meiner Meinung ebenfalls charakteristisch sein kann.[2]

Wie Du sehen wirst, bin ich erst heute auf die *Idee* gekommen, bei ihm Demenz und Parkinsonismus als eine einzige klinisch / ätiologische Einheit zu betrachten. Daher deuten meine Aufzeichnungen überhaupt nicht in diese Richtung! Ich könnte Dir aber so ziemlich für jede Woche im Jahr ähnliche Fallgeschichten liefern.

Ich sage nicht, dass es sich *tatsächlich* um eine Einheit handelt, aber ich denke doch, dass sie sich in verschiedener Hinsicht sowohl von der «senilen Demenz» wie von der «Parkinson-Krankheit» unterscheidet, da diese in der Regel langsam verlaufen, in einem Zeitraum von etwa 15 Jahren, und sich meist kaum mischen (höchstens kommt es zu *ein wenig* Demenz bei gewöhnlichen Parkinson-Patienten, oder *ein wenig* Parkinsonismus bei «gewöhnlichen» Demenzpatienten). Der rasche Verlauf (2–5 Jahre) bei der Verknüpfung von

2 Diese sorgfältigen Beobachtungen sind frühe Hinweise auf eine seltene und bösartige Form des Parkinsonismus, die sogenannte Parkinson-Demenz, die erst Jahrzehnte später entdeckt wurde.

Parkinsonismus und Demenz grenzt eine Untergruppe (vielleicht sogar mehrere Untergruppen) von Patienten ab; Gleiches gilt für ihre extreme Funktionslabilität und pharmakologische Überempfindlichkeit. Bei einer solchen Patientin, einer ehemaligen Tanzlehrerin von ungefähr 50 Jahren, dauerte es von den ersten Symptomen bis zu Demenz und Parkinsonismus im Endstadium keine achtzehn Monate (sie gehörte zu den ersten L-DOPA-Patienten im Jahr 1969).

Wärst Du an einer weiteren Untersuchung / Biopsie dieses Burschen interessiert? Ich denke, die Familie und die Schwestern etc. wären einverstanden. Wie erwähnt, ist es leider so, dass am Beth Abraham praktisch keine Autopsien mehr stattfinden – trotzdem haben wir neulich an einem Mann, dessen Demenz-Parkinson-Syndrom ich genau beobachten konnte, eine Autopsie vorgenommen, sein Gehirn war vollkommen verfilzt, und der Neuropathologe sagte: «Typisch Alzheimer.»

Oliver

An Robert Katzman

5. Februar 1980
11 Central Parkway, Mt. Vernon, NY

Lieber Bob,

ich scheine Dich mit Briefen etc. zu überschwemmen – von Zeit zu Zeit bekomme ich diese Anfälle –, aber dieser Brief wird ziemlich kurz und der letzte des Quartetts sein.

Einige der besprochenen Punkte haben mich gezwungen, in Hinblick auf mögliche Behandlungsansätze für diese Patienten *allgemeinere* Fragen zu berücksichtigen.

Das beschäftigte mich heute besonders, denn ich sah einen Alzheimerpatienten (oder vielmehr ein Ehepaar, es ist eine *ausgesprochene* Familiensituation). Vermutlich hast

Du mich, was diese Patienten betrifft, ursprünglich als «Forscher» gesehen und nicht als «Arzt». Und mir wäre das auch *lieber* gewesen, um «innere Beteiligung», Kummer etc. zu vermeiden. Aber ich muss «Anteil nehmen» oder mich sorgen, ob ich will oder nicht, weil ich mit einem *Menschen* – und keinem «Präparat» zu tun habe. [...]

Im Vorwort zu meinem *Migräne*-Buch schrieb ich vor zwölf Jahren: «Zunächst war ich ... entzückt angesichts der Komplexität der Geschichten, die ich zu hören bekam ... Jeder Patient ... offenbarte sich sozusagen als vollständige neurologische Enzyklopädie. Das Leiden meiner Patienten und ihr Hoffen auf Hilfe ließen mein rein neurologisches Interesse in den Hintergrund treten.» Nicht anders ist es mit diesen Alzheimer-Patienten. Ich (man) *kann nicht* einfach ein «Forscher» sein und kein Arzt: zumindest ich nicht; wären sie gesichtslose Probanden einer Versuchsreihe, die standardisierten Tests der einen oder anderen Art unterzogen würden, könnte ich es; und natürlich müssen solche quantitativen Untersuchungen durchgeführt werden. Meine eigenen Untersuchungen sind im Wesentlichen *qualitativ* (deshalb sind sie nicht weniger genau – nur diffiziler und komplexer): eine qualitative Neuropsychologie, verwandt mit Lurijas Ansatz; aber noch einmal, eine Methode, die einem nicht erlaubt, sich vor menschlicher Verantwortung und Anteilnahme zu drücken.

Im Grunde bin ich wohl ein «Naturforscher» – welch hübscher, altmodischer Ausdruck –, und alle meine anderen Interessen (an der Psychologie, Neurologie, Physiologie etc.) sind dem Naturforscher in mir untergeordnet. Als Kind las ich Bates[3] über den Amazonas, Speke[4] über den Nil – ich

---

3 Henry Walter Bates (1825–1892) schrieb über seine Forschungsreisen mit Alfred Russel Wallace in den Regenwäldern des Amazonasgebiets.

4 John Speke (1827–1864) unternahm drei Expeditionen in Afrika, um die Quelle des Nils zu entdecken, und hat als erster Europäer den großen afrikanischen See erblickt, den wir heute Victoriasee nennen.

war erfüllt vom Geist des Abenteuers und der Erforschung fremder Welten (und das auf eine *zugleich* wissenschaftliche und romantische Weise). Dieser Geist hat von alleine auf meine klinische Arbeit übergegriffen: Ich betrachte jeden Patienten als einen Amazonas, als einen Nil – ich erblicke *Krankheitslandschaften*, die physiognomisch, geografisch sind. Dabei weiß ich nicht im Voraus, was «relevant» sein wird – weshalb es schwierig oder gar unmöglich ist, im Vorfeld Programme oder Projekte zu entwerfen. Ich muss bei meinen Erkundungen abschweifen, mäandern – da ich vorher nicht weiß, was ich finden werde (obwohl ich, hoffentlich, *vorbereitet* und offen für die Dinge bin, die ich finde). Bei der Erforschung eines Gebietes kann man seine Aufmerksamkeit nicht auf dieses oder jenes eingrenzen (obwohl natürlich eine tiefe, vielleicht unbewusste Selektivität gegeben sein muss). Man weiß nicht im Voraus, in welcher Beziehung all die Fauna und Flora stehen wird, wie sich alles in das umfassende «Ökosystem» einfügen wird (ich sehe, dass ich unbewusst den Titel von Gregory Batesons *Ecology of Disease*[5] paraphrasiere; ich kenne den Titel, aber nicht das Buch!). […]

Man muss *alles* sehen (oder zumindest dazu in der Lage sein), was im / für das Leben des Patienten relevant ist – wenn man entweder Naturforscher oder Arzt ist. Ich kann nicht erkennen, wie das im Kontext einer *Klinik* möglich sein soll, in der ein Patient gewissermaßen aus seinem natürlichen Habitat herausgerissen und einer eingeschränkten und künstlichen Betrachtungsweise unterzogen wird. Man muss die Patienten in ihrem natürlichen Umfeld sehen – «zu Hause».

Besonders auffällig fand ich das bei Hans H., einem äußerst

5 Batesons (1972) Buch hieß *Steps to an Ecology of Mind* [dt.: *Ökologie des Geistes. Anthropologische, psychologische, biologische und epistemologische Perspektiven*, Frankfurt am Main 1981].

faszinierenden Patienten (mit einer Objektagnosie etc. – der alte Musiker).[6] Ich *verstand nicht*, was vor sich ging, als ich ihn in [der Klinik] untersuchte – außerdem war es mir *nicht möglich*, ihn angemessen zu untersuchen (beispielsweise hätte ich ein Tonbandgerät und ein Klavier gebraucht! Und ich hätte sehen müssen, wie er sich in seiner eigenen Umgebung verhielt – zu Hause). *Erst dann* hätte ich ansatzweise verstehen können, wie das Leben für den Patienten – und für alle anderen – sein mochte, für einen ziemlich begabten Mann mit einer sehr ausgeprägten visuellen Agnosie. [...]

Mir ist durchaus bewusst, *wie unzulänglich* (in gewisser Weise) meine Beobachtungen [dieser Patientin und ihres Mannes] sind, weil meine Informationen sich auf das beschränkten, was ich von ihnen in der Klinik gesehen und den Anrufen des Ehemanns entnommen hatte. [...] Mir scheint, dass ich von diesen Patienten weniger Informationen bekommen habe als von weitgehend vergleichbaren Patienten, die ich in Institutionen erlebt hatte. [...] Denn in gewisser Weise ist *eine Institution wie eine kleine Welt*, ganz besonders in einem Heim wie Beth Abraham, wo ich jeden Patienten, jede Schwester, jeden Therapeuten, jeden Aspekt und jede Nuance der Abläufe kenne, dort *kann* ich so etwas wie ein Naturforscher – und Arzt – sein: Dort bin ich in der Lage, eine ganze Welt zu beobachten und (und bis zu einem gewissen Grad) zu beeinflussen – obwohl es (natürlich) eine Miniaturwelt ist, eine besondere Welt, eine tragische Welt und eine *Exil*welt, die sich nicht mehr ganz in der großen Welt befindet.

Zum Teil liegt es an der Abgeschiedenheit dieses institutionellen Lebens, der kleinen institutionellen Welt, an diesem (gelegentlichen) Gefühl, in einer Leprakolonie zu arbei-

6 Später beschrieb er Hans H. unter dem Pseudonym «Dr. P.» in dem titelgebenden Kapitel *Der Mann, der seine Frau mit einem Hut verwechselte.*

ten, die in mir den Wunsch weckt, einige Patienten zu haben, die noch in der großen Welt leben; die noch nicht «ausgesondert» – eingeschränkt, weggesperrt – worden sind.

Doch *wenn* ich diese Erfahrung mit einem Patienten verallgemeinern kann, folgt daraus, dass ich in einem klinischen Umfeld nicht so viel erfahren kann wie in einem institutionellen Umfeld (zweifellos hat Hughlings Jackson das genauso gesehen, weshalb er seine wertvollsten Beobachtungen in psychiatrischen Anstalten und Heimen machte – dem West Riding Asylum etc.). Andererseits bekomme ich, wenn ich mich auf Institutionen beschränke, nur die fortgeschrittensten Fälle, die schwersten, die schlimmsten zu Gesicht – ich kann nicht sehen, wie es dem Menschen in den frühen Stadien geht, wie er zurechtkommt, wie seine Angehörigen, Freunde, alle anderen *mit ihm zurechtkommen*.

Ich denke, das kann man *nur* sehen, wenn man Hausbesuche macht – wenn man sie – zumindest als Beobachter – in ihrer häuslichen Umgebung erlebt; und das nach Möglichkeit als ihr Hausarzt – zumindest als Hausarzt für die *Alzheimer-Erkrankung*. Ich denke, dass sich die wirklich wichtigen Beobachtungen wohl nicht im Krankenhaus und *schon gar nicht* in der Sprechstunde machen lassen. Solche Patienten zu Hause und vielleicht in Tageskliniken und in verschiedenen Programmen zu erleben, dürfte unbedingt notwendig sein, um die Ökologie und nicht nur die Neuropsychologie und Physiologie dieser Krankheit zu sehen.[7]

Ich sollte jetzt besser aufhören – oder ich muss eine neue Seite anfangen. Ich werde mein Versprechen halten und dafür sorgen, dass dies der letzte der vier wird!

Mit freundlichen Grüßen
Oliver

---

7 O. S. beschreibt in *Onkel Wolfram*, wie er als Junge seinen Vater, einen praktischen Arzt, bei seinen Hausbesuchen begleitete.

Im November 1980 kaufte sich O. S. ein kleines Haus auf City Island, einer Insel vor der Bronx, auf der sich zahlreiche Werften und Bootsbauer angesiedelt hatten. Dort hatte er ein Ruderboot liegen, sodass er in der Eastchester Bay rudern oder schwimmen konnte, oder er fuhr mit seinem Fahrrad auf der City Island Avenue hin und her. Außerdem war das Esszimmer so geräumig, dass er dort nach dem Tod seines Vaters im Jahr 1990 den Bechsteinflügel aus der Mapesbury Road aufstellen konnte. Von einem Handwerker ließ er in jedem Zimmer, einschließlich der Küche und dem Keller, Bücherregale anbringen.

An Stanley Fahn

Neurologe

14. April 1981
119 Horton St., City Island, NY

Lieber Stanley,

[...] Letzte Woche war ich im Begriff, Sie anzurufen und wegen einer Patientin um Hilfe zu bitten – sie lebt in dem Heim der Little Sisters in Brooklyn («Holy Family») –, aber sie scheint sich ein wenig erholt zu haben. Eine intelligente (vielleicht psychotische) alte Dame mit dem stärksten «Parkinson-Drive», den ich je erlebt habe – zumindest bei einem / r nicht unter DOPA stehenden, nicht postenzephalitischen Patienten / in. Sie rannte *ständig* – wenn nicht gegen Wände, dann bis zur Erschöpfung, und zwar so exzessiv, dass ich um ihr Leben fürchtete. Sie konnte nicht still sitzen – etwa alle zwei Sekunden wurde sie von diesem plötzlichen Drang ergriffen. DOPA / Sinemet schien diesen Zustand noch zu verschlimmern, und Haldol stumpfte sie völlig ab ... Ich hatte gehofft, das St. Barnabas Hospital könne helfen, das immer meine erste Anlaufstelle ist, wenn ich im Little Sisters auf neurologische Probleme stoße, aber es ging ihr nicht besser, als sie von dort zurückkam. Glücklicherweise stellten wir fest, dass sie leidenschaftlich gerne und sehr geschickt *näht* – das kann sie mit unglaublicher Geschwindigkeit und vollkommener Genauigkeit, und wenn sie näht, ist sie frei von der blindwütigen Kraft des Subkortex: Sobald sie mit dem Nähen aufhört, fällt sie in ihren wilden, fast selbstmörderischen Parkinsonismus zurück. Im Augenblick sind wir damit beschäftigt, alles im Haus zu zerreißen, damit sie es wieder zusammennähen kann! Doch das ist unter Umständen nur eine vorübergehende Maßnahme: und ich muss sie vielleicht doch noch zu Ihnen schicken – ihr Name ist Rose T. [...]

Mit besten Grüßen
Oliver

An A. K. Brenner

Briefpartnerin

28. April 1981
[Keine Adresse]

Liebe Ms. Brenner:

danke für Ihren interessanten Brief – und die freundlichen Bemerkungen über meine Arbeit, soweit Sie sie in den kurzen Einblicken der Dick-Cavett-Show kennengelernt haben.[8] Sie müssen *Awakenings* lesen und – genau so wichtig – den Film[9] sehen (der in England schon oft im öffentlichen Fernsehen gezeigt worden ist, aber – leider! – hier noch nie).

8 O. S.s Cousine Carmel Ross, eine Schauspielerin und Publizistin, hatte ihm einen Auftritt in der bekannten Talkshow verschafft, und Cavett widmete zwei seiner Shows dem Gespräch mit O. S. Das trug erheblich zu O. S.s Bekanntheit in den Vereinigten Staaten bei und führte dazu, dass er zahlreiche Briefe von Zuschauern erhielt.

9 Den Dokumentarfilm aus dem Jahr 1974.

Auf den Film weise ich besonders hin, weil es in ihm (unter anderem) *um* die einzigartige Wirkung geht, die Musik und Tanz auf diese Patienten ausüben – tatsächlich sind wir eine der wenigen Einrichtungen in den Staaten, die eine Vollzeit-Musik-und-Tanz-Therapeutin beschäftigen.[10]

Ich betrachte jede lebendige Bewegung, alles «Leben», als eine Art Tanz in einem universellen Sinn (den Havelock Ellis in seinem Buch *The Dance of Life*[11] eingehend beschreibt); und in einem speziellen und praktischen Sinn meine ich, dass der Tanz die *einzige* Möglichkeit ist, die Angemessenheit und Anmut der Bewegung zu gewinnen oder wiederzugewinnen, nachdem sie durch irgendeine Bewegungsstörung verlorengegangen ist (als Neurologe kümmere ich mich um «organisch» bedingte Störungen). Meine Überzeugung wurde durch eine persönliche Erfahrung bestätigt – die Beinverletzung, von der ich kurzzeitig in der (zweiten) Talkshow sprach. Drei Wochen lang raubte sie mir die Fähigkeit, und sogar die *Vorstellung*, des Gehens. Dass ich wieder gehen kann und meine Mobilität zurückgewonnen habe, verdanke ich nicht weniger der Musik (zufällig war es Mendelssohn!) als der neurologischen Genesung.

Ich halte den Tanz nicht für eine «zusätzliche» Maßnahme, sondern für einen wesentlichen und ziemlich zentralen Teil der Behandlung! […]

Also, wie Sie sehen, bin ich vollkommen im Einklang mit Ihren Mitteln und Zwecken; und tue, was ich kann, um sie in der tragischen, aber herausfordernden Welt der psychiatrischen Kliniken, Anstalten, Pflegeheime etc. zu fördern, in der ich mein Leben mit der Arbeit für irreversibel erkrankte Patienten verbringe.

Mit besten Grüßen

---

10 Am Beth Abraham Hospital.

11 Dt.: *Der Tanz des Lebens*, Leipzig 1928.

Oliver Sacks, M. D.

An Vanya Franck

Schauspielerin

10. Mai 1981
119 Horton St., City Island, NY

Liebe Ms. Franck,

haben Sie Dank für Ihren freundlichen und hochinteressanten Brief – seit der Dick-Cavett-Show werde ich mit Briefen überflutet und kann nur einige beantworten und die auch nur verspätet und unzulänglich. [...]

Ich bin sicher, dass Sie recht haben, wenn Sie sagen, ein besonderer Kummer der Parkinson-Patienten sei die Beeinträchtigung ihres normalen Gefühlsausdrucks – was selbst für die grundlegenden Ventile von Gelächter und Tränen gilt (nicht dass es an tiefen Gefühlen *fehlte*, nur ist ihr *Ausdruck* blockiert). Speziell Gelächter und Tränen bauen (bei ihnen wie bei uns allen), wenn sie denn möglich sind, unzählige Spannungen ab. Ich bin vorbehaltlos für jede, für alle Therapieformen, die *befreien* – neulich habe ich darüber mit einem «Clown-Therapeuten» gesprochen. Ich halte Kunst und Spiel für besonders wichtig und *wirksam* (in einer Weise, die der «Unterstützung» versagt ist).

Das bloße Gewicht der Tragödie – sowohl der existenziellen Tragödie eines eingeengten und ruinierten Lebens wie der Tragödie einer irreversiblen neurologischen Erkrankung – ist bei meinen Patienten enorm. Letztlich aber bin ich erstaunt, dass so viele von ihnen überleben – und zwar als lebhafte, reale, unverbitterte Menschen. Sie haben mich vor allem gelehrt, was wirklicher Mut ist.

Überflüssig zu sagen, dass wir alle uns verfügbaren Therapieformen, Gesprächstherapie etc. anbieten – aber unsere

Mittel sind in jeder Hinsicht unerträglich begrenzt. Trotzdem danke ich Ihnen für die Fülle von Anregungen, die Ihr Brief mir lieferte – und ja, es ist merkwürdig, aber es kann tatsächlich im Fernsehen eine Art Intimität geben – allerdings nur, wenn man sein privates Gesicht bewahrt und ein gewisses öffentliches Gesicht vermeidet («Private Gesichter an öffentlichen Orten / sind klüger und gewinnender als / öffentliche Gesichter an privaten Orten»).[12]

Mit Dank und besten Wünschen
Oliver Sacks, M. D.

An Walter Parkes

Filmproduzent[13]

14. Juli 1981
[Keine Adresse]

Lieber Walter,

[…] Mir scheint, dass ich Sie möglicherweise in vielerlei Hinsicht abgeschreckt habe, ohne es zu wollen und vielleicht auch zu merken. Beispielsweise habe ich *vergessen*, was für ein Schock das für einen «Außenstehenden» sein muss – dabei sehe ich das doch ständig bei jedem Studenten oder Bewohner oder Besucher, der zum ersten Mal kommt: Er ist überwältigt von Unbehagen, Entsetzen, Abscheu, Verzweiflung etc.; und erst später, nach einigen Wochen vielleicht, ereignet sich etwas höchst Rätselhaftes: Die Betroffenen erleben eine seltsame Heiterkeit, Schönheit, Poesie; voller Humor und Mut – von höchst beflügelnder Wirkung. Das Siechtum, Elend, Leid sieht man sofort – die rätselhafte

12 Ein Zitat aus Audens Werk *The Orators: An English Study.*

13 Da Parkes und sein Koproduzent Larry Lasker einen Spielfilm über *Awakenings* drehen wollten, nahm O. S. sie 1981 mit und machte sie mit einigen seiner postenzephalitischen Patienten im Beth Abraham bekannt.

Stärke, die ungeheuren (und unerwarteten) Reserven an Gesundheit und Leben wahrzunehmen, dauert länger. Ich denke, teilweise aus diesem Grund [...] könnte es falsch gewesen sein, Ihnen Beth Abraham *zu zeigen* (zumal in seinem gegenwärtigen beklagenswerten Zustand – so ganz anders, als es einmal war, zu der Zeit, als *Awakenings*, das «Erwachen», stattfand und geschrieben wurde). [...]

Man kann Beth Abraham besuchen und es einfach entsetzlich finden. Aber (selbst jetzt, in seinem gegenwärtigen Zustand) es ist eine ganze *Welt*, in der sich leidenschaftliche (und oft komische) Dramen abspielen. Eine Welt – und eine Unterwelt – und all das, was ich in *Awakenings* beschreibe, und noch mehr. [...]

Ich hoffe, ich habe Sie nicht «abgeschreckt»; andererseits kann es nicht schaden, dass ich Ihnen eine echte Schwierigkeit gezeigt habe – die natürlich durch eine phantasievolle und romantische Sichtweise entschärft und vereinfacht werden muss (wie ja auch schon in dem Buch *Awakenings* geschehen). [...]

Was mich endlich zum Anfang meines Briefs zurückbringt! Der wichtigste Aspekt, der einzige, der zählt, ist Ihre Sensibilität und Ihr freundliches Interesse an meiner Arbeit und «Sichtweise» – und dem Charakter der Geschichte (Geschichten), die ich zu erzählen versuchte. Dass Sie unter Umständen *wünschen*, diese Geschichten darzustellen oder nachzustellen, ist ein großes Kompliment, und Glück, für mich.

Der *wirkliche* Schrecken ist Verlorenheit, Vergessen; die wirkliche *Notwendigkeit* Erinnerung und Darstellung – und im Vergleich dazu wird alles andere unbedeutend.

Das empfand ich sehr stark, als Duncan Dallas, der den [Dokumentar-]Film zu *Awakenings* machte, Beth Abraham 1977 noch einmal einen Besuch abstattete – 3½ Jahre nachdem er den Film dort gedreht hatte. Rührend wurde er von den noch lebenden Patienten willkommen geheißen – sie alle erinnerten sich an ihn und die gemeinsame Arbeit mit Dankbarkeit und Zuneigung. Damals sagte Duncan: «Sie scheinen wieder undifferenzierter zu werden, viele fallen in den Zustand zurück, aus dem sie aufgetaucht sind.» In dem Augenblick, als er das sagte, sah ich es genauso und empfand überwältigende (und uneingeschränkte) Dankbarkeit und Freude darüber, dass ich *Awakenings* geschrieben hatte und dass wir auch den Film gedreht hatten – dass wir der Vergessenheit eine bemerkenswerte, fast märchenhafte und doch *reale* Situation entrissen hatten. Ich hatte mir überlegt – aber das war auch genau das, was die Patienten selbst sagten, als sie sahen, wie sehr ich von Zweifeln heimgesucht wurde –, *dass ihre Leben niemals bekannt geworden wären*, wenn ich *Awakenings* nicht geschrieben und den Film nicht erlaubt hätte. Insofern und mit ihrer Hilfe hatte ich dafür gesorgt, dass sie in die «Geschichte» eingegangen waren, hatte ihres seltsamen, einzigartigen Lebens gedacht und ihm ein Denkmal gesetzt.

Aus dem gleichen Grund bin ich Ihnen *zutiefst* dankbar für das Interesse, das *Sie gezeigt haben*, weil Sie damit auf *Ihre* Weise das Leben gefeiert haben – und indem Sie ein außerordentliches Leben feiern, die Kollision (oder Koalition) einer großen Seele mit einem zugrunde gerichteten Körper, entfernen Sie sich gar nicht so weit von dem Thema, das Sie in «The Genius» behandeln.[14]

Meine Vorbehalte sind eigentlich relativ geringfügig – das heißt, relativ zu dem wichtigsten Aspekt, nämlich Ihrem kreativen Interesse an *Awakenings*. Natürlich fürchtet man immer Vergröberung, Sensationsgier, Verzerrung etc.; aber nach den Treffen mit Ihnen ist mir völlig klar, dass Ihre Integrität und Sensibilität Sie vor allen gröberen Verzerrungen

14 Der Arbeitstitel für einen Film, den Parkes und Lasker geschrieben hatten und der 1983 als *WarGames – Kriegsspiele* in die Kinos kam.

dieser Art bewahren würde. Natürlich könnten Sie, wie Sie als Erster eingeräumt haben, durch andere (Regisseure etc.) überstimmt werden.

Eine Vielzahl «authentischer» Darstellungen sind möglich – die alle eine wesentliche «Wahrheit» transportieren könnten (selbst wenn sie weit von den «Fakten» abwichen). Nachdem ich einige Wochen über die Sache nachgedacht habe, bezweifle ich, dass ich so «besessen» oder verletzlich oder übermäßig anspruchsvoll gewesen bin, wie es anfangs vielleicht den Anschein hatte. Falls sich das Projekt gut entwickeln sollte, wären wir alle glücklich; wenn nicht, denke ich, dass kein großer Schaden angerichtet werden könnte. Aus diesem Grund möchte ich sagen, dass ich sehr viel dankbarer als ängstlich bin; ich fühle mich offen und aufgeschlossen – und frage mich, ob das bei Ihnen auch der Fall ist? [...] Wie geht es Ihnen beiden? Und was macht LA? Ist das Ende des Streiks[15] in Sicht? Bitte schreiben Sie oder rufen Sie an.

An Mutter Genevieve

Kleine Schwestern der Armen

2. November 1981
119 Horton St., City Island, NY

Liebe Mutter Genevieve,

ich bedaure, dass ich Sie verpasst habe (Schwester Winifred hat sich sehr lieb um mich gekümmert) – ich dachte, ich könnte auf kleinen Nebenstraßen hinunterfahren – und habe mich natürlich verfahren, sodass meine Fahrt (so schön sie auch war) sieben Stunden statt drei dauerte!

Der Anblick der armen Schwester Geraldine[16] war herzzer-

15 Der Writers Guild of America.

16 Eine relativ junge Schwester, die an einem Gehirntumor zu sterben drohte.

reißend, so von der Krankheit gezeichnet und doch so tapfer; ich dachte, ich würde in Tränen ausbrechen, als ich sie sah, und als ich ging, hätte ich sie gerne umarmt. Ich habe es mir nicht gestattet, aber ich bin mir sicher, sie hat empfunden, was ich gefühlt habe. Sie zeigte so viel Anteilnahme an anderen und den Kleinen Schwestern – und befragte mich eingehend nach der Jeanne Jugan Residence in der Bronx und war glücklich, als ich ihr mitteilte, sie finde endlich zu sich selbst und werde zu einer echten Heimstatt. Sie war ohne Selbstmitleid oder Groll oder Protest – zumindest nicht auf der tiefsten Ebene; sondern nahm (nicht ohne Humor) ihr schweres Schicksal hin.

Schwester Mary Geraldine hatte zu mir gesagt (das war zehn Tage her), sie könne und werde nicht sprechen, sie erscheine «abwesend und unansprechbar» – vermutlich sei sie depressiv. Also war es das, was ich erwartete. Was ich vorfand, war vollkommen anders: Sie reagierte lebhaft und war strahlender Laune – sodass ich das Gefühl nicht loswurde, ihre «Unansprechbarkeit» etc. in den vergangenen Wochen müsse zum Teil organischen Ursprungs gewesen sein, eine unmittelbare Folge einer thalamischen und hypothalamischen Depression, und sei durch den Einsatz von Steroiden beseitigt worden.

Angesichts ihrer unaufhaltsam fortschreitenden Erkrankung kann das nur eine vorübergehende Besserung sein – ich denke, man muss der Medizin (und Gott) für diese letzte Remission danken, die ihrer Mutter (und Ihnen allen) Gelegenheit gibt, ihr Lebewohl zu sagen.

Ich empfand es, und sie wohl auch, als eine letzte *Gelegenheit* zum Abschiednehmen: ein letztes intensives und dankbares Welterlebnis, mit all dem Guten und Schönen des Lebens, bevor es schwindet. Sie war so liebenswürdig, so dankbar für alles, als ich bei ihr war: Ich dachte an die letzte Zeile von Audens letztem Gedicht: «Lasset eure letzten Gedanken alle

Dank sein.»[17] Das schien mir genau ihrer Stimmung zu entsprechen –, ein letztes und freundliches und allumfassendes Danke –, die *richtige* Gemütsverfassung, um dem Tod entgegenzugehen. Zweifellos wird auch immer Protest und Ärger und Furcht empfunden – aber auf der tiefsten Ebene war es eine ungetrübte Ruhe. Es ist eine Gnade, sie erleidet kaum physische Schmerzen – und ich denke, das wird so bleiben; doch in dem Maße, wie der Tumor wächst und die Wirkung der Steroide nachlässt, wird sie allmählich und schmerzlos in einen Dämmerzustand versinken.

Weder bin ich in der Lage noch befugt zu beurteilen, wie viele Wochen oder Monate ihr noch bleiben; doch ohne Zweifel stirbt sie, und dabei ist sie außerordentlich gefasst.

Wenn ich von Traurigkeit zu Fröhlichkeit umschalten darf: An meinem letzten Tag in diesem Sommer in England war ich auf Jonathan Coles Hochzeit in einer winzigen Dorfkirche. Es war eine wunderschöne Zeremonie, von einem Hauch Ewigkeit umweht. Er sah (sie sahen) unendlich glücklich aus – der Segen, der auf ihrer Verbindung lag, war fast greifbar, mit der Septembersonne stieg er herab, fiel in Strahlen durch die alten Kirchenfenster und umhüllte sie. Jonathan hat mir ausdrücklich aufgetragen, Sie zu grüßen, und ich nehme mir die Freiheit, das Blatt mit dem Verzeichnis der Gebete und Lieder beizufügen.

Ich hoffe, dass *Sie* wohlauf und guten Mutes sind, Mutter; und ich in der Lage sein werde, Sie zu besuchen, wenn ich demnächst wieder in Philadelphia sein werde.

Mit den besten Wünschen
Oliver Sacks

17 «Lullaby» war das letzte Gedicht in Audens letztem Buch *Thank You, Fog* – aber es war nicht das letzte Gedicht, das er schrieb. Und «Lasset eure letzten Gedanken alle Dank sein» ist nicht die letzte Zeile.

An Harold Pinter[18]

Theaterautor

9. März, 1982
119 Horton St., City Island

Lieber Mr. Pinter,

ich habe A KIND OF ALASKA [*Eine Art Alaska*] erhalten und mit sehr großem Vergnügen gelesen. Ich war vollkommen hingerissen. Sie haben sich in die Welt von AWAKENINGS, und insbesondere von Rose R., sehr authentisch eingefühlt – oder vielmehr, Sie haben sie auf Ihre ganz eigene Art neu gestaltet, aber auf eine Weise, die den Themen und dem Geist von AWAKENINGS absolut gerecht wird. Sie ist vollkommen echt und wunderbar real – und wäre Rose R. noch am Leben (sie starb vor zwei Jahren), wäre sie tief bewegt und würde ungläubig ausrufen: «Aber ja, das bin *ich*! Genau so war ich …» Es gibt ein außergewöhnliches Maß an Einfühlung und Entsprechung zwischen den beiden Werken – ich empfinde Ihre Arbeit als großes Kompliment (und auch Komplement) der meinen, diese erlebt eine wunderbare Verwandlung, und ich bin begeistert darüber.

AWAKENINGS selbst erntete sehr schmeichelhafte Anerkennung, als es 1973 herauskam, und ich denke, es findet immer noch einige Aufmerksamkeit. In erweiterter Form wurde es 1976 in den Vereinigten Staaten und dem Vereinigten Königreich neu verlegt, und im kommenden Herbst oder Winter wird es in vollkommen überarbeiteter Form herauskommen. In der neuen Ausgabe werde ich die Geschichte dieser Patienten fortsetzen, die ich seit sechzehn Jahren kenne und liebe und betreue. In meinem «Follow-up» von

18 Der Theaterautor (und spätere Nobelpreisträger) Harold Pinter. Sein von *Awakenings* inspirierter Einakter wurde mit zwei anderen veröffentlicht in *Other Places: Three Plays* (*A Kind of Alaska* [*Eine Art Alaska*], *Victoria Station* [*Victoria Station*], und *Family Voices* [*Familienstimmen*]).

Rose schrieb ich: «... wir haben nie wieder etwas erlebt, was an die Ereignisse von 1969 erinnerte ... Sie war seit ... 1926 unbegreiflich, unzugänglich und ohne Verständigungsmöglichkeit krank.» Oft saß ich stundenlang bei ihr und versuchte zu begreifen, in was für einem Zustand sie sich befand, *wo* sie war; und ich denke, Sie haben es in EINE ART ALASKA erahnt.

Ich hoffe, wir können noch einige Punkte erörtern, die Sie in Ihrem Brief erwähnen, und ich freue mich darauf, von Ihnen zu hören. Es tut mir leid, dass das Originalpaket verloren gegangen ist – es muss unangenehm sein, zwei Monate ohne Nachricht zu bleiben –, aber jetzt haben Sie ja meine richtige Adresse (und Telefonnummer), sodass unserer Verständigung nichts mehr im Wege steht.

Mit besten Grüßen
Oliver Sacks

An Thom Gunn[19]

---

1. April 1982
119 Horton St., City Island, NY

Lieber Thom,

es tut mir leid, ich habe Deinen Brief erst jetzt erhalten – als ich vor 18 Monaten hierher (ein kleines Fischerhaus unweit des Wassers) gezogen bin, war mir nicht klar, dass die Post Briefe nur ein Jahr lang nachschickt –, ich erhielt einen

---

19 O. S. blieb weiterhin in Verbindung mit Gunn, und sie besuchten einander gelegentlich in San Francisco oder New York. In einem Brief aus dem Jahr 1984 an seinen Freund Douglas Chambers beschrieb Gunn O. S. wie folgt: «Ich habe Oliver bei einem seiner Blitzbesuche hier gesehen, und er sprudelte über von seiner speziellen sorgenvollen Energie, die ich so sehr an ihm liebe, die aber auch so leicht irritierend sein kann.» (In: *The Letters of Thom Gunn*, hg. v. Michael Nott, August Kleinzahler und Clive Wilmer. Das Buch enthält eine Anzahl wunderbarer Anekdoten über O. S.)

Stapel Briefe, einschließlich des Deinen, erst (aber das war besser, als sie überhaupt nicht zu bekommen) von meinen Vermietern nachgeschickt, als sie sie nach ihrer Rückkehr aus Florida fanden, wo sie überwintert hatten. [...]

Ja, es scheint viel Zeit vergangen zu sein, seit wir mit der Fähre nach Staten Island gefahren sind.

Ich lebe allein, wie immer (aber *«nunquam minus solum esse quam cum solus esset»*[20]) – in einem hübschen alten Rahmenhaus, in dem mir eine Menge Bücher und ein Flügel Gesellschaft leisten. Aber ich bin, auch wenn ich allein lebe, kein Misanthrop oder Eremit, sondern bewirte gerne Freunde in dem Haus – besonders im Garten und auf der Veranda[21]. Außerdem habe ich kein Geld – ich werde es mir für die Steuer leihen müssen –, aber ich habe zu einer Art Gelassenheit gefunden – obwohl ich den verzweifelten Wunsch nach mehr Muße verspüre.

Ich habe gerade eine dritte – und vermutlich letzte – Überarbeitung von *Awakenings* abgeschlossen, denn meine armen Patienten verschwinden rasch; sechzehn Jahre habe ich mit ihnen gearbeitet, mit ihnen gelebt, sie geliebt – ein Drittel meines Lebens, und nun kommt dieser Abschnitt zu einem Ende. Meine letzte Überarbeitung ist eine Art Danksagung und Lebewohl. Ich habe das eigenartige Gefühl, dass mein (22-jähriges) «amerikanisches Abenteuer» zu Ende geht – und ich bin mir nicht ganz sicher, was die Zukunft bereithält.

Ich habe alle Tiefen, alle Höhen und Tiefen, erforscht und habe mir nicht noch einmal fünf weitere Jahre vorstellen können, die Zeit war von einer seltsamen Hülle aus Geheimniskrämerei und Schweigen umgeben – ich war nicht wirk-

---

20 «Man ist nie weniger allein, als wenn man allein ist.» Zitat aus Cicero, «De officiies». [A. d. Ü.]

21 Das scheint mir ein etwas hochgegriffenes, Kipling'sches Wort zur Beschreibung des bescheidenen Vorbaus an O.S.s City-Island-Hause zu sein, obwohl dort Platz für einen Esstisch und ein paar Stühle war.

lich «blockiert», aber irgendwie *stumm* (oder verstummt) seit nunmehr – oh Himmel! – neun Jahren ... Aber nun habe ich – befreiend – eine Explosion von «Essays» erlebt (ich weiß nicht, wie ich sie nennen soll – vielleicht «Meditationen»), und spüre endlich, wie sich ein längst überfälliges Buch in mir regt; ich werde es *Quickening(s)*[22] nennen – und ich greife immer öfter zur Schreibmaschine statt zu meinen endlosen, geheimen «Notizheften» – jenem endlosen Tagebuch (? an einen idealen Freund), das seit *Awakenings* eine Million Wörter verschlungen hat.

Ich gratuliere Dir zu Deinen großartigen «gesammelten» Gedichten – Du rückst ein ganzes Leben in den poetischen Fokus; und freue mich sehr auf Deinen neuen Gedichtband im Sommer. [...]

Beste Grüße
Oliver

An Edwyn Silberling

Rechtsanwalt

28. April 1982
119 Horton St., City Island, NY

Lieber Edwin:

[...] Ich habe dies hier[23] heute bekommen, es ist mit dem Formular identisch, das sie mir schon vor dreieinhalb Jahren zugeschickt haben. Würde ein *Organismus* wie Medicaid funktionieren, überlebte er nicht einen einzigen Tag! Was

22 Aus diesem vorläufigen Buchtitel wurde später die Kapitelüberschrift *Quickening* in *A Leg to Stand On* [dt.: «Belebung» in *Der Tag, an dem mein Bein fortging*].

23 Eine Rückfrage von Medicaid, der staatlichen Krankenversicherung, in der die meisten Pflegeheimpatienten von O. S. waren. Einige Jahre später gab O. S. es ganz auf, Rechnungen an Medicaid zu schreiben (behandelte seine Patienten aber weiter), da es sich kaum noch lohnte, die Rechnungen einzureichen.

für ein kopfloses und hirnloses Unternehmen ist das, in dem es kein abgestimmtes Handeln irgendwelcher Art gibt? Kein Wunder, dass die meisten meiner Kollegen sich weigern, Medicaid-Patienten zu behandeln – und die Patienten selbst müssen die Mängel des Systems ausbaden. Können *Sie* bitte etwas dagegen unternehmen? Gibt es niemanden, der den Laden *leitet*? Vielleicht ist er ja wirklich so kopflos, wie er erscheint. [...]

Übrigens höre ich von vielen Kollegen, die Häufigkeit von (Büro- oder Computer-)Fehlern in ihren Überweisungsbelegen oder den Bearbeitungen von Rechnungen sei jetzt von 25–30 auf über 70 Prozent gestiegen. Zwei Drittel von allem, was sie tun, ist falsch – das muss eine Art Rekord sein!

Ich hoffe, Sie sind wohlauf und genießen den Frühling.

Mit besten Grüßen
Oliver

An Lawrence Weschler[24]

Journalist

18. August 1982
119 Horton St., City Island, NY

Lieber Ren,

ich habe mich sehr gefreut, dass Du heute zur Insel herauskommen konntest, und wie immer habe ich Deinen Besuch außerordentlich genossen. Leider(!) habe ich mir

24 Weschler, ein junger, beim *New Yorker* festangestellter Journalist, hatte vorgeschlagen, ein Porträt von O. S. für die Zeitschrift zu schreiben. Sie schlossen eine enge Freundschaft, doch als klar wurde, dass Weschler sich außerstande fühlte, das Porträt zu schreiben, ohne O. S.s Homosexualität zur Sprache zu bringen, verlangte dieser von Weschler, die Arbeit zu unterbrechen. Weschler schildert viele ihrer Gespräche aus dieser Zeit in seinem Buch *And How Are You, Dr. Sacks?*, das 2019 erschien [dt.: *Oliver Sacks, Ein persönliches Porträt*, Hamburg 2021].

(wie befürchtet) beim Rudern den Rücken ruiniert, er war am Morgen schon halb kaputt. Ich hatte Schwierigkeiten, mir die Schuhe zuzubinden, und dann muss ich eigentlich besonders vorsichtig sein. [...] Wahrscheinlich sollte ich jetzt nicht schreiben, weil ich halb stoned (auf Percodan[25]) bin, was den Schmerz lindert, aber mich unkonzentriert und exaltiert macht.

Aber es gibt einen bestimmten Punkt, den Du angesprochen hast. [...] Ich erzählte von meiner frühen naturwissenschaftlichen Leidenschaft und dem Umstand, dass sie sich im Alter von 14 bis 15 wieder legte. Du hast gefragt, warum. Ich sagte, nicht ganz zutreffend, es habe wohl mit der Zunahme sexueller und neurotischer Probleme zu tun gehabt. Ich glaube, das ist nur eine sehr einseitige Wahrheit (wenn überhaupt eine).

In früher Kindheit, im Alter von 3–5 Jahren, hatte ich einige begeisternde Erkenntnisse und Eingebungen «naturwissenschaftlicher» und «kosmischer» Art – die deutlichste Erinnerung, die ich habe, betrifft Sonnenblumen und Primzahlen (ich stellte fest, dass sich die Spiralarme jener aus diesen ableiten ließen, und gewann deshalb einen überwältigenden Eindruck von der mathematischen Ordnung und Schönheit der Welt). In den sehr unglücklichen Jahren meiner Evakuierung (im Alter zwischen 6–9½) hörte ich mit solchen Experimenten auf. Bei meiner Rückkehr nach London, mit 10 bis 10½, nahm ich sie wieder auf – tatsächlich beherrschten und *retteten sie mein Leben* in diesen Jahren (so empfand ich das damals und empfinde es noch heute). Warum verschwanden sie dann aus meinem Leben?

Ich denke, der Grund könnte alles in allem eher «menschlicher» und weniger pathologischer Natur gewesen sein und an dem grundlegend unterschiedlichen Charakter des «Wis-

25 Ein Kombipräparat aus Aspirin und Oxycodon. [A. d. Ü.]

senschaftlichen» und des Persönlichen gelegen haben. Ich denke, in diesen verzauberten Jahren wissenschaftlicher Absorption gelang es mir, das Persönliche auszuschließen – persönliches Gefühl, persönliche Anteilnahme etc. –, aber wenn ich ihre Ängste ausschloss, so auch ihre Wärme. Tatsächlich gibt es auch eine wissenschaftliche Liebe, aber sie ist rein, kalt, streng, unpersönlich – zwar kann sie strahlend sein, strahlend und blendend wie die Sonne, aber sie ist nicht *warm*, nicht ein bisschen warm. Ich hatte Erleuchtungen, ich hatte Licht, aber sehr wenig Wärme – aber es lag in der Natur der Dinge, in der Natur *meiner* Natur, dass es nicht von Dauer sein konnte. Ich denke, es war nicht Neurose oder Sexualität als solche, sondern das Bedürfnis nach Wärme, nach «Leben», die diese Absorption durchbrach.

Aber ist das eine Antwort? Warum (so wirst Du sagen) kann man nicht *beides* haben? Sind sie nicht letztlich komplementär und verlangen nach Vereinigung? Warum sind sie ein *«Entweder-oder»*, und nicht ein reiches *Beides*?

Kennst Du Darwins «Biography of an Infant» – die Beobachtungen über seinen erstgeborenen Sohn George während der ersten Lebensmonate (um 1840)? Die sind so wunderbar – und so natürlich (und so, *so* einmalig), weil dort auf höchst vollkommene Weise das Wissenschaftliche und Persönliche, die wissenschaftliche Distanz und die väterliche Liebe miteinander verschmelzen. Viel später in seinem Leben ist in einem Abschnitt von großer Offenheit und Eindringlichkeit zu lesen, was Darwin selbst dazu sagt:

> In einer Beziehung ... hat sich mein Geist in den letzten 20 oder 30 Jahren verändert ... Früher bereiteten mir Bilder beträchtliches, Musik sehr großes Entzücken ... Ich habe auch meinen Geschmack für Gemälde und Musik beinahe verloren ... Mein Geist scheint eine Art Maschine geworden zu sein, allgemeine Gesetze aus großen Sammlungen

von Thatsachen herauszumahlen ... Dieser merkwürdige und beklagenswerthe Verlust des höheren ästhetischen Geschmacks ist ein Verlust an Glück und dürfte möglicherweise nachtheilig für den Intellect sein ... da er den gemüthlich erregbaren Theil unserer Natur schwächt.[26]

Und doch, würde man nicht sagen, dass *alle* Beobachtungen von Darwin in Liebe (und Humor) gebettet sind – bis zum Ende? Ob er Orchideen beschreibt oder Regenwürmer, es geschieht mit Liebe; *nie* fehlt die Liebe zu den Phänomenen, die Liebe zur Natur, das, was Spinoza (und vielleicht Einstein) «die intellektuelle Liebe zu Gott» nennen würde.

Die Frage lautet: ob *diese* Liebe – die Liebe zu den Phänomenen (Einstein spricht hier von «Einfühlung»), die Liebe zur Ordnung, die Liebe zur Natur, *amor intellectus Dei* –, ob diese Formen der *intellektuellen* Liebe tatsächlich mit einer *persönlicheren* Art von Liebe «einhergehen» können oder ob sie in gewissem Sinne inkompatibel oder einander sogar feindlich sind? [...]

An Benedict Nightingale

Theaterkritiker, *The New Statesman*

23. Oktober 1982
119 Horton St., City Island, NY

Lieber Mr. Nightingale,

ich möchte Ihnen mitteilen, wie sehr mir Ihre kluge Besprechung im *Statesman* zusagt und besonders Ihre Worte über *Awakenings*.

26 Francis Darwin (Hg.), *Charles Darwin, Sein Leben, dargestellt in einem autobiographischen Capitel und in einer ausgewählten Reihe seiner veröffentlichten Briefe*, Stuttgart 1893, S. 67f.

Ich war selbst höchst überrascht, als ich vor einigen Monaten *A Kind of Alaska* mit einem liebenswürdigen Brief von Pinter bekam, in dem er schilderte, wie er *Awakenings* vor vielen Jahren gelesen hatte; wie das Buch ihm «eine Welt vermittelt» habe, bei ihm dann aber in Vergessenheit geriet; und wie er im letzten Sommer aufwachte und das Bild einer Frau vor Augen hatte, die im Bett lag, und wie die ersten Wörter des Stücks und diese seltsame «Welt» in seinem Bewusstsein auftauchten und in wenigen Tagen zu einem Stück wurden.

Wie Sie fragte ich mich: Warum musste man diese bizarre Fallgeschichte aus dem Archiv ausgraben (obwohl diese Patienten natürlich, nachdem ich jetzt sechzehn Jahre mit ihnen gelebt und gearbeitet habe, lebendige Wirklichkeit für mich sind und keine bizarren Fallgeschichten in einem Archiv)? Doch als ich das Stück las, hatte ich ein außerordentliches Gefühl von Übereinstimmung und Stimmigkeit – er *hatte sich*, wie er gehofft hatte, in diese seltsame Welt eingefühlt, und zwar in einer Weise, die mir unheimlich, fast hellsichtig erschien. Mir kam es vor, er sei mit mir dort gewesen, habe meine Gedanken und Gefühle erraten, die Patienten gekannt etc. Als ich das Stück einer meiner Kolleginnen zu lesen gab, die Sylvie («Rose R.») gut gekannt hatte, sagte sie: «Er hat das Wesen von Sylvie eingefangen. Das ist nicht ‹Pinter›, das ist einfach die Wahrheit» – ein wunderbares Kompliment für die tiefere Wahrheit, die *Transparenz* von Pinters Kunst (ich wünschte, ich hätte ihm von diesem Kommentar berichtet, als ich ihn letzte Woche getroffen habe).

Ich habe lange befürchtet, *Awakenings* sei vergessen und sei *tatsächlich* im Archiv «abgelegt»; daher war ich natürlich überglücklich, dass Pinter es *vor Augen* gehabt hatte, sich daran erinnerte, es «bebrütete» und schließlich auf seine unverwechselbare Weise zum Leben erweckte. Und vielleicht ist es am Ende, wie Sie sagen, nicht überraschend, dass Pinter sich mit den Tiefen, den unterschwelligen neun Zehnteln befasst – genau wie ich. Meine Arbeit scheint mich immer an die Schnittstelle von Dichtung und Wahrheit zu führen und mir Metaphern oder Gleichnisse der menschlichen Existenz zu liefern – extreme Metaphern, wie Sie sagen, oder (vielleicht genauer) Metaphern der menschlichen Existenz in extremis. Alle meine Patienten (in der «geschlossenen Abteilung», der tragischen Unterwelt, in der ich arbeite) – und nicht nur die postenzephalitischen – haben außergewöhnliche Geschichten zu erzählen und erzählt bekommen – und ich denke, ihre Geschichten sind auch *von Bedeutung* für gewöhnlichere und allgemeinere Gefühle und Situationen. In diesem Sinne halte ich mich für eine Art neurologischen Romancier – allerdings – leider! – einen, der viel zu wenig veröffentlicht hat. Doch die Mittel eines Dramatikers sind sehr viel subtiler und exakter – «Alaska» (und Judi Dench)[27] transportieren den wesentlichen Kern mit unvergleichlicher Sparsamkeit: und verleihen ihm eine Realität, die Worte allein nicht vermitteln können.

Ihnen noch einmal Dank dafür, dass Sie an *Awakenings* erinnerten – ich habe gerade die Durchsicht der Fahnen einer neuen Ausgabe abgeschlossen, die die Geschichte meiner Patienten bis in die Gegenwart fortführt, und werde Ihnen, wenn Sie gestatten, ein Exemplar zukommen lassen, wenn das Buch im Frühjahr erscheint. (Nebenbei bemerkt, ich bin Engländer und *kein* Amerikaner, auch wenn ich in den Staaten lebe und arbeite.)

27 Dench spielte die Rolle der Patientin Deborah in *A Kind of Alaska* [*Eine Art Alaska*].

An F. Robert Rodman

13. November 1982
119 Horton St., City Island, NY

Lieber Bob,

ein Brief – warum nicht? Das Rattern der Zugräder, die vorbeiziehende Landschaft, das Reisegefühl – ich bin auf dem Weg nach Boston. [...] Eric[28] hat dieses Wochenende eine Buchmesse in Boston – irgendwie verschafft er mir die «Erlaubnis» zu reisen. [...]

Und generell habe ich in den letzten Tagen das Gefühl einer «Befreiung» – nach der endlosen (der achtjährigen) Gefangenschaft in dem «Bein-Projekt». Meinem Lektor gefällt, was er lesen kann[29] – und welche Veränderungen ich auch vornehmen möchte (muss / will), *in gewissem Sinne* ist die verfluchte Geschichte vorbei. Ich empfinde keine Freude (wie nach *Migräne*) – nur große Erleichterung und die eifrig-ängstliche, *belebende* Frage: «Was jetzt? Was ist das *Nächste*?» (Sehr lange gab es nichts «Nächstes», denn das Bein-Buch hat alles andere *blockiert.*) [...]

Abschiedsweh. Am heutigen Tag starb meine Mutter 1972. Ich hatte es vergessen, bewusst, bis ich das Datum auf diesen Brief schrieb – und dachte: «Himmel, das ist es. Genau dieser Tag.» Unglaublich! *Was ist* «unglaublich»*?* Ich weiß es nicht genau (ich denke, Freud irrt sich, wenn er sagt, der Tod einer Mutter sei schwerer zu ertragen als der eines Vaters, er sei zugleich rätselhafter und elementarer). Eric wurde erheblich, sogar entscheidend, durch den Tod *seiner* Mutter verändert, und im Gespräch mit Thom Gunn, mit dem ich den gestrigen Nachmittag verbrachte, wurde deutlich, was

28 Eric Korn, der häufig zu Buchmessen in die Vereinigten Staaten reiste.

29 James H. Silberman, sein amerikanischer Lektor bei Summit Books, musste sich durch Dutzende von Seiten von O. S.s häufig unleserlicher Handschrift kämpfen.

für eine *ungeheure* Wirkung – als Verlust, als Befreiung, als Anstoß zu Bewegung und Kreativität – der Tod *seiner* Mutter auf ihn hatte (aber er war auch erst 15). Die Tode der Mütter …

Als ich vor ein paar Tagen im Krankenhaus das Datum 11.11. schrieb, fiel mir plötzlich eine besonders liebenswürdige Patientin ein (Lillian W – sie wird in einer Fußnote von *Awakenings* erwähnt) – deren unvergessliches Geburtsdatum 11.11.11 lautete. Als sie Anfang dieses Jahres verstarb, war ich sehr betroffen – immer wieder musste ich weinen – und empfand ihren Tod als den Tod meiner Patienten, der Postenzephalitiker, denen ich vor 16 Jahren schwor, dass ich bei ihnen bleiben würde, «bis der Tod uns scheidet», das hat der Tod nun getan; 9/10 von ihnen sind tot (wobei diejenigen, die noch lebendig sind, *sehr* lebendig sind); und unter diesen Bedingungen habe ich irgendwie das Gefühl, meine «Arbeit» hier sei getan. Insofern war der Epilog, den ich im Februar, nach Lillians Tod schrieb, ein «Dankeschön», Lebewohl, Requiem. (Ich hoffe, ich mache Dir das Herz nicht schwer – ich weiß, dass *Deine* Mutter unter Postenzephalitis leidet.)

Insofern ist Shengold jetzt der einzige echte Grund für meinen Verbleib in New York – es gibt keine spezifischen Patienten(-Gruppen) oder klinischen Herausforderungen mehr. Egal, mit welcher Arbeit ich befasst bin – wenn es denn «Arbeit» ist –, ich nehme an, dass ich sie jetzt überall verrichten könnte. Und ich habe – still und hartnäckig – gelernt, New York zu *hassen*; oder, um es weniger hasserfüllt zu formulieren, ich habe es nie so *geliebt*, auf so besondere Weise, wie ich die Westküste geliebt habe und England – und sogar Kanada. Also, etwas *regt sich*, ein Gefühl der Bewegung, der Wunsch nach *Veränderung* meldet sich.

Ich sehne mich nach dem Westen (der Westküste) – Thoms Besuch diese Woche […] verstärkte die Sehnsucht –, der Pazifik, die Wüste, das Empfinden unermesslichen *Raums*. Ich kann nicht schreiben, nicht denken, mich wirklich und lebendig fühlen, wenn nicht (dieses Empfinden von) Raum ist – und eine (physische) Welt, die ich lieben kann. Dann sollte ich in die *Adirondacks* reisen, um das Bein-Buch zu beenden – das ist (in zunehmendem Maße) typisch: Ich *brauche* die Weite (die Ruhe, die maßlose Andersartigkeit) der Natur – das Erlebnis der Guten Mutter, Mutter Erde vielleicht –, um mir ein Wirklichkeitsgefühl zu verschaffen, mich zu *verwurzeln* – hinreichend, um zu schreiben. (Nicht ohne Wehmut denke ich an Euer wunderschönes Anwesen, den Garten, den Hügel, mit dem Blick auf den Pazifik – wie *richtig* Ihr gewählt habt. Ich hoffe, dass Ihr Euch trotz aller Unrast des Lebens die Freiheit und Muße gönnt, Euer Privileg zu genießen.)

Vergib mir – wenn Du kannst – diesen geschwollenen (und vielleicht egozentrischen) Brief; ruf an (oder schreib mir) bald. [...]

Umarmung für Deine Mädchen
und liebe Grüße an Dich
Oliver

O. S. zeigte auch weiterhin großes Interesse an optischen Täuschungen, wie sie sein Freund Richard Gregory untersuchte, außerdem an den Mechanismen des Stereosehens, Farbensehens, Bewegungssehens und so fort. Besonders faszinierte ihn der «stroboskopische Effekt» oder «Wagenradeffekt»; manchmal, wenn er bei Nacht die City Island Avenue hoch- und runterfuhr, fiel sein Blick auf die Speichen seines Fahrrads, die zu stehen oder sich sogar in die falsche Richtung zu drehen schienen. Im Laufe seines Lebens kam er immer wieder auf diese Fragen zurück.

In dieser Zeit erörterte er häufig visuelle Fragen mit Gregory oder seinem Freund Bob Wasserman, einem Augenarzt, den er bald nach seiner Ankunft in New York kennengelernt hatte.

An Robert Wasserman

Augenarzt

13. Dezember 1982
119 Horton St., City Island, NY

Lieber Bob,

ein kurzer «Nachtrag» von mir zu den stroboskopischen Effekten.

Vermutlich hast Du recht, was die Quecksilberlichter etc. betrifft – bestimmt sind die Effekte am *stärksten*, wenn ich nachts mit ihnen fahre. Nur dann kann ich das Profilmuster etwa eine halbe Minute vollkommen bewegungslos sehen oder in langsamer Drehbewegung oder ruckartig oder vorwärts und rückwärts, je nach meiner Geschwindigkeit.

Doch ich erhalte *auch* einige stroboskopische Effekte, wenn auch nur vorübergehend, bei gleichförmiger und stetiger Beleuchtung, bei Tageslicht. Dann lässt es sich nicht so leicht beobachten, weil der stroboskopische Effekt nur den Bruchteil einer Sekunde dauert. Tatsächlich war ich mir nicht ganz sicher bis heute, als ich es *wiederholt* unter ziemlich speziellen Bedingungen sah – ich bin nämlich am späten Nachmittag auf einer baumgesäumten Straße geradelt, während die schrägen Sonnenstrahlen (möglicherweise) von den Bäumen unterbrochen wurden. Aber ich sehe es auch, zwar seltener, wenn das Licht nicht unterbrochen wird. Ich beobachte es auch an meiner Fahrradkette – Augenblicke vollkommenen Stillstands. Jetzt neige ich zu der Annahme, dass der Effekt rein physikalisch ist und dass das Reifenprofil, oder die Kettenglieder, dieses unstetige Lichtmuster *erzeugen*; aber ich bin mir nicht ganz sicher. Insbesondere scheint mir da ein seltsamer «Off-Effekt» vorzuliegen, denn in dem Augenblick, in dem ich den Blick von dem Reifen oder der Kette abwende, sehe ich plötzlich die Bewegungslosigkeit, den Stillstand. Oder gelegentlich, wenn ich nur *flüchtig hin-*

blicke, statt zu *starren*. Vielleicht KANN ein flüchtiger Blick «kinematographieren» und die Kontinuität der Wahrnehmung zerstückeln.

Was immer vor sich geht, dieses Phänomen führt uns vor Augen, was für eine Leistung, was für eine Synthese die Wahrnehmung der «Bewegung» ist. Wir nehmen das Bewegungssehen als selbstverständlich hin, dabei sind nur diese seltsamen anomalen Augenblicke, diese stroboskopischen Effekte dafür verantwortlich, dass wir Wahrnehmung bar jeden Empfindens für Bewegung und Dauer und auf das rein Physikalische und Physiologische reduziert erleben – das keine echte Bewegung oder Dauer kennt, sondern nur (eine Folge von) bewegungslose(n) Konfigurationen. Wahrnehmung ist normalerweise ein Strom – eine Art Wahrnehmungsmelodie. Es ist faszinierend – und furchterregend –, wenn man sieht, wie dieser Strom zum Stillstand kommt. Ich nehme an, dass das bei meinen postenzephalitischen Patienten – auf einer rein physiologischen Basis – ziemlich oft geschieht.

Wie dem auch sei, wie stellt sich die Sache aus *Deiner* Sicht dar?

Ich hoffe, ich sehe Dich schon bald – das letzte Wochenende war eine reine Freude.

Liebe Grüße

An Richard Gregory

11. Januar 1983
119 Horton St., City Island, NY

Lieber Richard,

war schön, mit Dir zu reden, wenn auch nur am Telefon – wie wenige Menschen gibt es, mit denen man auf diese Weise zu telefonieren vermöchte – *wagen* würde! Aber Du warst so extrem freundlich und wusstest sofort, worum es mir ging –

und hast meine unausgesprochenen Gedanken über bruchstückhafte Wahrnehmung oder Einzelbilder erahnt. Dieses Problem beschäftigt mich etwa seit vier Wochen und sucht mich *jedes Mal* wieder heim, wenn ich Rad fahre (was ich einige Minuten, bevor ich Dich anrief, getan hatte). Ich habe einem befreundeten Augenarzt in einem Brief davon berichtet (ich füge eine Kopie meines Briefs bei), und auch er hatte an Sakkaden gedacht, konnte aber mangels einschlägiger Erfahrungen nur Vermutungen anstellen (ich vermute nicht, dass diese Phänomene normalerweise «symptomatisch» sind, obwohl ich, seit ich sie vor einem Monat erstmals bemerkte, jetzt ständig *erlebe*).

Ich bedauere (und bin erleichtert darüber), dass es keine Anhaltspunkte für visuelle Unstetigkeit oder «Einzelbilder» gibt. Wenn das der Fall wäre, würde ich vor der außerordentlich umfangreichen Aufgabe stehen, eine Vielzahl klinischer Daten *neu interpretieren* zu müssen, die mir spontan einfallen und die auf eine Art «atomisierter» Wahrnehmung schließen ließen – atomisiert in der Zeit, im Raum oder beides (was ich häufig als «kinematographische» oder «mosaikartige» Wahrnehmung bezeichnet habe). Und, allgemeiner, wäre auch die Eigenschaft des *Deliriums* zu berücksichtigen, die (wie sie beschrieben wird und mir erscheint) im Wesentlichen unzusammenhängend zu sein scheint, eine Art perzeptuelles/konzeptuelles *Flattern*. Und die Phänomene, die ich in *Awakenings* als «erfrorene Bilder», «Einzelbilder», «Wahrnehmungsstillstand» etc. bezeichnet habe. Möglicherweise handelt es sich auch um eine Unstetigkeit der *Aufmerksamkeit* und nicht der Wahrnehmung; oder irgendeine Einschränkung der Aspektwahrnehmung, die bewirkt, dass man, wenn man ein Objekt sieht, es nicht stetig und als Ganzes wahrnimmt, sondern stattdessen *Bilder* konfabuliert oder hypothetisiert oder erfindet, die auf irgendwelchen fragmentarischen oder illusorischen (Fehl-)Wahrnehmungen «basieren». Solche Wahrnehmungsdelirien – ich denke dabei besonders an die produktiven visuellen Paragnosien, die bei parieto-occipitalen Schädigungen auftreten –, abgesehen von Oberflächlichkeit und Flattern zeichnen sie sich durch einen merkwürdigen Mangel an Affekt oder *Ton* aus. [...]

Für mich ist die «kinetische Melodie» nicht nur eine Redensart, sondern eine genaue und unersetzliche Bezeichnung für die tierische Bewegung. Genauso möchte ich von einer *«Wahrnehmungsmelodie»* sprechen; und ich bin mir der melodiösen Bewegung meines Denkens sehr genau bewusst (vorausgesetzt, ich kann denken oder denke gerade!). Kurzum, ich kann die Idee des HANDELNS nicht losgelöst von Musik (und insbesondere Melodie) betrachten. [...]

Immer wenn ich irgendetwas *tue* – Rad fahren oder denken –, verfahre ich jenseits einer Prozedur: das heißt unabhängig von jedweden definier- oder beschreibbaren Prozeduren. Ich kann niemandem *sagen*, wie irgendetwas getan werden sollte – selbst wenn es sich um etwas so Einfaches wie Radfahren handelt: Ich kann nur sagen: «Die Art und Weise, es zu tun, ist, es zu tun.» Ich kann jemandem durchaus Informationen, Instruktionen, Vorschläge, Prozeduren liefern – aber die kommen nicht zusammen, bevor er nicht «das Gefühl dafür bekommt», «es in den Griff bekommt», «die Idee bekommt», und was immer er dann bekommt, es geht über alle Prozeduren hinaus: oder vielmehr, es lässt eine *persönliche* Vorgehensweise oder Prozedur erkennen, die er nicht beschreiben kann («Was gezeigt werden kann, KANN NICHT gesagt werden» etc.).[30] [...]

Eine besondere Herausforderung sehe ich darin, in Patienten trotz schwerer Beeinträchtigung der perzeptuel-

30 Er zitiert Wittgenstein.

len/konzeptuellen Prozeduren die Kraft, den Strom des Tuns wachzurufen, d.h. einen apraxischen[31] Patienten zur kontinuierlichen Beschäftigung mit einer komplexen Aufgabe zu veranlassen, obwohl er grundlegende Schwierigkeit mit Planung und Sequenzierung hat. Meine «Methode» ist Spiel oder Kunst, in die sich, wie ich denke, Prozeduren *einbetten* lassen. Noch einmal, meine Methode besteht darin, die Person, den Handelnden, das aktiv handelnde Selbst einzubeziehen, das trotz schwerer neurologischer Uneinheitlichkeit zu einer Einheit des Handelns fähig ist.

Wenn Leibniz Tiere mit Uhrwerken vergleicht, spricht er von einem aktiven «Prinzip der Einheit» (das erscheint mir wie eine Vorwegnahme Kants). Hobbes dagegen beschäftigt sich, zumindest in der Metapher vom Leviathan, mit «künstlichem Leben» und Automaten – ein im 17. Jahrhundert angesiedelter Vorgriff auf die Kybernetik. Ich weiß, wie sehr Du an der «KI-Entwicklung» interessiert bist. [...] Mann, ich habe manchmal das Gefühl, Du beschreibst künstliches Leben oder künstliche Intelligenz – und keine «natürliche» (mir kommt es so vor, als sei meine *eigene* Aufgabe – in einer Art dialogischer Komplementarität zu der Deinen –, mich mit der Natur der Natürlichkeit zu beschäftigen). [...]

Antworte bitte – es ist so lange her, dass wir einander geschrieben haben. Und ich hoffe, dass wir uns im März sehen.

31 Apraxische Menschen sind unfähig, willkürliche zielgerichtete Bewegungen auszuführen, das gilt für Körperhaltungen wie fürs Sprechen.

An Gerald Stern

Neurologe

14. September 1983
119 Horton St., City Island, NY

Lieber Gerald,

ich habe gerade Deinen lieben Brief vom 7. bekommen, für den ich Dir aus ganzem Herzen danke. Doch er hat das Gefühl von Bedauern und Ärger noch vertieft, das ich empfinde, weil es mir nicht gelungen ist, Dich zu sehen, als ich letzte Woche in London war. Es war eine sehr hektische Woche. [...]

Ich freue mich, dass Dir die «Hut-Geschichte»[32] gefallen hat – es ist ein ganz eigenes Vergnügen, solche Sachen zu schreiben (sie rufen mir das Bild eines Patienten in liebevollen und lebhaften Einzelheiten ins Gedächtnis, und sie sind geprägt von der klinischen Beziehung, die auf einer besonderen Wahrhaftigkeit und Richtigkeit beruht) – ein Vergnügen, das sich hoffentlich auch beim Lesen mitteilt, zumindest bei so «altmodischen» Klinikern, wie wir es sind. Gerade habe ich einen Korsakow-Essay[33] geschrieben (aber noch nicht betitelt), in dem es um einen wunderbar intelligenten Mann geht, der nicht nur unter einer verheerenden anterograden Amnesie leidet, sondern auch unter einer retrograden, die ihn in das Jahr 1945 zurückbefördert hat – sodass er sehr tief in der Vergangenheit verwurzelt ist (natürlich nicht so, dass er sie als «Vergangenheit» empfindet – vielmehr sind seine frühen Erinnerungen verblüffend «unmittelbar» und genau). Ich hoffe, der Essay wird hier veröffentlicht, und wenn / falls das der Fall ist, schicke ich Dir ein Exemplar. (Hast Du sol-

32 «Der Mann, der seine Frau mit einem Hut verwechselte» erschien am 19. Mai 1983 in der *London Review of Books* und wurde zur Titelgeschichte des gleichnamigen Buchs.

33 Auch er wurde später in *Der Mann, der seine Frau mit einem Hut verwechselte* veröffentlicht unter dem Titel «Der verlorene Seemann».

che Korsakow-Patienten? Sind sie häufig? Das Syndrom, einschließlich der massiven retrograden Amnesien, ist bei Lurija beschrieben, obwohl die meisten seiner Patienten natürlich Mittellinientumoren anstelle des «normalen» Korsakow-Syndroms hatten. Merkwürdigerweise habe ich selbst, obwohl ich viele Alkoholiker behandle, nicht allzu oft klassische Korsakow-Fälle zu Gesicht bekommen.

Warum ich diesen Essay geschrieben habe – oder auch die «Hut»-Geschichte –, weiß ich eigentlich nicht: Sie sind mir einfach eingefallen. Ich vermute aber, dass alles, was mir jetzt so «einfällt», etwas mit Identitätsveränderungen zu tun hat; und vielleicht werde ich in das Körperbild-Buch, an das ich gerade denke, solche Geschichten aufnehmen, die veranschaulichen, was man eine «Neurologie der Identität» nennen könnte (und was, wie ich annehme, in gewisser Weise mein Hauptinteresse werden wird).

Die Hektik in London und mein langes (und, wie ich fürchte, unhöfliches) Schweigen über viele Monate haben beide mit *A Leg to Stand on*[34] zu tun oder wie immer das «Bein»-Buch am Ende heißen wird. Mein Lektor und Verleger in England hat mich fast in den Wahnsinn getrieben, weil er sechs Monate brauchte, um das Buch zu redigieren und abzutippen. Dabei habe ich gedacht, es sei so gut wie fertig und ich würde die getippte Version im April erhalten, sodass mit der Veröffentlichung in diesem Monat zu rechnen sei. Obwohl ich ein schrecklicher Zauderer bin, war es eine wirklich schwierige (und prekäre) Korrekturarbeit, weil es unter anderem notwendig war, die Länge von 240 000 auf 70 000 Wörter zu kürzen – bei *Awakenings* hat man nichts dergleichen verlangt. Aber ich denke, dass wir jetzt eine stringente Geschichte haben – die keine unmöglichen Anforderungen an den Leser stellen wird – und einen hübschen Epilog, der auf eine Art

34 Die deutsche Ausgabe hieß dann *Der Tag, an dem mein Bein fortging.* [A. d. Ü.]

intellektuelle Geschichte und Kritik der Neurologie hinausläuft. Erst an meinem letzten Tag in London habe ich den Epilog endgültig abgeschlossen. Jetzt bin ich endlich einverstanden mit dem Buch – einverstanden, nicht begeistert (dazu hat es mir viel zu lange Mühe und Sorgen gemacht) –, einverstanden oder in Einklang mit der klinischen Erfahrung und mit der Neurologie und Neuropsychologie. Von «Reaktion» oder «Gegenaufklärung» zu sprechen, wäre nicht richtig; was ich, wie ich hoffe, herausarbeiten konnte, ist das Gefühl von einem großen (und notwendigen) Bogen, der in eineinviertel Jahrhunderten geschlagen wurde von der «vorbegrifflichen» Neurologie (Beispiel Weir Mitchell)[35] über die «klassische» (Sherrington'sche) Neurologie (Beispiel Head)[36] über die Neuropsychologie (Beispiele Lurija und Leontjew) bis hin ... zu einer «existenziellen» Neurologie, einer Neurologie der Identität, die mir heute erforderlich und angebracht erscheint, um Syndrome und Situationen darzustellen, die sich nicht anhand von Funktionen oder Systemen, sondern nur anhand der Veränderungen von Selbst oder Identität beschreiben lassen. Das war der Fall bei «Dr. P.» wie bei den vielen rechtshemisphärischen Syndromen, die man zu Gesicht bekommt; es war auch der Fall bei meinem Korsakow-Patienten und bei meiner eigenen Störung von Körper-Bild und Körper-Ich. Ich bin sicher, dass wir Schaltkreise, Marionetten etc. enthalten und dass es eine dafür zuständige Neurologie gibt; aber ich bin mir auch sicher, dass wir nicht nur Marionetten sind – zumindest wenn wir gesund sind (obwohl Krankheit uns zu Puppen machen kann; wie es in dem faszinierenden Selbstbericht, den Du mir geschickt hast, geschildert wird, wenn Schooling[37] von Phasen spricht,

35 Silas Weir Mitchell, ein Arzt und Schriftsteller aus der Zeit des Bürgerkriegs.

36 Der Neurologe Henry Head (1861–1940).

37 Ein Patient von Stern, der das Leben mit Parkinson beschrieben hatte.

in denen seine Gliedmaßen sich verhalten, «als würden sie von einem betrunkenen Puppenspieler bewegt»), und dass man eine Neurologie der Freiheit, der Gesundheit, des Selbst braucht, um eine Neurologie der Reflexe, Systeme, Kybernetik und Marionetten zu überwinden. [...]

Ich *bin* zu weitschweifig – dieser Brief ist zu lang –, was aber teilweise daran liegt, dass es *tatsächlich* so viel zu sagen gibt! Jedenfalls danke, tut mir leid, dass ich Dich verpasst habe, hoffe, Dich bald zu sehen.

Dein
Oliver

An Lawrence Weschler

[September 1983]
[Blue Mountain Center][38]

Lieber Ren,

ich sollte «das Buch»[39] schreiben – doch mein einziger Impuls ist, einen Brief zu schreiben –, allerdings liegen die beiden Gefühle bei mir sehr nahe beieinander. Leser empfinde ich sehr stark als Einzelwesen – ich wünschte, ich könnte sie, jeden einzelnen von ihnen, wie Kierkegaard mit «Du» anreden. (Immer habe ich das Gefühl gehabt, Kierkegaard schreibe tatsächlich an mich, so groß ist die magische Wirkung dieses «Dus»). Umgekehrt verhält es sich so, dass ich jedes Mal, wenn ich mich an ein «Du», ein bestimmtes Individuum, wende, meist dabei bin, ein Buch zu schreiben! Zumindest wenn ich über ein richtiges Thema schreibe, etwas, was von großem Interesse für uns beide ist – das sind meine Lieblingsbriefe. [...]

38 Eine literarische Kolonie in den Adirondacks.
39 *Der Tag, an dem mein Bein fortging.*

Ich liebe *«wissenschaftliche»* und *philosophische* Briefe – die machten meinen Briefwechsel mit Lurija aus; da gab es immer ein medizinisches oder wissenschaftliches oder philosophisches *Thema*, meist etliche davon; doch in den Briefen ging es auch um unsere *persönliche* Beziehung. Ich mag Briefe an und von «Patienten» oder Leser-Patienten, die, weit entfernt lebend, meine Bücher lesen; oder Leser, die zwar keine Patienten sind, aber sehr persönlich auf meine Bücher reagieren. Auden «horchte» mich gerne aus. In langen Briefen erkundigte er sich nach meiner Arbeit, wobei er ein unerschöpfliches Interesse an *Patienten* und ihren ungewöhnlichen klinischen und menschlichen Erfahrungen bewies, wie sie sich in Hirn und Herz von Patienten oder Ärzten darstellten. Vieles von dem, was später *Awakenings* wurde, begann in unseren Gesprächen und Briefen. Er interessierte sich auch für meine «philosophischen» Überlegungen zu diesen Themen – wenn auch nicht in dem Maße wie Hannah (Arendt), die ich ein wenig kannte. Es gab Zeiten, da wollte ich vor allem *an sie* schreiben – und ich bedaure, dass ich immer zu befangen war, um es zu tun. Und nun sind sie alle tot – diese guten «Eltern», die ich liebte –, und nun gehöre ich auch zu den Älteren[40] und bin «Eltern» weniger zugewandt als Altersgenossen, Freunden und manchmal «Söhnen». Wir sind uns nahegekommen in den zwei Jahren, seit wir uns kennen – und doch sind wir in einer wichtigen Hinsicht sehr verschieden, wir sind «Fremde»; und ich stelle fest, dass meine Feder sich *Dir* unwillkürlich zuwendet, so wie sich mein Kopf und mein Herz für Dich öffnen.

Ich liebe Briefe, die sich mit Forschungsarbeiten und Problemen beschäftigen, aber ich liebe auch Geschichten und Erzählungen in Briefen; und am meisten liebe ich es, wenn man beides mit ihnen verbindet, ein Problem, Probleme, *ein-*

40 O. S. war gerade fünfzig geworden.

gebettet in eine Geschichte – eine *narrative* Philosophie, eine *narrative* Wissenschaft, in der Rätsel und Geschichten eines sind. Ich nehme an, das ist mit «Fallgeschichte» gemeint – und in allgemeiner Form das, was Lurija meint, wenn er (wie so häufig) von «romantischer Wissenschaft» spricht – seine Fallgeschichten, oder auch Freuds, *sind* Studien und Forschungsarbeiten, die in Form von Erzählungen dargeboten werden (und vielleicht ließen sie sich auf keine andere Weise mitteilen). Das zeigt sich sehr deutlich an meinem «Bein»-Buch – und meinem Beitrag («Das Bein») in der *London Review*.

Doch was ich geschrieben habe und was ich veröffentlicht habe und was ich mit Dir besprochen habe, geht nur so weit wie der erste gelungene Gehversuch[41] – *ich habe noch nichts von dem Rest der Geschichte erzählt*.

Und es ist genau *das*, was mich jetzt beschäftigt (zum Teil, weil ich hier «angekommen» bin) – nicht zuletzt wegen dieser idyllischen Umgebung, die ganze *Atmosphäre* dieses Ortes (ein altes Pfarrhaus, in einem, Dorf, von einer reizvollen Landschaft umgeben), die mich sehr an die Rehaklinik von 74 erinnert. Und es ist genau die gleiche Jahreszeit – September / Oktober, ein wundervoller Altweibersommer mit dem langen, warmen, golden leuchtenden Licht und dem bunten Laub, das den Boden bedeckt.

Vor allem die Einheit des spirituellen Erlebens – das Empfinden einer sehr kostbaren und schönen Zwischenzeit –, ein Sabbat, in dem Geist und Körper zu vollkommener Ruhe finden, in dem absoluten Stillstand, dem geheimnisvollen Verharren des Handelns. Daher ist man nicht träge, sondern sehr lebendig – ein Leben, das sich verdichtet zu einem reinen und vollkommenen «Jetzt» –, genau wie vor acht Jahren, als ich von meiner Bein-Verletzung genas:

41 D. h. dem Augenblick, da er zum ersten Mal nach seiner Verletzung gehen konnte.

For this special interim,
So restful, yet so festive,
Thank you, Thank you, Thank you, Fog.[42]

Für Auden hieß das, vom Nebel umschlossen zu sein, zu Weihnachten in «einem alten Herrenhaus», in der Gesellschaft von alten und lieben Freunden – eine kurze «Auszeit» voll «gemächlicher» Tage vor der Rückkehr in die Welt, «die Welt der Arbeit und des Geldes».

Äußere Umstände – vor allem unvorhergesehene, von der Notwendigkeit diktierte – können für die besondere Süße einer solchen Zwischenzeit sorgen; doch genauso kann es die Notwendigkeit sein, die tiefste Notwendigkeit, die des Geistes. Und niemand analysiert das so schön wie (seine Freundin) Hannah Arendt in ihrem letzten Buch (*Denken*)[43], das wir beide so sehr bewunderten, wenn sie von der Lücke zwischen Vergangenheit und Zukunft spricht: «Sie ist die Ruhe des Jetzt in der von der Zeit bedrängten, umhergeschleuderten Existenz des Menschen.»

1979 wurde Mary-Kay Wilmers, die Lektorin, die O. S. einst aufgefordert hatte, einen Beitrag zum *Listener* zu schreiben, Mitbegründerin der *London Review of Books*, einer Schwesterpublikation der *New York Review of Books.* Zwischen 1981 und 1984 veröffentlichte sie vier seiner «klinischen Erzählungen» in der *LRB* – unter anderem «The Man Who Mistook His Wife for a Hat»[44].

Zehn Jahre lang stand O. S. auch mit Robert Silvers, dem Her-

---

42 «Für diese ganz besondre Zwischenzeit / So ruhevoll und festlich / Danke dir, danke dir, Dank, o Nebel». Aus Audens Gedicht «Thank You, Fog».

43 Arendts letztes Buch hieß *Vom Leben des Geistes* und dessen erster Band hatte den Titel *Das Denken.*

44 Die Titelgeschichte in *Der Mann, der seine Frau …* [A. d. Ü.]

ausgeber der *The New York Review of Books*, in Verbindung; im Januar 1984 veröffentlichte Silvers O. S.s Debüt-Essay «The Lost Mariner»[45]; Silvers bewies einen bemerkenswerten Instinkt bei der Auswahl frisch veröffentlichter Bücher, die er seinen Autoren schickte, um sie zu einer Besprechung zu veranlassen. Wahrscheinlich hat Silvers das 1983 publizierte Buch *The Great Mental Calculators* von Steven B. Smith an O. S. geschickt, das diesen zu der folgenden Antwort bewog.

An Robert B. Silvers

Herausgeber der *New York Review of Books*

24. Mai 1984
119 Horton St., City Island, NY

Lieber Bob,

[...] Diese Woche gedachte ich während eines kurzen «Atemholens» im Botanischen Garten wieder der Finn-Zwillinge[46] – dieser brillant rechnenden eineiigen Idiots-Savants, über die wir gesprochen haben –, aber auf eine ganz andere Weise. Was ich bei ihnen für entscheidend halte (wie bei so vielen der Rechenkünstler, um die es in dem Buch *The Great Mental Calculators* geht, ein Werk, das ich in seinen Schlussfolgerungen für falsch halte, das aber in seinem Material faszinierend ist), ist der Umstand, dass es in Wahrheit keineswegs ums «Rechnen» geht, nicht um eine Folge von geistigen Operationen, sondern um augenblickliches und intuitives Sehen – so sah Dase[47], wenn jemand eine Hand-

45 Wurde als «Der verlorene Seemann» in das Buch *Der Mann, der seine Frau …* aufgenommen. [A. d. Ü.]

46 Die Zwillinge Charles und George Finn, zwei autistische Savants, von denen O. S. in seinem Essay «The Twins» berichtete. [Der Essay wurde unter dem Titel «Die Zwillinge» in *Der Mann, der seine Frau …* aufgenommen. A. d. Ü.]

47 Zacharias Dase war ein berühmter Rechenkünstler des 19. Jahrhunderts; obwohl von

voll Erbsen auswarf, auf einen Blick, dass es 117 waren. Er zählte nicht, sondern «sah» – erkannte – die 117-heit sofort als eine einzige, vertraute numerische Physiognomie oder Landschaft. Ich denke, dieser Aspekt bleibt unberücksichtigt in Steven Smiths Buch, wird aber deutlich in der ein Jahrhundert früher entstandenen Darstellung von F. W. H. Myers, obwohl sie eher anekdotischen Charakter hat. [...] Die Finn-Zwillinge werden erwähnt und ihre «Methoden» auf die Bildung unbewusster Algorithmen zurückgeführt. Ich halte das nicht für richtig, und ich habe sie achtzehn Jahre lang gekannt. Ich glaube, sie leben gewissermaßen in einer romantischen Zahlenlandschaft – und das ist die einzige Landschaft, die einzige Leidenschaft, in ihren kärglichen, eingeschränkten Leben. Die Rechnungen, die ich selbst als Kind durchführte – und ich hatte eine ziemlich ausgeprägte Neigung zum Rechnen, kann also aus Erfahrung sprechen –, hatten viel mehr Ähnlichkeit mit Musik oder Sprache als mit Rechnen: Alles war durchflutet mit Gefühl und Bedeutung – es gab keine Zeichenfolgen oder Ziffern – nur Zahlwörter und -gedichte.

Das lässt mich an andere, höhere Formen des «Rechnens» denken – die auch in einem Artikel behandelt werden könnten –, beispielsweise an Mendelejews Berechnungen der Existenz und Eigenschaft fehlender Elemente (die ich in meinen chemischen Zeiten ebenfalls durchführte, noch bevor ich von Mendelejew gehört hatte). Ich trug eine Liste mit den Eigenschaften – «Physiognomien» – mit mir herum. Ich empfand die Elemente als meine Freunde, ich lernte all ihre Gesichter kennen, und nach einer Weile *wusste* ich einfach, wie die fehlenden Gesichter aussehen würden – die tat-

begrenzter Intelligenz und unfähig, mathematische Prinzipien zu verstehen, konnte er Tabellen mit bis zu siebenstelligen Primzahlen «errechnen». Steven Smith berichtete in seinem Buch von Dase, und auch F. W. H. Myers beschrieb ihn 1903 in seiner Schrift *Human Personality and Its Survival of Bodily Death.*

sächliche Berechnung, der quantitative Aspekt, wurde vollkommen nebensächlich.

Mit großer Begeisterung habe ich Helmholtz[48] wiedergelesen (*Sensations of Tone*[49]), wie er erklärt, dass Töne unmittelbar, «synthetisch» als Eigenschaften wahrgenommen werden, obwohl sie durch eine (Fourier-[50] oder andere) Analyse zerlegt werden könnten.

Daher könnte eine entsprechende Betrachtung der Finn-Zwillinge hoffentlich zu einer allgemeinen Erörterung von synthetischer Wahrnehmung, «Urteil», «Intuition» führen, und es wäre besonders schön, wenn man zeigen könnte, dass die meisten scheinbar mechanischen Denkweisen, die angeblich in den beschränkten Köpfen von Deppen stattfinden, in Wirklichkeit genauso romantisch und intuitiv sind wie alles, was wir von Helmholtz kennen. Doch das ist nur ein Gedanke für eine künftige Arbeit. [...]

Ich bin Dir für die Großzügigkeit, die Du mir dieses Jahr erwiesen hast, dankbarer, als ich zum Ausdruck bringen kann. «Der verlorene Seemann» hat mich glücklicher gemacht als irgendeine je von mir veröffentlichte Arbeit – und hat auch (ich habe seit unserem Gespräch noch viele weitere Briefe erhalten) weit größere Wirkung und Reaktionen hervorgerufen; es ist einfach wundervoll von Dir, dass Du bereit warst, Dich selbst und die *NY Review* mit dem Eröffnungskapitel oder Prolog meines Buchs «aufs Spiel zu setzen». Dank Dir, dank Dir, dank Dir, Bob!

Werde mich melden, sobald ich zurück bin –

Oliver

---

48 Hermann von Helmholtz (1821–1894) hatte unter anderem bahnbrechende Forschungsarbeiten auf dem Gebiet des menschlichen Sehens und Hörens durchgeführt.

49 Dt.: *Die Lehre von den Tonempfindungen als physiologische Grundlage für die Theorie der Musik.* Braunschweig 1863.

50 Joseph Fourier (1768–1830) war ein französischer Mathematiker.

Anfang 1966 hatte Jonathan Miller bei einem Besuch in New York O.S. mit Susan Sontag bekannt gemacht, aber O.S. war zu schüchtern, um mit ihr in Kontakt zu bleiben. (Er schrieb an Miller: «Ich mochte Susan Sontag sofort, was mir bei einem weiblichen Wesen fast noch nie passiert ist. Ich werde *versuchen*, mit ihr in Kontakt zu bleiben, obwohl ich mich von ihrem Format wie ihrem Geschlecht eingeschüchtert fühle. Du bist natürlich von beidem begeistert, was nur zu richtig und verständlich ist. Gib mir ein Jahr mit einem guten Analytiker, und ich werde genauso empfinden.») Erst zwanzig Jahre später begannen sie, sich zu treffen. Sontag war eine Gründerin des New York Institute for the Humanities an der New York University, die freitags Mittagsseminare für ihre Mitglieder veranstaltete, und sie bewunderte O.S.s Werk. Am 30. August 1984 schrieb sie in einem Brief an ihn: «So viel von dem, was ich gelesen habe, und ich bin (leider) eine zwanghafte Leserin, lässt den Raum, in dem ich fühle und schreibe, kleiner erscheinen. Sie dagegen lassen ihn größer wirken und zugänglicher.» O.S. wurde 1984 zum Mitglied gewählt und begann, Sontag öfter zu treffen.

An Susan Sontag

Schriftstellerin, Autorin von *Kunst und Antikunst* und *Krankheit und Metapher*

24. Mai 1984
119 Horton St., City Island, NY

Liebe Susan,

eigentlich wollte ich Ihnen sofort schreiben nach diesem (für mich wenigstens, unglaublich erfreulichen) Abend – und ihrer maßlos übertriebenen, aber natürlich höchst willkommenen Vorstellung meiner Person –, aber die gute Absicht ging irgendwie unter in dem allgemeinen Chaos und den Hemmungen dieser letzten, schwierigen Wochen – es tut mir sehr leid.

Ich lege «The Man Who Mistook His Wife for a Hat»[51] bei – und hoffe, dass die Geschichte Ihnen gefällt. Ich denke, die *Fragen*, die sich aus solchen Fällen ergeben, sind von sehr grundlegender Bedeutung und haben mit der *lebendigen* Erkenntnis, dem «Leben» zu tun. Der Artikel wurde gegenüber dem ursprünglichen Umfang (10 000 Wörter) des MS, das ich bei *LRB* einreichte, erheblich gekürzt, aber ich hoffe, dass ich einige der gestrichenen Teile wieder einsetzen kann, wenn ich diese (und andere Erzählungen) in einem Sammelband zusammenfasse, wie ich es vorhabe. Anfang des Monats erschien eine Geschichte von mir in der *LRB*[52], die war *so* zusammengestrichen, dass sie vollkommen sinnlos wurde und nur noch eine Anekdote oder Kuriosität übrigblieb – ich bin ziemlich wütend darüber und schicke sie [Ihnen] *nicht* (ja, ich hoffe, dass niemand sie zu Gesicht bekommt!). Die Fragen, die hier aufgeworfen werden, sind ebenfalls ziemlich bedeutungsschwer – manchmal fallen mir die Sachen einfach ein, zunächst *als* «Geschichten», und laden sich erst dann mit tieferer Bedeutung und Kraft auf. Ich danke Ihnen für die einfühlsame Herausarbeitung des «allegorischen» Aspekts – der in diesen Artikeln vielleicht nicht allzu deutlich sichtbar wurde, aber von absolut zentraler Bedeutung war in *Der Tag, an dem mein Bein fortging*, meiner eigenen Reise in eine neurologische Unterwelt und zurück – die nächste Woche (in England) herauskommt und hier (mit einem völlig anderen Ende) im Juli. Ich sehe dem Ganzen mit ziemlicher Nervosität entgegen – es ist so lange her, dass ich ein Buch herausgebracht habe, und es ist auto-

51 Der Essay, später die Titelgeschichte in *Der Mann, der seine Frau …* [A. d. Ü.]

52 «Musical Ears». [Eine längere Version dieses Essays ist das Kapitel «Erinnerung» in *Der Mann, der seine Frau …* A. d. Ü.]

biografisch (und so «nackt») in einer Weise, mit der ich es noch nie zuvor versucht habe. Das ist eines der Dinge, die mich in den letzten Wochen gelähmt haben. Ich hoffe, ich darf Ihnen ein Exemplar schicken.

Ich fand den Freitag an der NYU[53] unerwartet angenehm – und habe nur bedauert, dass *Sie* nicht da waren. Mir war nicht klar, dass man von mir erwartete, vor einem ganz anderen und möglicherweise schrecklich kritischen Publikum zu vertreten, was ich gesagt hatte. Tatsächlich aber herrschte eine wunderbare Atmosphäre der Rücksichtnahme und Zusammengehörigkeit, ich hatte das Gefühl, einer *Denkgemeinschaft* anzugehören, nach der ich mich vermutlich schon immer gesehnt habe. Tatsächlich aber überfiel mich nach dem Essen die Lächerlichkeit meiner *Isolation* mit fast gewaltsamer Heftigkeit. Vielleicht kann ich mich ja wenigstens teilweise aus ihr befreien.

Ich bewundere Sie, wie Sie sicherlich wissen, schon seit vielen Jahren – seit ich Sie kennengelernt habe (bei Jonathan, eines Frühstücksmorgens Anfang der Sechziger und davor) – und hoffe, dass wir uns jetzt häufiger sehen.

Mit herzlichen Grüßen und in tiefer Dankbarkeit
Oliver

1984 kam *A Leg to Stand On* in England heraus, und kurz darauf veröffentlichte Mary-Kay Wilmers die sehr bissige Besprechung von Michael Neve in der *London Review of Books.* (O.S. hat sich oft gefragt, ob Wilmers ihn mit Neves Kritik «bestrafen» wollte, da sie sich, wie er dachte, «verraten» fühlte, weil er den «Verlorenen Seemann» Robert Silvers für *New York Review of Books* angeboten hatte.)

53 Bei einem der Mittagsseminare am New York Institute for the Humanities.

2. Juli 1984
119 Horton St., City Island, NY

Lieber Ren,

[...] ich habe mich sehr über Deinen freundlichen Brief mit seinen geschäftsmäßigen Fragen gefreut. Dabei habe ich mit Erleichterung zur Kenntnis genommen, dass das, was ich in den letzten drei Jahren gesagt habe (und was über mich gesagt worden ist), eine gewisse (innere und äußere) Schlüssigkeit besitzt – umso mehr, als eine beunruhigende Besprechung in der *London Review* mich, neben vielen anderen Kritikpunkten, auch der Konfabulation bezichtigt – die Wörter «Zweifel» und «unglaubhaft» kommen sieben- oder achtmal vor. Von ähnlichen Unterstellungen bezüglich meiner Wahrheitsliebe / meines Verstandes wimmelte es in dieser grausigen Ausgabe von *JAMA*[54], von der ich, soweit ich weiß, kein Exemplar besitze (ich könnte es aber, nehme ich an, wenn Du das möchtest). Ihr Erscheinungsdatum war um den 15. Dezember (1970), und ihr toxischer Effekt wirkte den Januar hindurch bis in den Februar hinein, alle Freude verdüsternd, die mir die Veröffentlichung von *Migräne* hätte bringen können (ein Buch, das, obwohl veraltet und für 1970 geplant, erst im Januar 71 erschien – bei Durchsicht meines Albums[55] finde ich den 25. Januar 1971). An diesem Tag, dem Veröffentlichungstag, wurde ich von einem sehr *netten* Artikel in der *Times*[56] begrüßt, ganz im Gegenteil zu ALTSO[57],

54 *The Journal of the American Medical Association* hatte eine Reihe von Briefen veröffentlicht, in denen O. S.s Brief über die Nebeneffekte von L-Dopa kritisiert wurde, ohne ihm Gelegenheit zu einer Erwiderung zu geben. Vgl. seinen nicht abgeschickten Brief vom 28. August 1971.

55 O. S. hatte ein Album mit Presseausschnitten über *Migräne* angelegt.

56 Die London *Times*.

57 *A Leg to Stand On [Der Tag, an dem ...]*.

das am Veröffentlichungstag von einer sehr *garstigen* Besprechung begrüßt wurde […]. Eric meinte, ich müsse philosophischer und weniger «eitel» werden, aber ich denke, dass eher Verletzlichkeit und weniger «Eitelkeit» das Problem ist – obwohl sie vielleicht eng miteinander verschwistert sind oder zumindest eine zu große Abhängigkeit von den Reaktionen anderer gemeinsam haben. Auf der *tiefsten* Ebene gibt es diese Abhängigkeit natürlich nicht, dort beurteile ich mich und meine Gedanken ausgewogen und gerecht. […]

Liebe Grüße
Oliver

PS: Ich hätte den Brief besser heute Morgen auf die Post geben sollen – ansonsten werde ich ihn mit meiner Begabung / Schwäche fürs Aufschieben nie auf den Weg bringen. Isabelle[58] hat mich beruhigt, zur Vernunft gebracht, sodass ich mich nicht mehr so maßlos vernichtet fühle wegen der *LRB*-Besprechung etc. Trotzdem fürchte ich, dass ich mich «durch» einen Sommer schlechter Gefühle arbeiten muss. […] Der frohgemute Shengold ist da, deshalb werde ich meine negativen Gefühle nicht in Verhalten übersetzen, zumindest nicht zu sehr. […]

Gott sei Dank gibt es Helmholtz! Er steht für eine bessere Welt, für das Gute des Verstandes, der Redlichkeit, der Ausgewogenheit und der unerschöpflichen Kreativität. Er ist die einzige Salbe für meine Wunden. Er erschließt einem so viele Gebiete. Vor allem habe ich bei ihm über Stereoskopie nachgelesen und denke, ich werde vielleicht etwas über das Thema schreiben […] über die Wahrnehmung, das Empfinden, die *Idee* der Tiefe und von welch fundamentaler Bedeutung es für unser Welterleben ist. […] Meine einzige

58 Rapin.

Erholung in den letzten Wochen war das Spiel mit dem Stereoskop, das ich auf der Buchmesse gekauft habe.

Als ich in England war, habe ich fast ein ganzes Wochenende mit Duncan[59] verbracht (lieber Duncan!), da haben wir über Stereoskopie gesprochen und über kaum was anderes! Ich sagte, sie gehöre zu meinen frühesten und dauerhaftesten Interessen; er fragte, ob es daher komme, dass ich Stereopsis, binokulare Fusion, zumindest unbewusst als «Metapher für einen geistigen Akt» ansähe. Ich denke, er hat vollkommen recht – das tue ich; und ich denke, dass Helmholtz es tut, und ich denke, dass das der Grund ist, warum sie auch zu *seinen* dauerhaftesten Interessengebieten gehört (seine Artikel darüber erschienen in einem Zeitraum von dreißig Jahren). Ich weiß nicht, ob ich Dir jemals von meiner frühen Leidenschaft für Stereofotografie erzählt habe. Damals habe ich Stereoskope, Hyperstereoskope, Pseudoskope etc. angefertigt und mich mit Farbensehen und Farbfotografie beschäftigt. Und jetzt, fast vierzig Jahre später, in dieser Zeit der Beunruhigung, gehen meine Gedanken verstärkt dorthin zurück. Es ist die einzige Sache, die mir Frieden gibt.

Ich möchte auch einen Aufsatz über Farbe schreiben. Ich habe einige Patienten – und könnte noch andere finden –, die unter einer partiellen / totalen angeborenen / erworbenen Farbenblindheit leiden, das heißt, die nur schwarz-weiß sehen können. Ich frage mich, was *sie* für eine Vorstellung von Farbe haben. Du wirst Dich erinnern, dass diese Frage (in einem speziellen Beispiel: ob ein Mensch, der noch nie einen bestimmten Farbton des Spektralblaus gesehen hat, ihn sich *vorstellen* könnte) von Hume erörtert wird.

Muss zur Post!

---

59 Dallas.

An Chaim F. Shatan

Psychoanalytiker

7. Juli 1984
119 Horton St., City Island, NY

Lieber Dr. Shatan,

leider muss ich vorab bemerken, dass ich Ihnen nicht in der gebührenden Ausführlichkeit auf Ihren sehr freundlichen, wichtigen und faszinierenden Nachdruck antworten kann. [...]

Dieses Vermögen der Musik, Wahrnehmung und Bewegung zu gliedern, zu organisieren, zu beleben, nehme ich ständig an meinen neurologischen Patienten wahr – vor allem, wenn es sich um Parkinsonismus handelt (und darauf verweise ich auch wiederholt in *Awakenings*). Was dabei geschieht, lässt sich einwandfrei *nachweisen* – und das in einem Maße, das selbst hartgesottene staatliche Stellen veranlasst, uns am Beth Abraham (dem «Mount Carmel» in *Awakenings* ...) eine Vollzeit-Musiktherapeutin zu gewähren. Wie aus Ihren Äußerungen hervorgeht, muss die Musik auf die Person einwirken, sie «berühren», «bewegen» – das beobachte ich erstaunlicherweise auch bei Patienten mit Zerebralparese, Patienten, die praktisch doppelt beeinträchtigt sind durch spastische Lähmung und Athetose, sodass sie im Regelfall neben ihren begrenzten und pathologischen Bewegungen keine «normalen» mehr ausführen können, und die plötzlich in der Lage sind, zu «entspannen» und sehr elegant zu tanzen. Ich habe Patienten, die sagen: «Wenn ich Musik höre, wenn ich Musik fühle, *vergesse* ich meine Zerebralparese, meinen Parkinsonismus etc.» Ich denke, es kann bei Parkinson-Patienten auch einen Parkinsonismus des Geistes geben (Rigidität, Unbeweglichkeit, Schwierigkeiten, mit Bewegungen zu beginnen oder aufzuhören, Perseveration etc.), verstärkt durch eine Art Innenwendung und

Zwanghaftigkeit der Aufmerksamkeit, dann denken sie «parkinsonisch», können aber ganz unvermittelt aus diesem Zustand herausfinden und eine geistige und affektmotorische Freiheit in der Kunst entdecken, vor allem in der Bewegungskunst oder Zeitkunst.

Wie Sie andeuten, scheint es eine grenzenlose Durchlässigkeit zwischen Körper und Geist zu geben – einen übergangslosen Wechsel zwischen somatopsychisch und psychosomatisch [...]. Daher findet nicht nur jede Geistesverfassung Ausdruck in Körperspannung und -haltung, sondern auch umgekehrt. Wie Sie sagen, ist es typisch, dass alle unsere ausdrucksstärksten Begriffe («rigid» etc.) diese Doppelkonnotation besitzen. [...]

Parkinson-Patienten, und besonders Postenzephalitiker, können eine extreme Beschleunigung oder Verlangsamung von Bewegung, Denken, Wahrnehmung, Zeiteinschätzung zeigen – so ausgeprägt, dass sie fast unverständlich werden, weil sie mit den normalen Menschen in ihrer Umgebung dermaßen «aus dem Takt» sind. [...]

Also noch einmal, vielen Dank für Ihren Brief und Nachdruck. [...] Ich bin sicher, dass wir uns beide mit wichtigen Aspekten der Wirklichkeit befassen, so schwer sie auch begrifflich zu erfassen sein mögen.

Mit freundlichen Grüßen
Oliver Sacks

An Lawrence Weschler

18. Juli 1984
119 Horton St., City Island, NY

Lieber Ren,

ich habe mich über Deinen Anruf am Sonntag sehr gefreut – tut mir leid, dass ich vergessen habe, Dir zu Deinem schönen Hockney-Artikel zu gratulieren, den ich sehr interessant fand. […]

Ich war gerade im Beth Abraham, um zu schauen, wie es dort heute aussieht. Die Streikenden marschieren auf und ab und singen: «Wir wollen, wollen, was wollen wir? Wir wollen mehr Geld, das wollen wir.» Drinnen herrschte *in dieser frühen Phase* bislang noch die heitere Stimmung eines Freiwilligeneinsatzes (wie 1960 bei der Waldbrandbekämpfung in British Columbia). Doch jetzt beginnen die Zwölf-Stunden-Schichten ihren Tribut zu fordern; es ist nicht mehr ganz so lustig wie an Tag 1. Schwestern, Ärzte, Sekretärinnen, Freiwillige etc., sie alle sehen ein wenig gestresst und erschöpft aus. Viele Patienten, die normalerweise aus dem Bett geholt, gewendet, physiotherapiert wurden, bleiben jetzt den ganzen Tag im Bett liegen. Auch das ist «Spaß», wie ein Feiertag, ein oder zwei Tage lang. Dann reißt die Haut auf, und das Wundliegen beginnt; flache Atmung reicht nicht, es kommt zur Lungenentzündung; Gelenke und Muskeln werden steif, binnen einer Woche kommt es zu Kontrakturen – *das* sind die tödlichen Auswirkungen eines Streiks, der länger als zwei Tage dauert. Und da ist natürlich nur von den *physischen Effekten* die Rede: Ohne Stimulation, sich selbst im Bett überlassen, werden sie apathisch, verwirrt, desorientiert – und ängstlich; die dementen Patienten wissen nicht mehr, was vor sich geht oder wo sie sind – sie fühlen sich bestraft, im Stich gelassen, im Gefängnis, in der Hölle.

Vielleicht sollten Sie und einige Ihrer Kollegen vom *New Yorker* hier als Freiwillige arbeiten – und in allen Einzelheiten dokumentieren, was diese Situation mit ALLEN Betroffenen dieser Streiks macht (den Streikenden, dem medizinischen Personal nicht weniger als mit den Patienten). Es gibt verlogene (oder wenigstens oberflächliche) Berichte, die uns beruhigen sollen, uns weismachen sollen, dass die Pflegequalität beibehalten wird. Ihr solltet Euch mit eigenen

Augen *eingehend* davon überzeugen, was hier allen Betroffenen angetan wird – physisch und moralisch. Wäre ich nicht 1974 mit meinen Studenten 11 Tage lang rund um die Uhr im Einsatz gewesen, wäre es bei meinen armen «Enkies»[60] zu einer fürchterlichen Krankheits- und Sterblichkeitsrate gekommen: So aber wurde die Bindung zwischen uns – den Patienten und mir – durch dieses Ereignis vielleicht noch stärker als vorher. Aber es ist nach dem ersten oder zweiten Tag ein *angsteinflößendes* Ereignis, schrecklich und gefährlich. Ich bin in meiner Auffassung bestärkt worden, dass ein *solcher Preis* an menschlichem Leid, ein solcher Kuhhandel mit gefährdeten Leben nicht stattfinden darf, egal, wie groß die Missstände sind. […]

Wystan lernte ich in Orlans Wohnung kennen – ich glaube nicht, dass Du Orlan Fox schon mal getroffen hast. (Er war Wystans engster Freund, ich schätze […] während Wystans letzten 15 Lebensjahren; und ein *ziemlich* enger Freund von mir, seit wir uns das erste Mal getroffen haben, im November 1965.) Leider kann ich das Datum nicht mehr genau angeben[61] (vielleicht fällt mir noch irgendetwas ein, um es genauer zu datieren) – es muss 67 oder 68 gewesen sein.

Ich hatte ihn schon einmal vorher gesehen, im Juni 56, bei seiner Inauguralvorlesung in seiner Eigenschaft als Professor für Dichtung in Oxford. [… Doch] von Nahem hatte ich ihn gewiss noch nicht gesehen. Dieses erste Mal war ich erstarrt, stumm vor Angst und Ehrfurcht. Ich war fasziniert von seinem zerklüfteten, jurassischen Gesicht – ich hatte noch nie ein Gesicht gesehen, das so viel Ähnlichkeit mit einer geologischen Landschaft hatte –, gleichzeitig versuchte ich, nicht zu starren. Aber ich war tief beeindruckt

60 In Großbritannien wird *encephalitis* mit hartem «c» ausgesprochen, daher dieser Spitzname für die enzephalitischen Patienten.

61 D. h. den Beginn seiner Bekanntschaft mit Auden.

von seinem Gedächtnis und seinem Witz – der mich sehr stark an Erik[62] erinnerte (tatsächlich empfand ich stets eine fast physiologische Ähnlichkeit zwischen den beiden). Aber, und hier unterschied er sich grundsätzlich von Erik (und vielleicht hatte ich das Gefühl, dass er darin eher mir selbst ähnelte), der muntere Strom des Witzes, des Klatsches (er liebte Klatsch!) konnte plötzlich versiegen, wenn etwas *Tieferes* angesprochen wurde. Das Gedächtnis, der Witz waren höchst eindrucksvoll, phänomenal; aber wirklich bewegt, ehrfürchtig wurde ich, wenn ich Wystan *grübeln* sah, wenn er, plötzlich in Gedanken *versunken*, verstummte (später sah ich das öfter, ich mochte es sehr, wenn er nachdenklich wurde; zum ersten Mal sah ich es an diesem Abend bei Orlan, 67 oder 68, habe aber den genauen Anlass vergessen). Erik gerät nicht ins Grübeln, er ist schnell wie der Blitz. Zwar ist er genauso intelligent wie Wystan – aber ihm fehlt diese seltsame Tiefe (oder er gestattet sie sich nicht, oder sie ist ihm nicht gestattet). Und Wystan selbst hatte Schwierigkeiten, sie zu finden – oft hat er über die «Schläue», vor allem seine eigene, geschimpft und wie sie einen dazu verführt, mit den intelligenten, schnellen Lösungen vorliebzunehmen; und wie er selbst in seinem Frühwerk (so dachte er jedenfalls) häufig «intelligent» war, aber das mit dem Verlust an echter poetischer Tiefe bezahlte. Ich kann mich nicht erinnern – Orlan vielleicht –, ob ich an diesem Abend außer «Guten Tag» und «Auf Wiedersehen» ein einziges Wort mit ihm gewechselt habe. Aber Wystan bemerkte mich – trotz meines Schweigens und meiner Schüchternheit (er war oft selbst extrem schüchtern und verstand es, den Schüchternen geduldig Zeit zu lassen).

Es mochte ein Jahr oder mehr gedauert haben, bis ich ihn zum ersten Mal *alleine* traf – ich denke, es war irgend-

62 Eric Korn, dessen Namen O. S. häufig fälschlicherweise als Erik schrieb.

wann 1969. Auf seinen Wunsch hin sprachen wir über mein Buch *Migräne*, das damals im Druck war, und er äußerte sich begeistert darüber, dass ich Groddeck einen so zentralen Platz eingeräumt hatte. Dann holte er eine Schrift hervor, die er übersetzt, aber nie veröffentlicht hatte – ein Werk von Groddeck über Massage (Groddecks Vater betrieb eine Art Sport-Sanatorium), mit unerwarteten Erkenntnissen über die somatopsychische Wirkung dieser Methode, und über die Somatopsychik und Psychosomatik im Allgemeinen. Bei unserer Erörterung dieses Körper-Geist-Themas verlor ich meine Stummheit und Schüchternheit und stellte fest, dass ich zum ersten Mal relativ frei mit ihm sprach, insbesondere als er mich – er war unendlich, wenn auch taktvoll, neugierig – über meine klinischen und persönlichen Erfahrungen «aushorchte». Von den klinischen erzählte ich ihm bereitwillig, von den persönlichen zurückhaltend: Wystan selbst schien keinen Unterschied zu machen – und da erkannte ich – bis dahin hatte ich es wohl nur in bestimmten Gedichten erahnt –, wie «klinisch» er im Grunde genommen war. Aber nicht in einem oberflächlichen Sinne (obwohl er gelegentlich durchaus oberflächlich sein konnte); sondern in einer *tieferen* Art, an der Verstand und Herz mitwirkten.

So lernte ich ihn als Orlans Freund kennen; und dann gewissermaßen als meinen eigenen. Merkwürdigerweise – das geht mir häufig so – schien es (bis fast zu seinem Tod) mehr *Briefe* zwischen uns zu geben als persönliche Treffen. Und wir wahrten eine Art Etikette – jahrelang. Er blieb «Mr. Auden», ich «Dr. Sacks» – ich glaube nicht, dass wir uns vor 70/71 mit Vornamen anredeten. [...]

Liebe Grüße
Oliver

An Cyrus J. Stow

Zahnarzt

7. September 1984
[Keine Adresse]

Lieber Dr. Stow,

ich mache mir Vorwürfe, dass ich Ihnen nicht schon früher für Ihren überaus wohlwollenden Brief gedankt habe – obwohl ich wenig Lust verspüre, von irgendjemandem als «Vorbild» für was auch immer angesehen zu werden! Mir scheint, die vornehmste Aufgabe des Arztes besteht darin – zuzuhören, Beistand zu leisten, egal, was für spezielle Fertigkeiten und Techniken und Instrumente er dann verwendet. Andernfalls droht die Gefahr, dass die Technik ihn – alle – überwältigen könnte und dass die ruhige, leise Stimme und die Stille des Zuhörens untergehen.

Diese Fähigkeit zu ruhigem Zuhören und Aufmerksamkeit scheint in unserer unüberschaubaren, hektischen, technologisierten und bürokratisierten Welt zu oft *auf der Strecke zu bleiben* – daher sind junge und arglose Menschen tragischerweise gefährdet, von dieser Entwicklung verschlungen zu werden. Hinzu kommt der Verfall aller überkommenen Werte und Traditionen. Doch der Mensch ist eine zähe Kreatur und eine kluge noch dazu – trotz seiner Torheiten! –, und ich denke, wir werden wieder zur Vernunft kommen und uns auf die Würde des Lebens und unseren gesunden Menschenverstand besinnen, bevor es zu spät ist.

Noch einmal, vielen Dank und freundliche Grüße
Oliver Sacks, M. D.

11. September 1984
119 Horton St., City Island, NY

Liebe Isabelle,

es war schön, heute Abend von Dir zu hören – tut mir leid, ich bin ein bisschen neben der Spur, seit wir uns das letzte Mal gesehen haben. Meist war mir ziemlich mau zumute, aber jetzt lebe ich wieder auf, seit einem aufmunternden Besuch an der Westküste (ich bin sehr nett im Mount Zion, meinem ehemaligen Krankenhaus in San Francisco, begrüßt worden – ich war überrascht, dass man sich noch an mich erinnerte. [...] Und das Wiedersehen mit alten Freunden, vertrauten, lieben Gesichtern und Orten, es war alles in allem ein schöner Besuch; ein *nostalgischer*; halb habe ich mir gewünscht zurückzugehen!).

Ich lege ein etwas abgegriffenes Exemplar von Jerome Bruners[63] liebenswürdiger, wohlwollender, *scharfsinniger* Besprechung meines Buchs[64] bei – dazu eine der komischen Karikaturen (die ich eigentlich mag – aber diese aus der *Times* hat mich doch etwas getroffen!). Wenn ich Anerkennung bei einem Mann von Bruners Format und Integrität finde, geht es mir gleich viel besser, das hat meine angeschlagene Selbstachtung wieder aufgerichtet, die nach dieser schrecklichen *LRB*-Ausgabe auf einem Tiefpunkt angelangt war. Ich glaube, ich bin dabei, eine philosophischere Einstellung zu entwickeln. Man muss *sein*; nicht auf Reaktionen reagieren, sondern still, fest, selbstbewusst, bescheiden seinen Weg gehen. Leichter gesagt als getan! Überrascht und glücklich war ich auch, als man mir eine Mitgliedschaft im N.Y. Ins-

63 Jerome Bruner, ein Psychologe, der vor allem auf dem Gebiet der Kognitions- und Lernpsychologie forschte. Seine vielen Bücher waren sehr einflussreich. Später war er eng mit O.S. befreundet.

64 In der *New York Review of Books*.

titute of the Humanities anbot (die Institution, die meinen Vortrag «Neurology and the Soul» förderte und wöchentliche oder zweiwöchentliche Mittagsseminare veranstaltet, an denen eine bunte Mischung aus Künstlern, Historikern, Philosophen unter dem Vorsitz von Bruner teilnimmt). Ich denke / hoffe, dass ich hier eine intellektuelle Gemeinschaft jener Art finde, die ich bislang so entbehrt habe und eigentlich brauche, weil ich in größerer Abgeschiedenheit lebe, als ich sollte: Aber natürlich ist sie zum Teil notwendige Einsamkeit und ein gewisser defensiver Rückzug, daher bin ich mir nicht ganz sicher, *wie* ich reagieren werde. Aber es hilft mir doch, mich weniger als Ausgestoßener, als Paria zu fühlen. [...]

Liebe Grüße
Oliver

An Galen Strawson

Philosoph und Kritiker

30. November 1984
119 Horton St., City Island, NY

Lieber Galen Strawson,

ich habe gerade ein Bündel Besprechungen bekommen, darunter auch die Ihre, die ich besonders interessant fand und für die ich Ihnen danke. Wenn es Ihnen recht ist, möchte ich einen Punkt aufgreifen, den Sie ansprechen und der wohl nach unser beider Ansicht von zentraler Bedeutung ist – allerdings dürfte es hier eher ein Selbstgespräch werden.

Ich werde oft gefragt: «Warum schreiben Sie keine Fiktion?», und die Antwort lautet, ich interessiere mich zu sehr für Fakten. Genauso oft werde ich gefragt: «Warum halten Sie sich nicht an die Fakten?», und das ist eine tiefer reichende und schwierigere Frage, denn sie hat etwas mit dem *Status* von Fakten zu tun. Ich bin mir nicht sicher, ob es irgendwelche «rohen Fakten», «reinen Fakten», «nackten Fakten» etc. gibt. Mir scheint, dass Fakten immer in Erfahrung *eingebettet* sind und dass diese Einbettung – diese enorme Konnektivität – sowohl theoretisch wie dramatisch ist; und dass sie das ist, was Wollheim[65] mit «ein Leben führen» meint.

Eine reine Fallgeschichte, eine reine Abfolge von reinen Fakten wäre so etwas wie: «Zuerst war das Fieber da. Dann tauchten Flecken auf. Dann wurde der Urin blutig ... Schließlich setzte das Herz aus.» Merkwürdigerweise sagte meine Lektorin, als ich ihr einen ersten Entwurf für *The Leg* vorlegte: «Die Phänomene sind faszinierend, aber irgendwas fehlt.» Als ich fragte: «Was?», sagte sie: «*Sie*, der miterlebende Beobachter.» Doch sobald ich nach endlosen Zweifeln und inneren Widerständen schließlich den Beobachter eingeführt hatte – und an nichts anderes dachte ich, als ich von einem «neurologischen Roman» sprach –, wurde ich mit außergewöhnlicher Heftigkeit angegriffen (nicht zuletzt von der *LRB* selbst). [...]

Ich *halte* eine neurologische «Erzählung» oder einen neurologischen «Roman» nicht für eine *Fiktion* – und doch ist sie natürlich mehr als eine Fallgeschichte oder eine bloße Abfolge von Ereignissen. Sie ist eine «Erzählung», weil sie einen *Mittelpunkt* besitzt – eine Person, ein «Wer» –, und sie ist eine neurologische Erzählung, weil sie von der Wirkung eines «Was» berichtet, eines neurologischen «Was». Alles, was ich schreibe, beschäftigt sich mit der Beziehung eines Wer zu einem Was – insbesondere mit dem Patienten, der eine neurologische Störung *erlebt* (mit all ihren Verästelungen und Auswirkungen auf ihn, mit dem Einfluss auf sein Leben, Fühlen und Denken etc.) –, damit, wie er durch die neurologische Störung verändert wird (und wie sie ihn viel-

65 Richard Wollheim (1923–2003), ein Philosoph und Gelehrter.

leicht verändert). Daraus entsteht eine «Geschichte» – und eine Geschichte ist *ihrem Wesen nach* dramatisch. Ich hoffe, ich verwende keine künstliche «dramatische Steigerung» – sollte es gelegentlich doch vorkommen, ist es ein Missgriff, der beseitigt werden muss; aber das *tatsächliche* Drama kann und muss zum Ausdruck gebracht werden, und das macht meine Erzählungen dramatisch, ohne ihre Faktizität zu beeinträchtigen. Bewusst lasse ich keinerlei «Fiktion(en)» einfließen, noch habe ich das Gefühl, es sei mir «gestattet»; auch denke ich nicht, dass ich etwas «aufbausche» oder «fabuliere» – obwohl ich glaube, dass klinische Geschichten «fabulös», einen an «Fabeln» erinnernden Charakter haben. Dabei geht es nicht um die Frage von «Fakt» oder «Fiktion», sondern wie man eine menschliche Wirklichkeit vermittelt, eine Wirklichkeit, die zugleich klinisch, phänomenal, historisch ist. [...]

11

Vertiefung

1985–1988

Ich (Kate Edgar, KE) begegnete O. S. 1983 zum ersten Mal, als ich gebeten wurde, einen Abschnitt von *A Leg to Stand On* abzutippen. Er war handgeschrieben und mit Wasserflecken übersät und daher schwer zu entziffern. (Wie ich später entdeckte, hatte O. S. Teile davon während der Badepausen in den Catskills geschrieben, wo er häufig seine Wochenenden verbrachte.)

Dann begann ich, ihn ein- bis zweimal in der Woche in seinem Haus auf City Island zu besuchen, um ihm beim Ordnen seiner Papiere und seiner Korrespondenz zu helfen und ihm für die neue Sammlung von Fallgeschichten, an der er arbeitete, als Resonanzboden zu dienen. Im Laufe der Zeit erhielt sie ihren Namen nach der ersten Geschichte: *The Man Who Mistook His Wife for a Hat*[1].

An Kate Edgar

Lektorin

17. Februar 1985
Chancellor Hotel, San Francisco

Liebe Kate (wenn ich darf),

ich hoffe, Sie sind [...] nicht in der *Sturmflut* meiner Manuskripte untergegangen. Es ist weit mehr als irgendjemand (einschließlich meiner selbst!) geahnt hat.

1 *Der Mann, der seine Frau mit einem Hut verwechselte.*

Ich habe San Francisco ungeheuer genossen. Was ist es allein für eine Freude, dem winterlichen New York zu entkommen ... Leider hat mich das nicht davon abgehalten, ein bisschen – nur ein ganz klein wenig! – weiterzuschreiben. [...] Als ich letzte Nacht schlaflos war, schrieb ich noch zwei (ziemlich kurze) Arbeiten – «Murder» und «The Dog beneath the skin»[2], außerdem 2 oder 3 Kleinigkeiten, 2 weitere Ergänzungen zum Vorwort (da ich das Original nicht dabeihabe, weiß ich nicht so recht, wo sie eingefügt werden sollen, daher muss ich erst das Original sehen und diese insgesamt *drei Ergänzungen* in getipptem Zustand vor mir liegen haben, um zu entscheiden, wie sie passen). Außerdem eine Fußnote (zum Titel) der «Hut-Geschichte» – wobei ich total vergessen habe, ob ich das schon gesagt hatte. Diese nächtlichen Hinzufügungen sollten Dienstag bei Jim[3] sein, und ich hoffe, dass sie dann per Eilboten zu Ihnen kommen.

Das war's dann!! Und um ganz sicher zu sein, dass ich mit dem nächtlichen Ergänzen und Herumkorrigieren und zwanghaften Grübeln aufhöre und weil es offenbar höchste Zeit zum Ausruhen und Abschalten ist, fliege ich heute Abend nach *Australien* – und werde dort bis etwa zum 4. März bleiben. Bis dahin wird hoffentlich alles getippt sein, sodass Jim und ich Ordnung schaffen und das Ganze bis zum 15. («Deadline»!) in den Druck geben können.

Ich lege noch eine weitere Liste bei, in denen die neuen Geschichten angegeben sind.

Ich bin Ihnen so dankbar – mehr als ich zum Ausdruck bringen kann –, dass Sie diese Mammutaufgabe auf sich nehmen.

---

2 Die beiden Geschichten erschienen unter den Titeln «Mord» und «Hundenase» in *Der Mann, der* ... [A. d. Ü.]

3 Jim Silberman, Cheflektor bei Summit Books, wo auch die amerikanische Ausgabe von *A Leg to Stand On* veröffentlicht wurde.

Ihr
noch einmal danke, danke, danke, danke!!
O.

An Kate Edgar

15. März 1985
119 Horton St., City Island, NY

Liebe Kate,

ich wollte Ihnen schreiben – den Impuls verspürte ich, sobald ich Ihr *spektakulär* schönes und intelligentes Typoskript gesehen habe und erkennen konnte, wie Sie alles zusammengezogen haben, sodass es sich wirklich wie ein Buch anfühlt. Ich kann mir nicht vorstellen, dass das irgendjemand so gut könnte wie Sie – so lebendig und so aufopferungsvoll. Und es war unglaublich lieb von Ihnen (nach so viel Nachtarbeit) zu behaupten, es habe Ihnen wirklich *Freude* gemacht.

Mir macht das Schreiben immer Freude – zumindest wenn ich Lust dazu habe und es nicht zu *erzwingen* versuche.

Ich schätze Ihren Geschmack, Ihr Urteil genauso wie Ihre Fähigkeiten an der Schreibmaschine – und habe vollstes Verständnis für Ihren Wunsch nach einem zusätzlichen Paar Hände (in Ihrem Fall, angesichts Ihrer Vielseitigkeit, *mehrerer* Paar Hände) für die Redaktion. Ich bin mir noch nicht ganz *sicher*, wie alles ablaufen wird.

Jim liest das Manuskript am Wochenende, macht sich seine Gedanken, und wir treffen uns am Nachmittag (den 20.).

Ich selbst habe einige Wünsche und sehe etliche Notwendigkeiten. Die *Wünsche* betreffen ein paar zusätzliche Fußnoten – an Stellen, wo ich die Geschichten noch ein wenig vertiefen und / oder stärker miteinander verknüpfen könnte. Die *Notwendigkeit*: hier und da einige kleine Textveränderungen. […] Wie Sie mag Jim Vorwort A lieber, oder zumindest zieht er es vor, und hat mich aufgefordert, die «Proliferation» von Vorworten einzustellen. […]

Sobald das Buch fertig ist, möchte ich mit einem anderen beginnen – Thema: das Tourette-Syndrom[4]. Ich würde es (aus verschiedenen Gründen) fast *lieber* schreiben, wenn Sie es tippen könnten. Eigentlich hoffe ich, *sofort* damit zu beginnen, sobald wir die «Geschichten» an die Druckerei übergeben haben, um mit dem neuen Buch so rasch voranzukommen, wie es physisch möglich ist (denn es ist seit *mindestens* zehn Jahren überfällig). […]

Mehr als dankbar schicke ich Ihnen anliegend meinen Scheck mit […]. Ich *weiß*, dass Sie weit mehr getan haben, als Ihre Aufschlüsselung verrät!

An Orlan Fox

23. März 1985
119 Horton St., City Island, NY

Lieber Orlan,

einem Impuls folgend, flog ich nach Australien – ein unglaubliches Erlebnis (Darwin sprach von einer «zweiten Schöpfung») – und verbrachte meinen letzten Tag in einem entlegenen Regenwald (in gewissem Sinne eine Neuauflage Norwegens) – bin jetzt aber ganz und heil zurück … und finde einen Berg von Post vor (eine ganz außergewöhnliche Menge, die sich auf «The Twins»[5] bezieht, meine Geschichte in der *NYRB*). Eine andere, «Portrait of the Autist»[6] (illus-

4 Dem Tourette-Syndrom, auf das O. S. aufmerksam wurde, als er mit seinen *Awakenings*-Patienten arbeitete, brachte er sein Leben lang lebhaftes Interesse entgegen, wenn er ihm auch nie ein ganzes Buch widmete.

5 Später dt.: «Die Zwillinge» in *Der Mann, der …*

6 Dt.: «Der autistische Künstler» in *Der Mann, der …*

triert von dem Autisten selbst), wird in der kommenden Ausgabe erscheinen; und ja, natürlich weiß ich, dass *The Obsessed*[7] ein Roman von Dostojewski ist (vielleicht sollte ich meine Geschichte über den Idiot-Savant[8] «Der Idiot» nennen). Entsprechend habe ich eine andere Geschichte «A Passage to India»[9] genannt, [über] ein Mädchen, das an einem Gehirntumor stirbt, mit Visionen, Halluzinationen – zerebraler, spiritueller Natur? – von ihrem Geburtsland. Du siehst, ich schnappe mir Titel, wo ich sie kriegen kann. Was mich daran erinnert, dass ich einen Auden-Titel für eine Geschichte verwendete, die ich in San Francisco schrieb, auf dem Weg nach Australien: «The Dog Beneath the Skin»[10]. Und das wiederum erinnert mich daran, dass mich Thom Gunn, der zarte und zärtliche Gefühle für Dich hegt, bat, Dir besonders liebevolle Grüße auszurichten.

Leider fühle ich mich *durchaus nicht* als ewiger Student. Stattdessen, beklagenswerterweise, mein Lieber, eher geriatrisch. Aber das vielleicht, weil ich mich in Australien erneut verletzt habe, fast 50 Kilo Übergewicht mit mir herumschleppe, bei der geringsten Anstrengung keuche und vermutlich aussehe wie G. K. Chesterton. GKC, das heißt, mit einem Bakunin-Bart. Und ich kann noch nicht wieder auf mein Stahlross zurück (obwohl ich sehr glücklich bin, mir eines zugelegt zu haben – man kann viel Freude daran haben, und gesund ist es allemal). Und die Liebe? Sie ist immer möglich, wenn man für sie offen ist (Du, mein Lieber, bist es; ich bin ein alter Junggeselle). Es sei denn, es ist ein Morgen wie

7 Dt.: *Die Dämonen* (diverse Übersetzungen). O. S.s Erzählung «The Posessed» erschien auf Deutsch unter dem Titel «Die Besessenen» in *Der Mann, der …* [A. d. Ü.]

8 Gemeint ist der «autistische Künstler». Idiots-Savants sind oft Autisten mit sogenannten Inselbegabungen. *Der Idiot* ist bekanntlich ebenfalls ein Roman von Dostojewski. [A. d. Ü.]

9 Dt.: «Eine Reise nach Indien» in *Der Mann der …* [*A Passage to India* ist ein Roman von E. M. Forster (dt.: *Auf der Suche nach Indien*, Frankfurt 1960). A. d. Ü.]

10 «Hundenase» in *Der Mann, der …*

dieser: Ich wache sehnsüchtig aus einem Traum auf und stelle fest, dass meine Libido immer noch lebt, kleine Liebschaften erfindet und in den Kulissen wartet.

Meine «Erzählungen» habe ich jetzt geordnet und gesammelt – 25 sind es geworden, sehr verschieden in Länge, Stimmungen, Themen, aber ich denke, *irgendeine* Einheit (und wenn auch nur eine der Gefühlslage) hält sie zusammen; außerdem gehe ich auf meinen ursprünglichen Titel zurück, *The Man Who Mistook His Wife for a Hat ... and Other Clinical Tales*[11]. Schlussredaktion ist diese Woche, und ich hoffe, das Buch kommt im September / Oktober heraus. [...] Und *jetzt* habe ich mein Buch über Tourette vor mir, und ich werde es *The Possessed* nennen (diesen Titel hatte auch Tourette 1885 für eine seiner Studien gewählt, so kann ich ihn für sein hundertjähriges Jubiläum ehren).

Lass uns zumindest schreiben – eine «Korrespondenz» aufrechterhalten, selbst wenn wir uns nicht allzu häufig sehen. Freunde werden wichtiger ...

Liebe Grüße

Oliver

An Evelyn Fox Keller

Physikerin und Biografin der Genetikerin Barbara McClintock[12]

12. April 1985

119 Horton St., City Island, NY

Sehr geehrte Frau Dr. Keller,

ich war wieder unterwegs (in London) und fand bei meiner Rückkehr abermals einen Riesenberg Post vor. Aber

---

11 Dt.: *Der Mann, der seine Frau ...*

12 McClintock, die untersuchte, inwieweit Gene ihre Position auf dem Chromosom verändern können, erhielt für ihre Forschung einen Nobelpreis.

ich denke, ich muss Ihnen vor allen anderen schreiben und Ihnen mitteilen, wie sehr ich Ihren Brief und Ihr Buch zu schätzen weiß. Ich habe gerade *A Feeling for the Organism*[13] beendet – ich bin die ganze Nacht wach geblieben und finde das Buch fast genauso bemerkenswert wie seinen Gegenstand: Kapitel 9 erreicht eine wunderbare Tiefe, und das letzte Kapitel ist schön, einfach schön.

Seit jeher habe ich eine große Schwäche für Biografien von Wissenschaftlern und Naturforschern – in meiner Kindheit las meine Mutter mir oft aus der (von ihrer Tochter verfassten) Biografie Marie Curies vor – meine Mutter hatte Marie Curie zweimal getroffen und war ein Gründungsmitglied des Marie Curie Hospital –, aber ich habe sehr selten eine Biografie von der Art gelesen, wie sie Ihnen hier gelungen ist, eine Biografie, in der der Charakter des Denkens selbst, das Empfinden, das ihm zugrunde liegt, seine Sprache, seine schmerzliche Unverständlichkeit und Isolation, so eindrucksvoll herausgearbeitet werden. Es ist ein großartiges Porträt einer ungewöhnlichen Denkerin und Persönlichkeit.

Ich fand die Lektüre besonders tröstlich, weil ich erschreckt, ja entsetzt war, nachdem ich drei Wochen zuvor Joshua Lederberg[14] über «Diskontinuitäten» und «Verfrühungen» in den Naturwissenschaften habe reden hören. Mir kam es vor, als spreche er etwas abschätzig (aber ambivalent) über McClintock – irgendwie schien er auf sie *fixiert* zu sein –, während er sich über die Wissenschaft selbst erschreckend dogmatisch äußerte. Ich war nicht überrascht, dass sie ihn «arrogant» fand; bei mir hinterließ er eine Art Schrecken, das Gefühl: «Und *das* – Lederbergs «Programm» – ist alles, was die Naturwissenschaft zu bieten hat?

13 Dt.: *Barbara McClintock: Die Entdeckerin der springenden Gene*, Basel 1995.

14 Ein Molekularbiologe und Nobelpreisträger.

Ist *das* der Anfang und das Ende wissenschaftlichen Lebens?» Das löste eine Art Krise in mir aus – eigentlich, wenn man so will, eine Krise der *Liebe*. Denn (obwohl das, was ich tue, kaum als «Wissenschaft» bezeichnet werden kann) es ist – denke ich, oder hoffe ich zumindest – fast immer von Liebe beseelt und ein Produkt der Liebe; und wenn es in meinem Leben auch einige intensive persönliche Beziehungen gab, so wurde es doch seit meiner Kindheit auch durch «eine Liebesbeziehung zur Welt» mit Wärme versorgt. Ich empfand Lederbergs «Philosophie» als zutiefst beunruhigend – aber nicht als so beunruhigend wie die Lieblosigkeit, die ihr zugrunde liegt. *Und doch* (obwohl ich wenig von seiner eigenen Arbeit weiß, wünschte ich, er hätte von *ihr* gesprochen, statt Barbara McClintock ins Visier zu nehmen), er dürfte wohl, er *muss* in den Zeiten seiner eigenen Kreativität ein ziemlich heftiges Gefühl für den Organismus gehabt haben, (gewissermaßen) eine *Leidenschaft* für Bakterien. Oder vielleicht nicht: Vielleicht hatte er das Gefühl, er «beherrsche» oder «quäle» die Natur. (Ich empfand auch *The Double Helix*[15] als unangenehm, und obwohl die Leistung zweifellos großartig war/ist, sehr produktiv, erscheint mir die *Einstellung* zur Natur doch falsch: vielleicht nicht «falsch», aber es ist doch eine Haltung, in der Anteilnahme oder Respekt oder Liebe keine Rolle spielen. Manchmal frage ich mich, ob man nicht eine «technische» von einer «visionären» Wissenschaft unterscheiden sollte.)

Ich wünschte, ich hätte mehr *persönliche* Erinnerungen an die Fragen, die Sie aufwerfen – ich sollte sie haben, ich hätte sie, wäre da nicht der «Tunnel» gewesen (eine Art dunkler Periode, in der ich mich fast zwanzig Jahre lang bewegte, von dem Beginn der Liebesbeziehung zur Welt und der puber-

15 James Watsons Bericht über die Entdeckung der DNA-Struktur [dt.: *Die Doppelhelix*, Reinbek 1969, 1997].

tären Romanze mit der Naturwissenschaft – vorwiegend Physik und Chemie, als ich zwölf oder dreizehn war – bis zu einer Art «Erwachen» – mit zweiunddreißig oder dreiunddreißig – aus einer langen Düsternis). In dieser dunklen Periode beendete ich die Schule, bekam Stipendien, ging an die Universität, studierte Medizin, kam nach Amerika, wurde zum Neurologen ausgebildet – aber keine dieser Etappen war besonders real: Die Wirklichkeit hielt erst wieder Einzug, als ich mit Patienten zu tun bekam (1966).

Daher sind alle meine Erinnerungen, meine Gefühle für diese Zeit sehr verblasst. Zu der Zeit, als wir in der Schule zur Genetik kamen, waren meine Gefühle für die Naturwissenschaft bereits erkaltet – außerdem erschien die Genetik Mitte bis Ende der vierziger Jahre nicht besonders interessant. Zwar habe ich 1951 – in meinem ersten Jahr des Physiologie- und Biochemiestudiums in Oxford – *durchaus* von Barbara McClintock gehört (wenn auch nur indirekt) – und hatte das Gefühl, das von einer Wasserstoffbombe die Rede sei, weit weg in der Welt des Intellekts. Aber dann, so schien es mir, war das Gefühl vergessen: oder, vielleicht genauer, durch den Molekular-Enthusiasmus jener Tage *ersetzt*. Er galt damals vor allem Beadle,[16] «ein Gen – ein Enzym [Hypothese]». Dann kam natürlich die Wasserstoffbombe von Crick und Watson. Ich habe eine schwache Erinnerung an eine Begegnung mit Crick – irgendein Treffen 1957, bei dem ich ihn nach Barbara McClintock fragte; und an seine Antwort – ein Achselzucken.

Die *Kälte* von Joshua Lederberg (die mich besonders erschreckt, wenn ich an die Macht denke, über die er verfügt) erinnert mich an einen Mann, den ich vor Jahren kennenlernte – extrem intelligent, kalt und genau – und der zu mir sagte: «‹Lieb›? Was meinen Sie mit ‹lieb›? Was meinen

16 George Beadle, ein Genetiker und Nobelpreisträger.

Sie, wenn Sie sagen, Ihre Patienten sind Ihnen ‹lieb›? Was ist ‹lieb›? Was ist ‹Liebsein›? Das existiert nicht in der Welt!» Der *Algor*, die *Todeskälte*, diese Worte ließen mein Inneres zu Eis gefrieren, das erst am nächsten Morgen schmolz, als ich einen Brief von Lurija erhielt, der mit den Worten begann: «Mein lieber Dr. Sacks». Da wurde ich daran erinnert, erinnerte ich mich, fühlte ich wieder, dass «Liebsein» existiert: Ich wusste, dass ich Lurija «lieb» war und dass mir, wie ihm, meine Patienten «lieb» waren (und ich, vielleicht, ihnen manchmal «lieb» war).

Zwar wird mir (wie meiner Mutter, ja meinen beiden Eltern) die Welt des «Seins» in erster Linie durch die Patienten erschlossen, doch es bleibt noch genügend Raum für eine Liebe zu anderen Lebensformen, besonders den Pflanzen. Als ich vor einigen Wochen in Australien war, *musste* ich dem Regenwald einfach einen Besuch abstatten – meine besondere Liebe gilt den Farnen, Baumfarnen, ich weiß nicht, warum – und erkannte plötzlich mit überdeutlicher Klarheit, warum der junge Darwin schon beim ersten Anblick überwältigt war und staunend von «einer zweiten Schöpfung» sprach. Deshalb hat mich die Stelle besonders berührt, an der Sie berichten, wie Barbara McClintock über Pflanzen sprach, und es erinnerte mich daran, was Darwin häufig über Pflanzen sagte: dass sie enorm *unterschätzt* wurden, besonders von Biologen (meine Lieblingsbücher von Darwin, diejenigen, die meiner Meinung nach am deutlichsten *seine eigene* «Liebesbeziehung» zeigen, sind die botanischen Werke, allen voran *The Fertilization of Orchids*[17], eine Schrift, die sich gelegentlich wie reine Lyrik liest).

Mir leuchtet nicht ein, dass diese Liebe, dieses «Gefühl für den Organismus» unbedingt auf das «Organische» beschränkt sein muss (es sei denn natürlich, man sieht die

17 *Die Befruchtung der Orchideen*, Stuttgart 1867.

ganze Welt als «organisch» an). Ganz besonders lagen mir – in jenen fernen Tagen wissenschaftlicher Pubertät – die *chemischen Elemente* am Herzen: Ständig dachte ich über ihre Eigenschaften nach, trug sie, wenn möglich, mit mir herum (meine Freunde erinnern sich noch, dass meine Taschen voll Wismut und Mangan waren, dass ich von Lithium schwärmte, einen Löffel aus Indium hatte). Ich empfand es wie eine persönliche Beziehung – sie wurden mir vertraut, waren «Freunde». Manchmal hatte ich das Gefühl, ich könnte in ihre Welt gelangen (es gefällt mir sehr, wenn Sie beschreiben, wie die Chromosomen für McClintock gewaltige Ausmaße annahmen, sodass es für sie war, als könnten sie sich in *deren* Welt bewegen). Ich war buchstäblich in der Lage, ihre «Gefühle» zu fühlen. Und wie Goethe den Begriff «Wahlverwandtschaften» von chemischen auf menschliche Beziehungen übertragen hatte, übertrug ich ihn nun wieder auf chemische Beziehungen. Insbesondere konnte ich nicht glauben, dass die inerten – die reaktionsträgen Gase, *gänzlich* inert waren: Ich glaubte felsenfest, dass sie noch irgendeine Möglichkeit zu Beziehungen haben mussten; und dank dieser Überzeugung konnte ich die Fluoride und die Xenonfluoride vorhersagen. Viele Jahre später, Anfang der sechziger Jahre, als Neil Bartlett einige dieser Verbindungen herstellte, sagten einige meiner Freunde: «Aber du hast doch schon 1945 von diesen Verbindungen *geredet*.» Entsprechend habe ich, ohne jemals von Mendelejew gehört zu haben, genau wie er die verschiedenen «Eka»- und «Dwi»-Elemente vorhergesagt: «Vorhergesagt» ist ein zu schwaches Wort – es *musste* sie einfach geben (wenn auch nur theoretisch) –, weil das Wesen der chemischen Familie, der chemischen Beziehungen es verlangte.

Vor ungefähr einem Jahr kaufte ich, einer nostalgischen Regung folgend, ein Exemplar von Mendelejews wundervoller siebten Auflage, die er 1902 als alter Mann veröffentlichte, voller Fußnoten und persönlicher Anmerkungen (und einer Würdigung des neuen Wunders der Radioaktivität). Ich fand es bezaubernd – wochenlang diente es mir als Bettlektüre. An seiner «Liebesbeziehung» zu den Elementen kann absolut kein Zweifel bestehen, mit all den Stoffen, den «Pflanzen» (und den «Genomen») der Chemie. Das kam mir wieder in den Sinn, als ich anfing, die Geschichte «The Twins» zu schreiben.

(Und auch hier kam etwas Persönliches ins Spiel – eine Art Nostalgie: Denn bevor ich mich mit den Elementen befasste, noch als Kind, entwickelte ich eine seltsame Liebe zu Zahlen. Sie waren für mich die ersten «Vorläufer» einer Art «kosmischen» Gefühls, aber auch persönliche Freunde. Doch ich glaube nicht, dass ich «projiziere», wenn ich dieses Gefühl in den Zwillingen zu erblicken meine: vielmehr «sensibilisiert» mich mein eigenes Erleben solcher Gefühle für die Wahrnehmung *ihres* Empfindens.)

Eigentlich wollte ich etwas über die Ausübung des Arztberufs schreiben, vielleicht «analogisieren», aber ich habe mich verausgabt (und Sie zweifellos auch!), indem ich mich über andere Dinge ausgelassen habe: Ich war so begeistert von Ihrem Buch, ich musste darauf reagieren.

Gewiss *sollte* für einen Arzt ein «Gefühl für den Organismus» immer von zentraler Bedeutung sein. Allerdings ist es heute erschreckenderweise häufig nicht der Fall. Ich fürchte, dass eine Mehrheit meiner Kollegen mittlerweile wie Molekularbiologen denkt. Nicht dass ich die Molekularbiologie in irgendeiner Weise «geringschätzte» (wie könnte ich? Ich bin genauso begeistert wie alle anderen); nicht der Erwerb neuer Perspektiven erschreckt mich, sondern der *Verlust* der alten, elementaren «Gefühle für den Organismus». Das war der größte Vorzug der Medizin des 19. Jahrhunderts und der gesamten Naturheilkunde, spielt aber überhaupt keine Rolle mehr in der «Naturwissenschaft» oder zumindest bei bestimmten, sehr enggefassten Auffassungen der wissenschaftlichen Methode, die, wie McClintock schreibt, nicht den Weg zu einem «wirklichen Verständnis» eröffnen kann. Wunderbar, wie Sie im letzten Kapitel Ihres Buchs beschreiben, dass McClintock zwar an diesem elementaren, naturkundlichen «Gefühl» festhält, dieser «Vision», aber sie *erneuert*, durch eine neue und einzigartige Einsicht vertieft, sodass Natur und Naturwissenschaft vollkommen miteinander verschmelzen. Das macht sie offenbar zu einer so außergewöhnlichen Erscheinung – einerseits «altmodisch», viktorianisch, und andererseits seine «Prophetin» oder zumindest eine Vorläuferin einer kaum vorstellbaren Zukunft: zugleich 19. und 21. Jahrhundert. Von dieser Neurowissenschaft träume ich – und hat vermutlich auch William James geträumt (das Motto meines Epilogs stammt aus seinem wunderbaren Aufsatz über Agassiz).[18] Ich habe *viel* zu viel geschrieben, aber ich war tief beeindruckt. [...]

Mit besten Grüßen
Oliver Sacks

18 Was O. S. hier als Epilog bezeichnet, ist in Wahrheit das letzte Kapitel in *Der Tag, an dem* ... Das Motto von William James lautet:
«Die Wahrheit der Dinge ist letzten Endes ihre lebendige Fülle, und eines Tages werden, von einer höheren Warte, als sie je ein Mensch [einer früheren] Generation hat erklimmen können, unsere Nachkommen, bereichert durch die Ergebnisse all unserer analytischen Untersuchungen, jene überlegenere und einfachere Sicht der Natur erlangen können.»

An Humphry Osmond

Psychiater[19]

11. Mai 1985
119 Horton St., City Island, NY

Lieber Humphry (wenn ich darf),

vielen Dank für Ihre Karte über «The Autist Artist»[20], die faszinierende «Sergeant's Story» mit Ihren Kommentaren und den Aufsatz «Mood Pain». Ich werde tippen, weil ich leider nicht über Ihre kalligrafischen Fähigkeiten verfüge, und nur kurz antworten, weil ich ein bisschen «down» bin. Doch zumindest muss ich Ihnen gestehen, wie sehr ich alles, was Sie sagen oder schicken, zu schätzen weiß. [...] So fand ich Ihre Anmerkungen zum emotionalen Schmerz (*mood pain*) höchst interessant. Das Johnson-Zitat[21] ist mir seit längerem bekannt, und ich konnte es gut nachempfinden, wenn ich selbst melancholisch wurde (was nicht selten vorkommt!). Ob man sich *tatsächlich besser* fühlen könnte, wenn das Gemüt geheilt, aber eine Gliedmaße amputiert wäre, ist eine andere Frage: Aber das ist gewiss das, was man *empfindet* – mit Sicherheit eine Empfindung, die einen in den Selbstmord treiben kann.

In meinem Fall sollte ich (oder sollte ich nicht) hinzufügen, dass es sich nicht um Suizid handelt, sondern um (wie nennt man es?) «Parasuizid», das heißt, die gefährliche Tendenz, (unbewusst) Unfälle und Risiken heraufzubeschwören. Ich war in sehr aufgewühlter Stimmung zur Zeit meines Unfalls:

19 Ende der 1950er und während der 1960er Jahren erforschte Osmond die Wirkung der Halluzinogene, besonders des LSD, für die Behandlung von Alkoholismus und Schizophrenie. Er prägte das Wort «psychedelisch» und war der Erste, der Aldous Huxley mit Halluzinogenen versorgte.

20 Dieser Essay war gerade in der *New York Review of Books* erschienen [dt.: «Der autistische Künstler», in *Der Mann, der ...*].

21 Samuel Johnson (1709–1784), Lexikograph und Schriftsteller, tat den berühmten Ausspruch: «Der, so sich zum Tier macht, befreit sich von dem Leid, ein Mensch zu sein.»

Am Anfang hatte ich zwei potenziell ernste «Unfälle» gehabt, davor bin ich in derselben Woche bis zur Erschöpfung im eisigen Fjord geschwommen, schaffte es, ein Ruder zu verlieren, während ich idiotischerweise bei Sturm hinausgefahren war, und *dann* kam der Berg. Kaum war der Unfall passiert und mir seine Ernsthaftigkeit klar geworden, *hörte* ich eine innere Stimme (? Mein Über-Ich) sagen: «Ach, mein lieber Ollie, ich wollte nicht, dass du *so* weit gehst. Du bist von allem freigesprochen – versuch nur, einigermaßen davonzukommen!» Im Augenblick der tatsächlichen Verletzung fiel ein entsetzlicher emotionaler Schmerz von mir ab. (In der Besprechung meines *Migräne*-Buchs zitierte Auden Doleridge, der einmal schrieb, körperlicher Schmerz sei besser zu ertragen als geistiger.)

Nachdem ich mir schon einmal beide Beine ziemlich schlimm zugerichtet hatte, tat ich dasselbe letztes Jahr, unter Hinzunahme meines rechten Arms, mithilfe eines Rinnsteins in der Bronx[22] anstelle eines norwegischen Bergs – ich selbst finde «rein körperlichen Schmerz» sehr viel leichter zu ertragen. Anderseits kann körperlicher Schmerz – besonders wenn er nagend oder wiederkehrend ist – die Moral eines Menschen untergraben und (wie Sie in Ihrem Aufsatz schreiben) emotionalen Schmerz hervorrufen. So litt ich 25 Jahre lang unter einer reizbaren, teuflischen, instabilen Bandscheibe ... *So etwas* kann die Moral ernsthaft beeinträchtigen; sodass ich denke: «Ich gäbe ein Bein her, um *diesen* Schmerz loszuwerden, diese entsetzliche chronische Anfälligkeit und Verletzlichkeit» – nie fand ich irgendwelche akuten Verletzungen oder Schmerzen in dieser Weise «entsetzlich». Ich habe auch selbst erlebt und von anderen gehört, wie entsetz-

22 O. S. war auf Glatteis ausgerutscht und hatte sich einen Riss des rechten Quadrizepses (der eine eigenartige Ähnlichkeit mit den Folgen des norwegischen Unfalls hatte) sowie eine Armverletzung zugezogen.

lich eine Migräne sein kann: Freud meinte zu seinen (Migränen): «der eigentliche Mensch ist nicht betroffen», doch das dürfte eher ein Ausdruck *seiner* Willensstärke oder seines «Ichs» gewesen sein. Ich denke, der «eigentliche Mensch» wird einfach fortgerissen, und man muss, wenn man der rasenden Wut einer Migräne ausgeliefert ist, einfach «durchhalten» wie bei einer Psychose (obwohl das, zugegebener Maßen, das andere Extrem ist).

Ich habe mehr – und «bekenntnisartiger» – geschrieben als beabsichtigt. Ich erlaube mir, Ihnen mein *Migräne*-Buch zu schicken, von dem in diesem Monat eine Neuauflage erscheint (allerdings enthält es wenig Neues und ist vielleicht sogar schlechter als das Original von 1970).

Mit besten Grüßen
Oliver

An Kate Edgar

30. August 1985
119 Horton St., City Island, NY

Liebe Kate,

ich hoffe, Sie sind wohlauf. Schon lange wollte ich mich an Sie wenden, fühlte mich aber ... gehemmt, zögerlich, unsicher, was auch immer ...

Eine (vielleicht nicht so wichtige) Sache, die mich bedrückt – denn es wäre mir extrem unangenehm, wenn ich Ihnen undankbar erschiene –, ist Folgendes: dass Colin beschlossen hat, *alle* redaktionellen Danksagungen zu streichen (daher auch Ihren Namen – nebst seinem eigenen), weil er es absolut nicht ertragen kann, sich im selben Raum, oder im selben Paragraphen, wie Jim Silberman zu befinden. Aber Sie wissen, und ich weiß, und er weiß und andere wissen es, was für einen entscheidenden Anteil Sie an der Entstehung und Organisation und Redaktion dieses Buchs gehabt haben, auch wenn es nicht formell zum Ausdruck gebracht worden ist (wie es hätte geschehen müssen). Ich erlaube mir, Ihnen ein Exemplar des Vorabzugs zu schicken, das Sie sehr wohl als *Ihr* Buch erkennen und empfinden dürfen.

Aus verschiedenen Gründen haben sich Herstellung und Veröffentlichung verzögert. [...] Deshalb ist der amerikanische Erscheinungstermin auf die ersten Januarwochen verschoben worden. [...] Ich bin wegen der ganzen Sache etwas verärgert über Summit. Ich habe das Jim gegenüber auch geäußert, wenn auch nicht zu nachdrücklich – weil ich ihn *mag*: Ich habe ihm auch gesagt, dass das alles nicht passiert wäre, wenn jemand wie Sie beteiligt gewesen wäre, und dass ich nun besorgt sei wegen des nächsten (des Tourette-)Buchs, das eine außergewöhnlich differenzierte und einfühlsame Begleitung und Hilfe benötigen würde. [...] Ich habe ihn gefragt, ob Summit für Ihre angemessene Unterbringung und Bezahlung sorgen würde, wenn ich mit Ihnen zusammenarbeitete. Er sagte, natürlich, und ich solle mich mit Ihnen in Verbindung setzen. Aber wie ich anfangs geschrieben habe, ich konnte oder wollte das nicht, weil ich es ablehnte, eine Zusammenarbeit zwischen uns von einer Vereinbarung mit Summit abhängig zu machen. [...]

Ich glaube, ich will darauf hinaus [...], dass wir eventuell eine Art *privater* Vereinbarung treffen, dass ich Sie als eine Art – mir fällt keine Bezeichnung ein, die allgemein genug wäre! – literarisch / intellektuelles Faktototum behalte, das anregt, organisiert, tippt, lektoriert etc.: insbesondere für ein Tourette-Buch, aber auch für andere Dinge: Einzelstücke, Fallgeschichten, Essays, Vorträge etc. Ich *brauche* jemanden, an den mich wenden kann – obwohl ich nicht genau weiß, um was es sich handeln würde. Manchmal kann ich, wie Sie wissen, außerordentlich viel in sehr kurzer Zeit schreiben – und dann wieder in eine tote Zeit fallen, in der es mir schwerfällt, irgendetwas zu tun. Und natürlich haben Sie selbst eine Vollzeitstellung; sodass Ihre Zeit [...] – ich weiß nicht, welchen – anderen Verpflichtungen und Ansprüchen unterliegt. [...]

Wie dem auch sei, teilen Sie mir bitte mit, wie Sie darüber denken – wie *Sie* sich dabei fühlen, wie *Sie* dazu stehen und so fort.

Und noch einmal, ich bin Ihnen dankbarer, als ich zum Ausdruck bringen kann, für den entscheidenden Beitrag, den Sie zur Entstehung von *Der Mann, der seine Frau mit einem Hut verwechselte* geleistet haben.

Ihr
Oliver

An Samuel Sacks

21. September 1985
119 Horton St., City Island, NY

Lieber Pop,

zuerst einmal – wir haben zwar Telegramme ausgetauscht – meine allerbesten Wünsche für das neue Jahr. [...]

Dies ist eine Art «Zwischenzeit» für mich – wie immer, wenn ich auf ein Buch *warte*, ich fand es schwierig, mich auf etwas anderes zu konzentrieren. *Gehörlosigkeit* war ein unerwarteter Interessenpunkt in diesem Sommer: die Probleme der angeborenen Gehörlosigkeit und der Gebärdensprache. Für die *NY Review of Books* werde ich eine Bestandsaufnahme schreiben [...], aber damit habe ich mein eigenes Interesse an dem Gegenstand geweckt. Die unerwarteten Aufschlüsse, die ich durch die Beschäftigung mit ihm in Hinblick auf Sprache und Sprachlosigkeit gewonnen habe, machen ihn zu einem «neurologischen» Thema wie zum Beispiel die Aphasie. In meinem superneuen Toyota Cressida – den ich liebe und der mir zum ersten Mal seit Jahren ein Gefühl der Sicherheit und etwas Freude am Autofahren vermittelt – fuhr ich letztes Wochenende zum Cape Cod. Von dort aus nahm ich die Fähre nach Martha's Vineyard, einer Insel (neben Nantucket), die in den 1640er Jahren besiedelt wurde und in denen in den abgelegeneren (und stärker von Inzucht betroffenen) Dörfern seit 250 Jahren eine einzigartige, erbliche Gehörlosigkeit vorkam. Erstmals wurde in den 1690er Jahren von ihr berichtet, der letzte Betroffene verstarb in den 1950er Jahren. Faszinierend ist der Umstand, dass dort *jeder die Gebärdensprache lernte*, Hörende und Gehörlose gleichermaßen, sodass es dort keine Spur von der üblichen *Isolation*, *Diskriminierung* etc. gab, die andernorts das Leben von Gehörlosen so erschwert. Für mich war es eine sehr interessante und bewegende Erfahrung.

Für meinen Lehrstuhl[23] an der Sarah Lawrence steht bald eine Inauguralvorlesung an. An einer Reihe von Donnerstagabenden werde ich mich jeweils 2–3 Stunden mit verschiedenen Aspekten der menschlichen Natur beschäftigen – Gedächtnis, Sprache, Identität etc. –, soweit die Neurologie zu ihrem Verständnis beitragen kann. Es wird meine erste Erfahrung mit Philosophie-Studenten etc. sein – ich hoffe, es klappt. Die Vorlesungen werden aufgezeichnet – vielleicht liefern sie das Fundament oder die Form für ein neues Buch.

Ich habe eine offizielle Berufung zu einer «Regents»-Professur[24] an der University of California erhalten und werde den Februar als Gast auf dem Santa-Cruz-Campus verbringen (er liegt in der Nähe von San Francisco) – dann kann ich

---

23 Tatsächlich handelte es sich um eine einsemestrige Vorlesungsreihe mit dem Titel «On Being Alive».

24 Die Ernennung zu Regents-Professoren ist an amerikanischen Universitäten eine Auszeichnung für besondere akademische und wissenschaftliche Verdienste. [A. d. Ü.]

aus dem schrecklichen Wetter hier in einen Staat entfliehen, den zu lieben ich nie aufgehört habe. [...]

Das Fasten werde ich mit [Madeline Gardner] und Familie brechen. Sie alle, einschließlich der Weinbergers[25] oben in Kanada, wünschen Dir wie ich ein frohes neues Jahr und alles Gute für Deinen bevorstehenden Neunzigsten!

Ganz liebe Grüße
Oliver

Im Herbst 1985 wurde *The Man Who Mistook His Wife for a Hat* im Vereinigten Königreich veröffentlicht.

An Richard Gregory

26. Dezember 1985
119 Horton St., City Island, NY

Lieber Richard,

soeben habe ich ein Exemplar Deiner Besprechung in der *New Society* erhalten und muss Dir postwendend schreiben, um meiner Dankbarkeit und Freude Ausdruck zu verleihen. Viel mehr darf ich nicht schreiben (oder ich komme in Schwierigkeiten, wenn ich es versuche), denn ich habe eine scheußliche Grippe mit ziemlich erhöhter Temperatur und gerate in fiebrige Abschweifungen, wenn ich zu denken versuche (aber vielleicht passiert mir das auch ohne Fieber).

Es gibt *niemanden*, dessen Urteil ich auf «unserem» Gebiet mehr respektiere als das Deine, und wie Deine Besprechung von *Awakenings* (kann es denn sein, dass es schon 12½ Jahre her ist?) entscheidend dazu beigetragen hat, dass ich *meinen Frieden* mit dem Buch machen konnte, so wird Deine Bespre-

25 Weitere Cousinen und Cousins.

chung des «Hut»- Buches mir helfen, mich auf deutlich weniger exzentrische Produktionen einzulassen. [...]

Ich bin mir nicht sicher, ob ich selbst die Frage beantworten kann, wie viel ich tatsächlich beobachtet habe und wie viel «interpretative Schöpfung» ist, wie Du es so freundlich ausdrückst – beides verschmilzt miteinander, Hinweise mit Vermutungen. Der Theoretiker und/oder der Dramatiker drängen gemeinsam auf einen Abschluss der Formulierung, machen dabei vielleicht sogar Sprünge, ohne dass ich mir ganz bewusst bin, was da passiert. Als ich «Witty Ticcy Ray» seine eigene Geschichte zu lesen gab – was schon an sich nicht in Ordnung oder sogar grausam war, als hätte ich Jimmie[26] den Spiegel vorgehalten, aber ich habe nie gewusst, wie offen ich mich verhalten kann in der heiklen und schwierigen Frage, was ich über meine eigenen Patienten schreiben darf –, sagte er zunächst sehr ernst: «Du nimmst dir ganz schöne Freiheiten heraus!» Aber als ich einen roten Stift herausholte und fragte: «Was soll ich streichen?», sagte er: «*Eigentlich* ist es ja wahr. Lass es, wie es ist.» Das alles setzte mir ein bisschen zu. Im Vorwort wollte ich Molloys[27] Worte zitieren: «Vielleicht erfinde ich ein bisschen, vielleicht beschönige ich, aber alles in allem war es genau so» – doch das hat mir Colin verboten! Insgesamt fand ich den Versuch, mir bei so vielen Patienten vorzustellen, wie sich die Dinge wirklich verhielten, ziemlich schwierig. Vielleicht lief es immer auf die entscheidende Frage hinaus: «Wie ist es, wie könnte es sein bei einer so und so gearteten Person in einer so und so gearteten Situation?», und ich kann Beobachtung und Interpretation nicht voneinander trennen, wenn ich versuche, zu irgendeinem Konstrukt zu kommen. Aber vielleicht hätte ich etwas bewusster, etwas deutlicher bei

26 Der Amnesiepatient in der Geschichte «Der verlorene Seemann».

27 Figur in Samuel Becketts gleichnamigem Roman.

der Darlegung meiner Annahmen sein müssen. Ich denke, das nächste Buch wird eine Reihe von «Essays» umfassen – eher thematisch als narrativ, denn ein Essay gestattet einem Dinge, die eine Erzählung verbietet.

Ich bin schon lange der Auffassung, dass es gewisse Parallelen zwischen uns gibt, Du untersuchst Täuschungen, wie ich mich mit Krankheiten befasse, wobei wir beide in diesen vereinfachten Situationen die Möglichkeit erkennen, Mechanismen oder Strategien zu beschreiben, die «normalerweise» unsichtbar sind. Ich nehme an, dass das schon immer die Rechtfertigung für «Pathologisierung» war und für die Analogie, die so oft mittels Experimenten hergestellt wird.

Es gibt noch eine Parallele auf einer tieferen Ebene: Wir werden beide durch unsere Experimente, oder Beobachtungen, der Philosophie oder der «Philosophisierung» in die Arme getrieben. Das ist höchst eigenartig, sogar verdächtig. Hat Rutherford[28] nicht zu neuen Mitarbeitern am Anfang jedes akademischen Jahrs gesagt: «Ich will in diesem Labor keine Diskussionen über das *Universum*!» Du und ich fühlen uns, ohne unseren wissenschaftlichen Verstand zu verlieren (zumindest Du nicht, bei mir bin ich mir nicht so sicher), *gezwungen*, über innere Welten, innere Universen, die konstruktiven Kräfte und Mechanismen des Geistes nachzudenken. [...]

Ich bin sehr froh, dass Du in Deiner Besprechung die *Würde* der Patienten erwähnt hast (obwohl sie häufig eine schrecklich *un*würdige Behandlung über sich ergehen lassen müssen). Ich denke nicht oft darüber nach, nehme aber an, dass sie eine unausgesprochene Voraussetzung ist und irgendwie den *moralischen* Mittelpunkt der Arzt / Patient-Beziehung und Zusammenarbeit bildet; dass man, vorausgesetzt man *respektiert* den Patienten, fast alles tun oder

28 Ernest Rutherford, ein Nobelpreisträger in Physik.

sagen kann (denn wenn nicht, kann man leicht zum Doktor Moreau[29] oder Mengele[30] werden). Ich hoffe, ich respektiere sie, obwohl ich sie häufig auslache oder mit ihnen lache; es ist merkwürdig, wie viel es an den schrecklichsten Orten und in den schrecklichsten Situationen zu lachen gibt. Oft sagen die Leute: «Wie kannst du an diesen entsetzlich trostlosen Orten arbeiten, mit diesen unheilbaren Krankheiten?», doch überall gibt es Würde und Humor (sonst wäre es *tatsächlich* unerträglich). [...]

Ich hoffe, Du bist bei bester Gesundheit und guten Mutes und wie üblich voller neuer Projekte und Ideen. Und ich danke Dir mehr, als ich zum Ausdruck bringen kann, für Deine wunderbare Besprechung.

Meine allerbesten Wünsche zum neuen Jahr
Oliver

An F. Robert Rodman

26. Januar 1986
119 Horton St., City Island, NY

Lieber Bob,

[...] In den letzten 3–4 Monaten fühlte ich mich – wenn vielleicht auch nicht wirklich erschöpft – so doch der Erschöpfung *nahe*; und wenn vielleicht auch nicht wirklich krank, so doch der Krankheit *nahe* (allein das Wort *nahe* ist unheilvoll, bedeutungsschwer: Soll man sich Gesundheit und Krankheit als *Länder* vorstellen? Einander benachbart, aneinandergrenzend, wie auch immer? Wie Gowers *Borderlands of Epilepsy*[31]?). Über Weihnachten habe ich eine

29 Eine Figur von H. G. Wells.
30 Josef Mengele, berüchtigter Arzt im Konzentrationslager Auschwitz.
31 Dt.: *Das Grenzgebiet der Epilepsie*, Leipzig 1908.

scheußliche und hartnäckige Grippe bekommen – eine nie da gewesene Bronchitis / Lungenentzündung, Fieber um 39. Dann England – ständig unterwegs, und eine *sehr* beunruhigende Situation zu Hause: Mein Bruder, extrem psychotisch, griff meinen alten Vater an – und alle Beteiligten meinten, offenbar in einem Zustand großartigen Laisser-faire, es bestehe kein Anlass, irgendetwas zu *tun*, solange kein «Notfall» eintrete. Dann wieder hierher zurück, zu einem Berg aufgelaufener Arbeit, Korrespondenz etc. und einem wachsenden Berg «öffentlicher Bekanntheit», was offenbar mit meinem *Hut*-Buch zu tun hat – postwendend erneute Krankheit, ich dachte, es sei eine Shigellenruhr, eine widerliche Durchfallerkrankung mit hohem Fieber, aber der Spuk war nach fünf Tagen vorbei. Vielleicht war es ein Grippe-Rückfall. Mit anderen Worten, ich spreche nicht nur metaphorisch, wenn ich sage, «der Krankheit nahe», auch wenn die «Krankheit» (zum Glück) nicht der Rede wert ist. Der ganze *Organismus* ist erschöpft – nie habe ich mich so schlaff, so gestresst, so bar jeder körperlichen Widerstandskraft und so anfällig für kleinste Belastungen gefühlt. Ich kann nur hoffen, dass ich Kalifornien «entspannend» finde – ich wage nicht zu hoffen, es könnte tatsächlich «erfrischend» oder «belebend» sein – und nicht eine Tortur, die ich überstehen muss.

Zweifellos brauche ich ein wenig «Stressabbau» – um das kalifornische Wort zu benutzen –, nie war mir «Stress» so bewusst. Natürlich benötigt man ein wenig Vernunft in der Theorie und Praxis der Lebensökonomie – mir geht es (beispielsweise) so, dass ich pro Jahr fast 5000 Briefe erhalte, viele interessant, viele mit beigefügten Manuskripten, Hochschulschriften, Büchern, Theorien, Gedichten etc. Und ich fühle mich gezwungen, sie alle zu beantworten. (Als wir miteinander sprachen, wirkte ich nicht zuletzt so erschöpft, weil ich an diesem Morgen seit fünf Uhr Briefe beantwortete.) Nun, da ich jedermanns Korrespondent geworden bin, ist meine *echte* Korrespondenz – mit einigen ausgesuchten Geistern und Köpfen wie Dir – erheblich eingeschränkt. Ich habe keine Zeit und Muße mehr, eigene Briefe zu schreiben, weil ich zu sehr damit «beschäftigt» bin, «die Korrespondenz zu erledigen» (von den mehr als zwanzig Telefonanrufen täglich ganz zu schweigen). Und Schlafen und Essen und Gymnastik müssen alle darunter leiden – ich esse zu viel, schlafe zu wenig und habe schon monatelang keine Gymnastik gemacht. Schlecht. Schlecht auf der *tierischen* Ebene. Das *Tier* ist in schlechter Form.

Doch viel mehr Sorge macht mir meine geistig-seelische Verfassung – ich meine die Neurose (aber nicht *nur* die Neurose). Shengold schlug vor einigen Monaten etwas zögerlich vor, ich solle in Betracht ziehen, gemeinsam mit ihm etwas *tiefer* zu gehen – seit Jahren hätten wir keine «Analyse» mehr gemacht, sondern nur eine (relativ oberflächliche) «unterstützende» Therapie. Sicherlich etwas mehr als das, aber eben nicht wirklich tief. Das hat mich in gewisser Weise am Leben, am Laufen, am «Funktionieren» gehalten und vielleicht einige kurze Kreativitäts*ausbrüche* ermöglicht (ich wollte schon «Ekstasen» schreiben, aber ich bin mir nicht sicher, inwieweit Ekstasen mit Kreativität verknüpft sind. Seit 1982 habe ich keine geistigen Ekstasen mehr erlebt, obwohl ich in den 15 Jahren davor mehrere Ekstasen pro Jahr hatte, einige ein paar Minuten lang, andere – angenehm und sanft – wochenlang). Er hat gezögert, und ich habe gezögert, er meint, Zögern sei richtig – weil ich möglicherweise alles, was «tiefer» gehe, nicht *dulden* würde. Vielleicht «funktioniere» ich nur, weil ich das Tiefe auf Abstand halte. Er weist auch darauf hin, dass ich mich, beispielsweise, nicht über sexuelle Enthaltsamkeit beklagte – dabei sei diese absolut und daure schon mindestens sieben Jahre an (hingegen würde ich mich häufig und zunehmend über «Einsamkeit» und «Langeweile» beschweren). Doch *vor allem* – denn ich werde zwar nicht freudig, aber doch schicksalsergeben jede Einschränkung meines Sozial- oder Trieblebens hinnehmen, solange mir eine gewisse intellektuelle oder kreative *Tiefe* zur Verfügung steht – macht mir das Gefühl zu schaffen, *oberflächlich zu werden*.

Dieses Gefühl hat vielleicht eine Art Höhepunkt mit dem *Hut*-Buch erreicht. Alle sagen: «Ah, wie ist das *brillant*» (und das ist es auch), aber ich selbst sage – und andere vielleicht auch –: «Doch verglichen mit *Awakenings* ist es *seicht*.» Ihm fehlt die leidenschaftliche Intensität, das leidenschaftliche Gefühl für das Leben anderer, das sich dort so deutlich zeigte. Ich weiß nicht, ob andere das auch so sehen, aber bei *mir* ist das zweifellos der Fall. Mir scheint, dass ich nicht mehr so viel Anteil nehme an meinen Patienten wie früher – sodass ich während der seltenen Gelegenheiten, bei denen ich mich um sie kümmere, mit den Tränen kämpfe. Zum Teil liegt das an den Veränderungen, die ich an meinen Patienten im Beth Abraham sehe – beispielsweise liegt ein Drittel von ihnen im KOMA. Natürlich kann man dann kaum eine Beziehung zu ihnen knüpfen. Aber es hat auch eine Veränderung in *mir* stattgefunden. Ich habe sie (glaube ich) erstmals 1979 bemerkt – ich erkenne, wenn ich in meinen Aufzeichnungen zurückblicke, einen deutlichen Rückgang meiner Anteilnahme und meines Engagements, der damals begann (es war, vielleicht zufällig, als ich im Jahr 1979 mein Herz gegen alle künftigen oder möglichen Liebesbeziehungen verhärtete). [...]

Vielleicht hat es speziell etwas mit *Projekten* zu tun – *Awakenings* war ein großes Projekt, genauso wie mein Tourette-Plan. (Es ärgert mich enorm, dass ich mich nicht in der Lage gefühlt habe, über [das Tourette-Syndrom] zu schreiben, denn das *hätte* ein bedeutendes Buch werden können, ein Buch über ein bedeutendes Thema, während der ganze

Rest, mag er auch «brillant» sein, harmlos und belanglos und kraftlos ist.) Seit 1976 habe ich kein wirkliches *Projekt* gehabt und denke auch nicht, dass ich jemals eines wieder haben werde (ich kann nicht umhin, dieses Gefühl wehmütig und ein bisschen neidisch mit dem *Deinen* zu vergleichen, denn Du hast tausend oder zumindest eine Menge solcher Vorhaben im Kopf). Gegenwärtig *tue* ich gar nichts. Ich lass mich treiben, und das *Hut*-Buch ist nur eine Sammlung von Kleinigkeiten, die ich im Vorbeitreiben zufällig aufgegriffen habe. Oder sind das übertriebene Selbstzweifel, ein Rückfall in die depressive Haltung?

Ich habe eine Reich-Biografie[32] gelesen, die mir der Verlag vor einigen Monaten geschickt hat. Mit Bewunderung, mit Bedauern, mit allen möglichen Gefühlen. Wie *verrückt* sind seine späteren Projekte geworden! Und doch wie sehr hat es ihn und diejenigen, die seinen Weg mit ihm gegangen sind, beflügelt. Ich ertappte mich bei dem Gedanken: Was ist «besser» – ein *verrücktes* Projekt, eine *verrückte* Energie oder gar keine?

Doch allein eine solche Frage zu stellen, ist schon depressiv. Denn das sind keine echten Wahlmöglichkeiten: Das einzig Wahre ist ein *gutes* Projekt – ein *gutes* Projekt, viele von ihnen, eine Fülle von *gutem* Gefühl, *guter* Energie. Das habe ich heute bei Dir empfunden, fast eine Flamme, eine lodernde Flamme in Dir.

Als ich Eric einige dieser Gefühle mitteilte – im Allgemeinen teile ich sie nicht mit: nur gelegentlich und auch dann nur sehr alten und vertrauten Freunden wie Dir und Eric – sagte er nur lapidar: «Aber du hast keinen Sex.» Und ich denke, Shengold hat etwas Ähnliches gesagt – aber feinfühliger und tiefgründiger. Geht die Oberflächlichkeit meiner Arbeit

32 Wilhelm Reich (1897–1957), Arzt und Psychoanalytiker.

also auf die Oberflächlichkeit meiner Beziehungen zurück – den Umstand, dass ich vor jeder tieferen Empfindung und Bedeutung davonlaufe? Habe ich vielleicht das gemeint und versteckt zum Ausdruck gebracht, als ich von der «Oberflächisierung» (*superficialization*) verschiedener Patienten sprach – obwohl es in ihren Fällen («A Matter of Identity», «Yes, Father-Sister»[33] etc.) auf organische Erkrankungen zurückzuführen ist?

Ich spreche von der Faszination und dem Schrecken der «Gleichmachung» – und sehe darin ganz offensichtlich eine Art Allegorie für mich selbst. Aber es ist eine falsche, weil sie die Dynamik ausklammert. Bei mir sind es Distanzierung, Abstandhalten.

Es ist mir schwergefallen, mich zu Deinem Buch zu äußern[34], zum einen, weil es so offenkundig Anteilnahme und Fürsorge signalisiert – sowohl in Hinblick auf Deine Patienten wie auf die schwierigen Situationen und Probleme, für die sie stehen; zum anderen und vor allem, weil es in mir *als* Patient einen Wunsch weckte: «Wie glücklich müssen diese Patienten sein, ihn zu haben!», dachte ich und verglich das mit der Unzufriedenheit, die ich in Bezug auf meine eigene Therapie empfand. Obwohl Shengold gerade zu dieser Zeit den Vorschlag machte, «tiefer» zu gehen.

Dieser Vorschlag löst eine Reihe widersprüchlicher Gefühle in mir aus – er stört, ängstigt, erfreut und beruhigt mich. Als er von «einer Veränderung» sprach, dachte ich zuerst, er wolle meine Behandlung *beenden*: «Ich habe alles für Sie getan, nun sehen Sie zu, wie Sie allein zurechtkommen!» Dann war ich sehr bewegt, dass er mich nach 20 Jahren (!!) noch immer einer solchen Extra-Arbeit für «wert» hielt. Gleichzeitig war ich entsetzt über diese (wie ich meinte)

33 Unter den Titeln «Eine Frage der Identität» und «Ja, Vater-Schwester» in *Der Mann, der ...*

34 Ein Entwurf des Werks *Keeping Hope Alive: On Becoming a Psychotherapist.*

Bestätigung des Ausmaßes meiner Oberflächisierung und Neurose. Dann begeistert über die Vorstellung, dass vielleicht noch etwas *möglich* sei – da ich mir angewöhnt hatte, Langeweile-Depression-Einsamkeit-Isoliertheit-Sinnlosigkeit von nun an für mich als «Norm» und «Notwendigkeit» zu akzeptieren: eine Art finsteres (und gelegentlich ironisches) «Aushalten», bis der Tod alles beendet. Dann wieder aufgeschreckt von der Vorstellung, was aus der «Tiefe» auftauchen könnte. Dann Achselzucken bei dem Gedanken: «Nu? Was hab ich denn zu verlieren?» Aber man hat natürlich etwas zu verlieren, vielleicht gerade dieses quasistabile und doch so fragile «Funktionieren». Es gibt also durchaus Gründe zu zögern, und überhaupt, was ist mit diesem gehetzten Hin und Her, London, Kalifornien, Texas; mit dieser bekloppten *Akathisie*[35], NICHTS kann neu begonnen werden. Ich muss zurück, mein tägliches/regelmäßiges Leben in New York wiederaufnehmen, bevor irgendetwas «Tieferes» auch nur physisch möglich wird, und das – so liegt es in der Natur der Dinge – kann nicht vor Ende März der Fall sein.

Ich weiß nicht, warum ich all das geschrieben habe – und höchstwahrscheinlich werde ich es nicht zur Post bringen. Es verdient oder verlangt keine «Antwort». Entschuldige, dass ich Dich mit diesem ganzen Müll belaste. Aber es geht weniger darum, Dich zu belasten, als mich zu *entlasten*. Und vielleicht ist vieles einfach eine Folge von Erschöpfung und künstlichem Lebensüberdruss, den diese (wie eine Migräne) manchmal hervorrufen kann.

Ich fürchte mich etwas vor dem Monat in Kalifornien, weil der bedeutet, dass ich New York und Shengold verlassen muss. Aber vielleicht wird Santa Cruz mir guttun. Jedenfalls hoffe ich *sehr*, dass wir uns im Westen sehen.

---

35 Ein neurologischer Begriff für Rastlosigkeit.

Ganz liebe Grüße an Dich und Kathy[36], die Mädels (die jetzt Frauen sind) und Deine ganze Sippe.

Liebe Grüße

Oliver

The Man Who Mistook His Wife for a Hat erschien im Januar 1986 in den Vereinigten Staaten mit einer bescheidenen Erstauflage von rund fünfzehntausend Exemplaren. Es fand mehr Aufmerksamkeit, als irgendjemand für eine Sammlung neurologischer Fallgeschichten erwartet hatte, was zum Teil an einer Besprechung in der täglichen *New York Times* lag, und eroberte sich allmählich eine begeisterte Leserschaft. Dennoch waren O. S.s Verlage überrascht, als das Buch im März auf der *Times*-Bestsellerliste auftauchte. Dort blieb es sechs Monate lang, und O. S. ertrank zunehmend in einer Flut von Leserzuschriften, wissenschaftlichen Kommentaren und Einladungen zu Vorträgen.

An Donald Campbell[37]

Briefpartner

19. April 1986
119 Horton St., City Island, NY

Sehr geehrter Herr Campbell,

haben Sie Dank für Ihren liebenswürdigen, offenen und freundlichen Brief. Ich bin froh, dass Sie in Ihrem Inneren alle möglichen «Anklänge» zu meinen *Hut*-Patienten gefunden haben. Ganz gewiss hätte ich diese Geschichten nicht schreiben können, hätte ich nicht etwas von deren «Defizi-

36 Rodman hatte wieder geheiratet.

37 Ein englischer Korrespondent, der fragte, warum er, obwohl er gern Theater spiele und auf der Bühne improvisieren könne, beim besten Willen nicht in der Lage sei, sich einen Rollentext zu merken.

ten», «Exzessen», Anlagen in mir selbst gespürt (obwohl ich hoffe, dass ich alle groben Selbstprojektionen vermieden habe). Sie sind extreme – vielleicht aus dem Gleichgewicht geratene – Beispiele für Elemente, die wir alle in uns tragen. Zufälligerweise scheine ich viele der besonderen, von Ihnen an sich selbst beobachteten Stärken und Schwächen auch zu haben (aber vielleicht sollte man Werturteile wie diese vermeiden).

Die «Antwort» auf Ihr besonderes Problem kenne ich nicht – wenn es denn überhaupt einer bedarf. (Auch das habe ich mit Ihnen gemeinsam, zumindest in der verwandten Kunst des «Redens»; ich kann nichts vorbereiten oder erinnern – aber, bei Gott, ich kann improvisieren, zumindest wenn «Stimmung», Atmosphäre etc. günstig sind.) Dass Ihnen die «Wiedergabefähigkeit» fehlt, Sie dafür aber eine «Improvisationsgabe» besitzen, sollten Sie meiner Meinung nach als Geschenk und nicht als «Problem» ansehen. Ich denke, man muss seine tiefsten Anlagen (die man ohnehin nicht ändern kann) anerkennen und ehren. Man muss «man selbst» sein – was immer das heißt!

Mit besten Grüßen
Oliver Sacks

An Samuel Sacks

21. April 1986
119 Horton St., City Island, NY

Lieber Pop,

entschuldige, dass ich so viel Zeit ohne einen Brief an Dich habe verstreichen lassen – ich scheine ständig unterwegs zu sein – zu reisen, Vorträge zu halten, mich abzulenken und zu erschöpfen.

Dieser Zustand, eine *bekannte* Persönlichkeit zu sein,

scheint zwei Seiten zu haben, plötzlich erlebt man sich als Gegenstand ununterbrochener Aufmerksamkeit und Beanspruchung. Ich fange an, mich leidenschaftlich nach Frieden und Ruhe zu sehnen – an einem einzigen Tag erhalte ich mindestens fünfzig oder sechzig Briefe und Telefonanrufe, und diese Zahl nimmt eher *noch zu*!

Ich WERDE Dir ein Paket mit Besprechungen, Interviews etc. schicken, aber ihre Zahl wächst mit jedem Tag an. Hier lege ich die neueste Bestsellerliste der *(New York) Times* dazu – wie Du sehen wirst, ist mein Buch jetzt auf Platz 3! Außerdem eine Anzeige, die letzten Monat in der *Times* erschien und Dir eine gewisse Vorstellung davon geben wird, wie groß die Zustimmung ist. Aber ohne Zweifel sind es weder die Aufnahme durch die Kritik noch das «Marketing», weder die Besprechungen noch die Interviews, die letztlich zum *Erfolg* eines Buchs beitragen, sondern es ist die Mund-zu-Mund-Propaganda in den Cafés und auf den Straßen, in jedem Winkel dieses riesigen Landes, eine Art Tiefenresonanz in den Herzen von ganz normalen Frauen und Männern, die diese scheinbar so fernliegenden klinischen Erzählungen so vertraut machen.[38] 70 000 Exemplare (die Anzahl der bislang verkauften Bücher) lassen sich sicherlich nicht erzielen ohne die tiefe und weit verbreitete emotionale Reaktion – beispielsweise habe ich Hunderte Briefe (aus North Dakota, Oklahoma, den entlegensten und fernsten Orten) über «Jimmie» (den «Verlorenen Seemann») erhalten: Er scheint eine Gestalt geworden zu sein, die den Leuten etwas bedeutet, fast ein Freund, daher erhalte ich Dutzende von Briefen, in denen sich die Leute nach ihm erkundigen, «Wie geht es Jimmie?», als würden sie ihn kennen oder ihn gern kennenlernen. Das ist wirklich ein bemerkenswertes Phänomen.

38 1986 war das sicherlich noch so, bevor das Internet begann und als unabhängige Buchhändler noch den Markt beherrschten.

Ich stelle auch fest (und darüber bin ich weniger glücklich), dass zahllose Menschen Theaterstücke, Filme, sogar Opern und Ballettaufführungen über meine «Figuren» machen möchten – so wird man im Juni in London eine *Oper* über den «Hut» (die Titelgeschichte) herausbringen;[39] über «Die Zwillinge» gab es schon eine Art Jazz-Oratorium, das (ohne mein Wissen und meine Zustimmung) in Edinburgh und Glasgow aufgeführt wurde; andere wollten nach «Die körperlose Frau» ein Ballett inszenieren!! Und so fort. Nicht selten stören und ärgern mich diese Ableger, und ich werde wohl Maßnahmen ergreifen, sie zu verhindern. Es sei denn, natürlich, es handelt sich tatsächlich um ein bedeutendes Kunstwerk, wie Pinters Theaterstück zum Beispiel. Ach, das ist alles sehr merkwürdig: Ich scheine einen Vorrat an *Vorstellungen* geliefert zu haben – Mythen oder Fabeln unserer Zeit – dabei, habe ich gedacht, ich schriebe lediglich einige einfache Fallgeschichten! [...]

Erik (Korn) war gerade aus London hergekommen, um an einer Buchmesse in New York teilzunehmen. Er ist mein ältester und bester Freund – es war sehr schön, ihn zu sehen. Jonathan (Miller) ist ebenfalls hier (und dort), ebenso viel unterwegs wie ich oder sogar noch mehr, da er so rastlos wie Quecksilber ist, kann ich ihn nie erwischen. [...]

Ich denke/hoffe, dass ich nächsten Monat nach England komme. [...] Wenn ich es nicht bis zum Seder schaffe, dann sollte es im nächsten Monat möglich sein, und ich werde mich bemühen, alle paar Wochen oder Monate England zu besuchen. Sicherlich werde ich es mir jetzt *leisten* können, zu reisen, wann immer ich Lust habe, und mir nach Belieben frei zu nehmen (es sei denn, ich befürchte, meine Patienten

39 Eine Adaption für eine Kammeroper mit Musik von Michael Nyman und einem Libretto von Christopher Rawlence.

im Stich zu lassen, daher werde ich kurze und häufige Reisen unternehmen, keine längeren).

Ein frohes Pessach-Fest und liebe Grüße an Dich und Michael sowie die ganze Familie in England.

Dein
Oliver

Obwohl O. S. weiter an den Heimen der Kleinen Schwestern und andernorts praktizierte und dort wohl mehrere Hundert Patienten pro Jahr behandelte, wurde er in gewisser Weise ein Neurologe für die ganze Welt. Immer neue Briefe von Lesern und Fachärzten flatterten ins Haus, und das wurde zu einer vielfältigen Erweiterung seiner medizinischen Praxis, da diese Menschen ihm von ihren ungewöhnlichen Erfahrungen berichteten. Anfang 1986 erhielt er einen Brief von Robert Isaacson, einem Maler, der plötzlich und unerklärlicherweise seine Farbwahrnehmung komplett eingebüßt hatte. O. S. verbrachte einen Gutteil des nächsten Jahres damit, diese Beeinträchtigung zusammen mit Isaacson zu untersuchen, und veröffentlichte schließlich einen Essay über den Fall und gab ihm den Titel «The Case of the Colorblind Painter».[40] Dieses Projekt war der Anfang seiner Zusammenarbeit mit einer Reihe von Neurowissenschaftlern, und die zunehmende Verwendung neuer bildgebender Verfahren zur Darstellung des Gehirns wie MRT-, fMRT-, CT- und PET-Scans eröffneten ganz neue Wege zur Untersuchung des Gehirns in Echtzeit. Allgemein begann man, die «Neurowissenschaft» von der Neurologie zu unterscheiden.

John C. Marshall, ein Rezensent, besprach am 2. März 1986

40 O. S. beschrieb Isaacson unter dem Pseudonym «Jonathan I». Dieser Essay, der in der *The New York Review of Books* erschien (die erste farbige Ausgabe der Zeitschrift, da gezeigt werden sollte, was der Maler nicht sehen konnte), wurde später in überarbeiteter Form zum ersten Kapitel in *An Anthropologist on Mars* [dt.: *Eine Anthropologin auf dem Mars.* Titel dieser Geschichte: «Der farbenblinde Maler»].

The Man Who Mistook His Wife for a Hat für die *New York Times Book Review*. In einer ansonsten positiven Besprechung meldete er einen einzigen Vorbehalt an:

«Dr. Sacks' bewundernswerte Darstellung scheinbar bizarrer Phänomene und schwieriger Begriffe wird durch eine einzige kleine Schwäche beeinträchtigt. Sie betrifft zwar nur den Stil, ist aber trotzdem sehr störend. Er zieht sich ständig auf einen naiven Standpunkt gegenüber der neurologischen Literatur zurück. Damit möchte er uns glauben machen, ein erfahrener Neurologe könnte ganz ohne die Beschäftigung mit den vielen Standardsyndromen der Verhaltensneurologie auskommen und abwarten, bis er persönlich einen besonders eindeutigen Fall der betreffenden Erkrankung zu Gesicht bekommen hat.»

O. S. protestierte und erklärte, sein «naiver Standpunkt» sei tatsächlich eher der Tatsache geschuldet, dass er weit mehr Zeit mit jedem Patienten verbringe als ein durchschnittlicher Arzt und dadurch ein differenzierteres Bild erhalte. Oft konnte er Beschreibungen der seltsamen Syndrome, die er in seiner Praxis sah, in lange vergessenen Schriften des 19. Jahrhunderts finden, die er für aufschlussreicher und durchdachter hielt als die zeitgenössische Literatur. Einige dieser älteren Schriften bekam er in medizinischen Bibliotheken, oft aber auch von Antiquaren, die sich auf Naturwissenschaften und Medizin spezialisiert hatten.

An Antonio Damasio

Neurologe

5. Mai 1986
119 Horton St., City Island, NY

Sehr geehrter Dr. Damasio,

ich habe eine schlechte (oder gute) Angewohnheit: Ich mache mich in der Regel nicht mit der einschlägigen neurologischen Literatur vertraut, *bis* ein Patient mit einem bestimmten Problem auftaucht und meine Aufmerksamkeit erregt. *Dann* (und erst dann) suche ich Rat bei Präzedenzfällen und Kollegen.

So kommt es, dass ich wohl einige Ihrer früheren Artikel in der Zeitschrift *Neurology* über zentrale Achromatopsie, Prosopagnosie etc. flüchtig wahrgenommen habe, diese aber keine bleibenden Spuren in meinem Gedächtnis hinterlassen haben, weil ich nie mit einem Patienten, der unter solchen Problemen litt, zu tun hatte. Als ich nun vor kurzem von einem faszinierenden und begabten Patienten konsultiert wurde, einem Maler, bei dem sich relativ plötzlich eine Achromatopsie, möglicherweise im Anschluss an eine Alexie, gezeigt hatte, begann ich, mich umzusehen: und bin natürlich auf Ihren brillanten Artikel in Mesulams Buch gestoßen – bei weitem die klarste und *gründlichste* Erörterung des Themas, die ich kenne (was natürlich auch für die außergewöhnlichen Bildgebungen des Gehirns gilt, die Ihren Artikel bebildern).

Ich frage mich zunächst, ob es Ihnen wohl möglich wäre, mir Abdrucke Ihrer Artikel in *Neurology* 31, 32, 33, 34 zu schicken und außerdem alle, die in der Bibliographie möglicherweise nicht aufgeführt worden sind. Zweitens würde ich gerne wissen, ob Sie bestimmte Tests oder Protokolle von der Untersuchung eines solchen Patienten besitzen oder die Erhebung solcher Daten gutheißen würden. Ich sollte hinzufügen, dass ich (in meinen eigenen ziemlich primitiven Tests) Defizite bei der Unterscheidung von Graustufen und einer totalen Farbenblindheit festgestellt habe (wobei weder eine Farbanomie[41] noch Störungen der Farbassoziation[42] zu entdecken waren). Die Fähigkeit zur Unterscheidung von

41 Unfähigkeit, Farben zu benennen. [A. d. Ü.]

42 Gedankliche Verknüpfung einer Farbe, eines Farbpaars oder einer Farbreihe mit ihrer Bedeutung in Alltag oder Beruf.

schwachen Kontrasten ist beeinträchtigt, starke Kontraste werden übertrieben. Es gibt Hinweise auf Prosopagnosie[43], wenn nicht in der Realität, dann doch bei der Darbietung von verwirrenden und mehrdeutigen Bildern von Gesichtern. Bei dem Patienten handelt es sich um einen außergewöhnlich intelligenten Mann, der sich des *schlussfolgernden Denkens* zweifellos in weit höherem Maße bedient, als ihm klar ist. Obwohl tief verstört durch den Verlust des Farbensehens, malt er jetzt erstaunliche Schwarz-Weiß-Bilder mit dramatischen Konturen und einer fein abgestimmten Darstellung von Tiefe und Bewegung. Außerdem versucht er sich zum ersten Mal an Skulpturen. Nach 3½ Monaten beginnt er zu akzeptieren, dass er wohl nie wieder Farben sehen kann (obwohl es noch möglich wäre), und wendet sich stattdessen mit außerordentlich intensiver Kreativität der Exploration von Form, Bewegung und Tiefe zu. CT- und NMR-Untersuchungen zeigten «normale» Ergebnisse – *verträgt sich das mit seinen echten* (assoziativen) *Störungen*? Klinisch ist er, soweit ich das beurteilen kann, unbeeinträchtigt, und ich erinnere mich an Ihre Schlussfolgerung, dass «die exakte Lokalisation und Reichweite der für die Achromatopsie verantwortlichen Läsionen Gegenstand aktueller Forschung sind». Könnte ein PET-Scan sinnvoll sein? Haben Sie andere Vorschläge?

Heute bedaure ich, dass ich in San Francisco nicht länger mit Ihnen gesprochen habe, obwohl ich mich sehr gefreut habe, Sie zu treffen, und mir durchaus bewusst war, mit was für einem bedeutenden Vertreter der Wissenschaft und des Geisteslebens ich es zu tun hatte. Ich meine, mich sogar zu erinnern, dass ich irgendetwas Unverschämtes gesagt habe wie: «Wie kommt es, dass jemand, der so intelligent ist wie Sie, dazu missbraucht wird, über Gehirn-Bildgebung zu reden?», und mir dabei nicht klarmachte oder vergessen

43 Unfähigkeit zur Gesichtererkennung.

hatte, welch grundlegenden Beitrag Sie zur Neuropsychologie der Wahrnehmung geleistet haben.

Aber natürlich hatte ich damals noch nicht diesen außergewöhnlichen Patienten kennengelernt.

Ich wäre Ihnen höchst dankbar für alles, was Ihnen zu diesem Thema einfällt und Sie bereit sind, mir mitzuteilen.

Mit freundlichen Grüßen
Oliver Sacks

Francis Crick und James Watson haben es zu Ruhm gebracht, als sie in den 1950er Jahren die Doppelhelix der DNA entdeckt haben. Crick wandte sich später der Bewusstseinsforschung zu und konzentrierte sich vor allem auf die neuronalen Korrelate der Wahrnehmung. 1994 veröffentlichte er die Schrift *The Astonishing Hypothesis*[44], in der er die These vertrat, dass das menschliche Bewusstsein sich vollkommen auf die neuronale Aktivität des Gehirns zurückführen lasse, und meinte, am besten könne man das untersuchen, indem man sich auf das visuelle System der Primaten konzentriere. Dieser Forschungsbereich überschnitt sich natürlich erheblich mit O. S.s phänomenologischen Studien an Patienten mit visuellen Problemen. Bei einem offiziellen Essen saß O. S. neben Crick, und sie sprachen über den farbenblinden Maler und andere visuell-perzeptive Anomalien. Crick bat O. S., ihm eingehendere Unterlagen zu schicken.

44 Dt.: Francis Crick, *Was die Seele wirklich ist*, Reinbek 1997.

An Francis Crick

Biologe und Neurowissenschaftler

30. Mai 1986
119 Horton St., City Island, NY

Sehr geehrter Dr. Crick,

es war mir ein außergewöhnliches Vergnügen und Privileg, Sie kennenzulernen – ein wenig, als säße man neben einem intellektuellen Kernreaktor! Noch nie war ich einer solchen *Glut* ausgesetzt – herrlich zu erleben, wie ein heller, scharfer, laserartiger Verstand die Probleme und Schwierigkeiten, mit denen ich *ringe* (und deren Bedeutung und Erklärung meinen Horizont übersteigen), umriss und ausleuchtete.

Ich *würde* gerne (wenn ich es auch fürchte!) einige der klinischen Beobachtungen zum Sehsystem von Personen vortragen, deren theoretische Kenntnisse den meinen weit überlegen sind.

Ich erlaube mir (nicht ohne eine gewisse Beklemmung), Ihnen das *Bein*-Buch (die britische Ausgabe) zu schicken, in dem ich unter anderem berichte, wie ich die Fähigkeit zum Stereosehen (teilweise) verlor und dann wiedergewann, und einen (vielleicht zu ausgeschmückten) Bericht über eine visuelle Migräne mit «Mosaik-» und «kinematografischem» Sehen. Außerdem einen dem Buch vorangehenden Artikel («The Great Awakening»), der ähnliche und andere bei l-DOPA-Patienten aufgetretene Phänomene beschreibt.

Heute habe ich mit Dr. Damasio gesprochen, der mir mitteilte, er habe Sie in Boston getroffen und Sie hätten bei dieser Gelegenheit meinen farbenblinden Patienten erwähnt. Ich hoffe, ich kann an diesem Wochenende *Filmaufnahmen* von dem Patienten (und einiger seiner erstaunlichen Werke) machen (zuerst für einen NBC-Beitrag, dann hoffentlich für NOVA);[45] außerdem hoffe ich, dass Dr. Damasio ihn in Iowa untersuchen kann. Es ist ein großes Privileg, solchen Patienten zu begegnen – bemerkenswerten Experimenten der Natur (die sich auch noch auszudrücken verstehen).

Mit größter Hochachtung und besten Grüßen
Oliver Sacks

In *On the Move* beschreibt O. S., wie er Larry Perrier 1966 in einem New Yorker Fitnessstudio kennengelernt hat. Larry war ein ungewöhnlicher Mensch, der viele Stunden am Tag, meist in Flip-Flops, weite Strecken zurücklegte. Wenn er nach New York kam, schlief er oft auf O. S.s Couch.

An Larry Perrier

Peripatetischer Freund

26. Oktober 1986
119 Horton St., City Island, NY

Lieber Larry, alter Freund,

ich war sehr gerührt, als ich Deinen Brief bekam – ich weiß nicht, ob Du (wir) uns je geschrieben haben.

Entschuldige, dass ich nicht früher geantwortet habe, aber ich finde das Leben im Brennpunkt dieser ungeheuren Aufmerksamkeit eher abturnend (als anturnend) und scheine kaum noch Zeit für mich (oder meine Freunde) zu haben. Den einzig *wirklichen* Frieden fand ich dieses Jahr in Neuseeland, dem lieblichsten und gesündesten Ort, an dem ich jemals war (wenn mein seltsames Leben einen «Teil III» haben sollte, dann bitte dort oder in Australien). Die Reisen,

45 Zwar fanden die Filmaufnahmen statt, wurden aber nie gesendet.

die ich machen *musste*, waren weit weniger angenehm. Aber (damit ich nicht zu missmutig klinge) ich habe natürlich auch die Rezeption meines Buchs sehr genossen und fand es schön, dass ich überall willkommen war, wo ich hinkam, insofern ist es eine seltsame und komplexe Mischung. Ich begegne jetzt viel mehr Menschen – und in gewisser Weise bin ich jetzt ein «Prominenter» (scheußliches Wort) –, aber das unterstreicht auch eine Art nicht rückgängig zu machender Einsamkeit und Isoliertheit. Zumindest *denke* ich, dass sie nicht rückgängig zu machen ist; obwohl ich zu meiner großen Überraschung – denn ich kannte solche Gefühle nicht mehr und hatte gedacht, ich hätte mein Herz seit mehr als 20 Jahren dagegen abgehärtet – ausgerechnet in diesem Monat eine zarte Regung spürte, ein sanftes «Verliebtsein» in eine Person aus meiner Umgebung.[46] Ich sage nichts, tue nichts, kann nicht sehen, dass sich daraus etwas ergeben könnte, doch das Gefühl von Wärme (und *vorgestellter* Gemeinschaft) ist wie Regen auf meiner trockenen Erde (ich scheine die Metaphern ein bisschen durcheinander zu kriegen!!). Das Empfinden schien den Herbstfarben einen besonderen Glanz zu verleihen, als ich letztes Wochenende zum Lake Jeff[47] fuhr und mich daran erinnerte (was man gelegentlich vergisst), dass das Leben sehr glücklich sein *kann* (oder könnte).

Egal, wie groß die Schwierigkeiten sein mögen (die ich nicht kleinreden will), ich halte Deine dauerhafte Beziehung zu Blanche für *wichtig* – Du warst so unübersehbar verwandelt, als ich Dich das letzte Mal sah. (Selbst Helen[48] ist es aufgefallen. Sie fragt immer nach Dir. «Er sah so gut aus», sagt

---

46 O. S. entwickelte romantische Gefühle für einen neurologischen Kollegen. Obwohl diese Gefühle nicht erwidert wurden, blieben sie gute Freunde.

47 Häufig verbrachte O. S. seine Wochenenden am Lake Jefferson in den Catskills, um zu schwimmen und zu schreiben, und Larry begleitete ihn manchmal.

48 Helen Jones, O. S.s Haushälterin.

sie. «Er war ein ganz anderer Mensch.») Daher weiß ich nicht so recht, ob es für einen von uns beiden tatsächlich «die alte Geschichte» ist. Einiges an ihr ist alt – aber da ist bestimmt auch etwas Neues.

Und, wie Du sagst, wichtig ist nur die *Reise* (mit all den Ankünften und Abfahrten, Begegnungen und Trennungen, die jeder Reise innewohnen).

Ich überlege, ob ich mir – vielleicht – ein anderes, größeres Haus zulegen soll (ich habe es immer geliebt) das am Wasser, mit dem kleinen Wochenendhäuschen auf dem Rasen, am Ende der Straße. Sollte ich es jemals bekommen, gehört das Häuschen Dir.

Wir müssen uns demnächst *sehen*.

Ich wünsch Dir alles Gute.

Liebe Grüße
Oliver

An Francis Crick

11. Januar 1987
119 Horton St., City Island, NY

Sehr geehrter Dr. Crick,

als wir vor einigen Monaten beim Dinner in La Jolla miteinander sprachen, erwähnte ich das «kinematografische Sehen» – bei dem man nacheinander Standbilder ohne verbindende Bewegung sieht –, ein Phänomen, das von vielen meiner (Migräne- und chemisch stimulierten) Patienten erlebt wird. Sie haben mich gefragt, ob das jemals eine *dauerhafte* Verfassung gewesen sei; ich konnte keine Antwort geben.

Ich glaube jetzt, dass es dauerhaft erlebt werden kann – dazu gibt es eine schöne Beschreibung und Erörterung bei

Zihl et al. («Selective disturbance of movement vision after bilateral brain damage», *Brain* 1983, S. 313–340). [...][49]

Jetzt habe ich einen längeren Bericht über meinen achromatopischen Patienten geschrieben: Ein Jahr nach seinem Unfall ist er noch immer vollkommen farbenblind. Erst in dem aktuellen Bericht sind mir jetzt einige Dinge «aufgegangen» – vor allem, dass die Farbe tatsächlich ein (zerebral-mentales) *Konstrukt* ist, wie es die Bewegung für den Patienten von Zihl et al. ist. Ich denke, ich habe mich dieser Vorstellung widersetzt, weil ich emotional (denn in intellektueller Hinsicht bereitet sie überhaupt keine Schwierigkeiten) an einem naiven Realismus festgehalten habe, dem Gefühl, dass uns Farbe, Form, die ganze Welt «gegeben» sind – dabei sind wir in jeder Hinsicht gezwungen, sie zu konstruieren (oder vielleicht zu «verstehen»). Ich nehme an, das ist eine «Kant'sche» Auffassung (wenn sie auch durch seinen unglücklichen Apriorismus etwas entstellt ist).

Ich wollte *Neurophilosophy*[50] lesen, eine Schrift, von der Sie so bewundernd gesprochen haben, hatte aber Schwierigkeiten, ein Exemplar zu bekommen – ich *muss* es aber lesen, weil ein so großer Teil meiner eigenen Arbeit (ob es mir gefällt oder nicht) eine Art klinischer Erkenntnistheorie (oder klinischer «Ontologie» oder «Neurophilosophie») zu sein scheint.

Ich hoffe, Sie haben ein Exemplar meines Buchs *A Leg to Stand On*[51] erhalten, mit seiner Beschreibung (wie nützlich sie auch sein mag) einiger der visuellen Probleme (oder optischen Täuschungen), die ich damals hatte.

---

49 Josef Zihl und seine Kollegen beschrieben die unheimliche Erfahrung einer Frau, deren Gehirn nach einem Schlaganfall nicht mehr in der Lage war, Bewegung zu konstruieren. Stattdessen sah sie eine Ansammlung von «Standbildern» – ein Vorgang, der eine gewisse Ähnlichkeit mit der Stroboskop-Fotografie hat.

50 Ein Werk der Philosophin Patricia S. Churchland.

51 Dt.: *Der Tag, an dem ...*

Ich hoffe, Sie sind wohlauf, und ich habe eine Gelegenheit, Sie zu besuchen, wenn ich nächsten Monat in La Jolla bin.

Mit freundlichen Grüßen
Oliver Sacks

An die Herausgeber von **Social and Health Issues Review**

26. Januar 1987
119 Horton St., City Island, NY

Sehr geehrte Herren,

[…] Ich bin natürlich sehr bewegt und sehr dankbar dafür, dass Sie mich für den Preis *Writer of the Year* auserwählt haben.

Ich muss gestehen, dass es mir keineswegs leichtfällt zu *sagen*, warum ich tue, was ich tue, oder was ich tatsächlich zu tun «hoffe». Denn was ich tue, tue ich spontan und «ohne nachzudenken» – zumindest ohne *bewusste* Überlegung oder Absicht.

Vielleicht muss *das* gesagt werden – gesagt werden in Ergänzung – oder anstelle – der 300–500 beigefügten Wörter. […]

Meine Schriften sind weder «populärwissenschaftlich» noch «akademisch» noch *dazu gedacht*, das eine oder das andere zu sein; tatsächlich sind sie überhaupt nicht zu irgendetwas «gedacht», sie sprudeln einfach heraus, eruptieren, oft ganz plötzlich und unerwartet, infolge eines Bedürfnisses, etwas zu artikulieren oder mitzuteilen (*etwas* – von dem ich nicht ganz genau weiß, was es ist, und das tief in mir angesiedelt ist).

Ich habe das Bedürfnis, diesen Brief als Bekenntnis einer inneren Wahrheit, oder einer psychologischen Wahrheit, über mein «Schreiben» zu verfassen – während die beigefügte Erklärung sich vielleicht besser zur Veröffentlichung eignet, aber wohl bewusster oder oberflächlicher ist.

Ich habe es *immer* als schwierig empfunden, zu sagen oder auch nur zu denken, warum ich tue, was ich tue!

Noch einmal ganz herzlichen Dank
Oliver Sacks

[beigefügter Essay:]

Gelegentlich werde ich gefragt, ob ich Arzt oder Autor bin – ich bin *beides*, immer, ich kann das eine vom anderen nicht trennen. Ich denke, dass meine Aufgabe nicht nur die «üblichen» medizinischen Funktionen umfasst (Diagnose, Empfehlungen, Behandlung, Fürsorge), sondern darüber hinausgeht – den Versuch umfasst, *die Welt des Patienten* zu erfassen oder «vorzustellen», sowohl den unmittelbar durch veränderte neuronale Funktionen hervorgerufenen Wandel und die modifizierte Lebenssituation, die unglückliche Lage, in der er sich dadurch befindet. Diese Lage möchte ich begreifen – und ich möchte auch, dass der Patient, wenn er es kann, sie begreift, sodass alle seine Ressourcen (die physiologischen, mentalen und moralischen) für den Überlebensakt mobilisiert werden, damit er angesichts und trotz dieser veränderten Umständen ein möglichst erfülltes Leben führen kann. Ich bin bemüht, mir seine «Welt» vorzustellen *und auch einen Eindruck von ihr zu vermitteln*, so gut ich es kann. Warum? Um das Einfühlungsvermögen all derer, die mich hören oder lesen, zu unterstützen; um ihnen das Gefühl zu vermitteln, dass Behinderung und Patientenstatus nicht Zustände sind, die nichts mit ihnen zu tun haben oder abstoßend sind, sondern untrennbar zum Lebendigsein, Menschsein, zur Anpassung und Selbstbehauptung dazugehören. Ich möchte beitragen – nicht durch Agitation, sondern durch sorgfältige Beschreibung und Analyse – zu einem Gefühl der Verbundenheit mit den behinderten und kranken Menschen, sodass wir sie als Mitgeschöpfe erleben, die wie wir alle versuchen, die Widrigkeiten des Lebens zu meistern, jeder auf seine besondere Weise. Letztlich möchte ich durch diese wahren Geschichten und «Gleichnisse» über Heimsuchung und Überleben einen überindividuellen Aspekt *unserer persönlichen* Situation verdeutlichen, nämlich die (wie ich glaube) universelle Bedingung menschlicher Existenz.

An Elkhonon Goldberg

Neuropsychologe[52]

18. April 1987
119 Horton St., City Island, NY

Lieber Nick,

es war ein besonderes Vergnügen für mich, gestern Abend mit Ihnen zu essen und dieses erhellende Gespräch zu führen. [...]

Ich empfinde selbst die Notwendigkeit, einen Richtungswechsel vorzunehmen (zumindest eine Zeitlang), weg von diesen (jetzt-zu-leichten) Erzählungen und hin zu einem etwas «härteren» Denken. Außerdem verspüre ich den, bislang fast nie so empfundenen, Wunsch und das Bedürfnis, *mit* anderen zusammenzuarbeiten, Freunden/Kollegen, deren Denken und Energie ich als wesensverwandt und komplementär zu meinem eigenen empfinde. Bisher fühlte ich mich nie in der Lage, und hatte auch nie den Wunsch, *mit* jemandem zusammenzuarbeiten. Doch seit einem Jahr hat sich eine sehr gute Zusammenarbeit mit meinem alten Freund und (ophthamologischen) Kollegen Bob Wasserman ergeben, bei der es zunächst um unseren achromatopischen Patienten ging, was dann aber auf andere Aspekte der visuellen Verarbeitung übergriff. Das hat uns beide angeregt, uns

52 Goldberg war aus der Sowjetunion emigriert, in der er eng mit A. R. Lurija zusammengearbeitet hatte.

beide «befruchtet», zu guten Ergebnissen geführt (und wird noch zu weiteren führen), Ergebnissen von einer Qualität, die vielleicht keiner von uns allein zustande gebracht hätte oder hätte bringen können. Außerdem ist Bob «wissenschaftlicher» als ich, er kann sich mit physikalischer oder physiologischer Theorie in einer Weise auseinandersetzen, die mir nicht (oder nicht mehr) möglich ist, und ich habe vor diesen Fähigkeiten von ihm großen Respekt; aber umgekehrt oder ergänzend respektiert er *meine* Fähigkeit zu lebendigen und dramatischen (und sogar, wie Sie es ausdrücken, «fesselnden») Formulierungen und Präsentationen. Daher sind wir ein gutes «Team». Und nach gestern Abend denke ich, dass Sie und ich ebenfalls ein starkes «Team» bilden könnten (beinahe hätte ich «Troika» gesagt, aber da sind es ja drei Pferde). Sicherlich ist zunächst diese Frage der hemisphärischen Anpassung[53] (und «Allokation») für uns beide hochinteressant; sie ist weit interessanter (und wahrscheinlicher) als die herkömmlichen Vorstellungen von der festen und unveränderlichen Aufgabenverteilung; das ließe sich durch eine enorme Menge an klinischen, experimentellen (und vielleicht «persönlichen») Daten belegen, oder zumindest nahelegen; und *muss* in einer Weise präsentiert werden, die Aufmerksamkeit erregt. Ob gut oder schlecht (oder beides), ich bin jetzt davon überzeugt, dass ich Aufmerksamkeit erregen *kann*. Das erfreut mich ein wenig, aber macht mir auch Angst, weil es mir eine zusätzliche Verantwortung auflädt. Ich habe das Gefühl, dass ich auf das, was ich sage, achten muss, damit ich andere – oder mich selbst – nicht (ohne es zu wollen) in die Irre führe. Bob Wasserman, ein Mann von absoluter Integrität, hat bei unserer Zusammenarbeit in vor-

53 Goldbergs besonderes Interesse galt dem Verständnis der linken und rechten Gehirnhälfte – wie sie sich auf verschiedene Gebiete zu spezialisieren scheinen, aber auch in der Lage sind, sich nach Läsionen veränderten Verhältnissen anzupassen.

bildlicher Weise immer auf die Wahrung dieser Verantwortung geachtet, und ich denke, das würden Sie genauso tun.

Mag sein, dass in irgendeinem zur Selbstbezichtigung neigenden Teil meiner Psyche «Verantwortlichkeit» mit «Ernsthaftigkeit» gleichgesetzt wird. [...] Wenn andere (einige andere) mich als «Pop-Neurologen» abstempeln, trifft mich das nicht; aber ich muss mich *selbst* in dem richtigen Licht sehen; ich muss mich als jemanden sehen, für den Seriosität und Integrität von zentraler Bedeutung sind; und eine Möglichkeit, das zu unterstützen, ist eine Vereinigung der Kräfte, hier und da, dann und wann, mit anderen, bei denen Seriosität und Integrität über jeden Zweifel erhaben sind, sodass ich an mein besseres Selbst erinnert werde und mit diesen Eigenschaften in jene Höhen aufsteigen kann, in denen die Luft reiner ist, das Klettern mehr Freude macht, sich weitere Aussichten auftun und ein unbestechlicher Realitätssinn wohnt. In solchen Höhen, in denen sich der Geist *erst wirklich* entfaltet, herrscht eine Gemütsverfassung, die eine Mischung aus Ehrfurcht und Demut, aus Klarheit und Freude ist [...]

Mit besten Grüßen
Oliver

An Susan Sontag

8. Januar 1988
119 Horton St., City Island, NY

Liebe Susan,

ich *wollte* Ihnen schon vor ein paar Tagen schreiben – aber ich war während der Feiertage unterwegs (Holland, England) und entdeckte bei meiner Rückkehr Ihren *wunderbaren* Artikel im *New Yorker*.[54] [...]

54 «Pilgrimage» ist eine Erinnerung an Sontags lesewütige Jugend; sie beschrieb, wie hingeris-

Sie *hatten* mir natürlich schon von dem Besuch erzählt – mir vor einigen Monaten (sehr kurz) darüber berichtet, und ich dachte damals: «Was für eine außergewöhnliche Geschichte. Mein Gott, das muss sie *schreiben*!» – und nun haben Sie es getan, herrlich und einfühlsam, mit einer wunderbaren Ironie und großer Sympathie für dieses lange zurückliegende Ich. Aber ich vermute, dass der Vorfall lange Zeit ein «Geheimnis» blieb (obwohl er natürlich «wiederkehren» und auftauchen und erscheinen musste – und das jetzt, so passend) – und ich verstehe, warum es sein musste: Es erinnert mich ein wenig an eine Episode aus *meiner* fernen, leidenschaftlichen, wissenschaftstrunkenen Knabenzeit (auch ich muss damals ungefähr 14 gewesen sein), als ich (zusammen mit Eric Korn) um einen Besuch bei dem großen Julian Huxley[55] anfragte (er empfing uns frühreife Knaben tatsächlich mit großer Höflichkeit und – wie ich vermute – viel Erheiterung, obwohl eine gnädige Amnesie alle weiteren peinlichen Erinnerungen ausgelöscht hat). Und dann gab es frühere Zeiten – ich muss 10 oder 11 gewesen sein (denn er starb '45) –, als ich mich an der Hanover Terrace im Regents Park herumtrieb und hoffte, einen Blick auf mein Idol H. G. Wells werfen zu können, und stundenlang mit mir rang, ob ich an seine Tür klopfen sollte – und es nie tat. Doch keines dieser Erlebnisse besitzt diese Bedeutungsfülle, noch sagen sie so viel – wie das Ihre – über solche Begegnungen und frühen Ich-Zustände aus ... Und über die Kontinuität und die Kluft zwischen «damals» und «heute» – Ihr vorletzter Absatz ist das Herzstück des ganzen Artikels.

---

sen sie nach der Lektüre des *Zauberbergs* war und wie sie zu ihrer Überraschung zum Tee bei Thomas Mann eingeladen wurde.

55 Julian Huxley (1887–1975) wuchs in einer Familie von Naturwissenschaftlern auf (sein Großvater Thomas Huxley erwarb sich einen Ruf als «Darwins Bulldogge»). Der jüngere Huxley wurde Zoologe und verfasste einflussreiche populärwissenschaftliche Schriften. Sein Bruder Aldous schrieb *Die Pforten der Wahrnehmung*.

Nun, da Sie *dieses* «Geheimnis» gelüftet haben, kann ich nicht umhin, mich zu fragen, ob es nicht noch andere Erlebnisse – und «Geheimnisse» – gibt, die *unbedingt* erzählt werden müssen. Ihr Artikel hat den *Ton* der besten Autobiografien.

Ich hoffe, wir können einander bald sehen – obwohl ich denke, dass wir gewisse Schwierigkeiten haben – schließlich sind wir keine Kinder mehr (oder sind wir's doch noch?) –, heute mit unserer Bewunderung füreinander umzugehen, sodass ein Geist der Verlegenheit unseren Umgang miteinander ein wenig erschwert. Ich empfinde das bei mir / uns, wie es mir mit Jerry Bruner erging, und in geradezu überwältigendem Maße bei Lurija (der Briefwechsel mit ihm war der wichtigste meines Lebens, aber die Erfüllung meines größten Wunsches – ihn zu sehen – konnte ich mir nie gestatten).

Ich werde mehrere Wochen auf Reisen sein, immer mal hier und wieder fort – eine Art spielerische Reise, ein *Freibrief*, normalerweise nicht «erlaubt», aber jetzt möglich, «koscher», weil mein Fotograf und Reisegenosse (Lowell)[56] *obendrein ein Touretter* ist und unsere Reisen Lebensstudien des Tourette-Syndroms sind, eingebettet in eine – und gegossen in die Form einer – Reiseerzählung (? «Reisen mit Lowell»). Ich habe den Stift, er die Kamera in der Hand – eine solche Beziehung oder Zusammenarbeit hatte ich noch nie zuvor, und was dabei herauskommt, wird also (hoffentlich!) etwas Neues sein, eine Art klinischer Reise-Anthologie, während ich hierhin und dorthin fahre, hier und dort Touretter besuche, mit Lowell, der für mich eine Art tourettischer Tom Jones ist (oder Tristram Shandy vielleicht, ich weiß nicht, was ich meine). Ich habe mein Alberta-Erlebnis[57]

56 Lowell Handler.

57 Seine Reisen mit Handler zu einer Mennoniten-Gemeinde in Alberta, Kanada.

«aufgeschrieben» – es waren 25 000 nicht ganz zusammenhängende Wörter, die nur zu 12 000 zusammengefügt (aber vielleicht auch verarmt) wurden; habe das ganze «Material» für den Holland-und-England-Abschnitt zusammen und möchte nun mit ihm auf Erkundung und «Touretting» nach Mexiko und Südamerika reisen, vielleicht in eine «primitive» Kultur (möglicherweise hat er einen «Bruder», einen von Tics heimgesuchten Schamanen in Neuguinea). So werden wir also vermutlich (ab dem 26. Jan) 4–5 Wochen unterwegs sein.

Ich werde also (ich vermute, dank Ihnen)[58] diese City-Arts-Veranstaltungen in San Francisco und Portland haben, obwohl ich nicht weiß, was ich dort *tun*, wie ich mein Selbst und meine Arbeit präsentieren soll, und fühle mich deshalb etwas unbehaglich. Das werden die *letzten* Vorträge / Darbietungen dieser Art für mich sein, weil ich glaube, dass sie, emotional und moralisch, «schlecht» für mich sind und eine (verlockende!) Ablenkung von der harten und einsamen (aber für mich, ? für uns) einzig «wirklichen» Beschäftigung – soll heißen, das Schreiben (was immer «Schreiben» auch sein mag – zum Beispiel ein so komplexer psychologischer und transzendenter Akt, wie Sie ihn mit «Pilgrimage» geleistet haben).

Mit ganz lieben Grüßen
Oliver

58 Sontag gehörte zum Vorstand der City Arts and Lectures und hatte ihre Kollegen veranlasst, O. S. einzuladen.

An Lars Erik Böttiger[59]

Arzt, Autor

7. März 1988
119 Horton St., City Island

Sehr geehrter Dr. Böttiger,

Ihr letzter Brief ist angekommen, aber ich war zu dem Zeitpunkt unterwegs, sodass ich ihn nicht beantworten konnte. Im Augenblick ist es für mich eine ungewöhnlich intensive Reisezeit, die insbesondere mit meinem Interesse für das Tourette-Syndrom zusammenhängt und unter anderem mit meinem Wunsch, es in vielen verschiedenen Kulturen und Situationen rund um den Globus zu beobachten. Tourettologische «Hausbesuche», wenn Sie so wollen – oder vielleicht eine Art klinischer Anthropologie. [...]

Nun zu Ihrer Frage: Ich weiß nicht, was mich veranlasste, mich als Schriftsteller zu versuchen – auch bin ich nicht sicher, dass ich einer bin. Andererseits kann ich mich nicht erinnern, dass es eine Zeit gab, in der ich nicht «geschrieben» hätte, in der ich nicht das Bedürfnis gehabt hätte, meine Erfahrung(en) in Worte zu fassen oder ein weiteres Mal festzuhalten. Nach meiner Erinnerung scheint es seit meiner Kindheit überhaupt keine Zeit gegeben zu haben, in der ich keinen Stift in den Händen gehabt habe (sie sind immer noch mit *Tinte* beschmiert, und das ist jetzt so seit fast fünfzig Jahren).

Meine «vorklinischen Schriften», wenn ich sie denn so großartig bezeichnen darf, hatten vorwiegend die Form von Reiseerzählungen, Landschaftsbeschreibungen und «physiognomischen» Porträts von Menschen, die ich auf meinen Reisen (oder, allgemeiner, auf der «Reise des Lebens») getroffen habe. Mir scheint, dass diese Erzählungen die *Vorläufer* der klinischen Erzählungen gewesen sind; ich denke da bei-

59 Böttiger war der medizinische Leiter des Karolinska-Instituts in Stockholm.

spielsweise an einen Text, den ich geschrieben habe (als ich als Trucker arbeitete / reiste) und der detaillierte (und sozusagen analytische) Porträts oder Erzählungen meiner beiden Trucker-Kollegen enthielt – oder tatsächlich «Fallgeschichten» (die vielleicht eher kulturell als biologisch waren). An diese frühen Schriften muss ich jetzt häufiger denken, denn meine Tourette-Exploration geht Hand in Hand mit dem Reisen, dem Gefühl, dass der Patient (der «Fall») in Raum und Zeit verortet ist und dass die Fallgeschichten (wenn es mir gelingt) in ein Reisetagebuch *eingebettet* sein werden, vielleicht in der Art eines anthropologischen Tagebuchs. So werde ich versuchen, die beiden Seiten des Schreibens, die ich liebe: das Interesse für den (biologischen) «Fall» mit dem für den menschlichen und kulturellen «Kontext» (möglichst, ohne einem von beiden zu schaden), miteinander zu vereinigen (da braucht man natürlich nur an Sherlock Holmes' London oder Wittgensteins Wien zu denken, um zu erkennen, wie schön das sein kann).

Ich hoffe, ich *werde* hier sein, um Sie zu treffen.

Mit besten Grüßen

Oliver Sacks

An Tim Murphey[60]

Briefpartner

30. März 1988

119 Horton St., City Island, NY

Lieber Mr. Murphey,

vielen Dank für Ihren wundervollen Brief, so voller Energie und Ideen, und für die angehängten Aufsätze. Ohne spe-

60 Murphey berichtete O. S. von Beobachtungen über die Beziehung zwischen Musik und Sprache und über die Verkörperung erlernter Bewegungen.

zielle Ordnung: Ja, absolut, die «andere Seite» der Körperbild-Verluste sind all die Einverleibungen (in das Körperbild) unserer Skier oder unserer Skalpelle – oder auch des Autos oder Flugzeugs eines Piloten. Nichts fühlt sich «natürlich» an, «ergibt sich natürlich», *solange es nicht* einverleibt ist. Wie verlässlich sind Gefühle, wenn man die Skier abnimmt!

Wenn man eine Sportart lernt (oder auch Balletttanzen oder Pfannkuchen-Hochwerfen), muss man, denke ich, mit einer «Mimesis» beginnen – keine abstrakte Beschreibung oder Erklärung kann eine (ich verwende das Wort noch einmal) Einverleibung als Teil des Selbst sein.

Ich denke, *etwas* Derartiges ist an dem Spracherwerb beteiligt – wenn (zum Beispiel) von manchen Leuten gesagt wird, sie «hätten ein Ohr» für eine andere Sprache. Mein Vater hatte, hat, ein wunderbares Ohr – und kann (in wenige Minuten oder Stunden) eine Art Suaheli (oder welche Sprache auch immer), das sich vernünftig *anhört* und auch etwas mitteilen kann, obwohl es in Hinblick auf Vokabular und Grammatik vollkommen fehlerhaft ist. Meine Mutter, intellektueller, aber ohne ein solches Ohr, konnte sich mühsam Syntax und Wortschatz aneignen – war aber unfähig, in einer anderen Sprache den Mund aufzumachen oder irgendetwas zu verstehen. Mein Vater hat, das sollte ich hinzufügen, ein bemerkenswertes melodisches «Empfinden» und Gedächtnis.

Ich bin fasziniert von Ihrem Vorschlag, [Chomskys «Spracherwerbsmechanismus»] mit Hilfe eines «Tricks» – durch Musik und Singen – ins Spiel zu bringen – Sie müssen mir Genaueres über das Projekt erzählen. Ich sehe (oder vielmehr höre), wie viele meiner aphasischen Patienten ihre (ansonsten verlorene) Sprache in Rezitative oder Lieder «einbetten» können. In gewisser Weise nahm der «Mann, der» eine Versprachlichung all seiner Handlungen durch Lieder vor – er vertonte die Welt nach eigenen Libretti. Und immer wieder sieht man, dass Parkinson-Patienten, die nicht gehen können, gelegentlich in der Lage sind zu tanzen; oder nicht sprechen können, aber in der Lage sind zu singen. Diese Macht der Musik beschreibe ich anhand vieler Situationen in meinem Buch *Awakenings* (so zitiere ich eine Parkinson-Patientin, ihres Zeichens Musiklehrerin, die sagte, sie fühle sich durch den Parkinsonismus «unmusicked» und müsse «remusicked» werden, um ihre eigene (kinetische) Melodie wiederzufinden).

Ich hoffe auch, noch viele (zumindest einige) Bücher schreiben zu können. Vielleicht sind sie nicht besonders «wissenschaftlich», aber eingehende *Beschreibungen* werden immer von Wert sein. Und das ist gut so, weil ich im Grunde ein Beschreiber bin.

Mit freundlichen Grüßen
Oliver Sacks

An John Maguire

Rezensent

30. März 1988
119 Horton St., City Island, NY

Sehr geehrter Mr. Maguire,

[...] Vielen Dank für Ihre Rezensionen von *No Sense of Place*[61] – das hört sich in jeder Hinsicht faszinierend an.

Ich habe keinen Fernsehapparat[62] und auch über das Wesen von «Autorität» noch nicht allzu viel nachgedacht. Aber ich erlebte vor knapp zwei Wochen ein außerordentliches Ereignis mit – die Revolte der gehörlosen Studenten

61 Joshua Meyrowitz, *No Sense of Place: The Impact of Electronic Media on Social Behavior* (1985) [dt.: *Die Fernseh-Gesellschaft: Wirklichkeit und Identität im Medienzeitalter*, Weinheim 1987].

62 O. S. schaute nicht regelmäßig Fernsehen, aber er kaufte sich bald nach diesem Brief einen Apparat; meist guckte er *Public Broadcasting Service* oder Folgen aus *Star Trek*.

am Gallaudet[63], die mit Nachdruck einen gehörlosen Präsidenten forderten und praktisch erklärten: «Ihr hörenden Leute, wir möchten nicht, dass ihr weiterhin Gesetze für uns beschließt. Wir sind keine Kinder. Wir sind nicht hilflos. Seid bedankt, aber wir werden für uns selbst entscheiden.» Womit sie im Prinzip die hier lange herrschende *Bevormundung* beendeten. Unter anderem warfen sie einigen Ärzten, vor allem HNO-Ärzten im Stiftungsrat, vor, dass sie von ihnen nur als mangelhafte Ohren und nicht als anpassungsfähige Menschen angesehen würden. Die Frage des «altmodischen» Arztes, der sagt: «Ich weiß, was am besten für Sie ist», mag in der Tat überholt sein – dazu äußere ich mich in gewisser Weise in meinem Buch *Der Tag, an dem mein Bein fortging* (da war ich der Patient, und es ging um den «Patientenstatus»). Trotzdem *braucht* ein Arzt (oder Elternteil oder Erwachsener) Autorität. Als jemand, der in der Zeit vor dem Fernsehen aufwuchs, nehme ich vielfältige gesellschaftliche Veränderungen um mich her wahr – ich vermute stark, dass sich der um sich greifende Analphabetismus teilweise auf das Fernsehen zurückführen lässt –, habe aber bislang noch nicht wirklich über andere Veränderungen nachgedacht. [...]

Ich beschäftige mich gern – Ihre Besprechungen legen den Gedanken nahe – mit der *positiven* Wirkung des Fernsehens: beispielsweise, dass es sehr rücksichtsvoll und informativ Menschen zeigt, die (beispielsweise) krank sind oder (was häufiger zu sein scheint) in abstoßenden oder stigmati-

63 Gallaudet University, in Washington, D.C., wurde im 19. Jahrhundert für die Ausbildung gehörloser oder schwerhöriger Menschen gegründet. Die Studenten dort protestierten gegen die Einsetzung einer hörenden Frau als Präsidentin der Universität. Ihr Protest, Deaf Prez Now (Gehörloser Präsident jetzt), kam in die landesweiten Nachrichten, und so gelang es ihnen, vielen hörenden Menschen klarzumachen, wie wichtig es für sie war, ihre Muttersprache ASL – American Sign Language (Amerikanische Gebärdensprache) – zu behalten. Man einigte sich auf einen Kompromiss: I. King Jordan – der sein Gehör mit 21 verloren und eine gewisse Fertigkeit in ALS erworben hatte, auch wenn es nicht seine Muttersprache war – wurde zum Präsidenten ernannt.

sierenden oder entfremdenden etc. Verhältnissen leben, in der Hoffnung, den Widerwillen *abbauen* zu können. Tatsächlich gehört das – wenn auch nicht bewusst – zu den Zielen meiner eigenen schriftstellerischen Tätigkeit – das empathische Vorstellungsvermögen zu vergrößern; und ich trage nicht nur immer einen Stift, sondern auch eine Kamera mit mir herum, weil ich denke, dass das Bild hier noch wirkungsmächtiger als das Wort ist.

Noch einmal, vielen Dank

Oliver Sacks

An William Stokoe

Linguist für Amerikanische Gebärdensprache[64]

25. Mai 1988

119 Horton St., City Island, NY

Lieber Bill,

was für ein tapferer, schöner, herzergreifender Brief – ich fühle mit Ihnen. Ich hatte keine Ahnung von der tragischen Situation, mit der Sie zu Hause umgehen müssen.

Ich weiß nicht, ob ich Ihnen irgendetwas erzählen kann, was Sie nicht schon selbst herausgefunden haben – der Patient, die Familie, das sind hier die einzigen «Fachleute». Die guten Momente sind sehr real – das EEG kann sich plötzlich verändern, fast normal werden in solchen Momenten; und obwohl diese häufig «spontan» eintreten, aus «heiterem Himmel», so ereignen sie sich doch in der Regel – so sich das überhaupt sagen lässt –, sobald irgendeine persönliche Assoziation ins Spiel kommt (wie es vielleicht bei uns

64 O. S. lernte Stokoes revolutionäre sprachwissenschaftliche Forschung über ALS während eines Besuchs an der Gallaudet kennen. Stokoe hatte ihm anvertraut, dass seine langjährige Ehefrau an einer fortgeschrittenen Alzheimer-Erkrankung litt.

allen der Fall ist). Aber es kann *sehr* auffällig sein, wenn ein großer Teil der normalen geistigen Kräfte versiegt sind. Ein Lächeln, eine Berührung, eine gemeinsame Erinnerung, ein Musikstück, Gerüche, Frühling (oder etwas scheinbar Triviales wie ein «Dunkin Donuts») können plötzlich einen dieser kurzen, manchmal seltsam quälenden, aber sehr realen «guten Momente» auslösen. Aber sicherlich ist Ihre Gegenwart und (verdoppelte) Liebe und Fürsorge von entscheidender Bedeutung.

Aber (wenn ich das sagen darf) Sie sollten sich ihretwegen nicht zu sehr aus dem Leben ausklinken, aus *Ihrem* Leben. Sie sollten nicht glauben, dass Sie jeden Augenblick des Tages zusammen sein müssen. Es könnte zwar sein, dass jemand jeden Augenblick des Tages mit ihr zusammen sein muss – aber Sie können sich diese Aufgabe mit anderen teilen (um Ihrer Frau willen und um Ihrer selbst willen).

Ich würde nichts dergleichen sagen, wenn Sie mich nicht gefragt hätten – und vielleicht habe ich mich auch unpassend ausgedrückt. Schließlich *kenne* ich weder Ihre Frau noch Sie, und es gibt keine allgemeinen Regeln, nur Individuen. Ich hoffe, ich habe Sie durch meine Worte nicht entmutigt – oder verletzt. [...]

Mit sehr herzlichen Grüßen
Oliver

1988 veröffentlichte O. S. den Aufsatz «The Divine Curse» [«Der göttliche Fluch»] in der Zeitschrift *Life* über eine Mennonitengemeinde in Alberta, Kanada, in der das Tourette-Syndrom ungewöhnlich häufig auftrat. Orrin Palmer, ein junger Arzt, der ebenfalls Touretter war (und den O. S. schon mehrfach getroffen hatte), schrieb ihm, um ihm seine Bedenken wegen des Artikels mitzuteilen.

An Orrin Palmer

Psychiater

12. Oktober 1988
119 Horton St., City Island, NY

Lieber Orrin,

vielen Dank für Ihren Brief vom 9. d. M. Es ist in der Tat ein ziemlich ungehaltenes Schreiben, aber ich bin froh, dass Sie sich dazu aufgerafft haben – denn ein solcher Ärger wird am besten ausgesprochen, damit es zu irgendeiner konstruktiven Lösung kommen kann –, obwohl ich bedaure und überrascht bin, dass Sie so reagiert haben. Ich möchte noch hinzufügen, dass ich bis zu hundert Briefe zu dem *LIFE*-Artikel erhalten habe – viele von Menschen mit Tourette-Syndrom – und dass der Ihre der einzige mit so negativen Reaktionen gewesen ist.

Aber wie Sie in Ihrem Postskript sagen, es war nicht Ihre Absicht, mich zu beleidigen, sondern eine Diskussion zu beginnen, und ich denke, in diesem Geist sollten wir es auch angehen. Ich finde, Ihre Reaktionen sind nicht weniger legitim als mein Artikel und Standpunkt. Sie können zur Klärung beider beitragen – denn sie verdeutlichen, wie ich in meinem früheren Brief schrieb, die Bandbreite möglicher Reaktionen auf TS und die Bandbreite der *Perspektiven*, aus denen es vernünftigerweise betrachtet werden kann.

Doch zunächst ist es erforderlich, dass ich mich von bestimmten Dingen distanziere, die ich *nicht* gesagt oder geschrieben habe, sondern die mir von Verlegern und Journalisten gewissermaßen in den Mund gelegt wurden. Ich war selbst über den vorgeschlagenen Titel verärgert und drohte, den Artikel zurückzuziehen, wenn der Titel nicht verändert würde. Man erklärte mir, ich könne ihn nicht zurückziehen, und es sei das Vorrecht des Herausgebers, einen Beitrag mit einem Titel seiner Wahl zu versehen. Es gab nichts, was ich unter diesen Umständen hätte tun können. […]

Kommen wir zum Kern der Angelegenheit. Sie werfen mir vor, ich würde bei TS von «vormenschlichem» Verhalten sprechen (und deuten das so, dass ich Menschen mit TS als vormenschlich ansähe). Hier muss ich Sie daran erinnern, wie bedacht ich meine Worte in dieser Frage verwendet habe, was Sie in *Awakenings* (beigefügt) nachlesen können. Ich glaube *in der Tat*, dass eine Anzahl meiner postenzephalitischen Patienten, nach Verabreichung von l-DOPA, phylogenetisch primitive (vormenschliche) Verhaltensweise an den Tag legten, was wahrscheinlich auf exzitatorische Läsionen im oberen Hirnstamm zurückzuführen war. Nie habe ich bei anderen Patienten solche Verhaltensweise zu Gesicht bekommen – bis ich einigen Patienten mit schwerem TS begegnete (was daran liegen kann, dass bei einigen solcher Patienten, genau wie bei einigen postenzephalitschen Patienten, möglicherweise anatomisch nicht nachweisbare pathophysiologische Erregungen in diesem Bereich der Neuralachse auftreten): Mein Interesse an TS geht, wie Sie wissen, ursprünglich auf meine Beobachtungen an erregten postenzephalitischen Patienten zurück und auf die Tatsache, dass ich an *ihnen* – wie von Economo[65] während der akuten Epidemie – eine Art von «Tourettismus» erkannte: Ich denke, Postenzephalitis-Syndrome liefern das beste Modell, das wir für Tourette-Syndrome haben. […]

MEINE EIGENE Perspektive habe ich auf den Seiten von *Awakenings* dargelegt, auf denen die Rede ist von «Instinkten und Verhaltensweisen, die aus unseren phylogenetischen Tiefen hervorgeholt werden» und die zeigen, dass «die Geschichte der Abstammung des Menschen in der Tat eine Milliarde Jahre gedauert hat», d. h., meine Beobachtung

65 Constantin Freiherr von Economo (1876–1931), österreichischer Psychiater und Neurologe.

und Perspektive sind hier *darwinistisch*, der Grund, warum ich einen einschlägigen Abschnitt aus Darwins Schriften zitiere. Ich denke, wir tragen *alle* unsere phylogenetische (wie ontogenetische) Geschichte mit uns herum – und diese gewiss ungewöhnlichen Zustände (nämlich irgendeine Form von enzephalitischer und tourettischer Störung) können durch eine physiologische Erregung oder Hemmung diese Geschichte offenbaren. Meine Aufregung bei der Beobachtung dieses Zusammenhangs war rein wissenschaftlicher Natur – genauso wie meine Aufregung, als ich beobachtete, dass der sogenannte «branchiale Myoklonus», der mit exzitatorischen Läsionen des unteren Hirnstamms verknüpft sein könnte, rhythmische Bewegungen des Gaumens, des Steigbügelmuskels, des Schildknorpel-Zungenbein-Muskels etc. verursacht, also mit den Rudimenten der Kiemenbögen: Das heißt, es ist praktisch eine fortbestehende oder rudimentäre Kiemenbewegung, ein Phänomen von unvorstellbarem phylogenetischem Alter, was uns vor Augen führt, dass etwas so Primitives wie die Kiemenbewegung und seine neuronale Steuerung immer noch zum Repertoire des menschlichen Nervensystems gehören (was uns, wenn Sie so wollen, «den Fisch im Menschen» zeigt). Und natürlich halte ich Patienten mit branchialem Myoklonus nicht für Fische! So wenig wie ich Menschen mit postenzephalitischen oder Tourette-Syndromen für Vor- oder Nichtmenschen halte. Ich denke, jemand, der sich wie Sie zur biologischen Psychiatrie hingezogen fühlt, sollte sich in besonderem Maße für solche biologischen Möglichkeiten interessieren, und bin erstaunt, dass Sie Ausführungen, die objektive wissenschaftliche Beobachtungen sind (und so auch gedacht sind), als eine Art «rassistische» Verunglimpfung von Menschen mit dem Tourette-Syndrom missverstehen können – als Unterstellung, diese seien evolutionär unter dem Menschen angesiedelt. [...]

Das zweite größere Thema in Ihrem Brief betrifft einen Komplex, den man als «Spiel» bezeichnen könnte – die (wie ich glaube) zu beobachtende Tendenz von Menschen mit TS, auf verschiedene Weisen zu «spielen». Darüber habe ich zum ersten Mal im Zusammenhang mit postenzephalitischen Patienten berichtet (in «Witty Ticcy Ray» spreche ich von «einem sonderbar schalkhaften Humor und einer Neigung zu übermütigen, neckischen Spielereien»). Sie nehmen daran großen Anstoß – obwohl Sie es doch schon selbst unzählige Male an Menschen mit TS beobachtet haben müssen. Mir scheint, das liegt an Ihrer Fehlinterpretation (meiner Verwendung) des Wortes «Spiel», so wie Sie (meine Verwendung) des Wortes «primitiv» missverstehen. Ich denke, hier ist (mindestens) von zwei Arten «Spiel» die Rede. Bei der einen – der eher üblichen – geht es um das Spiel in seinem «kreativen» Sinn, dem Sinn, von dem Winnicott in seinem Buch *Vom Spiel zur Realität* schreibt und in dem er das Spiel als eine Möglichkeit begreift, «der Fesselung der Instinkte» zu entkommen oder sie zu meistern oder sie zu überwinden. Hier geht es um eine Reaktion auf psychologische oder soziale *Situationen* – und solche «Situationen» sind Menschen mit dem Tourette-Syndrom nur allzu vertraut. Diese Situationen können Kontrollverlust und Peinlichkeit bedeuten und werden häufig mit Witz und viel Humor überspielt. Das ist, wenn Sie so wollen, eine defensive oder adaptive Form des Spiels. Eine zweite Form hat einen eindeutig physiologischen Charakter – ähnliche Formen habe ich bei postenzephalitischen Patienten und bei einigen Patienten mit zerebralen Enthemmungen («Witzelsucht»[66] etc.) beobachtet. Das ist eine «biologische» Form, die Patienten sind «getrieben», halb zwanghaft und halb spielerisch. Sie müs-

66 Ein zwanghaftes Bedürfnis zu unangemessenen Wortspielen und Witzen infolge von Anomalien des Frontallappens.

sen zahllose Beispiele dafür gesehen haben – etwa Lowell in seinen erregteren Gemütsverfassungen, in denen er mit allen Leuten auf der Straße provokative oder (spielerisch) haarsträubende Gespräche anfing (oder – in seinen eigenen Worten – den «Tourette-Narren spielte»). Oder die Tourette-Zwillinge, die in Atlanta auf einem dicht belegten Strand «Haie! Haie!» schrien.

Natürlich hat TS eine große *Bandbreite* – wie ich in «Witty Ticcy Ray» dargelegt habe – von sehr einfachen Formen (die kaum mehr als myoklonisch sind) bis zu kompliziertesten Verhaltensstörungen. Alles in allem denke ich, dass man sich kaum mit Tourette *befassen* kann (wenn man über eine idiotische bloße Symptome-Auflistung hinausgehen möchte), OHNE das «Spiel» in seinen verschiedenen Erscheinungsformen zu berücksichtigen. Und an diesem Punkt kann sich das Tourette-Syndrom, wie Lowell selbst darlegt, mit den höchsten (und potenziell kreativsten) Teilen der Persönlichkeit verbinden. *Sie scheinen* (meine Verwendung) *des Begriffs «Spiel» als etwas «Frivoles», «nicht Ernsthaftes», Lächerliches anzusehen; ich dagegen halte das Spiel für die höchste Form menschlicher Betätigung.* Das entspricht auch Winnicotts Auffassung; und in diesem Sinne schreibt Huizinga von dem «Homo Ludens». Wenn ich also im Zusammenhang mit dem Tourette-Syndrom das Wort «spielerisch» verwende, meine ich adaptive und kreative Funktionen höherer Ordnung. [...]

Mir ist – anders, als Sie zu glauben scheinen (wie beispielsweise Ihr Bild vom herablassenden Aristokraten verdeutlicht) – menschliches Leiden durchaus nicht fremd. Ich habe mehr als zwanzig Jahre unter Patienten mit den schrecklichsten neurologischen Störungen verbracht. *Awakenings* selbst ist eine im Wesentlichen tragische Schrift – eine Studie über Leiden und eine Meditation darüber. Und tiefes Leid lässt kaum Raum für Humor oder Spiel – obwohl es eine Art Anpassung gestattet (und sogar verlangt), sonst wäre das Leben unerträglich: Ich spreche in *Awakenings* von Anpassungen wie Mut, Resignation, dem Gefühl, dass alles «Gottes Wille» sei; Simone Weil setzt sich mit diesen Fragen in ihren tiefgründigen Essays über Unglück und Gottesliebe auseinander. Wenn man leidet, ist es natürlich wichtig, dass man sich nicht Bitterkeit und Groll überlässt, die Welt (oder, wie Hiob, Gott) verflucht; dass man seine Selbstachtung bewahrt und nicht das Gefühl hat, seine Würde zu verlieren. Ich hoffe um Ihrer selbst willen, dass Ihnen das gelingt.

Ich habe tiefes Verständnis dafür, weil ich jahrelang mit extrem betroffenen Patienten gearbeitet habe. Ich habe großen Respekt vor dem Leiden und vor den Leidenden – und wenn Sie sich nicht so hätten hinreißen lassen, hätten Sie es sicherlich erkannt.

Der dritte und letzte Hauptpunkt Ihres Briefs bezieht sich auf einen Aspekt, den man als «das medizinische Modell» des Tourette-Syndroms bezeichnen könnte – oder, wie Sie sagen, «das Tourette-Syndrom als medizinisches Problem» –, und Ihre Auffassung, dass dies die *einzige* Möglichkeit sei, es zu betrachten, und dass ich diese Grenze überschritten habe.

Zwar erkenne ich das medizinische Modell rückhaltlos an – und meine eigenen Schriften (*Migräne* etc.) belegen das –, aber ich denke, wir müssen ÜBER dieses Modell hinausgehen, wenn wir es mit einem Problem wie dem Tourette-Syndrom zu tun haben. Man könnte sagen, das medizinische Modell befasst sich nur mit «Pathologie» und «Therapie» – beispielsweise mit den tourettischen «Anzeichen und Symptomen», ihrem vermuteten oder tatsächlich biochemischen Substrat und möglichen Behandlungsformen. Hier hat Dr. Shapiro[67] uns einen großen Dienst erwiesen, indem er Tourette als medizinische Erkrankung darstellte und die

67 Arthur K. Shapiro.

«rein medizinischen» Methoden zu ihrer Behandlung vorschlug – im Scherz meinte Lowell, er sei «der Welt wirksamster Dopamin-Antagonist».

Doch wie Sie sicherlich am besten wissen, erschöpft sich Tourette nicht in «Anzeichen und Symptomen». Der Krankheitsbegriff selbst muss erweitert werden – Jelliffe und Mackenzie beschrieben das sehr kenntnisreich in Hinblick auf enzephalitische und postenzephalitische Krankheitsbilder – wobei sie sich nicht auf die direkten Auswirkungen der Läsionen oder Dysfunktionen beschränkten, sondern auch alle *Adaptions- und Akkomodationsleistungen* berücksichtigten, *zu denen der Organismus fähig ist*, auf jeder Ebene, von der neurologischen bis zur sozialen. Richtig verstanden, ist die Medizin die Lehre von diesen Anpassungen: Das deute ich im Vorwort des *Hut*-Buchs an und unterstreiche es mit dem Mackenzie[68]-Zitat, das ich als Motto verwende: «Der Arzt kümmert sich (anders als der Naturforscher) nur um einen einzigen Organismus, das menschliche Subjekt, das bestrebt ist, seine Identität unter widrigen Umständen zu bewahren.»

Deshalb habe ich meine Fallgeschichten und «Pathographien» im engeren Sinn auf menschliche Erzählungen und Biographien erweitert; so lieferte ich meinen Lesern, was man *das menschliche Gesicht der Krankheit* nennen könnte. Diese menschliche und mitmenschliche Perspektive in meiner Einstellung und literarischen Tätigkeit wird fast ausnahmslos anerkannt – so können Sie in den *Annals of Internal Medicine*[69] vom letzten Monat einen Artikel entsprechenden Inhalts finden –, insofern liegt eine gewisse Ironie darin, dass Sie mir das genaue Gegenteil vorwerfen, wenn Sie meine Haltung gegenüber und meine Beschreibungen von

68 Ivy Mackenzie (1877–1959), ein schottischer Arzt.

69 «Toward a Romantic Science: The Work of Oliver Sacks» von Alan G. Wasserstein.

Patienten als *in*human (oder, mit Ihrem eigenen Wort, als dehumanisierend) bezeichnen.

Ich würde hier, besonders bei einem Thema wie dem Tourette-Syndrom – aber auch bei einer Verfassung wie der Gehörlosigkeit, an der ich sehr interessiert bin (ich erlaube mir, einen kürzlich veröffentlichten Artikel über Gehörlosigkeit beizufügen), ich schließe gerade ein Buch zu dem Thema ab –, noch einen Schritt weitergehen. Gehörlose haben den Eindruck, dass man sie in der Vergangenheit aus einem ausschließlich «klinischen» oder «pathologischen» Blickwinkel betrachtet hat – als krank, behindert, unvollkommen, otologisch beeinträchtigt, «orale Versager» wahrgenommen etc. hat – und nicht, wie sie sich verstehen (als Menschen mit einer eigenen Sprache – der Gebärdensprache; als Menschen, die Gemeinschaften und Kulturen mit eigenen Zentren und Ansichten bilden). In einer Hinsicht (einer rein «klinischen» Hinsicht) mag ein Gehörloser sich als beeinträchtigt fühlen; in einer anderen (einer «kulturellen») Hinsicht erlebt er sich vielleicht als verschieden von den Hörenden, als ein anderes Wesen mit einer anderen Seinsweise – und empfindet diese Weise als legitim und vollständig. Die rein klinische oder «pathologische» Haltung gegenüber Gehörlosen muss durch eine andere und neutrale Haltung ergänzt werden – eine Haltung, die man als «anthropologisch» bezeichnen könnte. In dieser werden die Gehörlosen an ihrer eigenen Vorstellung gemessen, nicht an der «unseren». Obwohl ich den Vergleich mit den Tourettern nicht zu weit treiben möchte, wird man wohl notwendigerweise (zumindest) einige Touretter unabhängig von streng pathologischen oder medizinischen Gesichtspunkten betrachten müssen. Einer der gründlichsten und unvoreingenommensten Tourette-Fachleute – Ihr Kollege Dr. Ben van de Wetering in Holland – hat geschrieben, dass er TS gelegentlich nicht nur als Krankheit sieht, sondern als

«Seinsweise». Das mag selten auf Menschen mit TS zutreffen – vielleicht auch kaum auf Sie selbst –, aber es handelt sich um eine Form der Beschreibung, die legitim und (wie ich meine) wohl auch erforderlich ist in Hinblick auf einige Fälle und auf das, was man als «tourettisches Leben» bezeichnen könnte. *Das steht nicht im Gegensatz zum medizinischen Modell – es ergänzt es nur durch ein ontologisches oder anthropologisches Modell.* Und es ist ein Ansatz, den ich dort, wo er relevant ist, in meinen eigenen Studien zu TS nutzen möchte. Obwohl man im Fall von TS alle Fortschritte auf dem Gebiet der Neurowissenschaft braucht, benötigt man *ebenfalls* eine solche «Neuro-Anthropologie».

Das ist für Leute mit medizinischem Hintergrund und entsprechender Ausbildung nicht ohne Weiteres ersichtlich oder leicht zu akzeptieren, sondern wird eher Widerstand hervorrufen. Ich hatte selbst mit solchen Widerständen zu kämpfen. Und auch Sie werden sich – wenn es Ihnen gelingt (was ich hoffe), sich ein umfassenderes geistiges und menschliches Verständnis für TS zu eigen zu machen – mit solchen Bedenken auseinandersetzen müssen.

Ich verstehe nur zu gut, dass Ihnen eine solche Ausweitung der Perspektive ziemlich bedrohlich erscheinen muss – bedrohlich für Ihre «Identität» *sowohl als Patient wie als Arzt*. Es ist einfacher, TS als «rein medizinisches» Problem zu sehen, das einen «rein medizinischen Ansatz» erfordert. Sie sind – als Arzt wie als Patient – auf diese Denkweise konditioniert. Sie sind (und wie könnten Sie das nicht sein) höchst gegensätzlichen Kräften ausgeliefert – sowohl den Kräften Ihres eigenen TS und Ihrer Patientenrolle; als auch den Kräften der medizinischen Konvention und der engen Auffassung von Ihrer «Arztrolle».

Wenn wir Tourette rein medizinisch betrachten, besteht (oder besteht möglicherweise) nicht nur die Aussicht auf die intellektuelle Vereinfachung eines Phänomens – das sowohl an sich wie auch in seinen Wechselwirkungen mit der Persönlichkeit verwirrend komplex ist –, sondern auch auf eine Möglichkeit der Kontrolle. Es lässt sich leichter sagen: «Sie haben – oder ich habe – ein rein medizinisches Leiden, das sich hoffentlich auf rein medizinische Weise kontrollieren und behandeln lässt.» Und doch wird das möglicherweise der sehr tiefen und komplexen Wirklichkeit nicht gerecht. Daher meine ich, dass wir ein globaleres und gründlicheres Verständnis von TS entwickeln müssen.

Als junger Mann, der Sie TS haben (und daher aus der «Innensicht» ungewöhnlich viel Erfahrung und Kenntnis über die Physiologie des Phänomens besitzen und wissen dürften, wie man sich ihm anpasst), sowie als biologischer Psychiater verfügen Sie über einzigartige Voraussetzungen, um TS mit einer nie da gewesenen Tiefe zu verstehen und zu erforschen. Natürlich kann der Umstand, dass Sie Touretter sind, diese Aufgabe erschweren – man kann (gewissermaßen) in der Perspektive des Leidenden eingesperrt sein, wie man in die «rein medizinische» Sichtweise eingesperrt sein kann. Ich bedaure, dass Sie mein eigenes Bemühen um eine umfassendere Perspektive missverstanden haben – und hoffe, dass ich mit diesem Brief zu einer Klärung beitrage; außerdem hoffe ich, dass Sie über Ihre gegenwärtige Sichtweise hinausgelangen und sich Ihnen ein freierer und weiterer Blickwinkel eröffnet. Es wird für Sie – intellektuell und persönlich – ein schwieriger Weg sein, und er wird vielleicht an Ihrem Tourette-Syndrom als solchem nichts ändern; aber er wird Ihr (zeitweise unerträgliches) *Gefühl* von Konflikt und Zwang mildern und Ihnen ein Gefühl von Leichtigkeit und Freiheit geben.

Mit allerbesten Wünschen
Oliver

12

Anpassungen

1989–1995

Ende der 1980er Jahre begann O. S. die Arbeiten von Gerald Edelman zu lesen, der einen Nobelpreis für seine Forschung auf dem Gebiet der Immunologie erhalten und sich dann der Bewusstseinsforschung zugewandt hatte. Edelmans Theorie der Selektion neuronaler Gruppen oder des neuralen Darwinismus ging von der These aus, dass das Gehirn unendlich anpassungsfähig sei, wobei die Erfahrung bestimmte Neuronengruppen verstärke, während andere, von der Erfahrung weniger beanspruchte Gruppen anderen Zwecken zugewiesen würden (es gab eine gewisse Analogie zum Immunsystem und seiner Fähigkeit, durch Exposition zu lernen). O. S. war von dieser Vorstellung fasziniert, weil er meinte, das sei auch ein plausibler Mechanismus zur Erklärung klinischer Syndrome, die er schon lange beobachtete – etwa für die rasche Neukartierung des Körperbildes, als sein verletztes Bein völlig aus der neuronalen Repräsentation gelöscht wurde. Edelman legte seine Theorie in drei umfangreichen Werken vor: *Neural Darwinism*, (1987)[1], *Topobiology* (1988) und *The Remembered Present* (1989).

---

1 Dt.: *Unser Gehirn – ein dynamisches System: die Theorie des neuronalen Darwinismus und die biologischen Grundlagen der Wahrnehmung*, München 1993.

An Robert B. Silvers

2. April 1989 (21 Uhr)
119 Horton St., City Island, NY

Lieber Bob,

ich stellte fest, dass Du angerufen hast, als ich vom Mittagessen zurückkam – ich habe versucht, Dich zurückzurufen, aber Du warst schon fort und (wie ich vermute) unterwegs nach Europa. Es war sehr nett von Dir zu telefonieren.

Ich bin selbst gerade von einer wunderbaren Reise nach Italien zurückgekommen – nicht ganz meine *Italienische Reise* (obwohl ich in Padua den Baum gesehen habe, unter dem Goethe die Idee von der Urpflanze und der Metamorphosentheorie einfiel), aber doch eine von der Art, deren Licht das Leben in einer anderen, dichteren Art erscheinen lässt als jemals zuvor (zumindest empfinde ich das im Augenblick so, obwohl sich die Euphorie auch rasch verflüchtigt). Es gab ein schönes Symposium in Florenz (von der Gedächtniskunst bis zur Neurowissenschaft), organisiert von Pietro Corsi (den Du ja kennst – was für ein feinsinniger und brillanter Mann). [...] Ich war dort mit Gerald Edelman und Israel[2] – Gerald eröffnete die Konferenz mit einem fulminanten Referat, während Israel und ich sie mit unseren eigenen Referaten abschlossen. Ich hatte Edelman schon vorher getroffen, aber war nie noch nie drei Tage lang ununterbrochen mit ihm zusammen. Es war ein überwältigendes Erlebnis. Er ist ein wenig tyrannisch (Israel nennt ihn «Mussolini»!), aber wirklich ein Genie, mit einer Dynamik und Konzentration, die nie auch nur einen Augenblick nachlassen, und mit einer fast zu globalen Vision. Ich hatte *Neural Darwinism* und *Topobiology* gelesen – beide keines-

2 Israel Rosenfield, ein Mathmatiker, Arzt und Verfasser medizinischer Bücher, zum Beispiel *The Invention of Memory: A New View of the Brain.*

wegs leichte Lektüren –, aber glaube, dass ich ihn und seine Theorien nicht wirklich verstanden hatte, bis ich ihnen in Florenz 72 Stunden lang nonstop auf kurze Distanz ausgesetzt war (und Israel hatte, der ein wunderbarer Interpret ist und alle möglichen Weiterungen und Anwendungen erkennt, die der eher theoretisch ausgerichtete Edelman selbst nicht sieht und ich natürlich auch nicht). Ich bin ein «Konvertit», denke ich. Ich glaube, Edelman hat uns möglicherweise die erste, *einzige* nicht-reduktive Theorie des Geistes geliefert, die wir haben, die einzige, die auf die bekannte (oder wahrscheinliche) Gehirnanatomie gegründet ist. Jahrelang habe ich vage von einer «Neurologie des Selbst» geschwatzt, aber ich denke, Edelman hat die Theorie für eine solche Neurologie entwickelt – eine Theorie der Individuation, der historischen Entwicklung des Individuums, der Einzigartigkeit mentaler Dispositionen und Inhalte, der Biologie als Biographie. So etwas vermutete ich, als ich mich mit der Literatur zur visuellen Entwicklung der von Geburt an gehörlosen Menschen beschäftigte (was so verwirrend erscheint, geht man von einer «vorprogrammierten» Chomsky'schen Basis aus), deshalb rief ich damals Israel an und fragte: «Hört sich das nicht ziemlich nach Edelman an?» Heute bin ich mir in einem sehr allgemeinen Sinne dessen sicher. Insofern ist mein Italienbesuch in doppelter Hinsicht denkwürdig – weil er mir einerseits die Renaissance – die Vergangenheit – so nahegebracht hat und anderseits – durch Edelman – die Zukunft (oder was ich *gerne* als eine mögliche Zukunft der Neurologie sehen würde).

Das Manuskript seines dritten Buchs *The Remembered Present: A Biological Theory of Consciousness* ist mir heute gerade gebracht worden – und ich denke, es ist noch radikaler, noch umfassender, noch stärker auf uns bezogen, auf unser geistiges Leben als seine vorherigen Bücher. [...] Aber es ist auch *schwieriger* – zum Teil einfach wegen seiner Komplexität und

Gedankenfülle und zum Teil, weil er nicht gerade zu den verständlichsten Autoren zählt. Ich denke, ein solches Buch kann nicht einfach besprochen werden – es muss interpretiert und erklärt werden, sodass das komplexe Geflecht seiner Gedanken und Bedeutungen erkennbar wird. Ich denke, seine Veröffentlichung wird ein bedeutendes philosophisches und wissenschaftliches Ereignis werden, und das zu Recht. Außerdem bin ich überzeugt, dass dazu niemand besser (oder überhaupt) qualifiziert ist als Israel, der eine größere Affinität zu Edelmans Denken aufweist als irgendjemand sonst, aber auch selbst genügend Fantasie, Kenntnisse und kritisches Bewusstsein besitzt, um die klinischen, literarischen Vorzüge und die vielfältigen Bezüge herauszuarbeiten. Ich denke, er wird dazu selber einen 10 000-Wörter-Essay brauchen, weil dort so viel Neues zur Sprache kommt, von dem selbst in seinen früheren Werken keine Rede war. Außerdem ist Edelman kein assimiliertes oder akzeptiertes Mitglied des neurowissenschaftlichen Biotops – er wird weithin missverstanden – oder überhaupt nicht zur Kenntnis genommen (selbst Crick, der ein Genie ist und den ich sehr mag und bewundere, scheint das Wesen und die Bedeutung seiner Theorie überhaupt nicht zu begreifen). [...]

In Italien habe ich mit meinem italienischen Künstlerfreund Franco Magnani[3] über sein «autobiographisches» Gedächtnis gesprochen und ihn nach seinen außergewöhnlichen Bildern von einem Pontito gefragt, das er seit 30 Jahren nicht gesehen hat. Es dann selbst in Augenschein zu nehmen, war faszinierend, ich ging gewissermaßen in den Erinnerungen und Visionen und Kunstwerken eines anderen Menschen spazieren und konnte mich davon überzeugen, wie unglaublich genau sein Gedächtnis war – aber auch, wie

3 Beschrieben in «Die Landschaft seiner Träume».

sehr er das Original *verwandelte*; der künstlerische Einfluss des Verwandlers, des Träumers war überall zu erkennen. Mir kamen Lurijas Gedächtniskünstler und Freud und Proust in den Sinn, sie alle durcheinander und illustriert von Franco – *seinem* Bemühen, die Vergangenheit noch einmal einzufangen (oder, vielmehr, zu rekonstruieren). Ich sprach auch mit Stephen[4] – und *wollte*, als ich nach England reiste, mit ihm und seiner Mutter und seinem Lehrer Kontakt aufnehmen. Leider war seine Mutter wegen einer dummen Ungeschicklichkeit – nichts wirklich Schlimmes, aber Ärgerliches – verstimmt, sodass ich keine Möglichkeit dazu hatte. Ich werde noch einmal extra hinfahren, um sie zu besuchen.

Ich werde dann sicherlich gesonderte Studien mit *beiden* machen. Es tut mir leid, dass ich Dir keine Zeichnungen von Stephen schicken konnte – wenn Du zurück bist, würde ich Dich, wenn Du Zeit hast, gerne mit Bildern *sowohl* von Stephen wie von Franco besuchen und sie mit Dir erörtern; und über Italien, Edelman, und was uns sonst noch einfällt, reden.

Ich hoffe, es gefällt Dir in Europa – und freue mich darauf, Dich nach meiner Rückkehr zu sehen.

Alles Gute
Oliver

PS Dank Dir für Deine freundlichen Worte über *Seeing Voices*[5]. Es erscheint mir jetzt, da ich immer mehr erfahre und vor allem die Gebärdensprache erlerne, immer unzureichender – aber ich *muss* es zu diesem Zeitpunkt lassen, wie es ist, und nehme mir vor, mich in künftigen Arbeiten oder Auflagen des Themas wieder anzunehmen. Vielleicht ist alles, was

4 Stephen Wiltshire, ein wunderbar zeichnender Savant (Inselbegabung), wird in «Wunderkinder» beschrieben.

5 [Dt.: *Stumme Stimmen*, Reinbek 1990.] Sein fünftes Buch veröffentlichte O. S. 1989 und widmete es teilweise Silvers, der O. S.s Interesse an der Welt der Gehörlosen 1986 angeregt hatte, indem er ihn bat, einige einschlägige Bücher zu besprechen.

man schreibt, zu dem Zeitpunkt, da es in Druck geht, bereits «obsolet» (zumindest auf einen selbst bezogen)!

An Gerald Edelman

Neurowissenschaftler

16. April 1989
119 Horton St., City Island, NY

Lieber Gerald,

[...] Für mich war es ein großes Vergnügen und Privileg, mit Ihnen sprechen zu können, als wir in Italien waren – und wenn der Besuch Italiens mir einen starken Eindruck von der Renaissance und der Vergangenheit vermittelte, so erhielt ich in den Gesprächen mit Ihnen eine aufregende Vorstellung von der Zukunft (oder einer möglichen Zukunft), das Gefühl – wie Sie schreiben –, dass wir vielleicht «eine *tiefere* Erkenntnis über die Funktionen des Gehirns gewinnen werden».

Als ich neu in dieses Land kam, 1960, ich war noch ein junger Mann, unternahm ich eine Pilgerreise zu Marvin Minsky[6] und seinem damals neu gegründeten Experimental Epistemology Lab – ich dachte, dort würde ich die *tiefere* Erkenntnis finden. Und als Hubel und Wiesel[7] (oder vor ihnen Lettvin und die Leute vom MIT) ihre Studien veröffentlichten, bekam ich eine Gänsehaut und fragte mich, ob dort die «tiefere Erkenntnis» zu finden sei. Und dann, denke ich, verfiel ich in eine Art Depression, eine *erkenntnistheoretische* Depression, wenn ich so sagen darf – in der ich sogar aufhörte, das Wort «Bewusstsein» zu verwenden; oder es zumindest als Objekt wissenschaftlicher Forschung zu begreifen (daher lehnte ich

6 Minsky war ein Kognitionswissenschaftler am MIT, der sich für künstliche Intelligenz interessierte.

7 David Hubel, Torsten Wiesel und Jerry Lettvin haben sich alle unter anderem mit den Merkmalsdetektoren im visuellen Kortex beschäftigt.

es zwei Jahre zuvor ab, eine Konferenz in Italien zum Thema «Bewusstsein» zu besuchen: idiotisch von mir – aber das war damals mein Gemütszustand). Von etwas Ähnlichem sprechen Sie als einer möglicherweise weit verbreiteten Erscheinung – dass die Neurowissenschaft nicht wage, sich mit etwas so «Globalem» zu befassen, und dass die Philosophie (meist) für unproduktiv oder absurd gehalten werde. Vor allem aber beklagen Sie die Unzulänglichkeit der «funktionalistischen» Ansätze, der «Computer-Auffassung», die die Forschung die letzten 30 Jahre beherrscht (oder sogar tyrannisiert) habe. Angesichts dieser Situation und dem unbestimmten Gefühl, in einer Sackgasse zu stecken und mich (erkenntnistheoretisch) in einer hoffnungslosen Situation zu befinden, fand ich es außerordentlich aufregend, Ihren Vortrag zu hören und *Einblick* in eine ganz andere Denkweise zu gewinnen.

Im Vorwort zu *Awakenings* zitierte ich Keynes aus der Vorrede zu seiner *General Theory*: «Die Gedanken, welche hier mit so viel Mühe zu Papier gebracht wurden, sind einfach und sollten jedermann einleuchten. Die Schwierigkeit liegt nicht in den neuen Ideen, sondern darin, die alten zu überwinden, die sich – so wie die meisten von uns erzogen wurden – bis in die letzte Hirnwindung hinein eingenistet haben.» Und er sagt, sein Buch sei für ihn «ein langer Kampf ums Entkommen» gewesen – ein Kampf, den auch jeder Leser auf sich nehmen müsse, der es zu verstehen hoffe. Mir geht es ganz ähnlich mit den Ideen, die Sie in *Neural Darwinism*, *Topobiology* und jetzt in dem *Bewusstseins*-Buch äußern.

Ihnen selbst mag das Entkommen gelungen sein – aber Sie dürfen nicht unterschätzen, was für einen Kampf einige Ihrer Leser möglicherweise haben überstehen müssen; nicht weil sie dumm oder weil Ihre Gedanken unverständlich sind (ganz im Gegenteil, sie sind außerordentlich *klar*), sondern weil Verstehen eine «Bekehrung» des Geistes beinhaltet – oder zumindest die Fähigkeit, sich (wenigstens zeitweilig) von gewohnten Denkweisen zu lösen, um eine vollkommen neue Denkweise würdigen zu können. Da gibt es die plötzlichen «Ja, ich verstehe!» und «Genau, stimmt!». Und: «Ja, das würde x, y und z erklären, die ich nie kapieren konnte!» – und jähe Rückschläge, wenn einem der Gedanke zu entgleiten scheint und man ihn nicht mehr «sehen» kann. So ist es zumindest mir ergangen und einigen meiner Freunde, die sich mit Ihren Schriften auseinandergesetzt haben. [...]

Dieser Brief ist ein Zwischenbericht, eine Danksagung, in der ich Ihnen mitteilen möchte, wie sehr ich die Bekanntschaft mit Ihnen und Ihrer Arbeit zu schätzen weiß, wie sehr ich von ihr begeistert bin und wie groß die (erkenntnistheoretische) Hoffnung ist, die ich auf sie setze. Und in der ich mein unhöfliches, seit unserem Treffen andauerndes Schweigen vergessen machen möchte.

Vielleicht darf ich mir in der Zwischenzeit erlauben, Ihnen die Fahnen meines neuen Buchs[8] zu schicken – Sie werden kurze Verweise auf die «Plastizität» des Gehirns und auf den Neuralen Darwinismus finden. (Der größte Teil des Buchs wurde früher geschrieben und ist daher stärker von Chomsky geprägt; der kurze Edelman-Abschnitt wurde erst im «Fahnen-Stadium» eingefügt. Er ist sehr unzulänglich, vermittelt aber eine erste Vorstellung. Ich frage mich, was Sie von den Problemen halten – besonders von den neuen Wahrnehmungs- und Lernkategorien, die Gehörlose bewältigen sollen.)

Ich bedaure, dass der Brief jetzt zu lang geworden ist!

Mit den allerbesten Wünschen
Oliver

PS: Ich sollte sagen, dass zu den Dingen, die meine Unzufriedenheit mit einigen vorhandenen Theorien und Denkansät-

---

8 *Seeing Voices* [dt.: *Stumme Stimmen*].

zen extrem gesteigert haben, meine Begegnung mit einem Patienten zählt, der unter Achromatopsie litt – während ich Land las und Zeki traf.[9] (Ich bin noch nicht bis Kapitel IV gekommen, wo Sie diese spezifische extrastriäre Verarbeitung erörtern.)

Mit meinem Kollegen und Freund Bob Wasserman beschrieb ich diese Vorgänge in der *NY Review of Books* (nicht unbedingt ein Ort für Neurologie und Neurowissenschaft – obwohl Israel und ich sie rasch dazu machen!). Ich weiß nicht, ob Sie den Aufsatz gesehen haben. Ich erlaube mir, ein Exemplar beizufügen.

Anschließend haben Zeki, Ralph Siegel und ich den Patienten und seine Probleme an der Rockefeller University etwas genauer untersucht – und unsere Ergebnisse im November 88 der Society for Neuroscience in einer Postersession vorgestellt und hoffen nun, sie etwas offizieller veröffentlichen zu können.

Israel (der den Patienten am Wochenende zusammen mit Bot, Ralph und mir untersuchte) hatte einen außergewöhnlichen Einfall, um das Gehirn zu «übertölpeln» oder zu «verleiten», Farbe auf irgendeine andere Weise zu konstruieren – eine Idee, auf die niemand käme, dessen Vorstellungen sich an festgelegten Funktionen und «Zentren» orientieren. Es wäre theoretisch wie therapeutisch eine spektakuläre Leistung, wenn sich so etwas bewerkstelligen ließe.

Sie haben meinen jungen Freund und Kollegen Ralph Siegel[10] kennengelernt, der jetzt sein Postdoc-Stipendium bei

---

9 Edwin Land, der Erfinder des Polaroid-Prozesses, schrieb neben anderen Themen auch über Farbkonstanz; Semir Zeki forschte in London über die Farbverarbeitung im menschlichen Gehirn.

10 Ralph Siegel, ein Neurophysiologe an der Rutgers University, war vielleicht O. S.s engster geistiger Wegbegleiter Ende der 1980er und in den 1990er Jahre, der ihm bei endlosen Abendessen und frühmorgendlichen Fahrradtouren half, sich durch die Werke von Crick, Edelman und anderen hindurchzuarbeiten.

Torsten Wiesel beendet. Er hat eine sehr schöne Studie über Bewegungswahrnehmung (und «Bewegungskonstruktion») bei Affen vorgelegt; und ist, wie ich denke, ein junger Mann von außergewöhnlicher Originalität und Intelligenz, dessen Denken sich allmählich allgemeineren Problemen zuwendet – und (wie ich meine) jener «tieferen» Auffassung von den Gehirnfunktionen, die sich in Ihrem Werk abzeichnet. Wenn es Ihnen nicht unpassend erscheint, würde ich sagen, dass ich eine sehr hohe Meinung von Ralph habe – und in ihm einen anregenden und unterhaltsamen Gefährten habe sowie einen enorm fleißigen und tüchtigen Mitarbeiter und Assistenten –, daher möchte ich ihn Ihnen auf das Wärmste empfehlen.

Susan Schaller, eine Dolmetscherin für ASL (American Sign Language – Amerikanische Gebärdensprache), wandte sich 1987 an O. S. wegen eines Buchs, an dem sie gerade arbeitete – *A Man Without Words* war der Titel. Dort schilderte sie das schwere Schicksal eines jungen Mannes namens Ildefonso, der im ländlichen Mexiko gehörlos geboren wurde und aufwuchs. Da Ildefonso in seiner Kindheit nie mit einer Gebärdensprache in Berührung gekommen war, besaß er als Erwachsener keinerlei Sprache. Er war zu Imitationen oder mimischen Darstellungen fähig, aber konnte nicht wirklich mit anderen kommunizieren. Er war genauso isoliert wie Helen Keller, bevor diese die taktile Gebärdensprache lernte. Mühsam begann Schaller, Ildefonso das Sprechen zu lehren, wobei sie sich der ASL bediente (für ihn war das Schlüsselwort *cat*).

Im Juli 1989 begleitete Schaller O. S. an die Gallaudet University in Washington, D. C., wo sie *Deaf Way* besuchten, eine Zusammenkunft Tausender gehörloser Menschen aus der ganzen Welt.

An Susan Schaller

Schriftstellerin, Dolmetscherin für Gebärdensprache

21. Juli 1989 [nicht abgeschickt]
119 Horton St., City Island, NY

Liebe Susan,

Dank für Deinen lieben Brief – es war eine Freude, Dich an meiner Seite zu wissen (Du hast nicht nur gedolmetscht, sondern auch für uns *vermittelt*, ohne indessen Deine eigenen Interessen zu vergessen). Das hat zur Annehmlichkeit der Reise beigetragen. Ich war erfreut und angeregt durch – oh, eigentlich alles in Washington, und möchte darüber schreiben; aber ich hatte eine harte und unangenehme und anstrengende Woche und konnte mich noch nicht wieder sammeln – oder irgendetwas tun. Aber ich denke, ich kann jetzt auf Ruhe (und produktive Zeiten) hoffen.

Ein Grund, warum ich mich nicht gleich ans Schreiben gemacht habe, ist (von der bloßen Erschöpfung abgesehen) der Umstand, dass ich intensiv über die Frage nachgedacht habe, die Du in Hinblick auf die Definition von «Politik» und «Kultur» etc. aufgeworfen hast. [...] Letztes Jahr in der Revolte (Revolution) ging es um Unterdrückung und Opfer, Macht, Machtergreifung, Entmachtung etc. Dagegen in diesem Jahr – auf dem Festival – um heiteres Feiern, Vielfalt, Bereicherung des Selbst, Gemeinschaft, Kultur. Hatten die beiden Ereignisse also gar nichts gemeinsam?

Natürlich hatten sie – obwohl sie (bis zu einem gewissen Maße) verschiedenen Ursprungs waren. Das Festival war 87 (oder früher) geplant worden – aber es hätte seine außergewöhnliche Größe und Vielfalt und Zuversicht und Lebensfreude nicht gewinnen können, wäre nicht im letzten Jahr der große (politische) Sieg und Befreiungsschlag gelungen. Und (ich rang schon mit diesem Problem vor Deinem Brief, doch er wirkt jetzt als Katalysator und Klarstellung) die Ereignisse dieses Jahres waren auch «politisch» – doch politisch in einer umfassenderen und *ruhigeren* Weise. Als ob das (politische) Ziel der Weiterentwicklung (& Autonomie) von Selbst und Kultur zwei separate (und doch untrennbare) Wege einschlagen MUSSTE – den Weg des gewaltsamen Handelns und den eines ruhigen und stetigen Prozesses (Du hast das in Deinem Brief viel besser ausgedrückt).

Natürlich bin ich nicht (und vielleicht kann es niemand sein) «apolitisch» in diesem erweiterten Sinne von «Politik». Ich bin rückhaltlos für Entwicklung und Autonomie und kreative fröhliche Macht – wer könnte es nicht sein? (Es sei denn, man ist ein Unterdrücker oder Seelen-Mörder, als welche die Gehörlosen die Hörenden manchmal gesehen haben dürften.) Doch ich bin gegen Rhetorik und Polemik, gegen Putsch und Streiterei. Fast möchte ich hinzufügen – auch gegen Aggression, und darin kommt eine ziemlich tief in mir selbst vergrabene Schwierigkeit zum Ausdruck. Dass infolge einer bestimmten in meiner Kindheit erlittenen Viktimisierung (von jener Art, die Shengold «Seelen-Mord» nennt) ein Großteil meiner Aggression als Masochismus nach innen gerichtet ist. Statt also zu kämpfen (den guten Kampf) – habe ich mir ein Bein gebrochen. (Mein «Unfall» im Jahr 74, der mich fast umgebracht hat, ereignete sich, als ich mich bemühte, ein «politisches» und polemisches Buch zu schreiben, in dem es um den Ort eines schrecklichen Seelen-Mordens ging, nämlich die Krankenhausstation für Verhaltensmodifikation, auf der ich arbeitete.) Ich bin in meinem Inneren so geschädigt, dass ich nicht *widersprechen* kann, sondern in der Regel klein beigebe (voller Wut und mit unangebrachten Schuldgefühlen und einem mörderischen Selbstzerstörungstrieb). *Deshalb muss ich Politik (dieser Art) anderen überlassen.*

Ich meine, ich hätte schon erwähnt, dass ich meinen Cousin Abba Eban, als er für ein akademisches Jahr in Princeton war, einmal fragte, wie er es dort fände: Er machte eine gelangweilte Geste, seufzte, sah mich an und sagte: «Ich sehne mich nach der großen Arena.» Er ist, wie Du weißt, großartig in der Arena. Er veränderte die Weltmeinung, machte Israel *möglich* (soweit das ein Einzelner kann), *indem* er in der UNO so außerordentlich beredt für das Land sprach und kämpfte.

Aber ich sehne mich *nicht* nach der Arena. Ich habe Angst vor ihr – und allen Grund, es zu sein (weil ich unter dem Zwang stehe, selbstmörderisch in die Schwerter meiner Feinde zu laufen).

Daher muss *ich* mich mit (wie Du so hübsch sagst) «der anderen Hälfte» der Politik begnügen, mit dem Studium der Bildungsprozesse, der Kultur, der Kunst, des *Werdens*. [...]

Kate und Allen[11] konnten Dich gut leiden und haben sich gefreut, Dich kennenzulernen, und ich weiß, sie würden wollen, dass ich Dir liebe Grüße übermittle, wenn sie wüssten, dass ich Dir schreibe.

Lass von Dir hören

Dein
Oliver

An Susan Rutherford

Wissenschaftlerin für Deaf Studies (Gehörlosenstudien)

30. Juli 1989
119 Horton St., City Island, NY

Liebe Susan,

[...] Ich danke Ihnen für all die wohlwollenden Dinge, die Sie über mein Buch gesagt haben (ich hoffe, Sie meinen es ehrlich!), und, wie gesagt, ich stimme weitgehend mit Ihrem Vorbehalt überein – im Grunde genommen, Ihrem einzigen großen Vorbehalt. Ich bin *durchaus* der Meinung, dass in Hin-

11 Allen Furbeck, K. E.s Ehemann.

blick auf die Gebiete Anthropologie und Kultur größere Ausführlichkeit und Tiefe angebracht wären – aber ich komme doch (zumindest) darauf zu sprechen und denke, dass sie nicht völlig fehlen oder außer Acht gelassen werden und dass in dem Buch nicht (wie Sie später schreiben) «ein größeres Loch» klafft.

Etwas geschieht – und etwas ist geschehen: Mein Buch ist (wie der Untertitel mitteilt) eine «Reise» – und zwar eine Reise, die beileibe nicht be- oder vollendet ist; vielleicht mehr als irgendetwas, was ich geschrieben habe, betrachte ich dieses Buch als vorläufig – als etwas, das in die Zukunft erweitert und entwickelt werden muss – und hoffentlich künftige Auflagen erlebt – entwickelt werden muss wie ich selbst und meine eigene Reise. Für mich ist es (vor allem) eine Reise aus einer weitgehend «medizinischen» Perspektive (obwohl ich sie lieber als physiologisch oder biologisch betrachten würde) *in Richtung* eines kulturellen Blickwinkels. Natürlich habe ich erhebliche Widerstände und Vorbehalte dagegen, auch nur von einer «Gehörlosenkultur» zu sprechen – Sie erörtern solche Widerstände ganz allgemein in Ihrem *SLS*[12]-Aufsatz. Der Widerstand (oder sogar die Verständnislosigkeit) hat möglicherweise starke persönliche (selbst pathologische) Wurzeln in mir selbst: So erkenne ich, obwohl ich Engländer, Jude etc. bin, meine «Identität» nicht in diesen Begriffen – und wehre mich bis zu einem gewissen Grad dagegen, wenn sie auf mich angewendet werden (zumindest als Kategorien). Während medizinische Fallgeschichten in der Regel von «weißen» männlichen oder «schwarzen» männlichen Patienten sprechen, vermeide ich diese Formulierung strikt. Und das tue ich (weitgehend unbewusst), um mich auf den *Menschen* zu konzentrieren und um zu verhindern, dass die Aufmerksamkeit zu sehr den Kategorien gilt. (Aber ich denke,

12 Die Zeitschrift *Sign Language Studies*

dass in meinem Denken eine gewisse Verwirrung *in Bezug auf* die «kulturellen» und die «kategorialen» Aspekte herrscht.) Wahrscheinlich hat mich auch ein kleines Problem in meiner eigenen Kindheit beeinflusst – ich wurde nämlich von meinen Eltern fortgegeben und blieb vier Jahre lang der Obhut von Fremden überlassen (dies ist sicherlich auch ein Generationsproblem – es war das Schicksal Hunderttausender von Kindern im Jahr 1939, als staatlich verordnet wurde, sie zu «evakuieren») – jedenfalls begann ich, «Tierphantasien» der einen oder anderen Art zu entwickeln: insbesondere die Vorstellung, von Tiereltern aufgezogen zu werden (liebevollen Wölfen) – wie Mowgli (im *Dschungelbuch* – Kipling erlebte im gleichen Alter etwas Ähnliches mit seinen Eltern).

Diese «Wolfsjungen-Fantasie» behielt ich (begünstigt durch den Umstand, dass mein zweiter Vorname «Wolf» ist) fünfzig Jahre lang bei – erst als ich mich mit dem «Wilden von Aveyron» etc. zu beschäftigen begann (ich übertreibe vielleicht ein wenig), begann ich, dankbar zu begreifen, was ich an der Sprache, einer Kultur und der Zugehörigkeit zur Menschheit hatte.

Ich habe *generell* Schwierigkeiten mit dem Begriff der «Kultur» – zum einen leugne ich die meine, und zum anderen sehe ich die der anderen nicht. Diese Reise im Zeichen der Gehörlosigkeit war merkwürdig, denn sie begann, einen fast lebenslangen Zustand der Verwirrung und des Widerstands aufzuheben – und hat mich im Gegenzug zu anderen Sprachen und Kulturen geführt: Beispielsweise habe ich *nie* Reisen in Länder unternommen, deren Sprachen ich nicht beherrschte – doch dieses Jahr war ich in Italien und Japan und entwickelte ein begeistertes Interesse für die wunderbare Unterschiedlichkeit und Einzigartigkeit ihrer Sprachen und Kulturen.

Wahrscheinlich hole ich viel zu weit aus – aber ich habe das Bedürfnis, meinen *eigenartigen* Widerstand gegen den

Begriff der «Kultur» (und nicht nur der Gehörlosenkultur) zu erläutern. [...]

Ich muss diese besondere Lücke füllen und ein allgemeines Gleichgewicht wiederherstellen – wie Sie sagen: Gegenwärtig ist das Beste, was ich tun kann [...], einen kurzen einprägsamen Artikel (wenn ich es denn kann) über Deaf Way zu schreiben (zu meiner Verblüffung musste ich feststellen, dass die Veranstaltung von den Medien vollkommen ignoriert wurde, während sie sich über die Gehörlosen-Revolution gar nicht genug auslassen konnten) – einen Artikel, der sich (besser spät als nie) mit dem Begriff der Gehörlosenkultur beschäftigen (und ihn mit der verdienten Ausführlichkeit und Gründlichkeit behandeln) und – im Text oder in einer Fußnote – auf Ihre Beiträge hinweisen wird. [...] Auf diese Weise hoffe ich, nachholen zu können, was ich im Buch in Hinblick auf die Gehörlosenkultur im Allgemeinen – und auf Sie und Ihre Arbeit im Besonderen – nicht oder nicht angemessen erwähnt habe.

Noch einmal alle meine Zerknirschung, all mein Dank, alle meine guten Wünsche – und meine Hoffnung, dass wir in Zukunft in Verbindung bleiben.

Oliver

An Jerome Bruner

Kognitions- und Entwicklungspsychologe

23. August 1989
119 Horton St., City Island, NY

Lieber Jerry,

ich weiß nicht, wo Ihr im Augenblick seid – aber hoffe, dass Ihr beiden, Carol und Du, einen schönen Sommer weit weg von dieser verrückten Stadt genießt, irgendwo in Irland oder wo auch immer. Ich büße hier für meine Sünden (obwohl ich nächste Woche für ein paar Tage einen Kurztrip nach London machen werde).

Tausend Dank für Deine freundlichen Worte über *Seeing Voices*[13]. Sie geben mir ein Gefühl der Sicherheit in Hinblick auf ein Buch, bei dem ich gar nicht anders KANN, als mich unsicher zu fühlen (weil ich kein Sprachwissenschaftler, kein Gehörloser, kein gar nichts bin – ein Außenseiter), und ich denke, sie werden sich als sehr hilfreich erweisen für das Buch (zu dem ich eine besondere, eine liebevolle Beziehung habe – weil es nach meiner Meinung genauso ein Buch FÜR Gehörlose wie eines über sie ist).

An dem Tag nach meinem Geburtstag – ich war so glücklich, dass du kommen konntest, obwohl ich das Gefühl hatte, dass ich nervös zwischen zu vielen Menschen herumirrte und zu niemandem vernünftig oder ruhig sprechen konnte! – fuhr ich nach Washington, wo dieses erstaunliche Deaf-Way-Festival stattfand – mit annähernd 10 000 gehörlosen Menschen aus der ganzen Welt, die sich in mehr als achtzig verschiedenen Gebärdensprachen ausdrückten und zu einer nie da gewesenen «Feier» zusammengekommen waren. Der Begriff der «Gehörlosenkultur», der mir nie besonders klar geworden war (oder eingeleuchtet hatte), wurde unmissverständlich und bedeutungsvoll. Doch am verblüffendsten fand ich die Art und Weise, wie Gebärdensprachler aus allen Teilen der Welt *Sprache improvisierten* (eine Besonderheit, die noch nicht ausreichend analysiert oder verstanden worden ist). Finnen, Japaner, Venezolaner, gehörlose Menschen aus vollkommen verschiedenen *Sprachregionen* schufen eine Grundlage für Verständigung, die sicherlich noch nie von Sprechern aus so weit entfernten Gebieten hergestellt worden war. Wie ich inzwischen erfahren habe (ich wusste es noch nicht, als ich das Buch schrieb), entsteht (entwickelt sich) seit 20 Jah-

13 Dt.: *Stumme Stimmen.*

ren bereits so etwas wie eine paneuropäische Gehörlosengemeinschaft – mit einem Maß an Mobilität, Migration und Heirat zwischen den Ländern, die das Verhalten von hörenden Menschen in vergleichbaren beruflichen Positionen weit übertrifft –, und jetzt werden sich sicherlich die Anfänge einer globalen Gemeinschaft ergeben. Es wird seltsam sein, wenn die Ausrichtung auf die *lokalen Verhältnisse* – das Provinzielle, die Grenzen – den Gehörlosen verloren geht! Vielleicht ergeben sich dann gewisse Parallelen zu anderen supranationalen Gemeinschaften (wie den Juden) – wer weiß.

Leider konnte ich nichts von alledem noch in das Buch aufnehmen – es war schon gesetzt –, aber vielleicht kann ich etwas für künftige Auflagen schreiben (so es sie denn geben wird).

Ich hoffe, Du kannst zu einer Buchpräsentation (in der NY Academy Sciences) kommen, am Erscheinungstag, 12. September.

Alles Gute für Euch beide, Oliver

An Peter Weir[14]

Filmregisseur

26. August 1989
119 Horton St., City Island, NY

Lieber Peter,

habe Ihren Brief begeistert zur Kenntnis genommen – und hätte mit meinem eigenen noch warten sollen, weil ich den

14 O. S. lernte Peter Weir kennen, als dieser daran dachte, in dem Spielfilm *Awakenings* Regie zu führen. Er entschied sich dann doch gegen das Projekt, aber sie blieben befreundet, und O. S. besuchte Weir gelegentlich, wenn er nach Australien reiste. Inzwischen hatte Penny Marshall die Regie des Films übernommen. O. S. hatte vor kurzem Robin Williams kennengelernt, der die Rolle des Arztes in dem Film spielte. Mit Willams hatte Weir in *Der Club der toten Dichter* zusammengearbeitet.

Club der toten Dichter gesehen habe, als ich meinen Brief gerade beendet hatte, und obwohl er *großartig* ist – ganz gewiss einer der Besten überhaupt (sind Ihre Filme alle doch so verschieden, dass man überhaupt keinen Maßstab anlegen kann, dazu sind sie alle zu perfekt und individuell). Mir drängte sich die Frage auf, ob nicht biografische Elemente in ihn eingeflossen sind – für mich jedenfalls erwuchs die Kraft des Films zum Teil aus seinen intensiven persönlichen Reminiszenzen; aber wie Sie wissen, hat er hier eine erstaunlich allgemeine Wirkung gehabt.

(Hoffnungsloser Ignorant, der ich bin) hatte ich von Robin Williams noch nie gehört, *bis* ich ihn hier gesehen habe – inzwischen habe ich ihn mir in *Good Morning, Vietnam* etc. angeschaut. Aber ich bin außerordentlich froh, dass ich ihn in Ihrem Film zum ersten Mal gesehen habe. Ich denke, dass er wunderbar gespielt hat, wunderbar war, *als* der Lehrer – dass Sie ihm zu einem großartig «schnörkellosen» Spiel verholfen haben; während ich in *Good Morning, Vietnam* den Eindruck hatte, er stelle sich selbst dar, liefere eine unglaublich virtuose Kostprobe seiner ungezähmten, einzigartigen Talente ab, habe aber nicht im eigentlichen Sinne des Wortes «gespielt». Daher fand ich *D. P. S.*[15] außerordentlich beruhigend. Jetzt habe ich ihn kennengelernt und fand ihn (nicht nur irrlichternd, fast tourettisch spontan und lustig, sondern auch) warmherzig und empathisch – besonders berührt war ich von der Geduld und Zartheit, mit der er zweien meiner postenzephalitischen Patienten begegnete, als ich sie mit ihm bekannt machte. Ich kann mich nun etwas beruhigter (wenn auch noch nicht ganz beruhigt!) mit der Frage des «echten» und des fiktionalen Ichs auseinandersetzen. Das Skript ist inzwischen sehr viel besser, wenn mir auch das allgemeine Problem von «Wirklichkeit» und «Fiktion» genauso

15 *Dead Poets Society (Der Club der toten Dichter).*

Schwierigkeiten bereitet wie das besondere des wirklichen und fiktionalen «Ichs». Aber zumindest kann ich sicher sein, dass Robin all seine Intelligenz und Warmherzigkeit und humoristische Begabung und Persönlichkeit in seine Rolle einbringen, sie zum Leben erwecken und ihr so viel Wirklichkeit (wenn auch nicht unbedingt «meine») verleihen wird, wie es nur irgendjemand kann. Als wir mit Robert De Niro und Penny etc. eine psychiatrische Station an der Bronx State besucht hatten, explodierte Robin *plötzlich* auf der Rückfahrt im Auto mit einer unglaublichen, traumwandlerischen Wiedergabe der gesamten Szene, wobei er mit kaleidoskopartigen Geschwindigkeiten verschiedene Stimmen, verschiedene Persönlichkeiten annahm – es war eine höchst erstaunliche, sogar *neurologisch* erstaunliche und eruptive Darbietung; ich weiß nicht, ob ich es «Inspiration» oder «tourettisch» nennen soll, aber es ließ zweifellos ein verblüffendes, explosives, phantasmagorisch-komisches Unbewusstes erkennen, das man bei Genies – und auch (gelegentlich) bei Tourettern – beobachtet.[16]

Auf den ersten Blick scheint Robert De Niro das absolute Gegenteil zu sein – von fast krankhafter Schüchternheit (es war mir vertraut, da ich manchmal selbst unter dieser lähmenden Schüchternheit gelitten habe und stets am liebsten im Boden versunken wäre) – doch er wurde mit jedem unserer Treffen unbefangener und herzlicher. Ich fahre morgen nach London, treffe ihn dort und zeige ihm die letzte verbleibende Gruppe von Postenzephalitikern (noch 9 von den ursprünglich 20000, die 1920 in das Highland Hospital gebracht wurden). Wenn irgendjemand sie studieren, sich in sie hineindenken, einer von ihnen werden kann – dann ist er

16 Da die postenzephalitischen Patienten manchmal Tics hatten, die denen des Tourette-Syndroms nicht unähnlich waren, hatte O. S. Williams mit einer Anzahl seiner Freunde bekannt gemacht.

das, obwohl auch die Gefahr einer klinischen Übergenauigkeit besteht und noch etwas anderes erforderlich ist, etwas außerordentlich Wirksames – nämlich die Kunst. Ich bin ziemlich unsicher und sehr neugierig, wie sich das (wenn überhaupt) erreichen lässt. Ich werde versuchen, Penny und die Schauspieler mit der klinischen Wirklichkeit vertraut zu machen – der der Patienten, Ärzte, des Krankenhauses etc. –, und dann werde ich mich wohl zurückziehen und das Ganze nur noch von außen betrachten; da das Filmemachen für mich ein ebenso tiefes Geheimnis ist wie das Bücherschreiben für Sie und so ganz anders funktioniert als die «literarische» Kreativität (oder vielleicht doch nicht? Ich könnte mir vorstellen, dass Ihnen beides mit gleicher Leichtigkeit und Vorzüglichkeit von der Hand geht).

Ich freue mich sehr auf Ihren nächsten New-York-Besuch und die abendlichen Thai-Essen im Regen!

Mit lieben Grüßen
Oliver

PS: Anliegend der Sartre mit Dank zurück.

An Catherine Barnett

Lyrikerin und Schriftstellerin

25. Oktober 1989
119 Horton St., City Island, NY

Sehr geehrte Ms. Barnett,

vielen Dank für das aktuelle *A&A*.[17]

Ich habe Ihren Artikel sofort gelesen – er erschien mir sehr

17 Barnett hatte für die Zeitschrift *Arts & Antiques* einen Artikel über Willem de Kooning geschrieben – dieser war zu diesem Zeitpunkt bereits an Demenz erkrankt – und sich mit der Frage beschäftigt, ob sich das Leiden auf die Qualität seiner Bilder ausgewirkt hatte.

gut recherchiert und (nicht weniger wichtig!) wunderbar *ausgewogen*; ich gratuliere Ihnen.

Ich denke, es geht hier, sehr allgemein ausgedrückt, um die «Neurologie der Vorstellungskraft», und das ist ein Thema, das mich zunehmend fasziniert und über das ich gerade eine Reihe von Essays schreibe – die sich alle auf klinische Untersuchungen stützen, in erster Linie Untersuchungen an eigenen Patienten, die zufällig Künstler waren – daher wäre es wichtig, auch in der Öffentlichkeit stehende Künstler wie de Kooning zu berücksichtigen. Insofern war ich besonders fasziniert und besonders traurig, dass ich zu sehr mit anderen Dingen beschäftigt war (es war eine sehr hektische Zeit in meinem Leben), um mit Ihnen zu sprechen, als Sie mit den Recherchen für diese Geschichte beschäftigt waren.

Ich stelle fest, dass ich in einigen Punkten mit Gardner[18], Damasio etc. übereinstimme und in anderen nicht. Ich habe selbst *erlebt*, dass eine Reihe von Fertigkeiten (auch künstlerische) selbst in den fortgeschrittenen Stadien von Demenzerkrankungen (etwa Alzheimer) erhalten (oder weitgehend erhalten) blieben – tatsächlich denke ich, dass diese Erhaltung, wenn nicht der artistischen Fertigkeiten, so doch zumindest der ästhetischen und künstlerischen *Empfindungen*, von grundlegender Bedeutung ist – und zwar in solchem Maße, dass wir in Krankenhäusern, in denen ich arbeite, Kunst-Therapeuten haben (Musik-, Drama-, Maltherapeuten etc.), um die erhalten gebliebenen künstlerischen Möglichkeiten unserer Alzheimerpatienten «herauszulocken» und um Bahnen, oder Zugangswege, in das Innere dieser Köpfe zu finden, die sich sonst als so unzugänglich für die üblichen sprachlichen oder begrifflichen Kanäle erweisen. Ein Kollege von mir hat sich darauf spezialisiert und hat einige bemerkenswerte Bilder von Alzheimerpatienten erhal-

18 Howard Gardner hat die Theorie der multiplen Intelligenzen entwickelt.

ten, deren Erkrankung so weit fortgeschritten ist, dass sie nicht mehr zu *sprachlichem* Ausdruck fähig sind und (nachweislich) in (vielen) kognitiven und begrifflichen Fähigkeiten beeinträchtigt sind. Solche Bilder sind *nicht* einfach mechanische Kopien früherer Arbeiten – sondern zeugen von einer unverbrauchten Kraft des Fühlens und Denkens. Und das bei Patienten, die noch nicht einmal Künstler sind oder bestenfalls «Liebhaber» des Metiers waren, bevor sie krank wurden.

Bei einem Meister und Genie wie de Kooning dürfte es, denke ich, sehr schwierig sein, zu eindeutigen Urteilen zu gelangen – denn wenn «gewöhnliche» Menschen so viel gestalterische Fähigkeiten, Empfindungen und Spontaneität zeigen können, und das trotz einer fortgeschrittenen Hirnerkrankung (ich gehe im Moment davon aus, dass dies bei de Kooning der Fall ist), obwohl das nach dem Bericht, den Sie mir gegeben haben, keineswegs klar erscheint (wir erinnern uns, wie beispielsweise Pound – oder auch Swift – sich in ein endgültiges Schweigen zurückzog, jedoch in ein *gewolltes* Schweigen, keine Sprachstörung) – wenn also gewöhnliche Menschen trotz fortgeschrittener Erkrankung überraschend vollendete Bilder hervorbringen können, wie muss es dann erst mit den Möglichkeiten eines de Kooning aussehen? (Ich denke, ähnliche Fragen stellen sich bei einigen der späten Skulpturen von Henry Moore, als *er* in den Achtzigern und in gewisser Weise «nicht mehr ganz bei sich» war.)

In Hinblick auf die neurologische Basis eines derartigen Fortbestands von Fertigkeiten will ich mich nicht auf Mutmaßungen einlassen – aber offensichtlich muss es sie geben, wenn es zu solchen Phänomenen kommt. Ich kann mir nicht vorstellen, dass man mit vereinfachenden Ansätzen wie linke und rechte Hirnhälfte oder Frontal- und Okzipitallappen etc. sehr weit kommt. Aber selbst angesichts *diffuser* Hirnschädigungen kann es zu plötzlichen und erheblichen, wenn auch vorübergehenden «Funktionswiederherstellungen» kommen – wie ich in *Awakenings* beschrieben habe (Fotokopie beigefügt) und es immer erstaunlich fand. Wichtig: Das Elektroenzephalogramm (EEG), das bei solchen Patienten vielleicht sehr langsam und unregelmäßig ist, kann in diesen (gewöhnlich) kurzen Phasen der Wiederherstellung praktisch normal werden.

Letztlich läuft es darauf hinaus, dass man, während man alles «Mystische» vermeidet (alles, was mit Denken, Bewusstsein, Kunst zu tun hat, muss nach meiner Auffassung irgendeine biologische Basis haben), auch auf jeden Dogmatismus verzichten muss – vielleicht auch auf alle verfrühten Interpretationen oder Spekulationen, *bis* man über gründliche und zuverlässige Beobachtungsdaten verfügt. Im Augenblick können wir nur sagen, dass wir nicht wissen, was in de Koonings Kopf vor sich geht oder was es mit seinen letzten Werken auf sich hat, und (um eine Äußerung zu zitieren, die William James in einem anderen Zusammenhang tat) wir müssen uns hüten, «eine verfrühte Schlussbilanz in unserer Beziehung zur Wirklichkeit zu ziehen».

Mit den besten Wünschen
Ihr
Oliver Sacks

PS: Ich weiß nicht, ob sie Korrespondenzspalten haben. Doch falls ja, dürfen Sie diesen Brief gerne (nach Rücksprache mit mir) ganz oder in Teilen veröffentlichen.

An Jane Gelfman

Literaturagentin, John Farquharson, Ltd.

8. November 1989
119 Huston St., City Island, NY

Liebe Jane,

[…] Der Film *Awakenings* kommt gut voran – sie drehen jeden Tag (gelegentlich bis zu 16 Stunden pro Tag!), und das soll bis Ende Januar so weitergehen. Es ist ein gewaltiges Unternehmen, organisiert wie eine Armee oder ein Schlachtschiff – zumindest drängt sich mir dieses Bild ständig auf: Käpt'n Penny am Ruder, die großen Kameras schwenken wie Geschütztürme in alle Richtungen, die ADs[19] sind wie Erste und Zweite Offiziere, die die Menschen am Set herumscheuchen und dabei einen ganz eigenen Jargon verwenden («Klappe halten, Leute! Rücksicht auf die Schauspieler!!»), und der Befehl «Kamera ab!!!» ertönt von Deck zu Deck. Es ist sehr aufregend zu sehen, wie diese halb surreale und halb reale Sache Gestalt annimmt – insbesondere fasziniert mich, wie die Schauspieler ihre Rolle auffassen und sich zurechtlegen, die darstellende *Untersuchung ist* der wissenschaftlichen Untersuchung so ähnlich und doch so verschieden von ihr.

Ich hoffe, Sie können an einem der Tage zum Set kommen – die Aufnahmen finden meistens in einem alten Krankenhaus in Brooklyn statt. […]

Ansonsten bin ich in Sachen *Seeing Voices* umhergereist und habe Vorträge gehalten.

Ich kann nicht beurteilen, ob es ein «Erfolg» im kommerziellen Sinn ist – es verkauft sich sehr gut, aber nicht übermäßig, nehme ich an –, aber ich habe das Buch, oder seinen «Erfolg», auch nie unter diesem Gesichtspunkt betrachtet. Ich glaube, dass ich ein gutes Buch geschrieben habe, ein

19 Audiodeskriptionen.

eindringliches, dass es die Probleme in einem unerwarteten Licht zeigen und die Menschen zum Nachdenken bringen kann. Offensichtlich haben die Gehörlosen selbst das Gefühl, ich hätte etwas getan, was hörende Menschen selten tun – das heißt, ich hätte mich in ihre Welt begeben, zugehört, angefangen, sie zu verstehen, und versucht, das Erfahrene mitzuteilen. Dazu war natürlich ein besonderer Perspektivenwechsel erforderlich.

Ich war dieser Tage sehr erschöpft – mit den Anforderungen der Lesetouren *und* dem Film (wo sie mich offenbar ständig am Set haben wollen und ich versuchen muss, mich dem zu entziehen) – und dann der dringende Wunsch, zu meiner eigentlichen Arbeit zurückzukehren –, ob nun zu dem schon so lange bebrüteten (und vielleicht längst «zum Untergang verurteilten») Tourette-Buch oder einer Reihe von Studien (an Künstler-Patienten oder Künstler-Persönlichkeiten verschiedener Art) über die «Neurologie der Vorstellung» [...]

Auf jeden Fall, Danke für alles – und die Hoffnung, Sie bald am Set zu sehen!

Beste Grüße
Oliver

An Jonathan Mueller[20]

Neurologe

19. Dezember 1989
119 Horton St., City Island, NY

Lieber Jonathan,

[...] Zwar bin ich sehr geschmeichelt und gerührt von Ihrem freundlichen Ansinnen, ein «Oliver Sacks Dept.» (oder

20 Mueller, der im Fachbereich Neurologie der University of California San Francisco arbeitete, hatte vorgeschlagen, dort ein nach O. S. benanntes Zentrum zu gründen.

dergleichen) zu gründen, denke aber, es ist nichts, was ich mir selbst wünschen würde. Es wäre nicht zu vergleichen mit dem «Augustus S. Rose Dept.»[21] – er hat es *selbst* gegründet, zwanzig Jahre lang geleitet und ihm auch nach seinem Ausscheiden noch großes Interesse entgegengebracht –, deshalb heißt es zu Recht das «ASR» Dept. Ich dagegen habe weder etwas mit dem UCSF-Dept. zu tun noch bin ich im Ruhestand. Deshalb glaube ich nicht, dass es angebracht wäre, ein Department nach mir zu benennen. (Auden war verlegen, als man seine kleine Straße in Hinterholtz in «Audenstraße» umtaufte, aber er *lebte* damals dort und gehörte zu dem Dorf.) [...]

Ich hoffe, ich kann dem scheußlichen Wetter hier etwas entfliehen. Es ist *weit* unter null und schneit schon wieder, und meine elende, nicht geräumte Straße ist ein tödlicher Eishang. Ich weiß noch, dass ich beim letzten Mal fast eine Woche unter Hausarrest stand.

Ich hatte eine lustige kleine Rolle in dem Dienstagabend-Film – war Santa Claus, brüllte: «HO, HO, HO, MERRY CHRISTMAS ... HELP THE NEEDY ... THANK'EE Sir, THANK'EE ... GAWD BLESS YOU SIR»[22] etc. Ich habe den Jolly-Green-Giant[23]-Akzent nicht hingekriegt und klang mehr nach Monty Python. Ich weiß nicht, ob der kleine Hitchcock-mäßige Auftritt es bis in die endgültige Fassung schafft![24] Über die Festtage ist eine Woche frei, dann ver-

21 An der UCLA.

22 «Ho, ho, ho, fröhliche Weihnachten ... Helft den Armen ... Dank Euch, Sir, dank Euch ... Gott segne Sie, Sir.»

23 Werbefigur einer amerikanischen Firma für Gemüsekonserven. [A. d. Ü.]

24 Die Temperatur war weit unter null in der Nacht, als das Team am Rockefeller Center filmte und bis in die frühen Morgenstunden arbeitete. Zufällig war Werner Herzog in der Stadt (ein weiterer Filmregisseur, der an einer Verfilmung von *Awakenings* interessiert gewesen war, obwohl die Rechte damals bereits vergeben waren). Er kam vorbei, um die Aufnahmen zu beobachten, und war amüsiert, als er das Team von rund zweihundert Menschen sah. «Ich hätte es mit fünf Leuten geschafft», meinte er. (Am Ende wurde die

vollständigen sie die Aufnahmen im Januar. Derweilen versuche ich mit Kates Hilfe, die 1990er Auflage von *Awakenings* zu überarbeiten, komme mir aber die ganze Zeit nutz- und kraftlos vor. Offenbar habe ich eine sehr negative Vorstellung von mir selbst, meinem Leben, meiner Arbeit – bin aber froh, dass Channel 13 ein so positives (und sympathisches) Porträt von mir[25] entworfen hat. Ein paar Tage lang habe ich mich fast gemocht und das Gefühl gehabt, mein Leben hätte ein Körnchen Nutzen oder Sinn. Doch nun ist der Lack wieder ab.

Egal – ich wünsche Ihnen frohe Weihnachten (ho! ho! ho!) und ein wirklich neues und wahrhaft erfüllendes Jahr –

liebe Grüße

Oliver

An Robin Williams

Schauspieler

10. März 1990

119 Horton St., City Island, NY

Lieber Robin,

ich hatte sehr gehofft, Dich in San Francisco zu sehen oder Dich vielleicht auf Deiner Ranch zu besuchen – aber der verdammte Rücken, der mich daran gehindert hat, die Drehabschlussparty zu besuchen, hat mich weiter gepiesackt, sodass ich nicht nach Kalifornien kommen konnte.

Ich empfinde es als ziemlichen Verlust, dass die Dreharbeiten vorüber sind – was mich in gewisser Weise überrascht, weil ich sie oft verflucht habe, solange sie dauerten! Aber

ganze Szene aus der endgültigen Fassung des Films herausgeschnitten.)

25 Die *MacNeil/Lehrer NewsHour* auf PBS hatte zum Filmstart ein Porträt von O. S. gesendet.

in anderer Hinsicht waren sie sehr faszinierend, und es war wirklich ein Vergnügen – und eine Ehre –, mit Leuten wie Dir und Bob (etc.) zusammenzuarbeiten. Und es herrschte echte Kameradschaft am Set – es wurde eine Art Familie, eine Art Zuhause, das man aufsuchte –, was ich erheblich vermisse, nachdem nun alles vorbei ist und ich jetzt wieder in meiner üblichen Einsamkeit (und Schreiberei) zurück bin.

Ich habe mich sehr gefreut über Dein Exemplar des *Skripts* (mit all den erinnerungsträchtigen Fotos) und der schönen, ledergebundenen Kopie von Steves[26] Drehbuch und Deine herrliche Widmung – dank Dir für beides! Sie bekommen sicherlich einen Ehrenplatz in meinem (chaotischen) Archiv [...]

Auf der Geraldo [Riviera-]Show am 23. März (ich kann mich im Datum etwas irren) werden einige Touretter sein – ich selbst habe abgesagt. Ich hoffe, es läuft alles anständig und würdevoll ab – ich bin mir da nicht ganz sicher, angesichts der Shows, die ich bisher gesehen habe. Ich denke, es gibt einen großen Bedarf an einer *wirklichen*, ausführlichen, kostenlosen, stundenlangen Show oder Behandlung oder Präsentation des Tourette-Syndroms, die nicht von Unterbrechungen, kommerziellem Druck oder dem «Zensur-Gepiepse» gestört wird – – wie Du es beim Kabelfernsehen erlebt hast. Ich hoffe *sehr*, dass Du damit weiterkommst. [...]

Ich denke – und das geht mir seit vielen, vielen Jahren so –, dass meine Gedanken und meine Gefühle immer aus irgendeinem Grund bei all diesen Touirettern sind, die so viel erleiden und so missverstanden und isoliert sind, dabei aber fast alle intelligent und tapfer und offen und fröhlich sind – ich wollte schon lange ein Buch über sie schreiben (und hatte es schon 1975 geplant!) – über und auch *für* sie. (Mein

26 Steven Zaillian, der Drehbuchautor.

Buch über und *für* die Gehörlosen entspringt dem gleichen Impuls – aber meine Gefühle für die Touretter sind noch stärker.) Und Du, denke ich, wirst jetzt einige dieser Gefühle teilen, vor allem, nachdem Du Shane[27] kennengelernt hast, mit dem Du Dich ja sofort verstanden hast und der, in der tiefsten Bedeutung des Wortes, eine Art Bruder für Dich geworden ist.

Daher hoffe ich, dass einige dieser Dinge möglich sein werden. [...]

Ich ergänze *Awakenings* gerade um 50 000 Wörter (teilweise neues Material und teilweise altes) – alles in Form von Vorbemerkungen etc., Vorworten und nun (sieben!) Anhängen, (lass mich eilig hinzufügen, dass der eigentliche Text unverändert bleibt). [...] In Anhang 6 – den ich noch zu schreiben habe [...] – wird es um die vielen (und *durchweg* wundervollen) dramatischen Darstellungen von AW gehen, die es inzwischen gegeben hat: Dabei nimmt der Film eine Sonderstellung ein, denn hier kenne ich (anders als bei den anderen) die Einzelheiten und war manchmal sogar selbst ein Teil des *Prozesses* – und von diesem Prozess, von der besonderen Vorstellungskraft und Wirklichkeitsgestaltung des Dramatikers und Schauspielers (zu viele Großbuchstaben) möchte ich eine Ahnung vermitteln. [...] Sicherlich alles, aber vor allem der Film und die Filmaufnahmen sind für mich ganz außerordentliche Erlebnisse gewesen.

Und zwar auch *echte*: auf ihre Art so echt wie die Arbeit mit den ursprünglichen Patienten und so echt wie die Gedanken und Gespräche, die «wissenschaftliche» Modellbildung und die nachfolgende Veränderung der Welt.

Aber Ihr – als Schauspieler, Dramatiker – erschafft ebenfalls Welten; und obwohl sie «Illusionen» sind, sind sie dennoch voller Wahrheit.

---

27 Shane Fistell, ein Künstler mit ziemlich schwerem Tourette-Syndrom.

Ich habe vorher keine Schauspieler gekannt; auch war ich nicht gerade ein fleißiger Theater- oder Kinogänger; aber ich glaube, diese Erlebnisse haben mich verändert (oder werden es). […]

Meine herzlichsten Grüße an Dich und Marsha – mit der Hoffnung, Euch bald in New York oder Kalifornien zu sehen.

Liebe Grüße
Oliver

An Jennifer F.

Die hörende Mutter eines gehörlosen Kindes

30. März 1990
119 Horton St., City Island, NY

Liebe Mrs. F.,

vielen Dank für Ihren Brief.

Ich habe mich vielleicht ein bisschen zu scharf ausgedrückt – und ich leugne ganz gewiss nicht die (vor allem) *komplexe* und prekäre (sogar paradoxe) Situation von Eltern, die feststellen, dass sie ein gehörloses Kind haben.

Für mich ist, wie für Sie, die einzige Sorge, dass eine wirklich gute *Erstsprache* angelegt wird – dann kann alles andere folgen. Zweisprachigkeit, Dreisprachigkeit, gute geistige Entwicklung. Die alles überschattende Gefahr ist, dass keine gute Erstsprache erworben wird – oder nicht, bevor das Kind (sagen wir) fünf ist. Und das ist bei Gehörlosen leider allzu häufig der Fall, tragischerweise, wie Sie wissen, und einer der Gründe, warum sie so selten Lesen und Schreiben können.

Ich halte es auch – wie Sie – für sehr wichtig, dass das gehörlose Kind in der «vorherrschenden» Kultur des eigenen Landes, der englischen oder irgendeiner anderen zu

Hause sein muss; damit es genauso zu *ihr* gehören kann wie zu seiner eigenen (vielleicht begrenzteren) Kultur.

Unterschiedlicher Meinung sind wir in Hinblick auf die *Mittel*, mit denen das zu erreichen ist. Man muss nicht *unbedingt* Englisch gesprochen oder gebärdet haben, um eine vernünftige Kenntnis des Englischen zu erwerben. Man kann lernen, Englisch ausgezeichnet zu lesen und zu schreiben, *ohne* gesprochenes oder gebärdetes Englisch zu verwenden. Man kann Englisch genauso gut erwerben, wenn die Erstsprache eine Gebärdensprache ist (sagen wir BSL[28]). Dabei ist die Gebärdensprache für das gehörlose Kind sehr viel leichter, sogar neurologisch leichter, zu erwerben – selbst wenn die Eltern sie schwerer lernen. Ein gehörloses Kind, das BSL fließend beherrscht, kann auch Lesen und Schreiben im Englischen *leicht* lernen. Es wird – zweisprachig: BSL und Englisch können beide Erstsprachen sein (obwohl ihm der Zugang eher durch Lesen und Schreiben als durch Sprechen oder Gebärden ermöglicht wird). Auf jeden Fall werden alle fließenden Gebärder auch in der Lage sein, neben ihrem BSL (oder jeder beliebigen anderen Gebärdensprache) auch in Englisch – oder jeden anderen Sprache – fließend zu gebärden.

Aus Ihrem Brief geht nicht hervor, ob Ihr Kind viel mit anderen gehörlosen Kindern umgeht oder nicht – und Sie verwenden Begriffe wie «besitzen» und «gehören», als fürchteten Sie, es könne von der Gehörlosengemeinschaft gekidnappt werden. Ihr Kind «gehört» Ihnen nicht (und auch niemand anderem) – aber es wird eine gute Beziehung zu Ihnen nur dann haben, wenn es als freie und unabhängige Persönlichkeit aufwachsen kann, die zu *ihrer eigenen* Sprache und Gemeinschaft und Kultur eine ebenso entspannte

28 British Sign Language (Britische Gebärdensprache), die andere etymologische Wurzeln hat als die Amerikanische Gebärdensprache.

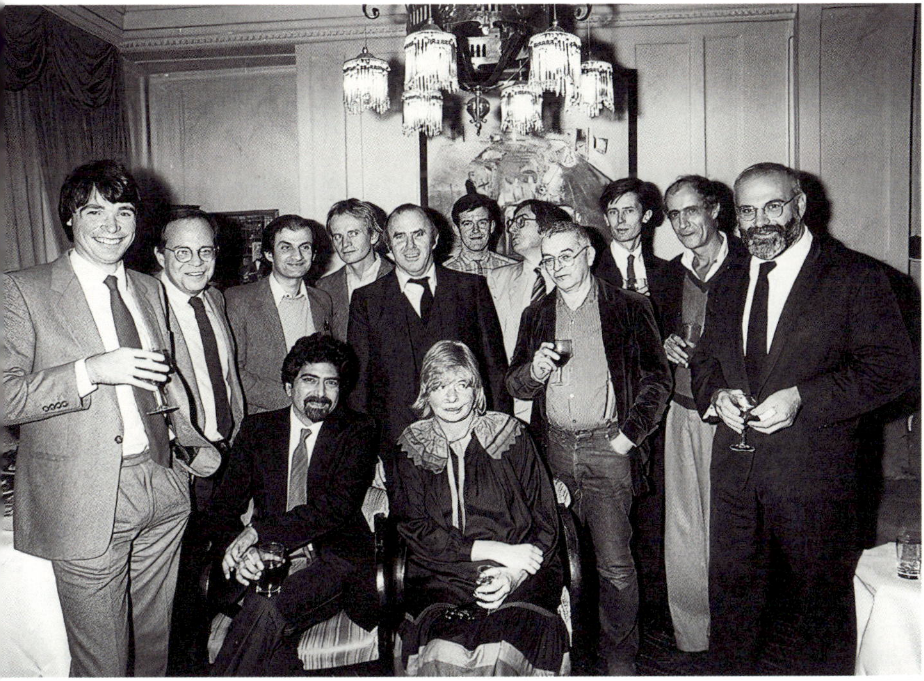

OBEN: Lektoren und Autoren beim 10. Geburtstag von Picador Books im Jahr 1982. Von links nach rechts: Tim Binding (Lektor), Michael Herr, Salman Rushdie, Bruce Chatwin, Clive James, Adam Mars Jones, Mike Petty (Lektor), Russell Hoban, Hugo Williams, Tom Maschler (Verleger) und O. S. Sitzend: Sonny Mehta (Verleger) und Emma Tennant

RECHTS: O. S. mit einem nicht identifizierten Besucher vor seinem Haus auf City Island, Ende der 1980er Jahre

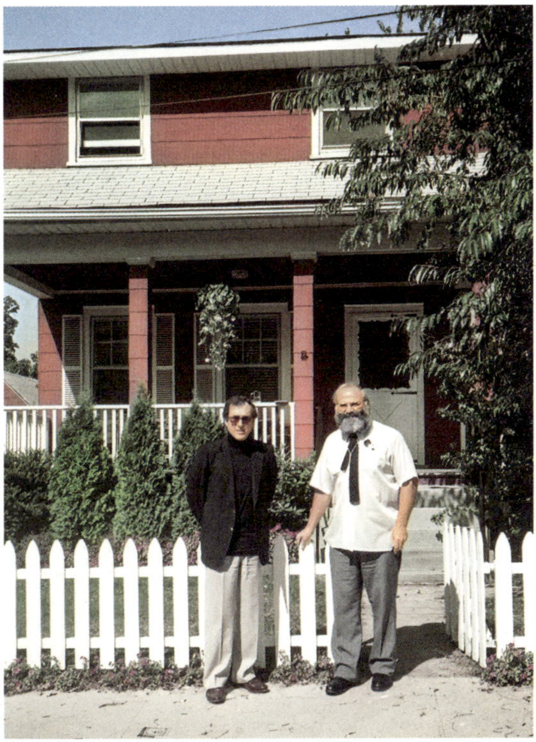

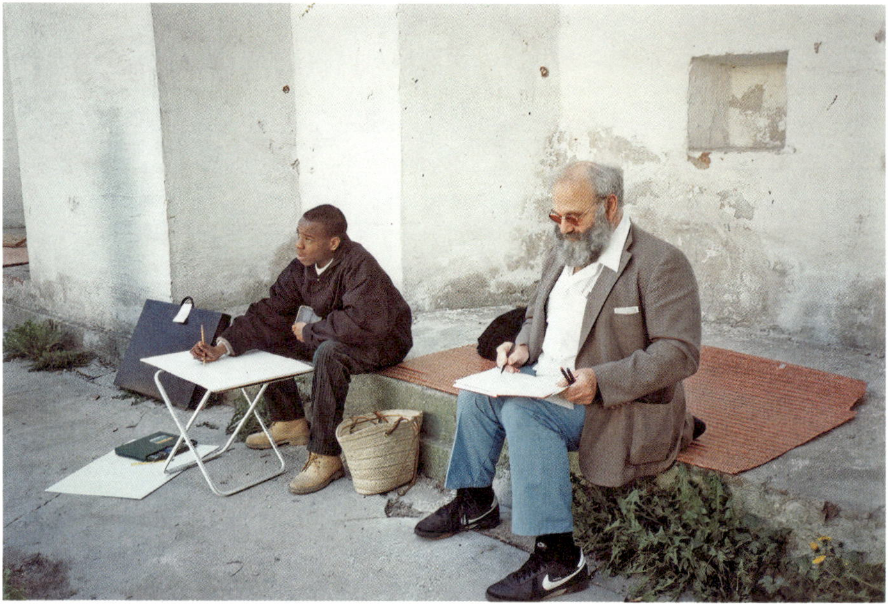

OBEN: Zeichnend an der Seite von Stephen Wiltshire, einem Savant-Künstler, 1990 in Moskau

MITTE: Marsha Ivins, eine NASA-Astronautin, die fünf Weltraummissionen hinter sich hatte

UNTEN: Einige Stunden nach der Rückkehr von ihrer Shuttle-Mission im Jahr 1994 diskutieren Ivins und O. S. über ihren Sinn für Propriozeption und Orientierung in der Mikrogravitation

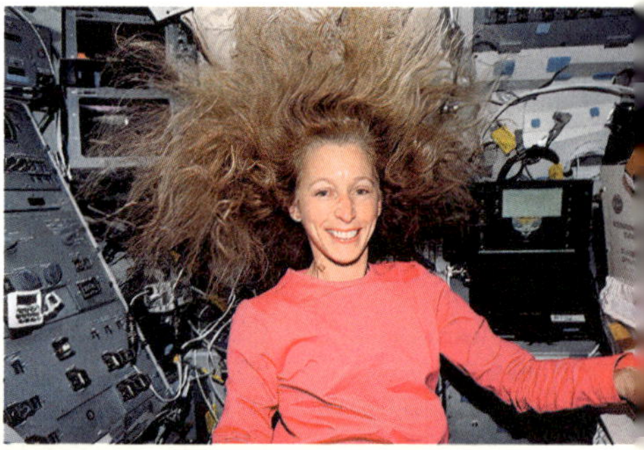

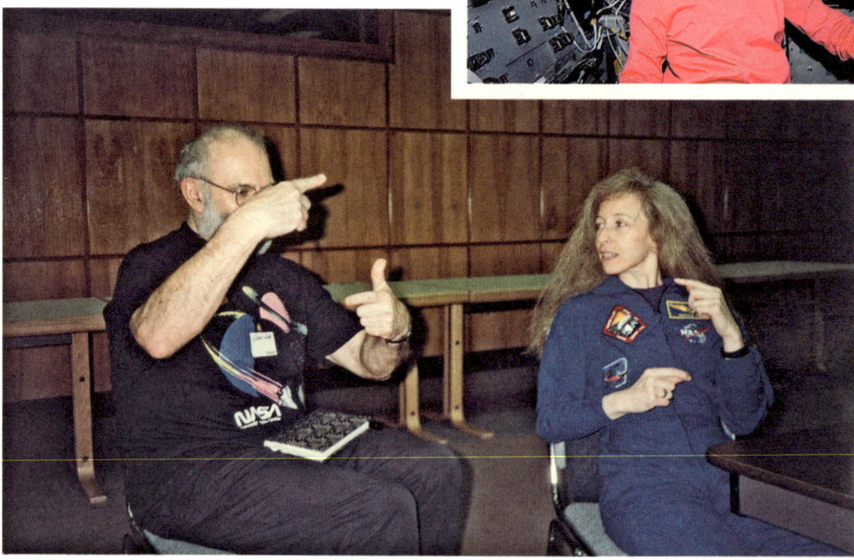

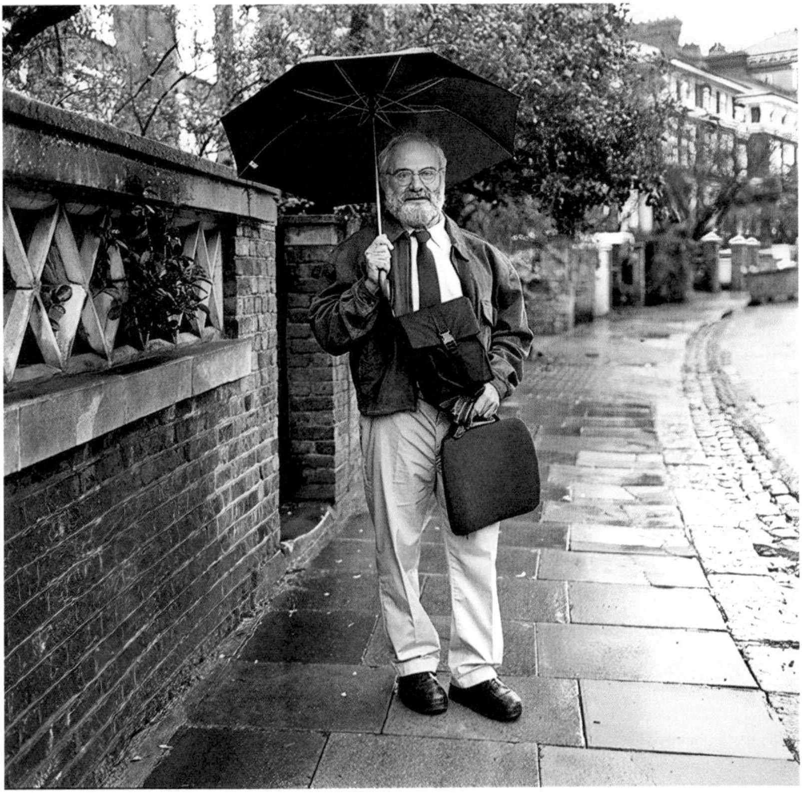

N: O. S. mit Rücken-
en, Aktenkoffer und
enschirm vor Jonathan
ers Haus in London,
1990er Jahre

HTS: Mit Jonathan
er am U-Bahn-Eingang
rteenth Street, New
k City, ca. 1990er Jahre

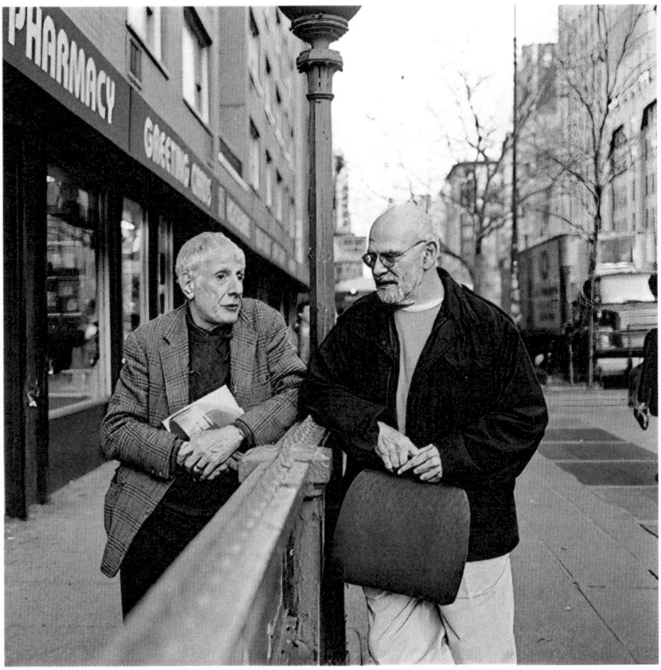

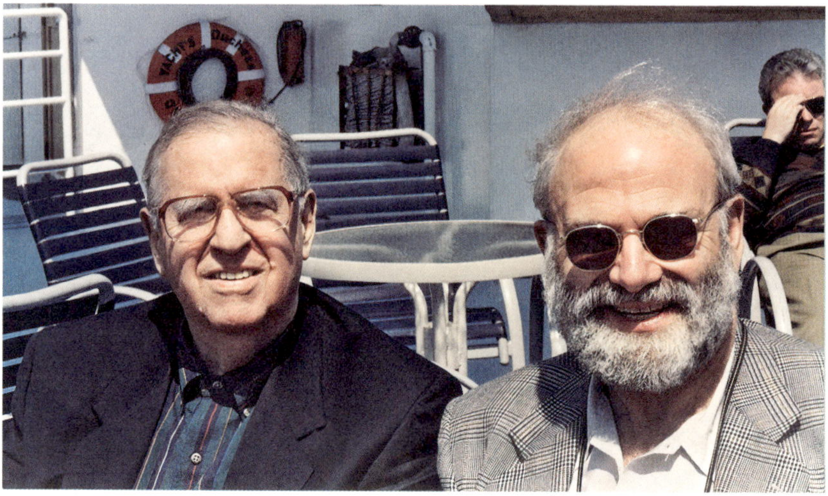

Cousins.

OBEN: O. S. mit Abba Eban, 1993

UNTEN: Mit Robert John Aumann, 2013

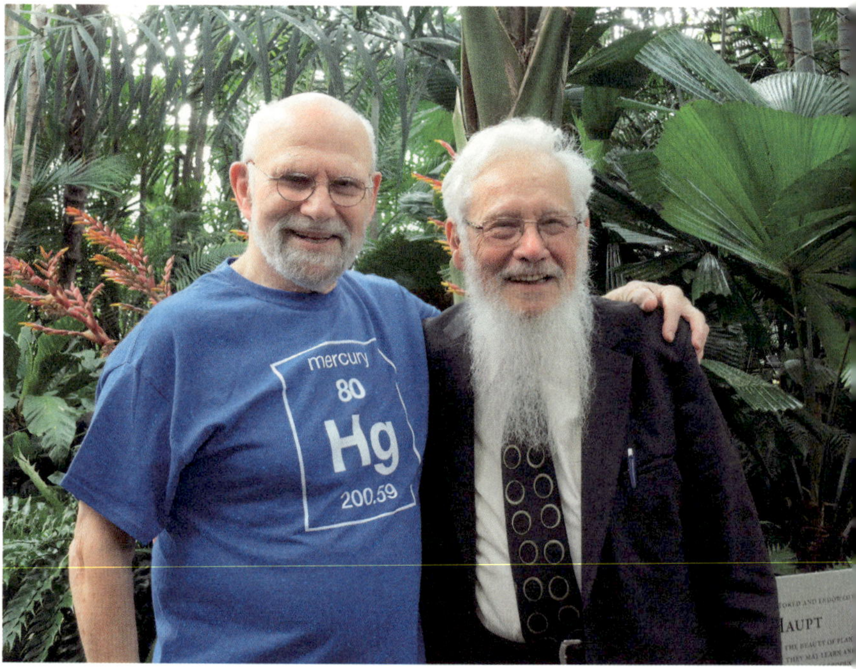

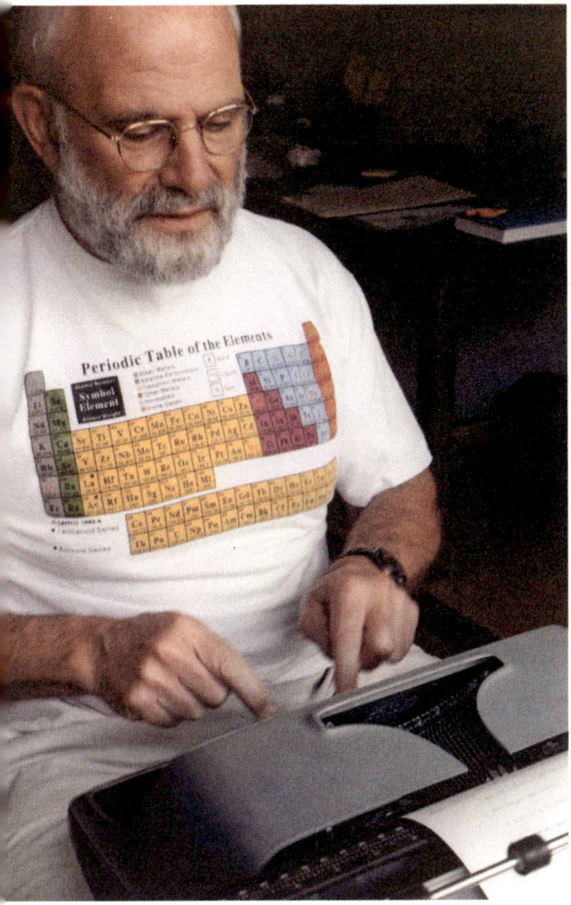

LINKS: An der Schreibmaschine in seinem Büro, in einem seiner Lieblings-Shirts mit Periodensystem

UNTEN: Mit Patienten im Beth Abraham Hospital, um 2009

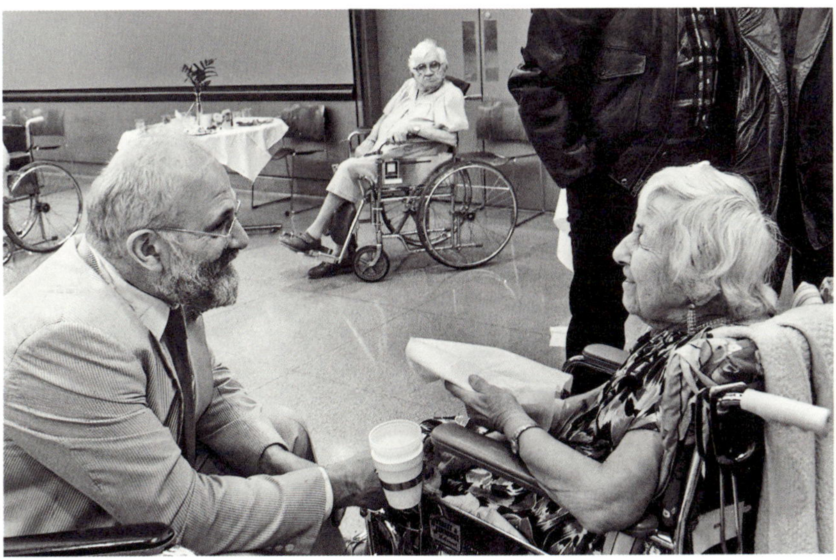

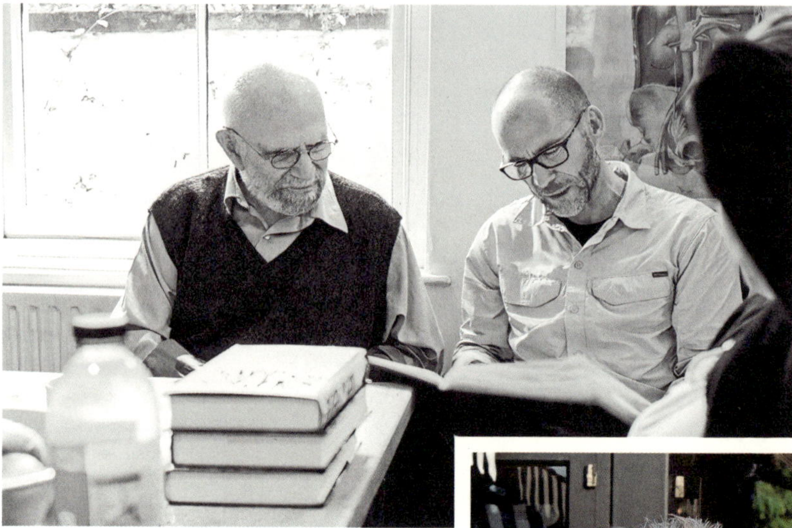

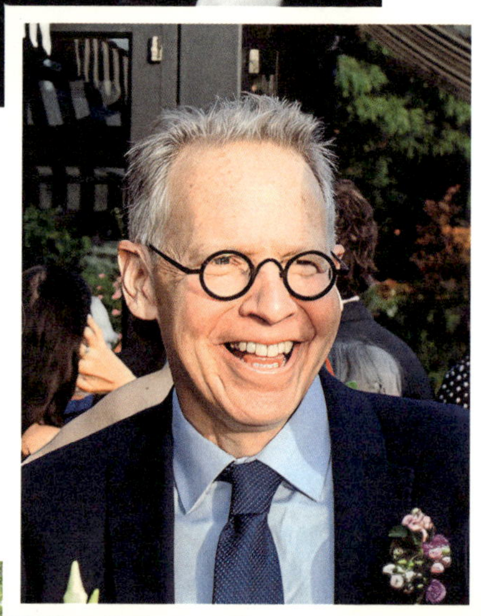

OBEN: Mit Bill Hayes in Jonathan Millers Haus in London, 2015

MITTE: Dan Frank, zwanzig Jahre lang O. S.s Lektor bei Knopf

UNTEN: O. S. und Jonathan Miller in London, 2015

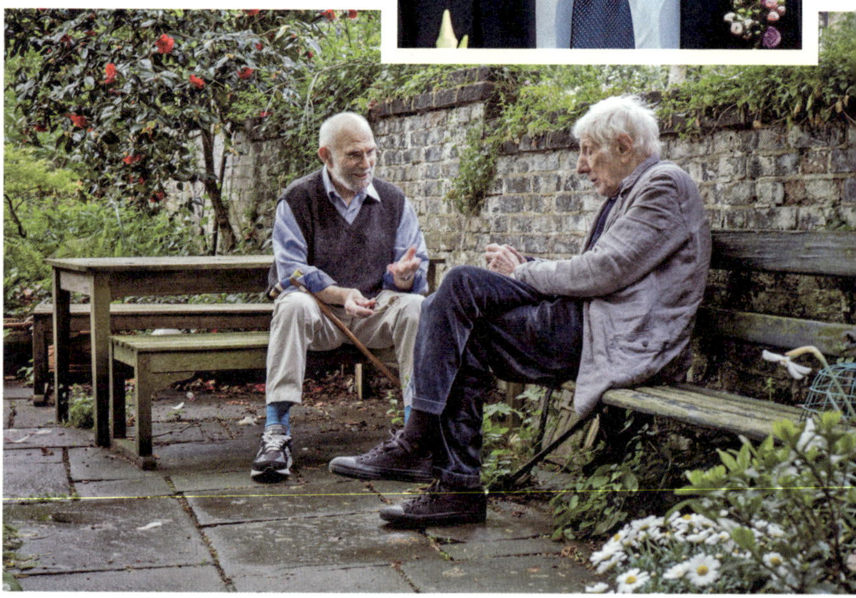

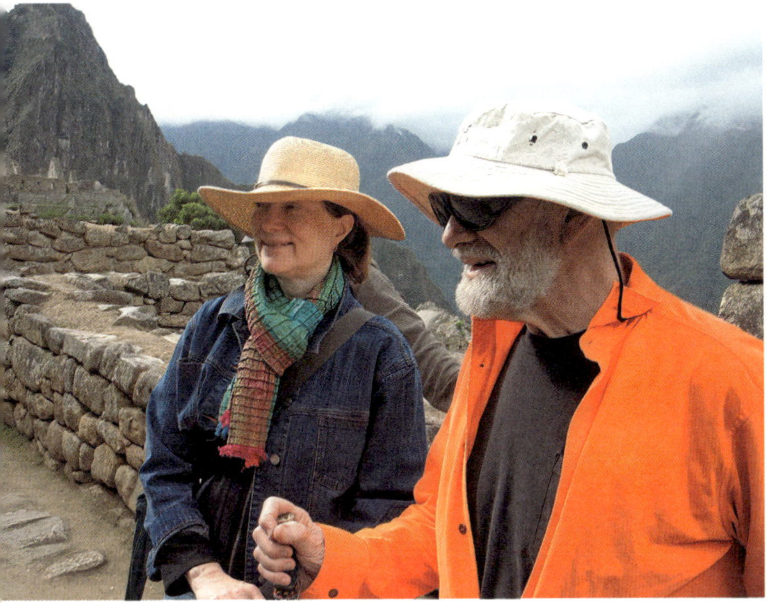

OBEN: Mit Kate Edgar in Peru, 2006

UNTEN: Überarbeitung eines Essays

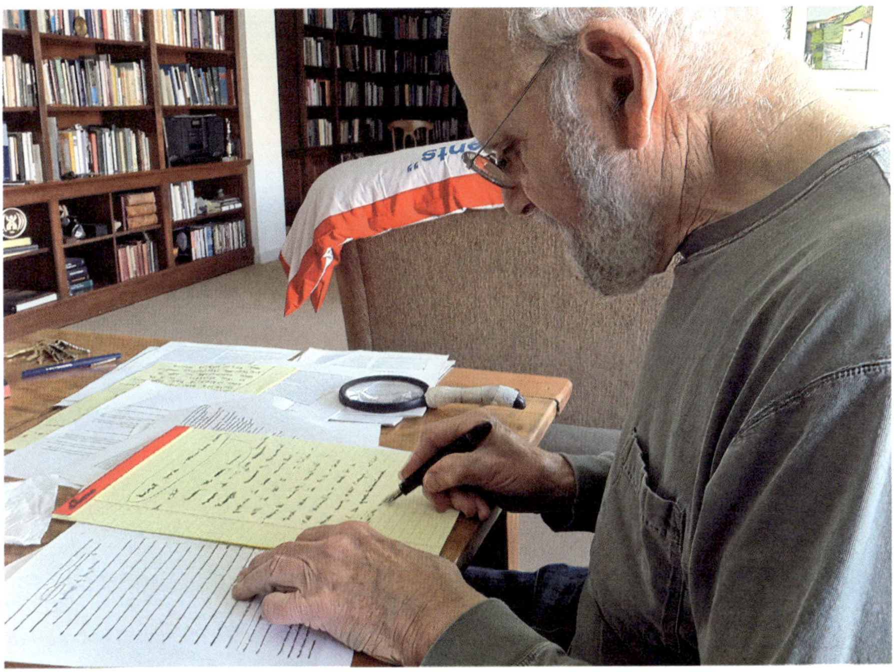

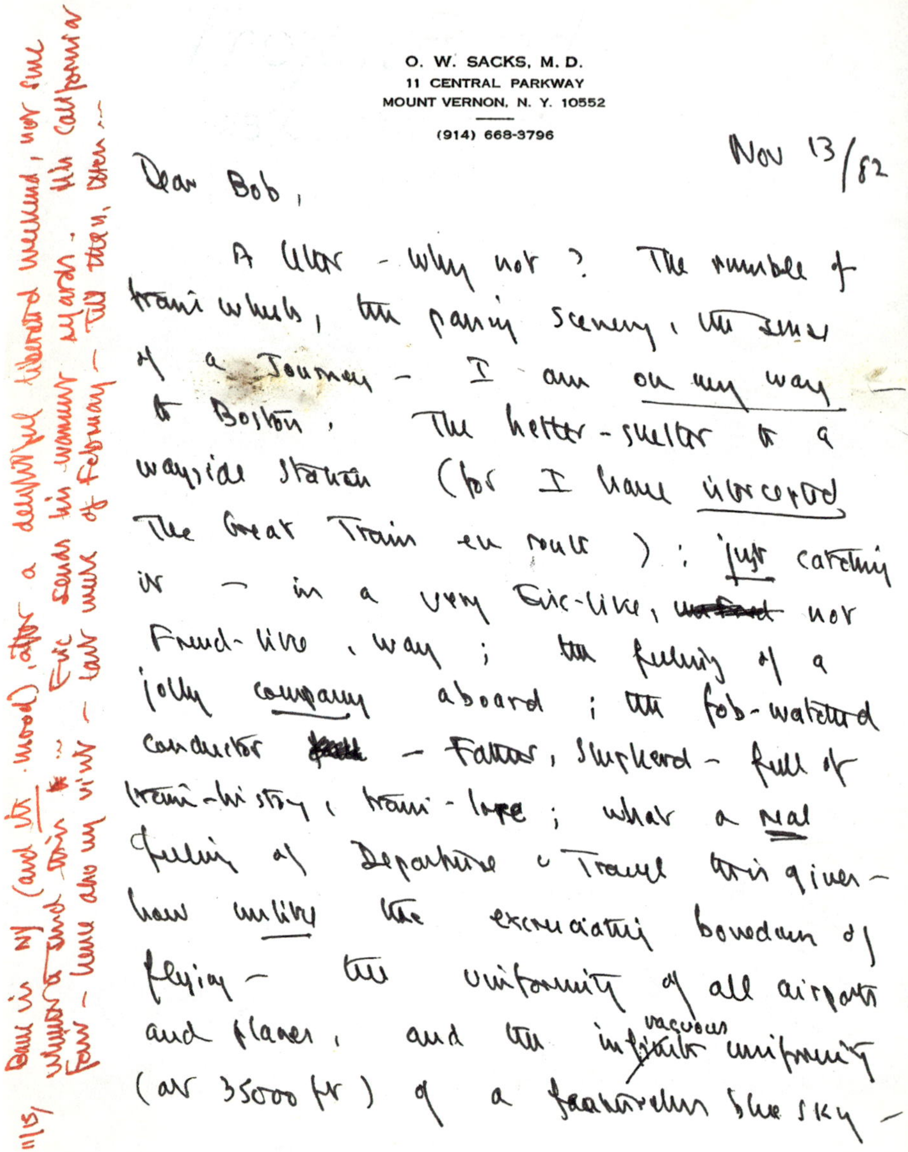

O. W. SACKS, M. D.
11 CENTRAL PARKWAY
MOUNT VERNON, N. Y. 10552
(914) 668-3796

Nov 13/82

Dear Bob,

A letter – why not? The rumble of train wheels, the passing scenery, the sense of a Journey – I am on my way to Boston. The helter-skelter to a wayside station (for I have intercepted The Great Train en route): just catching it – in a very Eric-like, ~~[illegible]~~ not Freud-like, way; the feeling of a jolly company aboard; the fob-watched conductor ~~[illegible]~~ – Father, Shepherd – full of train-history, train-lore; what a real feeling of Departure & Travel this gives – how unlike the excruciating boredom of flying – the uniformity of all airports and planes, and the ~~infinite~~ vacuous uniformity (at 35000 ft) of a featureless blue sky –

11/15/ Back in NY (and its mood), after a delightful liberated weekend, now since whenever and this … Eric sends his warmest regards. His California tour – hence also my visit – last week of February – Till then, often –

Die erste Seite eines Briefs an Bob Rodman, 19

Beziehung hat wie zu der Ihren. Es kann, wenn Sie es lassen, ein Mitglied und Erbe BEIDER Welten sein. Dies ist zweifellos im Unterschied zu jeder exklusiven Zugehörigkeit eine ideale Lösung.

Doch die Probleme sind sehr schwierig, weil sie mit Fragen der *Identität* zusammenhängen und mit der Möglichkeit, dass ein (vorsprachliches) gehörloses Kind vielleicht *zwei* Identitäten braucht, nicht eine. Sie lieben Ihren Jungen, er ist Ihr Kind, der «Ihre»; und doch sind Sie anders als er, und er kann nicht ausschließlich Ihrer sein – er muss sich auch auf seine eigene Weise entwickeln. Aber das heißt nicht, dass er Ihnen verloren geht oder Ihnen von einer anderen Gemeinschaft fortgenommen wird.

Mit freundlichen Grüßen
Oliver Sacks

Isabelle Rapin war eine Kinderneurologin und gehörte zu O. S.s engstem Freundeskreis. Häufig besuchte O. S. Rapin und ihre Familie in ihrem Sommerhaus am Ufer des Hudson in Athens, New York. Manchmal blieb er tagelang in ihrer Scheune, um dort zu schreiben und zwischendurch im Fluss zu schwimmen oder die Kinder auf seinem Motorrad spazieren zu fahren. Rapin gehörte auch zu seinen ersten Führern in der Welt der autistischen Menschen. Beispielsweise brachte sie ihn mit Jerry C. zusammen, einem jungen Mann, von dem O. S. in *Der Mann, der seine Frau mit einem Hut verwechselte* als «José», dem «autistischen Künstler», berichtete.

14. Juni 1990
Grand Hotel Firenze, Florenz, Italien[29]

Liebe Isabelle,

wie schön war das Wiedersehen am Freitag – wir müssen mehr Abende miteinander verbringen: Ich frage mich, ob wir den Autismus so durchdiskutieren können, wie wir es mit der Gehörlosigkeit gemacht haben? (Ich denke allerdings, ich brauche mehr klinische Erfahrung; ich habe mich gefreut, dass ich heute den Kontakt zu Jerry C. wieder aufnehmen konnte, der sehr gut in seinem Heim in der Bronx aufgehoben ist. Ich werde versuchen, ihn regelmäßig zu besuchen, und vielleicht könntest Du auch mal gelegentlich bei ihm vorbeischauen.)

[…] Ich denke, beim Autismus werde ich (abgesehen von einem Aufsatz über Stephen[30]) einfach versuchen, bei den fünf verschiedenen Büchern, die mir letztes Jahr geschickt wurden, eine vernünftige Synthese zu finden, oder mich auf eine angemessene Würdigung ihrer verschiedenen Vorzüge beschränken und (wie Schein[31] sagen würde) mit der Kritik sparsam umgehen. Ich vermute stark, dass Uta Frith[32] die zentralen kognitiven Mängel erfasst oder zusammengefasst hat – aber ich bin nicht davon überzeugt, dass die Probleme lediglich kognitiver Natur sind (es ist sogar wahrscheinlicher, dass sie nicht nur, oder zumindest nicht primär, emotional / dynamisch / motivational sind). Vielleicht erinnerst Du Dich, Uta beginnt mit einer «exemplarischen» oder

29 Die Adresse stammt vom Briefpapier des Hotels, aber der Brief wurde wahrscheinlich in New York geschrieben und aufgegeben.

30 Wiltshire (vgl. den Brief vom 18. Juli 1990).

31 Jerome D. Schein, Autor und Verfasser an der Gallaudet.

32 Eine Entwicklungspsychologin, die bahnbrechende Studien über Autismus und Legasthenie durchführte.

typischen Beschreibung des Autismus – einer «kompakten Zusammenfassung». Du dagegen sprichst immer von der Bandbreite an Störungen und Verhaltensweisen, die man sehen müsse. Sie hat das (gelegentlich übertriebene) Bedürfnis, eine zentrale oder «ausschlaggebende» Störung zu entdecken – und das veranlasst sie vielleicht hin und wieder zu einem selektiven Vorgehen –, die Dinge zu einer Einheit zusammenzufassen oder Dinge auszulassen, die ihrer Meinung nach nicht dazugehören.

Kann man ein Syndrom haben, dass AUCH eine gewisse Bandbreite aufweist?[33] Ich denke schon – und vermutlich verhält es sich genauso beim Tourette-Syndrom, bei dem kein Fall dem anderen gleicht. (Und bei dem man vielleicht nicht von derselben Erkrankung sprechen würde, gäbe es nicht unzählige Grenzfälle und Überschneidungen.)

Während ich das schreibe, bin ich an Wittgensteins Gedanken über das «Spiel» erinnert und seine Frage, ob es ein *Wesen* des Spiels (Spielens) gibt. Und er kommt zu dem Schluss, dass es etwas Derartiges nicht gibt: «Wir sehen ein kompliziertes Netz von Ähnlichkeiten, die einander überschneiden und kreuzen. Ähnlichkeiten im Großen und Kleinen», «Familienähnlichkeiten», «die ‹Spiele› bilden eine Familie».

Vielleicht ist es das Gleiche mit dem Tourette-Syndrom – und dem Autismus.

Ich werde weitschweifig, und es ist spät. Und ich muss morgen gut in Form und gut bei Stimme sein, weil ich eine Aufnahme von *Seeing Voices* habe, eine (nicht allzu sehr) gekürzte Fassung des Buchs auf Tonband.

Hoffe auf bald.
Liebe Grüße
Oliver

33 Der Begriff «autistisches Spektrum» hatte sich noch nicht umfassend durchgesetzt. Selbst in den 1990er Jahren herrschte große Unkenntnis über den Autismus, der, von einigen Spezialisten abgesehen, noch nicht als Teil eines Spektrums begriffen wurde.

Stephen Wiltshire, ein weiterer autistischer Künstler, zeichnete leidenschaftlich gern Gebäude, je komplizierter, umso besser. Im Alter von etwa sieben Jahren galt er als Wunderkind, das in der Lage war, ein Gebäude aus dem Gedächtnis zu zeichnen, nachdem er einen Blick von wenigen Sekunden auf das Original geworfen hatte. Als O. S. Stephen 1988 kennenlernte, war der Junge dreizehn Jahre alt. Er hatte gerade sein zweites Buch mit Zeichnungen veröffentlicht und war nach New York gekommen, um dort einige berühmte Gebäude zu zeichnen.

An Stephen Wiltshire

Künstler

18. Juli 1990
119 Horton St., City Island, NY

Lieber Stephen,

ich habe soeben deine wundervolle Zeichnung unseres alten Hauses in London (und von dem Zimmer darin) erhalten. Das ist das Haus, in dem ich geboren wurde, und das Haus, das ich schon mein Leben lang kenne – und Deine Zeichnung (die so genau und so einfühlsam ist) lässt es wiederauferstehen und wird mich den Rest meines Lebens daran erinnern.

Ich bedaure sehr, dass ich nicht da war, als Du es an diesem Tag gezeichnet hast – zumal es auch mein Geburtstag war. Aber ich habe mich sehr gefreut, dass wir uns am letzten Wochenende gesehen haben und ein bisschen Zeit zusammen verbringen konnten. Wie ist der *Fisch*, den Deine Schwester gekauft hat? Das war eine entzückende kleine Zeichnung, die Du da in meinem Notizbuch angefertigt hast.

Ich konnte nicht dabei sein, als Du unser altes Haus in London gezeichnet hast, weil ich bereits in Italien war, in Rom, (das ganz anders ist als Venedig, wo Du ja schon mal gewesen bist). Rom ist voller ALTER Gebäude und Ruinen – von denen einige mehr als 2000 (zwei*tausend*) Jahre alt sind! Die Menschen haben versucht, sich vorzustellen, wie Rom einst war, wie die Gebäude im antiken Rom vor langer Zeit ausgesehen haben müssen – ich füge zwei solche «Rekonstruktionen» bei, die zeigen, wie Rom gewesen sein könnte (und wenn Du jemals nach Rom kommen solltest, kannst Du die Originalmodelle anschauen, die wundervoll sind und einen ganzen Raum füllen). Ich hoffe, du versuchst, das Kolosseum zu zeichnen – oder, um es bei seinem richtigen (lateinischen) Namen zu nennen, *Amphitheatrum Flavium Constantini Aetate*, das ist ein unglaublich rundes Bauwerk mit Statuen in den Bögen, in dem fünfzigtausend Menschen (so zahlreich wie die Zuschauer beim Football) den Gladiatoren oder Pferden zuschauten. Oder du könntest versuchen, einige der alten Gebäude im antiken Rom (*Roma Imperiale*) zu zeichnen.

Ich denke, Dein neues Buch (*Floating Cities*) wird einfach wunderschön werden – und vielleicht wirst Du (wer weiß?) ein viertes Buch über das antike Rom und andere Städte (Athen, Jerusalem etc.) anfertigen – ein Buch über Städte, wie sie einst waren und sich rekonstruieren lassen: ein Buch über ANTIKE STÄDTE.

Ich hoffe, Ihr alle – Du und Deine Mutter und Deine Schwester – seid wohlauf – und ich freue mich auf unser Wiedersehen, wenn ich das nächste Mal nach London komme.

Ich wünsche mir, dass Du Dein Leben – und Deine neue Schule genießt.

Du warst ein wunderbarer Gefährte, als wir alle nach Russland gereist sind!

Ich grüße Dich herzlich
Oliver

An Hugh S. Moorhead

Philosoph[34]

11. November 1990
119 Horton St., City Island, NY

Sehr geehrter Professor Moorhead,

vielen Dank für Ihren liebenswürdigen Brief – ich freue mich, dass Ihnen *Hut* gefallen hat, und signiere Ihr Exemplar natürlich mit Vergnügen. (Allerdings glaube ich, dass mein bestes Buch *Awakenings* ist – eine neue Ausgabe kommt nächsten Monat heraus –, ein Buch, das sich vielleicht noch expliziter mit ÜBERLEBEN beschäftigt, seelischem Überleben, Transzendenz, angesichts einer lebenslangen, verheerenden, manchmal grotesken Krankheit.)

Obwohl ich über Behinderung und Krankheit zu schreiben scheine, galt meine Aufmerksamkeit immer der Fähigkeit und dem Willen der Patienten zu überleben – aus ihrem in Scherben liegenden Leben Sinn und Würde etc. zu gewinnen. (Und das ist sicherlich das moralische Thema in A. R. Lurijas Buch *Der Mann, dessen Welt in Scherben ging*.) Insofern sind meine Patienten eine Inspiration für mich.

Wenn mich Stimmungen von Niederlage, Verzweiflung, *Acedia* und «Na und?» heimsuchen (was nicht selten geschieht!), sind mir meine Patienten ein Quell der Hoffnung und Sinngebung, denn sie geben trotz verheerender Krankheiten nicht auf. Wenn sie, die so krank, so sehr der üblichen Stärken und Hilfen und Hoffnungen beraubt sind, wenn *sie* zuversichtlich sein können, muss es doch Grund für Zuversicht geben und eine unauslöschliche Kraft der Selbstbehauptung in uns.

Ich denke, den «Sinn des Lebens» muss jeder für sich selbst

34 Moorhead war Dekan der Philosophischen Fakultät der Northeastern Illinois University und hatte eine Anthologie mit dem Titel *The Meaning of Life* [dt.: Der Sinn des Lebens] (1988) herausgegeben.

formulieren, wir müssen bestimmen, was für *uns* einen Sinn hat. (Selbst bei retardierten Menschen ist diese Suche sehr ausgeprägt, wie das Beispiel von Rebecca zeigt – vgl. *Hut*, S. 250 ff.[35])

Zweifellos hat es mit *Liebe* zu tun – was und wen und wie man lieben kann. Ich kann mich nur lebendig fühlen, «Sinn» erkennen, wenn ich (in irgendeiner Hinsicht) Liebe empfinde. Das Objekt meiner Liebe muss nicht unbedingt menschlich sein – meine leidenschaftlichsten Liebesempfindungen betrafen jahrelang Gegenstände und Vorgänge aus der Physik und Chemie, und sie sind für mich immer etwas geblieben, zu dem ich zurückgehen kann.

Ich glaube nicht, dass Liebe «nur ein Gefühl ist», sondern dass sie *konstitutiv* für unsere ganze geistige Verfassung (und damit auch für die Entwicklung unseres Gehirns) ist. (Ich habe großen Gefallen an einem kürzlich erschienenen Buch gefunden: *Love and Its Place in Nature* von Jonathan Lear.)

Ich beneide Menschen, die Sinngebungen finden können – vor allem höchste Sinngebungen – kulturellen und religiösen Ursprungs. Und entsprechend «Glauben» und «Zugehörigkeit» empfinden.

Heute Morgen wachte ich mit einem seltsam glücklichen Gefühl auf (nach einem Traum, von dem ich alles bis auf die «Stimmung» vergessen hatte), mit dem intensiven Eindruck, es sei Sonntag, die Kirchenglocken läuteten, es sei Zeit, mit meiner Familie und den Nachbarn in die Kirche zu gehen. Auf diese Weise erschienen mir meine Sonntage, tatsächlich alle meine Tage, geordnet, bedeutend, gesegnet, sinnhaltig. Als ich dann ganz erwachte, verflüchtigte sich das Gefühl – es war kein Sonntag, ich bin Jude, und ich war zum letzten Mal als Kind in der Synagoge (und selbst damals, wie mir scheint, eher sentimental als überzeugt).

---

35 Deutsche Ausgabe.

(Mein alter Vater ist vor einigen Wochen mit fast 95 Jahren gestorben – in *seinem* Leben hatten der Besuch der Synagoge und das Lesen der Bibel große Bedeutung und waren für ihn Trost, Orientierung, «Sinn» bis zum Schluss. Ich habe gerade seinen Nachlass geordnet – so erklärt sich, so denke ich, der Zeitpunkt dieser Träume und Stimmungen.)

Was mich angeht, so glaube ich nicht, dass ich einen verlässlichen «Sinn» von irgendeiner kulturellen Institution oder Religion oder Philosophie oder (wie man sagen könnte) stumpfsinnig «materialistischen» Wissenschaft zu erwarten habe. Ich *bin* von einer anderen Wissenschaftsvision begeistert, die die Entstehung und Herstellung von *Ordnung* in den «Mittelpunkt» des Universums stellt. Ich finde David Layzers Buch *Cosmogenesis: The Growth of Order in the Universe*[36] außerordentlich überzeugend und erfreulich.

Ich *weiß*, dass Menschen (vielleicht sogar alle Organismen, zumindest von den Fröschen aufwärts) und ihre Nervensysteme so beschaffen sind, dass sie aus ihrer Erfahrung verallgemeinern und lernen können, obwohl offenkundig nur Menschen «Philosophien» brauchen oder entwerfen können.

Vor allem in der Vergangenheit habe ich mich für Philosophien begeistert – bei einer intensiven Lektüre von Kant hatte ich 1979 das Gefühl, dass *alles* von seiner Philosophie erleuchtet sei. Das Gefühl hat allerdings 1979 nicht überlebt – und seither habe ich ein gewisses Gefühl der Desillusionierung und «Nüchternheit».

Abschließend lässt sich feststellen, dass ich (zumindest bewusst) kein beständiges Gefühl von einem Sinn des Lebens habe. Ich verliere es ständig und muss mich seiner immer und immer wieder vergewissern. Ich kann es nur wiedergewinnen (oder «erinnern»), wenn ich von Dingen oder Ereignissen oder Menschen «inspiriert» werde, wenn

36 Dt.: *Die Ordnung des Universums*, Frankfurt am Main 1995.

ich ein Empfinden dafür bekomme, wie ungeheuer komplex und rätselhaft, aber auch wie tief und positiv Natur und Geschichte geordnet sind.

Ich glaube nicht – und habe nie geglaubt – an einen «transzendentalen» Geist über der Natur.

Aber ich glaube an einen Geist *in* der Natur, der meine Achtung und Liebe verdient; und der vielleicht letztlich das Leben «erklärt» und ihm «Sinn» verleiht.

Doch ich – der ich nun einmal derjenige bin, der ich bin (und kein, sagen wir, Einstein) – brauche ständig *menschlichen* Kontakt und vor allem Kontakt mit meinen Patienten, die mir das Gefühl geben, dass das Leben tatsächlich einen Sinn hat. Der Sinn wird mir täglich bestätigt, wenn ich meine Patienten sehe und meiner Arbeit als Arzt nachgehe – und versuche (wie Nietzsche sagt), «ein *philosophischer* Arzt» zu sein.

Mit diesem weitschweifigen, ziellosen Brief habe ich meine Feder strapaziert – und zweifellos auch Ihre Augen und Geduld; und obendrein habe ich noch nicht einmal «die Frage» beantwortet! Aber das Leben ist für mich weitschweifig und ziellos, manchmal kreativ, zu irgendeinem nie erreichbaren Ziel unterwegs, aber hoffentlich auch zu einer höheren Ebene des Verständnisses und der Integration. Dieses Bemühen *ist*, für mich, der Beweggrund und der Sinn des Lebens.

Sie wissen, Sie haben mir *schon einmal* geschrieben (ich denke), vor einigen Jahren während der Recherchen für Ihr Buch. Ich habe Ihnen wohl nicht geantwortet, weil ich deprimiert war oder nihilistisch, was den «Sinn» des Lebens angeht.

Ich vermute, die Antwort ist zu wirr und widersprüchlich, als dass man etwas mit ihr anfangen könnte. Aber Sie sind eingeladen, es zu versuchen!

Mit besten Wünschen und vielem Dank!
Oliver Sacks

An Lillian Tighe

Die letzte der postenzephalitischen Patienten

21. November 1990
299 West 12th St., New York[37]

Liebe Lillian,

es tut mir leid, dass ich nichts von mir habe hören lassen – ich bin fast ständig auf Reisen. Aber meine Gedanken sind sehr viel bei *Awakenings* – und bei Dir – gewesen. Es war wunderbar (und tapfer!) von Dir, uns alle zu ertragen – alle diese Besuche in Deinem Zimmer zu erlauben und, was sicherlich noch schlimmer war, zu den Aufnahmen in Brooklyn zu erscheinen. Alle Anwesenden bewunderten Deinen Humor und Geist, und wie mutig und würdevoll Du lebst, trotz Deiner langen Krankheit. Du warst wirklich eine Inspiration bei den Filmarbeiten – und darauf habe ich auch in dieser neuen Auflage von *Awakenings* hingewiesen, besonders auf den letzten Seiten. (Du wirst auch noch mehrfach in dem Buch erwähnt und, natürlich, in der Danksagung.)

Ich hoffe sehr, dass Du zu einer Voraufführung des Films kommen kannst, die für den 6. Dezember in einem Kino in der Innenstadt vorgesehen ist.

Noch einmal, herzlichen Dank, alles, alles Gute – und die Hoffnung, Dich bald zu sehen.

Oliver

37 O. S. hatte sich einen Büroraum in Manhattan eingerichtet, in dem er manchmal auch übernachtete, lebte aber bis Mitte der 90er Jahre überwiegen auf City Island.

An Stephen Jay Gould

Evolutionsbiologe, Verfasser von *The Mismeasure of Man*[38]

21. Dezember 1990
299 West 12th St., New York

Sehr geehrter Professor Gould,

ein frühmorgendliches Unwohlsein verwandelte sich augenblicklich in pure Freude, als ich ein von Ihnen signiertes Exemplar von *Wonderful Life*[39] vorfand einschließlich Ihrer Anmerkungen im Inneren. Ich habe oft den Wunsch verspürt, Ihnen zu schreiben – denn ich bewundere Sie seit vielen Jahren und versuche, keinen Ihrer Artikel in *Natural History* zu verpassen –, doch mir fehlte es immer an Mut: Aber nun haben Sie mir die Möglichkeit gegeben!

Insbesondere als ich eine neue Ausgabe von *Awakenings* vorbereitete (Sie finden sie beigefügt), bemerkte ich, dass ich intensiv über die Geschichte und Evolution von Krankheiten, neurologischen Syndromen, Reaktionen auf L-Dopa etc. nachdachte, und gewann den Eindruck, dass eine Kontingenztheorie nötig sei. Drei (? vier) solche Ansätze gefielen mir sehr: die Chaos- (und? Katastropen-)Theorie, die ich in etwas vorläufiger Form in Anhang #6 aufgearbeitet habe; die von Edelman (die Eingang in «Neurology & The Soul» fand, meinen Essay in *NYRB*); und *Ihre* (und Eldredges[40]) Theorie des «Punktualismus» (des durchbrochenen Gleichgewichts) – obwohl ich den Eindruck hatte, dass Sie (in *Wonderful Life*) auf dem Weg zu einer noch allgemeineren Theorie der Geschichte und des Zufalls unterwegs sind. Ursprünglich hatte ich vor, *mehrere* Anhänge zu *Awakenings* zu schreiben – einen über Chaos und Katastrophen, einen über «Wet-

38 Dt.: *Der falsch vermessene Mensch*, Basel 1983.

39 Dt.: *Zufall Mensch: Das Wunder des Lebens als Spiel der Natur*, München 1991.

40 Niles Eldredge.

ter», einen über «Edelman» und einen über «Gould» –, aber aus Faulheit oder Dummheit wollte oder konnte ich diese Idee nicht verwirklichen – und der Hinweis auf Sie wurde anstelle eines Essays oder einer Würdigung des ganzen Buchs, was der Fall hätte sein müssen, nur eine winzige Fußnote. Grundsätzlicher betrachtet, glaube ich, dass ich mir nicht sicher bin, wie ich Ihre evolutionär-phylogenetischen Überlegungen mit meinen ontogenetischen verbinden soll – daher meine (gegenwärtige) Unfähigkeit, näher auf das Thema einzugehen. Um über dieses Thema, wie über so viele andere, zu sprechen, würde ich Sie gerne treffen.

Meine erste große Liebe war die Biologie (und Paläontologie) – einen wesentlichen Teil meiner Jugend verbrachte ich in der Abteilung für fossile Invertebraten im Natural History Museum in London. (Und noch heute gehe ich fast jeden Tag in den Botanischen Garten und jeden Montag in den Zoo.) Diese Vielfalt – dieses Wunder der unzähligen Lebensformen – hat mich immer weitaus am stärksten beeindruckt; und zum Teil sehe ich meine Patienten (zumindest einige von ihnen) auch *als* «Lebensformen» und nicht nur als «beschädigt» oder «unvollkommen» oder «abnorm» etc. Mein ältester Freund ist Erik Korn, den Sie ja kennen; er und ich und Jonathan Miller (wir gingen alle gemeinsam zur Schule) hatten eine bedingungslose Leidenschaft für Taxonomie – Eriks Spezialität waren Holothurien, Jonathans Cephalopoden. Wie viel großartiger wäre das gewesen, wären wir nicht durch die «alte» Deutung der Burgess-Schiefer eingeengt gewesen![41] Erik war hingerissen von *Wonderful*

41 Der Burgess-Schiefer ist eine Fossillagerstätte in den kanadischen Rocky Mountains, die sich durch eine ungewöhnliche Weichteilerhaltung und viele bis dahin unbekannte Organismen auszeichnet. Noch jahrzehntelang nach dieser Entdeckung im Jahr 1909 ging man davon aus, diese Organismen müssten sich irgendwie in die modernen taxonomischen Gruppen einfügen lassen. Gould äußerte 1989 in seinem Buch *Wonderful Life* die Auffassung, das kambrische Leben sei deutlich vielfältiger gewesen als bis dahin angenom-

Life – ich weiß, dass er es besprechen wollte (aber vielleicht war er zu begeistert, und mir ist bekannt, dass Ihr Werk ihn bedauern ließ, ein Leben in der Zoologie für die Bücher aufgegeben zu haben – obwohl ich sicher bin, dass er in Wahrheit immer noch, wenn auch nur *durch* die Bücher, *in* der Zoologie lebt).

Ich wusste nicht, dass Sie einen autistischen Sohn haben – er scheint ganz außergewöhnlich zu sein. Ich bin verwirrt und unbefriedigt von all den verschiedenen Ansätzen und Theorien etc., die es zum Autismus gibt – ich wollte ein halbes Dutzend Bücher zu dem Thema für die *NYRB* rezensieren, bekam dann aber kalte Füße, als ich erkannte, was für ein Schlachtfeld das ganze Thema ist, und kam mir viel zu unerfahren und unzulänglich vor. Vor kurzem habe ich viel Zeit mit Stephen Wiltshire verbracht, einem extrem begabten autistischen Künstler in England, und hoffe, einiges von seinem Denken, seiner Einzigartigkeit, seinem «Stil» fundierter vermitteln zu können als alles, was ich bisher darüber geschrieben habe – muss aber feststellen, dass ich die Sache immer wieder aufschiebe und nach Ausflüchten suche, weil ich nicht so tun kann, als verstünde ich wirklich, was in ihm vorgeht. Ich weiß nicht, ob Sie irgendwelche Zeichnungen von ihm gesehen haben – sein drittes Buch wird nächsten Monat (in England) veröffentlicht – und er ist erst sechzehn!

Noch einmal meinen herzlichen Dank für Ihr Buch und die Anmerkungen – und für *alles*, was Sie in den letzten Jahren geschrieben haben. Ich hoffe, wir können uns im neuen Jahr sehen.

Mit herzlichen Grüßen
Oliver Sacks

---

men, woraus folge, dass die Fossilien des Burgess-Schiefers für inzwischen ausgestorbene Linien stehen.

Anfang 1991 entschloss sich der Staat New York aufgrund von Haushaltskürzungen, zwölfhundert Ärzte, Schwestern, Pfleger und andere Mitarbeiter psychiatrischer Kliniken in seinem ganzen Zuständigkeitsgebiet, also auch in der Bronx, in der O. S. seit 1966 arbeitete, zu entlassen oder sie aufzufordern, selbst zu kündigen. Viele waren entsetzt, dass auf diese Weise die medizinische Versorgung von Menschen mit schweren psychischen Erkrankungen noch weiter eingeschränkt werden sollte. Es folgt O. S.s Antwort auf den Empfang eines «Formulars für die horizontale Versetzung von Angestellten».

An das New York State Office of Mental Health

22. Januar 1991

Ich werde die Position in einem Krankenhaus, in dem ich seit 24 Jahren arbeite, nicht kündigen. Sie müssen mich schon entlassen! Außerdem bin ich nicht bereit, mir die Arbeitsstellen von jemand anderem anzueignen.

Oliver Sacks, M. D.

Und einige Monate später schrieb O. S. in einem Brief an seinen englischen Kollegen Gerald Stern:

Die Entlassung aus dem State Hospital macht *mir* nicht viel aus (obwohl ich meine Patienten vermissen werde, die ich in dem Vierteljahrhundert meiner dortigen Tätigkeit sehr gut kennengelernt habe), aber die Entlassungen und Kürzungen überall in diesem Staat und in anderen Staaten werden sich verheerend auf die medizinische Versorgung im Allgemeinen auswirken. Es ist, wie Du es vom NHS gesagt hast, das unvermeidliche Scheitern der romantischen Vorstellungen – aber auch noch viel mehr.

An Nancy Best

Briefpartnerin[42]

5. Mai 1991
299 West 12th St., New York

Sehr geehrte Ms. Best,

ich war sehr berührt von Ihrem Brief, von seiner Empfindsamkeit und offenkundigen Anteilnahme. Weniger sicher bin ich mir, wie ich antworten soll, und ganz und gar nicht sicher bin ich mir, wie Ihnen meine Antwort gefallen wird. [...]

Ich freue mich, dass Ihnen das Kapitel über das organisierte Chaos gefallen hat, und das ist genau der Punkt, der mir bei der Organisation einer Antwort helfen könnte. Zufällig habe ich an dem Tag, an dem ich Ihren Brief bekommen habe, erfahren, dass Ilya Prigogine[43] zu Vorträgen nach New York kommt. Seinen ersten Vortrag habe ich (was ich ärgerlich finde!) versäumt, der zweite war eine Offenbarung. Diesen bedeutenden alten Mann zu sehen, so ruhig, ein Stück Kreide in der Hand, wie er Differentialgleichungen an die Tafel wirft, sie in seinen Gedanken in Poesie verwandelt und das Ganze zu einer gewaltigen, strahlenden Synthese des Universums zusammenführt – das war ein Wunder. Ich empfand ihn als großen Trost, als Tröster – anschließend wollte ich auf die Straße laufen und ausrufen: «Es ist alles okay. Es ist alles in Ordnung! Ich habe es von der höchsten Autori-

42 Die überarbeitete *Awakenings*-Ausgabe von 1990 ergänzte O. S. durch mehrere neue Anhänge, unter anderem einen Essay, den er «Chaos and Awakenings» nannte und in dem er sich mit der Frage beschäftigte, inwieweit die neuen Forschungsgebiete der Chaostheorie und der selbstorganisierenden Systeme für die Schwankungen des Parkinsonismus von Belang sein könnten. Nancy Best interessierte sich für den Begriff der Selbstorganisation, aber wollte auch wissen, wie O. S. über die theologische Bedeutung und Wirkung seiner Arbeit dachte.

43 Ilya Prigogine (1917–2003), ein Nobelpreisträger, war ein Pionier auf dem Gebiet selbstorganisierender Systeme.

tät» – und dieses Gefühl der Beruhigung, fast der Beseligung, hielt sich das ganze Wochenende hindurch.

Vor allem lieferte er (theoretisch, in Umrissen) das Bild eines sich vollständig selbstorganisierenden Universums – sich selbstorganisierend vom Urknall über die Galaxien und chemischen Verbindungen über immer höhere Stufen nervöser Aktivität bis hin zum menschlichen Gehirn und Geist: all das in Form von instabilen dynamischen Systemen, die, wenn sie zum Chaos tendieren, auch zu selbstorganisierenden Strukturen tendieren (die er «dissipative Strukturen» nennt). Irgendwann sagte er: «Die Natur ist wie ein riesiges Gehirn» – da überkam uns alle ein ehrfürchtiger Schauer.

Mir scheint (aber vielleicht wird das erst jetzt klar, in unserer Zeit und Generation), dass Ursprung und Entwicklung des Universums (bis hin zu und einschließlich des menschlichen Gehirn-Geistes) sich vollkommen durch natürliche Begriffe, vor allem solche selbstorganisierenden Systeme, erklären lassen. Die Natur wird als aktiv begriffen, anders als die passive, uhrwerkartige Natur von Paley[44] (die eines Uhrmachers bedurfte). Oder mit Nietzsches Metapher: «Die Welt ist ein Kunstwerk, das sich selbst gebiert» – sie malt sich selbst und braucht keinen Maler. Ich selbst habe nicht das Gefühl, dass in diesem Bild etwas *fehlt* oder dass man einen schöpferischen Geist postulieren müsse. Auch habe ich nie das Bedürfnis gehabt – zumindest nicht in Hinblick auf die Erschaffung von Natur und Mensch.

Andererseits erkenne ich *durchaus* an, dass wir uns mit der Zeitlosigkeit, der Ewigkeit beschäftigen müssen; mit dem Wunsch nach Frieden und Transzendenz. Ich verstehe gut, was Auden meinte, wenn er die Welt gerne als «heilige Allegorie» bezeichnete. Oder zumindest gibt es *Zeiten*, in denen ich weiß, was alle diese Dinge bedeuten – und dann wieder

44 William Paley (1743–1805).

Zeiten, in denen alles verschwindet und nur ein Gefühl der Trostlosigkeit zurückbleibt. Insofern gibt es vielleicht noch Hoffnung für diese Seele!

Noch einmal ganz lieben Dank für Ihren schönen Brief.

Mit freundlichen Grüßen
Oliver Sacks

An Marsha Ivins

Astronautin

10. Juli 1991
299 West 12th St., New York

Liebe Marsha Ivins,

es war Freude und Privileg zugleich, Sie letztes Wochenende am Aeronautical and Space Museum zu treffen und Sie (schmerzlich kurz!) von einigen Erfahrungen Ihrer zwölf Tage im All erzählen zu hören. Als Neurologe mit einem besonderen Interesse an «Körperbildern» und der Wahrnehmung des eigenen Körpers unter verschiedenen Bedingungen bin ich fest davon überzeugt, dass Sie in diesem Bereich über eine ganz besondere Erfahrung (und Einsicht) verfügen.

Mir sind Berichte über veränderte Körperwahrnehmungen und Desorientierung etc. nach verschiedenen Arten der Nervenschädigungen oder Schädigungen des Vestibularsystems zu Ohren gekommen; und ich weiß, wie anders sich der Körper beim Tauchen anfühlt (ich bin selber früher Sporttaucher gewesen); aber ich habe nie einen Bericht gehört, in dem eingehend beschrieben wird, wie man den eigenen Körper (und die «Welt») im freien Fall erlebt, was bei *Ihnen* 260 Stunden lang der Fall gewesen sein muss.[45]

45 In einem Brief an Ivins vom 16. Juni 1992, kurz bevor sie zu einer zweiten Shuttle-Mission aufbrach, fügte O. S. hinzu:

Ich erlaube mir, Ihnen eines meiner Bücher zu schicken – ich weiß nicht, ob Sie schon einmal irgendetwas von mir gelesen haben. Die Erzählung «The Disembodied Lady»[46] betrifft die Erfahrung einer Patientin, die fast alle propriozeptiven Empfindungen verloren hatte – und sich daher fundamental «abgekoppelt» fühlte. Ein ehemaliger Student von mir hat ein Buch über einen anderen Patienten mit den gleichen Problemen geschrieben[47], in dem er an einer Stelle schildert, dass der Patient, «während er flach auf dem Bett lag, das eindeutige und beängstigende Gefühl hatte zu schweben ... aber nicht in der entspannten Art des Schwimmens, sondern in Form einer vollkommenen Abwesenheit jedes Empfindens ... Vom Hals abwärts konnte er nicht das Geringste fühlen ... [und] hatte keine Ahnung, wo sich die Teile seines Körpers befanden, *wenn er sie nicht anblickte*.»

In der sehr kurzen Zeit, in der wir uns unterhalten haben (während wir fotografiert wurden!), sagten Sie, falls ich Sie richtig verstanden habe, dass Sie, wenn Sie die Augen im All schlossen, jede Vorstellung verloren, wo sich Ihr Körper befand oder wie er im Raum ausgerichtet war. Sobald Sie sie wieder öffneten und *sahen*, war dann, wo immer Sie Ihre Füße erblickten, «unten». Außerdem teilten Sie mir mit, Sie hätten eine Art Tagebuch geführt, während Sie oben waren. Ich frage mich, ob es wohl möglich wäre, einige dieser Aufzeichnungen zu sehen oder etwas mehr über Ihre Veränderungen der Körperwahrnehmung (und den Orientierungssinn) während des Aufenthalts im All zu erfahren; interessant wäre

---

Ich nehme an, es liegt teilweise an der Neuartigkeit der Wahrnehmungen selbst, aber ebenso sehr daran, wie das Gehirn / der Geist sich reorganisieren kann, in Stunden oder Tagen, sodass Sie ein «Auf» und «Nieder» ohne ein Empfinden von Schwerkraft bewältigen können, inmitten von Gegenständen, die sich auf höchst bizarre Weise bewegen, was unter diesen Umständen ein sensibler Mensch, der zugleich eine wissenschaftliche Beobachterin ist, wohl hervorragend registrieren kann.

46 Dt.: «Die körperlose Frau» in: *Der Mann, der ...*

47 Jonathan Cole schrieb *Pride and a Daily Marathon* über seinen Patienten Ian Waterman.

auch, wie Sie (und andere) sich an diese Situation angepasst haben. Nach «The Disembodied Lady» würde ich gerne mit Ihrer Hilfe von Erfahrungen berichten, die von fundamentaler Bedeutung sein müssten, aber für die meisten von uns (gegenwärtig) äußerst seltsam wären, obwohl sie im nächsten Jahrhundert schon alltäglich sein werden.[48]

Erzählen Sie mir mehr!

Mit herzlichem Dank und besten Wünschen
Oliver Sacks

1991 reisten O. S. und ich nach Washington, D. C., wo er vor einem Unterkomitee des Senats über den Nutzen der Musiktherapie aussagte. Dort traf er Mickey Hart, den Schlagzeuger der Grateful Dead, der uns zu einem bevorstehenden Konzert im Madison Square Garden einlud. O. S. wurde hinter die Band auf die Bühne gesetzt, und mein Mann und ich hatten das ungewöhnliche Vergnügen, O. S. völlig losgelöst abrocken zu sehen, wobei er Jerry Garcias Zwilling hätte sein können. Beide trugen üppige graue Bärte und weite schwarze T-Shirts. Noch in derselben Woche, am 17. September 1991, nahmen wir, nach diesem ersten Versuch mit einem Grateful-Dead-Konzert, O. S.s Patienten «Gary», einen blinden, amnestischen Deadhead[49], zu einem anderen ihrer Konzerte mit. (O. S. berichtet davon in «Der letzte Hippie»[50].)

48 Bald nach diesem Brief wurde O. S. der Aktenkoffer im Hotel gestohlen, der alle seine Aufzeichnungen und Gedanken für den geplanten Essay enthielt. Er fühlte sich nie in der Lage, sie zu rekonstruieren.

49 Grateful-Dead-Fan. [A. d. Ü.]

50 In: *Eine Anthropologin auf dem Mars.*

An Frank Wilson

Neurologe, Autor, Fürsprecher der Musiktherapie

16. September 1991
299 West 12th St., New York

Lieber Frank,

vielen Dank für Ihren schönen Brief mit den faszinierenden Fotos von Ihrer Parkinson-Lady, dem Artikel von Ted Rust etc.

Sehr begeistert über die Entwicklungen in Washington, für die Musik etc. etc. Ich ging mit Jonathan[51] zu einem Grateful-Dead-Koncert. Ich bin noch nie in meinem Leben in einem Rock-Konzert gewesen – und ich fand es *toll*! Es hat mich dazu gebracht, zwei Stunden lang zu tanzen – jetzt habe ich ein dickes Knie und kann nur noch hinken. Unglaublich, die riesige Zuhörerschaft (18 000) in einer Art Gruppen-Trance zu sehen, *alle* psychisch-neurologisch von der Musik vollkommen «gefangengenommen»: das beste Beispiel für die Macht der Musik, das ich je erlebt habe – und überwältigend durch die ungeheure Zahl der Beteiligten. Es war wirklich eine (wie man früher gesagt hätte) eine *Neurogamie*[52].

Wie immer bin ich unerträglich fleißig. Könnte jemand ein *Transkript* von meinem Rochester-Vortrag anfertigen – er war ziemlich langsam und enthielt nicht allzu viele Wörter –, dann kümmere ich mich darum. Einen kurzen Text (lediglich meine Washington-Aussage) an Rosalie Pratt geschickt, einen sehr viel längeren werde ich zusammen mit Connie[53] schreiben und versuchen, ihn an prominenter Stelle zu veröffentlichen.

Die besten Wünsche für Sie, Oliver

51 Jonathan Adelstein, ein Senatsangestellter, der die Anhörung über Musiktherapie organisiert hatte.

52 «Nervenvermählung». [A. d. Ü.]

53 Concetta Tomaino, Musiktherapeutin und Mitbegründerin des Institute for Music and Neurologic Function.

An Rodrigo Delfino Nascimento

Medizinstudent

16. September 1991
299 West 12th St., New York

Dear Sir,

ich war begeistert von Ihrem Brief und Ihrer Sprache – und habe sogar den Teil Ihres Briefs, in dem Sie Ihrer Hoffnung Ausdruck verleihen, ich möge meine Arbeit fortsetzen, «solange Ihr zerebraler Kortex und Ihre myokardalen Fasern es erlauben (ich bete zu Gott, dass das noch lange der Fall sein wird)», vergrößert und an mein Notizbord geheftet.

Im Medizinstudium war ich ein schlechter Student, schwänzte die meisten meiner Vorlesungen, las meine Bücher nicht – aber (die 1950er Jahre waren vielleicht eine etwas gemütlichere Ära in England). Ich durfte so viel Zeit, wie ich wollte, mit Patienten, Zuhören, Zuschauen, Überlegen und Nachdenken verbringen. Damals hatten wir noch kein DSM-III; auch gab es all die quälenden Examina nicht, die heute üblich sind. Ich denke, meine «Vorbilder» waren meine Eltern, beide Ärzte – und ihr ausgeprägtes Interesse an *Individuen* und deren «Geschichten». Ich wuchs – ob zu meinem Vor- oder Nachteil – in einer Atmosphäre voller medizinischer «Geschichten» auf – aber Geschichten, die immer einen ebenso menschlichen wie klinischen Charakter hatten. Ich wuchs mit dem Gefühl auf, dass die *Beschreibung* notwendig sei – dass sich ohne sie die Bedeutung der Erfahrung nicht vollständig erschließe. Wenn ich heute Medizin studierte, würde ich mit Sicherheit rausgeschmissen.

Was soll ich Ihnen raten? Bleiben Sie dabei, und früher oder später wird sich die Situation verändern, und Sie kommen aus der Enge des Medizinstudiums in die *Geräumigkeit* des wirklichen Lebens hinaus.

Viel Glück! Oliver Sacks

1. April 1992
299 West 12th St.

Lieber Thom,

ich war fort (Australien / NZ) – bei meiner Rückkehr fand ich Deine neue Gedichtsammlung vor, für die ich Dir von Herzen danke.

Einige hatte ich schon vorher gelesen – vor allem «Lament», das mich überwältigte –, die meisten waren neu (für mich) und ganz wundervoll. Du sprichst jetzt in so vielen Sprachen, umschließt so viel mehr, und doch ist es immer Deine eigene Stimme, die ich zum ersten Mal vor so langer Zeit in *Fighting Terms* hörte (und liebte). Besonders hat mir «Nasturtium»[54] gefallen – ich hoffe, Du schreibst noch viele solcher Gedichte, Loblieder auf die tapferen Pflanzen, die sich auf Brachflächen, in Gräben, Ritzen etc. ansiedeln. (Du weißt sicherlich, wie Tolstoi an «Hadschi Murat» dachte – oder sich wieder erinnerte –, als er eine Distel sah?)

Es gibt Zeiten, da finde ich die Menschen- und sogar die Tierwelt unerträglich, und dann wende ich mich (wieder) den Pflanzen und *ihren* Metaphern zu. Auch «Otter» und «Pitcher Plant»[55] mag ich sehr. In anderen Phasen der «Rückwärtsgewandtheit» begebe ich mich wieder zum Wasser, um zu schwimmen, eine Betätigung, für die ich eine immer größere Leidenschaft entwickle (Australien + Neuseeland waren wie geschaffen dafür – auch für die Beschäftigung mit der Fauna + Flora –, es war eine Erholung von der «menschlichen Befindlichkeit»). Ich erhielt die Fahnen eines Buchs, das ich mysteriös und erstaunlich fand – *Haunts of the Black Masseur: The Swimmer as Hero* von Charles

54 Brunnenkresse. [A. d. Ü.]
55 Schlauchpflanze. [A. d. Ü.]

Sprawson[56] (demnächst bei Cape). Weißt Du etwas darüber – oder über ihn? (Klappentext beigefügt.) Es schien mir (vielleicht wie das Motorradfahren?) einen tieferen, ausagierten, aber nicht wirklich eingestandenen Teil meiner selbst zu offenbaren – vielleicht wird es anderen ähnlich ergehen –, besonders wenn sie zur transkulturellen «Bruderschaft» der Schwimmer gehören.

Ich erlaube mir, Dir 2 kürzlich veröffentlichte Texte von mir zu schicken. Ich hoffe, Du erfreust Dich (während Krankheit und Wahnsinn um uns her ihr Unwesen treiben) guter Gesundheit und eines stetigen Windes.

Liebe Grüße
Oliver

An Jane Mathias

Psychologin[57]

14. Juli 1992
299 West 12th St., New York

Sehr geehrte Frau Dr. Mathias,

ich bin mir nicht sicher, ob ich irgendeine Ihrer Fragen beantworten kann oder sollte. Ich lebe ein wenig wie ein Schlafwandler, und die Gründe für mein Handeln und Denken sind für mich oft nicht erkennbar – auch möchte ich mich nicht in der unfruchtbaren Zirkularität der Selbstbezogenheit verfangen.

Das klinische Leben ist (wie das Leben selbst) voller glücklicher Zufälle – mir scheint, es war ein glücklicher Zufall, der mich mit den postenzephalitischen Patienten von *Awa-*

56 Dt.: *Ich nehme dich auf meinen Rücken, vermähle dich dem Ozean, Die Kulturgeschichte des Schwimmens*, Hamburg 2002.

57 Mathias hatte O. S. geschrieben, dass sie seine Arbeit bewundere und gern mehr über seine Einflüsse und Lehrmethoden erfahren würde.

kenings zusammenbrachte, ein glücklicher Zufall, der mich zu meiner ersten Patientengruppe (*Migräne*) führte, der bestimmte, wer sich an mich wendet, und vielleicht sogar ein glücklicher Zufall, der den Unfall verursachte, den ich in meinem «Bein»-Buch beschreibe. Das wissenschaftliche Leben ist sehr viel systematischer – man hat eine These oder eine Hypothese oder eine Reihe von Ideen oder eine Technik und forscht entsprechend dieser Vorgaben. Dagegen weiß der Kliniker nie genau, wer durch seine Tür kommt, ihn anruft, wem er auf der Station begegnen wird oder wer ihm sonst über den Weg läuft.

So ist es vielleicht ein Leben reich an Zufällen oder Unwägbarkeiten. Die Frage lautet folglich: Welchen wählt man aus – oder von welchem wird man ausgewählt. Wie kommt es zu der besonderen Verengung oder Fokussierung?

Die Patientenpopulation mag zunächst äußerst enttäuschend erscheinen – was für eine Sackgasse, dachte ich anfangs, als ich in der Migräne-Klinik anfing. Aber dann entdeckte ich (wie im Vorwort zu *Migräne* beschrieben) das Thema und die Patienten, und alles entwickelte sich in wunderbarer Weise – daher hatte ich (eine Zeitlang) das Gefühl, das ergiebigste Thema überhaupt zu haben. *Jedes* Thema verspricht Wunderbares, versteht man es als Mikrokosmos der menschlichen Natur oder der Natur überhaupt; dann wird jedes Thema zum Schlüssel oder zur Tür oder zum Fenster (egal, welche Metapher man nimmt) und öffnet sich weit und überraschend, wenn man es lässt.

Kürzlich rief mich (beispielsweise) ein Mann an, der schon als Säugling erblindet war und unlängst durch eine Operation sein Augenlicht zurückgewonnen hatte.[58] Aber er kann nicht besonders gut «sehen» – er (und sein Gehirn)

58 Die Begegnung mit dem Mann, den O. S. später «Virgil» nannte, führte zu der Fallgeschichte mit dem Titel «Sehen oder nicht sehen» (in: *Eine Anthropologin ...*).

haben nie sehen *gelernt*. Diese scheinbar besondere und überhaupt nicht zu verallgemeinernde Situation führt dennoch zu höchst allgemeinen (und sogar philosophischen) Fragen – etwa wenn Molyneux[59] in den 1680er Jahren Locke in einem Brief von einem solchen Patienten berichtete oder (vielmehr) versuchte, sich einen solchen Patienten *vorzustellen*.

In gewisser Weise war A. R. Lurija mein «Lehrer» – besonders der Lurija des Buchs *Der Mann, dessen Welt in Scherben ging* und derjenige, der als junger Mann von Paters *Imaginären Porträts*[60] beeinflusst war und beschloss, *er* wolle «*Nicht*-imaginäre» («reale») Porträts malen – Porträts, die auf der Schnittfläche von Biologie und Biographie angesiedelt seien. Leider kann ich auf diesen Brief nicht mehr Zeit verwenden, aber in meinem Curriculum Vitae gibt es zahlreiche Artikel allgemeinerer Art (einige genau *zu* Fragen, die Sie stellen). Ich muss es Ihnen überlassen, sich eingehender mit ihnen zu beschäftigen. Aber ich würde nicht zu viel Zeit mit *mir selbst* vergeuden. Schauen Sie sich lieber um, finden, entdecken, schaffen Sie *Ihr eigenes* Werk und Ihren eigenen Weg.

Mit besten Wünschen
Oliver Sacks

59 1688 schrieb der Naturforscher William Molyneux einen Brief an den Philosophen John Locke und stellte ihm eine Frage, die gelegentlich als «Molyneux-Problem» bezeichnet wird: ob jemand, der blind geboren wurde und gelernt habe, eine Kugel von einem Würfel zu unterscheiden, dieses Vermögen, wenn er irgendwie sein Augenlicht wiedergewinne, wohl auf das Sehen allein übertragen könne.

60 Walter Paters Sammlung erfundener Figuren umfasste Künstler und Philosophen und entfaltete ihren Einfluss bis ins 20. Jahrhundert hinein.

An Vernon Mountcastle[61]

Neurophysiologe

5. August 1992
299 West 12th St., New York

Lieber Vernon,

Dank für Ihren Brief – ich werde, wenn ich darf, an Jonathan Cole Ihre Wertschätzung seines Buchs weitergeben.

Ich war – stärker, als ich es zum Ausdruck bringen kann – bewegt von der Beschreibung der Freude(n), die Sie in der Laborarbeit gefunden haben – und da stellen sich die Leute vor, Wissenschaft – und Wissenschaftler – seien «trocken»!

Ich war an Bertrand Russell erinnert und wie er die Freude beschreibt, die er empfand, als er zum ersten Mal Euklid las (das vergleicht er mit der ersten Liebe), und wie Chandrasekhar (in *Truth and Beauty*) *seine* Freude an der Wissenschaft beschreibt (obwohl die für ihn vor allem *Theorie* bedeutet), während ihre Ekstasen von der *Entdeckung* ausgelöst werden (obwohl sie auf dieser Ebene vielleicht eins werden).

Vielleicht sollte ein Mann wie Sie nie, niemals mit der Laborarbeit aufhören – hat Sherrington aufgehört oder seine Laboratorien bis zum Schluss aufgesucht?

Ich empfand den Gedanken, dass Sie die Laborarbeit beenden, schmerzlich, und quälend, und hoffe / bin sicher, dass Sie eine Möglichkeit finden, sie wieder aufzunehmen (wenn

61 Mountcastle (1918–2015), ein bedeutender Neurophysiologe, entdeckte in den 1950er Jahren die kolumnare Organisation der Großhirnrinde und forschte später über die neuronalen Korrelate der Wahrnehmung. Er berichtete O. S. in einem Brief, dass er sich aus der Laborarbeit zurückgezogen habe, und fügte hinzu: «Zwar betätige ich mich noch wissenschaftlich, vermisse aber die Laborarbeit in einer Weise, die sich schwer beschreiben lässt. Stets war sie für mich eine Herzensfreude, und ich habe immer die Erfahrung gemacht, dass selbst noch die belangloseste Entdeckung, die man ganz allein macht, eine besondere Form der Ekstase auslöst – es ist fast, als verliebte man sich zum ersten Mal, ganz neu!» O. S. fand so großen Gefallen an dieser Äußerung, dass er eine Abschrift von ihr viele Jahre über seinem Schreibtisch hängen hatte.

es denn Ihr Wunsch ist). Haben Sie Purdon Martin, den Neurologen, gekannt? *Er* war nach seiner offiziellen Emeritierung am Boden zerstört, doch dann begann er, ungefragt, unaufgefordert, ein neues Kapitel in seinem Leben, er ging ans Highlands Hospital in London und arbeitete dort mit den postenzephalitischen Patienten – einfühlsam, ohne Eile, voller Entdeckungen, eine Arbeit, die er, auf seine Weise, fortsetzte, bis er die neunzig überschritten hatte –, dieses letzte Kapitel in Purdons Leben war das erstaunlichste von allen.

Ich empfand einen kleinen Stich bei der Lektüre Ihres Briefs, weil *ich* einst davon geträumt hatte, ein «richtiger» Wissenschaftler und Entdecker zu werden, aber diese Bestrebungen (wie es mir manchmal vorkommt) *verraten* habe. Aber uns sind nun einmal nicht allen das gleiche Leben, die gleichen Gaben gegeben – und vielleicht bringt das klinische Leben, so unzusammenhängend und «unrein» es auch im Vergleich zum wissenschaftlichen sein mag, seine eigenen Entdeckungen und Beobachtungen – und sogar Ekstasen –, wenn sie vielleicht auch immer durch darin enthaltenes Leid und Elend «kompliziert» werden – sodass es keine *ungetrübte* Freude geben kann.

Aber es ist dennoch sehr schön und befriedigend, wenn man die verschiedenen Stränge im Leben eines Patienten zu einer zusammenhängenden klinischen Erzählung oder «Fallgeschichte» verflicht – und vielleicht haben diese Fallgeschichten (wie ich in meinen zuversichtlicheren Momenten hoffe) ja auch ihren Nutzen.

Ich erlaube mir (nach alldem!), eine meiner letzten «medizinischen» Erzählungen[62] beizulegen – ich hoffe, sie macht Ihnen Freude und vermittelt Ihnen einen *gewissen* Eindruck

62 «The Landscape of His Dreams» [dt.: «Die Landschaft seiner Träume» in: *Eine Anthropologin ...*].

von einem seltsamen Phänomen und einem Menschen und einem Leben.

Mit freundlichsten Grüßen und
der Hoffnung auf ein Wiedersehen
Oliver

PS: Freund Ralph (Siegel) bittet mich, Ihnen ebenfalls *seine* Grüße zu übermitteln.

PPS: Entschuldigen Sie bitte meine Handschrift – ich hätte diesen Brief tippen sollen.

An Marina Molino Ronza

Kunstlehrerin

7. Dezember 1992
299 West 12th St., New York

Liebe Mrs. Marina Molino Ronza,

vielen Dank für Ihren Brief (und Ihr Fax von, denke ich, letzter Woche) und für die Kopie des Artikels Ihres Mannes.

Ich bin interessiert (und gerührt), dass sich meine Beobachtungen an Patienten (oft mit degenerativen Hirnerkrankungen) auch für einen Bereich als interessant erweisen könnten, der so ganz anders zu sein scheint – nämlich für Ihren Unterricht im Malen, Zeichnen und schöpferischen Gestalten in der Grundschule. Vor vielen Jahren, als ich mit Kindern arbeitete, war ich sehr betroffen, als ich feststellte, wie viele von ihnen in ihrem 6. oder 7. Lebensjahr, als sie zur Schule kamen, «Zusammenbrüche» erlebten. Ich sollte irgendeine Neuro- oder Psychopathologie bei ihnen diagnostizieren, war am Ende aber so verwirrt, dass ich anfing, benachbarten Schulen Besuche abzustatten, und dort entdeckte, was Sie in den Mittelpunkt Ihrer Überlegungen stellen: dass die natürliche Spontaneität und Freiheit und Kreativität des Kindes auf schreckliche Weise durch den zutiefst unschöpferischen Charakter der Schule gehemmt oder unterbunden wird und dass genau diese Missachtung der Bedürfnisse (dieser «Seelen-Mord», wie man manchmal fast sagen möchte) die «Zusammenbrüche» verursacht. Daher ist es unbedingt erforderlich, jenen «Freiraum» für die kreative Entfaltung, die das Kind braucht (auf die eine oder andere Weise), zu schaffen – allerdings ohne (wie es in allzu «freien» Schulen geschehen ist) die Struktur und vielleicht auch den formellen Unterricht zu vernachlässigen, den Kinder möglicherweise ebenfalls brauchen.

Mit freundlichen Grüßen
Oliver Sacks

An Robert Bogdan

Professor für Sozial- und Erziehungswissenschaften

27. März 1993
299 West 12th St., New York

Sehr geehrter Dr. Bogdan,

ich war auf Reisen (in Guam) – daher meine verspätete Antwort auf Ihren faszinierenden und berührenden Artikel «Ein ‹einfacher› Farmer unter Mordanklage».

(Als ich heute Morgen in die Stadt fuhr, hörte ich die Dokumentarsendung *Brother's Keeper* – ich bin nicht sicher, dass es dort um die Munnsville-Episode oder doch einen anderen Vorfall geht: Ich hatte gedacht, es *gebe* schon einen Film über Delbert und seine Brüder.[63])

Was Sie dort schreiben, hat mich unmittelbar (positiv) ange-

63 In *Brother's Keeper* wurde der «Munnsville»-Vorfall untersucht, bei dem der Farmer Delbert Ward angeklagt war, einen seiner Brüder ermordet zu haben, aber aus Mangel an Beweisen freigesprochen wurde. Die Polizei hatte ihn gezwungen, ein schriftliches Geständnis zu unterschreiben, das er – als Analphabet – nicht lesen konnte.

sprochen – nicht zuletzt, weil ich persönlich drei Brüder in Sullivan County, NY, kenne, die ebenfalls (liebevoll) als «die Jungs», gelegentlich auch als «Simpel» oder «Hinterwäldler» bezeichnet werden, aber nie in abwertendem oder stigmatisierendem oder ausschließendem Sinne – sie sind (und waren schon immer) vollkommen in die Gemeinschaft integriert.

Ich kenne sie seit 25 Jahren und habe schon gelegentlich in ihrem baufälligen Haus übernachtet. Da ich eine persönliche Beziehung zu ihnen habe, ist es für mich unmöglich, ihnen pathologisierende Bezeichnungen wie «geistig zurückgeblieben», «schizoid», «deviant» etc. zu geben (obwohl ich sicher bin, dass all diese und noch andere Kennzeichnungen ins Spiel kämen, wenn die Behörden, wie bei den Ward-Brüdern, durch einen besonderen Zwischenfall zu der Überzeugung gebracht würden, die Brüder müssten «diagnostiziert» werden).

In einer weniger persönlichen, sondern eher «medizinisch-anthropologischen» Hinsicht habe ich Erfahrungen mit großen Krankheitshäufungen in «geografisch isolierten» Gebieten gesammelt [...] und war, wie erwähnt, erst letzten Monat in Guam, wo (bei den Chamorro) eine neurologische Erkrankung namens Lytico-Bodig sehr häufig auftritt. In den 1940er Jahren gab es in einigen Dörfern kaum einen Haushalt, der nicht betroffen war, und fast 50% der Todesfälle erwachsener Chamorro waren auf diese Krankheit zurückzuführen: Gegenwärtig sinken die Zahlen, aber es gibt noch immer mehrere Hundert Fälle.

Praktisch alle Berichte über Lytico-Bodig haben einen rein medizinischen (und gelegentlich) epidemiologischen Charakter – ich kenne keine Studien von der Art, die ebenfalls dringend erforderlich wären – in denen beispielsweise gefragt wird, mit welchen *Gefühlen* die Betroffenen (und ihre Angehörigen / Freunde / Nachbarn / Gemeinschaften) der Krankheit begegnen, sie «wahrnehmen», ob ausschließende oder stigmatisierende Kräfte am Werk sind (so gab es einst eine Leprakolonie in Guam) und in welchem Maße die Erkrankten in die Gemeinschaft integriert bleiben. Ich würde sagen, weitgehend, besonders in den kleineren, besonders betroffenen, meist ländlichen Gemeinschaften – die Kranken werden nie gemieden und fast nie in Heimen oder Krankenhäusern untergebracht. Alle Faktoren für soziale Akzeptanz, die man untersucht – im Land geboren, lebenslanger Aufenthalt, Großfamilien, gemeinsame Werte, Unabhängigkeit (obwohl Letzteres sich natürlich mit dem Fortschritt der Krankheit verändert) –, sind sehr ausgeprägt; es gibt (wie ich hinzufügen sollte) keinen Hinweis darauf, dass die Krankheit ansteckend ist. Es *gibt* allerdings Hinweise, dass sie durch den Verzehr einer einheimischen Pflanze verursacht werden könnte – des Palmenfarns –, doch diese Vermutung hat den Unwillen der Einheimischen erregt (weil «Fadang» oder «Frederico», wie er bei den Chamorro heißt, eines ihrer Hauptnahrungsmittel und seit zwei Jahrhunderten so etwas wie das «Nationalgericht» war).

Natürlich ist die Situation hier ganz anders als in Munnsville. [...]

Ich weiß sehr wenig über diesen Bereich. Ist Ihnen bekannt, ob Untersuchungen zu den sozialen Reaktionen auf (lokal) erhöhte Fallzahlen endemischer Erkrankungen vorliegen? Weltweit gibt es – oder gab es – eine ganze Anzahl solcher «geographischer Isolate». Eines von ihnen ist die Chorea-Huntington-Endemie in Venezuela; ein anderes (wenn es denn noch existiert) eine zerebrale Degeneration (eine Neurolipidose des Jugendalters) in einem einst von Hugenotten gegründeten Dorf in Nova Scotia. Das sind hereditäre Endemien; dann gibt es natürlich auch die Opfer und Überlebenden von Tragödien wie in der Minamata-Bucht (Quecksilbervergiftung) – und (so denke ich) in Hiroshima.

Jedenfalls danke ich Ihnen noch einmal für Ihre schöne

und gründliche Studie über Munnsville – und hoffe, dass wir in Kontakt bleiben.

Mit freundlichen Grüßen
Oliver Sacks

O. S. rang weiterhin mit seinem Essay über Stephen Wiltshire und seinen Vorstellungen über Autismus im Allgemeinen, einschließlich des Asperger-Syndroms – einer Form des Autismus, von der man, wenn man von einigen Autismus-Forschern absieht, noch kaum wusste. Er fuhr nach Colorado, um Temple Grandin kennenzulernen, wobei er davon ausging, dass daraus allenfalls eine Fußnote zu seinem Aufsatz über Stephen würde. Stattdessen war es der Beginn einer lebenslangen Beziehung und eines neuen Essays, der zum titelgebenden Kapitel von *An Anthropologist on Mars*[64] werden sollte. Außerdem besuchte er Schulen für autistische Kinder und korrespondierte mit vielen namhaften Forschern.

An Bernard Rimland

Autismus-Forscher[65]

21. April 1994 [nicht abgeschickt]
299 West 12th St., New York

Lieber Bernard,

vielen Dank für Ihren netten Brief vom Ersten d. M. [...] Hinter mir liegt eine fürchterlich hektische Zeit, nicht zuletzt,

64 Dt.: *Eine Anthropologin auf dem Mars.*

65 Rimland war ein Arzt, der einen autistischen Sohn hatte. O. S. wollte nicht in die Kontroversen und leidenschaftlichen Auseinandersetzungen der Autismus-Welt hineingezogen werden und beschloss daher, diesen Brief nicht abzuschicken. (Er hatte selbst erlebt, wie leicht man von anderen Autoren falsch zitiert werden konnte oder sich mit Aussagen konfrontiert sah, die aus dem Zusammenhang gerissen waren.)

weil ich endlos an einem langen Essay über Stephen Wiltshire (den autistischen Savant in London, von dem Sie sicherlich schon gehört haben) herumschreibe, korrigiere, revidiere und abermals revidiere. Ich habe *außerordentliche* Schwierigkeiten mit dieser Arbeit – zum Teil, weil ich Stephen seit vielen Jahren kenne (seit 1987), und zum Teil, weil ich mir *immer noch nicht* sicher bin, wie sein «Innenleben», seine geistigen Prozesse etc. beschaffen sind – und auch nicht, wie er seine wunderbaren Zeichnungen (und jetzt auch seine Musik) zustande bringt. Vielleicht auch, weil das ganze Unterfangen, ein Savant-Wunderkind in die Öffentlichkeit zu bringen, heikle Fragen aufwirft, auf die man sich nur ungern einlässt. Doch nun ist der Aufsatz auf den Fahnen, und ich hoffe, dass er in diesem Frühjahr im *New Yorker* erscheint.

Letzte Woche bin ich nach Williamstown gefahren, um Jessy Park und ihre Eltern zu besuchen – diese bringen so viel liebevolles (aber auch realistisches) Verständnis für sie und ihre Kunst auf. Ich wünschte, *sie* würden ein neues Buch schreiben – es ist jetzt 25 oder mehr Jahre her, seit Clara *The Siege*[66] geschrieben hat. Begleitet hat mich Isabelle Rapin, die eine sehr alte Freundin von mir ist und die Parks kennenlernen möchte, seit sie das Buch in den Sechzigern gelesen hat. Isabelle hat auch *Ihr* Buch gelesen, als es herauskam, und es mir in den Sechzigern empfohlen; doch damals habe ich mich nicht für Autismus interessiert und wusste kaum von seiner Existenz. [...]

Ich selbst schätze *alle* Ihre Veröffentlichungen, schließlich haben Sie so lange Jahre damit verbracht, Autismus zu beobachten, zu analysieren und zu beschreiben, obwohl ich durchaus um die erbitterten Auseinandersetzungen zwischen A und B, B und C etc. etc. weiß.

66 Clara Claiborne Parks Buch *The Siege* über ihre Tochter war ein früher Autismus-Klassiker [dt.: *Eine Seele lernt leben*, Bern u. a. 1973].

Das Gleiche habe ich sehr stark empfunden, als ich in die Welt der Gehörlosigkeit eintrat und feststellte, dass so viele brillante Leute mit unterschiedlichen Perspektiven und unterschiedlichen Blickwinkeln häufig in heftigen Streit miteinander geraten. Das gleiche Bild in der Migräne-Welt, der Tourette-Welt und in all den anderen Welten, die ich «besucht» habe, obwohl ich denke, dass Verstand und Streit in der Autismus-Welt besonders hohe Wellen schlagen!

Ich habe mich, warum auch immer, nie als ein besonderer Spezialist auf einem dieser Gebiete empfunden, gewiss nicht auf dem der Gehörlosigkeit oder des Autismus, vielleicht auf dem einen oder anderen ein bisschen mehr – und mein eigenes Bestreben ging mehr in Richtung der Synthese und Aussöhnung der Auffassungen (wobei Versöhnung mit *Menschen* nicht immer möglich ist) und eines allgemeinen Eklektizismus und Empirismus. Ich bin fest von der biologischen Vielfalt einer großen Zahl von Störungen überzeugt und glaube daher auch an die (Möglichkeit einer) Vielfalt ihrer Behandlungen. Wenn Gowers in den 1890er Jahren zur Behandlung der Migräne schrieb: «Maßnahmen, die in einem Fall erfolgreich sind, werden in einem anderen, scheinbar ganz ähnlich gelagerten, versagen», denke ich, dass seine Aussage auch ein Jahrhundert später noch stimmt. Vermutlich gilt etwas Ähnliches für Tourette-Syndrom und Autismus – das heißt, *einige* Patienten werden mit einigen (medikamentösen) Maßnahmen gut zurechtkommen, während andere gar nicht darauf reagieren.

Ich sollte Ihnen wohl sagen, dass ich glaube, Ihnen all das nicht zuletzt deshalb sagen zu müssen, weil Sie mir Kopien Ihrer eigenen Beobachtungen (und die anderer) über [Vitamin] B_6, Magnesium etc. und Ihrer Korrespondenz mit Isabelle und anderen zugeschickt haben. Ich selbst bin, wie gesagt, kein Spezialist auf diesem Gebiet und habe *keine Erfahrung* mit irgendeiner dieser biologischen Interventionen. Ich *vermute* allerdings, dass sie einigen Menschen mit Autismus helfen, anderen aber nicht – doch ich habe mir keinen Überblick über die Literatur verschafft und fühle mich auch nicht befähigt dazu. Es wäre natürlich sehr schön, wenn eine umfassende Klärung und ein allgemeiner Konsens erzielt werden könnten. Ich habe keine besondere Meinung «für» oder «gegen» irgendeine Behandlungsform – soweit es mich angeht, ist alles, was wirkt, zu begrüßen und sollte erprobt werden (auch wenn der Wirkmechanismus vollkommen unklar ist). [Gewisse] Bohnen waren jahrhundertelang ein «Volksmittel» gegen Parkinsonismus – doch erst in den 1970er Jahren hat man herausgefunden, dass sie l-Dopa enthalten (und tatsächlich eine seiner reichhaltigsten Quellen sind). Ebenfalls jahrhundertelang waren Fingerhut und Herbstzeitlose «unorthodoxe» Heilpflanzen – ich glaube man weiß heute noch nicht genau, warum Herbstzeitlose wirken. [...]

Also nach all diesen Vorbemerkungen werden Sie verstehen, dass ich zu den meisten der vorgeschlagenen Autismus-Behandlungen eine neutrale oder gar keine oder eine vollkommen offene Position beziehe. Außerdem muss ich sagen, dass ich weniger an der Behandlung interessiert bin als vielmehr an den Phänomenen und an einem Leben und vielleicht der Möglichkeit, verschiedene Theorien zu betrachten – das galt sogar für die Migräne (obwohl ich natürlich, wenn ich einen Patienten mit Migräne behandelte, bereit war, ihm die ganze Pharmakopöe zugänglich zu machen, ganz zu schweigen von Biofeedback, Verhaltenstherapie, Akupunktur und Analyse). Ich *habe* keine Patienten mit Autismus[67], und meine Erfahrung ist hier in gewisser Weise sehr eingeschränkt.

67 O. S. kannte eine Reihe von Patienten mit Autismus, darunter einige, über die er in *The Man Who Mistook His Wife for a Hat* schrieb. Aber er hielt sich nicht für einen Fachmann auf diesem Gebiet; noch bot er Menschen mit Autismus irgendwelche «Therapien» an, abgesehen von einfühlsamer Aufmerksamkeit.

Wahrscheinlich habe ich nicht mehr als ein halbes Dutzend Autisten *mit verschiedenen Krankheitsgraden* als Patienten gehabt, hingegen waren es bei den Menschen mit Tourette und Migräne einige Tausende. [...]

Nun hab ich genug dahergeredet und muss aufhören – aber ich hatte das Gefühl, dieses und jenes *klarstellen* zu müssen.

Noch einmal vielen, vielen Dank und alle guten Wünsche

Oliver

An William Swann

Psychologe

16. Mai 1994
299 West 12th St., New York

Lieber Bill,

vielen Dank für Ihren Brief und die beiden Kapitel, alles sehr schön. Lassen Sie mich relativ kurz antworten, weil ich eine schmerzhafte Schulter habe (morgen wird sie operiert) und das Tippen wehtut. [...]

Der «Fall» von Virgil ist eine von sieben Fallgeschichten, die ich jetzt für ein Buch[68] zusammenstelle, und (wie mir scheint) beschreiben oder laufen sie *alle* auf etwas Ähnliches hinaus – einen Identitätswandel, der den Betroffenen durch plötzliche, tiefreichende sensorische Erkrankungen oder Inputs aufgezwungen wird. Im Fall von Virgil (wie bei so vielen solchen Patienten) [...] ist die Veränderung sehr schwierig, obwohl einige wenige mit der Veränderung und Anpassung offenbar sehr gut zurechtkommen.[69] [...] Ähnli-

---

68 Das Buch *An Anthropologist on Mars* erschien 1995.

69 Virgil, der seit seiner frühen Kindheit funktionell blind war, war eine Operation des grauen Stars angeboten worden, die ihm sein Sehvermögen zurückgeben sollte. Dabei hatten seine Ärzte allerdings nicht berücksichtigt, wie schwer es seinem Gehirn mittleren Alters fallen würde, aus dem neuen Input vernünftige Schlüsse zu ziehen.

che Erwägungen spielen eine Rolle, wenn es darum geht, das Hörvermögen durch die neu entwickelten Cochlea-Implantate zu verbessern und wiederherzustellen. Vielleicht kennen Sie Harlan Lanes letztes Buch (*The Mask of Benevolence*[70], Knopf – ursprünglich und vielleicht besser *Let Me Be Deaf* [dt.: Lasst mich taub bleiben]).

Ein anderer Patient, ein Künstler, der in seinen Sechzigern (infolge einer Kopfverletzung) plötzlich vollkommen farbenblind wurde – seinen Fall habe ich 1987 ursprünglich in der *NYRB* veröffentlicht (aber jetzt vollkommen umgeschrieben) –, *war* plötzlich in der Lage, sich «neu zu erfinden» oder sich auf höchst kreative Weise anzupassen, eine neue achromatopische Sensibilität und Identität und Kreativität auszubilden, nachdem ihm das normale Farbensehen abhandengekommen war. Aber es gab eine schreckliche (und gefährliche) Zwischenstufe, als [...] er zwischen den Welten wanderte – «eine tot ... und eine noch nicht bereit, geboren zu werden» oder wie immer Matthew Arnold sich in «Dover Beach» ausdrückt.[71] Und doch, mag er auch in gewisser Weise «angepasst» sein, die Erinnerung an die Zeit, als sein Sehvermögen unbeeinträchtigt war, bleibt wehmütig.

Bei den *Awakenings*-Patienten, [...] bei jemandem wie «Rose R.», war das Problem sehr viel radikaler, weil ihre ganze *Identität* einem anderen Zeitabschnitt angehörte. Es gab keine kontinuierliche Entwicklung (zum Guten oder Schlechten!), die wir anderen haben, sodass sie sich erstaunlich radikal

---

70 Dt.: *Die Maske der Barmherzigkeit*, Hamburg 1994.

71 Dieser Gedanke stammt in der Tat von Matthew Arnold, allerdings aus seinem Gedicht «Stanzas from the Grande Chartreuse»:
«Wandering between two worlds, one dead,
The other powerless to be born.»
[Dt.: Wandernd zwischen beiden Welten, die eine tot /
Die andre ohne Kraft, geborn zu werden.]

«anpassen» oder neu erfinden musste. *Sie* scheiterte, was nicht überraschend ist, aber viele erzielten gewisse Erfolge. [...]

Es gibt viele Erfolge dieser Art – tatsächlich denke ich, dass die «Medizin» oder «klinische Arbeit» selbst neu definiert werden muss, damit sie all diese Veränderungen antizipiert, erörtert und untersucht und in Identitäten denkt statt in Normen.

Jetzt habe ich egozentrisch dahergeredet über *meine* Patienten und Einstellungen etc. und die Ihren keiner vernünftigen «Kritik» unterzogen – aber, wie gesagt, ich weiß ziemlich wenig über die *sozialen* «Fesseln», von denen Sie so interessant sprechen (obwohl ich mir der *neuronalen* nur zu bewusst bin). Beide sind natürlich extrem wichtig.

Danke, dass Sie mich an Ihrer Arbeit haben teilnehmen lassen.

Oliver

Im Sommer 1994 stattete O. S. Guam einen zweiten Besuch ab, um die eigenartige neurodegenerative Krankheit zu untersuchen, die dort endemisch war und die so viele Wissenschaftler im Laufe von Jahrzehnten vergeblich zu ergründen versucht hatten. (Da sie auf unterschiedliche Weise Ähnlichkeit mit Parkinsonismus, Demenz und sogar ALS hatte, galt sie als möglicher «Rosetta-Stein» für neurologische Erkrankungen.) Er war in Begleitung eines BBC-Filmteams, das unter dem Obertitel *The Mind Traveller* auf der Grundlage von O. S.s Arbeit eine Serie von sechs Filmen drehte. Außerdem besuchten sie das isolierte Atoll Pingelap – auf dem, wie O. S. gehört hatte, eine Gemeinschaft von vollkommen farbenblinden oder achromatopischen Menschen lebte (die sich damit ganz im Gegensatz zum «farbenblinden Maler» befanden, der seine Achromatopsie erst spät im Leben erworben hatte). Schließlich ergab sich aus diesen Reisen das 1996 erschienene Buch *The Island of the Colorblind*[72].

An Marcus und Gay Sacks

9. September 1994
299 West 12th St., New York

Liebe Gay, lieber Marcus,

ich bin gerade von meinen Reisen zurückgekehrt – zu einem riesigen Rückstau von Post, von allem; und natürlich Eurem umfangreichen Brief vom 16.

Die Erlebnisse – von Pingelap, Ponape, Guam, Rota etc. – waren ungeheuer vielfältig und extrem anstrengend. Ständig hat es geregnet, die Temperaturen waren fortwährend über 30 (oft über 35) Grad und die Arbeitstage alle über 16 Stunden lang – daher hatte ich praktisch keine Zeit für mich und noch weniger für irgendjemand anderen. Ich glaube, wir haben einige wunderbare Filmaufnahmen auf den Inseln gemacht – es gibt bislang überhaupt keine Dokumentationen über die Farbenblinden von Pingelap / Ponape –, und ich *hoffe*, auch im Schreiben einige der Erfahrungen festhalten zu können, obwohl ich mich in dieser Zeit bei dem Filmen, der Erschöpfung, der Diarrhö […] und dem Regen kaum zu irgendwelchen Notizen aufraffen konnte. Aber vielleicht sind die wesentlichen Dinge irgendwo in meinem Gedächtnis abgelegt und werden wieder präsent werden, wenn ich versuche, die Geschichte zu erzählen.

Nach einer teils arthroskopischen, teils konventionellen Behandlung (Akromioplastik, Entfernung des Schlüsselbeinendes, Reparatur der Rotatorenmanschette) ist meine Schulter jetzt weitgehend in Ordnung, und ich kann wieder kräf-

72 Dt.: *Die Insel der Farbenblinden*, Reinbek 1997.

tig Kraulen, was mir vorher fast unmöglich war. Aber wie Ihr ganz richtig sagt, ist das wahrscheinlich der Preis für mein närrisches Gewichtheben in der Jugend. Als ich 1984 wegen des zweiten Risses der Quadrizepssehne im Krankenhaus war, kam mich ein alter Gewichtheber-Freund besuchen (fünfzig Jahre alt und zwei künstliche Hüften) – und wir versicherten uns gegenseitig, was für Narren wir gewesen sind.

Ihr scheint fantastisches Wetter in Sydney zu haben – ich wünschte, *ich* hätte solches Wetter erwischt, als ich dort war, stattdessen scheine ich immer in den heißen und stickigen Februaren zu landen (und so wird es auch sein, vermute ich, falls / wenn ich im März zur Hochzeit[73] nach Canberra komme). Ich hoffe, die Trockenheit ist nicht zu schlimm – ich weiß noch, Gay, wie braun Tasmanien aussah, als wir vor einigen Jahren dorthin flogen. [...]

Im Gegensatz zu Dir benutze ich meine (jetzt 25 Jahre alte) IBM noch – und lasse sie reparieren, wenn es nötig ist. Die neuen Schreibmaschinen kann ich nicht ausstehen – ich mag den Widerstand der alten Tasten, die Art, wie sie lärmen und sich so lustig verklemmen. So bleibe ich einer der letzten Computer-Analphabeten – aber Kate verwandelt mein Handschriftliches / Getipptes in elegante Textverarbeitung (insofern werde ich richtig verwöhnt). Außerdem bleibe ich ein Zwei-Finger-Tipper – was hinderlich war, als die Schulter ausfiel.

Ich hatte eine Erinnerung (oder ist es eine Pseudo-Erinnerung), dass Ma mir einmal ein Modell (oder Original) der Sicherheitslampe[74] unseres Großvaters im Wissenschaftsmuseum in South Kensington gezeigt hätte. Hast Du eine ähnliche Erinnerung? Ich habe im Wissenschaftsmuseum nachgefragt, und sie sagten, sie hätten keine Unterlagen,

73 Von Marcus' und Gays Tochter Carla.

74 O. S. erzählt die Geschichte von der Landau-Lampe in *Onkel Wolfram*.

aber waren so freundlich, mir die Einzelheiten seines Patents zu schicken. Ich füge eine Kopie davon bei, falls es Dich interessiert. [...]

Ich werde Dir bald schreiben, wollte aber Deinen Brief beantworten, solange der Eindruck noch frisch war und weil ich Euch natürlich die besten Wünsche für das neue Jahr schicken wollte.

Lasst mich die Einzelheiten zur Hochzeit, so früh es Euch möglich ist, wissen, und *wenn* ich kann, werde ich im März rüberkommen. [...]

In Liebe
Oliver

An Antonio Damasio

13. Oktober 1994
299 West 12th St., New York

Lieber Antonio,

es war ein Vergnügen, unter so angenehmen Umständen mit Ihnen und Hanna zusammen zu sein – ich war sehr begeistert von dem College, der «Ganzheitlichkeit» des Mittelwestens (wie Sie es genannt haben)[75] und natürlich von dem unglaublichen Niveau der Konferenz selbst – eine erstaunliche Kombination. Hinzu kamen die entspannten informellen Gespräche bis in die frühen Morgenstunden im Gästehaus. Diese Konferenz und Ihr gerade beendetes Buch[76] geben mir das Gefühl, Sie jetzt ein wenig besser zu kennen!

75 Während dieser Jahre waren Damasio und seine Frau Hanna Damasio, eine Neurophysiologin, an der University of Iowa.

76 Damasio hatte gerade *Descartes' Error: Emotion, Reason, and the Human Brain* veröffentlicht [dt.: *Descartes' Irrtum – Fühlen, Denken und das menschliche Gehirn*, München 1994].

Beim Tippen habe ich jetzt nicht das Buch dabei, [...] aber ich bewundere die Darstellung der «somatischen Marker» und Ihre allgemeinen Überlegungen zur Verkörperung außerordentlich. Ich glaube, genau das schwebt mir (verschwommen und bruchstückhaft) schon seit Jahren vor, aber wie Sie es explizit und vollständig darstellen und ihm eine mögliche neurobiologische und neuro-evolutionäre Grundlage geben, ist einfach umwerfend. Sie haben wirklich ein Buch geschrieben, auf das Sie sehr stolz sein können und das in Zukunft unser Denken und Forschen sicherlich entscheidend beeinflussen und leiten wird.

Die Beschreibung und Erörterung Ihrer Frontallappen-Patienten – deren vollkommener Verlust an «sekundären» Emotionen bei vollkommenem Erhalt der «primären» – fand ich besonders faszinierend (und ich frage mich, inwieweit das auch auf einige autistische Menschen zutreffen könnte). Lurija, der sich mit der Neuropsychologie dieser Patienten beschäftigt hat, wäre von Ihren Beobachtungen und Überlegungen zu diesem Aspekt besonders begeistert gewesen – haben Sie separate Artikel dazu?

Hätte ich die zweite Hälfte Ihres Buchs gelesen, als ich in Minnesota war, hätte ich nicht so unverfroren behauptet, Sie hätten das «Selbst» nicht angemessen berücksichtigt. Ich nehme an, die Kernaussage Ihres Buchs läuft (in einer Weise, die von Gerrys[77] Position verschieden, aber parallel dazu oder vielleicht konvergent ist) darauf hinaus, dass Sie das «Selbst» (als ein ständig erneuertes Konstrukt und nicht eine feste Gegebenheit) und die Emotion und den Körper (nicht nur das Gehirn) dorthin rücken, wo sie hingehören, nämlich in den Mittelpunkt der Neurologie, und das mit einer solchen Fülle von klinischen Beobachtungen und anderen Belegen, dass niemand es bestreiten kann.

77 Gerald Edelman.

Was würde William James jetzt wohl sagen?

Meine herzlichsten Grüße an Sie und Hanna ... und die Hoffnung auf ein baldiges Wiedersehen

Oliver

An Brian Friel

Theaterautor

13. Oktober 1994
299 West 12th St., New York

Sehr geehrter Herr Friel,

Molly Sweeney habe ich mit gemischten Gefühlen gelesen – Bewunderung ob seiner Feinfühligkeit und Eleganz (ich denke, Sie sind sehr begabt), und einem gewissen Unbehagen angesichts der Tatsache, dass Sie ohne entsprechenden Hinweis so große Teile meines Essays «To See and Not See»[78] in Ihrem Stück verwenden.

Zugegeben, es ist eine sehr kreative Verwendung meines Essays, wie *A Kind of Alaska* eine sehr kreative Verwendung von *Awakenings* war; aber während Harold Pinter mir das Manuskript zuschickte und (sowohl bei den Aufführungen wie seiner Veröffentlichung) anmerkte, er habe sich von *Awakenings* «inspirieren» lassen, waren Sie nicht ganz so aufrichtig.

Ich (und meine Agenten) erwarten Ihre Antwort.

Mit höflichem Gruß

Oliver Sacks

78 Dt.: «Sehen oder nicht sehen» in: *Eine Anthropologin ...*

An Brian Friel

18. Oktober 1994
299 West 12th St., New York

Sehr geehrter Herr Friel,

vielen Dank für Ihren Brief – ich bin froh, persönlichen Kontakt zu Ihnen zu haben, und wünschte nur, er wäre zustande gekommen, bevor Ihr Stück veröffentlicht wurde.

Ich wusste nicht, dass Sie Grauen Star in beiden Augen haben – das tut mir aufrichtig leid –, und natürlich verstehe ich gut, warum Sie das zu Ihrem Stück angeregt hat und warum Sie ein besonderes persönliches Interesse an Fragen des Sehens, der Blindheit und der Wiederherstellung des Sehvermögens haben.

Ich habe Ihre Arbeit schon immer bewundert und war besonders fasziniert von der Lektüre ihrer neuesten Arbeit – *Molly Sweeney*. Ich denke, es ist ein sehr bemerkenswertes Theaterstück, das all die Feinheiten der Erfahrung und des Gefühls zum Vorschein bringt, wie sie nur Selbstgespräche im Modus des Bewusstseinsstroms sichtbar machen können. Mir gefallen auch die formalen Ähnlichkeiten mit *Faith Healer* und die vielen Bezüge zwischen den beiden Stücken. Ich habe ebenfalls bemerkt, dass Sie aus Sehen / Nicht-Sehen eine Metapher machen – selbst ich, der ich auf das Gebiet der klinischen Fakten eingeschränkt bin, weiß durchaus um das metaphorische Potenzial vieler Fälle, die ich untersuche; und das ist zweifellos einer der Gründe, warum meine eigenen Fallgeschichten so viel Anklang bei Theaterautoren und anderen fanden. Das war wohl auch der Grund, warum Harold Pinters *A Kind of Alaska* von *Awakenings* inspiriert war (was er als Erster anerkannt hat); und, wie ich vermute, auch der Grund, warum Sie Ihre ursprüngliche Absicht [Richard] Gregorys S. B. als Hauptfigur zu wählen, so entschlossen für «Virgil» aufgegeben haben.

Obwohl Sie sagen, Molly sei vollkommen fiktiv (die anderen Figuren lasse ich einmal beiseite) und habe keine realen Vorbilder außer Grace Hardy, ist ihre persönliche und klinische Geschichte, wie Sie sie im Stück schildern, praktisch ein Duplikat von Virgils Geschichte. Molly ist, wie Virgil, eine Massagetherapeutin; sie ist in frühester Jugend an einer Retinitis und Grauem Star beider Augen erblindet; in mittleren Jahren wurde ihr der Graue Star erst in einem Auge, dann im anderen entfernt; dadurch geriet sie in einen Zustand der Agnosie und Verwirrung, gefolgt von Episoden beeinträchtigter Gnosis[79], dann Blindsehen und schließlich einem seltsamen Rückfall in Blindheit.

Die außerordentliche Besonderheit und die Umstände dieser Geschichte unterscheiden sie grundsätzlich von Gregorys S. B. oder Valvos Fällen oder von irgendwelchen anderen Fällen in der Weltliteratur. Vor allem hat kein anderer Neurologe in diesem Zusammenhang von «Agnosie» gesprochen, und keiner hat Episoden von Agnosie oder Blindsehen beschrieben. Zu diesen Unterschieden kommt es, weil die Physiologie in den genannten Fällen *nicht* identisch ist. Praktisch alle in der Weltliteratur beschriebenen Patienten haben Probleme mit der Linse oder Cornea des Auges, aber nicht noch zusätzlich mit der Netzhaut, wie es bei Virgil der Fall ist. Es handelte sich um eine starke Einschränkung der Netzhautfunktion, eine Beeinträchtigung der Rezeption, die zu Episoden von Agnosie, Verschwommenheit und Blindsehen führte. Die anderen blinden Patienten in der Weltliteratur, die über eine normale Netzhautfunktion verfügten, litten weder unter Agnosie noch unter Blindsehen.

Diese zusätzliche Erkrankung der Netzhaut und ihre Folgen sind zufällig und eine Besonderheit meines Patien-

79 In der Medizin: die Fähigkeit, die Bedeutung von Sinneswahrnehmungen zu erkennen. [A. d. Ü.]

ten und ohne Belang für eine allegorische Geschichte über die Wiederherstellung des Sehvermögens. Trotzdem weist *Molly Sweeney* eine erstaunlich genaue Übereinstimmung mit Virgils Geschichte auf. Egal, mit welchen Eigenschaften Sie Molly sonst noch ausgestattet haben, ihre Krankengeschichte ist praktisch ein Duplikat von Virgils klinischem Schicksal.

Neben diesen Parallelen in der Krankengeschichte kommt es häufig zu großen Ähnlichkeiten (und gelegentlich auch zu absoluten Übereinstimmungen) in der Wortwahl; selbst bei einer flüchtigen Durchsicht bin ich auf folgende Stellen gestoßen:

Friel: Es gab auch Narben alter Krankheiten. Aber ... keinen aktuellen, aktiven Krankheitsprozess. Sodass ... ihr Sehvermögen, mag es auch beeinträchtigt sein, für den Rest ihres Lebens stabil bleiben sollte. (MS, S. 27)

Sacks: Untersuchungen lassen darauf schließen, wie man mir sagte, dass es zwar Narben und Restbestände alter Erkrankungen gibt, aber keine aktuellen oder aktiven Krankheitsprozesse; daher könnte Virgils Sehvermögen, so wie es gegenwärtig ist, für den Rest seines Lebens stabil bleiben. (*NYer*, S. 62)

Friel: Sie konnte Licht und Dunkel unterscheiden; sie konnte erkennen, aus welcher Richtung das Licht kam; sie konnte den Schatten von Franks Hand erkennen, die sich vor ihrem Gesicht bewegte. (17)

Sacks: Virgil konnte immer noch Licht und Dunkel sehen und die Richtung, aus der das Licht kam, und den Schatten einer Hand, die sich vor ihren Augen bewegte. (59) [...]

Friel: Aber Molly erfasst ihre Welt nicht augenblicklich und vollständig. Sie setzt eine Welt aus einer Folge von Eindrücken zusammen ... Was ist dies für ein Gegenstand? Das sind Ohren. Das ist ein pelzbedeckter Leib. Diese sind Pfoten. Das ist ein langer Schwanz. Aha, eine Katze! (35–36)

Sacks: Er nahm ständig Einzelheiten auf ... war aber nicht in der Lage, sie zusammenzusetzen, sich mit einem Blick einen komplexen Eindruck zu machen. Das war ein Grund dafür, dass die Katze, visuell, so verwirrend war; er konnte eine Pfote, die Nase, den Schwanz, ein Ohr sehen, aber er konnte sie nicht alle zusammen sehen, die Katze als ein Ganzes sehen. (64)

Ich könnte noch viele andere Beispiele nennen.

Und schließlich gibt es, mögen da auch metaphorische und andere Unterschiede sein, noch einen wichtigen Aspekt, den man die moralische Atmosphäre meines Stücks nennen könnte – der überenthusiastische Ehepartner, der überehrgeizige Arzt und die relativ passive Patientin, die zu dem Projekt der beiden wird.

Das macht nach meiner Auffassung (und der anderer) Ihre Anleihen sowohl in Tiefe wie Ausmaß absolut eindeutig, mögen sie auch «vollkommen unbewusst» gewesen sein. Ich bin mir der Macht solcher unbewussten Aneignungen durchaus bewusst – der kreative Zustand sucht nur nach seiner eigenen Wahrheit und interessiert sich nicht für die Frage, was «innen» und was «außen» ist, wer was zuerst gesagt hat und woher die Einfälle stammen. Erst hinterher merkt man vielleicht, was einen beeinflusst, was man verwendet hat. Erst wenn man wieder zu Bewusstsein kommt, erkennt man die Einflüsse und Quellen und gesteht sie sich und anderen ein.

Anfang 1982 schickte Harold Pinter mir ein Manuskript von *Alaska* zusammen mit einem *liebenswürdigen Brief*. Als ich auf einige der Übereinstimmungen mit *Awakenings* einging, hatte die anfängliche Reaktion (seines Agenten) den Tenor: «Es gibt viele Postenzephalitiker. Es gibt viele ‹Awakenings› [Aufwachprozesse]. Mr. Pinter hat alle Quellen gelesen. Ihr *Awakenings* war nur eine von vielen.» Doch dann hat Pinter selbst dem Ganzen außerordentlich höflich und taktvoll ein Ende bereitet, indem er erklärte: «Natürlich war *Awakenings* eine Inspirationsquelle für *Alaska*!» Dieser Hinweis war allen Programmheften und Veröffentlichungen seines Stückes vorangestellt (siehe beigefügte Fotokopie), und er erklärte sich bereit, mir 20 Prozent seiner Nettoeinkünfte aus dem Stück zu überlassen. Ich denke, es hat weder Pinter noch Peter Brook[80] geschadet, darauf hinzuweisen, dass sie sich auf eine seriöse klinische Quelle gestützt hatten – ganz im Gegenteil: Es grenzte ihren Stoff von dem Bereich des rein Fiktiven oder Metaphorischen ab und verlieh ihm die Dichte des Tatsächlichen und Faktischen – und das Gleiche gilt sicherlich auch hier.

Molly Sweeney ist zumindest genauso dicht an meine Fallgeschichte angelehnt wie *Alaska* an *Awakenings*. Daher denke ich, es würde dem Sachverhalt nicht gerecht, wenn Sie (angesichts all dessen, was ich hier nachgewiesen habe) davon ausgingen, ich müsste mich damit zufriedengeben, dass Sie meinen Essay nur als eine unter vielen Quellen nennen. Ich denke doch, dass ein exklusiver Hinweis erforderlich ist, der in Hinblick auf Ton und Ort vollkommen anders ist als die Erwähnung anderer Quellen, die nur den Hintergrund für das Thema bilden. Ich hoffe, dass wir eine für beide Seiten akzeptable Form finden, vielleicht etwas, was der Danksagung und der kurzen Geschichte ähnelt, die Pinter in *Alaska* aufnahm (Xerox beiliegend), oder etwas Kurzes wie: «Angeregt von Oliver Sacks' Fallgeschichte ‹To See and Not See› und der langen, eigenartigen Tradition solcher Geschichten.»

Ich halte es für unbedingt notwendig, zu einer raschen Lösung zu kommen, damit sie auf den Theaterzetteln und in den Programmheften der bevorstehenden Produktion Ihres Stückes zum Tragen kommt und auch in etwaigen künftigen

80 Peter Brook hatte Regie geführt in *L'homme qui ...*, einer Theaterproduktion nach *The Man Who Mistook His Wife for a Hat.*

Produktionen und Veröffentlichungen berücksichtigt wird. Ich sollte vielleicht erwähnen, dass mein eigenes neues Buch (*An Anthropologist on Mars*) im Januar erscheinen wird und eine erweiterte Fassung von «To See and Not See» enthalten wird, dazu eine Bibliographie, in der auch Ihr Theaterstück zur Sprache kommt (zusammen mit früheren Behandlungen desselben Themas – von Wilkie Collins, Gide, Patrick Doherty etc.) und Ihre auffälligen Bezüge zu meinem eigenen Essay.

Ich freue mich weiterhin auf eine frühe und freundliche Regelung dieser Angelegenheit und, aufrichtig, auf den Tag, an dem wir, unbelastet von diesen Dingen, bei einer Mahlzeit und einem Gedankenaustausch zusammensitzen werden.

Mit besten Grüßen
Oliver Sacks

An Brian Friel

19. Oktober 1994 (4 a. m.)
299 West 12th St., New York

Sehr geehrter Herr Friel,

lassen Sie mich durch ein frühmorgendliches Postskriptum zum Ausdruck bringen, was ich zu Beginn meines Briefs schon nachdrücklicher hätte sagen sollen. Ich halte *Molly Sweeney* für ein sehr starkes Stück, ein schönes Kunstwerk, unverkennbar und ganz und gar Ihr Werk. Und wenn ich gezwungen war, von «Anleihen» zu sprechen, soll das auf keinen Fall (für mich so wenig wie für irgendjemand anderen) Ihre Originalität schmälern, denn Sie haben, was immer Sie verwendeten, im Prisma Ihrer kreativen Kräfte *gebrochen*. «Anleihen» können Ihrer Arbeit und Originalität nicht im Mindesten Abbruch tun – ganz im Gegenteil, es ist eine *Ehre* für mich, irgendwelche Beobachtungen oder Gedanken beigesteuert zu haben, die so kreativ von einer künstlerischen Phantasie wie der Ihren genutzt und anverwandelt wurden. Das hätte ich in dem gestrigen Brief deutlicher zum Ausdruck bringen müssen. Für mich sind Sie mehr denn je ein bedeutender und origineller Künstler.

Noch einmal mit besten Grüßen
Oliver Sacks

An Brian Friel

20. Oktober 1994
299 West 12th St., New York

Sehr geehrter Herr Friel,

mit Freude habe ich Ihrem liebenswürdigen Fax entnommen, dass Sie einen Hinweis in der besprochenen Form aufnehmen wollen.

Für mich war diese ganze Angelegenheit in erster Linie eine Frage des Anstands, und nachdem diesem mit einer solchen Danksagung Genüge getan wird, habe ich überhaupt kein Interesse mehr an irgendwelchen Tantiemen oder rechtlichen Schritten (wie Ihre Agenten zu fürchten scheinen).

Wir haben ein Gentlemen's Agreement getroffen und handeln nach Treu und Glauben, und damit ist die Sache für mich erledigt.

Ich würde Sie natürlich gerne treffen, wenn ich in London bin oder Sie in New York.

Mit freundlichen Grüßen
Oliver Sacks

An John Bennet

Leiter Sachbuch, *The New Yorker*

7. November 1994
299 West 12th St., New York

Lieber John,

ich habe gerade einige Fahnen[81] bekommen und schicke Ihnen postwendend eine zurück – denn Sie waren einer der wichtigen Geburtshelfer dieser Artikel (jedenfalls von fünfen).

Die vier, die der *New Yorker* veröffentlicht hat, sind, wie Sie sehen, etwas überarbeitet, manchmal erweitert – und (natürlich!) mit Fußnoten versehen. In Hinblick auf Stephen («Prodigies»[82]) bleibe ich, wohl wie wir alle, etwas unschlüssig. [...]

Ich denke, Ren[83] wird Sie über die Angelegenheit mit Brian Friel informiert haben, in der es um die enge Anlehnung seines Theaterstücks an «To See and Not See»[84] ging. Doch das haben wir freundschaftlich geklärt, und Friel hat eine Danksagung eingefügt, und um mehr ging es letztlich nicht. Ich nehme an, sein Stück *Molly Sweeney*, das gerade in London auf die Bühne kommt, wird in New York etwa zur gleichen Zeit herauskommen wie das Buch – und das führt möglicherweise zu weiteren Wechselbeziehungen (guten hoffentlich!).

Es ist lange her, dass wir Kontakt hatten, ich war in der Zwischenzeit viel auf (manchmal exotischen) Reisen. Der Besuch auf Pingelap (siehe beigefügte Karte), «der Insel der Farbenblinden», war höchst erstaunlich, und ich versuche nun, ihn zu rekonstruieren und ihn *als* Text zu Papier zu bringen. Ich bin mit einem Filmteam der BBC dort gewesen, und das hatte seine Vor- und Nachteile: Einerseits konnten die Leute vieles

81 Von *An Anthropologist on Mars.*

82 Dt.: «Wunderkinder», in: *Eine Anthropologin ...*

83 Lawrence Weschler.

84 Dt.: «Sehen und nicht sehen», in: *Eine Anthropologin ...*

möglich machen – z. B. das achromatopische Nachtfischen, wozu ich nicht in der Lage gewesen wäre, oder die Dokumentation einer besonderen Situation auf jeder Ebene, von der physiologischen über die klinische bis zur soziologisch-anthropologischen, aber da die Kameras zwölf Stunden am Tag zur Verfügung standen, machte ich mir keine Notizen, ich schrieb mir *an Ort und Stelle* nichts auf, was ich normalerweise mache, auch fehlten mir die engen persönlich-klinischen Kontakte, die ich sonst habe. Ich kann (und muss) einige «Individuen» beschreiben, aber ich muss auch eine Gemeinschaft beschreiben und eine Insel und das Leben, das die Menschen auf diesem winzigen Korallenatoll führen. Zu unserer Gruppe gehörte Knut Nordby, ein liebenswürdiger, fachkundiger Neurowissenschaftler, der (wie sein Bruder und seine Schwester) selbst farbenblind ist – die Häufigkeit dieser Beeinträchtigung[85] in der allgemeinen Bevölkerung ist extrem niedrig, sie liegt etwa bei 1 zu 50 000; während auf der Insel ein Viertel der Bewohner betroffen sind –, und es war ganz außerordentlich zu sehen, wie rasch er und die Inselbewohner über ihre gemeinsame Erfahrung, Wahrnehmung, Sprache etc. zueinanderfanden; er war begeistert, auf einem entlegenen Pazifik-Atoll (gewissermaßen retinale) Brüder und Schwestern zu finden, und sie darüber, dass sie selbst einem der Ihren begegneten, einem weißen Bruder, einem Europäer, von weither – einem, der offensichtlich anerkannt und geachtet wurde, in der Lage, unabhängig durch die ganze Welt zu reisen (während sie auf der Insel manchmal als «behindert» und «Bürger zweiter Klasse» angesehen wurden, was bei ihm ganz offensichtlich nicht der Fall war). [...] Bis jetzt weiß ich nicht recht, wie ich *anfangen* soll. Gut, ich war in Guam – aber man weiß alles über die Guam-Krankheit; und dann in Südafrika, wo ich neben unglaublichen politischen

85 D. h. vollkommene Farbenblindheit oder Achromatopsie.

Veränderungen (und ihren Unwägbarkeiten) eine Reihe wunderbarer botanischer Gärten und Farne gesehen habe, also auch *das* habe ich als mögliches Thema im Hinterkopf (und oft drängt es sich auch nach vorn).

Ich dürfte Dich jetzt mit einem viel zu langen Brief ermüdet haben – und sollte besser aufhören.

Ich hoffe, dass Dir *Mars* gefällt – und wir uns bald kurzschließen.

Herzlich!
Oliver

An Joanne Cohen[86]

Eine Freundin mit einem Tourette-Syndrom

6. Januar 1995
299 West 12th St., New York

Liebe Joanne,
vielen Dank für Deine Briefe.

Den zweiten zuerst – er ist leicht zu beantworten, weil er Neues über Deinen Schulerfolg enthält und wie sehr Du ihn genießt. [...] Ich selbst denke, dass es mir gut geht (oder zumindest so gut es einem überhaupt im siebten Jahrzehnt gehen kann), die Schulteroperation wirkt wunderbar, und ich gehe schon wieder seit langem schwimmen. Ich bin aufgeregt – aber auch nervös – wegen des neuen Buchs, das bald herauskommen soll.

Dein ursprünglich unterdrückter Brief vom September ist gar nicht so leicht zu beantworten – aber ich freue mich,

86 Cohen schrieb O. S. einen Brief zu «A Surgeon's Life», einem Porträt im *New Yorker*, in dem O. S. Mort Doran schilderte, der trotz eines schweren Tourette-Syndroms in der Lage war, ein eigenes Flugzeug zu fliegen und seinen Beruf als Chirurg auszuüben. (Als Pseudonym für Doran verwendete O. S. «Carl Bennett» zu Ehren von John Bennett, seinem Lektor beim *New Yorker* – aber Doran gab später seinen wahren Namen preis.)

dass Du genügend Glauben an mich und an Dich selbst hast, um zu wissen, dass ich es schaffen kann. Dein Hauptpunkt (Du bist nicht die Erste, die darauf hinweist, und auch ich selbst bin mir durchaus nicht im Unklaren darüber) ist die Vermutung, ich sei möglicherweise zu «fasziniert» vom Tourette-Syndrom, um noch die allzu konkreten Leiden und Behinderungen wahrzunehmen, die es manchmal hervorruft – ganz zu schweigen von der Isolierung und dem Stigma und der Entmutigung, die ebenfalls Begleiterscheinungen sein können. Ich weiß durchaus um diesen Zwiespalt, oder potenziellen Zwiespalt, in meinem Inneren – tatsächlich habe ich ihn (im Jahr 1970) im Vorwort zu meinem *Migräne*-Buch sogar eingestanden – als ich meinte, ich sei regelrecht «entzückt» über die Komplexität einiger Fallgeschichten, insofern jeder Patient mit einer klassischen Migräne «gewissermaßen die Tür zu einer vollkommen enzyklopädischen Neurologie aufstoße». Doch dann fahre ich (im nächsten Absatz) fort: «Bevor ich mich ganz in mein neurologisches Interesse vertiefte, wurde ich an das Leiden und die Hilfsbedürftigkeit meiner Patienten erinnert.» Ein Leben mit dem Tourette-Syndrom ist unendlich komplexer als ein Leben mit Migräne – Tourette selbst ist unendlich komplexer als Migräne, nicht zuletzt durch seine besonderen psychologischen (und moralischen) Dimensionen. [...] Ich denke, ich bin mir des Leidens, der Beeinträchtigungen etc. durchaus bewusst, nur möchte ich auch einige der «positiveren» Aspekte der Störung hervorheben, die inneren Reserven, die abgerufen werden können (etwa Mut und Humor und eine Toleranz für die Intoleranz anderer, eine Eigenschaft, die Du in hohem Maße besitzt). Ich mag mich ja insofern irren, als ich die «heroischen» Aspekte übertreibe und die der «Opferrolle» untertreibe (und Geschichten wie die Deine – vom wüsten Geschrei in der Nacht über die Intoleranz des Vaters und die Diskriminierung an der Universität [...] etc. etc. –

führen diese tragischen Aspekte natürlich vor Augen). Aber ich hoffe, dass ich lerne, mich ausgewogener zu verhalten (und *Du* musst mir das, neben anderem, beibringen – nicht zuletzt durch heftige und ehrliche Briefe wie dem jetzt nicht mehr unterdrückten). Gewiss wäre Deine Lebensgeschichte, wenn ich sie erzählte, anders als die von Doran – weniger «optimistisch», beunruhigender, wenn (letztlich) auch nicht so ermutigend. [...]

Liebe Grüße
Oliver

An Robert B. Daroff

Herausgeber der Zeitschrift *Neurology*

14. April 1995
299 West 12th St., New York

Lieber Bob,

danke Ihnen sehr für den Vorabdruck des Artikels von Chatterjee und Southwood[87], den ich außerordentlich faszinierend fand (Sie kennen meinen Geschmack!). Die Beobachtungen, Untersuchungen und Erörterungen der Autoren sind wirklich sehr sorgfältig und können sich mit allem messen, was es in der Literatur gibt. Und doch bin ich nicht ganz überzeugt, weil ich mir nicht sicher bin, inwiefern einige dieser Fragen tatsächlich «Vorstellungsvermögen» verlangen (im Gegensatz zu «visuellem Wissen» – oder vielmehr Wissen, das ursprünglich durch Sehen erworben wurde und dann auch ohne Wahrnehmung *und* Vorstellungskraft einfach beibehalten wird). [...]

Diese Ungewissheit der Interpretation war wohl auch bis

87 «Rindenblindheit und visuelle Vorstellungskraft», später im Jahr in *Neurology* veröffentlicht.

zu einem gewissen Grad bei Jonathan I. gegeben, dem farbenblinden Maler mit seinem weitgehend zerstörten Areal V4.[88] Es war vollkommen klar, dass er sich Farben nicht *vorstellen* musste, aber das tat seiner Fähigkeit, sie zu erkennen, keinen Abbruch. Er «erkannte» das Grün auf van Goghs Billardtisch (und konnte sogar seine Referenznummer auf der Pantone-Tabelle angeben), weil er sich früher eingehend mit ihm beschäftigt hatte. Auf der Kunsthochschule war er in der Lage, die Farbe exakt wiederzugeben, bevor er seine Rindenblindheit bekam. Das gehörte zu seinem *erworbenen* Wissen. Scheinbar wurde er mehr als drei Jahre nach seiner Verletzung bei manchen Farben unsicher – sie waren ihm gleichgültig geworden, gehörten nicht mehr zu seinem visuellen Denken; aber nie verlor er das Wissen, dass beispielsweise eine Gurke grün ist. Die Vorstellung ja – das «Wissen» nein.

Mir scheint, dass die Autoren sich vollständiger über diese Frage von «Vorstellung» oder «Wissen» und die Probleme bei der Interpretation einiger Reaktionen hätten äußern können.

Das sind erste Eindrücke und Gedanken – ich werde den Text noch einmal lesen (er liest sich wunderbar), und wenn ich noch weitere Gedanken habe, werde ich mir erlauben, Ihnen noch einmal zu schreiben.

Vielen Dank und herzliche Grüße

Oliver

PS: Besonders faszinierend finde ich die Unterschiede zwischen den drei Patienten.

88 V4 ist ein Areal des visuellen Kortex, das teilweise der Farbverarbeitung vorbehalten ist.

An Daniel Dennett

Philosoph, Kognitionswissenschaftler

20. April 1995
99 West 12th St., New York

Lieber Dan,

ich habe gerade Ihren sehr schönen Artikel «Darwin's Dangerous Idea» in dem aktuellen *Science*-Heft gelesen und verspürte augenblicklich den Wunsch, Ihnen zu schreiben – und Ihnen ein Buch zu schicken (ich vermute, mein eigenes, möglicherweise sehr begrenztes Interessengebiet, das Anpassung und Wiederherstellung etc. in klinischen Kontexten betrifft, könnte auch als ein «darwinistisches» Thema angesehen werden).

Bei der Lektüre Ihres Artikels fiel mir (wieder!) auf, wie wunderbar Sie schreiben, wie wunderbar Sie denken – und (nicht weniger wichtig) wie einfühlsam Sie sind –, ich denke, wir können uns alle glücklich schätzen, in Ihnen einen so behutsamen geistigen Suchscheinwerfer zu besitzen, der für uns viele verschiedene Bereiche in den Blick rückt (obwohl es sich dabei vielleicht, wie Sie andeuten, um einen einzigen großen Bereich handelt). Zweifellos war der Darwinismus eine «Universalsäure» für mich, die sich stromabwärts ausbreiten musste – präbiotisch – und stromaufwärts («psychisch»), sobald ich sie begriffen hatte. Und heute erscheint es auf der Vernunftebene unglaublich, dass irgendein intelligenter Mensch anders darüber denken konnte – ich war über die von Ihnen zitierten Worte von Paul Davies verblüfft (weil ich, als ich ihn vor einigen Jahren traf, den Eindruck hatte, er sei nicht nur intellektuell, sondern auch emotional zufrieden mit dem Begriff eines evolutionären Universums, in dem die Selbstorganisation das Geschehen von Anfang bis Ende bestimmt). Obwohl mir noch in Erinnerung ist, dass er etwas unsicher hinzufügte, eine solche Auffassung könne ein «Ersatz» für eine religiöse Überzeugung sein, was als Warnung aufzufassen gewesen wäre; denn emotional ist es natürlich kein Ersatz, weshalb er jetzt Gott offensichtlich wieder Einlass gewährt. Ich glaube, für mich ist das emotionale Verlangen nach einem «höheren» Prinzip nicht allzu stark – obwohl es offensichtlich (wie Sie sehr bewegend mit Ihrer Erinnerung an «Tell Me Why» zum Ausdruck bringen) für uns alle einmal eine Zeit gegeben hat, in der dieses «Why» so stark gewesen sein muss und in der wir Trauer empfanden, als wir uns darüber hinaus entwickelten.

Heute habe ich gerade *The Third Culture*[89] in der Post gefunden – und freue mich auf das, was Sie alle zu sagen haben. Was ist das für eine aufregende Zeit! – ich denke, es ist in erster Linie dieses Empfinden von einer «dritten Kultur», die – mich – vor verschiedenen physischen (und metaphysischen) Depressionen schützt und mir eine gewisse Romantik bewahrt (weshalb ich eine erhebliche Wut auf Brian Appleyard[90] empfinde, weil er das so gründlich missversteht).

Mit allen guten Wünschen
Oliver

89 Ein Buch von John Brockman, in dem Dennett und zwei Dutzend andere Philosophen und Wissenschaftler über neuere Entwicklungen in den Naturwissenschaften schreiben [dt.: *Die dritte Kultur*, München 1996]. Mit der «dritten» Kultur ist ein Verschmelzen von C. P. Snows beiden Kulturen gemeint, den Naturwissenschaften und den Geisteswissenschaften.

90 Der Journalist Bryan Appleyard hatte kurz zuvor das Buch *Understanding the Present: Science and the Soul of Modern Man* veröffentlicht, in dem er behauptet, die Naturwissenschaft könne dem geistig-seelischen Leben weder Wert noch Bedeutung verleihen [dt.: *Der halbierte Mensch, Die Naturwissenschaften und die Seele des modernen Menschen*, München 1994].

13

Syzygy

1995–2003

An Kay Redfield Jamison

Psychologin

19. Juni 1995
299 West 12th St., New York

Sehr geehrte Dr. Jamison,

Sie müssen mich für ziemlich flegelhaft halten, dass ich nicht auf Ihren Brief mit dem signierten Exemplar von *Touched With Fire* geantwortet habe. Aber ich habe die Sendung leider erst heute erhalten, weil mein verdammtes College die Post der letzten sechs Monate verloren oder gehortet hat, um sie HEUTE als Wagenladung auszuliefern.

Zufällig habe ich gerade GESTERN eine Fahne Ihres neuen Buchs[1] gelesen und den Entschluss gefasst, *Ihnen* zu schreiben, wie gut es mir gefallen hat – es hat mich von der ersten Seite an gefangen genommen –, und ich konnte nicht aufhören, bevor ich es beendet hatte. Ich denke, es ist ein sehr *mutiges*, ein brillantes und häufig sehr schönes Buch. Vielleicht weil es ein persönlicher Bericht ist, hat es mich stärker berührt als *Touched by Fire* [*sic*], obwohl das sicherlich eine ganz außerordentliche Forschungsarbeit ist. Ich

1 *An Unquiet Mind*, Jamisons Erinnerung an ihre eigene bipolare Erkrankung. In *Touched With Fire* hatte sie die Beziehung zwischen manisch-depressiven Zuständen und Kreativität erforscht.

habe (zu) kurz in *Mars*[2] darauf hingewiesen – was Sie, wie ich hoffe, nicht als sarkastisch missverstehen.

Wie Sie ständig und mit Nachdruck in Ihrem neuen Buch betonen, *müssen* unsere Einstellungen, Interessen, Urteile, Untersuchungen bis zu einem gewissen Grad durch unsere eigene Erfahrung konditioniert sein. Manchmal habe ich mich gefragt, ob ich nicht selbst manisch-depressiv bin – zumindest ab dem Alter von 32 in einem ungefähr fünfzehnjährigen Abschnitt meines Lebens, als ich Phasen intensiver geistig-seelischer Erregung erlebte, exaltiert, ekstatisch, Phasen, in denen mich die Gedanken rauschend durchströmten – weit mehr, als ich verwenden konnte (in solchen Zeiten schlief ich so gut wie gar nicht und füllte ein Notizbuch in wenigen Stunden). (Mein erstes Buch, *Migräne*, schrieb ich in solch einer erregt-exaltierten Verfassung während eines Zeitraums von neun Tagen, in denen ich kaum ins Bett kam.) Und dann waren da die Tiefs oder Depressionen – obwohl ich mir nicht sicher bin, dass es das richtige Wort ist. Das spirituelle Wort «verdorrt» scheint mir angemessener, weil es in erster Linie eine Gemütsverfassung zum Ausdruck bringt, die *trocken*, stumpf und leer, aber nicht *traurig* ist. Diese erregten Phasen gingen immer mit Kreativität einher – aber sie wurden (so schien es mir) durch Kreativität auslösende Reize hervorgerufen, *durch* die Erregung der Kreativität selbst – nicht umgekehrt. Nie waren sie jahreszeitlich oder zyklisch. Die Vorstellung, dass es sich um eine autonome Gemütsstörung handeln könnte, dass die Bestimmungsfaktoren meines Lebens unter Umständen nicht «Inspirationen», sondern gewissermaßen subkortikalen Ursprungs waren, bedrückte mich und schien auch nicht mit meiner Erfahrung vereinbar zu sein; und DAS mag der Grund gewesen sein, dass ich mich nicht völlig in Einklang mit Thema

2 Dt. Ausg.: *Eine Anthropologin auf dem Mars*, Reinbek bei Hamburg 1995.

und These von *Touched With Fire* empfand – obwohl ich das in meinem Kopf vielleicht allzu sehr vereinfache.

Ich habe nie Lithium oder irgendwas anderes genommen. In den vergangenen vierzehn Jahren bin ich in einen «ausgeglicheneren» Zustand gelangt, der vielleicht intensivere Gefühle (in beide Richtungen) vermissen lässt, aber auch jene Art von «Inspiration» verhindert, für die ich gelebt und die ich geliebt habe. Trotzdem habe ich in dieser Weise weitergearbeitet und geschrieben (mit Ihrer Erlaubnis schicke ich Ihnen ein Exemplar meines neuesten Buchs, *Mars*), obwohl ich das Gefühl habe, dass etwas Magisches aus meinem Leben verschwunden ist. Ob dies «Wordsworthisch» oder biologisch ist, weiß ich nicht, aber es stattete mich mit einer besonderen Sympathie für die späteren Teile in Ihrem neuen Buch aus und für Ihre eigenen (manchmal) gemischten Gefühle hinsichtlich der Wirkung von Lithium. Vor langer Zeit (1974) habe ich Robert Lowell getroffen, und er hat ähnliche Gefühle zum Ausdruck gebracht – das erwähne ich kurz in meinem neuen Buch *Mars*.

Meine Vorbehalte sind vernachlässigenswert im Vergleich zu meiner Bewunderung für Ihre Arbeit.

Mit besten Wünschen

An Paul Theroux

Schriftsteller, Verfasser von *Moskito-Küste*

15. August 1995
299 West 12th St., New York

Lieber Paul,

das war ein herrliches Wochenende; ich habe es sehr genossen und empfand es als Privileg, dass Du mich (wortwörtlich und metaphorisch) ein wenig in Deinen Gedächtnispalast hineingelassen hast.

Ich komme auf «Memory & Creation»[3] zurück (ich habe ihn kopiert). Sehr schön, dass wir beide (gewissermaßen aus verschiedenen Richtungen) auf Bartlett[4] gestoßen sind – aber ich war ziemlich verblüfft (allerdings nach dem Wochenende etwas weniger) darüber, dass Du Gedächtnissystemen und «Gedächtnisstützen» so viel Bedeutung einräumst (natürlich bist Du von «Erinnerungsstücken» aller Art umringt wie einst Freud von seinen Statuetten). Es könnte sein, dass wir in dieser Hinsicht unterschiedlich veranlagt sind: Ich hatte *nie* ein «praktikables Sub-Funes-System» zur Umwandlung von irgendwas in Vorstellungsbilder – andererseits schien ich auf meine Weise ein ganz gutes Gedächtnis zu haben (ich trieb Jonathan[5] und andere in den Wahnsinn, indem ich Kurzgeschichten von Poe – auch längere – wörtlich zitierte. Ich hatte sie nicht bewusst «auswendig» gelernt oder in Vorstellungsbilder übersetzt, sie schienen einfach nach ein- oder zweimaligem Vorlesen einzusinken; und einmal war meine Lieblingslektüre das 3000-seitige *Handbook of Chemistry & Physics* (29. Aufl.), das ich praktisch auswendig kannte. Kate, die um meine Vorliebe wusste, schenkte mir die neueste Auflage (die 75.) zum Geburtstag – aber es war die 29., die ich in meiner Vorstellung durchblättern und «lesen» konnte). Andererseits gibt es in meinem Haus, ganz im Gegensatz zu dem Deinen, so gut wie keine (Erinnerungs-)Stücke, was vielleicht eine ziemliche Verarmung bedeutet.

Jonathans Haus dagegen (bist Du jemals dort gewesen?) ist unglaublich reich im Sinne des Gedächtnispalastes (aber mit seinen gut 50 000 Büchern auch im Sinne der Gelehrsamkeit), und Jonathans Gedächtnis ist höchst erstaunlich: Als Du erwähnt hast, dass Du Dich noch an die Namen Deiner

---

3 Der Essay von Theroux wurde 1991 in der *Massachusetts Review* veröffentlicht und später in sein Buch *Fresh Air Fiend* aufgenommen.

4 Frederic Bartlett, Verfasser des 1932 erschienenen Buchs *Remembering*.

5 Miller.

Klassenkameraden erinnern kannst, fiel mir ein, dass er vor einigen Jahren, als er ein Bild der ganzen St. Paul's School aus den 1940er Jahren sah, die Namen aller sechshundert Leute[6] auf dem Bild angeben konnte (ich glaube nicht, dass *ich* einen einzigen erkennen würde). Andererseits habe ich wahrscheinlich die «Geschichten» von Tausenden von Patienten im Kopf – von jedem, den ich seit fast vierzig Jahren behandelt habe. Ich verstand mich auch darauf, labyrinthische Beweise und Argumente zu erinnern (oder zu rekonstruieren). Ich vermute, da gibt es alle möglichen Erinnerungen.

Ich bin absolut Deiner Meinung, wenn Du sagst, das Schreiben selbst sei eine Art Gedächtnis(-Werkzeug), und beim Schreiben lerne man (egal, «worüber» man schreibt), denn man grabe sich immer tiefer und tiefer in sein Inneres hinein, gewinnt – wiedergewinnt – sich selbst und gelangt gleichzeitig über sich hinaus. Interessant fand ich auch die außerordentliche Bedeutung, die Du der «Fiktion» zuweist, wobei sie weniger eine Flucht aus dem Leben sei als vielmehr dessen Bereicherung oder Vervielfältigung – und doch denke ich, dass Phantasie und Vorstellungsvermögen in der Wissenschaft genauso sehr, wenn auch auf andere Weise, beansprucht werden. (Edelman bezeichnet die Naturwissenschaft gelegentlich als «die Verwendung der Vorstellungskraft im Streben nach Wirklichkeit» oder so ähnlich.) Ich fasele. [...]

Ich muss aufhören und zu Liveing[7] zurückkehren!

Noch einmal vielen Dank an Euch beide für ein wundervolles Wochenende.

Oliver

6 Zwar hatte Miller tatsächlich ein bemerkenswertes Gedächtnis, aber diese Anekdote dürfte mit Sicherheit dem dramatischen Effekt zuliebe übertrieben sein.

7 O. S. schrieb an einer Einleitung zu einer Faksimile-Ausgabe von Edward Liveings Migräne-Werk aus dem 19. Jahrhundert, das O. S. zu seinem *Migräne*-Buch anregte.

PS: Ich lege noch ein paar unzusammenhängende, zu verschiedenen Zeiten entstandene und mir heute etwas übertrieben & peinlich erscheinende Texte dazu, die zum Ausdruck bringen sollten, was mir Liveing damals bedeutete. Jetzt muss ich etwas Vernunftbestimmteres, weniger Persönliches schreiben.

An Dan Frank

Cheflektor, Alfred A. Knopf

21. August 1995
299 West 12th St., New York

Lieber Dan,

ich bin sehr froh, dass wir uns letzte Woche getroffen haben und über einige der vielfältigen Fragen zum Insel-Besuch – und hoffentlich auch -Buch – sprechen konnten. Außerdem lernen wir uns jetzt ein wenig kennen – was nicht leicht ist, weil wir beide (glaube ich) schüchtern sind.

Da Kate im Urlaub ist, hatte ich auch selbst ein wenig «Urlaub» – den ich nicht (wie beabsichtigt) zu einer Reise nach Labrador, sondern ins 19. Jahrhundert nutzte, wo ich eine Atmosphäre vorfand, die mich beruhigte und mich vor dem Stress der Gegenwart bewahrte und mir ein seltsames Gefühl von «Zuflucht» und Zuhause gab. So beendete ich einen langen Essay über meinen geistigen «Vorfahren» Edward Liveing – und Kate, die inzwischen wieder da ist, sieht ihn jetzt durch. Er vermittelt etwa die gleiche *Stimmung* wie mein Humphry-Davy-Essay, obwohl hier die Verbindung (Liveings Buch, Denken, hat das meine unmittelbar angeregt) viel enger ist.

Da das nun in die Wege geleitet war, wendete ich mich gestern Abend meinem Guam-Manuskript (vom April 93) zu –

und war so gelangweilt, dass ich nach ungefähr zwanzig Seiten das Bewusstsein verlor! Heute Morgen wurde ich fertig. Mir scheint, der Ton des Ganzen ist falsch – mit Sicherheit gilt das für die ersten 50 Seiten. Sobald ich zu einigen der Patienten komme, ändert sich der Ton, zumindest werden sie lebendig. Es fehlt (ich denke, Sie empfinden das ebenso) ein Eindruck von *der Insel* selbst, ihrem Inselcharakter, ihrer Geographie, ihren Pflanzen (ich ging mit einem Botaniker zum Farnsammeln in den Dschungel dort), ihren Riffs (ich ging Schnorcheln [...]), der physikalischen und menschlichen Landschaft *des Ortes*, die muss immer da sein, als Hintergrund zu [...] den Krankenbesuchen etc.

Ich denke, ich muss das Ganze noch einmal entwerfen, umformen, von Grund auf – es in die Form einer persönlichen Erzählung bringen (wie die nach Pohnpei, eine Reise, die auf die nach Pingelap folgte), mich dabei aber auf das frühere Material für «Daten» aller Art stützen – von den Patientenporträts bis hin zu den «medizinischen» Infos über Lytico-Bodig und sein «Geheimnis» und Studien etc. (allerdings muss *dies* irgendwie in die Erzählung eingebettet werden, vielleicht in kleinen Portionen und nicht als ein dicker medizinisch-historischer «Brocken»). Dann, denke ich, kommt nach Guam unser Flug nach (klein) Rota mit ihren Wäldern aus Palmenfarnen, Medizinmännern, der noch stärker erhaltenen indigenen Natur und Kultur – und dann die Begegnung mit dem alten Bill Peck, der durch sein langes Leben und seine Persönlichkeit all diese Inselthemen zusammenführen kann. Ich HOFFE, ich kann das schaffen! [...]

Danke!

An Abba Eban

Cousin, israelischer Staatsmann

7. November 1995
2 Horatio St., New York[8]

Lieber Aubrey,

ich wollte Dir schon letzte Woche schreiben und Dir mitteilen, wie sehr mich die CD-ROM mit *Heritage*[9] beeindruckt hat – tatsächlich habe ich nie vorher eine CD-ROM gesehen (und diese war natürlich wunderbar und verantwortungsvoll gemacht, obwohl sie sicherlich ewig so weitergehen und fortgesetzt werden könnte), diese ließ alle möglichen Bilder vor meinem geistigen Auge erstehen: einen elektronischen Talmud, eine unendliche Enzyklopädie (Borges' Traum) oder jene Pascal'schen Kugeln, deren Mittelpunkt überall und deren Ende nirgendwo ist. Ich könnte mir vorstellen, dass ein solches Instrument Bildung und Geschichte revolutionieren würde (oder könnte), und insbesondere Deiner *Heritage* würde sich dadurch eine ganz neue und wunderbare Wirkungsweise erschließen.[10]

Das wollte ich Dir schreiben, aber jetzt haben uns die schrecklichen Ereignisse in Israel überrollt, und wie alle anderen sitze ich seit Tagen wie gebannt vor dem Fernse-

8 Im September 1995 verlegte O. S. sein Manhattener Büro in eine größere Wohnung im West Village, in der er häufiger schlafen und die tägliche Pendelei zu seinem Haus auf City Island vermeiden konnte.

9 *Heritage*, eine neunteilige Fernsehserie über jüdische Geschichte und Kultur, wurde von Eban erzählt und mit einer Buch-Version begleitet.

10 Eban erwiderte dieses Schreiben aus dem Hotel Delmonico, wo er sich häufig einquartierte, wenn er in New York war.
«Lieber Oliver», schrieb er, «ich bin wie Du von den Beispielen für die technische Revolution tief beeindruckt, fürchte aber, dass die Vervielfältigung der Optionen unsere Fähigkeit, sie zu verarbeiten, übersteigen könnte, sodass wir uns rasch in einer Art Tretmühle befänden, in der wir den Befriedigungen hinterherjagen, nur weil sie verfügbar wären. Es gibt griechische Mythen, die durch die Schrecken schrankenloser Übersättigung in Tragödien enden, aber dies hier wären keine Mythen mehr.»

her.[11] Ich weiß, dass Du Rabin seit vielen Jahren kennst und eine wichtige Rolle in seinem Leben gespielt hast, daher muss der persönliche Verlust für Dich sehr schlimm sein. So vieles ist gesagt worden, aber was Du (bei Charlie Rose etc.) erklärt hast, war stets voller Emotionen, aber ohne jede Spur von Sentimentalität, und das sind (wie Kissinger sagte) die treuesten Menschen. Du warst Dir seit dreißig Jahren klar darüber, was zu tun sei, und genau das hatte er jetzt versucht. [...]

Man weiß nicht, was man nach Ereignissen wie diesen sagen soll, aber ich hatte das Gefühl, dass ich Dir schreiben müsse.

Liebe Grüße an Euch alle
Oliver

An Merlin Donald

Kognitions- und Neurowissenschaftler, Verfasser von *Origins of the Modern Mind*

17. November 1995
2 Horatio St., New York

Lieber Merlin,

schön wie immer, von Ihnen zu hören.

Ja, ich stehe in Verbindung mit Susan Schaller, und ich bin sicher, sie wird sich freuen, wenn Sie ihr schreiben. [...]

Als Susan begann, über «alinguale Menschen» zu schreiben, glaubte ihr niemand; man sagte, so etwas gebe es nicht, und sie hatte große Schwierigkeiten, Anerkennung zu finden. Doch heute haben viele Leute das Thema aufgegriffen, unter anderem Ursula Bellugi[12] et al. an der Salk Univer-

11 Ministerpräsiden Jitchak Rabin wurde am 4. November 1995 ermordet.

12 Bellugi war eine kognitive Neurowissenschaftlerin, die unter anderem schon sehr früh linguistische Studien an der ASL vornahm.

sity.[13] (Im letzten *Scientific American* gibt es einen interessanten Bericht über Alinguale und ihre (gemeinschaftliche) Hervorbringung von Sprache.) Als ich in diesem Jahr ein Sommerlager für Taubblinde bei Seattle besuchte – das an sich schon erstaunlich war, weil es taktile Sprachen, taktile Intelligenz offenbarte, die ganz auf dem Tastsinn aufbauten etc. So lernte ich einen freundlichen philippinischen Herrn von ungefähr 60 Jahren kennen, der über keine Sprache verfügte, sich aber dank einer konkreten «Home-Sign»[14] und Pantomimik als äußerst beredt erwies; er «erzählte» uns eine wunderschöne Geschichte von einem Vogel, der plötzlich herabstieß, um einen Fisch in der Luft zu fangen. Doch was das für ein Vogel war und wo sich der Vorfall ereignete, konnte er uns nicht mitteilen. Und doch fand da eine Art von *mythischer* Verallgemeinerung statt. Ich denke, es wäre für jemanden wie Sie äußerst wertvoll, sich mit dem Denken eines solchen Menschen näher zu beschäftigen ... denn Sie könnten das in einer Weise, zu der weder Susan noch Ursula noch irgendjemand anders *fähig* wäre. Daher bin ich hocherfreut, dass sich Ihr Interesse in diese Richtung bewegt.

Lassen Sie uns in Verbindung bleiben.

Herzlich
Oliver

13 Das Salk-Institute for Biological Studies in La Jolla ist die Wirkungsstätte von Bellugi und anderen Forschern, darunter Francis Crick.

14 Bei dieser in Deutschland gelegentlich als *Hausgebärde* bezeichneten Sprache handelt es sich um ein selbst erfundenes gestisches (oder taktiles) System, das der Verständigung mit gehörlosen Menschen ohne Zugang zu einer der eingeführten Gebärdensprachen dient. [A. d. Ü.]

5. September 1996
2 Horatio St., New York

Lieber Stephen,

der Sonntag zu fünft war ein Riesenspaß – obwohl ich in Zukunft daran denken werde, dass Rum keine Limonade ist und ich lieber bei Diet Coke bleiben sollte!

Beiliegend der Korrekturausdruck von *Island*[15] – er geht am Montag in die Druckerei, sodass die ersten britischen Exemplare (wie ich vermute) Ende des Monats in den Handel kommen werden. Ich fühle mich hinsichtlich des Buchs *unendlich* weniger ängstlich, seit Du es so gründlich «durchleuchtet» hast (obwohl ich gelegentlich die ursprünglichen Wendungen stehen gelassen habe – indem ich beispielsweise die Geschöpfe der «Lost World» weiterhin als jurassisch bezeichne, ungeachtet Deines Hinweises, dass einige kreidezeitlich waren; aber ich hielt «mesozoisch» in diesem Zusammenhang für ein zu gewichtiges Wort). Da einige Dinge zwischen Fahnen und Umbruchkorrektur auf unerklärliche Weise unter den Tisch gefallen sind – so beispielsweise das letzte Wort von BUCH I! –, mich schaudert bei dem Gedanken, was zwischen hier und dem gedruckten Buch passieren könnte, und bete, dass es keine seitenverkehrten Bilder sind wie in dem Deinen (obwohl ich sogleich hinzufügen möchte, dass nur eine Minderheit Deiner Leser diese Umkehrung bemerken wird, und auf keinen Fall wird Dir irgendjemand daraus einen Vorwurf machen, und Du solltest Dir keine Gedanken darum machen – denn Du hast ein prachtvolles, grundlegendes Buch geschrieben, und darauf werden die Leute reagieren und nicht auf einen Druckfehler. Ich merke gerade, dass ich ebenso sehr zu mir selbst spreche wie zu Dir!).

15 *The Island of the Colorblind*, 1997 (dt.: *Die Insel der Farbenblinden*, 1997). [A. d. Ü.]

Mit großer Freude habe ich vernommen, dass Du die wesentlichen Teile einer lange in Dir schlummernden Geschichte der Evolutionstheorie geschrieben hast – denn das *ist* der wesentlichste Teil, die tiefste Entfaltung und Erfüllung Deiner selbst. Doch wenn Du diesen Hauptteil erledigt hast, kannst Du Dir doch eine «Auszeit» nehmen und *Full House* auf den Weg bringen, ohne es als schmerzliche Unterbrechung zu empfinden. (Nicht dass solche Reisen zur Vorbereitung von Büchern echte «Auszeiten» wären – sie sind genauso anstrengend wie alles andere, ich weiß, wovon ich rede.)

Ich beneide Dich um diesen zentralen Komplex Deines Interesses und Deiner Identität; ich denke oft, dass ich als Kliniker (und vielleicht auch Dilettant) auf ungewöhnliche Dinge stoße, die ich registriere und mit denen ich mich spielerisch beschäftige, obwohl sie unerwartete Bedeutungen anzunehmen scheinen oder Perspektiven eröffnen, die ich nicht erwartet hätte. Aber ich habe vermutlich nie eine ausreichende Leidenschaft für eine allgemeine Theorie oder eine Theorie überhaupt entwickelt (mit meiner erratischen Leidenschaft für Darwin kam ich dem am nächsten).

Wir sollten uns bald wiedersehen – und noch einmal: Ich kann Dir nicht sagen, wie dankbar ich Dir für Deine große Hilfe – und Deine Freundschaft – bin.

Liebe Grüße an Euch beide
Oliver

An Jane Goodall[16]

Primatologin

28. September 1996
2 Horatio St., New York

Liebe Jane (wenn ich darf),

einiges von dem, was Sie beschreiben, klingt nach visueller Agnosie – genauer «Prosopagnosie». Man braucht keine Läsion oder Krankheit zu haben (wie «Der Mann, der»), um unter dieser Beeinträchtigung zu leiden – die Schwankungsbreite der visuell-gnostischen Fähigkeiten ist erheblich, und es gibt einige (manchmal hochbegabte) Menschen, denen die visuelle Gnosis von Geburt an fast vollkommen abgeht. Ich füge hier die Geschichte von einem «Dr. S» bei – einem «begabten» Psychoanalytiker.[17] Als ich sie las, dachte ich, es gehe dort um *mich selbst*, weil meine Ausfälle in diesem Bereich ebenfalls sehr schwerwiegend sind. Ich gerate ständig in peinliche Situationen, weil ich irgendwelche Menschen nicht erkenne – Kate, meine Assistentin, muss sie dann bitten, es «nicht persönlich» zu nehmen, und erklären, dass es mir nach zehnjähriger Zusammenarbeit durchaus noch passiert, *sie selbst* nicht zu erkennen –, außerdem verirre ich mich ständig, weil ich Orte nicht wiedererkenne (oder links und rechts verwechsle) etc. Auch als ich über Dr. P., «Der Mann, der», schrieb, hatte ich teilweise das Gefühl, über mich selbst zu schreiben. Sie werden einige interessante Selbstbeschreibungen über solche Schwierigkeiten der Gesichtserkennung in Bertrand

16 Goodall hatte O. S. geschrieben, sie habe erst kürzlich entdeckt, dass etwas, «was ich immer für einen einzigartigen und peinlichen / ärgerlichen Mangel meiner geistigen Fähigkeiten gehalten habe, gar keine Besonderheit von mir ist!». Im Fortgang beschreibt sie ihre vollkommene Unfähigkeit, individuelle Gesichter zu erkennen.

17 Für die Zeitschrift *Neurology* besprach O. S. 1992 das Buch *Mental Lives: Case Studies in Cognition*, herausgegeben von Ruth Campbell. Darin enthalten ist die Geschichte von «Dr. S».

Russells Autobiografie lesen können – auch über seine «Strategie» (mentale, sprachliche *Listen* von «hervorstechenden Merkmalen» anzulegen) zur Bewältigung dieses Problems. Er selbst schreibt es seiner «Kälte» oder «sozialen Gleichgültigkeit» zu, aber für mich hört sich das eher neurologisch an.

In anderer Hinsicht können visuelles Gedächtnis und Erkennen äußerst genau sein. Als Liebhaber von Palmen und Palmfarnen erkenne ich *sie* sofort, so wie Sie, dessen bin ich mir sicher, auf der Stelle Ihre (nicht-menschlichen) Freunde und Studienobjekte aus der Primatenwelt erkennen.[18]

Zum Sprachenproblem weiß ich keinen Rat. (Ich bin selbst hoffnungslos monoglott.) Ihre großartige Arbeit scheint aber nicht im Mindesten darunter gelitten zu haben (und vielleicht gilt das auch für meine)! (Trotz all dieser «Probleme».)

Mit den besten Wünschen
Oliver

An Lewis Frumkes

Schriftsteller und Humorist

20. Februar 1997
[2 Horatio St., N. Y.]

Lieber Lewis,

eines meiner Lieblingswörter ist APOCOPE – ich verwende es (beispielsweise) in «A Surgeon's Life» («the end of the word omitted by a tactful apocope», in: *Anthropologist on Mars*).[19]

Ich mag seinen *Klang*, seine Explosivität (wie einige meiner

18 Goodall erwiderte, es sei für sie keineswegs leichter, individuelle Schimpansen zu erkennen, und ihr Kameramann habe die gleichen Schwierigkeiten. Weiter meinte sie, sie würden sich beide leicht verirren. (Später erklärte O. S. in seinem Artikel «Face-Blind», Agnosien für Gesichter und Orte seien oft miteinander verknüpft.)

19 Dt.: «wobei das Wortende einer taktvollen Apokope zum Opfer fiel», in: «Das Leben eines Chirurgen», *Eine Anthropologin auf dem Mars*, Rowohlt.

Tourette-Freunde auch – für die es ein 4-silbiger sprachlicher Tic geworden ist, der in einer Zehntelsekunde ausgestoßen oder zerhackt werden kann) und den Umstand, dass es 4 Vokale und 4 Silben in lediglich 7 Buchstaben zusammenfasst. Ich mag auch SYZYGY[20] (aus ähnlichen Gründen und weil es 3 verschiedene Bedeutungen hat).

Oliver Sacks

PS: Auch «ZAROB» und «UBE» gefallen mir.

An Jared Diamond

Geograph, Verfasser von *Guns, Germs, and Steel*[21]

14. April 1997
2 Horatio St., New York

Sehr geehrter Dr. Diamond,

ich hege die Absicht, Ihnen zu schreiben, seit ich Ihre Rezension von *Island*[22] gelesen habe, und nach der Lektüre Ihres glänzenden Beitrags in der Mai-Ausgabe von *Discover* ist es mit meiner Zurückhaltung vorbei.

Ich bin vollkommen einverstanden mit allem, was Sie dort schreiben – und erinnere mich nur zu gut an meinen eigenen heftigen Zorn über die Schäbigkeit, mit der Sagans Ablehnung vonstattenging.[23] Um so mehr war ich von lobenden Worten gerührt, die Stephen (Jay Gould) vor einigen Wochen in *Science* für ihn fand.

Was Sie über die Furcht jüngerer Wissenschaftler sagen,

20 Dt.: Syzygie.

21 Dt.: *Arm und reich, Die Schicksale menschlicher Gesellschaften*, Frankfurt a. M. 1998.

22 Diamond besprach *The Island of the Colorblind* für die *New York Review of Books*.

23 Carl Sagan (1934–1996), ein Astronom an der Harvard University, dem eine Festanstellung verweigert wurde, obwohl (möglicherweise auch weil) er als populärwissenschaftlicher Autor eine riesige Lesergemeinde hatte und ein Fernsehstar war.

sich in der Öffentlichkeit zu äußern, ist leider ebenso wahr – mein eigener Mentor, A. R. Lurija, war fünfundsechzig, als er *The Mind of a Mnemonist*[24] veröffentlichte (obwohl die Arbeit – und die Beziehung – von denen dort die Rede ist, schon dreißig Jahre oder länger zurücklagen). Und ich erinnere mich noch lebhaft, wie der medizinische «Lektor» des Verlags reagierte, als ich mein erstes Buch (*Migraine*) einreichte – ich war damals 34. «Das ist zu leicht zu lesen», sagte er. «Das könnte Verdacht erregen. Professionalisieren Sie es!»

Es könnte doch sein, dass im Bereich der klinischen Medizin und Neuropsychologie etc. nicht so ein tiefer Graben zwischen «technischer» und «populärwissenschaftlicher» Sprache klaffen muss wie etwa in der Physik oder Genetik oder Molekularbiologie; ich bilde mir (gerne) ein, Lurijas späte Bücher (und hoffentlich auch meine!) können sich *gleichermaßen* an eine wissenschaftliche wie allgemeine Leserschaft wenden; aber dieser Balance-Akt ist schwierig (und heikel).

Besonders danke ich Ihnen für die Behutsamkeit und Großzügigkeit, mit der Sie *Island* besprochen haben – denn es gehört sicherlich zu meinen sonderbarsten Büchern. (Ich war mir nicht bewusst, mit welchen Risiken es verbunden war, über meine «gewöhnlichen» klinischen Zuständigkeitsbereiche hinauszugehen – in die Botanik, Kolonialgeschichte etc. – und mich für einen Stil oder eine Form zu entscheiden, die etwas impressionistisch war; doch die Erfahrungen selbst waren so weitreichend und so kurz, dass ich das Gefühl hatte, ich könnte nichts Umfassenderes oder Systematischeres versuchen.) Sie hatten sicherlich recht, darauf hinzuweisen, dass ich mehr über die «Gründereffekte» auf Pingelap und über «Prionen» hätte schreiben sollen – und ich werde in einer kommenden Ausgabe zumindest entsprechende Fußnoten hinzufügen. (Tatsächlich trafen zufällig einige Dinge zusam-

24 Dt.: *Kleines Porträt eines großen Gedächtnisses*, 1968.

men: Ihre Besprechung von *Island*, der Umstand, dass ich die Fahnen von Richard Rhodes' neuem Buch[25] zugeschickt bekam und dass mich ein Patient mit Creutzfeldt-Jakob aufsuchte; das alles veranlasste mich, über Prionen etc. nachzudenken und in der Besprechung von Rhodes' Buch einige Anmerkungen über diese Krankheit zu machen.)

Über die Frage, was «angemessen» und «zulässig» in wissenschaftlichen Schriften sei, wird, wie Sie wissen, seit der Gründung der Royal Society gestritten – Sir Thomas Browne (den ich verehre!) wurde, trotz all seiner Bedeutung & Eignung in anderen Hinsichten, abgelehnt, weil *seine* Schriften als zu persönlich und «schön» galten – eine Art Vorspiel zu Sagans Ablehnung.

Ich bin ein großer Bewunderer *Ihrer* Arbeit – und *Ihres* neuen Buchs – und schreibe Ihnen jetzt, um Ihnen meinen Dank und meine Anerkennung auszudrücken –

Oliver Sacks

An Austen Riggs

Zoologe[26]

14. April 1997
2 Horatio St., New York

Sehr geehrter Dr. Riggs,

vielen Dank für Ihren Brief. Die Frage(n), die Sie aufwerfen, sind nicht leicht zu beantworten, nicht zuletzt wegen

25 *Deadly Feasts* [dt.: *Tödliche Mahlzeit, BSE, eine schleichende Epidemie bedroht die Menschheit*, Hamburg 1998], ein Buch über Rinderwahn und andere Prionenkrankheiten, einschließlich der Creutzfeldt-Jakob-Krankheit. Creutzfeldt ist eine sehr seltene degenerative Erkrankung, die zu Persönlichkeitsveränderungen, Demenz und Tod führt. Wie Kuru und andere Prionenkrankheiten verbreitet sie sich durch Kontakt mit infiziertem Gewebe.

26 Riggs, ein Zoologe in Austin, Texas, schrieb in Reaktion auf «The Case of the Colorblind Painter» [«Der farbenblinde Maler», in: *Eine Anthropologin …*], er habe beobachtet, dass seine eigenen Träume farblos seien, obwohl er Farben ganz normal sehen könne.

der ungeklärten Natur eines so großen Teils der Traumerfahrung (in uns allen) und der Ungewissheit, inwieweit sie beim Erzählen «transkribiert» wird (z.B. in Sinnesbildern, Wahrnehmungen etc.). Man mag «wissen» oder «zu verstehen bekommen», dass jemand in einem Traum rote Haare hat, aber *sieht* man sie wirklich als rot?

Für mich selbst (mein Farbensehen ist normal) könnte ich bei der großen Mehrzahl meiner Träume nicht angeben, ob sie farbig oder schwarz-weiß waren – so scheinen sie weder der einen noch der anderen Modalität eindeutig zuzuordnen zu sein. Doch gelegentlich träume ich (beispielsweise), ich würde einen Farbdruck anfertigen und mich dabei der alten Farb-Transfer-Methode bedienen (die ich vor vielen Jahren verwendete) – ich «sehe» die gelben, die purpurnen, kobaltblauen Diapositive und ordne sie sorgfältig an, sodass das Bild seine ganze Farbenpracht entfaltet. Das ist für mich eine Form des farbigen Traums. In einer anderen Form kann Farbe eine spezielle Bedeutung haben, z.B. das Blau einer bestimmten Palmfarnart. Vielleicht «konstruiert» man Farbe in Träumen nur in dem Maße, wie sie «erforderlich» oder bedeutsam oder nützlich ist. Eine dritte Form von Farbtraum hat (für mich und für viele andere) mit irgendeiner organischen Störung zu tun – einer Migräne, einem Wirkstoff-Effekt, einem Fieber, einem Delirium; solche Träume erscheinen mir weit weniger begrifflich oder symbolisch als sinnlich (und unzusammenhängender) zu sein als «normale» Träume – und reiche, dichte, fast lithographische Farben, wobei schillernde und iterative geometrische Muster etc. charakteristisch für sie zu sein scheinen. Manchmal sieht man in einem halbwachen Zustand die farbigen Bilder oder Muster, als wären sie an die Decke projiziert.

Ich denke, die Frage – träumt man in Farbe, enthalten Träume farbige Elemente – ähnelt in gewisser Weise Fragen wie: Gibt es in Träumen *Bewegung*? Weisen sie Tiefe auf – insbesondere Stereopsis? (Manchmal träume ich, dass ich durch ein Stereoskop blicke – Stereofotografie gehörte einst, wie die Farbfotografie, zu meinen Leidenschaften –, doch andererseits habe ich keine Ahnung, ob ich stereoptisch träume.) Bewegung wird fast immer in Träumen erwähnt, obwohl ich (an mir) eher eine bestimmte Kategorie von Träumen beobachte, die bewegungslosen Dioramen ähneln – einige von ihnen beschreibe ich in meinem neuen Buch (*The Island of the Colorblind*). Merkwürdigerweise hatte ich, bevor ich richtig mit dem Schreiben anfing, wiederholte «Schwarz-Weiß-Träume» – Träume von der Insel, der Vegetation, Sonnenuntergängen etc., die ein bisschen wie alte Filme aussahen und mich (in meinem Traum) glauben ließen, ich sei selbst farbenblind geworden.

Farbband zu Ende. Will versuchen, die nächste Seite leserlich zu schreiben!

Ich frage mich, ob diese Träume – in denen das Schwarz-Weiß *als solches* ein so wichtiges Element war – eine originelle Aufforderung meines Unbewussten waren, nun endlich über die Insel zu schreiben.

Bei dem farbenblinden Maler bewirkte die Schädigung (der V4-Areale) des prästriaten Kortex den Ausfall *aller* Formen der «Farb-Konstruktion» – nicht nur beim Wahrnehmen, sondern auch beim (farbigen) Vorstellen, Erinnern und Träumen. Menschen mit einer Schädigung des primären visuellen Kortex (V1), Rindenblindheit, scheinen jede Fähigkeit zum visuellen Träumen verloren zu haben.

Um auf Ihre Fragen zurückzukommen – ich möchte annehmen, dass es, wenn Sie sich an die Farbe in Ihren Träumen nicht erinnern, daran liegt, dass sie nur selten ein bedeutsames Element in ihnen ist. Wir brauchen unter anderem eine genauere Bildgebung des Gehirns (die in der Lage ist, verschiedene Aktivitäten in verschiedenen Arealen des Gehirns differenziert wiederzugeben) von Menschen, *während* sie träumen. Das könnte viele Überraschungen bringen – unter anderem (wer weiß?) eine Überraschung für Sie: Ich könnte mir vorstellen, dass V4 sehr aktiv in Ihren Träumen sein könnte, dass Sie möglicherweise farbig träumen, daran aber beim Aufwachen keine Erinnerung haben, weil die Farbe keinerlei Bedeutung hat.

Genug!

Mit freundlichen Grüßen
Oliver Sacks

An Jim Poyser

Journalist

30. Juni 1997
2 Horatio St., New York

Lieber Jim,

vielen Dank für Ihr Fax – mit großer Dankbarkeit erinnere ich mich an das schöne Porträt von mir, das Sie geschrieben haben.[27] [...]

Ich bin mir nicht sicher, ob ich Ihre Frage(n) überhaupt richtig beantworten kann, denn ich halte das Risiko für einen wesentlichen Teil des Lebens – zumindest eines Lebens, das Abenteuer, Neuheit, Ungewissheit, Überraschung sucht oder zumindest zulässt; ein Leben ohne das ist überhaupt kein Leben. Noch einmal, das Risiko muss alle Wünsche, Erwartungen, Hoffnungen, Verlangen begleiten; jedes Versprechen, jeden Vertrauensakt; und, so gesehen, auch jede Hypothese, jede Theorie; ganz zu schweigen von jeder Beziehung (oder Bindung). Ich kann mir kein Leben ohne Risiken vorstellen. Und wenn man das Leben (mit von Neu-

27 Poyser hatte für die alternative Wochenzeitschrift *Nuvo* in Indianapolis einen Artikel über O. S. geschrieben.

mann[28]) als Spiel betrachtet – (oder mit Pascal als Wette) –, ist das Risiko die *grundlegende* Idee.

Ihre erste und dritte Frage beziehen sich auf (meine) Arbeit. Infektionskrankheiten stellen (denke ich) kein besonderes Risiko dar – obwohl ich 1968 Windpocken bekam, nachdem ich nur vierzehn Tage zuvor einen Patienten mit Gürtelrose behandelt hatte. Ich muss mich jetzt jährlich einem Tuberkulintest unterziehen – jeder Mitarbeiter im Gesundheitswesen muss das. Ich arbeite vorwiegend mit älteren Patienten, bei denen Lungenentzündungen, entzündete Decubiti (wundgelegene Stellen) etc. nur allzu häufig vorkommen – doch mein Immunsystem scheint ziemlich widerstandsfähig zu sein, und der Umgang mit diesen Patienten scheint keine Gefährdung für mich zu sein. Mit Aidspatienten hatte ich so gut wie gar nichts zu tun, obwohl ich oft dachte, dass ich mich gern mehr um sie gekümmert hätte.

Es gibt andere Risiken, an die ich öfter denke. Als beispielsweise 1967 l-Dopa für meine postenzephalitischen Patienten verfügbar wurde, erschienen mir seine Verheißungen und Risiken gewaltig. Ich dachte, es könnte sie «aufwecken» – allerdings ein Aufwecken zu einer Welt, die nicht mehr die ihre war. Es könnte als Stimulans wirken, dachte ich – aber auch als Stimulans für Manien, Tics, Delirien, Alpträume, Kontrollverluste, unter denen sie litten, bevor sie Parkinson bekamen, und die unter dieser Behandlung wieder ausbrechen konnten. (Über diese Zweifel berichte ich in der *Awakenings*-Auflage von 1990.) Ständig muss ich mich fragen, ob eine Behandlung Schaden anrichten kann – und auch die besten Absichten können Schaden anrichten. In «To See and Not See»[29] überlege ich, ob «die Gabe des Sehens» nicht

28 John von Neumann (1903–1957), ein Mathematiker und Informatiker, interessierte sich für die Spieltheorie.

29 «Sehen und nicht sehen» in *Eine Anthropologin ...*

ein erhebliches Risiko für den Patienten bedeutet, der seit einem halben Jahrhundert an das Blindsein angepasst war.

Macht zu haben oder Verantwortung zu übernehmen scheint mir mit erheblichen Risiken verbunden zu sein, und beide sind untrennbar mit dem Leben eines Arztes verknüpft. Heute versuche ich – auch implizit –, nichts anderes zu versprechen als Zuhören und Aufmerksamkeit und Ehrlichkeit. Jedem Patienten erkläre ich: «Ich weiß nicht, ob ich helfen kann, aber ich werde versuchen, jedes Problem zu verstehen und eingehend mit Ihnen zu besprechen.» Ein Risiko liegt auch in der (unvermeidlichen) Idealisierung, die eine Begleiterscheinung jeder Arzt-Patient-Beziehung ist: Bei einigen Patienten versuche ich, sie – als «Übertragungsneurosen» – bewusst zu machen und zu erörtern; bei anderen, sie – unausgesprochen – aufzuarbeiten.

Meine größeren Projekte, meine Bücher betrachte ich als erhebliche Investitionen, Wagnisse und (damit) als Risiken. In sie steckt man alles, was man hat – sein Herz, seinen Ruf, sein ganzes Leben –, ohne die geringste Gewissheit, wie sie «gelingen» oder wie sie aufgenommen werden. Es ist immer mit großer Angst verbunden, wenn man sich von ihnen trennt, sie aus der Hand gibt – diesen höchst privaten Teil von einem selbst in die Welt entlässt. Für mich sind die ersten sechs Monate (ungefähr – manchmal sind es auch viel mehr) nach der Veröffentlichung eines Buchs eine Zeit echten Risikos – man ist extrem verletzlich, schlechten Kritiken hilflos ausgeliefert. Doch – Gott sei Dank – übersteht man diese Situation irgendwie – vielleicht durch eine Zuversicht oder Gewissheit, die auf einer tieferen Ebene angesiedelt ist als die offenkundige Verletzlichkeit. Das heißt, wenn man wirklich das Gefühl hat, sein Bestes getan und gute Arbeit geleistet hat.

Sie haben mich um ein paar Sätze gebeten, und nun wird es zu einem Bekenntnis!

Ich denke, ich könnte in gewisser Hinsicht als risikobereiter Mensch gelten (warum sonst wäre ich mit Narben bedeckt?) – allein auf einen Berg zu steigen (*Der Tag, an dem mein Bein fortging*), in einem kleinen Flugzeug mit einem Touretter am Steuer zu fliegen (*Anthropologin*) und mich auf alles Mögliche – wie Sie sagen – auf der *Insel* einzulassen. Einige der Risiken könnte man als leichtsinnig ansehen, andere als mutig, die meisten einfach als Teil der jeweiligen Aufgabe. Sakau[30] halte ich nicht für ein Risiko, es gilt nicht als gefährlich – aber vor vielen Jahren habe ich mein Leben *tatsächlich* mit Drogen aufs Spiel gesetzt. Schwimmen (seit der *Insel* auch Gerätetauchen) und Rifftauchen, selbst nächtliche Tauchgänge, manchmal mehr als 30 Meter tief, empfinde ich nicht als Risiken (wenn ich vernünftige Vorsichtsmaßnahmen treffe und einen zuverlässigen Tauchpartner habe). Im Allgemeinen habe ich keine Angst vor anderen Lebensformen – wenn ich sie in Ruhe lasse, denke ich, werden sie auch mir nichts tun. Dingen, auf die ich keinen Einfluss habe, begegne ich mit einem gewissen Fatalismus (z. B. Flugreisen, Gewittern etc.). Andererseits erscheint mir die tägliche Autopendelei zwischen der Praxis und meiner Wohnung in der Bronx, auf schlechten Straßen, bei schlechtem Wetter, mit Millionen oft unfähigen Autofahrern, ein immer unzumutbareres Risiko darzustellen, das ich jetzt auch beenden werde.

Beenden muss ich auch sofort diesen überlangen (und vielleicht riskanten!) Brief – ignorieren Sie ihn, wenn Sie möchten, und wählen Sie Ihre eigenen Worte!

Mit besten Grüßen
Oliver

---

30 Sakau, oder Kava, ist ein leichtes psychoaktives Getränk, das O. S. probierte, als er im Südpazifik war. In *Die Insel der Farbenblinden* berichtet er darüber.

An Jonathan Cole

20. September 1997
2 Horatio St., New York

Lieber Jonathan,

hab herzlichen Dank für Deinen schönen, lieben Brief – (ich denke) ich bin in letzter Zeit etwas deprimiert (aus einem unklaren Grund oder auch mehreren Gründen), und es tat mir gut, ihn zu lesen. […]

Was mich angeht, so fand ich es ein bisschen schwierig, mich nach dem Amazonas[31] wieder an New York und die Neurologie zu gewöhnen, und in gewissem Sinne bin ich noch immer dort, stellvertretend, durch Lesen. Außerdem denke ich – irgendwo im Hinterkopf – über das Altern nach. Mein Ausgangspunkt ist die Wiederaufnahme der Hausbesuche. Dabei begleite ich die Gemeindeschwester zu den alten und gebrechlichen Menschen, die in der Umgebung des Beth Abraham wohnen.[32] Dabei bekomme ich an einem einzigen halben Tag so unglaublich viel zu sehen: nicht nur Krankheit, sondern auch Armut, Einsamkeit, Lebensgemeinschaften, Mut etc. – wie das Leben in der Bronx wirklich aussehen kann –, all das führt mir vor Augen, was der Medizin heute fehlt, wie sie verarmt ist, weil sie *keine* Hausbesuche mehr macht, sondern Patienten nur noch in Krankenhäusern und Praxen behandelt. Natürlich gilt das nicht für England (und Kanada und Australien) – aber in den Staaten sind Hausbe-

31 O. S. war vor kurzen von einer Brasilienreise zurückgekehrt, auf der er den Amazonas und das Pantanal erkundete (und sich in die Capybaras verliebte, diese friedlichen, riesigen Säugetiere).

32 O. S. hatte lange Wert darauf gelegt, die Patienten in ihrem Zuhause aufzusuchen, doch in diesem Fall hatte er angefangen, sehr alte Menschen zu besuchen, die noch selbständig lebten, weil er vorhatte, ein Buch über gesundes Altern zu schreiben. (Zwar wurde dieses Buch nie geschrieben, aber einige seiner Gedanken zu dem Thema fasste er in dem kurzen Essay «The Aging Brain» zusammen [dt.: «Das alternde Gehirn», in: *Alles an seinem Platz*, Reinbek 2019].

suche praktisch ausgestorben, seit 50 Jahren oder mehr. (Zu ihrer Wiederaufnahme hat mich ein faszinierender, in den 1950er Jahren in Schottland erschienener Artikel angeregt, «Confusion in the Home».)

Aber ich denke auch daran (zum Teil, weil ich nicht möchte, dass die Verleger, Agenten etc. mir ständig im Nacken sitzen und mich mit Fragen löchern wie: «Wie weit sind Sie mit dem Altersbuch?», «Was können Sie uns zeigen?» etc.; ich möchte diese Recherchen ruhig, privat, auf meine Weise vornehmen), verschiedene Essays zu sammeln, die im Laufe der Jahre hier und da erschienen sind, und sie zu einem Buch zusammenfassen. Es gibt verschiedene Kategorien – biografische Essays (etwa Humphry Davy & Freud), neurologische Aufsätze und persönliche Erinnerungen der einen und der anderen Art («Water Babies»[33] etc.) –, und ich weiß nicht recht, ob ich sie gemischt oder getrennt veröffentlichen soll.

Im Augenblick überarbeite ich – und zwar ziemlich radikal – einen (unveröffentlichten) Essay zum Thema Musik & das Gehirn[34], den ich vor ungefähr drei Jahren schrieb, ein Thema, das in höchst unerwartete Richtungen führt.

Noch einmal vielen Dank – und liebe Grüße & beste Wünsche an Euch alle.

Oliver

33 Unter dem Titel «Wasserbabys» in *Alles an seinem Platz* erschienen.

34 Eine Version dieses Essays wurde als Vorwort in einem Buch veröffentlicht, das seine gute Freundin Concetta Tomaino herausgab (vgl. *Bibliografie Oliver Sacks*). Schließlich wurde daraus das Buch *Musicophilia* [dt.: *Der einarmige Pianist*, 2008].

An Alison Samuel

Lektorin

23. Oktober 1997
2 Horatio St., New York

Sehr geehrte Ms. Samuel,

Dank für die Fahnen von Elizabeth Mapstones Buch.[35]

Es ist augenscheinlich gut recherchiert, aber ich wäre absolut die falsche Person als Rezensent, weil ich nie das Gefühl hatte, es gebe *irgendeinen* nennenswerten Unterschied zwischen Männern und Frauen in Wissenschaft, Kunst, Streit oder auf irgendeinem anderen Gebiet; daher finde ich das Buch – und alle ähnlichen Bücher – unverständlich (ich bin gerne bereit zuzugeben, dass es sich bei mir um eine seltsame Form von Gender-Agnosie oder Gender-Leugnung handelt).

Darf ich Ihnen vorschlagen, die Fahnen (wenn Sie es noch nicht getan haben) an meine Kollegin und Freundin Deborah Tannen zu schicken?

Mit freundlichen Grüßen

An Freeman Dyson

Physiker, Autor

30. November 1997
2 Horatio St., New York

Lieber Freeman,

[...] Während der letzten zwei oder drei Wochen habe ich über die Leidenschaft nachgedacht und geschrieben, die ich im Alter zwischen 10 und 13 Jahren für die Naturwissenschaft empfand – vor allem für die Chemie und ganz

35 *War of Words: Women and Men Arguing* [dt.: *Warum Männer und Frauen sich nicht verstehen*, München 1998].

besonders für das Periodensystem. Damals besuchte ich den humanistischen Zweig meiner Schule mit Erfolg, aber ohne Begeisterung, dafür verbrachte ich jede freie Minute im Science Museum und führte in meinem eigenen kleinen Labor Experimente durch. Ermutigt wurde ich dabei von einem Lieblingsonkel (er produzierte «Tungstalite[36]-Glühbirnen», und ich ging in seine kleine Fabrik in Holborn und schaute zu, wie das schwere Wolframpulver gepresst, gesintert und zu Draht ausgezogen wurde) – ich nannte ihn «Uncle Tungsten»[37] –, aber größtenteils war die Leidenschaft autonom und exotherm, daher bedurfte es neben Büchern und Museen (und später einiger Freunde, die sie teilten) keiner weiteren Anregung.

Aber das war nicht nur Erregung – es war auch Frieden, Sicherheit, es war Freundlichkeit und Zuflucht. Für mich war das Periodensystem eine Art magische Karte oder Welt oder Garten, mit den Eigenschaften des Wells'schen Zaubergartens (in «Die Tür in der Mauer») und der Chesterton'schen «Landschaft seiner Träume ... die Fauna und Flora seines eigenen heimlichen Planeten» – und ganz gewiss war das System von Anfang an eine tief bedeutsame Darstellung der Wirklichkeit und nicht einfach ein nützliches Hilfsmittel. Mit 13 Jahren wechselte ich vom humanistischen zum naturwissenschaftlichen Zweig meiner Schule. Und, wie mir schien, fand damit (wenn auch zweifellos noch andere Faktoren im Spiel waren) meine Leidenschaft für die Chemie ein jähes Ende, sie wurde «exekutiert». Vielleicht hätte ich im humanistischen Zweig bleiben sollen, wie es mir der Direktor vorgeschlagen hatte?

Vergeben Sie mir diese überflüssige Reminiszenz – doch

36 Dt.: Wolframit, ein Mineral. [A. d. Ü.]

37 In dem Buch gleichen Namens heißt er in der deutschen Übersetzung «Onkel Wolfram», denn das betreffende Element wird in Großbritannien als Tungsten und auf Deutsch als Wolfram bezeichnet. [A. d. Ü.]

ich dachte an Ihren großartigen Essay «To Teach or Not to Teach» und war sehr froh und dankbar, dass Sie ihn geschrieben haben, denn er gibt mir nicht zuletzt das Gefühl, dass meine eigene (scheinbar paradoxe) Erfahrung weder außergewöhnlich noch absurd war. Ich glaube nicht, dass ich in der Lage war, die begeisterte und spielerisch-leidenschaftliche Einstellung dieser frühen Jahre wiederzuentdecken, bis ich endlich mit Schule und Ausbildung fertig war – und das kann bei einem Arzt, einem Neurologen, 20 Jahre dauern.

Diese erinnerungsträchtige Stimmung wurde teilweise durch einen Freund und Chemiker ausgelöst, der mir einen kleinen Riegel Tungsten schickte (wie die Barren Wolfram, die mein Onkel mir einst gegeben hatte) [...] und den Umstand, dass ich wieder einmal das Buch öffnete, das einmal meine Lieblingslektüre war (verband es doch miteinander die intellektuelle Begeisterung, den *Spaß* an der Chemie und dem Periodensystem, eine jugendliche und verschwenderische Unendlichkeit von Fußnoten in alle Richtungen) –, Mendelejews *Principles of Chemistry*[38]. [...]

Ich hoffe, ich kann Sie (alle) bald besuchen.

Meine besten Grüße und Wünsche – Oliver

An Peter Swales

Freud-Forscher

30. Dezember 1997
2 Horatio St., New York

Lieber Peter,

wie nett, wieder von Ihnen zu hören (und das in dieser Jahreszeit, die bei mir Erinnerungen weckt an eine Gans und

---

38 *Grundlagen der Chemie*, 2 Bände, auf Russisch erstmals 1871 erschienen, auf Deutsch 1890 in Sankt Petersburg. [A. d. Ü.]

einen Weihnachtspudding, die wir uns vor einigen Jahren in der Mott Street teilten).

Mir hat «Freud, Filthy Lucre, & Undue ‹Influence›» sehr gefallen (wie mir alles gefällt, was Sie schreiben), denn es ist geistreich und lebendig (was immer fesselnd ist!), doch trotzdem erweist es sich als detaillierte Dokumentation und streitbare Synthese (wie Sie am durchgestrichenen Wort sehen, wollte ich nur «Synthese» schreiben, aber nehmen Sie mir das «streitbar» bitte nicht übel: Schließlich hat *Darwin* auch geschrieben, *Origin*[39] sei im Wesentlichen von Anfang bis Ende eine einzige Streitschrift).

Vor vielen Jahren (tatsächlich das letzte Mal, dass ich ihn sah, im Februar 1973, als ich in einer leidenschaftlichen Leibniz-Phase war) sagte ich zu Auden, ich könne kaum glauben, was ich über Leibniz' Geiz gelesen habe. Solch ein Mann, solch ein Philosoph müsse doch «über» allen materiellen Interessen und Kleinlichkeiten stehen, sich in jeder Hinsicht durch grenzenlose Großzügigkeit auszeichnen etc. Wystan lächelte über meine Naivität und sagte, *er* habe keine größeren Schwierigkeiten, Leibniz für einen Geizhals zu halten als Newton für einen Mörder (der er ja tatsächlich während seiner Zeit als Münzmeister war). Ich weiß nicht genau, warum ich diese Anmerkung mache – vermutlich um zu sagen, dass ich zwar bereit bin, die schlimmsten Berichte über des Meisters Geldgier, Ausbeutung, ungebührliche Einflussnahmen, sexuelle Fehltritte etc. zu glauben (und natürlich die Freiheiten in seinen Fallgeschichten) – ohne dass er deshalb für mich an Interesse verlöre – (jedoch auch nicht gewönne). Während ich *zutiefst*, aufs Äußerste empört bin über (beispielsweise) Heideggers Anbiederung an die Nazis und den Eindruck habe, dass sie häufig tatsächlich sein Denken infiltrieren / kontaminieren – sodass wir diese Seite *nicht*

39 *On the Origin of Species* [dt.: *Die Entstehung der Arten*, zahlreiche dt. Ausg.].

trennen können von dem, was wir über ihn wissen. Schwieriges Gelände.

Obwohl ich (wie Sie wissen) selbst seit mehr als 30 Jahren in Analyse (oder was auch immer) gewesen bin – im Januar werden es zweiunddreißig Jahre sein –, denke ich selten an Freud und sehe ihn weder als «Helden» noch als «Schurken» – obwohl er sicherlich bemerkenswert und wichtig ist. *Wie* bemerkenswert, *wie* wichtig lässt sich unmöglich sagen; auch kann man keine standardisierten Vergleiche ziehen – wie vergleicht man Äpfel und Birnen, Pflaumen und Pfirsiche?

Hinzu kommt vielleicht jetzt, dass ich das Thema vermeide – in den letzten ein oder zwei Jahren hatte ich das Gefühl, ich zöge mich in die Paläobotanik zurück (vielleicht werden Sie meine kleine biografische Fußnote über Marie Stopes[40] ganz amüsant finden, eine Frau, die von der Sexualität der Palmfarne zu der Sexualität der Menschen gelangte, und zwar auf poetische Weise, durch ihre gescheiterte Liebe zu einem japanischen Botaniker – jenem Forscher, der zum ersten Mal die frei beweglichen Samen der Gymnospermen beschrieb) –, und nun bin ich (vielleicht) im Begriff, eine weitere Zuflucht zu suchen, weit entfernt von der organischen Welt, bei meiner ersten Liebe (der *anorganischen* Chemie), für die ich eine große Leidenschaft in den Jahren unmittelbar vor der Pubertät entwickelte. Daher wird meine nächste Schrift (Buch, Aufsatz, egal) ein Versuch sein, die Lebensumstände, Gefühle, Erkundungen eines sonderbaren, vielleicht begabten und chemiebesessenen Elfjährigen zu erinnern / rekonstruieren, der während der letzten Kriegsjahre in London lebte.

Angesichts der gegenwärtigen Ausrichtung meiner Interessen kann ich Freuds (neidische) Anspielung in seinem «Zylinder-Traum» auf Auer von Welsbach einfach nicht über-

40 Zwar wurde Stopes (1880–1958) in Großbritannien zu einer Berühmtheit, weil sie sich für Geburtenkontrolle und Frauenrechte einsetzte, aber sie war auch eine Paläobotanikerin.

gehen.[41] Von W war ein bedeutender und passionierter Chemiker, der sich vor allem mit den seltenen Erden befasste – er hat Mosanders Didym in zwei verschiedene Elemente unterteilt und eigentlich das Element 71 entdeckt, das er «Cassiopeium» nannte [...] (obwohl ihm die Anerkennung für diese Entdeckung von dem aalglatten Urbain gestohlen wurde, einem französischen Chemiker, der die Pariser Akademie der Wissenschaften um den Finger wickelte, indem er das neue Element «Lutetium»[42] nannte). Doch v. W war *auch* (ohne dass dies seinem Ruf als bedeutender Chemiker Abbruch tat) ein Unternehmer mit einer leidenschaftlichen Neigung zu Ruhm und Reichtum (die er mit seinen Glühstrümpfen erringen sollte). Der zunächst zivilisierte Streit zwischen ihm und Urbain[43] nahm zunehmend hässliche Züge an und wurde parteiisch und nationalistisch – die Franzosen priesen «ihren» Chemiker und «ihr» Element; die Österreicher den «ihren», und *beide* verloren einen Nobelpreis. Beide verhielten sich (moralisch wie persönlich) sehr «niederträchtig», zumindest in ihren späteren Zankereien, beide waren große Chemiker, die einen Nobelpreis verdienten. Vielleicht versuche ich hier schon wieder (obwohl ich das am Anfang des Absatzes nicht vorhatte), wie bei Freud nach irgendwelchen «Entschuldigungen» zu suchen – das heißt, wenn sich jemand manchmal niederträchtig oder sogar ungeheuerlich verhält, muss sich das nicht *zwangsläufig* auf seine Arbeit auswirken (etc.).

Ganz herzlichen Dank für die entzückende Postkarte vom

---

41 In dem Essay «Über den Traum» schildert Freud einen eigenen Traum, in dem er einen Zylinderhut auf dem Schoß hält, der aus durchsichtigem Glas besteht. Dieser erinnert ihn an Carl Auer von Welsbachs enormen kommerziellen Erfolg mit seinem Glühstrumpf neuer Art, der bis zum Anbruch des elektrischen Zeitalters für die Straßenbeleuchtung verwendet wurde.

42 Lutetium wurde nach Lutetia benannt, dem antiken Namen für Paris.

43 Um die Priorität der Entdeckung von Element 71.

Wiener Palmenhaus und für Ihren freundlichen Gruß. Ich habe mehr Zeit im Schönbrunner Palmenhaus verbracht als in Freuds Haus, und es wird (neben anderen botanischen Gärten in Österreich und Deutschland) eine Fußnote bekommen – eine von zwanzig *neuen* Fußnoten –, die im nächsten Monat in der Taschenbuch-Ausgabe von *Island* erscheinen werden (ich füge ein Exemplar bei).

Alles Gute, Peter, für 1998!
Oliver

An Richard Gregory

20. Juli 1998
2 Horatio St., New York

Lieber Richard,

über Deinen Brief habe ich mich (wie immer, aber besonders jetzt) sehr gefreut – obwohl ich sehr bedauert habe, dass Du am Samstag nicht mit uns auf dem Schiff sein konntest.[44]

Egal, was man im Hinblick auf sich selbst fühlt und weiß, es gibt noch eine andere Wahrnehmung des eigenen Selbst, und Lebens, die einem *nur* durch seine Freunde (Studenten, Kollegen, Angehörigen etc.) vermittelt werden kann – man muss sie sehen, vielleicht muss man sie alle (oder so viele wie möglich) auf einer Feier oder einer Party versammeln, damit man sie alle zusammen *erblicken* kann, nur so kann man erfahren, wer man ist. Auf dem Schiff waren, ich weiß nicht, hundert, fast 200 Menschen, die Leuten auf einem vorbeikommenden Schiff bizarr unterschiedlich und heterogen erschienen wären. Was, wer mochte diese unerklärliche Sammlung

44 Zur Feier von O. S.s fünfundsechzigstem Geburtstag am 9. Juli 1998 organisierten wir die Party auf einem Schiff, das Manhattan umkreiste. Die Torte war mit dem Periodensystem dekoriert.

zusammengebracht haben? Dabei ist man es selbst. Man selbst hat sie zusammengebracht: Ihre Radien schneiden sich in einem selbst. Leider drücke ich es unzulänglich aus – aber es ist ein wunderbares und außergewöhnliches Erlebnis; und ich weiß, dass es Dir zuteilgeworden ist auf dieser großen und schönen Party, die man zu Deinem 70. gegeben hatte.

Eine solche Feier, an die ich mich sehr deutlich erinnern kann, ist Audens 65. gewesen.[45] Ich war damals 38 und dachte: Mann, wie großartig, wie alt, wie *fühlt* sich 65 wohl an?? Und nun bin ich selbst dort, hier, aber ich fühle mich nicht großartig oder alt, aber es hat (so bilde ich mir gern ein) eine Art von «Integration» stattgefunden. Ich sehe das bei vielen Gleichaltrigen und Freunden – bei Jonathan[46] (der im nächsten Juli *seinen* 65. feiern wird), bei dem anscheinend so viele autonome oder divergente (oder sogar widerstreitende) geistige Strömungen zu einem einzigen breiten Strom zusammengeflossen sind; obwohl er / wir uns zur Überraschung unserer selbst bis zum Tage unseres Todes weiterhin in unerwartete Richtungen bewegen oder springen werden. [...]

Gott weiß, ob die «Werke» von einem von uns überdauern werden – ich bin im Hinblick auf Deine zuversichtlicher als auf meine.

Du scheinst noch immer zum Platzen mit Deiner üblichen, herrlichen, unverwüstlichen Vitalität erfüllt zu sein – und so wünsche ich Dir zu Deinem 75. am 24. noch viele, viele, viele Wiederholungen.

Mit allen guten Wünschen und lieben Grüßen
Oliver

PS: Entschuldige das Gekritzel!

---

45 Am Rand fügte O. S. hinzu: «Ist 65 die kleinste natürliche Zahl, die sich auf zwei verschiedene Arten als Summe zweier teilerfremder Quadratzahlen schreiben lässt? 82 und 12/72 und 42? Ist das der Grund, warum man ihn feiert (und nicht 55)?»

46 Miller.

An Rachel Herz

Geruchsforscherin

9. Januar 1999
2 Horatio St., New York

Sehr geehrte Dr. Herz,

haben Sie vielen Dank für Ihren Brief (vom 6. November) und die vielfältigen und faszinierenden Nachdrucke, die Sie beigefügt haben – in den letzten Monaten war ich viel unterwegs, und es tut mir leid, dass ich mich erst jetzt dafür bedanke.

Ich weiß nicht, ob ich Ihnen viel mehr über den Medizinstudenten aus *Hat*[47] berichten kann, aber (wie mir scheint) könnte ich ähnliche «Hyperosmien»[48] bei bestimmten Patienten beobachtet haben – das heißt bei Patienten mit dem Tourette-Syndrom, mit Postenzephalitis und mit dem Asperger-Syndrom oder frühkindlichem Autismus. Ich habe nie ausführlicher darüber geschrieben, doch gelegentlich kurze Anmerkungen dazu gemacht (so zum Beispiel auf den beigefügten Xerox-Seiten aus *Anthropologist*). Ob man es in solchen Fällen mit einer echten «Hyperosmie» zu tun hat oder (nur) mit einer leichten *Geruchsempfindlichkeit*, kann ich nicht entscheiden. An allen diesen (oben erwähnten) Fällen ist eine verstärkte Tendenz zum Schnüffeln zu beobachten – ein Schnüffeln und Schniefen, das so auffällig wie Beobachten und Lauschen bei dem Rest von uns ist. Ganz anders (!) verhält es sich mit der erhöhten, geschulten olfaktorischen Empfindlichkeit von Menschen, die beruflich mit Parfümen, Weinen etc. arbeiten (kennen Sie Patrick Süskinds Roman *Parfüm*?).

---

47 In *On the Move* offenbart O. S., dass dieser «Medizinstudent» in Wahrheit er selbst unter dem Einfluss von Amphetaminen war.

48 Riechstörungen.

Ich war begeistert über Ihre (und Trygg Engens) Besprechung von *Odor Memory* – besonders über die Teile, die sich mit der scheinbaren Schonung (oder relativen Schonung) von Patienten mit Korsakow-Syndrom beschäftigen. Diesen Eindruck habe ich ebenfalls gehabt, obwohl ich keine systematischen Studien vorgenommen habe – und verweise auch kurz darauf bei Greg, einem anderen Patienten aus *Anthropologist* – Xerox beiliegend.

Ich wollte, ich könnte ausführlicher auf Ihre Frage eingehen, aber meine Gedanken sind augenblicklich mit einem anderen Thema beschäftigt – nämlich der Jugend (meiner Jugend) und einer frühen Leidenschaft – der Chemie. Das ist für mich eine ebenso starke zugleich sinnliche und intellektuelle Leidenschaft: Ich kann keinen Flieder im Mai sehen, ohne an die Farbe zweiwertigen Vanadiums erinnert zu werden, noch werde ich jemals (dessen bin ich sicher) den Geruch von Selenwasserstoff vergessen. Ich habe ihn nur ein einziges Mal in meinem Leben gerochen – als ich vor mehr als fünfzig Jahren ein bisschen davon herstellte und damit einen fürchterlichen Gestank in unserem Londoner Haus verbreitete –, aber die Erinnerung ist (vermutlich) unausrottbar (auch wenn ich sie nicht intentional abrufen kann). Doch wenn ich verfaulte Radieschen rieche (nicht allzu oft!), bringt es gewissermaßen die *Sphäre*, die allgemeine Kategorie, das «Umfeld» von H_2Se zurück. Ein großer Teil des chemischen Sachverstands – übrigens auch des klinischen Sachverstands – beruht (so vermutet man) auf diesen sehr genauen, sehr komplexen und fast unauslöschlichen Erinnerungen an Gerüche. Zwar kann ich keine Gerüche *willkürlich* abrufen (wie es mir mit visuellen Bildern, Gedichtzeilen, Melodien etc. gelingt), aber häufig werden Gerüche unwillkürlich evoziert oder assoziiert. Als ich beispielsweise unlängst unser altes Haus in London besuchte (das nach dem Tod meines Vaters im Jahr 1990 verkauft und vollkommen renoviert worden war) und den Raum betrat, der früher das Esszimmer war, stieg mir sofort der Geruch von «Alicate»-Wein in die Nase – der Sabbat-Wein, den wir damals in dem alten Sideboard aufbewahrten. Ob noch eine Spur seines Geruchs in der Luft lag oder sich in den Wänden und dem Fußboden gehalten hatte oder ob es eine Art Halluzination war, weiß ich nicht. Ähnlich verhielt es sich, als ich den Raum betrat, der meinen Eltern *früher* als «Sprechzimmer» gedient hatte – augenblicklich umfingen mich die Gerüche von Jod, Brennspiritus und «Trilene» (einem chloroformähnlichen Anästhetikum, das meine Mutter immer in ihrer Geburtshilfe-Tasche hatte), eine ganze Tapisserie oder Sinfonie dieser olfaktorischen Eindrücke –, entweder hatten sie sich dort gehalten, oder es handelte sich um quasihalluzinatorische Assoziationen. Und ihre emotionale Wirkung war einfach überwältigend – ich fühlte mich wieder als Kind, und dann weinte ich bei dem Gedanken, dass ich alt und die Vergangenheit vorbei war.

Kürzlich war ich zu Besuch an der University of Cincinnati, wo mein Gastgeber Steven Kleene war. Auch er war so nett, mir ein Bündel Nachdrucke zu schicken, die von Heather Duncan zusammengestellt wurden, der Direktorin des Taste and Smell Center. Ich nehme an, dass sie in enger Verbindung zu Ihnen stehen. Früher schien sich niemand besonders für die olfaktorischen Wahrnehmungen zu interessieren – heute scheinen sie ein «gefragtes» Forschungsgebiet zu sein und das völlig zu Recht.

Noch einmal vielen Dank für Ihren Brief und die Nachdrucke – wir müssen in Verbindung bleiben.

Mit freundlichen Grüßen
Oliver Sacks

An Susan Sontag

14. Februar 1999
2 Horatio St., New York

Liebe Susan,

ich kann mir (ein wenig) vorstellen, was für eine grauenhafte Zeit Sie durchleben,[49] und war mir nicht sicher, ob (oder wie) ich Ihnen schreiben soll.

Wendy (Lesser) sagte mir, Sie fühlten sich jetzt etwas besser – und ich frage mich, ob Sie Besuch empfangen dürfen (aber ich möchte Sie nicht während einer so qualvollen und privaten Zeit belästigen).

Ich denke oft an Sie und hoffe, dass es Ihnen bald besser geht.

Liebe Grüße
Oliver

An Roald Hoffmann

Chemiker, Nobelpreisträger

29. April 1999
2 Horatio St., New York

Lieber Roald,

gestern bin ich aus Australien zurückgekommen – frischte die Beziehungen zu Familie und Freunden auf und empfand Australien mehr und mehr als «zweite Heimat». Ich traf Deine Cousins (zweimal) und ging auch mit ihnen schwimmen. [...]

Viel Freude machte mir der Besuch – mehrere Besuche im Australian Museum, besonders in der wundervollen Minera-

49 Zu dieser Zeit kämpfte Sontag gegen Blasenkrebs. Den überlebte sie, wie sie zuvor Brustkrebs überlebt hatte, starb aber 2004 an Leukämie.

liensammlung (der Chapman-Sammlung), die es dort jetzt gibt; und eine liebenswürdige Mineralogin/Vulkanologin (Lin Sutherland) nahm mich einen Nachmittag lang mit «hinter die Kulissen» und zeigte mir neben anderen Schätzen ein sehr begehrtes Mineral, einen Stolzit; dazu auch Raspiten-Wolfram-Analoga unseres fast essbaren Wulfeniten und im gleichen Farbbereich wie dieser. Gar zu gern hätte ich einen bekommen – aber sie sind (jetzt) sehr selten, die meisten der (? einzigartigen) Broken-Hill-Lagerstätten sind schon seit langem erschöpft. Kann man *synthetische* Kristalle des Bleiwolframats bekommen? Es gab auch andere – paläontologische – Wunder, Felsplatten von einem devonischen Wasserloch mit Tausenden von überwiegend wunderbar erhaltenen Fischfossilien und die *opalisierten* Kiefer eines mesozoischen australischen Säugetiers (das um 1985 die Titelseite von *Nature* schmückte). Der *Enthusiasmus* im Museum war sehr ansteckend.

Außerdem gab es in meiner ersten Woche ein *meteorologisches* Ereignis von (buchstäblich) fulminantem Charakter – einen HAGELSTURM mit gigantischen, vielfach faustgroßen Hagelkörnern. (Wie der Zufall es wollte, war der Hagelsturm direkt über uns in Woollahra.) Ein ungeheures *Getöse* am Anfang (ich dachte, ein Düsenjet würde ins Haus stürzen), dann ein fürchterliches Krachen, als Eisbrocken ins Haus geschleudert wurden (wir verloren vier Dachfenster, Ziegel, Fenster, Windschutzscheiben – der Gesamtschaden in Sydney belief sich auf mehr als eine Milliarde Dollar). Ich legte einige dieser monströsen Hagelbrocken in den Kühlschrank, ging aber davon aus, dass sie die Rückreise nicht überleben würden (bei einem, der beim Aufschlag zerbrochen war, zeigten sich im Inneren schöne durchsichtige und undurchsichtige Eisringe, der sichtbare Beweis für ihre Zunahme beim Fallen). Mir kam es vor, als hätte Thor seine Blitze geschleudert oder als wäre ein Meteoritenschwarm eingeschlagen – es ist ein wahres Wunder, dass die Zahl der Verletzungen so gering blieb; obwohl einem Nachbarn, der sich ins Freie wagte, um sein Auto zu schützen, die Hand von einem herabstürzenden Hagelbrocken gebrochen wurde, und ich hörte von einem Mann, der in seinem Auto getötet wurde, weil ein Hagelbrocken, der fast ein Kilo wog, das Autodach durchschlug. [...]

Herzlich
Oliver

An Stephen J. Gould und Rhonda Shearer

22. Juli 1999
2 Horatio St., New York

Lieber Stephen, liebe Rhonda,

es war wunderbar am 9.[50] bei Euch – ich war in letzter Zeit ein bisschen niedergeschlagen, und die Leute, die gekommen sind, haben mich außerordentlich aufgemuntert (und ich denke, ich bin wieder in der Spur). Auden sagte immer, man muss feiern, Geburtstage feiern, was auch immer, egal, wie man sich fühlt – und das stimmt, es hat immer und immer wieder funktioniert.

Ich sollte/wollte schon längst schreiben, aber ich habe Deine Bücher genossen – *Animal Magnetism*[51] und *Rocks of Ages*: Ich bin ein ziemlich langsamer Leser, besonders wenn

50 Die Goulds hatten für O. S. zu seinem sechsundsechzigsten Geburtstag eine kleine Feier ausgerichtet, bei der die Gäste gebeten wurden, sich als ein bestimmtes chemisches Element zu verkleiden.

51 Es ist nicht ganz klar, auf welches Buch sich O. S. bezieht. Gould hat den Begriff «tierischer Magnetismus» für keine seiner Veröffentlichungen verwendet, erörtert aber Anton Mesmer und den tierischen Magnetismus in seinem Essay «The Chain of Reason versus the Chain of Thumbs», veröffentlicht in dem Sammelband *Bully for Brontosaurus* [dt.: «Die Kette der vernunftbestimmten Argumentation gegen die Daumenkette», in: *Bravo, Brontosaurus*, Hamburg 1994].

ich ebenfalls schreibe, und *Rocks of Ages* hat mich ein wenig zum Nachdenken gebracht (umso mehr, als ich gerade auch Jane Goodalls Autobiografie lese [mit dem Untertitel «A Spiritual Journey»[52]] und sehe, wie komplementär die beiden «Magisteria»[53] – für sie / in ihr – waren). Vor einigen Tagen aß ich außerdem mit einem Cousin von mir aus Jerusalem[54] zu Abend – ein großer Mathematiker und zugleich tiefgläubiger orthodoxer Jude. Als ich dann (vorsichtig!) die Kreationisten erwähnte, lächelte er und sagte: «Einer sitzt hier am Tisch», woraufhin ich das Thema fallen ließ, weil ich merkte, dass ich mich auf brüchigem Eis bewegte. Außerdem ist er Pythagoreer (und ein Anhänger Cantors und Brouwers), der glaubt, dass Zahlen tatsächlich existieren und real und ewig sind im Gegensatz zu den flüchtigen Abstraktionen, die die unseren sind. (Gegenwärtig ist er in einer sehr schmerzlichen Verfassung, seine Frau ist vor einigen Monaten gestorben – aber davon abgesehen hegt er Überzeugungen, die ich nicht begreifen kann, die ich unverständlich finde.)

Ich denke, dieser Cousin von mir (der ein Enkel des Erstgeborenen ist, während ich der vierte Sohn des Sechzehntgeborenen bin) ist wahrscheinlich dem Vater meiner Mutter sehr ähnlich (seinem Urgroßvater), der ebenfalls ein Mathematiker mit mystisch-religiösen Neigungen war. Diese Verbindung der Leidenschaft für die Mathematik oder die Naturwissenschaften mit tiefen religiösen Gefühlen war in den meisten Brüdern meiner Mutter vorhanden und vielleicht etwas gemäßigt in meiner Mutter selbst. Meine Eltern waren praktizierende orthodoxe Juden, aber ich weiß nicht mit Sicherheit, was sie glaubten, noch, ob «Glauben» jemals zwischen ihnen zur Sprache kam. Die «religiösen» Gefühle,

52 *Reason for Hope, A Spiritual Journey*, 1999.

53 Lehrgebiete oder Erkenntnisweisen.

54 Robert John Aumann.

die ich als Kind möglicherweise gehabt habe, wurden mir unsanft ausgetrieben, als ich mit sechs Jahren evakuiert und praktisch von Familie & Gemeinde getrennt wurde. Wenn ich Giotto-Bilder sehe, geht es mir zu Herzen (wie wahrscheinlich uns allen), aber ich bin (soweit meine bewusste Erinnerung zurückreicht) eine Art Atheist gewesen (neugierig, manchmal wehmütig, häufig gleichgültig, nie militant), und dieses Gefühl vertieft (oder verhärtet) sich mit den Jahren (auch Jonathan Miller nennt sich «einen alten jüdischen Atheisten»). Ich habe (zumindest äußerlich) «höchste Achtung» vor Menschen, die glauben; seit dreißig Jahren genieße ich die Zusammenarbeit mit den Kleinen Schwestern der Armen in einem orthodoxen jüdischen Krankenhaus; aber im Allgemeinen vermeide ich Gespräche über das Thema. (Ich halte hier in Amerika Gespräche über Religion, Sex oder Politik für *gefährlich*, es sei denn, sie finden zwischen engen Freunden statt – was für eine unselige Brühe kochte da hoch bei dem Amtsenthebungsverfahren[55]!) Doch trotz alledem bin ich mir nicht sicher, ob ich mich mit zwei «Magisteria» *einverstanden* erklären kann – zumindest in Bereichen, in denen das Natürliche oder Wissenschaftliche zuständig ist –, das «anthropische Prinzip» empfinde ich entweder als lächerlich oder tautologisch; bei «Creation Science» [Schöpfungswissenschaft] bin ich natürlich ganz Deiner Meinung (ich habe Dir doch erzählt, dass Alex Ritchie von Kreationisten in Australien zusammengeschlagen und getreten wurde, als er auf einem Treffen lediglich nach Noahs Arche gefragt hat?); und das Gerede über «Parapsychologie» und Astrologie und Gespenster und Geister macht mich wütend durch seine stillschweigende Voraussetzung einer anderen, sozusagen parallelen Welt. Wenn ich dagegen Lyrik lese oder Mozart höre oder Menschen selbstlos handeln sehe, dann spüre ich

55 Gegen Bill Clinton.

natürlich einen «höheren» Bereich (aber einen, zu dem die Natur hinaufreicht, statt von ihr getrennt zu sein). Auf jeden Fall sollte ich nicht auf diese Weise daherschwatzen.

Ich fand die Auszüge aus Darwins Brief(en) an Asa Grey überaus berührend – ich denke, ich muss ihn / sie in Gänze lesen. Dein Kapitel über William Jennings Bryan, den ich bis dahin (in meiner Unkenntnis) für einen Hanswurst und Frömmler gehalten hatte, fand ich sehr interessant; du beleuchtest sein Leben und seine Motive so gründlich, dass er zumindest *verständlich* wird (intellektuell und emotional) – und es hilft (wenigstens psychologisch), «die andere Seite» zu verstehen. (Polkinghorne habe ich nicht gelesen – ist der Name richtig? Diesen Quantenphysiker in England, der zugleich ein Geistlicher ist und über die «Parallelen» zwischen Quantentheorie und Religion geschrieben hat.) Mir gefällt es, wie Du *Rocks of Ages* in «Gleichnissen» organisierst – ungläubiger Thomas etc. etc. –, das scheint mir eine perfekte Methode zu sein. Und wie unparteiisch und irenisch, friedfertig Du die beiden Bereiche darstellst. War Irenäus tatsächlich irenisch? Ich kenne Dich als Kämpfer, in geschliffener polemischer Form (ein Anflug wird sichtbar, wenn Du hier über Kreationismus sprichst), aber es ist auch sehr schön, wenn man Dich in irenischer Form erlebt. Ich denke, Du hast mit *Rocks* ein nobles Buch vorgelegt (so gelehrt, liebenswürdig, angenehm wie alles, was Du schreibst). Vielen Dank, dass Du mir ein Exemplar geschenkt (und hinreißend signiert) hast – und dafür, dass Du gekommen bist. Ich werde im Sommer wieder hier sein – dann sollten wir uns wieder sehen.

Liebe Grüße an Euch beide
Oliver

An Howard Gardner

Erziehungswissenschaftler

2. August 1999
2 Horatio St., New York

Lieber Howard,

ich habe gerade die Fahnen Ihres neuen Buchs[56] erhalten, das ich gierig verschlingen werde. Ich habe es geradewegs bei der Erörterung der «Naturalistischen Intelligenz» geöffnet und bin sehr glücklich, dass ihr mit «Nummer 8» ein sicherer Platz unter den Intelligenzen gewährt worden ist. (Ich habe gerade eine Korrekturfahne von Jane Goodalls Autobiografie gelesen, und man sieht, wie früh und deutlich sich diese in *ihrem* Denken ausprägt – aber auch, wie eindeutig sich die «moralische» und die «spirituelle» Intelligenz bei ihr zeigte.)

Sobald ich mit der Lektüre begonnen hatte, stellten sich mir alle möglichen (vielleicht törichten) Fragen – Fragen, die Sie vielleicht in Ihrem Buch behandeln. Aber – verfrüht und überstürzt – möchte ich doch einige von ihnen erwähnen.

Da ich gerade selbst eine Art «wissenschaftlicher Autobiografie» schreibe (ein Titel, den ein Planck verwenden konnte, aber kaum jemand wie ich!), denke ich in erster Linie an meine erste Leidenschaft zurück, die Chemie; und die Beschaffenheit der «chemischen» Intelligenz, mit ihrer Fähigkeit (und Veranlagung), Tausende von sensorischen Erscheinungen und Phänomenen wahrzunehmen, zu erin-

56 *Intelligence Reframed: Multiple Intelligences for the 21st Century* [dt.: Die Vielfalt der menschlichen Intelligenz, Stuttgart 2002], eine aktualisierte Version von Gardners außerordentlich einflussreicher Theorie über multiple Intelligenzen – linguistische, räumlich-mathematische, intrapersonale etc. –, die er 1983 in seinem Buch *Frames of Mind* vorgeschlagen hatte [dt.: *Abschied vom IQ: Die Rahmentheorie der vielfachen Intelligenzen*, Stuttgart 1991].

nern, zu ordnen. Das beschreibt Liebig in *seiner* Autobiografie sehr hübsch (siehe beiliegend, aus der Liebig-Biografie von Brock). Ich denke, eine Intelligenz dieser *Art* ähnelt zweifellos einer Biophilie, einer naturalistischen Intelligenz – und natürlich waren damals (oder vielleicht etwas früher) viele Naturforscher zugleich Chemiker, Mineralogen, Botaniker (und häufig Ärzte) – wie beispielsweise Berzelius. In meiner Jugend wurde ich als junger «Nerd» eingestuft, der dazu neigte, Tiere zu sezieren, mit Chemiebaukästen zu spielen oder Radios auseinanderzunehmen. Jetzt kann man nicht mehr mit Chemiebaukästen spielen oder eigene Labors besitzen – siehe meinen beigefügten Op-Ed-Artikel[57]; und da sich die Chemie selbst so sehr verändert hat (die altmodischen Laboranalysen finden kaum noch statt, auch die Sinneswerkzeuge werden nicht mehr benutzt, man gibt die Probe einfach in den Massenspektrographen ein, und der wirft eine Liste mit Messwerten aus), mir scheint, dass diese «chemische Intelligenz» à la Liebig, Davy und Faraday heute so gut wie ausgestorben sein könnte.

Die ganze Frage von «obsoleten», «ausgestorbenen» und potenziellen Intelligenzen scheint mir in Ihrem neuen Buch implizit berücksichtigt zu sein: «neue» Intelligenzen, die mit der Entwicklung von Computern etc. zu tun haben; «veraltete» – die chemische ist ein Beispiel. Auch bestimmte Erscheinungsformen der physikalisch / klinischen Intelligenz. Mein Vater war, wie alle Ärzte seiner Zeit, ein Virtuose im Abhören und Abklopfen der Brust, er schien die winzigsten Unstimmigkeiten mit Fingern und Ohren «sehen» zu können. Jetzt hat die Radiologie diese Fertigkeit, diese Intelligenz, ersetzt – und wie sich die Chemie auf die Ablesung von Instrumenten reduziert hat, so entfernt sich die Medizin

57 «Hard Times for Curious Minds», *New York Times*, 13. Mai 1999 [op-ed.: Meinungsbeitrag, der dem Editorial gegenübergestellt ist].

vielleicht von ihrer primären biologischen Intelligenz. (Ich frage mich, wie man die «klinische Intelligenz» klassifizieren könnte – zweifellos weist sie Ähnlichkeiten mit der «naturalistischen» Intelligenz auf –, aber andererseits ...)

Ich schicke Ihnen die erste Seite von Max Plancks *Wissenschaftlicher Selbstbiografie*[58] mit. Hier ist etwas ganz anderes zu erkennen als die sensorische Intelligenz, von der Liebig spricht – eine ursprüngliche Leidenschaft für Theorien, Gesetze. Allerdings bin ich mir nicht ganz sicher, ob logisch-mathematisch wirklich das richtige Wort dafür ist – ob man nicht auch die alte Dichotomie von praktischen und theoretischen Intelligenzen heranziehen muss. Oder auch die (Pascal'sche) Dichotomie von «analytisch / intuitiv» – Keynes scheint so etwas vor Augen zu haben, wenn er die Intelligenz des Wirtschaftswissenschaftlers mit der des theoretischen Physikers vergleicht. [...]

Und weiter – gestern habe ich eine erstaunliche Darbietung von Theodore Bikel gesehen –, was ist mit den Gaben des Schauspielers, der «Intelligenz» des Schauspielers: Ist sie einfach die Summe (eine Liste) seiner sprachlichen, kinästhetischen, interpersonalen etc. Fähigkeiten, oder ist sie eine besondere «histrionische» Eigenschaft? (Nicht selten ist sie schon in frühester Jugend zu beobachten.) Gibt es «geborene» Schauspieler, wie es «geborene» Musiker gibt? Fragen über Fragen.

Im Grunde möchte ich nur sagen, dass allein der *Anfang* Ihres Buches meinen Verstand auf 1000 km/h bringt, und ich bin sicher, dass es einer Vielzahl von Lesern genauso gehen wird. Deshalb meinen allerherzlichsten Glückwunsch!

Mit besten Wünschen
Oliver

58 Dt.: *Wissenschaftliche Selbstbiographie*, Leipzig 1948.

Als das neue Jahrtausend näher rückte, wurde O. S. von zahlreichen Zeitschriften um Zukunftsprognosen gebeten. Gelegentlich antwortete er.

An Charles A. Riley II

Redakteur, Zeitschrift *we*[59]

21. August 1999
2 Horatio St., New York

Sehr geehrter Dr. Riley,

einige Fragen! Was können die nächsten 1000 Jahre für Menschen mit Behinderungen bringen?

Sie könnten unvorstellbare technische und medizinische Fortschritte bringen – «neuroprotektive» Wirkstoffe zum Aufhalten, Verlangsamen, Umkehren oder Verhindern neurodegenerativer Erkrankungen, etwa von Parkinson, Alzheimer etc. Neue Ansätze: Nervenwachstumsfaktoren etc. – um die Heilung und Regeneration des Nervensystems zu fördern. Implantate aus fötalem Nervengewebe – oder (viel wahrscheinlicher und weniger problematisch) aus Stammzellen, oder embryonischen Zellen, in Gewebekulturen gezüchtet –, die sich entwickeln und geschädigte Nervenzellen ersetzen könnten. Für die noch in ihren Kinderschuhen steckende Gentherapie wird sich ein riesiger Bereich eröffnen.

Wir werden chirurgische Eingriffe erleben (unsere gegenwärtige Mikro-Chirurgie ist erst der Anfang) von unglaublicher mikroskopischer Genauigkeit – eine Art «Nano-Chirurgie», mit der sich einzelne Zellen ansprechen lassen und vielleicht auch individuelle Organellen oder Moleküle innerhalb der Zellen.

59 Die Zeitschrift *we* richtete sich, wenn auch nur kurzlebig, an Menschen mit Behinderungen sowie ihre Familien und Freunde.

Natürlich bietet die «Bionik» fast unendliche Möglichkeiten und sicherlich nicht nur auf der Ebene der biotechnologischen Herstellung neuer unglaublich ausgefeilter und exakter Gliedmaßen und Prothesen, sondern auch auf der neurologischen Ebene durch neue Module oder Ersatzmodule für das Gehirn. Ich halte es sogar für denkbar, dass man Patienten, die (durch Schlaganfälle oder andere Unglücksfälle) vom Locked-in-Syndrom betroffen sind und zu keiner Verständigung in der üblichen Weise mehr fähig sind, eine Art «elektrische Telepathie» ermöglichen kann.

Aber genauso wichtig ist eine Veränderung der gesellschaftlichen und kulturellen Einstellungen zu Menschen mit Behinderung, eine Veränderung ihres «Images» (und natürlich auch ihres Selbstbildes). Nicht nur die Überwindung von Diskriminierung und Stigmatisierung; nicht nur empathisches Verstehen und Wahrnehmen; sondern auch eine lebhafte Wertschätzung und Achtung für behinderte Menschen als *Individuen* – deren Perspektive ganz anders ist als unsere und die ihre Leben und Persönlichkeiten möglicherweise auch an ganz anderen Einstellungen als wir ausrichten – und für die besondere Rolle, die sie aus diesem Grund spielen könnten. Daher gibt es bei ihnen (möglicherweise) besondere Formen der Sensibilität, der Sprache, der Vorstellung und Kultur, ein Phänomen, das man auch von den Gehörlosen und von Menschen mit dem Tourette-Syndrom kennt – Besonderheiten, die erkannt und gefördert werden müssen. Eine solch positive Sicht auf behinderte Menschen lässt das Wort «Behinderung» recht unzulänglich, sogar irreführend erscheinen – eine klare Unterscheidung, die die Gehörlosengemeinschaft selbst trifft, indem sie in den USA von «Deafness» (mit einem großen D) spricht,[60] womit sie deutlich macht, dass es sich um eine besondere Lebensform

60 Im Normalfall wird *deafness* (Gehörlosigkeit) mit einem kleinen d geschrieben.

mit einer eigenen existenziellen und sprachlichen und kulturellen Individualität handelt, im Gegensatz zu «deafness» (mit kleinem d), was «hörbehindert» oder «gehörlos» bedeutet. Das ist natürlich ein Sonderfall – aber *alle* Menschen, die eine Behinderung gleich welcher Art haben, brauchen unterschiedliche «Kompensationen» – Kräfte, Möglichkeiten, die von ihren Behinderungen verstärkt (und gewissermaßen auch verlangt) werden. Das ist nicht einfach eine Frage von «Wahrnehmung» und «Mitgefühl», sondern auch der Bereitschaft, die *positiven* Kräfte und Rollen der behinderten Menschen anzuerkennen: In den letzten 20 Jahren hat das schon zu großen Einstellungsänderungen geführt, und wir können nur hoffen, dass sich diese Entwicklung im nächsten Jahrtausend noch verstärken wird.

All das hängt natürlich von unserem eigenen physischen und moralischen Überleben als Spezies ab – davon, dass wir uns nicht selbst in die Luft jagen oder uns gegenseitig umbringen oder unseren so verwundbaren Planeten zerstören; sondern vernünftiger werden, zivilisierter – klüger – und, in Zukunft, «fortgeschrittener».

Mit freundlichen Grüßen
Oliver Sacks

An Peter Singer

Philosoph, Verfasser von Schriften zur praktischen Ethik und Tierbefreiung

9. September 2000
2 Horatio St., New York

Lieber Dr. Singer,

als Daniel Halpern[61] mir die Korrekturfahne Ihres kurz vor

61 Singers Lektor bei Ecco Press.

der Veröffentlichung stehenden Buchs *Writings on an Ethical Life* schickte, erklärte ich Ihnen, dass ich leider keinen Kommentar abgeben könne, da die von Ihnen aufgeworfenen Fragen «zu tief und komplex» für mich seien, um mich ohne eine sorgfältige Durchsicht des Buchs an einen Kommentar zu wagen, und dass ich von der Arbeit an einem eigenen neuen Buch zu sehr in Anspruch genommen sei, um mir für Ihr Buch die erforderliche Zeit nehmen zu können. All das war wahr, aber vielleicht doch nicht die ganze Wahrheit – ich muss bekennen, dass ich nur eine unvollständige Vorstellung von Ihren Auffassungen hatte, weil ich (wie ich zu meiner Schande bekennen muss) nie eines Ihrer Bücher gelesen, wohl aber verschiedene Fehlinterpretationen von diesen gehört hatte. Als ich Ihr neues Buch dann bekam, habe ich es nicht mehr aus der Hand gelegt (ich habe es noch nicht ganz durch), und ich bin von dem, was ich dort lese, so begeistert, dass ich das Gefühl habe, Ihnen schreiben zu müssen. Ich glaube nun auch, dass dieser zugängliche, «komprimierte» Singer ein großer Entwurf und seine Veröffentlichung sehr wichtig ist.

Ich denke, ich kam sehr früh (vielleicht zu früh) mit einigen Thesen, die Sie aufstellen, in Berührung, denn meine Eltern waren Ärzte und meine Mutter vor allem eine Gynäkologin. Als ich etwa zehn war, erzählte sie mir, dass sie (und die Hebamme oder Oberschwester in einer Geburtsklinik) gelegentlich die Säuglinge, die mit Anenzephalie oder schwerer Spina bifida zur Welt kamen, unmittelbar nach der Geburt – «wie Kätzchen» – ertränkten oder Föten, deren Kopf für das Becken zu groß war, mit einem Kranioklasten zerstückelten. Manchmal brachte sie diese deformierten oder getöteten Föten mit nach Hause und forderte mich auf, sie zu sezieren. Daher war (für mich als Zehnjährigem) die offenkundige Vernunft dieser Handlungsweise in der Klinik mit einer Art

Schrecken vergällt. Ich weiß nicht, ob meine Mutter mir vorher oder nachher von diesem Ertränken berichtet hat.

Als Medizinstudent (vor mehr als vierzig Jahren in London) war ich der «Externe» in der medizinischen Abteilung, als einer meiner Freunde, ein junger Mann, ein Schwimmkamerad, mit merkwürdigen Symptomen eingeliefert wurde, die, wie sich herausstellte, durch eine akute Leukämie verursacht wurden. Medikamente konnten den Krankheitsverlauf nicht verlangsamen, und schon bald bekam er infolge der Leukämieablagerungen in der Wirbelsäule unerträgliche Schmerzen. Als ihm klar wurde, dass nichts mehr getan werden konnte und dass er nur noch extreme und ständig zunehmende Schmerzen zu erwarten hatte, sagte er, er wolle sterben, und eines Tages traf ich ihn an, wie er versuchte, über die Brüstung des Balkons vor seiner Station zu klettern. Ich zog ihn zurück und hinderte ihn daran, sich hinunterzustürzen. In der Folge wurden seine Schmerzen so heftig, dass nichts – noch nicht einmal Heroin – sie bändigen konnte; in seinen Todesqualen schrie er ununterbrochen, bei Tag und bei Nacht. Er verfluchte mich, weil ich seinen Selbstmord verhindert hatte.

Als Arzt, als Neurologe, der überwiegend schwerkranke Patienten behandelt, oder mit Patienten zu tun hat, die schon lange oder von Geburt an unter neurologischen Krankheiten (oder Schädigungen) leiden, bin ich häufig mit den von Ihnen angesprochenen ethischen Fragen konfrontiert – oder weiche ihnen aus. Vielleicht sollte ich lieber sagen, dass ich meine Gedanken oft für mich behalte. Vor etwa fünfundzwanzig Jahren behandelte ich in unserem Krankenhaus eine junge Frau, die unter den Folgen einer fürchterlichen Herpes-Enzephalitis litt und seit fünf Jahren in einem Koma (mit «Dezerebrationsstarre» und einem extremen abnormen EEG) lag. Nie bekam sie Besuch von ihrer Familie, die ihren Tod herbeisehnte; aber ihre Jugend und «gute Pflege» (Magensonde, Toilettenhilfe, periodische Verabreichung von Antibiotika etc.) hielten sie am Leben. In meinem Krankenblatt schlug ich vor, man möge sie sterben lassen, da ihr Gehirn irreversibel und tiefgreifend geschädigt sei, ohne Bewusstsein und ohne Aussicht auf Bewusstsein, und da ihr Leben keinen positiven Wert für sie oder irgendjemand anders habe. Mein damaliger Vorgesetzter, der Direktor des Krankenhauses, war entsetzt über meinen Vorschlag und sagte, ich gehöre «nach Auschwitz».[62] Als ich protestierte und erklärte, dass es einen himmelweiten Unterschied gebe zwischen einem wirklich hoffnungslosen Patienten wie dieser Frau und meinen *Awakenings*-Patienten oder anderen Patienten, bei denen ich oft als Erster die Möglichkeiten für Bewusstsein und Besserung fördere, vermochte ihn das nicht umzustimmen. Die junge Frau, die infolge ihrer Erkrankung an Herpes-Enzephalitis «hirntot» ist, lebt *noch immer* – sie liegt jetzt seit zweiunddreißig Jahren in ihrem Koma.

Ich habe keine Privatpraxis, daher kann oder darf ich in gewissem Maße bestimmte Verantwortlichkeiten oder direkte Handlungen vermeiden, mir aber in meiner «beratenden» Funktion erlauben, diese mit anderen zu besprechen. Aus Feigheit oder «Diplomatie» drücke ich mich davor, meine Gedanken öffentlich kundzutun, selbst in der (halb) öffentlichen Form eines Krankenblatts. Weder habe ich Lust, mich noch einmal als Nazi beschimpfen zu lassen, noch, das Feingefühl der Menschen zu verletzen, mit denen ich zusammenarbeite (in einem der Krankenhäuser für chronisch Kranke, dieser «Heime», arbeite ich mit orthodoxen Juden zusammen, und das andere ist katholisch und wird von Nonnen geführt). Doch wenn ich Patienten sehe, die eine weitreichende und irreversible Hirnschädigung erlitten

62 Vgl. den Brief an Harvey Shapiro, 10. November 1977.

haben – egal, ob durch Enzephalitis oder einen Schlaganfall, eine Hirnverletzung oder die Endstadien einer Alzheimer-Erkrankung (niemand bemüht sich mehr als ich, Zugang zu Patienten mit *leichten* oder *mittleren* Demenzen zu finden oder ihnen das Leben zu erleichtern) –, werde ich mich immer bemühen, mit ihren Verwandten oder unmittelbaren Pflegepersonen ihr mittlerweile rein biologisches (und nicht mehr biografisches) Leben zu erörtern (vielleicht auch mögliche Vorgehensweisen), ein Thema, das offenbar sehr tabuisiert ist, aber dem man bei dem gegenwärtigen Stand der Medizin auch nicht mehr ausweichen kann. Nun frage ich mich, nachdem ich einige Ihrer außerordentlich klaren (und ehrlichen und mutigen und schlüssigen) Schriften gelesen habe, ob ich nicht selbst zu einigen der von Ihnen aufgeworfenen Fragen «Farbe bekennen» sollte. Doch darüber muss ich noch einmal nachdenken, es sind (bislang) noch meine privaten Gedanken.

Mein philosophischer Hintergrund ist eher bescheiden (obwohl ich in den 1950er Jahren einige Vorträge von A. J. Ayer besucht habe, als ich Medizinstudent in London war), aber (wie Sie sagen) die «Moralphilosophie» hatte damals wenig mit der Wirklichkeit zu tun. Ich beschäftigte mich mit Moores *Principia Ethica* und (viel zu früh) ein wenig mit Bentham und Mill. Später las ich etwas Bonhoeffer, über «billige» und «teure» Gnade und, insbesondere, seinen letzten Essay in *Ethics* zum Thema «Was heißt die Wahrheit sagen?». Darin ging es, wenn ich ihn richtig verstanden habe, um die Frage: Wie sagt man sie den richtigen Menschen, auf die richtige Art, zur richtigen Zeit, was, wie mir scheint, auch ein Rezept für Ausflüchte sein könnte – aber bekanntlich brachte ihn seine eigene Wahrheitsliebe an den Galgen der Nazis. Bei der Lektüre Ihrer *Writings on an Ethical Life* wird mir bewusst, dass ich seit dreißig Jahren keine derartigen Bücher mehr *gelesen* habe – und fast vergessen habe, wie schön und bedeutsam solche Schriften sind, zumindest in den Händen von Autoren wie Ihnen. Wie oder ob ich überhaupt von solchen Schriften in meinen späten Jahren (ich bin jetzt achtundsechzig Jahre) beeinflusst werden kann / werde – weiß ich nicht; aber ich bin sehr glücklich, dass Dan mir Korrekturfahnen geschickt hat, und ich freue mich, dass ich (in gewissem Sinn) Ihre Bekanntschaft gemacht habe.

Und ich denke, ich werde Tofu und keinen Thunfisch zu Mittag essen!

Mit allen guten Wünschen für Sie und das neue Buch
Oliver Sacks

PS: Ich glaube, ich bin in einem Punkt anderer Meinung als Sie (obwohl ich mir nicht sicher bin, was das in ethischer Hinsicht bedeutet), es geht um die Frage, ob *Homo sapiens* eine Sonderstellung einnimmt oder nicht. Ich glaube, dass der Unterschied zwischen Mensch und Großaffe nicht graduell, sondern prinzipiell ist (obwohl die Tiere Ansätze eines Ich-Bewusstseins erkennen lassen und einen ansehnlichen Wortschatz erwerben können – bin ich mir nicht sicher, dass man es eine Sprache, eine Gebärdensprache nennen kann). Sprache scheint (in gewissem Sinne) artspezifisch zu sein – so kann ein mikrozephalischer «Idiot» mit einem Gehirn kleiner als das eines Hundes mechanisch einen Sprachschatz erwerben, der auch dem intelligentesten Affen bei intensivstem Unterricht nicht zugänglich ist. Das mag direkte Vergleiche, etwa auf einer Skala, zwischen menschlichen Säuglingen, retardierten Kindern etc. und anderen Arten erschweren. Nachdem ich mit schwer retardierten Kindern (und Erwachsenen) gearbeitet habe, würde ich zögern, sie als «Nicht-Personen» zu bezeichnen. Sehr *gern* hätte ich mit Schimpansen und anderen Affen gearbeitet – morgen werde ich (wie es der Zufall will) mit Jane Goodall frühstücken. Vielleicht braucht man einen speziellen (moralischen) Diskurs für einen Menschen, der seine Wurzeln nicht in «Speziesismus» oder Vorurteil hat.

Während das biografische Bewusstsein (mehr oder weniger) auf Menschen beschränkt sein mag[63], denke ich, dass sich das biologische Bewusstsein und die Fähigkeit, Schmerz und Leid zu empfinden, schon ziemlich früh in der Evolution entwickelt haben müssen. Als jemand, der Hunde und Katzen hatte (obwohl ich kein besonderer «Tierliebhaber» bin), kann ich ihnen die Fähigkeit, Emotionen zu haben, nicht absprechen – und mein Entsetzen über das Leid von Rindern, die zum Schlachter gebracht werden (ich beschreibe es in *An Anthropologist on Mars*), war gewiss ein Faktor, der den Entschluss in mir reifen ließ, Fleisch zu vermeiden. Ich bin jetzt, nicht ohne gewisse Zweifel, ein Fischesser – ich rede mir ein, Fische würden weniger fühlen –, vermeide allerdings den Verzehr von Kalmaren, Oktopussen, Tintenfischen (denen ich fast die Intelligenz und Emotionalität von Säugetieren unterstelle). Ich tendiere allmählich zum Vegetarismus.

Fast täglich bin ich bei meinen Patienten mit Gewissenskonflikten konfrontiert. Ich betrachte Menschen (muss sie betrachten) als «Personen», solange noch eine Spur von Bewusstsein vorhanden ist, und ich empfinde das schwache und diskontinuierliche Bewusstsein tiefgreifend retardierter und dementer Patienten als essentiell menschlich, selbst wenn ihnen Voraussicht, Rückbesinnung und die biografische Wahrnehmung ihres Lebens fehlt. Ich glaube, das ist eine zutreffende Beschreibung und nicht der Reflex eines selbstgefälligen Speziesismus.

---

63 Als die Bewusstseinsforschung bei Tieren einen enormen Aufschwung erlebte, begann O. S., wie so viele andere, seine Auffassung in diesem Punkt zu verändern.

An Lewis Wolpert

Entwicklungsbiologe

25. Februar 2001
2 Horatio St., New York

Lieber Lewis,

vielen Dank für Ihren Brief und Ihren Artikel (*Telegraph*, am 24. Januar) über Glaubensfragen. [...]

Prinzipiell gefällt mir die Grundidee Ihres Artikels, die (so nehme ich an) auch die Grundidee oder eine der Leitideen Ihres Buches sein wird, sehr gut. Ich denke, uns allen ist das Bedürfnis angeboren, Geschichten zu erzählen, Narrative zu entwickeln, einen narrativen *Sinn* der Welt (physisch, sozial etc.) zu konstruieren; das narrative Denken entwickelt sich schon sehr früh, lange vor dem «paradigmatischen» Denken (Jerry Bruners Buch über diese beiden Denkweisen gefällt mir sehr gut) – und es ist beispielsweise bei Menschen mit dem Williams-Syndrom sehr weit entwickelt (zusammen mit ihrer sprachlichen und sozialen Frühreife generell); hinzu kommt ihre Beeinträchtigung bei einfachsten logischen (besonders räumlichen) Operationen. Besonders fasziniert hat mich das fast frenetische (und für die Person offenbar lebenswichtige) Geschichtenerzählen, das ich beispielsweise in «A Matter of Identity» (*Hat*)[64] schildere. Und wenn es keine rationale Geschichte sein kann, wird es eben eine fantastische.

Das Bedürfnis nach Kausalität, oder eine Idee von Kausalität, scheint auch sehr tief und gründlich in der menschlichen Natur verwurzelt zu sein – aber ich bin nicht Ihrer Meinung, wenn Sie behaupten, es sei auch in seiner elementarsten Form an die Sprache gebunden. Tatsächlich erwähnen Sie an späterer Stelle Ihres Artikels selbst, dass «Säuglinge in ihrem ersten Lebensjahr die Kausalstruktur einfacher Kol-

64 Dt.: «Eine Frage der Identität» in *Der Mann, der ...*

lisionsereignisse erkennen» etc. Das scheint fast artenspezifisch zu sein – es ist erstaunlich, welch «elementare» Fehler selbst Menschenaffen hier begehen. Entsprechend sind Verletzungen (oder scheinbare Verletzungen) der Kausalität sehr schockierend – man denke an den geistigen Schock, den Quantenmechanik verursacht hat – etwa an Einsteins starrköpfige Ablehnung eines statischen Universums.

Die Frage der wissenschaftlichen Überzeugungen scheint mir komplex zu sein – denn sie *sollten* zwar vorläufig und offen für Revisionen bleiben, *können* aber eine fast religiöse oder mystische Bedeutung gewinnen, mit einer so hohen Beteiligung der Emotionen, dass sie fast zu religiösen Glaubenssätzen werden und nur schwer aufgegeben werden können. Ich denke hier an Eddington[65] – und sein numerisch-kosmogonisches System und seine Uneinsichtigkeit und Aggressivität, wenn er sich mit Daten und Begriffen (vor allem von Chandrasekhar) konfrontiert sah, die seiner Auffassung widersprachen.

Ich denke (werde aber darauf nicht weiter eingehen, weil ich weiß, dass es eines Ihrer besonderen Anliegen ist!!), dass Sie zu weit gehen, wenn Sie die Psychoanalyse der Astrologie, Telepathie, Homöopathie etc. zurechnen. Bei *Letzterer* stimme ich Ihnen vorbehaltlos zu (Freud selbst sprach dort von «der schwarzen Schlammflut des Okkulten»), aber bei der Psychoanalyse scheinen sich nach meiner Einschätzung gewisse Bereiche (wenn auch keinesfalls alle) experimentell oder empirisch bestätigen (oder widerlegen) zu lassen und die erforderlichen Voraussetzungen für wissenschaftliche Hypothesen zu besitzen. Die Tatsache, dass viele Menschen sie für eine Art Religion oder einen Kult *halten*, ist ein Sonderfall. Sie sind in der Tat peinlich für ehrlich bemühte Psychoanalytiker.

---

65 Arthur Eddington (1882–1944), Mathematiker und Physiker.

Bekanntlich beginnt E. M. Forster einen seiner Essays mit den Worten «Ich glaube nicht an Glauben», und das ist eine Meinung, die ich teile, weil ich mich nie mit religiösen oder politischen oder ideologischen Überzeugungen anfreunden konnte – und fassungslos mitangesehen habe, wie sich einige meiner Freunde von ihnen haben fortreißen lassen. Andererseits glaube ich (aber ohne missionarische Ambitionen) an die wissenschaftliche Methode, und auch wenn mein stärkstes Bedürfnis das nach Ordnung ist, so werde ich doch keine Ordnung akzeptieren, die nicht durch langsame und geduldige wissenschaftliche Arbeit hervorgebracht wurde.

Nun habe ich wieder viel zu viel zu Papier gebracht, aber Sie haben mich aufgefordert, Ihnen zu schreiben.

Ich habe nicht vor, in *diesem* Brief meine Gedanken über mystische oder hypnotische Erfahrungen darzulegen – vielleicht in einem anderen. Ich hoffe, Sie hatten einige persönliche Erfahrungen mit beiden – es hilft! Wie es William James geholfen hat.

Werden Sie auch über den Glauben schreiben (sofern es das richtige Wort ist), den Malerei oder Lyrik hervorrufen können – oder wird Sie das zu weit von einem bereits gefährlich ausufernden Thema fortführen?

Kennen Sie Maynard Keynes' Memoir «My Early Beliefs»?[66]

Ich habe gerade (nach 3½ Jahren!) mein eigenes «Memoir» über meine Jugendzeit, meine ersten wissenschaftlichen Erfahrungen etc. beendet – in dem es teilweise (so nehme ich an) auch um die Entwicklung und den Aufruhr meiner eigenen jugendlichen Überzeugungen und sicherlich auch mein Bedürfnis nach Kausalität und Ordnung geht.

Ich hoffe, Sie sind wohlauf – zumindest offenbar produktiv!

Mit sehr herzlichen Grüßen

Oliver

---

66 Dt.: «Meine frühen Überzeugungen», in: John Maynard Keynes, *Freund und Feind, Erinnerungen*, Berlin 2004.

16. Juli 2001
2 Horatio St., New York

Lieber Frank,

endlich habe ich *Uncle Tungsten*[67] abgeschlossen (oder aufgegeben) und mir erlaubt, Picador zu bitten, Ihnen die Korrekturfahnen zu schicken (sie kommen im November).

Drei Jahre oder mehr habe ich mit ihm gerungen – und oft das Gefühl gehabt, der Versuch, zwei Erzählungen – eine persönliche und eine wissenschaftshistorische – miteinander zu verflechten, sei unmöglich oder zum Scheitern verurteilt – aber dann schien alles, mit welchem Ergebnis auch immer, zusammenzukommen.

Von solchen Dingen verabschiedet man sich – wie Sie besser als jeder andere wissen! – mit sehr gemischten Gefühlen, Erleichterung und Bedauern zugleich: «Wiederkehr» von Eltern, frühkindlichen Erfahrungen, Lieben, Leidenschaften, Enttäuschungen, und dann lässt man sie wieder los (nachdem man ihnen den Stempel der eigenen Erfahrungen und Verzerrungen etc. aufgedrückt hat). Ich denke, ich fühle mich ein wenig «aufgehobener», ein wenig ruhiger, seit ich *Uncle T* geschrieben habe – als hätte ich meinem Leben dadurch eine neue Perspektive *für mich* gegeben; doch ob das Buch auf Resonanz stößt, kann ich allein nicht beurteilen.

Ich verspüre keinen Impuls, fortzufahren, einen Teil II etc. hinzuzufügen, und habe mich erleichtert einem vollkommen anderen literarischen Projekt zugewandt – einem Bericht über eine Reise nach Oaxaca im letzten Jahr, die mich, obwohl sie in erster Linie botanischer Natur war, auch in alle möglichen anderen Richtungen führte, all die Wunder (und manchmal den Horror) Mesoamerikas. Als Junge habe ich

67 Dt.: *Onkel Wolfram*, 2002.

Prescott[68] gelesen, und alles kam zurück. Obwohl mein eigenes, spezielles Interesse, den *Produkten* galt, die wir der Neuen Welt verdanken – Schokolade, Koschenille, Gummi, Tabak etc. etc. –, und dem außerordentlichen landwirtschaftlichen Wissen, das die indigene Bevölkerung hatte. Aber es hat großen Spaß gemacht, mit der American Fern Society zu reisen und zu sehen, mit welcher Begeisterung (und Energie und Gelehrsamkeit) diese oft hervorragenden Laien zu Werke gehen – und sich daran zu erinnern, welchen bedeutenden Beitrag Laien in den Naturwissenschaften geleistet haben – zumindest in «Feldwissenschaften» wie Geologie und Botanik.

Ich sehe immer wieder lange, großartige Besprechungen von Ihnen in der *NYRB* über alle möglichen Themen – und fand Ihre Gedanken im *Index*[69] über Gedächtnis etc. höchst interessant. Ich wollte, ich besäße Ihre Fähigkeit, solche irgendwie kompakten und doch kompletten Artikel über eine derartige Vielzahl von Themen zu schreiben, aber ich habe immer stärker das Gefühl, ich müsse *Bücher* schreiben – zumindest solange ich kann, und ich fürchte, solche Essays würden mich von den Büchern ablenken.

Ich hoffe, Sie sind wohlauf, und ich kann Sie vielleicht sehen, wenn ich im November/Dezember zur Veröffentlichung von *Uncle T* nach England komme.

Herzlich
Oliver

Am 11. September 2001 wurden die Türme des World Trade Center von einem terroristischen Angriff zerstört, bei dem fast 3000 Menschen ums Leben kamen. Die Trümmer brannten

68 William H. Prescott war ein bedeutender Historiker, dessen *History of the Conquest of Mexico* (1843) und *History of the Conquest of Peru* (1847) noch immer viel gelesen werden.

69 Kermodes Artikel «Palaces of Memory» in der Zeitschrift *Index on Censorship*.

noch wochenlang und hüllten Lower Manhattan, einschließlich der Horatio Street, in giftigen Rauch. O. S. war zur Zeit des Angriffs in Ithaca, New York; er kehrte einige Tage später in die Stadt zurück.

An Barnet Koven

Ein junger Freund

15. Oktober 2001
2 Horatio St., New York

Lieber Barney,

mit großer Freude habe ich Deinen Brief (vom 15. September) erhalten – und ja, danke, mir (und allen, die ich kenne) geht es gut, obwohl ich viele Freunde, Kollegen etc. bei diesem entsetzlichen Ereignis verloren habe. Ich war damals fort – Lehrauftrag an der Cornell in Ithaca –, und bin zugleich glücklich und traurig, dass ich nicht hier war, als es passierte. Einige Menschen in der Nachbarschaft, die aus ihren Häusern evakuiert werden mussten, wurden ein paar Tage in meiner Wohnung untergebracht.

Gestern Abend ging ich zum Ground Zero – der Scheiterhaufen qualmt noch immer, und man muss eine Gasmaske tragen –, Fotografien allein vermitteln nicht das Ausmaß (und den Schrecken). Noch einen Eindruck von der Kameradschaft der Feuerwehrleute, Polizisten, Sanitäter, der Mitarbeiter von Heilsarmee, Rotem Kreuz etc., die alle (bis zu 16 Stunden am Tag) am Unfallort arbeiten – ich habe die ganze Nacht mit ihnen gesprochen.

Ich freue mich, dass wenigstens Du aufbaust, während andere zerstören. Ein Ventilator und eine Hundehütte, die solarbetrieben sind (was für einen Hund hast Du?). Weißt Du, dass die Sonne selbst solarbetrieben wird? Während Du in British Columbia warst, befand ich mich selbst in hohen

Breiten, auf der anderen Seite – in Island und Grönland –, und sah Orcas, Wale, Robben – und einen Eisbären. Es war so schön, dass ich wünschte, ich könnte den Rest meines Lebens dort verbringen.

Schön, dass Dir die Schule jetzt gefällt – und was für ein wunderhübsches Bild von Dir und Deiner Schwester. Ich hätte früher antworten und Dir ein Exemplar meines Buchs schicken sollen, aber die Belegexemplare sind gerade erst gekommen. Also hier ist es, mit lieben Grüßen, *Uncle Tungsten*, ein Buch, das (zum Teil) ein Porträt meines Lebens und meiner Familie etc. ist, aus einer Zeit, in der ich ungefähr in Deinem Alter (und ein wenig älter) war.

Ich hoffe, wir sehen uns bald wieder!

Oliver

An T. J. Hymson

Briefpartner

23. November 2001

Lieber Mr. Hymson,

danke für Ihren hochinteressanten Brief.

Ich bin nicht überrascht, dass Sie visuelle Muster und komplexe Szenen der von Ihnen beschriebenen Art erleben,[70] weil ich ganz ähnliche Phänomene kenne. Darauf beziehe ich mich in meinem *Insel*-Buch, denn dort berichte ich von «einem seltsamen visuellen Erregungszustand, zu

70 Hymson beschreibt seine Fähigkeit, mit geschlossenen Augen sehr detaillierte «Filme» visualisieren zu können. Er schrieb: «Ich kenne diese Filme seit meiner Kindheit und habe viele glückliche Stunden damit verbracht, die Show vor meinen geschlossenen Augen vorbeiziehen zu lassen. Erst im Teenageralter habe ich begriffen, dass andere Leute sie nicht ebenfalls hatten. Ich hörte andere Menschen über Langeweile reden und begriff sie nicht ganz. ‹Warum machen sie nicht einfach die Augen zu und schauen sich den Film an, wenn sie sich langweilen?›»

dem ich hin und wieder neige, besonders zu Beginn einer Migräne – «ein endloser Reigen von Brotfruchtbäumen und Bananenstauden an der dunklen Decke»[71] und dann, später, zusätzlich beflügelt durch die Wirkung von «Sakau» (Kava): «Schwimme über Korallenspitzen. Lippen riesiger Muscheln füllen hartnäckig das ganze Gesichtsfeld aus. Plötzlich eine blaue Flamme. Leuchtende Tropfen lösen sich aus ihr und fallen herab. Deutlich höre ich die fallenden Tropfen.» Nicht erwähnt habe ich, dass ich in der tintigen Dunkelheit mit einem ophthalmologischen Freund zurückging und ihm [...] von den komplexen Mustern erzählte, die vor meinen Augen webten und schwebten – und wie er zu meiner Überraschung sagte, er sehe GAR NICHTS, wenn er die Augen schließe, oder befinde sich in totaler Finsternis. Woraus folgte, dass etwas, was ich für universell gehalten hatte, offenbar höchst ungewöhnlich war.

Obwohl ich in diesem Zusammenhang von Migräne und Drogen gesprochen habe und obwohl sie zweifellos diese innere Bildererzeugung ankurbeln, glaube ich, dass ich sie bis zu einem gewissen Grad ständig habe – wenn auch vielleicht nicht so lebendig oder elaboriert wie Sie. Diesen Visionen scheint eine gewisse Sequenz innezuwohnen, die von einfachen geometrischen Mustern bis zu komplexen «Szenen» fortschreitet – und solche Sequenzen kommen auch als Begleiterscheinungen verschiedener körperlicher Verfassungen vor (Migränen, Drogen, sensorischem Entzug – oder einfach «natürlichen» Bedingungen). [...] Einige Menschen haben eine weit größere Neigung zu solchen Visionen, daher muss man auch von einer physischen Basis ausgehen.

Außerdem: Solche «Visionen» scheinen seltener zustande zu kommen (und weniger sichtbar zu sein), wenn die Augen

---

71 Oliver Sacks,. *Die Insel der Farbenblinden. Die Insel der Palmfarne.*

offen sind und das Gehirn einen «normaleren» visuellen Input erhält. Es ist fast so, als würde das Gehirn, wenn es (so gut wie) keinen solchen Input erhält, seine eigene Aktivität ungehemmt produzieren, und das könnte in ganz besonderer Form jetzt bei Ihnen geschehen, da Ihre Retinitis Pigmentosa hinzutritt (tut mir sehr leid, davon zu hören). Solche Pseudohalluzinationen bei beeinträchtigter Sehfähigkeit wurden von Charles Bonnet beschrieben, weshalb sie gelegentlich als Charles-Bonnet-Syndrom beschrieben werden – und hier ist man versucht, Analogien zu Phantomgliedern zu erkennen und zum Tinnitus (und manchmal zu musikalischen Halluzinationen), die bei verminderter Hörfähigkeit, vor allem bei «Nerventaubheit», auftreten können.

All das unterstreicht, dass das Gehirn kein passives Organ ist, das darauf wartet, von den Sinnesreizen erregt zu werden, sondern ununterbrochen von sich aus produktiv (sogar «kreativ») ist – die einfacheren Muster entstehen aus der spontanen Aktivität in der komplexen Zytoarchitektur des visuellen Kortex (und spiegeln sie wider), während die komplexeren Bilder von den Erfahrungen, Empfindungen, Vorstellungen etc. des Individuums bestimmt werden. Doch die eigentliche Lehre daraus ist die Erkenntnis, wie wunderbar unser Gehirn beschaffen ist – aber ob das Betroffenen hilft, diese visuellen Erscheinungen zu akzeptieren, sie zu «schätzen» oder sich an sie zu gewöhnen, steht auf einem anderen Blatt!

Mit den besten Wünschen
Oliver Sacks

An Kay Redfield Jamison

22. Dezember 2001
2 Horatio St., New York

Liebe Kay,

ich lese gerade Ihr neues Buch[72] mit – ich weiß nicht, wie ich es ausdrücken soll – so etwas wie entsetzter Faszination (denn ich habe viele Freunde und andere Menschen an den Selbstmord verloren, und seine Lockungen und Zwänge habe ich immer wieder während des größten Teils meines Lebens verspürt) und Bewunderung, die ich empfinde, wenn ich lese, wie Sie so vieles mit solcher Kraft und Gelassenheit unter einen Hut bringen, persönliche Erzählungen und medizinische Statistik und historische Berichte etc. Auch bewundere ich den Mut, den Sie bewiesen haben, etwa als Sie Ihr autobiografisches Vorwort schrieben oder als Sie sich in den vermutlich jahrelangen Recherchen und Vorbereitungen immer wieder dem Monster stellten. Und all das in einer Zeit besonderer persönlicher Bedrängnis – ich hoffe, es geht Ihrem Mann den Umständen entsprechend gut (wenn es einem denn unter diesen Umständen überhaupt gut gehen kann).[73]

Ich füge ein Exemplar von *Uncle Tungsten* bei, obwohl ich das Gefühl habe, das Buch ist geprägt von einer Leichtigkeit, die sich schlecht verträgt mit der Schwermut des Ihren – aber Sie werden unter dieser Unbeschwertheit entdecken, was man einmal einen «lauten Subtext» genannt hat. Ich weiß nicht ob ich über die Psychose meines Bruders hätte schreiben sollen – zumal er noch am Leben ist, aber unter tragischen Depressionen und Wahnvorstellungen leidet

72 *Night Falls Fast: Understanding Suicide* [dt.: *Wenn es dunkel wird, Zum Verständnis des Selbstmordes*, Berlin 2000].

73 Jamisons Mann Richard Wyatt, ein Neuropsychiater, starb 2002 nach längerer Krankheit.

(er hat so wenig von seinem Leben gehabt und dabei mit so blendenden Voraussetzungen begonnen); oft habe ich mich gefragt, ob ich ihm in die Schizophrenie folgen würde oder in eine bipolare Störung, aber ich bin offenbar «bloß» bei einer Neurose geblieben. Doch ich bin sehr froh, dass ich *Uncle T* vollenden konnte, und empfinde jetzt zum ersten Mal so etwas wie Verbundenheit und Versöhnung. Auf einer weniger tiefen Ebene hat mir das Schreiben und die Möglichkeit, noch einmal die frühe, fast elysische Freude an der Wissenschaft erleben zu dürfen, viel Vergnügen gemacht – und ich hoffe, das teilt sich dem Leser von alleine mit und findet vielleicht auch bei Ihnen Anklang.

Meine allerbesten Wünsche für Sie beide.

Liebe Grüße
Oliver

PS: Ich hatte erst TEIL I Ihres Buchs gelesen, als ich Obiges schrieb; im Fortgang der Lektüre fühle ich mich zunehmend beeindruckt – und erschüttert. Die «Fallgeschichten» – von Meriwether Lewis, dem jungen Piloten John Wilson etc. – haben mich entsetzt. Kapitel 8 und 9 genauso – sie sollten überall Pflichtlektüre werden. Ich denke an Freunde – unter ihnen eine beträchtliche Anzahl von Ärzten –, die Selbstmordversuche unternommen haben, und an einige, die es geschafft haben. Dabei fallen mir insbesondere einige Patienten ein, die ich in der NYU-Ambulanz behandelt habe, eine meiner gegenwärtigen Arbeitsstellen. Und ganz besonders an Menschen mit einem schweren Tourette-Syndrom, die neben der Impulsivität, die oft mit Tourette einhergeht, eine Tendenz zur *Verstärkung* ihrer Emotionen haben. Zur Liste auf den Seiten 272/73 würde ich Menschen mit schwerem Tourette-Syndrom hinzufügen, von denen einige außerordentlich bizarre und schreckliche Akte der Selbstzerstörung begehen – ich denke da an einen (einen

Halbwüchsigen), der in ein Abzugsrohr kletterte, aus dem er sich nicht selbst befreien konnte – obwohl das wohl nicht «Selbstmord» im üblichen Sinne war. Sein Tod sandte eine Welle des Entsetzens durch die Tourette-Gemeinschaft; und Touretter können gefährlich suggestibel sein.

Ich denke, dass Ihre Haltung hier von einer Mischung aus Realismus und Verständnis zeugt – «Zähigkeit» und «Zartheit» im James'schen Sinne –, wie ich sie nie oder nur sehr selten erlebt habe. Und Ihr Stil erreicht in solchen Momenten neue Höhen und wird so leidenschaftlich und mitfühlend wie in Ihrer Autobiografie. Vielleicht *konnte* nur jemand wie Sie, der das tatsächlich erlebt hat *und* der Ärztin und Wissenschaftlerin (und eine begeisterte Leserin von Lyrik, Erlebnisberichten und Biografien) ist, Derartiges schreiben.

Ich habe fast Angst weiterzulesen und kann doch nicht aufhören!

Der Szasz-Fall (1994) scheint mir besonders schockierend zu sein – ich kannte ihn nicht.

Ich bin sehr froh (ich ordne meine Gedanken nicht, sondern gehe vollkommen ziellos vor, wie Sie sehen), dass Sie durchaus Positives zur ECT[74] anmerken – ich hatte eine Patientin (sie hatte ebenfalls Parkinson), bei der keine Medikamente anschlugen, und die sagte zu mir: «Vergessen Sie um Gottes willen Ihre ‹Prinzipien›, Ihre Abneigung gegen ECT und *behandeln Sie mich*. Der Schock hat mir vor zwanzig Jahren das Leben gerettet, und ich brauche ihn jetzt.» (Sie bekam ihn, und er hat ihr Leben gerettet.) Daher erscheinen mir Himmelhochs Worte, die Sie zitieren, vollkommen richtig.

Ganz besonders gefällt mir Ihre leidenschaftliche Verteidigung der Psychotherapie, des therapeutischen Kontaktes als

74 Elektrokonvulsionstherapie.

häufig entscheidende Ergänzung der Medikation – und das Zitat von Morag Coates.[75]

Hier fühle ich mich sehr persönlich angesprochen – mir kommt es vor, als habe mein eigener Psychiater (zu dem ich seit 1966 gehe) mir wiederholt das Leben gerettet. Ich war selten explizit suizidal, also selbstmordgefährdet, sondern eher parasuizidal (ein Begriff, der heute offensichtlich nicht mehr so häufig verwendet wird und den ich nicht in Ihrem Register finde) mithilfe von Überdosen, tollkühnem und selbstzerstörerischem Verhalten aller Art – keiner meiner Freunde erwartete, ich würde 40 werden, ganz zu schweigen von 50. Ich kann gar nicht sagen, wie dankbar ich bin, dass ich es bis hierher geschafft habe – man muss immer sagen, «bis hierher» –, bis 68, etwas verschrammt und zerbeult (das ist wahr, aber größtenteils lebendig oder sogar kreativ). Wer mich nicht besser kennt, denkt, ich sei erfolgreich, selbstbewusst, stabil, die Dämonen ausgetrieben – aber ich weiß es besser. Man mag über meine «Abhängigkeit» von einem Psychiater lästern – aber ich kenne die Gedanken, Verhaltensweisen, die sehr realen Gefahren, die noch immer in mir lauern, wenn er nicht da ist.

Ich hatte eigentlich nicht die Absicht, das zu sagen – aber Sie werden es besser als jeder andere verstehen.

Jetzt muss ich Ihr Buch zu Ende lesen!

Oliver

75 Coates hatte geschrieben:
«Nicht nur die Ärzte zählen, die riskante Operationen durchführen oder in Notfällen, in denen es um Leben und Tod geht, lebensrettende Medikamente verabreichen. Ruhig in einem Sprechzimmer zu sitzen und mit jemandem zu sprechen, mag in der Öffentlichkeit vielleicht nicht als heroische oder dramatische Rettungstat erscheinen, doch in der Medizin gibt es unterschiedliche Möglichkeiten, Leben zu retten.»

An Karl D. Stephan

Elektroingenieur

7. Januar 2002
2 Horatio St., New York

Sehr geehrter Dr. Stephan,

haben Sie vielen Dank für Ihren Brief – eines der Vergnügen an *Uncle T* war die Vielzahl von persönlichen Briefen und «Resonanzen», die ich erhielt, einige von Londonern, einige von Evakuierten – aber viele von Menschen wie Ihnen (wie uns), die in jungen Jahren eine «Liebesaffäre» mit der Wissenschaft oder Technik hatten – in dem Alter, an das sich Faraday in seinen Weihnachtsvorlesungen wandte (bestimmt für eine «jugendliche Hörerschaft», worunter er Jungen und Mädchen von zwölf Jahren verstand). Ich konnte mich, wie Sie ganz richtig sagen, außerordentlich glücklich schätzen, privilegiert, eine große, neugierige, mich ermutigende Familie zu besitzen – und die Freiheit (mit gewissen klugen Einschränkungen!) zu haben, meine Neigung schon in jungen Jahren zu erproben und ihr zu folgen. Wozu paradoxerweise auch die Freiheit gehören kann, darin nicht (nach einer formalen, formelhaften Methode in der Schule) unterrichtet zu werden – ein Thema, das Freeman Dyson in seinem wunderbaren, teilweise autobiografischen Artikel «To Teach or Not to Teach» behandelt.

Ich beende *Uncle T.* mit einer etwas eigenartigen Bemerkung – ich war mir nicht sicher, noch bin ich es heute, was mir mit vierzehn oder fünfzehn Jahren «zustieß» und die fast tranceartige Liebesaffäre mit der Chemie beendete. Gerne würde ich sagen, dass sie ersetzt wurde durch oder sich verwandelte in eine ebenso leidenschaftliche «Affäre» mit Zellen, Genen, biologischen Systemen, Organismen, aber ich weiß nicht, ob sich das tatsächlich so verhielt. Ich denke, es war erst Jahre später (nach der nicht enden wollenden Unterdrückung von Begeisterung, Spieltrieb etc. in Schule, Universität, Assistenzzeit), dass ich zu dem jugendlichen Enthusiasmus zurückfand – wenn auch jetzt in einem anderen Bereich des menschlichen Verhaltens und seiner Wechselfälle. Ich denke, ich war wahrscheinlich «aufgeweckt», sogar sehr aufgeweckt, aber Aufgewecktheit allein reicht nicht aus, um das «Wunderkind-Stadium» zu überwinden, wenn nicht Weiterentwicklung und Engagement hinzukommen; und ich denke, daran haperte es, als ich 14/15 war, und das war mir erst Jahre später in einem klinischen Kontext möglich, als Arzt.

Trotz entsprechender Phantasien glaube ich nicht, dass ich einen brauchbaren Chemiker abgegeben hätte. Ich hätte vermutlich nicht die Voraussetzungen für die *strukturelle* Chemie gehabt (mein räumliches Vorstellungsvermögen ist unzulänglich). Daher nehme ich an, dass ich kein brauchbarer Forschungschemiker geworden wäre (und spätere Versuche, Forschungsphysiologe zu werden, waren auch nicht sehr erfolgreich). Möglicherweise habe ich als Arzt, der von überallher Briefe, Fragen, Gesuche erhält und die Möglichkeit hat, frei unter ihnen zu wählen, meine eigene planlose, lebendige, unsystematische Identität und «Rolle» gefunden – als «Fuchs», der sich für vieles interessiert, und nicht als ein «Igel», der sich einem großen Vorhaben widmen kann.

Etwas Ähnliches sage ich manchmal, wenn ich gebeten werden, auf Abschlussfeiern zu sprechen – man kann die eigenen Neigungen und Begabungen ganz falsch einschätzen, sodass man von allem, worauf sich die ehrgeizigen Hoffnungen und Strebungen richteten, enttäuscht wird, aber dass man andererseits alle möglichen Kräfte und Fähigkeiten *entdecken kann*, von denen man keine Ahnung hatte. So verhielt es sich zweifellos bei mir. Gleichwohl betrachte ich mit einer gewissen Wehmut (manchmal auch Neid) die Menschen, die *tatsächlich* schon in jungen Jahren zu wissen scheinen, was sie zu tun gedenken und was sie zu tun fähig sind, und die dann (oft trotz großer Hindernisse) unbeirrt ihren Weg gehen und es tun – das halte ich für heroisch. Und vielleicht ist *das* auch Genie.

Das ist vielleicht keine ganz schlüssige Antwort auf Ihre suchenden Fragen!

Mit den besten Wünschen
Oliver Sacks

An Kalman Cohen[76]

Mathematiker, Kommilitone

8. Januar 2002
2 Horatio St., New York

Lieber Kal,

wie schön, von Dir zu hören und etwas über Dein Leben in den rund 40 Jahren zu erfahren, die seit unserer gemeinsamen Zeit verstrichen sind. Es hört sich nach einem sehr guten Leben an, einem von Arbeit und Liebe erfüllten Leben – obwohl ich mir jemanden, der intellektuell so unter Strom stand wie Du, nicht im «Ruhestand» vorstellen kann (weshalb ich annehme, dass Du den Ruhestand dazu nutzen wirst, noch produktiver zu werden als bisher). Gestern Abend nahm ich mir ohne besonderen Anlass eine Biografie von C. S. Peirce[77] aus meinem Bücherbord, las einen Abschnitt über seine leidenschaftliche Liebe zur Logik – vermutlich war die Erinnerung an Dein jüngeres Selbst, den leidenschaftlichen mathematischen Logiker, für diese Wahl verantwortlich.

Durch einen anderen Zufall – oder doch den, der mir Dein jüngeres Selbst in Erinnerung rief – hatte ich einen Archivar

76 Cohen gehörte während der ersten Studienjahre in Oxford zu O. S.s engsten Freunden.

77 Der Philosoph Charles Sanders Peirce.

hier, der die unzähligen Schachteln mit Papieren, Briefen, Tagebüchern etc. durchsieht, die ich im letzten halben Jahrhundert zusammengetragen habe; er ist gerade bei «C» angelangt und kam mit drei Briefen von Dir zu mir – ich erlaube mir, Fotokopien von ihnen beizufügen. (Keine Ahnung, ob Du Kopien Deiner Briefe aufbewahrst – ich zumindest habe keine Kopien von meinen behalten und frage mich nun, wie ich die Deinen beantwortet habe.) Ich denke, Dich wird Dein Brief vom 22.3.56, in dem Du berichtest, dass Du Deine zukünftige Frau kennengelernt und Dich mit ihr verlobt hast, besonders berühren! Fasziniert habe ich in dem Brief aus dem Jahr 1955 gelesen, dass Du an der Entwicklung einer Schach-Lernmaschine arbeitest (hast Du Dir damals vorstellen können, dass eine solche Maschine eines Tages einen Großmeister schlagen könnte?) – in demselben Brief fragst Du: «Warum kommst Du nicht in die Vereinigten Staaten, Ollie?» – was ich fünf Jahre später – auf dem Umweg über Kanada – auch tat. Gerührt haben mich Deine Erinnerungen an die Sederabende in der 37[78] und (in der Rückschau) Dein «enormer Glaube» an meine Intelligenz und Fähigkeiten – ein Glaube, den ich selbst ganz und gar nicht geteilt habe. Bei Durchsicht dieser alten Briefe sehe ich, wie sehr mir mein «Forschungsprojekt» zu schaffen machte – und es endete in der Tat ziemlich schlecht oder ohne konkretes Ergebnis, und vielleicht trug das zu der Erkenntnis bei, dass ich, wenn ich Stärken haben sollte, sie nicht in der reinen wissenschaftlichen Forschung – oder in irgendeiner anderen akademischen Tätigkeit – suchen durfte. Trotzdem sollte es noch Jahre dauern – ich behandelte schon meine eigenen Patienten und befand mich außerhalb der akademischen Welt –, bis ich allmählich meine eigene «Stimme»

78 Das Haus 37 Mapesbury Street in London, in dem O. S. seine Kindheit und Jugend verbracht hat.

fand und anfing, die besonderen Erzählungen / Essays zu schreiben, mit denen ich mich nunmehr schon seit 35 Jahren beschäftige. Ich denke, um dazu in der Lage zu sein, musste ich die Atmosphäre der akademischen Medizin in England verlassen, die ich als viel zu starr und hierarchisch empfand. Und für mich schienen die Staaten (wie Australien für meinen älteren Bruder) «Weite», Freiheit, Zwischenräume zu bieten, in denen ich leben und arbeiten konnte, wie es mir in England nicht möglich war.

Aber ich glaube, der wirkliche Impuls, nach Amerika zu gehen, hat viel ältere Wurzeln – und reicht zurück in eine Zeit kurz nach dem Zweiten Weltkrieg, wie aus einigen Seiten von *Uncle Tungsten* hervorgeht, die ich beifüge.[79] Vielleicht sogar noch ältere.

Bin ich heute ein Amerikaner? Ich weiß es nicht – obwohl ich mich seit dem 11. 9. mit allen meinen Mit-New-Yorkern als New Yorker fühle. Bin ich Engländer – ich habe immer noch einen britischen Pass. Ich muss irgendeine Art Mischmasch sein, wie wir alle es sind. Aber vor ein paar Jahren war ich überraschend erfreut, als Queen's[80] mich zum Honorary Fellow ernannte, und seither habe ich die Besuche und Aufenthalte dort sehr genossen – und so bekam ich Deine Adresse und frage mich, ob wir uns da einmal treffen könnten.

Ich komme ab und zu in die Gegend von Chapel Hill, und es wäre für mich wirklich ein besonderes Erlebnis, Dich wiederzusehen – und das gilt natürlich auch für Joan und Deine anderen Angehörigen!

Mit ganz lieben Grüßen
Oliver

79 *Onkel Wolfram*, S. 321–323.

80 Das Queen's College der Oxford University, O. S.s Alma Mater.

An Daniel Pinchbeck

Schriftsteller

20. Oktober 2002
2 Horatio St., New York

Sehr geehrter Mr. Pinchbeck,

vielen Dank für Brief und Buch[81] – ich freue mich, dass Ihr Freund Ted Mooney Ihnen vorgeschlagen hat, es mir zu schicken.

Ich lese mit einer Mischung aus Vergnügen und Unbehagen – Vergnügen über Ihre Abenteuerlust und Ehrlichkeit sowie über die Brillanz und Eleganz Ihres Stils – wie etwa der Mann auf S. 201, mit «einem ansprechend gemäßigten Ziegengesicht» –, aber zunehmendem Unbehagen im Fortgang des Buchs über Ihre Preisgabe einer neutralen Haltung, mit dem Erfolg, dass Sie nicht mehr nur ein aufmerksamer und einfühlsamer Beobachter (oder Beobachter / Teilnehmer) sind, sondern – zum *Gläubigen* werden. Die Linie scheint mir sehr bedeutsam zu sein: Beispielsweise kann kein Zweifel an dem gründlichen Verständnis und dem imaginativen Einfühlungsvermögen bestehen, mit dem Gershom Scholem sich in den Kabbalismus vertieft, aber er verfällt nie in den Tonfall des Konvertiten oder Evangelisten (so wenig wie er eine Spur von Skepsis zeigt). Daher war ich fasziniert von Ihren Berichten über Iboga in Gabun, Ihrer Aufgeschlossenheit für kulturell vermittelte Drogenerfahrungen und Ihre Kritik an der Selbstbeobachtung (von Weir Mitchell bis Aldous Huxley etc.), die, so genau sie auch an sich sein mag, nicht in den traditionellen und geheiligten Kontext eingebettet ist (oder dessen Rolle berücksichtigt). Aber befremdet von der Art, wie Sie «sich vergessen», wie Sie mehr und mehr geneigt

81 *Breaking Open the Head: A Psychedelic Journey into the Heart of Contemporary Shamanism* [dt.: *Den Kopf aufbrechen*. München 2002].

sind, an eine übersinnliche und übernatürliche Welt zu glauben (und, wenn ich so sagen darf, der natürlichen Welt mit einer entsprechenden *Miss*achtung zu begegnen). Wenn Sie (S. 265) etwa von der visuellen Organisation der DPT[82]-Erfahrung schreiben, sie sei «weit jenseits all dessen, was die synaptische Verdrahtung meines Gehirns hervorbringen könnte», möchte ich Ihnen zurufen: «Was wissen Sie denn über die Möglichkeiten Ihrer eigenen synaptischen Verdrahtung? Wer sind Sie, dass Sie ihr Grenzen setzen können?» Ich möchte diese etwas gedankenlose Auffassung von der Körperlichkeit mit Spinozas Haltung vergleichen. «Denn niemand», schreibt er in der *Ethik*, «hat bis jetzt bestimmt, was der Körper vermag ... niemanden hat bis jetzt die Erfahrung gelehrt, was der Körper nach den bloßen Gesetzen der Natur ... tun kann ... der Körper [vermag] selbst nach den bloßen Gesetzen seiner Natur vieles ... worüber sein Geist sich wundert.» Und das könnte alle Ihre DMT / DPT-Erfahrungen einschließen und all die anderen Erfahrungen (Ihre und die anderer), von denen Sie in Ihrem Buch berichten. Dass sie vom Gehirn / Geist heraufbeschworen werden können, beeinträchtigt sie nicht und ist (in gewissem Sinne) ohne Belang für ihre Interpretation oder ihre «Bedeutung».

Ich persönlich bin außerstande (war niemals in der Lage oder hatte jemals den Wunsch), mir eine «reale» Welt vorzustellen, also eine Primärwelt, die nicht diejenige ist, in der wir leben (Ihre «konsensuelle» Welt). Ich bin natürlich (oder hoffe es zumindest) aufgeschlossen für die inneren Welten, die Sekundärwelten der Lyrik und Kunst und Träume und Mythen und meiner Patienten und Freunde und der Menschen, denen ich begegne; aber ich kann ihnen keine anderen Primärwelten zubilligen. Doch Sie haben offenbar keine Probleme, eine andere Primärwelt zu postulieren oder an sie zu glauben.

---

82 Dipropyltryptamin, ein Psychedelikum.

Sehr deutlich zeigt sich das auf S. 221/2, wo Ihr Freund Robert berichtet, ihn hätten Pilzgeschöpfe besucht: «Ich fragte mich, ob ich an Roberts Geschichten glaubte, und gelangte zu dem Ergebnis, dass ich es tat. Damit meine ich nicht, dass ich glaubte, dass er sie glaubte; ich meine, ich glaubte, dass die Dinge, die er beschrieben hatte, tatsächlich stattgefunden hatten.» Das geht über imaginative Sympathie hinaus; es überschreitet die Grenze zu (Identifikation und) Glauben. Und wenn Sie den Glauben an Pilzgeister zulassen, dann öffnen Sie die Tür zu allem und jedem – Archons, Elfen, was Sie wollen –, eine ganze Welt, oder viele Welten, phantastischer Wesen, die ein Nicht-Gläubiger, ein «Rationalist», physisch, biologisch und ontologisch wohl für unmöglich hielte (und auch nicht durch Rückgriff auf neue physikalische Konzepte wie Superstrings oder Supersymmetrie erklären könnte). Ich muss mich fragen: Glauben Sie *wirklich* (an) all das? Und wenn ja, was wäre dann unter «Glauben» zu verstehen? [...]

Ich sollte hier anmerken, dass ich den ganzen *Themenbereich* von Halluzinogenen, Psychedelika, oder wie immer man sie bezeichnet, außerordentlich interessant finde und nicht nur unter akademischem Gesichtspunkt. Vieles habe ich selbst ausprobiert – allerdings kein DMT! –, und ich tat es in der Hoffnung, ich könne jenes Staunen zurückgewinnen, das ich als Junge so stark empfunden hatte und das mich offenbar verlassen hatte, als ich etwa fünfzehn war. Ich nehme an, dass ich einige drogeninduzierte Visionen hatte – die mich «inspirierten» –, etwa als ich 1967 «stoned» sah, wie sich die neurologischen Himmel vor mir auftaten, und Migräne erstrahlte wie ein herrliches Sternbild. Ich «empfing» den Auftrag, ein «Astronom des Inneren» zu werden, und das veranlasste mich, mein erstes Buch zu schreiben (*Migräne*) und andere. Diese Vision besaß die Realität oder Irrealität oder Überrealität eines Traums; aber als ich wieder runterkam, glaubte ich nicht, es gebe *tatsächlich* einen solchen Himmel.

Ein andermal hielt ich (zugedröhnt mit Artane[83], böser Stoff) ein langes (philosophisches) Zwiegespräch mit einer Fliege an der Wand – die Fliege hatte eine winzige, aber sehr klare Stimme, ziemlich Bertrand-Russell-mäßig – aber ich glaube nicht an eloquente Fliegen. Ich kann nachvollziehen, dass ein brillanter Chemiker (wie Kary Mullis) seine chemischen Erkenntnisse mit LSD-geschärften Sinnen gewinnen kann (oder wie Kekulé, der, nachdem er jahrelang über die Benzostruktur gegrübelt hatte, in einem symbolischen Traum einen Kreis von Schlangen sah und beim Erwachen erkannte, dass die Struktur von Benzol ein geschlossener Ring war). Ich denke, dass konkrete Einsichten und Erleuchtungen von Drogen erzeugt werden können (genauso wie vom Träumen und allem «primärprozesshaften Denken»), die aber, wenn man wieder runterkommt, vom kritischen Verstand sorgfältig bewertet und interpretiert werden müssen. Näher am Thema Ihres Buchs kann ich mir vorstellen (bis zu einem gewissen Maße, und Ihr Buch hat das Maß vergrößert), dass eine Kultur samt ihrer Mythologie und ihren geheiligten Symbolen und Riten und religiösen Überzeugungen weitgehend und entscheidend von («sakramentalen») Drogen abhängt. *Das* scheint mir schön und interessant an Ihrem Buch zu sein – während mir Ihre *eigene* «psychedelische Reise» als «schamanistische Regression» erscheint (wie Sie das nennen) – oder auch etwas mehr.

Aber es nicht meine Aufgabe, hier den Richter zu spielen (und in den sehr seltenen Fällen, in denen ich Besprechungen schreibe, geschieht es immer im Modus der Wertschätzung). Ich glaube nicht, dass ich der Richtige bin, um ein Buch wie das Ihre zu beurteilen – obwohl es mich schon interessieren würde, es mit den vielen anderen von Ihnen zitierten Büchern zu vergleichen (Sie sind wahrhaftig belesen auf

---

83 Trihexyfenidylhydrochlorid. [A. d. Ü.]

dem Gebiet!), mit John Horgans angekündigtem (oder vielleicht gerade erschienenem) Buch *Rational Mysticism* etc. etc.

Wir alle haben unsere Reisen, und meine ist nicht die Ihre. Ich verfüge, so hoffe ich, über eine gewisse intellektuelle Neugier und spielerische Neigung, aber nur ganz wenig metaphysische Bedürfnisse oder Sehnsüchte. Mich hungert nicht nach Glauben. (Vielleicht liegt das an den Unterschieden in unserer Herkunft und Erziehung.) Aber ich vermag durchaus Ihre Abenteuerlust und Kühnheit und Aufrichtigkeit zu bewundern, und ich freue mich, dass Sie mir Ihr Buch geschickt haben.

Meine besten Wünsche für Sie und Ihr Werk
Oliver Sacks

PS: Eine kleine Faktenkorrektur: Beim Ergotismus sprechen Sie vom *St. Vitus' Dance* [Veitstanz] – es müsste aber *St. Anthony's Fire* [Antoniusfeuer] heißen.

An Dave Draper

Bodybuilder

11. Dezember 2002
2 Horatio St., New York

Lieber Dave,

wie unerwartet – und wie nett! –, Deine beiden mit Widmung versehenen Bücher zu empfangen und (ungefähr vierzig Jahre später) festzustellen, wie gut Du aussiehst und wie gut Du schreibst.

Unverzüglich habe ich *Brother Iron, Sister Steel* durchgeblättert und wurde schrecklich nostalgisch bei Deiner Beschreibung des «Dungeon», wie er Anfang der Sechziger war. Ich war ja eher Gewichtheber, aber ich erinnere mich sehr gut an Hugo Labra, Zabo und einige der anderen Leute, die Du erwähnst. Lebhaft sind mir die riesigen, unhandlichen (und gefährlichen!) Hanteln in Erinnerung geblieben – aber die größte erwähnst Du nicht, das war die 170-Kilo-Hantel, die Charlie (Chuck) Ahrens einmal vor meinen Augen im Hof seines eigenen Studios seitlich gehoben hat – er und Steve Merjanian, beide mit 150-cm-Brustkörben, füllten einen VW vollkommen aus. Auch die Wettkampfbühne bei POP sehe ich noch genau vor mir – dort habe ich Dave Ashman zum Front-Squat – Kniebeuge vorn – herausgefordert und ihn besiegt (ich schaffte 261 Kilo und er 254) – aber er war ein wunderbarer olympischer Gewichtheber, und ich konnte beim besten Willen nicht reißen. Dann war da Sidney's, ein Stück den Strand hinunter in Santa Monica – dort lernte ich Dave Sheppard, Jim Hamilton und andere kennen, und sie wurden alle gute Freunde; und oben in Venice war der alte Mac Batchelor, der Mann mit den kräftigsten Händen der Welt.

Mit gemischten Gefühlen habe ich Deinen vorzüglichen Abschnitt über Verletzungen, Alter etc. gelesen. Ich habe es geschafft, mir die Quadrizepssehne an *beiden* Beinen vollkommen abzureißen (1974 und 1984, erst links, dann rechts) – eine ungewöhnliche Verletzung. Und nun frage ich mich, ob ich in jenen Jahren nicht übertrieben habe mit den Squats (ich hatte mir eine Routine von 5 Sequenzen zu je 5 Wiederholungen mit 555 lbs[84] alle 5 Tage angewöhnt) – aber ich hatte gute Chirurgen, und die alten Beine sind wieder schön kräftig. Hatte auch eine Operation der Rotatorenmanschette – hätte die Rotatorenmanschetten trainieren müssen, aber damals hat man keinen Gedanken daran verschwendet.

Ich fand es stark, dass Du so jung mit den Eisen angefangen und von Deinem künftigen Körper geträumt hast. Ich habe relativ spät angefangen – in meinen Zwanzigern (23), woran vor allem die Fotos von Reg Park schuld waren (den

84 252 Kilogramm.

ich später auf den Empire-Spielen 1958 traf). Aber ich war genauso (oder stärker) an dem olympischen Gewichtheben interessiert – besonders nachdem ich Bennie Helfgott im Maccabi-Studio in London gesehen hatte (er hatte zwei olympische Medaillen[85] – und eine wunderschöne Technik: Er hat sich nie übermäßig gepusht, kannte seinen Körper, hat nie unter wiederkehrenden Verletzungen gelitten wie so viele Gewichtheber – Dave Sheppard, Shemansky etc. Jetzt, mit Anfang siebzig, ist er immer noch in großartiger Form, und wir sehen uns, immer wenn er nach New York kommt). Mein anderer Trainingspartner war Ken McDonald (der jetzt wieder in Australien ist). Aber (zu meinem größten Bedauern) hat mich Ken mit der mörderischsten aller Hebetechniken, dem gestreckten Kreuzheben, vertraut gemacht, als ich noch ein ziemlicher Neuling war. Ich schaffte 232 Kilo (etwa sechs Monate nachdem ich mit dem Gewichtheben angefangen hatte), doch drei Tage später bekam ich unerträgliche Rückenschmerzen, die mir in Abständen während der nächsten vierzig Jahre treu blieben (merkwürdigerweise scheinen sie jetzt, Ende sechzig, nachzulassen).

Meine wichtigste körperliche Betätigung ist jetzt das Schwimmen, das ich grenzenlos liebe – jeden Morgen versuche ich, 2000 bis 2500 Meter zurückzulegen –, aber ich trainiere auch zweimal pro Woche in einem Studio mit (relativ) leichten Gewichten. Ich bin jetzt auf etwas mehr als 120 Kilo runter. In den Dungeon-Tagen war ich auf 90, ich versuche, einigermaßen in Form zu bleiben. Also bin ich vermutlich auch ein Veteran der Heberei, in aller Bescheidenheit. Und glücklicherweise habe ich keine echten Gesundheitsprobleme (klopf auf Holz!) abgesehen von Verletzungen und den kleinen Veränderungen, die mit dem Alter kommen.

---

85 Helfgott war bei den Olympischen Spielen 1956 und 1960 Kapitän der britischen Gewichtheber-Mannschaft, obwohl die Medaillen, auf die sich O. S. hier bezieht, von anderen Wettkämpfen stammen.

Wenn Du erlaubst, füge ich ein Exemplar meines (persönlichsten) Buchs bei, *Uncle Tungsten* (jemals an Gewichte aus Wolfram [Tungsten] gedacht? Es ist 2½-mal so schwer wie Stahl – eine 7-kg-Kugel Wolfram ist nicht größer als ein Tennisball). Ich denke, meine Schwäche für Metalle, besonders für sehr schwere Metalle, hängt mit meiner Vorliebe für Gewichte zusammen. Genug gesagt. Es war schön, von Dir zu hören, ganz herzliche Grüße an Dich (und alle anderen, die sich vielleicht noch an mich und jene fernen Tage erinnern – ich denke, George Butler wird einer von ihnen sein).

Oliver

An Paul J. Kiell

Psychiater, Athlet und Schriftsteller

12. Dezember 2002
2 Horatio St., New York

Sehr geehrter Dr. Kiell,

vielen Dank für Ihren Artikel, der mir sehr gefallen hat und der, wie ich finde, eine sehr wichtige Gegenposition zu der Auffassung vertritt, körperliche Aktivität und Fitness seien unpassend und «unjüdisch». Das ist ein sehr häufiges Missverständnis, nicht zuletzt unter Juden selbst.

Für mich hatte (ganz abgesehen von meinen elterlichen Vorbildern – meine Mutter hat in der Schule Preise im Hochsprung gewonnen, mein Vater im Schwimmen) Anfang zwanzig die Mitgliedschaft im Maccabi Club in London große Bedeutung – (ich weiß nicht, ob Maccabi hier Niederlassungen hatte / hat, noch ob er überhaupt noch existiert). Dort habe ich Bennie Helfgott und Laurie Levine [...] und viele andere jüdische Athleten kennengelernt. Wir hatten eine gute Gewichthebermannschaft (ich war ihr Mittelschwergewicht), und ich mochte die Wettkämpfe mit anderen Mannschaften in ganz London.

Außerdem habe ich zwei «ultraorthodoxe» Cousins, die aber beide leidenschaftliche Naturliebhaber sind und gerne wandern, klettern etc. Einer von ihnen – ein Mathematiker und Talmudist, der in Jerusalem[86] lebt – ist, obwohl schon Anfang siebzig, immer noch aktiver Skifahrer und Bergsteiger: Er schildert, wie erstaunt die Tibetaner waren, als sie einen Mann mit langem weißen Bart sahen, der sich lebhaft wie eine Bergziege auf Höhen von 6000 Metern und mehr tummelte. Meine Cousins sehen keinen Widerspruch zwischen ihrer Orthodoxie auf der einen Seite und ihrer Naturverbundenheit und körperlichen Aktivität auf der anderen.

Ich denke, das Stereotyp vom kränklichen, geistig frühreifen, aber körperlich schwächlichen Juden bedarf einer Revision, und Ihr Artikel leistet, neben allen anderen Vorzügen, die er hat, genau dies.

Noch einmal herzlichen Dank!

Mit besten Wünschen
Oliver Sacks

An Peter Edwards

Chemiker

30. Dezember 2002
2 Horatio St., New York

Lieber Peter,

wir haben schon längere Zeit keine Briefe mehr gewechselt (noch länger ist es her, dass wir uns gesehen haben), aber nun befinden wir uns in der Zeit des Jahres, in der wir Dinge schicken und bekommen. […]

---

86 Robert John Aumann.

Ich frage mich, ob Du irgendetwas Neues in Richtung Supraleitfähigkeit bei diesen außerordentlichen Silberfluoriden entdeckt hast – ich erinnere mich noch lebhaft an die Experimente zum magnetischen Schweben mit flüssigem Stickstoff in Deinem Labor in Birmingham. [...]

Jetzt habe ich eine Frage. Kate hat mir zu Weihnachten etwas Gallium geschenkt, das ich in einem glatten halbkreisförmigen Glas aufbewahre (es ist ein phantastischer Spiegel). Aber wenn es schmilzt, stellt sich eine seltsame Illusion von Transparenz ein – als erblickte man eine durchsichtige farblose Flüssigkeit, die sich über einem Untergrund von silbernem ungeschmolzenem Metall bewegt (auch Roald hat das gesehen). Ich frage mich, ob das ein *Rand*phänomen ist, es scheint eine konkave Fläche zu haben (im Gegensatz zur konvexen von Hg), aber ich bin (was wahrscheinlich sehr dumm ist) verblüfft. Aus anderen Blickwinkeln scheint die Flüssigkeit eine *Haut* zu haben, mit feinen Linien, die eine reliefartige Textur bilden wie Haut auf der Milch.

Es scheint superkalt zu sein, denn wenn es einmal geschmolzen ist, bleibt es in einem ziemlich kalten Raum noch stundenlang flüssig. Doch wenn es dann schließlich fest wird, geschieht das in flachen Quadraten, die entweder geschichtet oder zu seltsamen Zickzackgebilden gefügt sind wie die Verteidigungsanlagen mittelalterlicher Festungen. Ich weiß nicht genau, ob das Kristallisierungsformen oder Schichtungsmuster wie bei trocknendem Schlamm sind.

Ich bin mir sicher, dass das alles nur kindliches Gefasel ist, aber Du musst geduldig mit mir sein und mir erklären, was ich sehe. Vielleicht würde es Dir selbst Spaß machen, mit Gallium zu spielen.

(Manchmal träume ich von den 200 Tonnen ultrareinem flüssigen Gallium in einem Detektor für Sonnenneutrinos unter dem Kaukasus. Meine Liebe zu Metallen und meine Liebe zum Schwimmen kommen zusammen in der Phantasie, ich würde in oder *auf* diesem großen Teich mit flüssigem Gallium schwimmen. Vor einigen Jahren gab es einen versuchten *Raubüberfall* – Diebe kamen mit einem Lkw und einem Saugheber; doch der Versuch wurde im letzten Moment vereitelt.)

Jedenfalls schreib mir, wenn Du Zeit hast, und erzähl mir von Gallium, Silberfluoriden (wenn das kein Geheimnis ist) und überhaupt, wie es Dir geht und was Du tust,

und alle meine guten Wünsche für das neue Jahr
Oliver

An Harriett James

Sprachpathologin

25. Februar 2003
2 Horatio St., New York

Liebe Ms. James,

vielen Dank für Ihren Brief und Titos Buch[87], das ich ganz außerordentlich finde.

Es ist, wie Sie ganz richtig meinen, unglücklich, dass die sogenannte gestützte Kommunikation (*facilitated communication*) eine Mischung aus Authentizität und Beeinflussung war.[88] Mir gefällt, dass Tito selbst sagt: «Ich brauche es, dass Mutter oder mein Klassenlehrer neben mir sitzen, nicht als Stützer, sondern als mein *Umfeld* (*environment*)» (es erinnert mich an Winnicotts «förderliches Umfeld» [facilitating environment], und das vermittelt ein weit umfassenderes und

87 *The Mind Tree* von Tito Mukhopadhyay, einem jungen Mann mit Autismus.

88 Die gestützte Kommunikation, bei der ein «Stützer» nonverbalen Personen beim Schreiben oder Tippen hilft, bleibt umstritten. Einige Kritiker meinen, das resultierende Schreiben sei unbewusst vom Stützer beeinflusst.

tieferes Bild von dem, was vor sich geht; und nur jemand mit Titos außergewöhnlicher Einsichtsfähigkeit vermag das zum Ausdruck zu bringen). Sicherlich haben Sie recht, wenn Sie die Eigenschaft der *Anwesenheit* für entscheidend halten (ich selbst arbeite am besten, wenn sich meine Lektorin – und vielleicht auch Mutterfigur – Kate im angrenzenden Zimmer befindet –, ein förderndes Umfeld dieser Art brauchen wir alle).

Ich persönlich bin nicht in der Lage, diese Fragen genauer zu untersuchen, aber sie müssen in aller Breite und Tiefe erforscht werden. Ich wünschte, ich könnte Ihnen jemanden empfehlen – es müsste ein (vielleicht Winnicott'scher) Psychiater sein. Wenn etwas in meinen Schaltkreisen hängen bleibt, lasse ich Sie das wissen, aber im Augenblick kann ich nur bekräftigen, was Sie gesagt haben, und hoffen, dass die authentischen Aspekte aus der die gestützte Kommunikation einhüllenden Wolke herausgefiltert und untersucht werden können.

Mit freundlichen Grüßen
Oliver Sacks

An [Vorname unbekannt] Godwin

Briefpartner

20. März 2003
2 Horatio St., New York

Sehr geehrter Dr. Godwin
vielen Dank für Ihr nettes und ausführliches Schreiben – ich weiß nie genau, was die Post mir bringen wird! [...]

Was die (heikle) Frage der «verdrängten Erinnerung» angeht – so muss ich gestehen, dass ich mich persönlich nie damit befasst habe und mich auch niemals öffentlich zu ihr äußern würde. Obwohl ich einmal in gewisser Weise über sie geschrieben *habe*, in meiner Fallgeschichte «Murder» (in *The Man Who*)[89]. [...]

Es gibt psychologisch und neurologisch keinen Zweifel an unserer enormen Suggestibilität und Beeindruckbarkeit (im Guten wie im Schlechten) und unserer häufigen Unfähigkeit, die primären Erlebnisse und primären Erinnerungen von den scheinbaren (oder sekundären) zu unterscheiden, die auf Beschreibung oder Suggestion zurückgehen. Das musste ich an mir selbst erfahren, als ich in meiner Autobiographie *Uncle Tungsten* über eine (sehr lebendige!) «Erinnerung» berichtete. Es ging um eine Brandbombe, die in dem Garten hinter unserem Haus landete[90]. Die Erinnerung an eine andere Bombe – einen großen Blindgänger – wurde von meinem (älteren) Bruder Michael bestätigt, aber zur Brandbombe sagte er: «Die hast du nie gesehen.» Verblüfft sagte ich: «Aber ich kann sie *jetzt* ganz deutlich in meiner Erinnerung sehen. Wie kommst du darauf?» «Weil unser Bruder David uns einen Brief schrieb», sagte Michael, «einen sehr lebhaften Brief. Und du warst tief beeindruckt davon.» Doch die Information, dass ich die Brandbombe nie mit eigenen Augen gesehen habe, sondern nur in einer aus einem Bericht *konstruierten* Erinnerung, vermochte den lebhaften Eindruck in meiner Vorstellung nicht zu schmälern. Er erscheint noch immer real – obwohl er es nicht ist. Solche «sekundären» Erinnerungen sind häufig oder sogar universell – und sie können – phänomenologisch und vielleicht auch physiologisch – ununterscheidbar von primären sein oder werden.

Doch sie unterscheiden sich ein wenig von «verdrängten» Erinnerungen, denn die sind in einer Weise mit heftigen Affekten, unbewussten Konflikten, Traumata verknüpft, die bei gewöhnlichen (häufig emotionslosen und neutralen)

---

89 Vgl.: «Mord» in *Der Mann, der ...*

90 Dt.: *Onkel Wolfram*, S. 29–31.

sekundären Erinnerungen nicht gegeben sind. Das ganze Problem der Verdrängung und der verdrängten Erinnerungen war ein Minenfeld voller Mehrdeutigkeiten, Behauptungen, Gegenbehauptungen, Widerrufen, seit Freud zu der Auffassung gelangte, die meisten seiner Patientinnen seien (wie sie ihm erzählten) in ihrer Kindheit sexuell missbraucht worden, doch dann begann er, diese Erinnerungen als Phantasien zu verwerfen. (Zweifellos ist er in beiden Richtungen zu weit gegangen.) Denn leider gab es manchmal *tatsächlich* Fälle von sexuellem (und anderem) Missbrauch – wenn auch nicht annähernd mit der Häufigkeit, die die «Erinnerungen» (und diese mit Beschuldigungen aufgeheizte Atmosphäre) vermuten ließen. Das Thema scheint von echter sozialer Hysterie begleitet zu sein – und von jener persönlichen Hysterie, die gelegentlich solche Erinnerungen erzeugt («Die Hysteriker leiden an Reminiszenzen», sagte Freud).

Ich sage zu viel – und zu wenig. Vielleicht sollte ich mich damit begnügen, mich darauf beschränken, dass unser Bewusstsein außerordentlich suggestibel und beeinflussbar ist (besonders wenn so viel besetzte Dynamik im Spiel ist) und dass falsche (oder sekundäre) Erinnerungen sehr real erscheinen können (und vielleicht sogar die neurologischen Substrate echter, primärer Erinnerungen haben). Das ganze Thema muss behutsam aufgearbeitet werden.

Ich hoffe, dass diese Gedanken – alle sehr unsystematisch – von Interesse für Sie sein können.

Mit freundlichen Grüßen
Oliver Sacks

14

Schnappschüsse

200–2006

An Christof Koch

Neurowissenschaftler

8. Mai 2003
2 Horatio St., New York

Lieber Christof,

vielen Dank für Ihren liebenswürdigen Brief – ich freue mich sehr, dass *Uncle Tungsten* Sie so angesprochen hat. Ich kenne Peter Atkins persönlich und *liebe* sein *Periodic Kingdom*[1], ein Buch, das den Zauber dieses Reichs sicherlich besser vermittelt als alles, was ich je gelesen haben, und das ich (wie ich vermute) im Kopf gehabt haben dürfte, als ich (auf S. 35[2]) von einem «Königreich» oder «wundersamen Garten» schrieb (wobei ich möglicherweise auch einen Essay von Freeman Dyson mit dem Titel «Ramanujan's Garden» vor Augen gehabt habe – es ist unmöglich, all den Voraussetzungen der eigenen Gedanken nachzuspüren). Es ist sehr lieb von Ihnen, dass Sie mir Atkins' Buch geschickt haben. Ich bedaure, dass weder «[The Case of] Anna H.»[3] noch *The Mind's Eye* bei Ihnen eingetroffen sind, daher füge ich sie bei.

Haben Sie Dank für die Zusammenfassung, die Sie zusam-

1 Dt.: *Im Reich der Elemente: ein Reiseführer zu den Bausteinen der Natur*, Heidelberg 1997.
2 *Onkel Wolfram*.
3 Dt.: in veränderter Form: «Vom Blatt spielen», in: *Das innere Auge*, Kapitel 1.

men mit Francis geschrieben haben – ich habe sie mehrfach mit großer Aufmerksamkeit und Bewunderung gelesen. Dafür war einer der Gründe, dass ich mich selbst gerade besonders intensiv mit der Bewegungswahrnehmung und ihren Störungen und einigen der allgemeineren Bewusstseinsprobleme beschäftige. (Ich denke, ich habe mich 1992 von dem ganzen Thema etwas einschüchtern lassen und mich ein Jahrzehnt lang in die Chemie und Botanik zurückgezogen; aber nun bin ich zurück.) Wenn Sie erlauben, werde ich Ihnen ein Exemplar[4] beifügen (desgleichen von *Uncle Tungsten*) und Francis auch eines schicken, zumal es auf Ihrer beider Arbeit Bezug nimmt und auch daraus zitiert. Es ist nur ein Manuskript, groß und vorläufig, obwohl ich hoffe, dass es ein Artikel für die *NY Review of Books* wird. Vor ein paar Tagen war ich in Cold Spring Harbor und hörte dort, Francis gehe es nicht allzu gut, obwohl er noch ganz und gar und wundervoll er selbst sei.

Mit herzlichen Grüßen
Oliver

An Francis Crick

10. Mai 2003
2 Horatio St., New York

Lieber Francis,

viele Leute haben mir von Dir berichtet – vor allem Ralph Siegel, Freunde in Cold Spring Harbor sowie Christof Koch, den ich kürzlich wieder an der CalTech getroffen und dann mit ihm korrespondiert habe –, verstärkt habe ich an Dich

4 Ein Essaymanuskript ohne Titel, das später als «In the River of Consciousness» erschien [dt.: «Der Strom des Bewusstseins» in der gleichnamigen Aufsatzsammlung, Rowohlt 2017].

gedacht, seit ich Euren gemeinsamen Artikel im Februarheft von *Nature Neuroscience* gelesen habe.

Ich war sehr fasziniert davon, besonders von Eurer «Schnappschuss-Hypothese», weil ich mich schon seit langem für die Bewegungswahrnehmung und ihre Störungen interessiere und mich oft gefragt habe, ob wir «Standbilder» oder «Schnappschüsse» in der Wirklichkeit verwenden wie im Kino.[5] Ich hatte schon angefangen, darüber zu schreiben, als ich eine Kopie des Artikels erhielt, den Du zusammen mit Christof geschrieben hast – und daher erlaube ich mir jetzt (obwohl ich gewöhnlich keine Manuskripte aus der Hand gebe, die noch in Bearbeitung sind), Dir meinen «Bewusstseins»-Aufsatz zu schicken, weil er sich gegen Ende stark an Eure Gedanken anlehnt.

Außerdem lege ich einen bereits veröffentlichten Artikel («The Case of Anna H.») dazu, in dem es um eine meiner Patientinnen mit einer visuellen Alexie etc. geht – und außerdem (und schließlich!) ein Exemplar meines Buchs über meine Jugend und Liebe zur Wissenschaft etc., *Uncle Tungsten*. Ich hoffe, dass es für Dich eine Freude und keine Last bedeutet. Ich habe gehört, dass Deine Gesundheit in letzter Zeit zu wünschen übrigließ, aber Christof sagte mir, Du seist unverzagt und immer noch ein gewaltiger Leser. Ich denke oft mit großer Bewunderung und Zuneigung an Dich und schicke Dir ganz liebe Grüße

Oliver

---

5 Die Hypothese, an der Crick und Koch arbeiteten, besagte, dass eine visuelle Szene aus separaten «Standbildern» oder «Schnappschüssen» bestehe, die dem Gehirn und nicht der äußeren Wirklichkeit ihre Kontinuität verdankten.

An Gerald Edelman

25. Mai 2003
2 Horatio St., New York

Lieber Gerry,

schon lange wollte ich Dir schreiben und Dir für Eure neue Arbeit (mit Tononi[6]) danken, die ich außerordentlich faszinierend und anregend fand. Tatsächlich bewog sie mich zu einer (vielleicht unklugen!) Korrektur oder Veränderung der Richtung bei der Arbeit an einem Text – der im Grunde genommen Teil einer Vielzahl von Schriften über die «Zeit» war, über den Zusammenhang von Zeit, Bewegung, Kontinuität etc. –, Gedanken, zu denen ich durch eine Vielzahl von Einflüssen angeregt wurde: neuere Biographien über Muybridge und Marey, ein in der Jugend gewecktes Interesse an Film-, Stereo- & Farb-Fotografie / Wahrnehmung, die außerordentlichen Beschleunigungen und Verzögerungen und Erstarrungen von Bewegungen *und* Gedankenströmen bei einigen meiner «Awakenings»-Patienten etc., die mich den April hindurch beschäftigt haben, als ich viel Zeit hatte, weil ich an einer verletzten rechten Schulter operiert worden war und daher eine Entschuldigung hatte, die meisten meiner üblichen Aktivitäten zu vertagen, und in der Lage war, mit einem Finger meiner linken Hand fast ununterbrochen vier Wochen lang zu tippen – all das (entschuldige meine Syntax, diesen mittlerweile labyrinthischen Satz) –, und dann bekam ich *Euren* Artikel und wagte mich auf das strittige und «gefährliche» Gebiet der «Basis» des Bewusstseins; und fügte zu dem, was ich geschrieben hatte, eine Art «Coda» über einige Eurer (und Francis') Gedanken hinzu. Wie gesagt, ich wollte einen Brief schreiben, *diesen* Brief, oder etwas Ähnliches, doch dann musste ich plötzlich nach Australien flie-

6 Giulio Tononi.

gen – mein Bruder war plötzlich an Bauchspeicheldrüsenkrebs erkrankt –, daher blieb der Brief ungeschrieben, und Kate schickte in der Zwischenzeit mein (rohes und vielleicht sehr revisionsbedürftiges) Manuskript ab. […]

Ich war, während ich bei meinem Bruder und seiner Familie in Sydney war, fasziniert von den Unterschieden im Verhalten seiner 3 Monate alten Enkelin und eines 8 Monate alten Kindes einer Nachbarsfamilie – denn ich sah, dass bei der Jüngeren noch kaum Anzeichen für Gebrauch / Kontrolle / Bild / Bewusstsein des Körpers vorhanden waren – jedenfalls hatte ich den Eindruck –, während das 8 Monate alte Kind bereits über eine Fülle von geschickten und zweckbestimmten Bewegungen aller Art verfügte. Ich denke, dass ich Babys genauer beobachten (und vielleicht Piaget noch einmal lesen) müsste. Meist erlebe ich den *Untergang* des Bewusstseins bei meinen verletzten oder älteren Patienten, daher ist es wunderbar, es ein wenig bei seinem Aufgang zu beobachten. Unsere Geburtstage – mein 70., Du hast mir ein oder zwei voraus – kommen im Juli; wenn Du in NYC bist, hoffe ich, dass Du zu einer kleinen Party kommen kannst, die ich am 9. gebe. Und ich hoffe, Du – und Francis – seid nicht verschnupft von meiner Bemerkung über die «großen alten Männer», da man doch *geistig* erst warm wird, gerade erst anfängt, die Dinge zu sehen, wie sie wirklich sind. Ich jedenfalls fühlte eine fast jugendliche Energie und Trunkenheit angesichts meines Schreibausbruchs vom letzten Monat, und ich könnte mir vorstellen, dass Ihr andauernd solche Ausbrüche habt. Allerdings ist Francis, wie ich höre, im Augenblick nicht bei bester Gesundheit – ich habe schon seit einigen Jahren keinen Kontakt mehr mit ihm. […]

Ich erlaube mir beigefügt (oder hat Kate ihn schon geschickt?), einen Aufsatz über visuelle Vorstellung[7] zu sen-

7 «The Mind's Eye» [dt.: «Das innere Auge», in: *Das innere Auge*, Reinbek 2011].

den, der eigentlich im April im *New Yorker* erscheinen sollte, aber jetzt wegen des Iraks rausflog; oh, noch ein kurzer Brief (vom 15. Mai in *Nature*) über die Bewegung von Elefanten, ein kleiner Ableger meiner «Time»-Schriften im April.

Ich hoffe, dass Maxine jetzt wieder bei guter Gesundheit ist, und sende Euch beiden meine allerherzlichsten Grüße

Oliver

An Christof Koch

18. Juni 2003
2 Horatio St., New York

Lieber Christof,

[...] Natürlich dürfen Sie – nur zu gern – das *Bein*-Zitat[8] in Ihrem Buch verwenden; ich freue mich außerordentlich, dass jemand das Phänomen (endlich!) zur Kenntnis nimmt (ich bin mir nicht sicher, dass ich besondere Fähigkeiten im abstrakten Denken besitze, aber ich glaube, meine Stärke liegt im genauen *Beschreiben*). Neben *Leg*[9], *Awakenings* und *Migraine* erwähne ich das Phänomen auch (sehr kurz) in *Uncle Tungsten*[10]; dort berichte ich, dass ich diese (und andere visuelle Störungen bei Migräne-Anfällen) seit meiner frü-

8 Koch zitierte einen Absatz über das, wie O. S. sagte, «kinomategrafische» oder «filmische» Sehen:
«Ich bat sie, sich das Bild anzusehen, zu reden, zu gestikulieren, Gesichter zu schneiden – irgendetwas, solange sie sich nur bewegte. Und nun bemerkte ich mit einer Mischung aus Entzücken und Sorge, dass die Zeit ebenso gebrochen war wie der Raum, denn ich sah ihre Bewegungen nicht als Kontinuum, sondern als eine Folge von «Momentaufnahmen», als eine Folge verschiedener Konstellationen und Haltungen, die ohne eine verbindende Bewegung aneinandergereiht waren, sodass der Eindruck eines Films aus den Kintopp-Tagen entstand, der flackert, weil er zu langsam läuft. Sie schien in diesem seltsam mosaikartigen, filmartigen Zustand, der in hohem Maße zersplittert, unzusammenhängend, atomisiert war, erstarrt zu sein.» (*Der Tag, an dem mein Bein fortging*, Kapitel 2.)

9 *Der Tag, an dem ...*,

10 *Onkel Wolfram*, S. 167 f.

hen Jugend erlebe – und erwähne, dass solche Erfahrungen nebst einer Leidenschaft für Farb- und Stereofotografie und Kinematografie in meiner frühen Jugend eine wichtige Rolle bei der späteren Entscheidung für die Neurologie und mein besonderes Interesse an visuellen Störungen gespielt haben. Ein (kurzer) Hinweis auf das kinematografische Sehen (und einige andere visuelle Störungen) findet sich auch in meinem Buch *Island of the Colorblind*[11]; das Phänomen trat nach dem Genuss von Sakau (Kava) auf, obwohl ich vermute (und Hinweise hatte), dass bereits so etwas vorlag wie ein seltsamer visueller Erregungszustand, zu dem ich hin und wieder neige, besonders zu Beginn einer Migräne. Im Allgemeinen kam es zu meinen eigenen Erfahrungen mit kinematografischem Sehen immer bei Migränen (und oft verknüpft mit Flimmerskotomen etc., wenn auch nicht immer und zwangsläufig) – obwohl ich sie ein- oder zweimal auch bei LSD hatte und, wie erwähnt, beim Sakau. [...] Manchmal (wie in dem Abschnitt, den Sie zitieren möchten) waren sie mit geometrischen «Mosaik»-Bildern assoziiert – aber auch hier gilt, diese Verknüpfung ist nicht unabänderlich oder zwangsläufig.

Der sehr unübersichtliche Kontext des filmischen Sehens erschwert die verlässliche Einschätzung seiner Frequenz – doch meine eigenen Erfahrungen und die meiner Patienten lassen auf ein *relativ* «langsames» Flackern oder Nacheinander der Bilder schließen, im Bereich von 6–12 Hh. Das Wort «Flackern» scheint etwas Schnelleres zu suggerieren – an der Grenze zum «Verschmelzen» –, während es durchaus eine langsamere und gelassenere Abfolge sein kann (oft mit Verharren und Überlappen der einzelnen Bilder, aber auch hier gilt, nicht unabänderlich oder zwangsläufig). Bei manchen Anfällen, mit einem zusätzlichen Flimmerskotom, hatte ich den Eindruck einer Synchronisation oder Resonanz

11 Dt.: *Die Insel der Farbenblinden. Die Insel der Palmfarne*, Rowohlt 1998.

zwischen den beiden Phänomenen. Als ich in einer Migräne-Ambulanz arbeitete und später meine *Awakenings*-Patienten betreute, habe ich mich sehr bemüht, EEG-Aufzeichnungen *während* der Anfälle zu erhalten (und einmal gedacht, ich hätte eine – mit einem begleitenden, sich verlangsamenden Alpharhythmus – erwischt) – doch die Anfälle erwiesen sich als zu sporadisch und zu schwer auszulösen (obwohl Migränen, besonders visuelle Migränen – ebenso wie photosensitive Anfälle –, gelegentlich durch Stroboskoplicht hervorgerufen werden können, ein Phänomen, mit dem ich ein wenig experimentiert habe). Ich spielte mit dem Gedanken an eine Transkraniale Magnetstimulation, als ich über Isaacson, den Maler mit der zentralen Achromatopsie, schrieb und nachdachte – ich fragte mich, ob ich dazu gebracht werden könne, das zu erfahren, was *er* erfuhr –, aber damals (Ende der 1980er Jahre) gab es das Gerücht, man könne durch TMS Anfälle oder sogar dauerhafte Schäden hervorrufen, daher ließ ich die Sache auf sich beruhen. [...] Die Frage über relative Bewegungen kann ich nicht beantworten – ich denke, ich habe mich vermutlich kaum bewegt, zum Teil, weil ich fasziniert war, und zum Teil, weil ich mit einem Gipsbein im Bett lag und mich nicht rühren konnte. Ich glaube, es gab nicht den geringsten Zusammenhang zwischen dem Bein-Syndrom und der Migräne – obwohl A. R. Lurija, als ich ihm vom Bein berichtete, fragte, ob solche Syndrome vielleicht auf der dominanten Seite häufiger vorkämen. Ich habe das nicht entdeckt – aber auch nicht systematisch nach anderen Beschreibungen des filmischen Sehens in der klinischen Literatur gesucht. [...]

Sollte ich einen weiteren Anfall kinematografischen Sehens bekommen – ich habe seit 1994 keinen mehr gehabt –, werde ich versuchen, ihn besser zu beobachten, besonders im Hinblick auf die Auswirkungen von Kopfbewegungen!

Ich habe noch nicht gehört, ob die *NY Rev. Books* den Aufsatz[12] veröffentlichen will und, wenn ja, in welcher Form – obwohl der Redakteur mir gesagt hat, er «gefalle ihm», aber auch, ungekürzt sei er «zu lang». Ich muss gestehen, ich würde gern noch etwas *hinzufügen*, mich weiter mit dem «Bewusstseinsstrom» beschäftigen, denn die Arbeit hat ursprünglich, vor allem angeregt durch das William-James-Zitat, als eine Art Meditation über die «Zeit» begonnen. Bei Durchsicht von Kapitel XV der *Principles* («The Perception of Time») bin ich fasziniert von dem James-Mill-Abschnitt – der mich an einige meiner amnestischen (Korsakow'schen) Patienten erinnert. James selbst ist so vielseitig, fast jeder seiner Sätze ist voller überraschender Erkenntnisse.

Von meinem Küchenfenster aus sehe ich einen großen Abluftventilator (um so eine Vorrichtung handelt es sich wohl – zunächst habe ich ihn für eine Art Windmesser gehalten), der das Sonnenlicht glitzernd zurückwirft und alle Phänomene des «Wagenrad-Effekts» bei gleichbleibender Beleuchtung erkennen lässt. Gleichzeitig interessiere ich mich wieder für Hochgeschwindigkeitskameras zur Aufzeichnung und Analyse von tierischen Bewegungen – und das veranlasste mich, einen kleinen Brief über die Gangart von Elefanten[13] zu schreiben (letzten Monat habe ich ihn an die Redaktion von *Nature* geschickt); in einem weiteren beschäftige ich mit dem Insektenflug (gestern in der *Science Times*).[14] Das alles sind Ableger der zentralen Frage(n) nach Kontinuität oder Diskretheit oder ihrer Beziehung zueinander.

Ich werde noch einen (kürzeren!) Brief separat an Fran-

12 O. S.s Essay «In the River of Consciousness» [dt.: «Der Strom des Bewusstseins», a. a. O.] über Theorien des visuellen Bewusstseins.

13 *Nature* nannte ihn «Early Work on Elephant Gait Not to Be Forgotten».

14 In «Credit to a Pioneer», O. S.s Brief an die Wissenschaftsredaktion der *New York Times*, ging es um das Werk von Étienne-Jules Marey, einem frühen Physiologen.

cis schreiben – dieser ist in gewisser Weise für Sie und ihn bestimmt.

Vielen Dank für Ihr Interesse und herzliche Grüße
Oliver

An Francis Crick

28. Juni 2003
2 Horatio St., New York

Lieber Francis,

über Deinen Brief (vom 5. Juni) habe ich mich sehr gefreut und muss mich für diese etwas verspätete Antwort entschuldigen – dafür habe ich einen ausführlichen Brief an Christof geschrieben (er kommt heute ebenfalls auf die Post), der auf einige der Fragen eingeht, die Ihr beide gestellt habt.

Ich freue mich, dass Dir *Uncle Tungsten* gefällt und dass Du Dich persönlich «angesprochen» fühlst; ich frage mich, wie viel «Kontinuität» Du erkennst zwischen dem Teenager in Mill Hill, der über das «Bohr-Atom» und das Periodensystem sprach – Deinem Doppelhelix-Selbst und Deinem gegenwärtigen Selbst. (Als Freud 1924 einen Brief an Karl Abraham schrieb, meinte er: «Es stellt erhebliche Anforderungen an die Einheit der Persönlichkeit, wenn ich versuche, mich mit dem Verfasser der Arbeit über Spinalganglien des Petromyzons zu identifizieren. Trotzdem muss er ich sein, und ich denke, ich war glücklicher über diese Entdeckung als über viele andere seither.»!!) Ich vermute, wir haben alle mehrere einander überschneidende und sich wechselseitig durchdringende Leben.

Ich habe selbst an Zihl geschrieben – ich habe ihn 1995 kurz getroffen und mich gefragt, was es mit den *Erfahrungen* [seiner Patientin] auf sich hatte, insbesondere ob sich die Akinetopsie auch in ihren visuellen Vorstellungen oder

Träumen auswirkte, doch ich konnte darüber keine näheren Informationen bekommen. Ich gewann den Eindruck, dass ihre «Standbilder» jeweils mehrere Sekunden dauerten, während es beim kinematografischen Sehen (und den stundenlangen Stillständen meiner? «zombifizierten» postenzephalitischen Patienten) mehrere Bilder pro Sekunde sind. Christof warf andere Fragen über das kinematografische Sehen auf, die ich in meinem Brief an ihn (nicht allzu erfolgreich) zu beantworten suchte.

Ohne es wirklich zu wollen (oder zu merken), hatte ich in meinem Artikel «Perceptual Moments» (oder «Snapshots»)[15] den ursprünglichen Plan geändert, der vorsah, dass ich mit der Bewegungswahrnehmung begann und dann über den Strom der visuellen Aufmerksamkeit zum (James'schen) «Strom des Bewusstseins» gelangte und mich dann mit der Frage befasste, was in diesem Zusammenhang «Kontinuität» bedeutet (das dürfte ein sehr anspruchsvolles Thema sein, weil James, soweit ich erkennen kann, einen Großteil von Band I[16] genau dieser Frage widmet). Die «Film-Analogie» erfüllt ihren Zweck nur in sehr begrenztem Maße. Aber irgendwie bin ich von der klinisch-persönlichen Fragestellung (die meine Stärke ist) abgekommen und versuche, die *Basis* des Bewusstseins zu erklären – und das ist wahrlich nicht mein Spezialgebiet und kann zum echten Minenfeld werden! Ich weiß noch, wie wir uns zum ersten Mal trafen und Du mich aufgefordert hast, mich zu Dir an den Tisch zu setzen und Dir klinische Geschichten, Beschreibungen etc. zu erzählen, und wie die sofort Hypothesen in Deinem Kopf erzeugten (ähnlich verhielt es sich mit dem farbenblinden Maler und dem wunderbaren Brief, den Du mir über

15 Arbeitstitel für einen Essay, der später auf Deutsch «Im Strom des Bewusstseins» heißen sollte [Kapitel 9 in *Der Strom des Bewusstseins*, Rowohlt 2017].

16 William James, *The Principles of Psychology* (1890).

ihn geschickt hast). Ich fürchte manchmal, dass abstraktes Denken nicht zu meinen Stärken gehört und dass ich eher zum Beschreiben tauge – daher bin ich mir über das kinematografische Sehen als *Phänomen* sehr sicher. Es wäre faszinierend, wenn man, wie Christof (und Du) in seinem Brief meinte, es durch TMS[17] am Bewegungskomplex (oder auf höheren Ebenen) *auslösen* könnte.

Ich denke, früher oder später müssen wir herausfinden, wie wir die Aktivitäten kleiner Neuronenkomplexe *darstellen* können, die die Schwelle überschreiten und dort verbleiben, damit wir so die Korrelation dieser Aktivität mit (einem) Bewusstsein ermitteln. Uns scheint die mittlere, die «Meso»-Skala, zwischen den groben bildgebenden Darstellungen des Gehirns – EEG, TMS etc. – und den vielfältigen Aufzeichnungen einzelner Neuronen zu fehlen. In einer späteren Fassung dieses Artikels bin ich kurz darauf eingegangen. Aber gegenwärtig ist sein Schicksal ungewiss, ich habe noch nichts über seine Veröffentlichung (oder sein Nichterscheinen) in der *N. Y. Rev. Books* gehört. Andererseits wird mein Essay über die visuelle Vorstellung bei blinden (oder erblindeten) Menschen – «The Mind's Eye»[18] – am 7. Juli im Doppelheft des *New Yorker* erscheinen.

Mein guter Freund Ralph (Siegel) sagte mir, er werde bald wieder in La Jolla sein und könne Dir weitere Überlegungen und Grüße von mir übermitteln. Ich werde selbst bei Dir vorbeikommen, wenn ich das nächste Mal dort bin.

Mit großem Dank und herzlichsten Grüßen
Oliver

17 Transkraniale Magnetstimulation.

18 Dt.: «Das innere Auge» in *Das innere Auge*, Kapitel 7.

An Deepak Chopra

Vertreter der Alternativmedizin

[August 2003]
2 Horatio St., New York

Lieber Deepak Chopra,

mein «Mind's Eye»-Essay ist auf eine überraschend breite «Resonanz» gestoßen, und ich bin verblüfft, wie viele Briefe ich bekommen habe und wie vielfältig sie sind; aber keiner hat mich so erstaunt wie der Ihre! Zunächst einmal bin ich hocherfreut, dass der Artikel Ihnen zugesagt hat und dass Sie einige meiner anderen (vermischten) Schriften kennen, zu denen auch zwei Essays über Bewusstsein gehören, die ich vor ungefähr zehn Jahren geschrieben (und in der *NY Rev. of Books* veröffentlicht) habe. Doch dann war ich, offen gesagt, so eingeschüchtert durch den Umfang des Problems (und durch die überwältigende Flut von Büchern zu dem Thema), dass ich in gewisser Weise zu früheren Interessen zurückkehrte – Botanik und Chemie. Doch in den letzten Monaten fühlte ich mich wieder zu den Geist / Gehirn-Problemen hingezogen, der Beschaffenheit des Bewusstseins etc. und habe erneut über das Thema geschrieben (nur den Rohentwurf eines Essays und noch nicht publiziert oder überhaupt publizierbar), und am Wochenende fahre ich nach La Jolla, wo ich einige Zeit mit Crick und Koch und mit Gerald Edelman verbringen werde, mit denen ich korrespondiert habe.

Ich kann natürlich nur eine kleine Wegstrecke mit den dreien Schritt halten, wie es mir vielleicht auch bei Ihnen ergeht, denn ich fühle mich im Wesentlichen als Beschreiber, als Geschichtenerzähler, als Phänomenologe (oder, kurz gesagt, als Kliniker), und ich traue mich nie, allzu weit über die klinische (oder persönliche) Erfahrung hinauszugehen. Und doch muss man es natürlich. Ich bin hin- und hergerissen in der Frage, ob es uns jemals gelingen wird, das

Gehirn / Geist-«Dilemma» zu lösen, wie Sie es nennen (das seinem *Charakter* nach verschieden von dem relativ schlichten Welle-Teilchen-«Dualismus» ist), oder ob das Problem (wie Colin McGinn und andere «Mysteriker» behaupten) tatsächlich jenseits menschlicher Erkenntnisfähigkeit liegt oder überhaupt angemessen formuliert ist – infolge unserer «kognitiven Geschlossenheit». Trotzdem habe ich auch das Gefühl, dass es gar kein so wichtiges Problem ist, sondern ein einziges Phänomen, das (gewissermaßen) in beide Richtungen schaut, nach außen zu Physiologie, Chemie, Physik etc. und nach innen zur Introspektion und Subjektivität. Doch was für ein Phänomen könnte das?

Ich habe die beiden sehr gedankenvollen Aufsätze von Herms Romijn gelesen – vielen Dank, dass Sie sie geschickt haben. Wundervoll entwirft er das Bild des Dendritenbaums, der «eine unendliche Bandbreite von Möglichkeiten hat, den Informationsstrom, der ihn fortwährend an der Oberfläche erreicht, schnell und dynamisch zu integrieren ... indem er die Information in einem Profil von hochgeordneten elektrisch / magnetischen Feldern aufzeichnet», mit Tausenden sich rasch verändernder «Senken» und «Quellen». Sehr schön veranschaulicht er die quantitative Komplexität selbst eines einzigen Dendritenbaums. Und dann gibt es natürlich 10^{10} von ihnen – vielleicht (wie Crick & Koch vermuten) jeweils zu «Koalitionen» von 10–100 000 Neuronen angeordnet; und all diese verschiedenen Gebilde interagieren gemeinsam – integriert, koordiniert («gebunden»).

Zweifellos gibt es außerordentlich komplexe, ständig sich verlagernde (elektrisch / magnetische) Felder – und doch bin ich nicht überzeugt, dass «Felder» dieser Art das entscheidende Phänomen sind, das, janusköpfig, in beide Richtungen schaut. (Tatsächlich war ich in der Vergangenheit von bestimmten Feldtheorien sehr fasziniert – besonders von der Gestaltpsychologie, von Wahrnehmungsmustern etc. etc.)

Ich muss gestehen, dass ich Romijn bei einigen Ideen, die er vertritt, nicht wirklich folgen kann, so bei «Regression» («frühere Leben»), kollektivem Unbewussten, Archetypen usw.; und die kosmische Dimension des Ganzen («die submanifeste Ordnung des Seins» etc.) ist weit jenseits meines Fassungsvermögens – obwohl ich denke, dass Bohm ein Genie war und dass (wie Freeman Dyson gerne sagt) die Phantasie der Natur der unseren weit überlegen (und weit merkwürdiger) ist. Doch um auf die Grundlagen meines Denkens zurückzukommen, mein Interesse gilt immer dem betroffenen (und handelnden) Individuum, der Individualität der Erfahrung, der Krankheit oder Verletzung, allem, was das Leben bewirkt, der Anpassung, Stärken und Schwächen, Willen & Handeln, und ich dürfte kaum die Fähigkeit oder den Wunsch haben, darüber hinauszugehen.

Im Allgemeinen bin ich kein Theoretiker – meine Bücher und Schriften sind so angelegt, dass sie *Beispiele* verschiedenster Art liefern, die andere, vielleicht stärker theoretisch ausgerichtete Wissenschaftler nutzen können. Ich erinnere mich an mein erstes Treffen mit Crick, es mag fünfzehn Jahre her sein, er packte mich an der Schulter, drückte mich auf einen Stuhl und sagte: «Erzählen Sie mir Geschichten!», und stundenlang versorgte ich ihn mit (klinischen) Geschichten aller Art, während er Dutzende von Hypothesen entwickelte – als ich ihm die Geschichte vom farbenblinden Maler erzählte, machte er Vorschläge, mit denen man ein ganzes Jahrhundert Forschung hätte bestreiten können!

Aber ich habe Hemmungen, Bewusstseinstheorien zu entwerfen, selbst im festumrissenen Rahmen von Körper und Geist, und könnte erst recht nicht in irgendeiner Weise darüber hinausgehen – zu Modellen, die sich (wie Sie es ausdrücken) «ein wenig tiefer in den Begriff der Resonanz hineinwagen, der fundamentalen Tätigkeit eines nichtlokalen Seinsgrundes». Das muss ich Ihnen überlassen – und vielleicht dem Nachfolger Ihres hochbegabten Freundes, des bemerkenswerten, aber inzwischen leider verstorbenen Herms Romijn. [...]

Mit freundlichen Grüßen
Oliver Sacks

An Bill Borden

Psychologe

17. November 2003
2 Horatio St., New York

Lieber Bill,

was für ein lieber, einfühlsamer Brief – und was für ein prachtvolles Paket mit lauter schönen Sachen aus Berlin, Chemnitz, Buenos Aires (über die ich mir meine Gedanken machen und sie Dir zurückgeben werde, wenn ich Dich nächsten Monat im NY Mineralogical Club sehe – ich habe keine Ahnung, was ich sagen oder vorstellen werde; *noch* keine Ahnung).

Deine Reisen mit Allen[19] klingen sehr idyllisch in ihrer Kombination aus Museen, botanischen Gärten, Konzerten (nebst ein oder zwei Konferenzen).

Ich selbst bin letzten Monat mit Kate nach Stockholm geflogen – habe dort ein oder zwei Vorträge gehalten und ein Ehrendoktorat entgegengenommen –, aber wir hatten auch Gelegenheit, nach Köping zu fahren, in die kleine Stadt, in der Scheele[20] seine Apotheke hatte (der ältere Teil der Stadt vermittelt eine sehr hübsche, altertümliche Atmosphäre, die das 18. Jahrhundert und Scheele lebendig werden

19 Bordens Ehemann Allen Heinemann.

20 Carl Wilhelm Scheele, ein Chemiker und Pharmazeut, der im 18. Jahrhundert den Sauerstoff und viele andere Elemente entdeckte, unter anderem Wolfram, Wasserstoff und Chlor.

lässt – man kann ihn sich hier sehr gut vorstellen); und nach Ytterby, wo, wie Du sagst, Y, Yb, Tb, Er[21] sowie Sc, Ho, Tm etc. gefunden wurden und, unlängst, ein neues Scandiummineral, Thortvetit. Vor ganz kurzem dann ein neues – allerdings mikroskopisches – Scandiumphosphat, das Scandium-Analogon von Xenotim; die alte Mine ist geschlossen, aber dort liegen Quarzbrocken und einige dunklere, schwerere Klumpen (Gadolinit würde ich meinen) überall verstreut; und man kann mit einem Boot durch den Archipel zu einer kleinen Festungsinsel fahren, auf der sich ein (winziges) Bergwerks- / Mineralienmuseum mit Fotos aus den aktiven Bergwerkszeiten befindet.

Und dann fuhren wir nach Tallinn, wo es eine wunderbar erhaltene mittelalterliche Altstadt gibt; ein niedliches, überfülltes, sehr eigenwilliges naturgeschichtliches Museum; und (so etwas habe ich noch nie irgendwo anders gesehen) eine verblüffende Dauerausstellung von Flechten und Moosen (eine Anzahl von Arten, die in Estland heimisch sind). Dann nach Prag – überall Musik – und wieder hierher zurück. Kate schließt sich meinen herzlichsten Grüßen an Euch beide an.

Noch einmal lieben Dank!
Oliver

21 Yttrium, Ytterbium, Terbium und Erbium sowie vier andere Elemente, die alle in einer Mine bei dem Dorf Ytterby entdeckt wurden, daher nimmt es nicht wunder, dass O. S. eine Pilgerfahrt dorthin unternehmen wollte.

An Michael Herrick

Leitender Direktor, Windhorse[22]

22. Dezember 2003
2 Horatio St., New York

Lieber Michael,

ich danke Ihnen allen mehr, als ich zum Ausdruck bringen kann, dass Sie uns diesen Besuch ermöglicht haben, dass wir mit einigen Ihrer Klienten sprechen durften und dass wir einen Eindruck davon bekommen haben, was für ein außergewöhnliches Projekt Windhorse ist – das wäre mir nie so klar geworden, wenn Sie mir diesen Besuch nicht gestattet hätten.

Als ich meine hingeschmierten Aufzeichnungen kopierte, habe ich die fünf Bewohner, die ich gesehen habe, noch einmal Revue passieren lassen: Jeremy, Aimee, Greg, Chaya und David, und mir vergegenwärtigt, wie zutiefst unterschiedlich und (auf ihre je eigene Weise) faszinierend sie alle waren. Die Menschen am Samstag zu Hause zu besuchen, war ebenso entscheidend (vielleicht in noch höherem Maße), als sie in der Praxis zu sehen – ich hatte immer das Gefühl, dass «Hausbesuche» am wertvollsten waren. [...] Ich denke, es war sehr wichtig, dass ich, nach Jahren der deprimierenden (und häufig schrecklichen) Stationen in psychiatrischen Kliniken die Möglichkeit hatte, eine äußerst hoffnungsvolle, gänzlich andere Einrichtung wie Windhorse zu sehen, wo nicht die Überzeugung herrscht, es mit einer unaufhaltsam voranschreitenden, organischen Krankheit zu tun zu

22 Windhorse Integrative Mental Health, ein Programm in Northampton, Massachusetts, bietet Menschen mit schweren psychischen Erkrankungen Hilfe, wobei man sich dort teilweise an der Philosophie von Edward Podvoll, einem der Gründer, orientiert. Podvoll war Assistenzarzt am Mount Zion, als O. S. dort war, und ging an die Naropa University, um die Leitung des Graduiertenprogramms Contemplative Psychotherapy zu übernehmen.

haben (obwohl die mitwirkenden organischen Ursachen so wenig geleugnet werden wie die Auslöser und Kontexte der Krankheit), aber eine Bedingung, die, obwohl sie lebenslang bleibt (in Form von Gefährdung oder Veranlagung), dennoch im Wesentlichen mit menschlichen Mitteln (wenn auch ein wenig medikamentöser Unterstützung) verstanden, bekämpft, beeinflusst, kontrolliert werden und in gewisser Weise ein erfülltes und glückliches Leben ermöglichen kann. Jeremy drückte es sehr schön aus, als ich ihn fragte, ob er vollständig «genesen» sei und er das Gefühl habe, dass nun «alles vorbei» sei. Er sagte: «Wenn man einen schizophrenen Zusammenbruch erlitten und sich erholt hat, ist man den Rest seines Lebens damit beschäftigt, die Krankheit unter Kontrolle zu halten, ihre Anzeichen und Tücken zu erkennen, die dunklen und bösartigen Kräfte nie zu vergessen. Ich bin davon überzeugt, dass sie noch immer da sind. 40% meines Geistes sind schizophren, aber da sind die 60%, die auf der Hut sind und sich wehren.»

Auch David sprach von «dauernder Wachsamkeit», ein Leben «auf der Kippe». Die Frage nach den *Motiven* ist sehr komplex, denn obwohl die meisten Ihrer Schützlinge natürlich den Wunsch haben, zu «funktionieren», ganz in der Welt zu leben, Beziehungen zu haben, zu arbeiten, sich frei und kreativ zu betätigen etc., haben sie auch ganz anderes gesehen (und in unterschiedlichem Maße erfahren) – sehr tiefe und gefährliche, aber auch vielfältige und außergewöhnliche Bereiche der Psyche, von denen der «gewöhnliche» Mensch nichts weiß –, und in dieser Hinsicht fühlen sie sich «besonders» und möchten daran möglicherweise nichts ändern. (Obwohl dabei wohl nur wenige so weit gehen würden wie mein Bruder, der gewöhnliche Menschen als «verrottet normal» bezeichnet – aber er hat alles in allem ein qualvoll begrenztes Leben gehabt und ist wütend und voller Groll. Ich frage mich unwillkürlich, wie anders es vielleicht verlaufen wäre, wenn er vor fünfundfünfzig Jahren das Privileg eines Windhorse-Aufenthaltes gehabt hätte.)

Lassen Sie mich / uns noch einmal ganz herzlich für Ihre Offenheit und Großzügigkeit danken. Ich hoffe sehr, dass ich Windhorse noch einmal besuchen kann (in gewisser Weise sehe ich es als Eds[23] Vermächtnis an die Welt an), vielleicht im Frühjahr. Und sprechen Sie bitte mit Kate über einen Vortrag von mir oder etwas dergleichen, das in der Lage wäre, Ihrer Einrichtung zu helfen und für Aufmerksamkeit und Spenden zu sorgen.

Mit besten Wünschen
Oliver

Fast immer antwortete O. S. Menschen, die eingesperrt waren oder die entweder sehr jung oder sehr alt waren. Emma Roth, eine Sechstklässlerin, schrieb ihm in einem Brief, sie habe drei seiner Bücher gelesen, und fragte, ob sie ihn für einen naturwissenschaftlichen Artikel, den sie schreibe, interviewen dürfe. Sie erklärte, sie könne kommen, wann immer es ihm passe. «Meine Mom», schrieb sie, «hat gesagt, ich dürfe dafür die Schule schwänzen, und ich bin SICHER, dass meine Schule dafür Verständnis hätte.» Während des Interviews (Emma brachte ihr Haustier mit, eine weiße Ratte) zeigte O. S. dem Mädchen seine Mineraliensammlung; hinterher schrieb sie ihm noch einmal und schickte ihm zum Dank ein Selenit-Ei mit.

23 Podvoll (siehe Fußnote am Anfang dieses Briefs).

An Emma Roth

Mittelstufenschülerin

29. Dezember 2003
2 Horatio St., New York

Liebe Emma,

was für eine Überraschung! Dein entzückender, herzlicher, lustiger Brief – mit seinen Thurber-artigen Zeichnungen überall am Rand – und dem prachtvollen Ei aus Selenit (nebst seiner chemischen Zusammensetzung und seinem Molekulargewicht).

Nein, ich habe überhaupt kein Selenit, und ich werde das wunderschöne Ei, das Du mir geschickt hast, in Ehren halten – es hat einen außergewöhnlichen, gespenstischen, mondartigen Glanz (daher der Name, nehme ich an), fast scheint es selbst zu leuchten. Ich musste sogleich an eine Kurzgeschichte von H. G. Wells denken («Das Kristall-Ei»), die ich ungefähr in Deinem Alter gelesen haben dürfte – ich schicke Dir ein Exemplar mit und hoffe, es gefällt Dir genauso gut. (In einem seiner frühen Bücher – *Die ersten Menschen auf dem Mond* – heißen die insektenartigen Bewohner des Monds übrigens «Seleniten».)

Vor einigen Monaten habe ich die Stuyvesant High School besucht – vielleicht ist es auch länger her, weil so viele Menschen schreckliche Erinnerungen an 9/11 hatten –, und ich war sehr beeindruckt von der «Atmosphäre» der Schule und ihrem außergewöhnlichen intellektuellen Niveau (mein Freund Roald Hoffmann, dem ich *Uncle Tungsten* gewidmet hatte und der ein Nobelpreisträger in Chemie ist, ging auf die Stuyvesant und spricht noch heute mit liebevoller Erinnerung von ihr). Daher denke ich, Du solltest dorthin gehen! Schön, dass Dir «The Mind's Eye»[24] im *New Yorker* gefällt

24 Dt.: «Das innere Auge», Kapitel 7 in *Das innere Auge*.

(ich habe noch einen anderen Aufsatz – «The River of Consciousness»[25] – in der aktuellen *Review of Books* – auch den füge ich bei). Und da Du die Schizophrenie erwähnst – mit ihr beginne ich mich gerade näher zu beschäftigen –, eine Landschaft so seltsam und primitiv (manchmal schrecklich, manchmal schön) wie der Yellowstone Park.

Nach den Mineralien gehörte meine große Liebe auch den Tieren – Du hast all die [Modelle von] Kalmaren und Tintenfischen etc. überall in meiner Wohnung gesehen –, und ich habe mich kürzlich gefragt, ob sich einige von ihnen nicht nur mit unterschiedlichen Geschwindigkeiten bewegen, sondern auch wahrnehmen und *leben* (ich schicke Dir einen Abschnitt, einen fiktiven Ritt aus William James' *Principles of Psychology* – ich vermute, Wells hat ihn auch gelesen, denn in einigen seiner Geschichten erleben *Menschen* seltsame Beschleunigungen und Verlangsamungen). Deine arme Ratte tut mir leid – ich hoffe, Du bekommst eine andere (wenn ein Haustier, das man liebgewonnen hat, stirbt, überkommt uns ein Gefühl echter Trauer). Ich frage mich, ob Ratten schneller denken oder reagieren als wir? Und ich überlege immer noch, ob ich mir selbst eine [anschaffe].

Ich hoffe, *Du* hast eine schöne Hanukka gehabt (keine Ahnung, wie es geschrieben wird – Chanukka vielleicht?), und wünsche Dir ein sehr glückliches neues Jahr (und schreib mir weiter! Ich freue mich auf Deine Briefe).

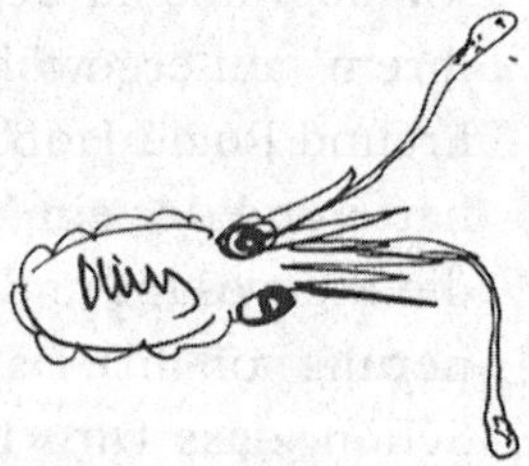

25 Dt.: «Der Strom des Bewusstseins», Kapitel 9, in: *Der Strom des Bewusstseins.*

Nick Younes, ein anderer Briefpartner, schrieb O. S. 2001; sein Brief war so kenntnisreich, dass O. S. zunächst annahm, es müsse sich um einen älteren Chemieprofessor handeln. Doch Younes erklärte, er sei in Wirklichkeit ein Schüler in den oberen Klassen mit einem Interesse für Philosophie, Chemie und vieles andere. Sie begannen, regelmäßig zu korrespondieren, und wurden bald Freunde.

An Nick Younes

---

21. Februar 2004
2 Horatio St., New York

Lieber Nick,

ich bin gerade aus Australien zurückgekehrt – mein Bruder war plötzlich in ein Fast-Koma gefallen, daher bin ich so schnell wie möglich hingeflogen, um, wie ich meinte, rechtzeitig an sein Totenbett oder zu seiner Beerdigung zu kommen – doch dann hat er sich wider Erwarten zerebral erholt, wurde wieder ganz er selbst, sodass wir viele brüderliche (aber natürlich auch vom Abschied überschattete) Gespräche führen konnten. Er ist schrecklich schwach und abgemagert und kann, wie ich vermute, nicht viel länger durchhalten. [...]

Obwohl man mir mitgeteilt hatte, dass mein Bruder «semikomatös» sei, fand ich, dass sein Zustand damit nicht erschöpfend beschrieben war: Er machte (zumindest aus eigenem Antrieb) keine Bewegung und konnte (zunächst) überhaupt nicht sprechen, und seine Augen waren offen, aber zeigten keinerlei Reaktion. Als ich letzten Samstagabend in Sydney ankam, streckte er seine Hand zur Begrüßung aus, schien sich aber in einem «zombieartigen» Zustand zu befinden, ohne Spontaneität, ohne Emotion, persönlich nicht anwesend (zumindest empfand ich es so).

Doch dann, am Donnerstag, gelangte er, gegen alle Wahrscheinlichkeit, alle Erwartungen, zu vollem Bewusstsein und «Selbst» – und war wieder im Besitz von Spontanität, Humor und Verstand. Da er selbst ein neugieriger Arzt war, sah er mich ernst an und fragte: «Und, was hältst du von alldem?» Dass er sich von (einem gewöhnlich irreversiblen) «akinetischen Mutismus» erholt hatte (der gewöhnlich mit massiver medialer Läsion der Mittellinie und des Vorderhirns einhergeht), erfüllte mich gleichermaßen mit Dankbarkeit und Freude (Freude darüber, dass ich ihn umarmen und mit ihm sprechen konnte, was ich für ausgeschlossen gehalten hatte) *und* mit tiefem neurologischem Staunen, insbesondere dem Eindruck, dass es unzulässig ist, pauschal von «Bewusstsein» zu sprechen, sondern dass man von vielen Formen ausgehen muss, alle mit ihren eigenen neuronalen Substraten – sodass am Dienstagmorgen das Unerwartete geschah: eine plötzliche «Wiedererweckung», ein «Einschalten» von «Selbst», «Ich», «Bewusstsein höherer Ordnung», «Meta-Bewusstsein» (wie immer man es bezeichnen will) – kurzum, eine plötzliche Rückkehr zu sich selbst. Offenbar hatte er eine Amnesie gehabt und konnte sich an die Episode nicht erinnern – denn unmittelbar danach fragte er: «Wie lange war ich weg?» [...]

Oben auf meine Post hatte Kate das Paket gelegt, das gerade von Max[26] aus England eingetroffen war – ein Kilo glänzender, unglaublich dichter (5–10 Gramm) Iridium-Klümpchen – (Max nennt sie «Smarties»). Ich hatte sie gestern an meinem Bett stehen, und jedes Mal, wenn ich aufwachte, staunte ich erneut über das Gewicht dieser kleinen Plastikflasche, die, obwohl nur zu einem Drittel gefüllt, so schwer ist – natürlich wäre mir ein großes, glänzendes Stück lieber –, und wenn

26 Max Whitby, ein Chemiker und Naturforscher, der eng mit Theodore (Theo) Gray zusammengearbeitet hat, dem Verfasser einer Reihe von Büchern über Elemente, Moleküle und andere Gegenstände.

Max den richtigen Induktionsofen bekommt, schicke ich ihm die kleinen Stückchen zum Einschmelzen zurück und bekomme einen einzigen Klumpen (ein beliebiger Klumpen wäre mir recht, er müsste keine besondere Form haben). Ich habe auch einen herrlichen bläulichen «Tropfen» Osmium (10,3 Gramm) – was für ein *schönes* Metall (gerade habe ich Daniel Brush[27] davon erzählt). Und im Gegensatz dazu ein ziemlich großes eiförmiges Stück Beryllium (67,5 Gramm, aber bei einer relativen Dichte von lediglich 1,7). Ich hoffe, Theo wird in der Lage sein, einige Zylinder aus verschiedenen Metallen herzustellen, damit sie zu dem Wolframzylinder «passen», den Du gesehen hast – ich muss mich mit Theo in Verbindung setzen. Ich denke, ich besorge mir noch ein Kilo abgereichertes U (sofern das nicht meinen Status als Resident Alien[28] gefährdet, in diesen paranoiden Tagen darf ich meine Greencard nicht aufs Spiel setzen) und einen größeren Klumpen Lithium (ich glaube, er ist in Argon, obwohl ich wünschte, er wäre in Plexiglas oder in Kunststoff eingewickelt, damit ich ihn in die Hand nehmen könnte). [...]

Mit herzlichen Grüßen
Oliver

An Kevin Cahill

Arzt

1. Juni 2004
2 Horatio St., New York

Lieber Kevin,

[...] Vielen Dank für den sehr ausführlichen Krankenbericht des Patienten, den Du an mich überwiesen hast – wir

27 Ein Maler und Goldschmied.

28 Dauerhaft in den Vereinigten Staaten niedergelassener Ausländer.

haben ihm mitgeteilt, dass wir uns freuen würden, wenn er zu uns käme, und dass er sich einen Termin für meine Dienstags-Ambulanz an der NYU geben lassen sollte. […]

Nun etwas ganz anderes! Als ich letzte Woche in England war, sah ich zufällig eine CNN-Sendung, die sich mit Lariam beschäftigte.[29] Sie wurde ausgestrahlt, weil es zu weiteren Zwischenfällen mit Soldaten kam, die in sehr verstörter Gemütsverfassung aus dem Irak zurückkehrten und manchmal mörderische Amokläufe unternahmen, die mit versuchten (oder vollendeten) Selbstmorden endeten. Viele dieser Soldaten (oder alle) waren auf Lariam. Irgendein hoher US-Beamter – Sekretär von irgendwas – erklärte, er bezweifle, dass es hier irgendeinen Zusammenhang gebe & und dass er keine Studien kenne, die von irgendwelchen signifikanten (neuropsychiatrischen) und Lariam-bedingten Nebenwirkungen berichteten, aber die Army werde «dem nachgehen». Dann folgte ein Interview mit einer Forscherin, die erklärte, es seien 2001 und 2003 sorgfältige Doppelblind-Studien mit Lariam durchgeführt worden, in denen sich eine um 30% oder höhere Häufigkeit von «neuropsychiatrischen Komplikationen» ergeben hätte, und dass in den kanadischen und australischen Streitkräften aus diesem Grund die Verwendung des Medikaments strikt vermieden werde, wenn es sich nicht um die «bösartige» Chloroquin-resistente Falciparum-Malaria handle. Sie fügte hinzu, alle im Irak vorkommenden Malaria-Arten seien nicht «bösartig», und daher gebe es keinen vernünftigen Grund, Lariam überhaupt einzusetzen. Sie sei erstaunt, dass der Staatssekretär das offenbar nicht wisse.

Ich habe alle diese Dinge mit großem Interesse zur Kenntnis genommen, weil ich – wie Du Dich erinnern wirst – selbst

29 Ein Medikament, das weithin zur Vorbeugung von Malaria verwendet wird und in Deutschland auch unter weiteren Handelsnamen auf dem Markt ist. [A. d. Ü.]

sehr bizarre – fast halluzinative – *Träume* hatte, als ich Lariam bekam – sie hielten wochenlang an und waren mit nichts zu vergleichen, was ich jemals erlebt hatte, und Du sagtest, als ich dich fragte, nach Deiner Auffassung sei die Häufigkeit von auffälligen (und gelegentlich ernsthaften) neuropsychiatrischen «Nebenwirkungen» bei Lariam weit höher als das laut medizinischen Nachschlagewerken erlaubte 1% und entspreche eher 30 bis 40%, und das war bereits 1995.

Gespannt, wie die Presse auf dieses CNN-Interview reagieren würde, sah ich die Zeitungen durch (in London standen mir keine US-Blätter zur Verfügung) und fand einen Lariam-Artikel im *Guardian* – einen Beitrag, der eine entgegengesetzte Auffassung vertrat, denn dort wurde berichtet, dass einige Engländer an zerebraler Malaria sehr schwer erkrankt (und teilweise verstorben) seien, weil sie sich *geweigert* hätten, Lariam zu nehmen (nachdem sie übertriebene oder aufgebauschte Berichte über das Medikament gehört hätten). Sowohl die US-Soldaten wie die britischen Soldaten wären besser gefahren – so der Bericht weiter –, hätten sie *ausgewogene Informationen* über den Wirkstoff bekommen, wären sie den Empfehlungen zur richtigen Einnahme gefolgt und sorgfältig überwacht worden etc. etc. Ich wollte einen Brief an den Herausgeber (? der *NY Times*) schreiben, aber ich frage mich, ob es nicht besser wäre, wenn Du als Experte auf diesem Gebiet eine Kolumne schriebest. Teil mir bitte mit, was Du davon hältst.

Herzlich
Oliver

21. Juli 2004
2 Horatio St., New York

Lieber Christof,

vielen Dank für die Geduld und Sorgfalt, mit der Du die wiederholten Rückfragen des *New Yorker* beantwortet hast – und überhaupt für Deine Hilfe und Überlegungen während der Entstehung dieses Essays[30]. Ich war genervt, aber auch beeindruckt von der Hartnäckigkeit und Aufmerksamkeit der Fakten-Checker (sie haben einfach jeden angerufen – Libet, Ralph, Noyes & Kletti etc. –, sie hätten auch James angerufen, wenn er noch am Leben wäre …). Ich schicke Dir beigefügt, was (neben möglichen Tipp- und anderen Fehlern) die veröffentlichte Fassung des Artikels sein wird. […]

Als ich gestern aufgefordert wurde, ein Konvolut alter Briefe durchzusehen (sie waren alle an «Bob» adressiert, und die Frage war, um *welchen* Bob es sich handelt – tatsächlich kamen sieben verschiedene Bobs infrage, wie ich feststellte), fand ich diesen Brief (Xerox anliegend) an einen Ophtalmologen Bob[31] (der Bob, mit dem ich beim farbenblinden Maler zusammengearbeitet habe) über Störungen der visuellen Wahrnehmung – Du siehst also, schon zwanzig Jahre bevor das Thema (für mich) aktuell wurde und ich an Dich und Francis schrieb etc., war ich «heiß» darauf.

Tatsächlich kann ich mich daran erinnern, dass ich Richard Gregory um 1974 aufgeregt anrief, weil mein Deckenventilator im stillen Morgenlicht verrücktzuspielen schien. Offenbar habe ich eine ausgeprägte Fähigkeit zum «Vergessen», doch dann, Jahre später, tauchen diese Gedächtnisinhalte wieder auf. Geht es Dir genauso?

30 «Speed» [dt.: «Geschwindigkeit», Kapitel 2 in *Der Strom des Bewusstseins*, Reinbek 2017].

31 Wasserman.

Hält Francis durch?[32] Ich hoffe zumindest, dass er nicht zu sehr leidet – dem Gleichmut sind Grenzen gesetzt, selbst bei einem Francis (oder einem Hume), wenn Schmerz, Übelkeit etc. überhandnehmen.

Normalerweise gehe ich im August nach Australien, aber nach dem Tod meines Bruders dort (im März – ich hatte ihn im Februar besucht) werde ich im nächsten Monat nicht dorthin fliegen. Ich habe keine Ahnung, *was* ich tun werde – aber wenn sich meine Gedanken in Richtung Westen bewegen (Ralf lässt es sich in La Jolla gutgehen)[33], werde ich es Dich wissen lassen. Noch einmal meine herzlichsten Grüße an Dich (und an Francis natürlich).

Oliver

An Christof Koch

29. Juli 2004
2 Horatio St., New York

Lieber Christof,

Ralph hat mir gestern Abend von Francis' Tod berichtet.

Ich kann nur ahnen, wie nah Francis und Du Euch wart – und möchte Dich meines tiefsten Mitgefühls versichern. Ich denke, Ihr beiden hattet eine einzigartige Beziehung, intellektuell und emotional, die eine besondere Atmosphäre und Kreativität in Euer Leben brachte und die für Euch beide Freude und Ansporn gewesen sein muss. Selbst ich, der Francis nur ein wenig gekannt hat, empfinde angesichts seines Todes so etwas wie Verwaisung, daher vermute ich, dass dieses Gefühl für Dich überwältigend sein muss.

32 Bei Crick war Darmkrebs festgestellt worden.

33 Ralph Siegel, ein Neurophysiologe, verbrachte seine Sommer in La Jolla, unweit von Crick und vielen anderen Neurowissenschaftlern am Salk Institute, dem Neurosciences Institute und der University of California San Diego.

Man wusste, dass er schwerst, unheilbar krank war, doch die Endgültigkeit des Todes ist deshalb nicht weniger schrecklich.

Außerordentlich froh bin ich, dass ich letztes Jahr noch einmal Gelegenheit hatte, Francis zu begegnen, mit ihm und Dir zu korrespondieren, und in Kontakt mit seinen und Euren Ideen schreiben und denken durfte, um ihn dann, Ende August, noch einmal zu besuchen.

Dieses Mittagessen in der Sonne mit Dir und Ralph und Francis und Odile als Gastgebern und die Unterhaltung, die unerwartete Richtungen einschlug, und Francis' Scharfsinn und (mutwillige) Phantasie, und die Souveränität und der Mut, mit denen er seine Krankheit behandelte – dieses Mittagessen wird mir immer in Erinnerung bleiben.

Ich wünschte, ich könnte jetzt bei Dir sein und bei Ralph und Odile (et al.), aber ich bin (durch Ischias) ans Haus gefesselt.

Noch einmal, mein tiefstes Beileid und ganz liebe Grüße

Oliver

Im Januar 1996 besuchte O. S. auf Einladung seiner Freundin Marsha Ivins, einer Astronautin, den Start einer Space-Shuttle-Mission, Flug STS-72. Ivins flog bei dieser Mission nicht mit, war aber als Bodenbetreuerin für die Familien der Astronauten abgeordnet worden und machte O. S. bei dieser Gelegenheit mit Sue Barry, einer Professorin für Neurobiologie am Mount Holyoke, bekannt. (Sues Ehemann, Dan Barry, flog viele NASA-Shuttle-Missionen, einschließlich STS-72.) O. S. bemerkte, dass Sue etwas schielte – das heißt, eines ihrer Augen schien nach innen zu blicken –, und er fragte sie, ob sie räumlich sehen könne. Sie verneinte und sagte, ihre Konvergenz sei beeinträchtigt, und sie verfüge deshalb über keine binokulare Tiefenwahrnehmung (obwohl sie auf Tiefe mithilfe anderer Hinweise schließen könne). Jetzt, neun Jahre später, schrieb sie O. S., sie habe sich durch optometrische Übungen im Rahmen einer Sehtherapie die Fähigkeit zum Binokularsehen angeeignet.

An Susan R. Barry

Professorin für Neurobiologie

3. Januar 2005
2 Horatio St., New York

Liebe Mrs. Barry,

lebhaft erinnere mich an den Vorabend von STS-72 und habe von Ihnen beiden (oder richtiger, von Ihnen *allen*) im Laufe der Jahre Weihnachts- und Neujahrskarten bekommen, leider ohne einmal richtig geantwortet zu haben.

Aber Ihr Brief vom 29. erfüllt mich mit Verblüffung und Bewunderung, wenn ich lese, mit wie viel Offenheit und Staunen Sie Ihre «Neue Welt» des Raums willkommen heißen, auch wenn das einschließt, dass Sie auf Kauei Höhenangst bekommen – und wie Sie das alles mit solcher Sorgfalt, Empfindsamkeit und Genauigkeit schildern.

Staunen, weil man jahrelang «angenommen» hatte (obwohl Dr. Ruggieros Belege und Überlegungen eindeutig den entgegengesetzten Schluss nahelegten), dass es, wenn das binokulare Sehen nicht bis zu einem «kritischen Alter» (angeblich von einigen Monaten) erworben sei, niemals zur räumlichen, visuellen Wahrnehmung kommen werde. Ein Gespräch mit Jerry Bruner, dem Psychologen, der mit angeborenem grauem Star auf die Welt gekommen und erst im Alter von achtzehn Monaten operiert worden war, schien das zu bestätigen. Einmal erzählte er mir, dass er, da er keine natürlichen Linsen mit ihrer leicht gelblichen Färbung hatte, in den Bereich hineinsehen könne, den ich als «ultraviolett» bezeichnen würde. Aufgeregt fragte ich ihn, wie das sei. Er antwortete: «Ich kann Ihnen das so wenig *sagen*, wie Sie mir sagen können, was räumliches Sehen ist.» Bertrand Russell stellt das «Wissen durch Beschreibung» dem «Wissen durch Bekanntheit» gegenüber, und Sie schildern ganz wundervoll, wie grundlegend sich diese Bereiche unterscheiden, wie das beste formale oder sekundäre Wissen sich niemals mit der tatsächlichen Erfahrung messen kann.

Ich muss sorgfältig nachdenken über das, was Sie beschreiben, und es vielleicht, wenn ich darf, mit einem Freund besprechen, der sich in der visuellen Physiologie auskennt. Ich denke, Ihre Erfahrung & Ihr Bericht sollten in der einen oder anderen Form veröffentlicht werden, weil unsere physiologischen oder psychophysiologischen Theorien zu diesem Thema wohl revisionsbedürftig sind; und, auf einer eher persönlichen Ebene, weil sie den Menschen, die seit langem «akzeptiert» haben, dass sie zu einem Leben in einer «flachen» Welt verdammt sind, neue Hoffnung geben könnten. Außerdem denke ich, dass allein die ausgelassene Freude, die Sie angesichts einer Art visueller Wiedergeburt empfinden, uns daran erinnern kann, dass das stereoskopische Sehen (wie alle Aspekte unseres Wahrnehmungsvermögens) ein Wunder und Privileg ist, das wir nicht als selbstverständlich hinnehmen dürfen. Wenn man von Geburt an stereoskopisch sehen kann, wird man es vielleicht für selbstverständlich halten; doch wenn es, wie bei Ihnen, nicht vorhanden war, einem dann aber plötzlich «geschenkt» wird – dann erscheint es einem als Wunder und Offenbarung. Auch das muss deutlich gemacht werden.

Ich habe, warum auch immer, *mein eigenes* stereoskopisches Sehen nie für selbstverständlich gehalten und es über viele Jahre meines Lebens immer wieder als eine Quelle lebhafter Freude empfunden. Das veranlasste mich als Junge, mit Stereofotografie, Hyperstereoskopen, Pseudoskopen etc. zu experimentieren (ich bin noch jetzt, in meinem achten Lebensjahrzehnt, ein Mitglied der New Yorker und auch der Internationalen Stereoscopic Society). Das war wohl der Grund, warum ich 1974 einer seltsamen Erfahrung besondere Aufmerksamkeit schenkte, als ich (infolge einer visuellen Einschränkung oder eher einer räumlichen Einschränkung) entdeckte, dass mein eigenes stereoskopisches Sehen «kollabierte», um dann im Laufe von etwa einer Stunde wieder seine früheren Dimensionen anzunehmen, als ich in einen größeren Raum verlegt wurde (ich schicke Ihnen eine Kopie der betreffenden Seiten aus *A Leg to Stand On*[34] mit).

4. Januar. Ich habe mir erlaubt, die von Ihnen geschilderten Erfahrungen mit zwei meiner Kollegen zu erörtern (Bob Wasserman, einem Ophthalmologen, und Ralph Siegel, dessen Fachgebiet die visuelle Physiologie ist), und sie waren ebenso fasziniert wie ich und warfen zahlreiche Fragen auf. Die eine, von Dr. Wasserman gestellt und auf Ihre Äußerung bezogen, dass Ihre Augen wenige Zentimeter vor Ihrem Gesicht konvergierten, lautete, ob Sie mühelos einen Faden einfädeln konnten, was seiner Meinung nach ohne stereoskopisches Sehen sehr schwierig sein müsse. [...] Eine andere Frage war, ob der *vertikale* Versatz, den Dr. Ruggiero bemerkt (und mit einem Prisma korrigiert) hatte, schon immer vorhanden war oder sich erst später in Ihrem Leben entwickelt hatte. Und ob der Mikrostrabismus, wie Dr. Wasserman ihn nannte, noch immer vorhanden sei, auch wenn er nicht mehr symptomatisch sei. Andere Fragen betreffen Probleme der Bewegungswahrnehmung (zumindest die Wahrnehmung, wenn *Sie* in Bewegung sind).

Wie Sie vielleicht wissen, habe ich über Menschen geschrieben, die keine Farbe sehen oder keine Vorstellung von ihr haben, und sie manchmal gefragt, wie sie sich Farbe vor-

34 Dt.: *Der Tag, an dem mein Bein fortging.*

stellen und was es ihnen bedeuten würde (wenn es gelänge, ihnen die Fähigkeit zum Farbensehen «zurückzugeben»).

Die Frage ist schwierig, weil wir keine Methode kennen, mit der sich einem Farbenblinden das Farbensehen «zurückgeben» ließe, außerdem meinen einige Fachleute, das plötzliche Eindringen von Farbe in die Erfahrungswelt von Menschen, die sie nie zuvor wahrgenommen hätten – und daher keine Assoziationen oder «Bedeutungen» mit ihr verknüpften –, könne sehr verwirrend für sie sein. Doch es kann kein Zweifel daran bestehen, dass die Ergänzung ihrer visuellen Welt durch «Tiefe» oder «Raum» (fast) gänzlich positiv ist.

So viele Fragen! Da Sie so liebenswürdig waren, mich an Ihrer Geschichte teilhaben zu lassen, und mich um meine Meinung baten, denke ich, dass ich Sie (abgesehen von allem, was ich hier sagen kann) unbedingt *besuchen* möchte, und zwar in Begleitung meiner alten Freunde und Kollegen Bob und Ralph, die bestimmte Aspekte Ihrer visuellen Wahrnehmung auf eine Weise untersuchen und überprüfen könnten, die mir nicht möglich ist. (Wir drei haben auch als «Team» in zwei weiteren Fällen zusammengearbeitet, dem des farbenblinden Malers [und dem] des Mannes mittleren Alters, den ich «Virgil» nannte und dem, nachdem er so gut wie blind geboren worden war, das Sehen wieder ermöglicht wurde. Über beide schrieb ich in meinem Buch *An Anthropologist on Mars*[35].)

Sie haben mich gefragt, wie ich auf Ihre Geschichte reagiert habe – vielleicht zu heftig! (Ich habe mich erinnert, dass ich, kaum hatte ich Virgils Geschichte gehört, nach Atlanta fliegen wollte, um ihn kennenzulernen.)

Aber teilen Sie mir mit, ob Sie damit einverstanden sind, dass wir Sie besuchen, Sie kennenlernen und verschiedene Aspekte Ihrer visuellen Wahrnehmung untersuchen.[36]

35 Dt.: *Eine Anthropologin auf dem Mars.*

36 O. S. schrieb einen Essay über Barry und gab ihm den Titel «Stereo Sue» [dt.: «Stereo Sue

Wenn ja, können wir die Einzelheiten später besprechen.

Noch einmal vielen Dank, dass Sie Ihre Erfahrungen und Überlegungen mit mir geteilt und damit – wirklich – ein neues Forschungsfeld eröffnet haben.

Meine allerbesten Wünsche für Sie und Dan
Oliver Sacks

An Robert B. Silvers

---

11. Januar 2005
2 Horatio St., New York, NY

Lieber Bob,

es ist eine Weile her, dass wir miteinander korrespondiert haben – ich hoffe, es geht Dir gut. 2004 war ein trauriges und schmerzliches Jahr mit dem Tod vieler Freunde, von Thom Gunn im Mai bis zu Susan Sontag letzten Monat (ich kannte beide, Thom & Susan, seit 1962).

In dieses Jahr fiel auch die terminale Krankheit und der Tod von Francis Crick, mit dem ich seit 1968 bekannt war und korrespondierte. Auch Francis mochte ich sehr gern, und als ich nach seinem Tod unsere Korrespondenz durchsah, fragte ich mich, ob ich nicht meine «Erinnerungen» an ihn aufschreiben sollte. Es gab viele Nachrufe und Gedenkschriften von seinen neurowissenschaftlichen Kollegen etc., aber ich denke, wir hatten eine ungewöhnliche Beziehung, weil ich ein Kliniker war und er unbedingt erfahren wollte, wie Menschen diese verschiedenen Störungen von Wahrnehmung und Bewusstsein konkret erfahren etc.

Tatsächlich war er außerordentlich an dem farbenblinden Maler interessiert, dessen Fall (von Robert Wasserman

---

in *Das innere Auge*, Kapitel 5]. Sein Interesse und Zuspruch brachten sie auch dazu, ein Buch über ihre Erfahrung zu schreiben – *Fixing My Gaze*.

und mir geschildert) Du 1987 in der *Review* veröffentlicht hast; wobei Du Dich fünfzehn Jahre später an «Perceptual Moments» und «The River of Consciousness»[37] ebenso interessiert zeigtest und sie im Januar 04 ebenfalls herausbrachtest. (In einem Brief berichtete er mir, dass er meine Artikel über die Gehörlosen verfolgt hätte, die Du 86 und 88 publiziert hast.)[38]

Daher fand ich aus vielerlei Gründen, dass ich «Remembering Crick»[39], sobald ich es beendet hatte, Dir schicken müsse!

Mit besten Grüßen
Oliver

An Schwester Marie Geraldine Therese

Die Kleinen Schwestern der Armen

16. April 2005
2 Horatio St., New York

Liebe Schwester,

ich habe oft an Sie gedacht – Sie waren die erste Schwester, die ich kennengelernt habe, und jetzt erhalte ich Ihren wundervollen Brief und die mitgeschickten Dinge, die die dreißig Jahre überbrücken, die vergangen sind, seit wir am Notre Dame zusammengearbeitet haben, dem «alten» Heim in der 183. Straße.

Ich fühlte mich traurig, fast verwaist, als Sie das Heim verließen, um in – in Pawtucket – anzufangen, und ich stellte

37 Arbeitstitel für «In the River of Consciousness» [dt.: «Der Strom des Bewusstseins», Kapitel 9 in *Der Strom des Bewusstseins*].

38 «Mysteries of the Deaf» und «The Revolution of the Deaf».

39 Dieser Essay, «Remembering Francis Crick», wurde in der *New York Review of Books* und in der *Threepenny Review* veröffentlicht und in leicht abgewandelter Form in *On the Move* übernommen [dt.: *On the Move – Mein Leben*, S. 393–406].

mir vor, dass Sie sich entwurzelt fühlten; aber Ihr Brief hat mir klargemacht (und inzwischen habe ich es mit eigenen Augen gesehen), dass *all* die Kleinen Schwestern auch Ihre Schwestern sind und dass man sich überall in diesen Heimen *heimisch* fühlt und dass der Wechsel von einem zum anderen ein wesentlicher Teil Ihres religiösen Dienstes und Lebens ist. Ich habe dann gehört, dass Sie nach Alabama gekommen sind (merkwürdigerweise war ich selbst gerade in Alabama), und von da an habe ich jeden Kontakt zu Ihnen verloren. Wie schön also, jetzt wieder von Ihnen zu hören und über Ihr Jubiläum zu lesen und dass es Ihnen (von einer kleinen Arthritis abgesehen) gut geht und sie nach wie vor tätig sind – kaum überraschend, wenn Ihre Mutter 106 wurde (Sie müssen phantastische Gene haben!). Mein Vater starb mit 94 und war fast bis zum letzten Tag als Arzt tätig, obwohl ihm das Gehen wegen seiner Arthritis in den Knien zunehmend schwerfiel (was ihn aber nicht am *Schwimmen* gehindert hat – bis in seine Neunziger blieb er ein großartiger Schwimmer). Ähnlich verhält es sich mit mir – beim Gehen hinke ich ein wenig, aber kaum bin ich im Wasser, zische ich ab wie ein Tümmler. Ich dürfte ungefähr vierzig gewesen sein, als ich Sie 1973 kennenlernte (ich weiß nicht mehr in welchem Monat), jetzt nähere ich mich meinem 72. Geburtstag. Ich habe mich sehr über all die Bilder gefreut, die Sie mir geschickt haben, von Ihrer Zeit als junge Schwester bis zu den Jubiläumsbildern heute – beigefügt bekommen Sie auch ein Bild von mir (es muss vor fünf oder sechs Jahren aufgenommen worden sein – ich bin jetzt weißer geworden).

Es hat mich amüsiert, dass Sie sich als die «Krankenschwester» in «The Lost Mariner»[40] erkannt haben. [...]

Ich mochte die wunderbare Schwester Geraldine sehr gern und hatte viel mit ihr zu tun, als sie noch in ihren Siebzigern

40 Dt.: «Der verlorene Seemann», Kapitel 2 in *Der Mann der ...*

war, und weiß noch, wie ich zwischen den drei Heimen in New York hin und her pendelte (ich begann im Januar 76 in Queen of Peace und bald darauf in Holy Family). Wie tragisch, dass sie in so jungen Jahren einen Gehirntumor bekam – ich gehe selten zu Totenwachen, aber bei ihr machte ich eine Ausnahme (sie war damals im Heim Philadelphia, glaube ich). Auch Schwester Josephine habe ich sehr gemocht, weil sie so außerordentlich freundlich war (sie machte mir immer Weihnachtspudding voller leckerer Zutaten und Nierenfett – kein Vergleich zu Euren Fertigpuddings); außerdem hatte sie einen herrlichen trockenen Humor und viel Mut – den sie dringend brauchte, da sie sich später in der lang andauernden Vorhölle des Parkinsonismus gefangen sah. [...]

Ich gehe noch immer etwa alle vierzehn Tage ins Queen of Peace – seit fast dreißig Jahren eine feste Gewohnheit. Als das Heim Holy Family schloss, war ich sehr traurig, und genau so erging es mir, als Notre Dame (das so gemütlich und heimelig erschien und so nahe am Arthur-Avenue-Bezirk lag, den einige der Bewohner aufsuchen konnten) durch das relativ isoliert gelegene neue Heim in der Baychester Avenue ersetzt wurde. Auch das ist inzwischen geschlossen; aber jetzt entsteht ein schönes neues Heim in der Bronx, von und für die Kleinen Schwestern erbaut und nicht einfach übernommen wie das Baychester-Heim. Ich hoffe, dort noch dieses Jahr mit der Arbeit beginnen zu können.

Ich plappere hier so einfach vor mich hin – aber Ihr Brief hat so viele Erinnerungen und Gefühle in mir wachgerufen.

Beim Schreiben fällt mir plötzlich Agnes G. ein, in einer ihrer manischen Stimmungen, wie sie in Notre Dame Schwester Geraldine und mich drei Treppenabsätze nach oben jagt. Ich bin mir nicht ganz sicher, was das Jahr betrifft (möglicherweise war es Ende der siebziger Jahre, nachdem Sie schon fort waren). Vielleicht erinnern Sie sich, Agnes wurde 99 Jahre alt. Es gab in Notre Dame mehrere Bewohner, die sich an den Großen Schneesturm von 1888 erinnerten. Und 1976, wenn ich mich richtig erinnere, auf der Zweihundertjahrfeier, gab es eine Schwester sowie einige Bewohner, die ihren 100. erreicht hatten. Und mit den aufsteigenden Erinnerungen fällt mir eine weitere hundertjährige Bewohnerin ein (war es Mrs. C.?), dement und häufig erregt, die aber beruhigt werden konnte, indem man ihr eine Puppe gab, die sie dann an ihre Brust hielt, als wollte sie sie stillen – eine Situation, die uns alle in ein gewisses Dilemma brachte (weil dieses seltsame «Bemuttern» so «unpassend» erschien, und doch vermochte nichts anderes sie derart zu beruhigen und ins Gleichgewicht zu bringen).

Genug, genug – ich hoffe, dass wir in Verbindung bleiben und (vor allem) dass ich Sie eines Tages in Indianapolis besuchen, meine Aufwartung machen und mit Ihnen in Erinnerungen schwelgen kann.

Voller Bewunderung, Zuneigung
und allerbesten Wünschen für Sie
Oliver Sacks

An Sharon Stone

Direktorin der Abteilung für Forschung und externe Programme der Stiftung für Parkinson-Krankheit

26. Mai 2005
2 Horatio St., New York

Liebe Ms. Stone,

danke für Ihren Brief zum therapeutischen Wert der Kreativität bei Parkinson-Erkrankungen.

Das ist ein sehr umfangreiches, faszinierendes und komplexes Thema – ein ungemein wichtiges dazu –, aber ich wüsste nicht, wie sich die Überlegungen dazu in eine vernünftige Ordnung bringen lassen: was man betonen und wo man beginnen sollte.

Mein Vater war 1916 ein Assistent (*«Houseman»*) von Henry Head, dem berühmten Neurologen. Head litt schon damals schwer unter Parkinson – und trippelte (wie mein Vater mir erzählte) quer durch die ganze neurologische Station des London Hospital und musste von einem seiner eigenen Patienten eingefangen werden. Trotzdem stand er damals in der Blüte seiner Kraft und Kreativität (seine *Studies in Neurology* erschienen 1920, sein umfangreicher *Aphasie*-Band sechs Jahre später). Mein Vater sagte immer, er glaube, Head verdanke seiner Arbeit, seiner Leidenschaft zu verstehen und zu kommunizieren, dass ihn sein Parkinsonismus nicht aufhalten konnte, was bei einem weniger kreativen Menschen sicherlich der Fall gewesen wäre.

1963, in meiner neurologischen Facharztausbildung (an der UCLA), hatte ich einen Patienten, einen Maler mit sehr schwerem akinetischem Parkinsonismus – damals kaum zu behandeln, weil l-Dopa erst einige Jahre später zur Verfügung stand. Als er mir sagte, dass er immer noch großformatige Leinwände bemale, wollte ich das nicht glauben – aber er lud mich auf seine Ranch ein, damit ich mich davon mit eigenen Augen überzeugen konnte. Man fuhr ihn mit einem Rollstuhl an eine leere Leinwand heran und drückte ihm einen Pinsel in Hand – er war vollkommen unbeweglich, und ich konnte mir nicht vorstellen, wie er das bewerkstelligen wollte; aber plötzlich machte er mit einer weit ausholenden Bewegung seinen ersten Pinselstrich, und von dem Augenblick an vollendete er ein großes und farbenfrohes Gemälde, ohne dass der geringste Anflug von Parkinsonismus oder Akinese zu erkennen war. Als er fertig war, sank er in seinen Rollstuhl zurück und wurde wieder fast vollkommen bewegungslos. Ich war mir nicht sicher, ob wir in diesem Fall von «Kinesia paradoxa» sprechen konnten oder ob wir es mit einem Beispiel für die Heilkraft der Kunst zu tun hatten. Spätere Beobachtungen zeigten mir, dass wir es mit letzterem Fall zu tun hatten.

Als ich 1966 begann, mit schwer unter Parkinsonismus leidenden postenzephalitischen Patienten zu arbeiten, die größtenteils weitgehend akinetisch waren – beobachtete ich fast von Anfang an, wie stark sich *Musik* auf sie auswirkte. Die Patienten, die praktisch außerstande waren, zu sprechen oder sich zu bewegen, konnten durch den fließenden Charakter der Musik «befreit» werden und vollkommen ungehemmt singen oder tanzen. (In meinem Buch *Awakenings* berichte ich von vielen Beispielen, und in dem Dokumentarfilm gleichen Titels kann man solche Beispiele sogar betrachten.)

Hier, so hatte ich den Eindruck, war die Wirkung vor allem auf die rhythmische und vorwärtstreibende Eigenschaft der Musik zurückzuführen – aber das war nicht die ganze Wahrheit, denn der Rhythmus alleine blieb wirkungslos. Ganz offenbar spielte auch die *Melodie* eine wesentliche Rolle, indem sie Antizipation, «motorische Vorgaben» und «Zukunftsbilder» lieferte (wie Bernstein es ausdrückte) und so den erstarrten Parkinson-Patienten ermöglichte, *vorwärts* zu denken und sich zu bewegen, in langen Kadenzen, «Phrasen», zu denken und sich zu bewegen statt mit den blockierten oder stockenden Schritten, die sie sonst machten. Vielleicht ist es kein Zufall, dass Henry Head, der am eigenen Leib erlebte, worüber er theoretisierte, von einer «kinetischen Melodie» sprach, wenn er ausdrücken wollte, was seine Parkinson-Patienten entbehrten und brauchten, wenn sie im «kinetischen Stottern» feststeckten.

Einmal nahm ich den Dichter W. H. Auden mit, damit er sich meine [postenzephalitischen] Patienten und insbesondere die therapeutische Wirkung der Musik ansehen konnte. Augenblicklich zitierte er einen Aphorismus von Novalis:

«Jede Krankheit ist ein musikalisches Problem, die Heilung eine musikalische Auflösung.» Mit Sicherheit scheint das auf den Parkinsonismus zuzutreffen, obwohl die Wirkung der Musik aufhört, wenn die Musik endet. Aber Patienten können sie *mit* sich herumtragen (in einem Walkman oder iPod), und manchmal sind sie sogar in der Lage, sich relativ normal zu bewegen, wenn sie sich die Begleitmusik nur *vorstellen*.

Sollte man hier von der Musik als «kreativ» sprechen? Ich meine, man kann und muss; und ich denke in diesem Zusammenhang an die Worte von E. M. Forster: «Die Künste sind keine Medikamente. Es gibt keine Garantie, dass sie wirken, wenn man sie nimmt. Bevor sie wirken können, muss dieser höchst mysteriöse und launenhafte Impuls freigesetzt werden.»

Oder nehmen wir das darstellende Spiel. Ich habe Parkinson-Patienten gesehen, die meist schwer behindert waren, aber in einem theatralischen Kontext diese Einschränkung verloren; wenn sie eine Rolle spielten, konnten sie in einer Weise sprechen und sich bewegen, die für sie in anderen Situationen unmöglich gewesen wäre. Aber auch hier ist wieder, wie bei der Musik (und dem Malen), die therapeutische Wirkung nur von vorübergehender Dauer – sie kann den Patienten eine Zeitlang erlösen, doch wenn die Darstellung, die Musik, das Malen vorüber ist, kehren sie zum Parkinsonismus zurück.

Aber die Gewissheit, dass sie die Möglichkeit haben, sich zu «befreien» – und wenn auch nur für kurze Zeit – und auf die Musik zu reagieren oder sie darzubieten oder eine Rolle zu spielen oder zu malen und durch diese Tätigkeit ihr gesundes Selbst, ihre Fähigkeiten vorübergehend wiederzugewinnen, ist schon an sich äußerst ermutigend und heilsam für Patienten mit Parkinsonismus.

Darüber hinaus vermute ich – wie mein Vater bei Henry Head –, dass die Fähigkeit, eine kreative Tätigkeit auszuüben, den Fortschritt der Krankheit verlangsamen kann; und selbst wenn das nicht der Fall ist, wird es den Patienten in die Lage versetzen, sich ihrem Einfluss und der Neigung zur Passivität zu widersetzen, jahrelang gegen sie anzukämpfen (und sie manchmal zu besiegen).

Dies sind einige Gedanken, auf die mich Ihr Brief gebracht hat! […]

Mit freundlichen Grüßen
Oliver Sacks

An Görel Kristina Näslund

Psychologin

26. Mai 2005
2 Horatio St., New York

Lebe Frau Dr. Näslund,

vielen Dank für Ihren Brief. Ich werde ihn beantworten, so gut ich kann, und Ihnen dabei (vielleicht) manchmal mehr Informationen liefern als erforderlich – und manchmal weniger!

Ich hatte immer ungewöhnliche Mühe, Gesichter zu erkennen – aber nicht nur Gesichter. Ich habe auch Mühe, Menschen zu erkennen. Oder Orte. Das liegt an einer Rechts-links-Schwäche, wobei noch der Mangel an jeglichem Richtungssinn hinzukommt […] Mein älterer Bruder hat die gleichen agnostischen Probleme wie ich, meine Eltern und meine beiden anderen Brüder dagegen offenbar nicht.

Die «Topagnosie»[41] (ich erwähne sie zuerst, um sie dann beiseitelassen zu können, da Sie nicht nach ihr gefragt haben)

41 O. S. verwendet diesen Begriff als Abkürzung für topographische Agnosie. («Topagnosia» bezeichnet im Allgemeinen die Unfähigkeit, den Teil des eigenen Körpers zu erkennen, der gerade berührt wird.)

kann sehr hinderlich sein. Ich verirre mich ständig, wenn ich keinen festliegenden Routen folge und genaue sprachliche Anweisungen erhalte. Es gelingt mir nicht immer, die Straße oder das Gebäude, in denen ich wohne, zu erkennen, von den Straßen und Gebäuden anderer Leute ganz zu schweigen. Häufig unterliege ich *Täuschungen* beim Wiedererkennen – *Déjà-vu* und *Jamais-vu*, beide falsch.

Andere Formen des visuellen Wiedererkennens sind gut – ich bin ein Laienbotaniker und erkenne Tausende von Pflanzen (leichter vielleicht als Menschen!). Im Allgemeinen erinnere ich mich nicht nur an Seitenzahlen von Dingen, die mich in Büchern interessiert haben, sondern auch an das genaue Erscheinungsbild der Seiten – etwa an den Umstand, dass der Satz, der mich interessiert, auf einem Drittel der Seite links zu finden ist etc. [...]

Nun zu Ihren Fragen über (meine) Prosopagnosie:

Ja, sie ist ein Handicap – und eine Peinlichkeit –, nicht so sehr in meiner Jugend wie im Erwachsenenleben und noch stärker jetzt, da ich alt werde (ich bin 71). Meine Assistentin (Kate Edgar, die Sie ja bereits kennen) warnt Besucher häufig vor: «Seien Sie nicht böse, wenn er Sie nicht erkennt. Manchmal erkennt er noch nicht einmal mich – und ich arbeite seit zwanzig Jahren mit ihm zusammen. Stellen Sie sich mit Ihrem Namen vor.» [...] Aber es kommt immer wieder zu unkontrollierbaren (und manchmal komischen) Situationen – etwa, wenn ich alte Freunde auf Partys oder auf der Straße «schneide»; Männer und ihre Ehefrauen einander vorstelle; Fremde etc. als alte Freunde begrüße.

Ich habe auch erhebliche Probleme, wenn es gilt, *mich selbst zu erkennen*. Schon oft bin ich fast mit einem massigen, bärtigen Mann zusammengestoßen und setzte zu einer Entschuldigung an, um dann zu erkennen, dass ich in einen Spiegel gelaufen war. Auch das Gegenteil war möglich. Als wir einmal einen Kaffee außerhalb des Restaurants tranken, wandte ich mich meinem Spiegelbild im Fester zu und begann, meinen Bart zu glätten, dann bemerkte ich, dass mein «Spiegelbild» nichts dergleichen tat, sondern mich verblüfft anstarrte – es handelte sich um einen bärtigen Mann im Inneren des Restaurants, den ich irrtümlich für mein Spiegelbild gehalten hatte. Wie Sie sehen, hat der Autor von *Der Mann, der ...* durchaus einige persönliche Erfahrung auf dem Gebiet, über das er schreibt!

[...] Ich versuche bewusst, auf Körperbau, Kleidung, ungewöhnliche Gesichtszüge zu achten (lange Nase, buschige Augenbrauen, Leberflecken, Schnurrbart etc.), um den Mangel an automatischer Wahrnehmung auszugleichen. Ich sollte hinzufügen, dass ich außerordentlich empfindlich auf *Bewegung* reagiere, auf Gesten, Haltungen, alles, was man unter der Bezeichnung Bewegungsstil zusammenfassen könnte, eine Eigenschaft, die in auffälligem Gegensatz zu anderen Formen der visuellen Wahrnehmung steht.

Einmal wurde ich wegen eines jungen Mannes, der (möglicherweise) einen Diebstahl begangen hatte, von der Polizei befragt. Die Beamten wollten wissen, ob ich ihn kenne. Ich sagte: «Ja, ich sehe ihn fast jede Woche.» Sie baten mich, ihn zu beschreiben. In dem Versuch, mich zu erinnern, beschrieb ich ihn als klein, groß, dunkelhaarig, blond, dünn, dick etc. Die Polizei sagte, ich hätte ihnen eine Fülle von Widersprüchen angegeben. Sie fragten, wie ich ihn denn erkennen könnte, wenn ich ihn wiedersähe? «An seinem Gang», antwortete ich und begann sogleich, ihn nachzuahmen.

Sie sehen also, dass ich nicht nur bei der Gesichtserkennung Schwierigkeiten habe. Viel umfangreichere Kategorien mögen unerkannt und daher unerinnert bleiben.

Bertrand Russell berichtet in seiner Autobiografie von seinen Schwierigkeiten, Menschen zu erkennen, und dass er, wenn er es für besonders wichtig halte, sie wiederzuerkennen, im Geiste eine Liste mit «ins Auge springenden Merkmalen» anfertige, die er dann bei späteren Begegnungen mit der betreffenden Person in Einklang zu bringen versuche (ich weiß nicht, wie viel Erfolg er damit hatte). [...]

Es kommt mir sehr merkwürdig vor, dass das Phänomen in Schweden «vollkommen unbekannt» sein soll, aber ich bin mir sicher, dass die Menschen, wenn Sie Ihr Buch veröffentlichen (haben Sie Artikel darüber veröffentlicht?), überall sehen oder bekennen werden, dass es ihnen wohlbekannt ist. Es muss nur einer darauf aufmerksam machen. Ich bin an meine Erfahrungen mit dem Tourette-Syndrom erinnert. An dem Tag, an dem ich einem Patienten begegnete, der es hatte (1971), sah ich auf den Straßen von New York drei Menschen damit, am Tag darauf weitere zwei etc. Mir wurde klar, dass ich schon vorher TS gesehen haben musste, ohne es wirklich zu sehen. Angeblich lag seine Häufigkeit bei 1 zu einer Million. Aufgrund meiner Straßenerfahrung nahm ich an, dass es 1000-mal häufiger sein könnte. Wie sich später herausstellte, war das tatsächlich der Fall. Seine Häufigkeit beträgt fast ½ %, aber das war 1970 unbekannt.

Mit freundlichen Grüßen und
besten Wünschen für Ihr Buch!
Oliver Sacks

An Bill Borden

17. November 2005
2 Horatio St., New York

Lieber Bill,

was für ein wundervoller, ausführlicher Brief, aber Du darfst mir nicht all diese fabelhaften Fossilien schicken, Du bist viel zu großzügig. Ich habe sie noch nicht ausgepackt, aber ich werde es *beim* nächsten AFS[42]-Treffen machen, damit alle an der Freude des Paketöffnens teilhaben können – ein paläobotanisches Weihnachtsschmankerl für alle.

Wie schön, dass Dir «Recalled to Life»[43] gefallen hat – ich kenne Patricia seit 91, aber erst im letzten Jahr, fast genau vor einem Jahr, sind wir spazieren gegangen, und ich dachte, was für eine bemerkenswerte Person, und fasste den Entschluss, über sie zu schreiben, wenn sie einverstanden war. Sie war es – und sie bestand darauf, dass ich ihren richtigen Namen verwendete, genau wie ihre Töchter Dana und Lari. Ich fühle mich geehrt, dass Du es in Deinen Kurs aufnehmen willst. Fortsetzung der Berichte? Ich denke schon. Ich behandle noch weiterhin Patienten und weiß nicht, wie ich sie nennen soll – Mitarbeiter, Versuchspersonen? Ich habe einen weiteren Essay beim *New Yorker* eingereicht – keine Ahnung, wann sie ihn drucken werden – über eine talentierte Frau, strabistisch und stereoblind, die die Fähigkeit zum stereoskopischen Sehen mit 50 erwarb und nun hingerissen ist von der neuen Tiefe und Fülle ihrer Welt. [...] Ich glaube, ich dürfte sie Dir gegenüber schon früher erwähnt haben. Ansonsten habe ich klinische Erzählungen / Essays geschrieben – meine Hybridform – über Patienten mit musikalischen Störungen oder Musiker, die mich konsultiert haben – und ich denke, ich werde diese Geschichten zu einem kleinen Buch über Musik und das Gehirn zusammenfassen. Ich beginne, die Form zu sehen, die es annehmen könnte. [...]

Kate und ich haben im September eine kleine Europatour gemacht – durch Belgien und Holland nach Italien. Wir haben Geel[44] besucht, ein Städtchen, das Du unbedingt kennenlernen musst – seine «Gastfreundschaft» (ein viel zu

---

42 American Fern Society.

43 Ein Essay über eine Frau mit Aphasie [dt.: «Ins Leben zurückgerufen», überarbeitete Fassung als Kapitel 2 in *Das innere Auge*].

44 Eine Kleinstadt in der Nähe von Antwerpen.

schwaches Wort!) für «Verrückte» seit siebenhundert Jahren. Es war ein außergewöhnliches Erlebnis zu sehen, wie offenkundig und manchmal extrem schizophrene Menschen frei in den Straßen herumgingen, sich unterhielten, einkauften, als vollgültige Personen von den Einwohnern anerkannt wurden (die als Pflegeeltern dienen oder für Pflegefamilien sorgen, wie es in dem Ort seit 1280 üblich ist). Das Zusammenleben ist so eng, dass die schizophrenen Menschen, die aufgenommen werden, wirklich zu Teilen der Familien werden, mit engen emotionalen Bindungen von *beiden* Seiten. Ich möchte (irgendwann) über diese gemeinschaftliche Betreuung der verrückten / schizophrenen Menschen schreiben, und ich habe noch nie einen Ort wie Geel[45] gesehen. Er könnte / sollte ein *Vorbild* für den Rest der Welt sein – dieser Ort, an dem den Betroffenen die ungeschmälerte (positive und negative) *Erfahrung* der Schizophrenie ermöglicht wird, an dem sie schizophren *sein* dürfen, während sie gleichzeitig ein «normales» und häufig emotional und sozial erfülltes Leben führen. Ich frage mich, was für ein Schicksal wohl meinem Bruder beschieden gewesen wäre, wenn es einen Ort wie Geel in England gegeben hätte. In Italien haben wir nicht viel Kunst gesehen, dafür aber mit der erstaunlichen Rita Levi-Montalcini zu Abend gegessen, die (mit 96) selbst ein Kunstwerk ist, ein Wunder (kennst Du ihren autobiographischen Aufsatz «In Praise of Imperfection»?[46]).

Und ja, ich habe Studs[47] Buch im Manuskript gelesen (und einen Blurb geschrieben) – ich liebe es und *ihn*; trotz seiner Gebrechlichkeit ist er seinen 93 Jahren zum Trotz emotio-

45 Den Essay «The Lost Virtues of the Asylum» veröffentlichte er vier Jahre später [dt.: «Die verlorenen Tugenden der Heilanstalten», überarbeitete Fassung in *Alles an seinem Platz*].

46 «Ein Lob der Unvollkommenheit». Die Autorin erhielt den Nobelpreis für Medizin 1986. Vgl. Charlotte Kerner, *Nicht nur Madame Curie …: Frauen, die den Nobelpreis bekamen*, Weinheim 1999, S. 11–33.

47 Studs Terkel, der legendäre Radiojournalist, der, wie Borden, in Chicago lebte.

nal und intellektuell von einer wunderbaren Lebendigkeit –, aber Du siehst ihn wahrscheinlich häufiger als ich (er war hier in New York und gab den ganzen Tag, ohne einen Anflug von Müdigkeit, Interviews, als sein neues Buch herauskam). Robbin[48] und John Betts[49] (von Kate & mir ganz zu schweigen) vermissen Dich ... KOMM BALD.

Liebe Grüße an Euch beide
Oliver

PS: Danke für die Zeolith-*Briefmarken* und die Mineral-Postkarten.

An Gayle Tanaka

Briefpartnerin

23. November 2005
2 Horatio St., New York

Liebe Gayle Tanaka,

ich war fasziniert von Ihrem Brief und danke Ihnen ganz herzlich, dass Sie mir geschrieben haben.

Dass Ihre Mutter, obwohl sie sprachlich eingeschränkt ist, ein Lied nach erstmaligem Hören singen kann (einschließlich des Textes), ist sehr bemerkenswert – und zeigt, unter anderem, dass das *musikalische* Gedächtnis trotz ihrer Schwierigkeiten in anderer Hinsicht erhalten bleibt. Genauso bemerkenswert und sehr berührend (und äußerst hilfreich!) ist ihre *Wertschätzung* der Musik und die Tatsache, dass die Musik Ihnen ermöglicht, die Beziehung & Kommunikation mit Ihrer Mutter aufrechtzuerhalten. (Über diese und ähn-

48 Robbin Moran, ein Pteridologe am New York Botanical Garden, der O. S.s und Bordens Leidenschaft für die Mineralogie teilte.

49 Ein Mineralien-Liebhaber und -Händler.

liche Fragen schreibe ich augenblicklich in einem Buch, in dem es um die Beziehung zwischen Musik und Gehirn geht.)

Dass sie sich *unterhält* – mit den Fotos, den Stofftieren, Vögeln, japanischen Drucken etc. –, wirft ein Dilemma auf (ob es besser ist, ihren «Halt in der Wirklichkeit» zu stärken oder sie zu ihren «Gesprächen» zu ermutigen, mögen sie auch noch so unpassend sein). Sie berichten nichts über das, *was* sie zu den Fotografien, Tieren etc. sagt (obwohl Sie vorher erwähnen, dass sie nur über eine begrenzte Anzahl von Wendungen und Wörtern verfügt). Das müssen Sie selbst entscheiden; dazu gehört vielleicht eine Neudefinition der «Wirklichkeit» für Ihre Mutter – eine Neudefinition dessen, was als «regressiv» zu bezeichnen wäre, aber für sie adaptiv sein könnte, weil es nicht nur eine «Art von Kommunikation» förderte, sondern sie auch mit einer ganzen Anzahl von «Scheingefährten» umgäbe – wenn diese auch *zusätzlich* zu wirklichen Menschen und nicht an deren Stelle in Erscheinung treten sollten. Ich bin (trotz aller Unterschiede) an den Zustand erinnert, in dem sich einige meiner *Awakenings*-Patienten befanden, bevor sie aufwachten und (tatsächlich) in der Lage waren, sich zu bewegen und zu sprechen; da hatten sie halluzinierte Besucher und Gefährten, die (in gewisser Weise) für ihre geistige Gesundheit sorgten und ihnen eine Art «Sozialleben» gewährten, das ihnen in der Wirklichkeit verwehrt war. Die Halluzinationen wurden restlos aufgegeben, als sie feststellten, dass sie sprechen, sich bewegen etc. *konnten*, nachdem sie «erwacht» waren. Ich denke auch an eine SEHR demente alte Dame, die ich einst behandelte und die außerstande war, mit anderen Menschen in irgendeiner Weise zu sprechen oder zu interagieren. Doch wenn man ihr eine Stoffpuppe gab, «bemutterte» sie sie, summte ihr etwas vor, wiegte sie und gab ihr sogar die Brust. Das Pflegepersonal wusste nicht so recht, ob es sie an diesem «unpassenden» Verhalten hindern oder es ihr erlauben sollte, da es ihr sichtlich Freude machte und dazu beitrug, die alte Dame zu beruhigen und zu fokussieren (wenn sie ihr «Baby» nicht hatte, war sie erregt und chaotisch). Keine dieser Situationen hat größere Ähnlichkeit mit der Ihrer Mutter – aber sie kommen mir unwillkürlich in den Sinn.

Leider kann ich Ihnen keinen Rat geben, aber ich hoffe, Sie werden mir berichten, wie Sie weiter verfahren – und wie sich das auf den Zustand Ihrer Mutter auswirkt.

Mit den besten Wünschen
Oliver Sacks

An Tobias Picker

Komponist

[8. Dezember 2005][50]
2 Horatio St., New York

Lieber Tobias,

ich konnte meine Gedanken unmittelbar nach der Oper nicht allzu gut sammeln bei all dem Beifallsjubel, der um Sie tobte –, es muss ein wunderbarer Augenblick für Sie gewesen sein! –, aber ich denke, Ihnen ist ein Meisterwerk gelungen – ein gewaltiges Zusammenspiel von brillanter Orchestrierung und [...] Ihrer Fähigkeit, bruchlos vom Atonalismus zu einer ganzen Sequenz von Stilrichtungen, einschließlich Perkussionseffekten, überzugehen. Tatsächlich konnte ich nicht (wie bei *Encantadas*) zwischen Musik, Drama und Inszenierung unterscheiden – ich erlebte sie als ein untrennbares, wunderbares Ganzes.

So könnte man leicht annehmen, dass die Arbeit Sie zehn

---

50 Dieser Brief ist datiert vom 8. November 2005, aber Pickers auf Dreisers gleichnamigem Roman basierende Oper *An American Tragedy* hatte am 2. Dezember an der Metropolitan Opera in New York Premiere, daher wurde der Brief vermutlich am 8. Dezember geschrieben.

Jahre Ihres Lebens gekostet hat – aber natürlich haben Sie noch so viel anderes in dieser Zeit gemacht.

Da fragt man sich natürlich, was als nächstes kommen wird – obwohl Sie zum gegenwärtigen Zeitpunkt, da Sie gerade die gewaltige Leistung der *American Tragedy* verbuchen konnten, lange Urlaub machen und nicht überlegen sollten, was als nächstes kommt – obwohl ich (selber mit einer Art schöpferischen Tätigkeit befasst) nur zu gut weiß, dass man - ob bewusst oder unbewusst – *immer* über neue Ideen, Projekte etc. nachdenkt. Insbesondere frage ich mich natürlich, ob Sie irgendwelche weitergehenden Pläne mit *Awakenings* haben.[51]

Gegenwärtig sitze ich an einer Reihe von Essays – es werden wohl etwa ein Dutzend – für ein Buch, in dem es vermutlich um die Beziehung zwischen Musik und Gehirn gehen wird – und ich würde mir wünschen, dass Sie irgendwann vorbeikämen und sich mit mir über *Ihr* musikalisches Gedächtnis, Vorstellungsvermögen, Denken, Ihre Art zu komponieren etc. unterhielten. Ich denke (wenn mich mein Gedächtnis nicht trügt), sie hätten einmal von einer «angeborenen Störung» gesprochen, und ich glaubte, Sie meinten das Tourette-Syndrom. Nein, sagten Sie, es sei Ihre Musikalität, die frühreife, häufig überwältigende Musikalität, die von Kindheit an einen so großen Teil Ihres Lebens beherrscht habe – und sie manchmal daran gehindert habe, andere Dinge zu tun, mit denen Sie sich gern beschäftigt hätten. Freeman Dyson hat sich ähnlich über *seine* «angeborene Störung» geäußert, in seinem Fall ein extrem ausgeprägter Hang zur Mathematik, die bei ihm Leben und Arbeit dominierte, bis er ungefähr fünfzig war (seither ist er in der Lage, viele andere Dinge zu

51 O. S. und Picker nahmen Gespräche zu einer möglichen, auf *Awakenings* basierenden Oper auf. Die Oper wurde allerdings erst nach O. S.s Tod geschrieben, das Libretto stammte von Pickers Ehemann und kreativem Partner Aryeh Lev Stollman. Die Weltpremiere fand 2022 am Opera Theatre in St. Louis statt.

machen, die er schon immer vorhatte, so hat er Dutzende von hinreißenden und tiefgründigen Essays zu einer Fülle verschiedener Themen geschrieben).

Vielleicht sind Musik und Mathematik hier Sonderfälle. Ich selbst besitze keine herausragende Begabung (sondern nur eine ausgeprägte Neugier), ich kann mir nicht wirklich vorstellen, wie das für Freeman und Sie sein (gewesen sein) muss. Auf jeden Fall würde ich sehr gern irgendwann mit Ihnen darüber reden.

Noch einmal meinen Glückwunsch zu Ihrem großartigen Werk, einem echten Opus magnum – und herzliche Grüße an Sie beide

Oliver

An Stephen Whitzman

Schauspieler

23. Januar 2006
2 Horatio St., New York

Lieber Mr. Whitzman,

Sie sprechen da ein sehr kompliziertes Problem an – vielen Dank für Ihren faszinierenden Brief.

Bald nach der Veröffentlichung von *Hat*[52] begann ich, mich von der Auffassung (Penfields Auffassung) zu distanzieren, nach der es möglich oder der Fall ist, dass es zu einer Wiederholung von Erlebnissen in Form von Anfällen oder Stimulationen kommt – so schildert er es jedenfalls. Und es gab viele Neurologen, die von dieser Theorie Penfields abrückten. Mein Freund Israel Rosenfield veröffentlichte ein Jahr danach ein Buch mit dem Titel *The Invention of Memory*. Ich schrieb ein Vorwort dazu und war zu diesem

52 Dt.: *Der Mann der ...*

Zeitpunkt davon überzeugt, dass das gesamte «autobiografische» Gedächtnis («episodische» Gedächtnis, um den Fachterminus zu verwenden) im Gedächtnisakt «konstruiert» wird (und neu konstruiert und neu-neu konstruiert, mit immer weiteren Erinnerungen und Wieder-Erinnerungen). Ich glaube, Freud kam aufgrund seiner psychoanalytischen Praxis zu ähnlichen Ergebnissen, dass nämlich, gleich welche archaischen Spuren vorhanden sein mögen, alles immer und immer wieder überarbeitet, «überschrieben» wird. Und doch – und doch fragt man sich unwillkürlich, ob nicht *einige* Erinnerungen in ihrer ursprünglichen Form erhalten bleiben. Traumatische Erinnerungen zum Beispiel, die möglicherweise mit halluzinatorischer Lebhaftigkeit, Genauigkeit und Unveränderlichkeit wiederholt werden. Vielleicht Erinnerungen an intensive Empfindungen, wie Sie andeuten (obwohl man sich interessanterweise nicht an *Schmerz* erinnern kann, wobei allerdings ein bestimmter Schmerz sofort erinnert wird, wenn er erneut auftritt). Sie könnten Frederic Bartletts großartiges Buch *Remembering* lesen: Er achtet sorgfältig darauf, immer das Verb zu verwenden, immer von *remembering* – «erinnern» – als einer Tätigkeit, einem aktiven Prozess zu sprechen und nie von «Gedächtnis», als wäre es reifiziert, eine Sache. Trotzdem habe ich den Eindruck, dass es einige Gedächtnisinhalte gibt, die NICHT «Bartlett'sch», nicht «konstruiert» sind – und dass diese Kategorie (in etwa) mit dem übereinstimmt, was Psychologen «prozedurales» Gedächtnis nennen (das Gedächtnis des WIE – wie wir etwas tun, Fertigkeiten, Ausführungen – und nicht des WAS). Augenblicklich schreibe ich über einen zutiefst amnestischen Musiker, der sein autobiografisches und episodisches Gedächtnis praktisch vollkommen verloren hat, ohne dass seine Fähigkeiten auf musikalischem Gebiet beeinträchtigt sind.

Alle diese Dinge gehen mir (neben anderen) gegenwärtig

durch den Kopf, und ich kann zu keiner klaren Entscheidung kommen. Anliegend ein paar kurze Aufsätze von mir zum Thema Gedächtnis, aber ich wäre jetzt an IHREN Gedanken interessiert!

Mit besten Wünschen
Oliver Sacks

PS: Einige meiner späteren Gedanken über das Gedächtnis sind in meinem Buch *Anthropologist on Mars* enthalten, besonders in dem Kapitel «The Landscape of his Dreams»[53].

Aber mit dem, was Sie «sensorisches Gedächtnis» nennen, habe ich mich nie näher befasst – das ist ein schwieriges Gebiet.

53 Dt.: «Die Landschaft seiner Träume» in *Eine Anthropologin ...*

15

Visionen

2006–2015

An Anna und Joseph Horovitz

Cousine und Cousin

28. Januar 2006
2 Horatio St., New York

Liebe Anna, lieber Joe,

es ist eine Weile her, dass wir einander geschrieben haben, aber ich habe aus verschiedenen Gründen öfter an Euch gedacht, nicht zuletzt, weil ich über Musik und Gehirn geschrieben habe – tatsächlich sind es jetzt *vierzehn* Essays / Erzählungen geworden, und ich denke, dass ich sie in einem Büchlein zusammenfassen werde; und natürlich habe ich beim Thema Kunst und Musik an Euch[1] gedacht, an *alle* Horovitzes.

Ein zweiter Grund ist weniger angenehm. Leider hat mir das neue Jahr ein unerwartetes Problem beschert, eine plötzliche Sehstörung in meinem rechten Auge, deren Ursache sich als ein Melanom hinter der Netzhaut herausstellte. Glücklicherweise ist die Prognose bei diesen (sehr seltenen) Augenmelanomen sehr viel besser als bei der gewöhnlichen Form, und es sieht so aus, als sei meines ganz und gar auf das Auge beschränkt. Das Auge ist intensiv bestrahlt

1 Joseph Horovitz (1926–2022), der Ehemann von O. S. Lieblingscousine Anna, war ein bekannter britischer Komponist und Dirigent.

worden, und die Aussichten sind gut, dass der Tumor vollkommen verbrannt worden ist. Es könnte mich allerdings einen Teil meines Sehvermögens kosten – schwierig vorherzusagen. Jetzt, einige Wochen später, geht die Schwellung zurück, und das Sehen verbessert sich wieder. Doch es war schwierig, gewöhnlichen Druck zu lesen (mein linkes Auge ist nie besonders gut gewesen), daher bin ich mehr und mehr zum *Zuhören* übergegangen – «Hörbücher» und, vor allem, Musik; ganz besonders gilt das für das Vergnügen, Joe, dass mir die CDs bereiten, die Du mir geschenkt hast, Dein Trompetenkonzert, Dein Oboenkonzert, die Jubiläumsserenade und Sinfonietta – was für ein breites Spektrum an Stilen und Formen bringst Du da so meisterhaft zusammen. Und bei ihnen allen handelt es sich, wenn ich das Label richtig verstehe, um relativ frühe Arbeiten. Ich denke, ich bin oft zu sehr mit dem Lesen beschäftigt gewesen, um Musik so zu hören, wie man es sollte, und vielleicht haben die gegenwärtigen Leseschwierigkeiten auch einen positiven Aspekt.

Ich habe lange gezögert, ob, was, wann, wie ich den Leuten «sagen» sollte, was mit mir ist, habe mich dann aber bei den Sacksens «geoutet» [...] und nehme an, es sollte auch bei den Landaus[2] bekannt (oder zumindest kein Geheimnis mehr) sein, wenn sich jemand von ihnen dafür interessiert. Es hätte mir zum Beispiel nicht gefallen, wenn Euch diese Sache ohne Vorwarnung oder beunruhigender, als sie tatsächlich ist, zu Ohren gekommen wäre.

Zufällig war Cousin Robert John (Aumann) diesen Monat in New York, besuchte mich im Krankenhaus und erzählte mir eine lustige Geschichte. Sein Sohn zog um, und die Möbelpacker wunderten sich, dass er ständig am Handy hing.

«Warum, werd ich Ihnen nicht sagen», sagte [der Sohn]. Sie

2 Das heißt, auf der mütterlichen Familienseite.

wurden immer neugieriger. Er weigerte sich abermals und sagte: «Sie würden es mir doch nicht glauben.»

Ihre Neugier stieg ins Unermessliche. «Raus mit der Sprache!», sagten sie. «Wir *werden* Ihnen glauben. Versprochen.»

«Na gut», sagte er. «Mein Vater hat den Nobelpreis bekommen.»

«Das glauben wir Ihnen nicht», sagten sie.

Im Augenblick habe ich keine genaueren englischen / europäischen Pläne, aber ich bin mir sicher, dass ich irgendwann in diesem Jahr komme; und natürlich bin ich glücklich, wenn ich Euch sehen kann.

Auch von Kate herzliche Grüße – sie ist am Rücken operiert worden, aber erholt sich gut.

Liebe Grüße
Oliver

An Rita Levi-Montalcini

Neurobiologin, Nobelpreisträgerin

14. Februar 2006
2 Horatio St., New York

Liebe Rita,

mit großer Freude habe ich Ihren Brief (vom 20. Januar) erhalten und die ganz außergewöhnlichen Kapitel aus Ihrem Buch *Without Oil, Against the Wind* (ich bin mir nicht ganz sicher, ob es bereits auf Englisch veröffentlicht wurde – das muss unbedingt geschehen, weil es eines Ihrer schönsten Werke ist).

Tief berührt hat mich Ihr Porträt von Max Delbrück[3], das so lebendig, so poetisch, so zartfühlend, so reich an Einsichten, so außerordentlich persönlich war, dass es nur jemand

3 Delbrück (1906–1981) war ein Pionier auf dem Gebiet der Molekularbiologie.

vom Fach – oder vielleicht nur Sie – schreiben konnte. Es ist wirklich ein Meisterwerk, eine Biographie, die voller Liebe zu ihrem Gegenstand und zugleich objektiv ist (was Delbrück sicherlich ebenso empfunden hätte).

Tapferkeit, Stoizismus, Humor, Ruhe (oder «raging against the dying of the light»[4]) – besonders noble Reaktionen angesichts von Tod und Sterblichkeit –, das scheint mir ein höchst bedeutendes Thema für ein Buch zu sein, denn ich kann mir nur wenige Situationen vorstellen, die uns gründlicher auf die Probe stellen. Fermi starb nobel, sich selbst treu bis zuletzt, während von Neumann, etwa zur selben Zeit, erbärmlich, voller Aberglauben, endete – obwohl ich denke, dass niemandem die Art, wie er stirbt, zum Vorwurf gemacht werden kann.

Anliegend schicke ich Ihnen (hoffentlich lässt es sich für Ihre Augen vergrößern) das kleine Meisterwerk, das Hume[5] an einem einzigen Tag schrieb, als ihm klar wurde, dass seine Krankheit «tödlich und unheilbar» war. Die Ruhe, die er angesichts des Todes an den Tag legte, empörte Boswell und Johnson, die zitterten vor Todesangst (und Visionen des Höllenfeuers). Sie erwarteten, dass er einknicken würde, wenn es wirklich ans Sterben ginge, aber er bewahrte seine ruhige, würdevolle Geisteshaltung bis zuletzt (daran musste ich denken, als ich Crick zum letzten Mal sah, denn auch er starb eine Art philosophischen Tod, mit seinen Gedanken beschäftigt, nie sich beklagend, bis zu den letzten Stunden seines Lebens). [...]

Ich habe gegenwärtig mehr als nur ein mitfühlendes Verständnis für ein beeinträchtigtes Sehvermögen, weil ich

4 Dt.: «Wüte gegen das sterbende Licht» (neben vielen anderen eine Übersetzung dieses Verses von Dylan Thomas). [A. d. Ü.]

5 Den Philosophen David Hume zitierte O. S. häufig und schrieb 2015 einen kurzen Essay («My Own Life» [dt.: «Mein Leben», Kapitel 2 in *Dankbarkeit*, Reinbek 2015]) über Humes Gedanken zum Tod.

in den letzten Tagen des neuen Jahres einen plötzlichen, wenn auch nur partiellen Sehverlust im rechten Auge hatte – zunächst hielt ich es für eine Einblutung oder eine Netzhautablösung, doch es erwies sich als ein Augenmelanom, das sich unglücklicherweise in unmittelbarer Nachbarschaft zur Fovea befindet. Es wird jetzt mit intensiver Bestrahlung behandelt – der Augapfel wurde teilweise herausgelöst und eine Radiojod-Plaque an der Lederhaut angebracht. Sie ist erneut befestigt worden, sodass der Tumor jetzt (hoffentlich) vernichtet wird, wenn auch vielleicht auf Kosten einer durch die Strahlung hervorgerufenen Nekrose der Netzhautzellen. Leider war mein linkes Auge nie annähernd so gut wie das rechte, aber vielleicht lässt es sich ja ein wenig «tunen», um den Verlust etwas auszugleichen. Mich überkam jedenfalls ein plötzliches Bewusstsein meiner Sterblichkeit, als das Wort «Melanom» fiel, ich habe mir jetzt aber sagen lassen, dass Augenmelanome eine weit bessere Prognose haben – werde mich aber wohl damit abfinden müssen, dass Großdruck und Vergrößerungsglas von nun an, wie bei Ihnen, eine Begleiterscheinung meines Lebens sein werden. Inzwischen sitze ich aber wieder an meinem Musik-Buch, obwohl es unter meinen Händen ständig anschwillt und ich nicht weiß, wann es endlich in Druck geht (vielleicht Frühjahr 2007).

Unsere Korrespondenz genieße und schätze ich außerordentlich, und Ihren Antworten sehe ich stets mit großer Freude entgegen.

Mit den allerherzlichsten und
besten Wünschen zum neuen Jahr
Oliver

An Nick Younes

20. Mai 2006
2 Horatio St., New York

Lieber Nick,

hab mich sehr über Deinen schönen neuen Brief gefreut, Deinen Essay «Kant & Poetry» (Kant und – so viel mehr, wirklich) und über *Phèdre*. Ich weiß nicht, was ich auf irgendetwas davon angemessen antworten soll (was immer das heißen mag), aber ich überlasse mich einfach meinen Gedanken, ohne sie zu bewerten. Sie werden überwiegend assoziativ und sprunghaft sein. [...]

Dein Brief und Deine Gedanken über Kant, Dein tastendes Bemühen um «Wahrheit» und Freiheit, ausgehend von Wissenschaft / Vernunft / Natur, aber immer mit der Bereitschaft, Abstecher in die Welten von Lyrik, Malerei, Ästhetik, Ethik (ich kann das Wort «Religion» nicht entdecken) zu unternehmen, die *Ernsthaftigkeit* Deines Bemühens – all das vermittelt mir das Gefühl, leichtfertig zu sein oder verantwortungslos oder faul oder vielleicht (wie Du meinst) im Besitz einer gewissen «Reife». Aber sie bringen den Sturm & Drang zurück, den heftigen philosophisch / erkenntnistheoretischen Aufruhr, der mich in *meinem* zweiundzwanzigsten Jahr erfasste. Ich hatte meinen ersten Studienabschluss gemacht und schien auf eine wissenschaftliche Laufbahn festgelegt zu sein, hatte aber das Gefühl, dass *keine* der wirklich wichtigen Fragen angesprochen worden war – und führte, anders als Du, ein ziemlich zurückgezogenes Leben, hatte also, anders als Du offenbar, keine Gruppe von leidenschaftlich-ernsthaft gesinnten Kommilitonen an meiner Seite, mit denen ich reden konnte. Jonathan Miller hatte in Cambridge eine solche Gruppe (die Apostles); genauso wie Maynard Keynes – kennst Du seinen Essay «My Early Beliefs»? (Wenn nicht, schick ich ihn Dir.)

Jedenfalls machte ich jede Nacht lange Läufe auf dem Treidelpfad am Cherwell, sprang ins Wasser, schwamm, lief wieder, und das Stunde um Stunde. Und dann schrieb ich entfesselt, alles bezweifelnd, mich selbst bezweifelnd, in mein Tagebuch, manchmal bis zum Morgengrauen. Sinn, Sinn (heute denke ich nie über «Sinn» nach). Ich hatte weder die philosophischen Kenntnisse noch die Fähigkeit zur genauen Textanalyse wie Du, aber ich habe mich schon mit der Philosophie beschäftigt – zumindest mit bestimmten Philosophen –, wenn nicht in der Hoffnung auf «Antworten», so doch auf Hilfe bei der Formulierung von Fragen. Coleridge hielt alle Philosophie (alles «Philosophisieren» würde Wittgenstein wohl sagen) für «Fußnoten zu Platon und Aristoteles», alle Menschen entweder für «Platoniker oder Aristoteliker» – obwohl ein Teil Deiner Unruhe und «Zwiespältigkeit» bei Dir daraus resultiert, dass Du beides bist – und ich auch. Allerdings waren Spinoza und Hume weit mehr nach meinem Geschmack. Hume berichtet, dass er, wenn ihm die philosophische Unruhe und Melancholie zu viel wurde, ausging, mit Freunden dinierte, Backgammon spielte, ausgelassen war – sich wieder als Mensch fühlte.

Ich war nicht so gesellig, zog mich lieber in meinen Körper zurück (oder vertraute ihm), in körperliche Aktivität, in ein (vielleicht verzweifeltes) Laufen und Schwimmen. Laufen wohin? Laufen woher? Heute bin ich viel zu arthritisch, um zu laufen (aber ich kann noch immer schwimmen und mache es *ausgiebig*, manchmal versuche ich, zu schwierigen Gedanken «davonzuschwimmen»). Damals war ich Kant noch nicht ganz gewachsen (noch war ich es jemals wirklich) – – zum Teil wegen der *Schwierigkeit* seines Stils. Obschon ihm gelegentlich großartige Metaphern gelingen («das krumme Holz der Menschheit» etc.) – und, was offensichtlich von zentraler Bedeutung für Dich ist –, er definiert die Wirklichkeit, die Möglichkeit von Freiheit und damit von Dichtung, [...]

Außerdem habe ich auch, ausgerechnet in dieser Woche, eine Menge gelesen, was mich zu der Überzeugung brachte, dass die Abhängigkeit von einem Vergrößerungsglas meine Lesegier nicht mäßigt! – Ein sehr schonungsloses (um nicht zu sagen, militantes) Buch von Sam Harris mit dem Titel *The End of Faith*[6]. (Merkwürdigerweise, noch bevor ich Deinen Essay bekam.) Ich nannte es eine kantische «Kritik» des Glaubens; und ein sehr viel gemäßigteres Buch von E. O. Wilson – *The Creation* –, das die Form eines langen, fiktiven Briefs an einen Pastor hat. «Lieber Pastor», heißt es dort (ich paraphrasiere), «wir sind in demselben Südstaatenstädtchen aufgewachsen. Wir waren Messdiener in derselben evangelikalen Kirche. Aber dann – dann habe ich mich verändert. Doch obwohl wir vollkommen unterschiedliche Weltbilder haben – das Ihre religiös, biblisch, das meine weltlich, darwinistisch –, können wir vielleicht im Hinblick auf einige Wertvorstellungen und Verhaltensweisen Einigung erzielen; vor allem, dass die Vielfalt und Fülle des Lebens nicht nur grandios, sondern auch außerordentlich wichtig und allemal wert ist, in Ehren gehalten und bewahrt zu werden, sonst wird es und wir und die lebendige Schöpfung zur Hölle gehen.» So reicht er ihm die Hand.

Ich fürchte, dass ich meine Gedanken (wie ich warnend angekündigt habe) hemmungslos in alle Richtungen habe «schweifen» lassen. Dabei hätte ich gleich zu Anfang sagen sollen, dass ich von Deinem Philosophieren *sehr* beeindruckt bin. [...] Deine gegenwärtigen interdisziplinären Interessen sind nach meiner Meinung viel mehr als «eine Phase» und könnten für dich tatsächlich eine radikale Veränderung von Perspektive und Handeln sein. [...]

Genug. Mir fällt gerade ein, obwohl Du es nicht erwähnt hast, dass Du im Mai Geburtstag hast – und letztes Jahr war

6 Dt.: *Das Ende des Glaubens: Religion, Terror und das Licht der Vernunft*, Winterthur 2007.

es (wenn ich nicht durcheinandergekommen bin) Scandium.[7] Hier also, zur Feier Deines 22., eine solide Titanschraube von Deinem alten Freund

Oliver

PS: Liebe Grüße auch an die ganze Familie.

PS: Hoffe, Dich im Sommer zu sehen. In der zweiten Junihälfte werde ich (mit Kate und Familie) Peru besuchen, doch ansonsten habe ich keine besonderen Pläne für den Sommer. Mein Auge scheint zur Ruhe gekommen zu sein, obwohl Sehschärfe und Farbwahrnehmung offenbar etwas beeinträchtigt sind (ich sehe Felder mit *weißem* Löwenzahn, eine nie gesehene Pflanzenart), und ich muss meinen verdammten Rücken vielleicht operieren lassen.

PPS: Entschuldige all die Tippfehler, ich kann nicht sehen, was ich tue.

An Emilio Presedo

Arzt

1. Juli 2006
2 Horatio St., New York

Lieber Emilio,

ich komme gerade aus Peru zurück, wo ich die letzten zwei Wochen verbracht habe, außerordentliche Wochen, in denen ich einige Träume verwirklichen konnte, die ich vor sechzig oder mehr Jahren hatte: die verlorene Stadt der Inkas, Machu Picchu, zu sehen; die geheimnisvollen Nazca-Linien – riesige geometrische Figuren, Tiere, zoomorphe Darstellun-

7 O. S. hatte Freude daran, seinen Freunden zum Geburtstag kleine Stückchen von Elementen zu schicken, deren Atomzahlen ihrem Alter entsprachen. So schickte er Younes zum einundzwanzigsten Geburtstag ein Stück Scandium und zum zweiundzwanzigsten Titan.

gen, manchmal kilometerlang auf den Berggipfeln, und nur aus der Luft erkennbar –, doch kein Mensch konnte fliegen, als sie vor nahezu dreitausend Jahren angelegt wurden; und der Titicacasee, mit 4000 Metern der höchste (schiffbare) See der Welt, in dem zu schwimmen köstlich, aber auch entschieden *kalt* (9 °C) war. Von dort habe ich verschiedene Dinge mit nach Hause gebracht – darunter leider auch eine Amöbenruhr, die bei geeigneter Behandlung in ein paar Tagen vorbei sein wird. Doch im Augenblick fühle ich mich noch erschöpft und schwach, Kaliummangel etc. [...]

Ich möchte hinzufügen, dass ich in Peru *Cocablätter* kaute und ziemlich viel (*Mate de* Coca, köstlich!) trank. *Systemische* Effekte sind mir nicht sonderlich aufgefallen, wohl aber unwillkürliche visuelle Phänomene, die auftraten, sobald ich die Augen schloss oder es dunkel wurde. Nichts, was Ähnlichkeit mit einer Teichopsie[8] hatte, sondern alle möglichen kaleidoskopartig sich verändernden geometrischen Muster – Gitter, Teppichornamente, Moiré-Muster etc., manchmal schienen sie größer zu werden und näher heranzurücken (Makropsien) und manchmal den umgekehrten Eindruck hervorzurufen und zu rotieren, als betrachtete man sie aus verschiedenen Blickwinkeln. Außerdem – etwas, was ich fast nie bei einer Migräne bekomme, die zumindest bei mir, in erster Linie schlichtere geometrische Muster besitzt («geometrische Gespenster»), Muster der Art, wie man sie bei Stimulation der primären Sehrinde erhält –, außerdem, sage ich, zahllose «Szenen», Gesichter, Landschaften – manchmal schön, manchmal grotesk –, rasch veränderlich (etwa fünfmal pro Sekunde) und sehr schwer zu erinnern (und viel zu schnell ablaufend, um Aufzeichnungen machen zu können). [...] Sie wirkten ganz anders als die visuellen Phä-

8 Eine Art Flimmern oder Blitzen vor den Augen, visuelle Phänomene, die manchmal als Teil einer Migräne-Aura angesehen werden.

nomene beim Einschlafen – oder beim Aufwachen, die (für mich zumindest) immer eine stark dramatische und thematische Qualität haben, traumähnlicher. Auch etwas anders als (obwohl in anderer Hinsicht ähnlicher) das rasche Spiel von Bildern, Mustern, Farben etc., das man bei Meskalin oder LSD erleben kann. Bei diesen Drogen habe ich weit stärker den Eindruck, dass «die Psyche» beteiligt sei – bei Coca hatte ich weit eher das Empfinden einer Art unspezifischer Erregung oder Stimulation des visuellen Kortex – auf den Ebenen des Assoziationskortex, der Farbkodierung etc. sowie der priären Ebene. Ich bin sehr erstaunt über die *Geschwindigkeit* der Wahrnehmungsveränderungen – ich weiß nicht, ob ich Ihnen meinen Artikel «Speed»[9] geschickt habe, daher erhalten Sie auch ihn anliegend. Man meint, es müsse eindeutige neuronale Korrelate für visuelle «Delirien» dieser Art geben, aber der Stand unserer gegenwärtigen Technologien (fMRT, PET, MEG, EEG) reicht nicht aus, neuronale Phänomene dieser Größenordnung zu erfassen – man kann nur hoffen, dass das in einigen Jahren möglich sein wird. [...]

Für dieses Mal soll es genügen – ich muss meinen Augen – und auch meinem armen, amöbengequälten Körper – Ruhe gönnen.

Mit besten Wünschen
Oliver

9 Dt.: «Geschwindigkeit», Kapitel zwei in *Der Strom des Bewusstseins.*

An David Lee

Botaniker

29. Juli 2006
2 Horatio St., New York

Lieber David,

herzlichen Dank für Ihren Brief (vom 20. 7.) und «Chlorophilia»[10].

Leider kann ich Ihnen keine systematischen Antworten geben (vielleicht sind einige doch darunter), nicht zuletzt, weil meine Gedanken intensiv mit einem anderen – und nicht einmal visuellen – Thema beschäftigt sind: nämlich der Musik. Doch hier ein paar zufällige Gedanken.

PERSÖNLICH fühle auch ich mich – wie Sie meiner Vorliebe für Farne, Palmfarne etc. entnehmen können – ebenfalls vom Grün angezogen, da ich es (bei Pflanzen) älter, elementarer als andere Farben empfinde. Ich bin gerade in Peru gewesen, zum Teil, weil ich unbedingt die großartigen Ruinen aus der Inka- und Vor-Inkazeit, aber auch die Regen- und Nebelwälder, die tropische Vegetation sehen wollte. Visuell ist sie für mich die schönste der Welt (überall in meiner Wohnung habe ich Fotos von kühlen grünen Waldlichtungen), allerdings kann ich leider die tropischen Temperaturen überhaupt nicht vertragen. Kürzlich bin ich im Norden, unweit von Cooperstown, auf eine Landstraße gestoßen, die war ein einziger langer Baum, ein grüner Korridor. Sie haben völlig recht, wenn Sie sagen, dass außerirdische Landschaften in der Science-Fiction manchmal mit anderen Farben verknüpft sind, nehmen wir beispielsweise die *rote* Vegetation des Mars in *Krieg der Welten*. (Vermutlich habe ich daran gedacht, als ich mich im *Oaxaca Journal* so über die Echeveria-Pflanzen vor der Kathedrale aufgeregt

10 Lee hatte das letzte Kapitel seines Buchs über die Farbe von Pflanzen beigefügt.

habe und von der «unheimlichen roten Erde einer Marslandschaft» sprach.[11])

Ed Wilsons «Biophilia» ist, wenn ich sie / ihn richtig verstehe, nicht nur eine Liebe – ein Wesen, das sich seiner tiefsten Natur nach zu Lebewesen, sondern auch zu lebendigen *Landschaften* hingezogen fühlt, zu Landschaften, wie sie unsere Vorfahren gekannt haben müssen (obwohl es, so wie Sie es schildern, nicht geklärt ist, ob es 5 oder 50 Millionen Jahre her ist). Sie fragen sich, ob das fest in unserer Gehirnstruktur «verdrahtet» oder kulturell erworben ist? (Wobei es natürlich um «Kultur durch Natur» geht, um Gene, die durch bestimmte Umstände aktiviert werden – vielleicht durch den ersten Anblick von Grün.)

Im Allgemeinen assoziiert man in der Pflanzenwelt Grün mit *Gesundheit*, obwohl ich am Titicacasee große stark verschmutzte Gebiete erblickte, die mit einem fast fluoreszierenden grünen Algenschlamm bedeckt waren – beinahe zu grün, er signalisierte Gefahr! Dabei kommt mir eine nicht damit zusammenhängende Assoziation, ein Bild in den Sinn – die moosbedeckten Bäume auf der Südinsel in Neuseeland, von denen ich hingerissen war.

Wir sind so *verdrahtet*, dass wir zwischen Belebtem und Unbelebtem unterscheiden können – obwohl diese Fähigkeit gewöhnlich mit der Wahrnehmung von *Bewegung* verknüpft ist – von autonomer, tierischer Bewegung, im Gegensatz zu / unterschieden von Bewegung durch physische Kräfte. Doch auch das Erkennen von Pflanzen ist naturwüchsig – ich habe einmal gesehen, wie zutiefst demente Patienten mit fortgeschrittener Alzheimer-Erkrankung, die nicht mehr in der Lage waren, Messer & Gabel etc. zu benutzen (oder

11 Vielleicht hatte O. S. ursprünglich die Absicht, «Pflanzenlandschaften» zu beschreiben, wie in dem Abschnitt aus dem *Oaxaca Journal* [dt.: *Die feine New Yorker Farngesellschaft: ein Ausflug nach Mexiko*, München 2002].

zu erkennen), einen Garten bepflanzten, ohne ein einziges Mal Pflanzen umgekehrt einzusetzen. Ihre Fähigkeit, Pflanzen zu erkennen, blieb weit länger erhalten als die Fähigkeit, Artefakte menschlicher Kultur zu identifizieren.

Für Gesundungsprozesse ist es von entscheidender Bedeutung, dass Fenster vorhanden sind, damit man auf die Natur, auf Landschaften und Gärten blicken kann. Ich weiß nicht, ob Grün hier ein entscheidender Faktor ist, aber ich vermute es, als fester Bestandteil jener Gesamtheit, die wir als Pflanzenleben, als «Natur» erkennen. (Ihr Abschnitt über Gartentherapie ist besonders gut und detailliert.)

Aber ich denke, wir haben nichts, was einem Phytochrom[12] entspräche. Allerdings fällt mir hier ein Einwand ein (oder vielleicht ist es gar keiner) – die tiefe Freude der vollkommen blinden Menschen auf Pingelap an ihrer Insellandschaft, ihrer Fähigkeit, dort alles zu erkennen (vgl. mein Buch *Island of the Colorblind*[13]).

Wenn es um die «Universalität» der Musik geht – in allen Kulturen, allen Altersgruppen etc. –, habe ich gewisse Vorbehalte beim Gedanken an die *Gehörlosen*, denen diese Sinnesmodalität nicht offensteht und die sich in gewissem Sinne keine Musik vorstellen könnten.[14] Wie sieht es dann bei vollkommen farbenblinden (achromatopen) Menschen aus, die kein Grün und keine andere Farbe wahrnehmen oder sich vorstellen können? Vielleicht haben sie irgendein Äquivalent für «Grün». Doch die große Mehrheit von uns ist NICHT farbenblind oder gehörlos, daher denke ich, wir können hier verallgemeinern, ohne uns lange damit aufzuhalten.

Kommen wir auf die «therapeutischen Landschaften», Gär-

12 Photorezeptor eines bestimmten Typs, der bei Pflanzen, Bakterien und Pilzen vorkommt.

13 Dt.: *Die Insel der Farbenblinden*, Hamburg 2023.

14 Stimmt nicht ganz, wie O. S. zweifellos einräumen würde. Einige gehörlose Menschen tanzen gern – obwohl sie vielleicht keine Melodie hören können, spüren sie die Schwingungen. Andere Gehörlose, wie Evelyn Glennie, sind Schlagzeugerinnen oder Schlagzeuger.

ten etc. zurück. Ich denke an meine eigenen Erfahrungen als Patient (vgl. *A Leg to Stand On*): «Ein besonderer Genuss war der Garten unter meinem Fenster. Bis dahin hatte es für mich keine wirkliche Außenwelt gegeben, kein Tageslicht ... kein Gras, keine Bäume, kein Gefühl für Raum oder Leben. Wie ein Verschmachtender sah ich durstig und sehnsuchtsvoll auf das grüne Viereck und wurde mir erst jetzt bewusst, wie sehr ich in meiner sterilen, fensterlosen, künstlichen Schachtel vom Leben abgeschnitten gewesen war. ... Ich musste die Wirklichkeit sehen ... den Garten.»

Dort, wo Sie von der Zerstörung der natürlichen Landschaft sprechen, musste ich an meinen Besuch in São Paulo im Jahr 1996 denken, bei dem ich auf der langen Fahrt vom Flughafen zur Innenstadt keinen einzigen Baum gesehen habe. Zum Teil deshalb empfand ich die Metropole als die hässlichste, schrecklichste Stadt, die ich je gesehen habe (es gibt *in* der Stadt, wie Sie wahrscheinlich wissen, einen wundervollen Garten, eine grüne Oase, aber im Allgemeinen, und auch in Lima, *gab es nicht genügend Grün*).

Ich sehe, dass Sie in diesem, Ihrem letzten, Kapitel sehr viele verschiedene Perspektiven zusammengefasst haben – die natürliche, ökologische, physiologische, kulturelle, persönliche, mythische, ästhetische, therapeutische etc. etc.

Das hat Assoziationen bei mir ausgelöst – aber keine zusammenhängende, schlüssige «Kritik». Daher freue ich mich umso mehr darauf, Ihr *vollständiges Manuskript* lesen zu können und nicht nur die Zusammenfassung oder Synthese des letzten Kapitels.

Mit allen guten Wünschen
Oliver

O. S. hat fast alle Briefe aufbewahrt, die er bekommen hat, unterschiedlich abgelegt unter Thema oder Briefpartner. Zwar hat er viele sofort beantwortet, andere aber jahrelang aufbewahrt, bis ihm eine vernünftige Antwort einfiel. Als er mit der Arbeit an *Musicophilia*[15] begann, sah er sein Archiv durch und nahm briefliche Kontakte wieder auf, die er vor Jahren begonnen hatte, so den mit Andrea Bandel, einem italienischen Geiger.

An Andrea Bandel

Geiger

13. November 2006
2 Horatio St., New York

Lieber Signor Andrea Bandel,

Sie haben mir vor neun Jahren in einem Brief von den Problemen berichtet, die Sie beim Geigenspiel mit Ihrer linken Hand hatten, und wie sich diese Beeinträchtigung jeder Diagnose entzog, trotz verschiedener Behandlungsversuche keine Besserung erkennen ließ und ihre Karriere gefährdete. Damals schlug ich vor, dass Sie meinen Kollegen Frank Wilson konsultierten, der sich besonders mit den Problemen ausübender Musiker beschäftigte – dann habe ich nichts mehr von Ihnen gehört.

Im Grunde schreibe ich Ihnen, weil ich jetzt mehr darüber hören möchte – und ob Sie über die substanziellen Fortschritte unterrichtet sind, die in den letzten Jahren beim Verständnis und der Behandlung dieser Störungen erzielt worden sind.

Die Störung hat jetzt auch einen Namen – die Neurologen nennen sie «aufgabenspezifische fokale Dystonie» –, und es werden verschiedene Behandlungsmethoden empfohlen:

15 Dt.: *Der einarmige Pianist*, Hamburg 2008.

In Europa entscheidet man sich häufig für bestimmte Formen des Spezialtrainings, aber hier in den Staaten hat sich die Situation sehr aussichtsreich durch die Einführung von Botox (Botolinumtoxin) verändert, das, wenn es in der richtigen Dosierung und auf die richtige Art verabreicht wird, erhebliche Abhilfe schaffen und (zumindest einigen Betroffenen) ermöglichen kann, ihre musikalische Laufbahn wieder aufzunehmen.

Vermutlich haben Sie von dem bekannten Pianisten Leon Fleisher gehört; fast vierzig Jahre lang war er in seiner rechten Hand durch eine Dystonie behindert – er konnte nur mit der linken Hand spielen, doch jetzt, da er (in regelmäßigen Abständen) mit Botox behandelt wird, hat er den (fast) uneingeschränkten Gebrauch der rechten Hand zurückgewonnen und gibt wieder Konzerte mit beiden Händen.

Ich weiß nicht, wie es in Italien aussieht, aber hier in den Staaten schenkt man diesen (dystonischen) Problemen jetzt große Aufmerksamkeit, weil sie einige bekannte Musiker und ihre Behandlung betreffen.

Sollten Sie diesen Brief erhalten, lassen Sie mich doch bitte wissen, wie sich Ihre Situation gegenwärtig darstellt.

Ich möchte hinzufügen, dass ich ein Buch über Musik und das Gehirn geschrieben habe, in dem es ein Kapitel über fokale Dystonie gibt, das mit Leon Fleishers Geschichte endet. Aber in der Einleitung zu dem ganzen Problem zitiere ich aus Ihrem wunderbar formulierten, detaillierten und tapferen Brief vom 16. Juli 1997, den ich nie vergessen habe. Ich hoffe, dass Sie damit einverstanden sind – ich würde mich sehr freuen, wenn ich entweder Ihren Namen oder ein von Ihnen bestimmtes Pseudonym verwenden dürfte.

Mit den allerbesten Wünschen schicke ich Ihnen diese Botschaft der Hoffnung und sehe Ihrer Antwort mit Freude entgegen

Oliver Sacks

An Wendy[16]

College-Studentin

14. November 2006
2 Horatio St., New York

Liebe Wendy,

ich hätte schon längst schreiben sollen – ich habe die Begegnung mit Ihnen sehr genossen (wie nett, wie richtig, Sie bei einer *Tätigkeit*, einer gemeinsamen Tätigkeit kennenzulernen) und das Gespräch mit Ihnen –, aber ich war noch vollkommen von meinem Buch in Anspruch genommen und konnte an nichts anderes denken. Jetzt ist es vollbracht – wurde gestern an den Verlag abgeschickt –, ich kann mich wieder um jeden und jedes andere kümmern.

Trotzdem bin ich nicht ganz sicher, wie ich Ihren langen und bewegenden Brief angemessen beantworten *kann*. Zunächst einmal weiß ich nicht, inwieweit man hier von genetischen / evolutionären «Fehlern» sprechen kann, denn es gibt zwar die natürliche Selektion, aber weder «Zweck» noch «Ziel» (und vielleicht auch keinen «Fortschritt») in der Natur. Entscheidend ist, dass die Verhältnisse sehr kompliziert sind und dass es deshalb unerwartete Auswirkungen in beide Richtungen, alle Richtungen geben kann. Sichelzellanämie ist eine tödliche Krankheit, aber (um ein bekanntes Beispiel zu nennen) dem Träger eines Sichelzell-Gens verleiht dieser Umstand eine erhöhte Widerstandskraft gegen Malaria. (Ich verzichte absichtlich auf eine dramatische For-

16 In dieser Zeit besuchte O. S. eine Anzahl therapeutischer Wohngemeinschaften für Menschen mit schweren psychischen Störungen wie schizophrenen oder bipolaren Erkrankungen. Wendy (ihr Nachname wird aus Gründen des Datenschutzes weggelassen) war eine sehr gewinnende junge Frau, die er in einer solchen Einrichtung aufsuchte. Sie hatte ihn in einem Brief gefragt: «Wenn die Symptome der unbehandelten Geisteskrankheit so unangepasst (und allzu oft sozialer Stigmatisierung ausgesetzt) sind, warum hat sie dann, metaphorisch gesprochen, den evolutionären Schlachthof überlebt? Bin ich nur ein Fehler, den irgendwie die evolutionäre Axt umgangen hat?»

mulierung dieses Umstands, etwa in der Art von: «Tausende sterben, damit Millionen leben können» – denn es gibt kein «damit» in der Natur.) (Angeborene) Gehörlosigkeit hat Alexander Graham Bell sehr negativ bewertet – seiner Meinung sollte gehörlosen Menschen nicht erlaubt sein, Kinder zu bekommen, damit sich keine «minderwertige Varietät der menschlichen Rasse» in der Bevölkerung ausbreiten könne, aber viele Gehörlose führen ein erfülltes, vielfältiges, kreatives und glückliches Leben, das häufig aus dem Umstand, dass sie gehörlos sind, einen *zusätzlichen* Reiz gewinnt. Gehörlose haben eine lebendige Sprache, Überlieferung und Kultur und würden ihr Leben nicht gegen ein anderes eintauschen wollen.

Aber Sie kennen alle diese Argumente und nennen einige von ihnen in Ihrem Brief. So auch Kay Redfield Jamisons Auffassung, dass eine beträchtliche Anzahl von kreativen Künstlern bipolare Zyklen haben und ihre besten Werke erschaffen, wenn sie hypomanisch (nicht manisch) sind. Die andere Seite ist natürlich das vernichtende Grauen einer (psychotischen) Depression, die suizidalen Zwänge etc. (über die Jamison so außerordentlich eindringlich geschrieben hat – und die sie sicherlich aus eigener Erfahrung gekannt hat).

Was mir nicht genügend berücksichtigt scheint und unbedingt hervorgehoben werden muss, ist der Umstand, dass Sie ein *Individuum* sind – einzigartig mit Ihren Gaben und Genen, die niemand außer Ihnen auf der ganzen Welt in genau dieser Form aufweist –, und das heißt, Sie haben eine unverwechselbare Stellung und Rolle in der Evolution und in der Gegenwart. Dass Sie eine bipolare Störung haben, in gewissem Sinne bipolar sind, macht Sie nicht im Entferntesten als Ganzes aus – das ist ein *Was*, während Sie *Sie* sind. Sie müssen sich an dieses Gefühl des Person-Seins halten («Persönlichkeit» trifft die Sache nicht ganz, das Wort ist zu hollywoodisiert) – Coleridge spricht von *Personeity*, und die ist auf einer tieferen Ebene angesiedelt als irgendeine «Störung», die Sie haben, und vielleicht werden diese (relativ) schonenden Jahre auf Gold Farm Ihnen ermöglichen, dies zu realisieren (zu realisieren in der doppelten Bedeutung des Worts: zu verstehen und zu verwirklichen). Sie haben so viel, auf das Sie hoffen und für das Sie leben können. Daher alle meine guten Wünsche für Sie & die Hoffnung, dass wir in Kontakt bleiben.

Kate lässt herzlich grüßen –
Oliver

An V. S. Ramachandran

Neurowissenschaftler

26. Juni 2007
2 Horatio St., New York

Lieber Rama,

wenn wir uns im August sehen, können wir hoffentlich noch eine andere Frage erörtern, die schon Ihre Aufmerksamkeit erregt hat und nun umständehalber auch die meine gefunden hat: die Formen des «Filling-in-Effekts» (Auffüllen fehlender visueller Informationen) bei einem (monokularen) Skotom.

Das Melanom in meinem rechten Auge war persistierend (Persistenz statt «Nachwachsen» ist der Euphemismus, den mein Chirurg verwendet) und musste daher erneut gelasert werden. Nun umgibt es die Fovea, und das schmälert mein zentrales Sehen. Seine obere Hälfte habe ich verloren: Wenn ich Leute beispielsweise [nur mit dem geschädigten rechten Auge] betrachte, sind sie nur ungefähr bis Brusthöhe sichtbar. Nächsten Monat wird die Laserbehandlung wahrscheinlich fortgesetzt, die diesen verbliebenen Teil des zentralen Sehens möglicherweise auch noch beseitigen wird, dann wird nur noch etwas peripheres Sehen verbleiben, eine Art Halbmond von etwa 2 bis 7 Uhr auf einem Zifferblatt. [...]

Die verschiedenen Erscheinungsformen des Skotoms verwirren mich – zunächst präsentiert es sich eher als tiefschwarzer, unregelmäßiger «Tintenfleck», der ungefähr der unregelmäßigen [...] Form des Melanoms [...] entspricht. Doch wenn ich, sagen wir, auf eine farbige Oberfläche blicke – gleich welcher Farbe –, beginnt sich das Skotom zu verändern, es «übernimmt» die Helligkeit und Farbe der Vorlage, sodass es nach wenigen Sekunden fast unsichtbar ist – so sehr, dass ich kaum an sein weiteres Vorhandensein glauben kann. Erst wenn ich einen Finger in das Sichtfeld einführe und dessen jähe «Amputation» erblicke, erkenne ich, dass das Skotom noch vorhanden ist, auch wenn es jetzt in Farbe und Helligkeit «angepasst» ist. Außerdem findet – wenn auch langsamer und weniger erfolgreich – eine Angleichung der Textur statt. Eine feine Textur, wie die von Tapeten und Teppichen, wird gut angeglichen, vor allem, wenn es sich um eine feine oder körnige Textur handelt. Das strukturelle Fill-in beginnt in der Regel an der Peripherie des Skotoms, wie Eis, das sich im Winter zuerst am Rand eines Teichs bildet und dann nach innen wandert. Wenn ich mir eine Druckseite ansehe, erscheint im Skotom nach ungefähr fünfzehn Sekunden eine Art «Pseudodruck» – von «Pseudodruck» spreche ich, weil ich ihn nicht richtig lesen kann (merkwürdigerweise erscheint er mir manchmal auch kleiner, von anderer Schriftgröße oder verzerrt). Doch mit einem groben Schachbrettmuster, einer viel größeren räumlichen Frequenz ist die Simulation oder Illusion (egal, welches Wort man verwendet) weit weniger gelungen. (Ich vergleiche mich unwillkürlich mit Ihren Flundern oder Roger Hanlons Tintenfischen, die vor unterschiedlichen Oberflächen entsprechende Tarnungen annehmen; ich kann mich des Gefühls nicht erwehren, dass *statistische* Bewertungen vorgenommen werden – vor allem bei zufälligen «kieseligen» Oberflächen –, vielleicht verschieden von Interpolationen oder Extrapolationen vorhersagbarer Muster.) Die täuschende Wirkung der Buchstaben wird häufig durch eine «gespenstische» oder «verschleierte» oder «halb durchsichtige» Eigenschaft beeinträchtigt, während die feinkörnigen Muster kaum von der echten Wahrnehmung zu unterscheiden sind.

Ein anderes Phänomen, das sich im Hinblick auf seine Eigenschaft (und vermutlich auch seinen Mechanismus) von diesem langsamen, begrenzten und allmählichen «Fill-in-Effekt» unterscheidet, ist eine außerordentliche Steigerung und Perseveration (wenn das das richtige Wort ist) der Vorstellungsbilder – die sich immer wieder meiner Aufmerksamkeit bemächtigen, weil mein bildliches Vorstellungsvermögen (abgesehen von Einschlaf- oder Aufwachphasen) bisher sehr schwach war.

So sah ich, als ich gestern mit Ralph die 8th Avenue entlangging, zwei Männer, die auf uns zukamen. Als ich meine Augen einige Sekunden lang schloss (länger wagte ich es nicht!), konnte ich sie mit fast unverminderter Deutlichkeit «sehen», *wie sie weiterhin auf uns zukamen*. Das war also kein «Nachbild» im üblichen Sinne – das heißt, eine kurze, positive oder negative Fortdauer des visuellen Eindrucks, wie etwa von einem Glühdraht, einer beleuchteten Figur etc. Ich weiß jetzt nicht, ob ich einen Begriff wie «Perseveration» oder «computergestützt» verwenden soll – fest steht jedoch, dass ihre Tätigkeit – sie gingen auf uns zu – mit großer Beständigkeit fortdauerte. In der Regel ist es so, dass diese Vorstellungsbilder nach wenigen Sekunden verblassen, sich auflösen oder verschwimmen – aber die Bildschärfe und Wahrheitsnähe war so verblüffend, dass ich mich manchmal fragte, ob ich tatsächlich meine Augen geschlossen hielt. [...] Manchmal denke ich auch, es handle sich um eine Art

«Wahrnehmungskino», in dem der Film einfach weiterläuft, obwohl es keinen visuellen Input mehr gibt. [...]

Ich bedaure manchmal, dass meine Netzhaut (und mein Gehirn) offenbar der Schauplatz all dieser Vorgänge sind – aber da es mir passiert, sollte ich es wohl ein bisschen erklären. [...] Ich hoffe, wir können über einige dieser Phänomene sprechen – wahrscheinlich haben Sie dazu umfangreiche Kenntnisse (und eine Fülle von Gedanken). Ich wäre Ihnen dankbar, wenn Sie mir die (frühen) Arbeiten schicken könnten, die Sie mit Richard Gregory gemacht haben, und alles Weitere, was Sie zu diesem Thema geschrieben haben.

Ich hoffe, es geht Ihnen gut und Sie haben viel Freude bei Ihrem Gegenbesuch in Indien ... und wir sehen uns im August.

Mit besten Wünschen
Oliver

An Orrin Devinsky

Neurologe

11. Juli 2007
2 Horatio St., New York

Lieber Orrin[17],

[...] ich habe einen sehr vollständigen Bericht über Bs Leben von ihrer Schwester, P, erhalten, die sie heute begleitet (zusammen mit Tabitha, die bei Randall House arbeitet und B seit mehr als fünfzehn Jahren kennt).[18] [...] Ich habe

17 Seit Ende der 1990er Jahre haben Devinsky und O. S. bei vielen Sushi-Essen und langen Fahrradtouren eine enge persönliche und berufliche Beziehung geknüpft. Devinsky teilte O. S.s Interesse an antiquarischen Büchern, der Geschichte der Neurologie und vielen anderen Dingen. Bei etlichen Patienten konsultierten sie einander.

18 Aus Gründen des Datenschutzes wurden Namen abgekürzt und einige Einzelheiten verändert.

[frühere Aufzeichnungen ihrer Besuche und Tests], und keine von ihnen lässt auf irgendeinen fortschreitenden Krankheitsprozess schließen.

In großen Zügen stellt sich die Geschichte wie folgt dar: B kam viel zu früh, bei ihrer Geburt wog sie knapp 1000 Gramm. Ihre ersten Wochen verbrachte sie im Inkubator, dort wurde sie blind (durch eine retrolentale Fibroplasie) infolge der hohen Sauerstoffzufuhr, der sie ausgesetzt war. Mit zweieinhalb Jahren bewies sie bemerkenswerte musikalische Talente – eine «Savant»-Begabung. Zu diesem Zeitpunkt hatte sie schon erhebliche Verhaltensprobleme gezeigt: Sie schrie, warf mit Gegenständen, schlug mit dem Kopf gegen Wände und Objekte, ließ sich nicht beruhigen, *ausgenommen man spielte ihr Musik vor* (innerhalb von Sekunden nach Beendigung einer Platte explodierte sie, daher musste ihre Mutter einen speziellen Plattenspieler anschaffen, der die Platten praktisch ohne Verzögerung wechselte). «Eines Tages», so hieß es in einem Bericht ihrer Mutter, «saß ich am Klavier, hatte sie auf dem Schoß und spielte einige Kinderlieder. Sie stieß meine linke Hand fort und übernahm mit ihrer linken. Sie wollte keine Hilfe von mir.»

Zwar versuchte man es mit Klavierstunden (so schreibt ihre Schwester), aber es wurden aufgrund ihrer Verhaltensprobleme keine Fortschritte erzielt. Ihr Klavierspiel war nicht einfach repetitiv, sondern konnte auch kreativ sein. Sie war in der Lage, Stücke, die sie noch nicht in einem bestimmten Stil gehört hatte, in dem Stil zu spielen, den sie bei anderen Pianisten vernommen hatte, Stücke in andere Tonarten zu transponieren und, wenn sie dazu aufgefordert wurde, eigene Stücke zu komponieren. Sie konnte ein Stück mit der einen Hand und ein weiteres mit der anderen Hand vortragen. Da sie das absolute Gehör hatte, konnte sie auch jeden Ton, den sie spielte, benennen.

In einem Dasein, das durch ihre eingeschränkte Intelligenz

(geschätzter IQ von etwa 70) und die Verhaltensprobleme – Impulsivität, Gewaltausbrüche, Selbstzerstörung – traurig limitiert war, öffnete sich für B durch ihr musikalisches Talent und ihr außergewöhnliches Können am Klavier eine Oase, eine Insel der Stabilität und Freude in ihrem Leben. Sie spielte gern für sich, mochte es aber auch sehr, für andere zu spielen (gelegentlich gab sie Konzerte), und hatte Freude daran, zusammen mit anderen zu spielen – besonders mit ihren Schwestern: P, die Gitarre spielte, und ihrer jüngeren Schwester J, zuständig für die Flöte, aber die beiden waren nicht so begabt wie B.

Ihre Savant-Talente zeigte sie auch in einem sehr frühen Alter, denn sie war fähig, für jedes Datum in den vergangenen (oder künftigen) beiden Jahrhunderten den Wochentag zu nennen, und besaß außerdem ein scheinbar unbegrenztes Gedächtnis für Daten und die mit ihnen verknüpften Geschehnisse. Auch das war für sie ein Anlass zu Stolz und gelegentlichen heiteren Vorführungen – zusammen mit der Musik verschaffte ihr das eine Ausnahmestellung, einen besonderen Status in Randall House («ein Heim für 15 Männer und Frauen, die durch Sehschwächen und mentale Retardierung oder Entwicklungsstörungen doppelt gehandicapt sind»).

Trotz eingeschränkter Intelligenz lernte B Braille und begann, mit Vergnügen Bücher und Zeitungen zu lesen. Als ich sie fragte, was ihr am besten gefalle, sagte sie, Biografien. Ich fragte sie, ob sie eine Biografie von Helen Keller gelesen habe. «Keine Biografie», sagte sie. «Ihre *Auto*biografie.» (Daraufhin fragte ich mich, ob ihre intellektuellen Fähigkeiten nicht vielleicht größer seien, als ihre Ergebnisse in den IQ-Tests vermuten ließen.) Sie ist Rechtshänderin und liest Braille mit ihrem rechten Zeigefinger. Bei einer Schnittwunde oder anderen Verletzung dieses Fingers würde sie ihn weiterhin benutzen, wenn es ginge, denn sie kann mit keinem anderen Finger lesen. (An dieser Stelle erwähnte ich, dass der Lesefinger von Braille-Verwendern besonders großflächig im Gehirn repräsentiert ist – B schien das zu verstehen – jedenfalls den Umstand, dass dieser Finger generell von besonderer Bedeutung ist – und nickte.)

Abgesehen von der Blindheit und einer Hörschwäche (die teils auf eine Mastoiditis im Kindesalter und teils auf ein Cholesteatom im Erwachsenenalter zurückging) schien B keine besonderen körperlichen Probleme zu haben. Ihr linkes Ohr ist intakt, und durch ein Hörgerät lässt sich rechts die gleiche Leistung erzielen. B mag den Garten am Randall House, liebt Ausflüge (mit Begleitung) in die Stadt und freut sich über Besuche von Verwandten, so die ihrer beiden Schwestern und ihrer alten Mutter (sie ist in ihren Neunzigern).

Ihre engste Beziehung unterhielt sie jedoch zu ihrem Vater – er schien sie zu verstehen, konnte mit ihr scherzen und vermochte sie besser aufzuheitern als irgendjemand sonst. Als er [vor drei Jahren] starb, verfiel B in einen Zustand von Qual und Obsession, aus dem sie seither noch nicht wieder herausgefunden hat. Gleichzeitig waren zwei Mitbewohner von Randall House, mit denen sie befreundet war und die sie seit Jahrzehnten kannte, ebenfalls gestorben. Und dieser Dreifachverlust hat sie aus der Spur geworfen, so sah es jedenfalls aus.

Vor dieser Zeit waren ihre Hauptschwierigkeit (neben ihren «Verhaltensproblemen») die Petit-Mal-Anfälle (die erstmals im Säuglingsalter auftraten) und dann die Grand-Mal-Anfälle (die mit etwa fünf Jahren begannen). Nach Erprobung verschiedener Medikamente fand man bald heraus, dass Mysoline (mit dem Wirkstoff Primidon) eine optimale Anfallskontrolle bei einem Minimum an nachteiligen Wirkungen zu bieten schien. 1987 wurde das Medikament versuchsweise abgesetzt, woraufhin die Anfälle sofort wieder auftraten. Bei einem Grand-Mal-Anfall fiel sie eine ganze Treppenflucht hinunter und zog sich schwere Kopfwunden und andere Verletzungen zu.

Jetzt bekommt sie neben Mysoline auch andere Medikamente – Seroquel (Wirkstoff Quetiapin), Depakote (Valproinsäure) und Trileptal (Oxcarbazepin), eine unübersichtliche Situation, deren Beurteilung ich Dir überlassen möchte. Klinisch ist sie seit einigen Monaten anfallsfrei, obwohl man im EEG einige Spikes etc. sieht.

In den letzten beiden Jahren entwickelten sich Haltungs- und Bewegungsprobleme in Verbindung mit schwerer (und gelegentlich sehr schmerzhafter) Skoliose – die heute sehr ausgeprägt war. [...]

Nach dem Tod ihres Vaters und anderen Todesfällen wies Bs Zustand Ende 2006 eine auffallende und bis dahin nicht beobachtete Verschlechterung auf. Sie wurde misstrauisch, erregt, ängstlich. Aus Furcht, ihre Schwestern oder die Mutter könnten sterben, begann sie, pausenlos anzurufen, um das zu «überprüfen». Sie hatte sogar Angst, die Katze könnte sterben. Andere Bewohner des Heims könnten sterben. Sie selbst könnte sterben. Diese Ängste nahmen wahnhafte Ausmaße an und führten zu «Rationalisierungen». Als sie 2005 (wegen geringfügiger Probleme) eine Ausschabung hatte, berichtete sie ihrer Schwester, sie wäre ohne diesen Eingriff gestorben. Außerdem befürchtet sie, sie könnte einen Grand-Mal-Anfall bekommen, eine nicht aufzuhaltende Folge von Grand-Mal-Anfällen (wie sie sie möglicherweise 1987 nach einem Medikamentenentzug erlitt), obwohl sie gegenwärtig anfallsfrei ist. Sie hat Todesangst vor einem plötzlichen Herzinfarkt – ihr Vater starb 2004 daran.

Sie fühlt sich von Lisa, einer anderen Bewohnerin des Heims, verfolgt (sie glaubt, Lisa sei heute [in meine Praxis] gekommen). Sie sagt, Lisas spezielle Methode, sie zu quälen, bestehe darin, in ihrem Zimmer ununterbrochen Musik abzuspielen – auf Nachfrage erklärt B, 24 Stunden am Tag,

365 (oder gegebenenfalls 366) Tage im Jahr. Ich fragte, um welche Musik es sich handle. B sagt, es seien nur zwei Stücke, die endlos wiederholt würden: der «Herzinfarkt-Song» und der «Grand-Mal-Song». Sie habe sie gelegentlich gesummt, berichtet ihre Schwester, und sie seien «atonal und verstörend», ohne Ähnlichkeit mit der klassischen Musik oder den Schlagern, die B früher gespielt und gemocht hatte. Diese halluzinatorischen Gesänge seien voller Schrecken und Drohungen. Sie scheinen an sie selbst gerichtet: Sie «berichten» ihr, dass ihre Grand-Mal-Anfälle oder Herzinfarkte unmittelbar bevorstünden und sie jederzeit heimsuchen könnten.

Neben diesen Liedern, von denen sie meint, sie seien an sie «gerichtet», berichtet B, sie sei in den letzten 2–3 Jahren einer Reihe von stets negativen Einflüsterungen und Befehlen unterworfen gewesen. Sie wehrt sich gegen die Vermutung, es seien «Stimmen» gewesen – und wurde sogar zornig, als ich diesen Begriff verwendete. Sie sagte, es seien «Leute», und die hätten diese Dinge gesagt (obwohl sie auf Nachfrage nicht genau angeben kann, wann oder wo diese Leute sie zu ihr gesagt hätten). Diese vermeintlich wohlmeinenden (aber in Wahrheit bösartigen) «Leute» – Ärzte, andere Menschen im Heim, vielleicht Mitbewohner – hätten ihr eingeredet, sie sei eine «schwere Epileptikerin», und als «schwere Epileptikerin» könne und dürfe sie nicht Klavier spielen.

Sie hätten ihr auch untersagt, ihre kalendarischen und rechnerischen Fähigkeiten auszuüben und sich irgendeiner Form von Fitnesstraining oder Physiotherapie zu unterziehen.

Aus Gehorsam ihnen gegenüber hat B auf das Klavierspiel verzichtet, ihren großen Trostspender, ihr einziges echtes Vergnügen und Talent in einem eingeschränkten und abhängigen Leben; und sie haben alles verboten, was ihr irgendwelche Freude und Erleichterung brächte. Durch sie wird sie sogar daran gehindert, die physische Vorsorge zu treffen, die sie braucht, um der Verschlimmerung ihrer Skoliose und der Schmerzen vorzubeugen.

Nicht zuletzt in Reaktion auf diese Einflüsterungen hat sie aufgehört, ihre Hörgeräte zu benutzen – sie glaubt, die dienten als Einfallstor für Stimmen und «schlechte» Musik; aber ihre Herausnahme verringert ihre Möglichkeiten zu echter Interaktion mit anderen, und sie war immer, trotz ihrer Wutanfälle und Frustrationen, ein geselliger Mensch, dem es Freude machte, mit anderen zu plaudern und sich aus deren Leben erzählen zu lassen. [...]

Nach einer formellen neurologischen Untersuchung führte ich B zum Klavier, woraufhin sie sehr ängstlich wurde und sich weigerte, irgendetwas zu spielen. [...] Immer wieder sagte sie, dass «Schlimmes» passieren würde – ein Herzinfarkt? Ein Grand-Mal-Anfall? –, wenn sie etwas spiele. «Es ist zu gefährlich», meinte sie, aber sie war auch in Versuchung und fragte sich, ob sie «die Gelegenheit ergreifen» solle. [...] Als ich sie nach ihren Lieblingskomponisten fragte, antwortete sie wie aus der Pistole geschossen: «Bach, Beethoven, Brahms.» Noch mehr Bs?, fragte ich. Sie fügte Bizet und Berlioz hinzu (aber keinen Bellini oder Britten). Dann fragte sie mich, wen ich möge, und ich sagte Chopin. Sie fragte, ob ich eine seiner Etüden spielen würde. (Als sie mich darum bat, bewegten sich ihre Finger, als juckte es sie, selbst eine Etüde zu spielen.)

Später, als ich irrtümlich in ihr rechtes Ohr sprach, das taub ist, und sie meinte, ich hätte eine Rechts-links-Störung und solle einfach fühlen, auf welcher Seite mein Herz schlage, knüpfte ich daran an und erzählte ihr, dass ich als Medizinstudent einmal aufgefordert worden war, einen Patienten zu untersuchen, und panisch reagierte, weil ich dort keinen Herzschlag hörte. Und dass er mich rettete, indem er mir zuflüsterte: «Hören Sie mich auf der rechten Seite ab, Doc – ich habe eine Dextrokardie.» Darüber lachte sie und zeigte ihre «unbeschwerte» Seite und ihren wunderbaren Sinn für Humor. Das war übrigens der einzige «unbeschwerte» Augenblick während unseres Treffens.

Klinisch betrachtet, käme man zu dem Schluss, dass diese unglückliche Patientin an einer psychotischen Depression leidet, verknüpft mit großer Angst, Phobien, nihilistischen Wahnvorstellungen, musikalischen (und vielleicht vokalen) Halluzinationen etc. Eine besonders heimtückische und bösartige Psychose von fast unerträglicher Art. Dr. D. fragte sich, ob diese psychiatrische Symptomatologie, obwohl aus dem Verlust einer geliebten Figur, eigentlich dreier wichtiger Figuren, erwachsen, letztlich «doch eine organische Basis» haben könnte. Eine 5-tägige Video-EEG-Aufzeichnung [...] erbrachte keine Korrelation zwischen psychotischem Gemurmel oder Halluzinationen etc. und der epileptischen Aktivität (was allerdings einen allgemeineren Zusammenhang nicht ganz ausschließt).

Wenn wir die musikalischen Halluzinationen betrachten, so sind diese offensichtlich «psychotisiert», und doch fragt man sich, ob sie einen organischen Ursprung in ihrer Taubheit und auditorischen Deafferenzierung haben – zumal B jetzt die Verwendung von Hörgeräten aufgegeben oder verweigert hat. (Doch sie wird nicht leicht dazu gebracht werden können, sie wieder zu verwenden, und könnte jeden entsprechenden Versuch übelnehmen.)

Man hat eine Behandlung mit antipsychotischen Wirkstoffen versucht – aber bislang keine Erfolge erzielt und möglicherweise leichte Bewegungsstörungen verursacht. [...]

Unwillkürlich frage ich mich, ob hier eine Schocktherapie helfen könnte. Ich kann ein oder zwei an schweren obsessiv-psychotischen Depressionen leidende Patienten erinnern, die auf keine Medikation reagierten, aber erheblich von der Schocktherapie profitierten. Doch das ist nur ein Gedanke –

und ich muss es meinen Kollegen überlassen, die richtigen Entscheidungen zu treffen.

Ich hoffe sehr, dass man dieser armen Frau, die so sehr unter Verlust und Trauer leidet, wieder zu einem glücklicheren Leben verhelfen kann.

Oliver Sacks MD, FRCP[19]

An Georg Klein

Mikrobiologe

12. September 2007
2 Horatio St., New York

Lieber Georg,

über Deinen Brief habe ich mich sehr gefreut. Zunächst zu Bartok (et al.) und Deiner Frage, ob sie tatsächlich Asperger hatten: Ich nehme an, dass es hier sehr wenige belastbare Belege für einen einzigen dieser Fälle gibt (die Beweislage wäre natürlich nur historisch und anekdotisch, weil keiner von ihnen «getestet» werden könnte) und dass diese posthumen Diagnosen teilweise von Menschen *mit* Asperger stammen, die es nach bedeutenden Beispielen, Rollenmodellen etc. verlangt (Ähnliches gilt für das Tourette-Syndrom. Beispielsweise soll Mozart ein Touretter – und womöglich auch ein Autist – gewesen sein). [...]

Deine Anmerkungen zu Seymour Benzer[20] fand ich überaus interessant und hatte meinen Marker in ständigem Einsatz, um bestimmte Gedanken ja nicht aus den Augen zu verlieren. Ich bin gespannt auf Deinen Essay über ihn – wird

---

19 Manchmal verwendete O. S. den (kürzlich verliehenen) Ehrentitel Fellowship des Royal College of Physicians, besonders wenn er in beruflichen Angelegenheiten an andere Neurologen schrieb.

20 Benzer (1921–2007) war ein Molekularbiologe, der auf dem Gebiet der Verhaltensgenetik forschte, häufig an Taufliegen, zur Gattung *Drosophila* gehörig.

er ins Englische übersetzt (oder vielmehr, *wann* wird er es?). Der Gedanke, Euch beide auf dieser Konferenz in Berkeley einzuführen, freut mich sehr. [...] Zu Deiner speziellen Frage: Eines Nachmittags verließ ich Benzers Labor mit dem Gefühl, dass Insekten meine «Brüder» seien – dass ungeheure Erkenntnisse über die Genetik und Molekularbiologie des *menschlichen* Verhaltens von unseren kleinen Brüdern mit ihren «100 000 Transistoren» zu erwarten waren. (Ähnliches empfand ich in Hinblick auf die «Psychologie» von Insekten, als ich Ralph Greenspan in *Neurosciences* besuchte). Und das lag an einem hübschen kleinen Robert-Frost-Gedicht – kennst Du es? Es heißt «A Considerable Speck». Die Erhaltung der Gene (nicht nur im gesamten Tierreich, sondern in *allen* Reichen des Lebens) erscheint mir als eine der wunderbarsten und erstaunlichsten (und doch, wenn man darüber nachdenkt, *richtigsten* und unvermeidlichsten) Erkenntnisse der letzten Jahrzehnte. Besonders fiel mir das auf bei der Erhaltung einer Handvoll visueller Gene, zuständig für die Augenflecken von Protozoen, Chloroplasten von Pflanzen, Augen von faszinierend unterschiedlichen, aber parallelen Bauweisen bei sieben oder acht Tierstämmen. Ähnlich empfinde ich, wenn ich an Kandels wundervolle *Aplysia*-Studien denke (die Du in Deinem Benzer-Vortrag erwähnst).

Apropos Kandel, ich habe eine neue Stellung an der Columbia – einen Lehrstuhl in klinischer Neurologie & Psychiatrie, und zugleich bekleide ich den Rang eines «Columbia Artist»[21] (was immer das bedeuten mag). Ich habe mich mit Kandel angefreundet und hoffe, ihn noch häufiger zu sehen (wir haben sogar gemeinsam mit einem Patienten gesprochen), und natürlich ist auch Richard Axel dort. Was daraus wird, weiß ich nicht – während der letzten vierzig

21 Die Columbia University schuf diesen Titel für O. S., um ihm eine Doppelanstellung an der medizinischen Hochschule und dem Undergraduate Campus zu ermöglichen.

Jahre bin ich ein Einzelgänger gewesen, ein Nomade, ein Freiberufler, was auch immer, und dass ich nun die akademische Welt in meinem 75. Lebensjahr betrete, erscheint mir doch ein wenig beängstigend. Aber ich denke, es könnte ein sehr abwechslungsreiches und aufregendes Kapitel meines Lebens werden – Gefühle, die man braucht, wenn man sich den Verlusten und «Losigkeiten» des Alters gegenübersieht.

Was mein Auge angeht – da Du danach fragst –, so ist die Situation etwas kompliziert, aber im Großen und Ganzen beruhigend. Einige Bereiche des Melanoms sind trotz Bestrahlung geblieben, lassen sich aber (wie es scheint) durch Laserbehandlung beseitigen, kauterisieren, obwohl das natürlich die darüberliegenden Retina-Areale zerstört. Leider umschließt der Tumor die Fovea fast vollständig, sodass ich durch die Laserbehandlung das zentrale Sehen in diesem Auge zum Großteil verloren habe (und vielleicht noch ganz einbüßen werde). Doch abgesehen vom Verlust des stereoskopischen Sehens scheint das, funktional betrachtet, bemerkenswert wenig zu bedeuten – ich kann noch immer Auto und Rad fahren, schwimmen und wandern, lesen und schreiben etc. (und könnte das auch, wenn das Auge hätte entfernt werden müssen). Ich habe versucht, mit dem Melanom zu handeln – «Du kannst mein Auge haben, aber lass den Rest von mir in Frieden» – und kann nur hoffen, dass es darauf eingeht.

Das hat mich nicht von der Arbeit abgehalten – und ich sitze gegenwärtig an einem neuen Buch (*Musicophilia: Tales of Music and the Brain*[22]), das nächsten Monat herauskommen wird – ich werde Dir ein Exemplar schicken. [...] Ich hoffe, dass Ihr beide Euch weiterhin bester Gesundheit und Laune erfreut ... und TÄGLICH SCHWIMMEN.

Kate schließt sich meinen Grüßen an – Oliver

22 Dt.: *Der einarmige Pianist*, Hamburg 2008.

An Henry Nicholls

Populärwissenschaftlicher Autor

24. September 2007
2 Horatio St., New York

Sehr geehrter Dr. Nicholls,

vielen Dank für Ihren Brief – ich freue mich, dass Sie über Chemiebaukästen[23] schreiben wollen, obwohl ich fürchte, dass Sie sich für eine verlorene Sache einsetzen.

1.) Ich denke, dass eine persönliche *Erfahrung* chemischer Reaktionen unabdingbar ist, um das Interesse jüngerer Kinder zu erregen. Die erste Erfahrung könnte sein, dass man das Feuerwerk in der Guy Fawkes Night[24] erlebt oder sieht, wie die Mutter einen Rotweinfleck mit Salz entfernt oder Wäsche bleicht – doch dann *muss das Kind selbst experimentieren*. Vermutlich gibt es keinen vollwertigen Ersatz für den Besitz eines Chemiebaukastens (oder eines kleinen Chemielabors) – und dafür, dass man sich die Experimente selbst ausdenkt, die Verantwortung für sie übernimmt – und (von Zeit zu Zeit) auch ein Risiko eingeht. Wer keine *aktiven* Erfahrungen sammeln kann, dem bieten sich als nächstbeste Möglichkeiten *Demonstrationen* eines Lehrers oder Dozenten an (Vorführungen, wie sie Humphry Davy vornahm und wie sie vielleicht heute noch durchgeführt werden – werden sie? – in der Royal Institution und überall in den Schulen). Filme (wie der gelungene – und sehr lustige – kleine RSC-Streifen, in dem Klümpchen von Alkali-Metallen – Li bis CS – ins Wasser geworfen werden) haben auch ihre Berechtigung; aber sie können unmöglich ein vollständiger Ersatz für die Planung, Durchführung und Nachbesinnung selbst durchgeführter, *echter Experimente* sein.

23 Nicholls' Artikel «The Chemistry Set Generation» erschien in *Chemistry World*.

24 5. November, Jahrestag des gescheiterten Sprengstoffanschlags auf das Parlament im Jahr 1605. [A. d. Ü.]

2.) Nicht in Amerika, wo eine Art Kindergartenatmosphäre und eine hysterische Angst vor Risiken, Versicherungen etc. herrscht. Vielleicht in England. Es könnte auch sein (und das überschneidet sich mit dem ersten Punkt), dass ein *virtueller* Chemiebaukasten ein wenig Begeisterung wecken und Fähigkeiten vermitteln könnte; vielleicht wäre auch ein «Nano-Chemiebaukasten» denkbar, der mit Milligramm oder Mikrogramm statt mit Gramm arbeiten würde. [...]

Doch wenn Chemiebaukästen (oder etwas Entsprechendem) kein Comeback beschieden ist, wird ein bestimmter Bereich der Kindheit, voller Freude, Spaß, Gedankentätigkeit und Verantwortung, für immer verloren sein.

Vielleicht bin ich aber auch nur ein alter Kauz, der nostalgischen Erinnerungen nachhängt.

Mit besten Grüßen und dem Wunsch, dass Sie mir Ihren Artikel schicken!

Oliver Sacks

PS: Entschuldigen Sie bitte die Schreibmaschine.

An Neil Shubin

Paläontologe, Verfasser von *Your Inner Fish*[25]

31. Oktober 2007
2 Horatio St., New York

Sehr geehrter Dr. Shubin,

mit Begeisterung habe ich vor zwei Jahren von der Entdeckung des *Tiktaalik*[26] gelesen und finde sie jetzt (da ich den

25 Dt.: *Der Fisch in uns: Eine Reise durch die 3,5 Milliarden Jahre alte Geschichte unseres Körpers*, Frankfurt am Main 2008.

26 Fossile Belege für diesen schon lange ausgestorbenen Fisch wurden 2004 von Shubin und Kollegen auf Ellesmere Island entdeckt. Tiktaalik besitzt verschiedene Merkmale (so die Urformen von vier Gliedmaßen und Handgelenken), die ihn zum *Missing Link* des Über-

Korrekturabzug von *Your Inner Fish* lese, den Dan Frank mir zugeschickt hat) noch faszinierender – und bewegender –, weil ich erfahre, wie die ganze Geschichte verlaufen ist und wie sie sich in Ihr Leben und Ihre Arbeit einfügt. Tatsächlich fand ich jedes Kapitel des Buchs spannend und schicke jetzt einen «Blurb» ab, der aber, wie ich fürchte, Ihrem Buch, einem der spannendsten, die ich in diesem Jahre gelesen habe, nicht gerecht wird. (Ein anderes, aus der Botanik, war *The Emerald Planet.*)

Meine Mutter war Chirurgin und vergleichende Anatomin (eine Schülerin von Wood Jones) und paukte mir und ihren Studenten ein, dass unsere Anatomie nicht ohne die Ursprünge und «Vorläufer» zu verstehen sei – und wie viel faszinierender das Fach mit solchem Vorwissen ist. Ich denke, für die Medizinstudenten in Chicago ist es ein großes Glück, Sie als Lehrer zu haben, der ihnen die Zusammenhänge erhellt.

Obwohl mein eigenes Leben jetzt klinisch ausgerichtet ist, habe ich nie mein einstiges Interesse an der Paläontologie verloren – und vor wenigen Jahren, bei einem Besuch in Australien, ging ich mit Alex Ritchie auf eine «Schürfexpedition» bei Canowindra in einem toten Flussarm aus dem Devon – er hoffte natürlich auf eine Entdeckung, wie Sie und Ihre Kollegen sie in Grönland gemacht hatten – ich dagegen war von Ihren Bemerkungen über Schluckauf-Anfälle fasziniert und dachte, ich könne hier Hinweise auf ein Phänomen finden, das von Neurologen (vielleicht fälschlicherweise) als «branchiale Myoklonie» bezeichnet wird. (Ich habe darüber ein oder zwei Sätze in meinem *Insel*-Buch geschrieben – vgl. anliegende Kopie.[27])

---

gangs vom Fisch zum Landbewohner machen.

27 Dt.: *Die Insel der Farbenblinden: Die Insel der Palmfarne*, Rowohlt, Reinbek bei Hamburg 1998.

Jedenfalls Glückwunsch zu der lebendigen und spannenden Schilderung einer wunderbaren wissenschaftlichen Abenteuererzählung.

Mit freundlichen Grüßen
Oliver Sacks

An Orrin Devinsky

6. Dezember 2007
2 Horatio St., New York

Lieber Orrin,

das stille Chanukka-Mahl mit Euch allen hat mir sehr gefallen – vielen herzlichen Dank, dass ich mich Euch anschließen durfte (ich finde, Deborah bereitet den Rosenkohl außerordentlich schmackhaft zu!). Die Rückfahrt im Zug verlief ohne Zwischenfälle – ich fiel in diesen seltsamen Halbschlaf, in dem man sowohl träumt als auch (zumindest zwischenzeitlich) alles mitbekommt – eine Art Doppelbewusstsein.

Obwohl Deborah sagt, es werde ihr manchmal zu viel, sind Eure heranwachsenden Töchter für einen Außenstehenden faszinierend – jedes Mal, wenn ich sie sehe, haben sie sich ein Stück mehr zu eigenständigen jungen Erwachsenen entwickelt. Ich denke, das *ist* die Aufgabe der Adoleszenz.

Die Tanzfiguren mit *Deinem* Gesicht, die sie mir auf dem Computer zeigten, und der Anblick all der «Pop-out-Versionen» *meines* Gesichts spielten eine Rolle in dem seltsamen Traum, den ich heute Morgen hatte – als ich mich in einer knallbunten Galerie zu befinden schien und von Pop-out-Bildern meines Gesichts umgeben war (eines sprang aus der Wand hervor, verschwand, und dann kam ein anderes und wieder ein anderes). Schließlich kündigte ich offenbar die «Sacks-Show» an und präsentierte dabei *Dich* als «Epilepsie-Ritter Fleischman vom 5:30» (an diesem Punkt klingelte mein Wecker und beendete den Traum). Du bist also der «Ritter» der Epilepsie, ein tapferer Krieger, der die finsteren Mächte iktaler Dunkelheit und Verwirrung bekämpft. Der «5:30» war der Zug, mit dem wir fuhren, *Dein* Zug ... aber warum «Fleischman»? Meine Assoziationen beschränken sich auf Flashman und Flash Gordon ... außerdem erhielt ich gestern einen Telefonanruf von De Niro, in dem er berichtete, dass er Leon Fleisher im Kennedy Center treffen wolle.

Ich bin zu weitschweifig, aber es war ein *lustiger* Traum, und ich möchte gar zu gern einige Elemente dessen, was (nach Freud) die «Tagesreste» sind, zusammenbringen (und verwandeln).

Anliegend schicke ich Dir zwei Briefe [von voraussichtlichen Patienten], die ich Dir eigentlich gestern Abend geben wollte – keine Ahnung, ob sie für Dich von Interesse sind. Dank Dir für Deine beiden Beratungen. J. B. wirkt faszinierend und eloquent und interessant – auch wenn sie ein wenig dement ist. Sie erinnert an Z., und ich würde sie gern sehen. [...]

Ich hoffe, Du hattest keine Schwierigkeiten, meine Klaue zu lesen!

Danke
Oliver

PS: Ich hoffe, wir können mein Fahrrad auf einen Ständer montieren, und ich denke, ich muss mich (nach Deiner Vorführung) zu einem iPod durchringen und ihn vielleicht mit dem Standfahrrad kurzschließen.

An Bill Hayes

Autor, Verfasser von *The Anatomist*

17. Januar 2008
2 Horatio St., New York

Sehr geehrter Mr. Hayes,

vielen herzlichen Dank für Ihre Mitteilung.

Ich habe *The Anatomist* mit großem Vergnügen und Interesse in den Fahnen gelesen (meine Mutter war eine Anatomin, und die erste Buchbesprechung, die ich jemals verfasst habe [mit 18], war eine Art Essay über eine gerade veröffentlichte neue Auflage von *Gray's Anatomy*). Es tut mir leid, dass ich keinen Klappentext beigesteuert habe – ich wollte es eigentlich, aber ich hatte damals alle Hände voll mit Interviews etc. für mein eigenes neues Buch[28] zu tun, und so habe ich es versäumt, wie ich damals so viele notwendige Dinge versäumt habe.

Aber ich freue mich sehr über die Vorschusslorbeeren, die das Buch trotzdem bekommen hat, und die wunderbare, hochverdiente Kritik, die in der letzten Sonntagsausgabe der *NY Times* stand. Und es wäre mir ein großes Vergnügen, Sie zu treffen, wenn Sie nächsten Monat in NY sind.

Mit besten Grüßen
Oliver

PS: Ihre früheren Bücher habe ich ebenfalls mit großem Vergnügen gelesen.

PPS: Übrigens habe ich meinem Augenchirurgen die Fahnen von *The Anatomist* gegeben, der zur letzten Auflage von *Gray* 2 Kapitel über die Anatomie des Auges etc. beigesteuert hat.

---

28 *Musicophilia* [dt.: *Der einarmige Pianist*, Hamburg 2008].

Einige Wochen später, bei einem Aufenthalt in New York, der dazu dienen sollte, eine Stellung zu finden und dorthin zu ziehen, traf Hayes O. S. zu einem Essen. Wieder in San Francisco, schickte er O. S. die Entwürfe einiger Essays, an denen er gerade arbeitete. O. S.s Antwort darauf (vgl. unten) wurde nie abgeschickt – vielleicht kam sie ihm zu persönlich vor, da sie sich erst kürzlich kennengelernt hatten.

An Bill Hayes

29. Februar 2008 [nicht abgeschickt]
2 Horatio St., New York

Lieber Bill(y),

(ich habe immer Schwierigkeiten mit den vertraulichen Namensabwandlungen – jeder nannte Stephen Jay Gould «Steve», ich blieb bei «Stephen».)

Ich war sehr gerührt von Deinem Brief und den beiden Essays – von «gym» mehr als von dem über London (aber das mag einfach daran liegen, dass ich ihn zuerst gelesen habe, und ich war dann selbst so überwältigt von Mitgefühl und Kummer, dass ich nichts mehr aufnehmen konnte).[29] Ja, geschrieben auf Deine Weise, wie Zeit und Gelegenheit sie zu Tage fördern, ohne Eile oder Planung oder System, das, denke ich, könnte aus Deinem Buch eine Sammlung solcher Essays machen, eine Art Album über Trauer und Verlust, wie sie plötzlich auf verschiedene Weisen und an verschiedenen Orten entstehen.

Ich habe schon lange nicht mehr in Bowlbys Büchern gelesen, aber sie dürften wohl die gründlichste Auseinandersetzung mit Themen dieser Art darstellen. (Außerdem

29 In dem Essay «gym» beschäftigte sich Hayes mit der Trauer, die er angesichts des plötzlichen Todes seines langjährigen Partners empfand.

habe ich eine verschwommene Erinnerung an ein Buch von Geoffrey Gorer?? Der Titel *Death, Grief and Mourning* … aber vielleicht irre ich mich auch.) Als Darwin mit acht Jahren seine Mutter verlor, trauerte er nicht, keiner aus der Familie trauerte, kein Hinweis auf Verlust oder Ausdruck von Trauer war «erlaubt». Als Jahre später ein guter Freund von ihm einen schmerzlichen Verlust erlitt, schrieb Darwin ihm einen bemerkenswerten Brief voller Mitgefühl und fügte hinzu, er selber habe (solche) Verlustgefühle nie kennengelernt. Allerdings warf der Tod seines Lieblingskindes einen dunklen Schatten auf den Rest seines Lebens (und löschte darüber hinaus alle noch verbliebenen Reste religiösen Glaubens in ihm aus).

Einen Großteil des heutigen Tages habe ich mit einem Freund verbracht, der einen traurigen Verlust erlitten hat (wenn auch nicht so kummervoll wie der Deine) – nämlich den Fortgang seiner Frau, die sich nach fünfzehnjähriger Ehe plötzlich entschloss, ihn zu verlassen. Gestern zog sie endgültig aus, und als ich dann mit Peter redete, sprach er mit Grabesstimme. Doch heute konnte ich ihn dazu überreden, mit Freunden eine Mineralien-Ausstellung zu besuchen, zu schwimmen; und zu einer Wiedersehensfeier (unserer jetzt trainerlosen Schwimm-/Triathlon-Gruppe) zu kommen.[30] Das sorgte acht Stunden lang für Ablenkung – genau das, was er brauchte. Damit möchte ich die Hoffnung zum Ausdruck bringen, dass *Du* Dir selbst ein wenig Ablenkung gestattest – Essen mit Freunden (ja, davon sprichst Du), ins Kino gehen, was auch immer –, Ablenkung *sowohl als* Tröstung.

Auf einer seelischen Ebene kann ich vermutlich nicht

30 O. S. hatte sich in seinen Sechzigern dieser Gruppe angeschlossen und fuhr mit ihnen in jedem Winter nach Curaçao, wo sie ihre Zeit vorwiegend mit Freiwasser-Schwimmen verbrachten. Doug Stern, ihr Trainer, war vor kurzem gestorben.

wirklich nachempfinden, was Du fühlst (oder Peter), was Ihr fühlt – da ich nie in einer Beziehung von fünfzehn oder siebzehn Jahren gelebt habe; eigentlich nie in irgendeiner «Beziehung». Das ist, leider!, ein «verbotenes» Gebiet für mich – obwohl ich die Beziehungen anderer Menschen mit viel Sympathie (und womöglich ein wenig Wehmut und Neid) betrachte.[31] Früher hat mich das bekümmert, aber heute ist mir die Einsamkeit so sehr zur Gewohnheit geworden, dass sie mir kaum noch bewusst ist – und ich habe viele Freundschaften, die, wenn sie auch keine «Beziehungen» sind, doch eine gewisse Wärme in mein Leben bringen.

Bevor ich es vergesse, muss ich Dir auch für die wunderbaren Fotos danken, obwohl meine Reaktionen eher neural als vaskulär sind – ich denke daran, wie Nabokov Bäume im Winter mit Nervensystemen von Riesen verglichen hat. Formal gibt es vermutlich keinen großen Unterschied zwischen vaskulären & neuralen Verzweigungen.

Ich fand die Begegnung mit Dir ebenfalls sehr schön – und freue mich auf das Wiedersehen.

Mit lieben Grüßen

Oliver

Ein Jahr später beschloss Hayes, nach New York zu ziehen, und im Laufe der Zeit entwickelte sich ihre Beziehung zu einer Partnerschaft, die bis zum Tod von O. S. Bestand hatte.

31 Im Original ist die Klammer-Einfügung leicht durchgestrichen.

An Christopher Payne

Fotograf

3. September 2008
2 Horatio St., New York

Lieber Chris,

gerade habe ich Ihre wirklich schöne Einleitung zu *Asylum*[32] gelesen – tatsächlich ist sie so gut, dass ich jetzt noch stärker daran zweifle, dass *ich* etwas Brauchbares dazu sagen kann, obwohl ich besonders berührt war von dem Abschnitt, in dem Sie von den Gesprächen mit früheren Mitarbeitern berichten – und schildern, wie «die leeren Gebäude und das verlassene Gelände durch die Erinnerungen voller Stolz, Humor und Wehmut wieder lebendig wurden» (und, im gleichen Absatz, wie Sie den Eindruck schilderten, das Ende der «Patientenarbeit» wirke sich höchst nachteilig auf die Patienten aus).

In den nächsten Tagen folgte dann die Lektüre von – stammen die Empfehlungen auch von Ihnen? – *The Discovery of the Asylum* (Rothman), *The Architecture of Madness* (Yanni) und (für mich am bewegendsten) *The Lives They Left Behind: Suitcases from a State Hospital Attic* (Penney & Stastny).

Aber trotzdem – was kann *ich* dazu noch sagen?

Ich habe 25 Jahre am Bronx State Hospital gearbeitet (1966–1990) – allerdings ist das, anders als die großen State Hospitals, die Sie fotografiert haben, erst 1963 erbaut worden – und war als Krankenhaus für Kurzzeitpflege konzipiert, nicht als Langzeit- oder geschlossene Institution (hatte aber natürlich auch «chronische» Stationen, in denen Patienten aus dem Pilgrim oder anderen Häusern aufgenommen

32 *Asylum: Inside the Closed World of State Mental Hospitals* ist Paynes fotografische Geschichte der monumentalen, aber jetzt verlassenen und verfallenden staatlichen Nervenheilanstalten, die in den USA einst als soziale Errungenschaften gefeiert wurden.

wurden). Ich habe ein Jahr auf einer (scheußlichen) Station gearbeitet – war aber meistens in der Ambulanz beschäftigt und hatte nicht viel mit den Stationen zu tun. Es war aber eindeutig, dass sie sich in ihrem Charakter erheblich unterschieden – moralisch und in jeder anderen Hinsicht: Einige waren voller Leben und Interaktion und Gemeinschaft und guter Pflege und ärztlicher Versorgung – andere (wie die schreckliche Station 23) das Gegenteil.

Meine stärkeren und gründlicheren Erfahrungen habe ich jedoch in Institutionen gemacht, die anders waren als die State Hospitals, obwohl es deutliche Ähnlichkeiten mit diesen gab (und ebenso deutliche Unterschiede), z. B. das Beth Abraham Hospital in der Bronx (ursprünglich «Beth Abraham Home for the Incurable», möglicherweise auch «BA Home for the Crippled and Dying»[33]) – in dem ich von 1966 bis 2006 arbeitete. Dort erlebte ich 1969 das Erwachen – die Awakenings. BAH wurde nicht abgerissen, aber sein Charakter gründlich verändert – heute ist es weit weniger ein Heim für Patienten mit chronisch / angeborenen neurologischen Erkrankungen, was es ursprünglich und während meiner ersten dreißig Jahre dort war, denn inzwischen hat eine «Deinstitutionalisierung» solcher Patienten stattgefunden (zum Teil aus finanziellen Erwägungen). Dort befinden sich jetzt überwiegend Drogenabhängige und Menschen, die eine Kurz-Reha nach Kopfverletzungen etc. brauchen. Ich war HÖCHST betroffen, als ich sah, wie negativ sich die Schließung der Beschützenden Werkstätten (wegen der gesetzlichen Vorschriften für die Arbeit von Patienten) auf das BAH auswirkte – denn diese Arbeit förderte einen besonderen, fröhlichen, produktiven, sozialen Geist, der den Patienten half zu vergessen, dass sie «Patienten» waren,

33 «Beth Abraham Heim für Unheilbare», «Beth Abraham Heim für Verkrüppelte und Sterbende».

sodass sie einfach zu Arbeitskollegen und Kameraden wurden. Ebenso betroffen war ich von der Schließung der «alten Stationen», der 32-Betten-Stationen, die für eine (erstaunliche) Kombination aus Gemeinschaftssinn und unverletzlicher Privatzone sorgten (die die Patienten herstellen konnten, indem sie sich entschlossen, die Vorhänge vor ihren Betten zuzuziehen). Als diese Räume 1967 aufgelöst und durch Ein- und Zwei-Bettzimmer ersetzt wurden, ging ein Großteil des Gemeinschaftslebens verloren, und ein neues, niederschmetterndes Empfinden von Isolation und Einsamkeit hielt Einzug.

Außerdem habe ich dreißig Jahre lang für die Kleinen Schwestern der Armen in den New Yorker Heimen für ältere und mittellose Menschen gearbeitet. Eine Mehrheit der Bewohner litt unter einigen der altersbedingten Behinderungen und Krankheiten: Gehörlosigkeit, Schlaganfälle, Demenz etc. (obwohl es auch andere gab, denen gar nichts fehlte und die nur ins Heim gegangen waren, um Gesellschaft und Gemeinschaft ... und [vielleicht] eine Art religiöses Korsett zu haben). Die Heime der Kleinen Schwestern besaßen in den Staaten und anderswo (entstanden war der Orden in Frankreich und hatte von dort aus rasch nach England übergegriffen – Dickens hatte in den 1840er Jahren über ihn geschrieben) ursprünglich eine gewisse Ähnlichkeit mit der viktorianischen Architektur und der Geräumigkeit älterer State Hospitals – allerdings sind diese ansehnlichen Gebäude mit den hohen Decken inzwischen weitgehend (als «Feuerfallen» etc. und mit dem Argument, sie seien leichter abzureißen, als zu renovieren) aufgegeben worden.

In England habe ich das Highlands Hospital besucht – das in den 1880er Jahren als Fieber-Hospital erbaut wurde, niedrige, isolierte Hütten (sowie ein Hauptgebäude) für Hunderte, sogar Tausende von Patienten mit Infektionskrankheiten. In den 1920er Jahren wurden dort postenzephalitische Patienten untergebracht (als ich es 1989 mit De Niro besuchte – er «übte» damals postenzephalitisch zu «sein» –, gab es nur noch eine Handvoll Patienten auf den einst überfüllten Stationen, zehn Jahre später wurde die Einrichtung geschlossen). Und mein (schizophrener) Bruder wurde oft als Patient in das Colney Hatch / Friern Barnet Hospital eingeliefert – die größte «Nervenheilanstalt» in England (mit bis zu mehr als 3000 Patienten) –, auch das wurde in den 1990er Jahren geschlossen. Dort besuchte ich ihn dann.

Nicht zu vergessen Caenwood / Kenwood, das schöne Reha-Heim auf Hampstead Heath in London, wo ich 1974 sechs Wochen als Patient verbrachte (und über das ich in *A Leg to Stand On*[34] berichtete). Das erschien mir als *Asylum*, als «Heilanstalt», im besten Sinne des Wortes – ganz anders als die «Totale Institution» (die Goffman, Rotham etc. im Sinn haben). Geht man von den Stereotypen der Schlangengrube etc. aus – wie es bei einigen der Mitarbeiter, mit denen ich gesprochen habe, der Fall war –, so kommt man zu den *guten* (und wichtigen) Aspekten der Heilanstalten, aber auch zu den schrecklichen.

Ich fasele – und das ist der entscheidende Punkt: nämlich, dass ich mir nicht sicher bin, wie ich meine eigenen verstreuten, losen Erinnerungen zu einem schlüssigen Vorwort für Ihr Buch zusammenfassen soll (obwohl ich mit der Niederschrift angefangen habe und sie auch fortsetzen werde) – zumal meine Erfahrung zu großen Teilen auf der Erfahrung mit Heimen für ältere und mittellose, für neurologisch gehandicapte und rekonvaleszente Patienten beruht und nicht auf der Arbeit in psychiatrischen Kliniken. Aber teilen Sie mir mit, wie Sie darüber denken![35]

34 Dt.: *Der Tag, an dem …*

35 O. S. schrieb ein Vorwort, das auch als Essay in der *New York Review of Books* erschien, «The Lost Virtues of the Asylum» [dt.: «Die verlorenen Tugenden der Heilanstalten», überarbeitete Fassung in *Alles an seinem Platz*, Hamburg 2019, S. 194–210].

Noch einmal, ich bin immer wieder begeistert von der Schönheit und Ausdruckskraft Ihrer Bilder ... und Ihre Einleitung steht diesen jetzt in nichts nach.

Herzlich
Oliver

An Robert John Aumann

Cousin, Mathematiker

11. September 2008
2 Horatio St., New York

Lieber Robert John,

vielen Dank für Deine Postkarte. Freut mich, dass Dir mein kleiner Essay über Darwin[36] gefallen hat, und ich habe mir sofort, wie von Dir vorgeschlagen, Dein (ganz wundervolles) Interview mit Sergiu Hart[37] angesehen.

Es hat mir ein sehr anschauliches Bild von Deinem geistigen Leben und Deinem Werdegang (Deinen Werdegängen) vermittelt – und eine Fülle von Gedanken ausgelöst, besonders über die Beziehung der Spieltheorie zur natürlichen Selektion (es scheint auf der Hand zu liegen, dass beide Optimierungswerkzeuge bzw. -strategien sind), der Koordination von Neuronen etc. So sah ich mich veranlasst, den ganzen Begriff der «Rationalität» zu überdenken und mir klarzumachen, in welchem Maße ein *Center for Rationality*[38] zu einer Bündelung der Kräfte beitragen kann. Ebenso auf-

36 «Darwin and the Meaning of Flowers» [dt.: «Darwin und der Sinn der Blumen», Kapitel 1 in *Der Strom des Bewusstseins*].

37 Hart, ein Student von Aumann an der Hebräischen Universität Jerusalem, veröffentlichte dieses Interview in der Zeitschrift *Macroeconomic Dynamics*.

38 Aumann, der einen Nobelpreis für seine Forschung über Spieltheorie erhielt, gehörte zu den Begründern des Center for Rationality an der Hebräischen Universität, einer Forschungseinrichtung, die sich mit «rationalem Verhalten» und «interaktiver Entscheidungsfindung» beschäftigt.

schlussreich sind die Eindrücke von den emotionalen, familiären, sozialen und kollegialen Aspekten Deines Lebens – ergänzt durch diese prachtvollen Fotos von Dir und Deinen Kollegen, Dir und Deiner Familie etc.

Besonders faszinierend und bewegend wird das Interview – und das war vielleicht einer der wichtigsten Gründe für Deinen Vorschlag –, als Du fragst: «Sie sind ein tiefreligiöser Mensch. Wie passt das zu einem rationalen Weltbild? Wie vertragen sich Naturwissenschaft und Religion?»

Das ist ein Thema, das ich stets versucht war, mit Dir zu erörtern, um dann doch immer wieder Abstand davon zu nehmen.

Häufig mache ich mir Sorgen deswegen, denn (besonders hier, in den Staaten) gibt es leidenschaftliche Versuche, die natürliche Selektion / Evolution durch Kreationismus und «Intelligent Design» etc. zu ersetzen, das heißt, natürliche Wirklichkeitsmodelle gegen übernatürliche auszutauschen. Daraus ergeben sich zwangsläufig Konflikte und Widersprüche – und Schlimmeres. Dagegen führst Du uns prächtig und mit einer Vielzahl von (intellektuellen, moralischen, ästhetischen etc.) Beispielen vor Augen, dass eine rationale Religion nicht nach Wirklichkeitsmodellen sucht, sondern um ganz andere Dinge bemüht ist – und sich insofern «rechtwinklig» zur Naturwissenschaft verhält.

Auch zu einem rein ästhetischen Bereich (wenn es denn einen «rein» ästhetischen gibt) wie dem Klavierspielen (das ich, seit ich mir eine Klavierlehrerin genommen habe – die erste seit mehr als sechzig Jahren – wiederaufgenommen habe und jeden Tag stundenlang betreibe) hat die Naturwissenschaft nicht allzu viel beizusteuern oder muss zumindest sehr bescheiden und vorsichtig auftreten (ich finde Disziplinen wie «Neuroästhetik», Neuroethik etc. ziemlich anmaßend), und was das übermäßige Vereinnahmungsbestreben von E. O. Wilsons «Konsilienz» («Einheit der Wissenschaft») angeht, so scheint mir hier der Wunsch zugrunde zu liegen, alles im menschlichen Leben, alles in der Welt zu verwissenschaftlichen. (Vielleicht ist das eine ewige Versuchung für einige Naturwissenschaftler, auch die ganz großen nicht ausgenommen.)

Der Begriff der «Selbstverpflichtung» scheint für Dich von zentraler Bedeutung zu sein – aber der ist nicht zu verwechseln mit dem «kategorischen Imperativ», denn der beruht auf einer Entscheidung, der Ausübung der Willensfreiheit (und die lässt uns Gott, wie Du sagst). Besonders gefallen haben mir Deine Beschreibungen des Sabbats – wie man ihn feiert, wie man ihn erlebt, in seiner ganzen Bedeutung –, nicht nur eine legalistische Feier, sondern eine, die aus echtem religiösem Gefühl erwächst.

Leider empfinde ich selbst das nicht so, vielleicht weil Shabbes in der nicht sehr strenggläubigen Familie, in der ich aufgewachsen bin, etwas verwässert, verweltlicht begangen wurde; aber mir ist klar, dass er auch anders erlebt werden könnte (und von Dir vielleicht auch empfunden wurde), da Du in einer orthodoxeren Familie aufgewachsen bist – und es erfüllt mich mit Wehmut.

Ich muss alle diese Fragen noch gründlich durchdenken, was bisher nicht geschehen ist – deshalb habe ich nur zögernd geschrieben, denke aber, dass ein Brief wie dieser, mag er auch weitschweifig und unzusammenhängend sein, besser als keiner ist.

Mit allen guten Wünschen
und lieben Grüßen
Oliver

PS: Das nächste Mal, wenn Du in New York bist, hoffe ich, dass ich zu unserem Essen Ralph Siegel mitbringen kann (Du hast ihn auf meinem Geburtstag kurz kennengelernt). Ralph ist ein hervorragender Neurowissenschaftler, ist aber in den letzten Jahren auch sehr orthodox (und ein Talmud-Liebhaber) geworden – ein Umstand, den er einem Erev Schabbat[39] zuschreibt, den er bei meinem Bruder Marcus und seiner Familie in Sydney verlebt hat. Für ihn war das Erlebnis der Schönheit und Besonderheit des Sabbats ausschlaggebend für seine Hinwendung zur Religion.

An John Horgan

Wissenschaftsjournalist, Verfasser von *The End of Science*[40]

8. Dezember 2008
2 Horatio St., New York

Lieber John,

vielen Dank für Ihre E-Mail von 5. Dezember. Ich habe den Auftritt sehr genossen, und ich denke, wir waren ein gutes «Team»![41]

In Sachen «Lampenfieber» weiß ich nicht so recht Bescheid, obwohl (oder weil) ich selbst darunter leide – vielleicht weniger als früher, aber trotzdem noch erheblich. Das sieht dann so aus, dass mein Herz ein wenig rast, meine Handflächen feucht werden und meine Finger und Zehen zu Eis erstarren. Aber sobald ich mich dem Publikum ein oder zwei Minuten tatsächlich gegenübersehe, ändert sich meine Verfassung (fast immer) vollkommen – die Situation fängt an, mir Vergnügen zu bereiten. Obwohl die Leute einem manchmal zu Betablockern raten […], gegen die Angst und die autonomen Effekte, habe ich sie nie genommen – zum Teil, weil ich annehme, dass diese Spannung, so unangenehm sie ist (für

39 Vorabend des Sabbats.

40 Dt.: *An den Grenzen des Wissens: Siegeszug und Dilemma der Naturwissenschaften*, München 1997.

41 Horgan hatte O. S. zu einem Podiums-Interview am Stevens Institute of Technology eingeladen.

mich zumindest), eine Voraussetzung für einen gelungenen Auftritt ist. Allerdings muss ich vor jeder Rede oder «Darbietung» etwa eine halbe Stunde allein oder in Gesellschaft einer mich unterstützenden Person sein. Ich kann es nicht ertragen, aus einer sozialen Situation direkt in die Rolle des Redners oder Dozenten zu schlüpfen. Ich fühle mich exakt wie der (jüngere) Bragg[42]:

Eine gelungene Vorlesung ist eine *Tour de Force*; ein guter Dozent sollte sich vorher in einem Zustand großer nervlicher Anspannung befinden und sich hinterher ausgepumpt und erschöpft fühlen ... Ein feinfühliger Dozent kann nur sein Bestes geben, wenn man ihn vor der Vorlesung eine Zeitlang in Ruhe lässt. Es wäre höchst grausam, verlangte man von ihm dann geselliges Verhalten.

Und ich denke, ich brauche – wie wir alle vielleicht – eine feste Grundstruktur und dazu die Freiheit, jederzeit improvisieren zu können.

Herzlich
Oliver

An Nick Younes

3. März 2010
2 Horatio St., New York

Lieber Nick,

wie hübsch, einen *Schreibmaschinenbrief* zu bekommen – dieser Tage eine ausgestorbene Spezies – und mir vorzustellen, wie Du dasitzt, mit einer Selectric auf dem Schoß.

Anne[43] hat uns einen detaillierten Bericht über Euren

42 Lawrence Bragg und sein Vater William Henry Bragg erhielten gemeinsam einen Nobelpreis für ihre Arbeit über Röntgen-Kristallographie.

43 Anne Mathews-Younes, Nicks Mutter, mit der sich O. S. ebenfalls anfreundete.

unglaublichen Schneesturm geschickt und wie viel Angst Ihr gehabt habt, ein Baum könnte Euch aufs Haus fallen. Vor vielen Jahren – an dem Tag nach der Wiedervereinigung, als Kate und ich nach Leipzig fuhren (das, seit 1940 unverändert, aussah, als wäre es in einer Zeitschleife eingefroren), begann es zu schneien und zu schneien und zu schneien ... und wir waren dort fast eine Woche lang herrlich gestrandet und dem Schnee äußerst dankbar. Ein ganz ähnliches Gefühl bringt Auden in seinem Gedicht «Thank You, Fog» zum Ausdruck.

Ich denke, mit einem Computer ist man Tag und Nacht «eingeloggt» – ständig (aber auch gefährlich) abgelenkt –, ich werde mit E-Mails zugeschüttet, obwohl Kate 90 % von ihnen ausfiltert. Nie kann man sich mit diesen ständig eingeschalteten, infernalischen Maschinen allein fühlen und muss das doch hin und wieder (hast Du Anthony Storrs Buch *Solitude* gelesen?[44]).

Im Hinblick auf Lesen und Schreiben bin ich das Gegenteil von Dir. Ich kann nonstop schreiben (in seltenen, glücklichen Zeiten) stundenlang – einmal flog ich nach London, ich war so vertieft, dass ich zwischen Kennedy und Heathrow nichts von der Außenwelt mitbekam; als wir landeten, sagte ich zur Stewardess: «Sie haben mir kein Essen serviert!» Sie antwortete, das habe sie, aber ich hätte vollkommen «geistesabwesend» gegessen, ohne im Schreiben innezuhalten. Beim Lesen dagegen stelle ich ständig fest, dass ich von meinen eigenen Gedanken unterbrochen werde – unabhängig von oder in Verbindung mit meiner Lektüre –, Du scheinst (wenn ich Dich nicht missverstehe) davon zu sprechen, dass Du Fakten, Metaphern etc. als Material für ein künftiges Buch, Theorie oder Synthese, sammelst. Natürlich lösen sie Assoziationen aus, sind in gewissem Sinne integriert, während Du sie einbeziehst. Doch in einem anderen Sinn (ich

44 Dt.: *Die schöpferische Einsamkeit: das Geheimnis der Genies*, Darmstadt 1990.

denke, das geht allen denkenden Menschen so) können sie auch in irgendwelche geistigen Dachkammern oder Keller verstaut werden, bis ihre Zeit kommt.

Jetzt muss ich aufhören – ich stehe seit 8 Stunden an meinem Pult –, ich freue mich auf unser *Zusammensein* (und werde ein wenig Euripides lesen).

Liebe Grüße
Oliver

An Revella Levin

Psychotherapeutin

1. Juni 2010
2 Horatio St., New York

Liebe Revella,

vielen Dank für Ihren netten Brief – Ihre Briefe sind immer sehr lebhaft und interessant.

Ich habe meinen «Asylum»-Essay (für die *NY Rev. Books*)[45] etwas ergänzt; und ja, ich bin nach Geel gefahren, zu kurz, außerdem schicke ich Ihnen anliegend ein Exemplar meines Vorworts zu einem ausgezeichneten Buch von Eugeen Roosens (*Geel Revisited*). (Übrigens habe ich von ähnlichen – jahrhundertealten – Orten in Marokko und Japan gehört.) Ich frage mich, ob mein schizophrener Bruder ein besseres Leben gehabt hätte, wenn er mehr Unterstützung von der Gemeinschaft bekommen hätte, stattdessen wurde er die ganze Zeit um seinen Verstand gedopt (und in den 1990er Jahren sogar ins Insulin-Koma geschockt). (Früher habe einmal selbst Haldol probiert und fühlte mich wie ein Zombie.)

In meinem *Mars*-Buch komme ich kurz auf die Zweischneidigkeit der «Tranquilizer» zu sprechen – Kopie anliegend –,

45 Dt.: «Die verlorenen Tugenden der Heilanstalten» in *Alles an seinem …*

aber es scheint mir eine Angelegenheit zu sein, in der sich «Bedarf» in einem ausgewogenen Verhältnis zu «Toleranz» befinden muss. Da kann es zu grausamen und tragischen Dilemmas kommen wie bei den *Awakenings*-Patienten und l-DOPA.

Das waren ziemlich schwierige sechs Monate für mich. Ein totaler Knieersatz brachte mich aus dem Gleichgewicht (vielleicht sogar buchstäblich, wegen der Asymmetrie) und sorgte für einen grauenhaften Ischias, der mich zu einer Laminektomie zwang. Zwischen diesen beiden Operationen war ich praktisch bewegungslos und ans Haus gebunden (unfähig zu sitzen, sodass ich weder reisen noch hinausgehen konnte).[46] Jetzt verbessert sich mein Zustand, und ich finde langsam zu einem normalen Leben zurück, was das *Schwimmen* einschließt. (Ich finde es leichter und sicherer als Gehen.) Drei Tage vor der Knieoperation hatte ich eine Blutung in meinem rechten (Melanom-)Auge und konnte mit ihm gar nichts mehr sehen. Nächste Woche muss ich mich einer Vitrektomie unterziehen, wodurch vielleicht ein Teil der Sehfähigkeit wiederhergestellt wird.

Diese Häufung von gesundheitlichen Problemen hätte mich bestimmt deprimiert, wenn ich nicht hätte schreiben können, aber *das* hielt mich aufrecht. Ich habe ein Buch über visuelle Wahrnehmung und einige ihrer Wechselfälle – *The Mind's Eye*[47] – beendet und ¾ eines anderen geschrieben (*Seeing Things*)[48], in dem es um visuelle Halluzinationen geht.

Da Sie so freundlich sind, mich zu bitten, schicke ich Ihnen die (unkorrigierten) Korrekturfahnen meiner eigenen

---

46 Da O. S. beim besten Willen nicht sitzen konnte, weder zum Essen noch zum Schreiben, bauten wir seine Küchenanrichte um zu einem Stehtisch mit Hilfe einiger mächtiger Bände des *Oxford English Dictionary*.

47 Dt.: *Das innere Auge*, Reinbek 2011.

48 Später wurde der Titel in *Hallucinations* abgeändert [dt.: *Drachen, Doppelgänger und Dämonen*, Reinbek 2013].

Augengeschichte aus *Mind's Eye* mit. Die anderen Geschichten sind etwas optimistischer, sie berichten von Anpassung an und sogar Überwindung von Widrigkeiten.

Mit besten Grüßen
Oliver

An Revella Levin

2. Juli 2010
2 Horatio St., New York

Liebe Val,

ein sehr kurzer Brief, weil ich in den letzten drei Wochen zwei Augenoperationen gehabt habe und mir das Lesen daher augenblicklich sehr schwerfällt.

Mit besonderem Interesse habe ich in Ihrem Brief die Stelle gelesen, an der Sie von Lurija sprechen und die (sehr kurze!) Phase einer positiven Aufnahme der Psychoanalyse in der UdSSR schildern. Lurija selbst berichtet, wie aufgeregt er war, als er als 19-Jähriger einen Brief von Freud bekam.

Ich habe mit Ihren Ausführungen über «Batseba» begonnen, fand sie faszinierend, aber war / bin nicht in der Lage, die Lektüre zu beenden, bevor meine Augen besser sind.

Ich bin mir nicht sicher, ob ich jemals von der Schizophrenie als «heilbar» oder «unheilbar» gesprochen habe – das sind in diesem Zusammenhang keine angemessenen Begriffe. Ich denke, dass vielen Menschen mit Schizophrenie «geholfen» werden kann, entweder durch Analyse, unterstützende Therapie, Medikation, therapeutische Wohngemeinschaften oder eine Mischung aus allen Formen (wie es meine hochbegabte schizophrene Namensvetterin Elyn Saks in ihren bemerkenswerten Erinnerungen *The Center Cannot Hold* beschreibt; Elyn hat unseren eher biologisch orientierten psychiatrischen Kollegen einiges zu denken gegeben). Sie selbst sprechen vorsichtig und bescheiden davon, dass es gelte, den Zustand von Menschen, die den Fesseln und Qualen der Schizophrenie unterworfen sind … in Richtung jener Neurosen zu verändern, mit denen wir alle leben müssen. Ich habe das Reich der Schizophrenien noch nicht wirklich erforscht – ich bin nur ein Neurologe! Anliegend ein neuerer Aufsatz.

Mit besten Grüßen
Oliver

An Revella Levin

---

9. Juli 2010 (ab heute 77!) [nicht abgeschickt]
2 Horatio St., New York

Liebe Val,

vielen Dank für Deinen letzten Brief – mir gefällt die Metapher, nach der ich Champagner aus Essiggurken keltere.

Unter anderen Geburtstagsbriefen (und E-Mails) fand ich auch einen Brief von Jane Goodall, die ich liebe und bewundere (wie könnte man es nicht?), und ich musste an die Leidenschaftlichkeit und Beharrlichkeit ihres Engagements für (das Verständnis, das Leben und jetzt die fast verzweifelte Lage der) Schimpansen denken – vgl. ihren Artikel vom 8. Juli (anliegend) – und ihrer «Anwaltschaft» für diese Tiere und für alle bedrohten Arten und Lebensformen.

Unwillkürlich muss ich meine 50+ Jahre als Arzt mit ihren 50 Jahren als Biologin / Naturforscherin vergleichen. Habe ich in meinem Leben irgendein Engagement, das mit dem ihren vergleichbar wäre? Ich könnte sagen, dass ich mich dem Wohlergehen meiner Patienten verpflichtet fühle und derjenigen, die überhaupt leiden, die gequält, ignoriert, missverstanden, marginalisiert werden etc. – und dass ich mitfühlend und nachdrücklich über sie schreibe, damit ihre Lage in einem größeren Rahmen bekannt und verstanden wird. Insofern ist alles, was ich schreibe, auch eine «Anwaltschaft», und das setzt sich fort mit dem demnächst erscheinenden Buch – vielleicht besonders in dem Kapitel über Gesichtsblindheit[49] (auch das wird demnächst im *New Yorker* erscheinen), in dem ich hervorhebe, dass 2–3% der Bevölkerung sehr schwer darunter leiden können. Sie haben große Schwierigkeiten, irgendjemanden zu erkennen (was gelegentlich sogar für ihr eigenes Spiegelbild gilt), mit dem Ergebnis, dass sie sozial isoliert oder auf andere Weise in ihren Beziehungen eingeschränkt sind. Das ist nicht allgemein bekannt: wird es aber sein, nachdem mein Artikel erschienen ist. Insofern werde ich ein «Anwalt» der Gesichtsblinden sein.

Zur Frage des Lesens: Das Problem liegt nicht nur darin, dass ein Auge blind ist, sondern dass ich im anderen einen leichten Grauen Star habe und mich vor einer Operation fürchte, weil ich dann (sozusagen) kein Ersatzauge mehr habe.

Liebe Grüße
Oliver

An David Remnick

Chefredakteur, *The New Yorker*

1. März 2012
2 Horatio St., New York

Lieber David,

Ihre Reaktion auf *Hallucinations*[50] fand ich sehr angenehm und *aufregend* – und beruhigend! (Denn in meinem Alter hat man die Furcht vor nachlassenden Kräften und seniler Wie-

49 Dt.: «Gesichtsblind», Kapitel 4 in *Das innere Auge …*

50 Dt.: *Drachen, Doppelgänger …*

derholung.) (Kennen Sie das fabelhafte und sehr komische Buch *Losing It* von William Miller?)

Ich hatte nie die Absicht, ein ganzes Buch über Halluzinationen zu schreiben, nur den ersten Essay (über das Charles-Bonnet-Syndrom)[51], aber es wuchs und wuchs, fast gegen meinen Willen. Sicherlich hatte ich vor, das Kapitel «Altered States»[52] zu schreiben, und war entschlossen, als ich letztes Jahr im Krankenhaus lag und nicht schreiben konnte, darin Erinnerungen und Geschichten aus meiner Drogen-Zeit aufzunehmen; daher habe ich die persönlichen Teile dieses Kapitels *erzählt* (und zwar einem Freund, der sie transkribiert hat) und nicht geschrieben – wodurch sie verständlicherweise lebendiger wurden. Ich freue mich, dass Sie dieses Kapitel ausgewählt haben, bin aber auch ein bisschen nervös, weil ich mich dort als (ehemaliger) Drogen-Konsument «oute». Ich hoffe, die erste Hälfte des Essays ist nicht zu stark überarbeitet – ich denke, man braucht etwas von dem historisch-kulturellen Hintergrund –, obwohl ich mir vorstellen kann, dass ungefähr zweitausend Wörter gestrichen werden könnten – und John Bennet hat sich schon immer als wunderbarer und einfühlsamer Lektor erwiesen. Das Buch wird nicht vor der Wahl im November erscheinen. Noch einmal herzlichen Dank dafür, dass Sie an diesem Essay Gefallen gefunden und ihn angenommen haben, wie so viele zuvor –

Mit herzlichen Grüßen
Oliver

---

51 Dt.: «Stumme Menschenmengen: Charles-Bonnet-Syndrom», Kapitel 1 in *Drachen, Doppelgänger ...*

52 «Veränderte Bewusstseinszustände», Kapitel 6, a. a. O.

An Pam Belluck

Gesundheits- und Wissenschaftsjournalistin, *New York Times*

9. September 2012
2 Horatio St., New York

Liebe Pam Belluck,

gerade lese ich mit großem Vergnügen *Island Practice* – wie ich finde, fangen Sie den Charakter von Nantucket und diesem ganz besonderen Arzt hervorragend ein.

Bei der Lektüre bin ich lebhaft an das Jahr 1979 erinnert worden. Auch ich habe eine große Schwäche für Inseln, und im Jahr zuvor hatte ich sechs Wochen in Gore Bay, Manitoulin, mit Schwimmen, Schreiben, Wanderungen kreuz und quer über die Insel verbracht – als ich 1979[53] zurückkehrte, unterbreiteten mir die Inselbewohner einen Vorschlag: Sie scheinen uns hier auf Manitoulin zu mögen, sagten sie, und wir mögen Sie. Unser Doktor, ein Neuseeländer, ist gerade in den Ruhestand getreten. Was würden Sie davon halten, hierzubleiben und unser Doktor zu werden? (Oder so ähnlich.) Als ich zögerte, fügten sie hinzu: «Die Provinz Ontario würde Ihnen ein Haus zur Verfügung stellen – und es ist ein gutes Leben hier, wie Sie ja selbst gesehen haben.» Ein paar Tage lang spielte ich mit dem Gedanken, der Inseldoktor zu werden – mit einer Inselpraxis –, um dann doch mit Bedauern abzulehnen. Doch Ihr schönes Buch ruft mir das alles noch einmal ins Gedächtnis, und ich frage mich, wie wohl mein Leben ausgesehen hätte, wenn ich als ihr Arzt geblieben wäre.

Ich spüre, wie sehr Ihnen Nantucket und Lepore und all die anderen «Charaktere» in Ihrem Buch ans Herz gewachsen sind.

Mit Dank und besten Grüßen
Oliver Sacks

53 O. S. verschätzt sich hier um ein Jahr; sein zweiter Besuch auf Manitoulin fiel in das Jahr 1980.

An Marc Bekoff

Biologe

27. September 2012
2 Horatio St., New York

Lieber Marc,

dies wird ein vorläufiger und (wie ich denke) ziemlich kurzer Brief. Ich verwende keinen Computer, und ich kann die Buchstaben meiner Schreibmaschine nicht mehr erkennen – daher kann ich nur hoffen, dass mein Gekrakel lesbar ist.

Ich habe mich über unser Treffen am letzten Freitag im Institut sehr gefreut und finde heute in meiner Post Ihr wundervolles Paket mit *The Emotional Lives of Animals*[54] – ich werde versuchen, es übers Wochenende zu lesen (aber das Lesen geht jetzt sehr viel langsamer vonstatten, da ich ein Vergrößerungsglas benutzen muss) – und Ihre entzückenden, bebilderten Bücher für jüngere Leser (ich habe einmal überlegt, etwas Ähnliches in der Chemie zu versuchen – ein Kinderbuch über die Elemente, mit Geschichten über ihre Entdeckung und Eigenschaften, sodass sie spannend und *fast* [lebendig] erscheinen würden).

(Bevor ich es vergesse: Kennen Sie Alexandra Horowitz' Buch *Inside of a Dog*[55]? Sie war, sehr kurzzeitig, eine Studentin von mir.)

Wie schön, dass Sie Janes[56] wunderbaren Artikel mitgeschickt haben – so scharfsinnig, so leidenschaftlich, so *richtig*. Ich bin (von ganzem Herzen!) und in jedem Punkt ihrer Meinung außer einem – der Existenz Gottes. Wichtig ist, dass ich (oder jeder andere) mit ihr in jedem Punkt einig sein kann, auch wenn er Agnostiker oder Atheist ist. Darwin,

54 Dt.: *Das Gefühlsleben der Tiere*, Bernau am Chiemsee 2008.

55 Dt.: *Was denkt der Hund*, Berlin u. a. 2012.

56 Goodall, die eng mit Bekoff zusammengearbeitet hat.

nehme ich an (mit seinem ausgeprägten Sinn für Kontinuität und Verbundenheit), wäre es gewesen.

Aus irgendeinem Grund habe ich selbst mehr über Pflanzen als über Tiere geschrieben – anliegend Exemplare von *Island* und dem *Oaxaca Journal*[57], dazu ein Essay über Darwin und Blumen[58]. Ich denke an einen (Parallel-)Aufsatz – oder Aufsätze – über die prinzipiellen Unterschiede zwischen Tieren und Menschen: das Denken und Gedächtnis (und, wenn man will, die «Seele») von Tieren. Ein Ausgangspunkt sind für mich (Darwins Ausführungen über) die mentalen / emotionalen Zustände von Würmern. Ich liebe die Geschichte, die Jane von sich selbst erzählt – wie sie als Kleinkind Regenwürmer mit ins Bett genommen hat –, ich werde (wieder) Töpfe voller Erde, in der es von Regenwürmern wimmelt, in meine Küche bringen (ich tat es 2009, als ich über sie schreiben wollte). Darwin stellte fest, dass ihr «Lieblingsgemüse» Zwiebeln, Radieschen und Kohl war. Das ist auch das meine, was uns einmal mehr die Kontinuität des Lebens vor Augen führt!

Geschrieben habe ich bisher über insektenfressende Pflanzen (von denen Darwin meint, sie seien «nicht nur Pflanzen, sondern auch kluge Tiere»), Seeanemonen, Ohrenquallen, Würfelquallen, Seehasen (an denen Eric Kandel seine brillanten Studien durchgeführt hat) und Kopffüßer. [...] Nun muss ich mich an die Wirbeltiere heranwagen, wenn ich denen denn gewachsen bin.

Noch einmal vielen herzlichen Dank und meine Entschuldigung für einen überlangen «kurzen» Brief.

Oliver

57 Dt.: *Insel der Farbenblinden* und *Die feine New Yorker Farngesellschaft.*

58 Dt.: «Darwin und der Sinn der Blumen», Kapitel 1 in: *Der Strom des ...*

30. Oktober 2012
2 Horatio St., New York

Liebe Gay, Carla, Elliot und alle anderen,[59]

ich hoffe, Picador hat Euch allen ein Exemplar von *Hallucinations*[60] zukommen lassen. Heute Abend sollte es eine fröhliche Veröffentlichungsparty geben, aber die ist – wie fast alles augenblicklich in NYC – gestrichen (und hoffentlich nur verschoben) worden.[61]

Danke für Eure Nachrichten (von denen Kate mir berichtet hat) – offenbar wird der Stromausfall und alles, was mit ihm zusammenhängt (wie fließendes Wasser) noch ein paar Tage andauern. Ich habe noch nie (keiner hat je) gesehen, dass NYC derart in die Knie gezwungen wurde. Ich glaube, niemand von uns hat «Sandy» ernst genommen – obwohl ich schon ein wenig Angst bekam, als ich auf Satellitenbildern sah, dass der Sturm einen Durchmesser von mehr als 1500 Kilometer aufwies.

Es hat eine Anzahl von Katastrophen oder Fast-Katastrophen gegeben – und es werden sicherlich noch viele folgen. Erschreckend war, dass es keine Notstromversorgung im Universitätskrankenhaus der NYU gab – Hunderte von Patienten, auch solche, die an Atemgeräte angeschlossen waren, und Frühchen in Brutkästen mussten in andere Kliniken gebracht werden. Ich fürchte, es hat eine beträchtliche Zahl von Todesfällen unter ihnen gegeben.

Mir kommt es so vor, als stellte unsere totale Abhängigkeit vom «Netzstrom» genauso eine Gefahr dar wie die von den Monokulturen – Kartoffeln, Bananen, Gummi, Wein. Wil-

---

59 Auch nach dem Tod von Marcus Sacks im Jahr 2004 unterhielt O. S. eine enge Beziehung zu seiner Witwe Gay und deren Kindern samt ihren eigenen Familien.

60 Dt.: *Drachen, Doppelgänger …*

61 Ein Großteil von Lower Manhattan war von dem Hurrican Sandy überflutet worden.

liam Cobbett[62] machte sich vor mehr als 2 Jahrhunderten darüber – und das Großstadtleben überhaupt – große Sorgen und meinte, jedes Haus brauche eine eigene Stromquelle. Zunächst einmal benötigen wir jedoch *riesige* Reservebatterien.

Mein Buch kommt nächsten Dienstag heraus, Wahltag – unwillkürlich frage ich mich, ob diese Vorgänge nicht Wahl und Buch beeinträchtigen werden.

Noch einmal danke für Eure Nachrichten
und liebe Grüße
Oliver

Obwohl O. S. jetzt in einer Beziehung zu Bill Hayes lebte, weigerte er sich noch immer, sich öffentlich als schwuler Mann zu outen (bis zur Veröffentlichung seiner Autobiografie[63] im Mai 2015, nur wenige Monate vor seinem Tod). Daher war es für ihn sein Leben lang besonders wichtig, von anderen schwulen Menschen zu hören, die ihre Orientierung offen lebten. Einer dieser Menschen war Bob Buscombe, ein Freund von O. S. aus seiner Zeit in San Francisco.

An Bob Buscombe

14. Mai 2013
2 Horatio St., New York

Lieber Bob,

was für ein liebenswerter und *glücklicher* Brief – aus heiterem Himmel. Es bringt Dich und die Spaulding Avenue zurück, als wäre es gestern gewesen, und doch ist es mehr

62 Cobbett war ein vielgelesener und einflussreicher Autor, der 1822 mit seinem Buch *Cottage Economy* eine Anleitung zur Selbstversorgung lieferte.

63 Dt.: *On the Move – Mein Leben*, Reinbek 2015.

als fünfzig Jahre her (1960/61, denke ich – ich bin erst im Sommer 60 in die Staaten gekommen). Es war eine unterhaltsame Zeit. Aber ich denke, wir hatten beide viel Glück, so lange zu leben und gut zu altern (was für ein nettes, prächtiges, lachendes Bild von Dir). […]

Ich würde mein Leben nicht als «stürmisch» bezeichnen, sondern als ein Versuch, die Menschen und die Dinge zu erforschen und zu verstehen. Ich hatte und habe viele gute Freunde, aber nie einen «Partner» (obwohl ich jetzt das Gefühl habe, dass sich daran etwas ändert).

Ich bin gerührt, dass *Du* seit 50 Jahren einen Partner hast – und dass Ihr Euren Garten gemeinsam für den Frühling bepflanzt (hier im Osten hatten wir einen wundervollen Frühling – die Quitten, meine Lieblingsbäume, stehen schon in voller Blüte). (Anliegend schicke ich Dir zwei winzige Farn-Aufsätze.) Ansonsten bin ich etwas blind, etwas taub, etwas lahm und liebe es – wie Du –, einmal am Tag zu schwimmen. (Ein kleiner Schwimm-Essay ist ebenfalls beigefügt.) Ich komme vorbei, wenn ich in Las Vegas bin, und Du schaust herein, wenn du in NY bist.

War schön, von Dir zu hören –
ganz liebe Grüße
Oliver

An Louis Breger

Psychotherapeut

1. Juli 2013
2 Horatio St., New York

Lieber Lou,

zunächst einmal vielen Dank für Ihren freundlichen und gedankenvollen Brief vom 9. Mai […].

Er und Sie waren am letzten Wochenende in meinen

Gedanken, denn nachdem ich Ihr Buch[64] angefangen hatte, las ich es mit großem Vergnügen und Bewunderung zu Ende.

Der Umstand, dass Sie dem traumatisierten und neurotischen Freud so viel Einfühlungsvermögen entgegenbringen, gibt Ihnen die Möglichkeit und das Recht, einige seiner späteren Verirrungen zu verstehen und zu kritisieren – und mir gab es die Möglichkeit, es mit einer Aufmerksamkeit zu lesen, die ich für die Freud-Basher nicht aufbringen kann.

In meinen 47½ Jahren mit Shengold kam der «Ödipus-Komplex» selten, wenn überhaupt jemals zur Sprache. Aber Shengold hat alles immer wieder zurückgeführt auf die (multiplen) Traumen der Evakuierung und des Internatsaufenthalts zwischen meinem 6. und 10. Lebensjahr. Noch einmal, jenseits aller (intellektuellen) Einsichten ist für mich entscheidend, dass er mir mit Empathie und Wärme und Unterstützung begegnet und mir das Gefühl, die Gewissheit gibt, dass er mich *mag*. Wir sitzen uns gegenüber und blicken uns an – keine Couch (ich weiß nicht, wie er es mit den anderen Patienten hält). Von «Widerstand» ist wenig die Rede, dafür umso mehr von «Übertragung». Es muss, wie Sie darlegen, mit *einigen* von Freuds Patienten ähnlich gewesen sein, das heißt, mit denen, die die besten Eigenschaften des Menschen und Therapeuten aus Freud hervorlocken konnten. Seltsamerweise hat er, wie Sie berichten, nie (oder selten) über seine erfolgreichen (und «glücklichen») Fälle geschrieben, sondern eher über seine Misserfolge (und implizit über die hartnäckigen theoretischen Verzerrungen, die ihnen zugrunde liegen). [...]

Mit herzlichen Grüßen
Oliver

64 Breger hat zwei Bücher über Freud verfasst: *Freud: Darkness in the Midst of Vision – an Analytical Biography* (2000) und *A Dream of Undying Fame* (2009).

An Björk[65]

Musikerin

8. Dezember 2013
2 Horatio St., New York

Liebe Björk,

es tut mir sehr leid – aber Billy und ich werden Dich zu Silvester nicht in Island besuchen können (wir hatten schon alles gebucht, Hotels und alles) – aber wir werden ganz gewiss später im Jahr kommen.

Ich habe die DVD von Dir und David Attenborough erhalten (und festgestellt, dass sogar ich ein bisschen drauf bin) – und ich war sehr geschmeichelt, dass Du mich «den David Attenborough des Gehirns» genannt hast.

In New York hat es gerade zu schneien angefangen, und es liegt ein beflügelndes Gefühl von Winter und Weihnacht in der Luft.

In Island müsst Ihr schon viel Schnee haben – zumindest im Norden.

Zu Silvester werden wir an Dich denken und an den wundervollen Silvesterabend mit Dir und all den anderen – das große Freudenfeuer am Strand und der allgemeine Aufbruch zur Kathedrale kurz vor Mitternacht, und alle umarmten und küssten sich und weinten – der intensivste Ausdruck des Gefühls, *lebendig zu sein*.

Liebe Grüße von uns beiden
Oliver

PS: Hoffe, Du kannst meine Schrift lesen!

65 Nachdem Björk *Musicophilia* [dt.: *Der einarmige ...*] gelesen hatte, bat sie um ein Treffen mit O. S. Damals entwickelte sie gerade ihr *Biophilia*-Projekt. Dieses ungleiche Paar verstand sich prächtig. O. S. und Bill Hayes besuchten sie später einige Male in Island.

An Gerald Edelman

17. Dezember 2013
2 Horatio St., New York

Lieber Gerry,

es ist allzu lange her, dass wir korrespondiert haben, aber ich denke oft an Sie und ich hoffe, dass Sie sich von den schwierigen Monaten Anfang des Jahres erholt haben. Es tat mir sehr leid, dass ich nicht persönlich zu dieser besonderen Feier im Juli kommen konnte – aber ich war mit Gästen beschäftigt, die zu meinem (80.) Geburtstag aus England herübergekommen waren.

Ich bin zu Schriften über die Nervensysteme und Verhaltensweisen von Wirbel*losen* zurückgekehrt – Quallen, Würmern, *Aplysia*, Insekten und – meinen Lieblingen, den Kopffüßern.

J. Z. Young bin ich 1949 zufällig begegnet – er war mein Prüfer in einem Schulexamen, und eine seiner Fragen betraf Kraken (die anderen weiß ich nicht mehr); dann wieder 1960, als er die Vorlesungen hielt, die er zu dem Buch *A Model of the Brain*[66] ausarbeitete; und jetzt lese ich seinen Artikel aus dem Jahr 1995 (in *Cephalopod Neurobiology*), «Multiple matrices in the memory system of Octopus».

Obwohl er sich einer anderen Nomenklatur bedient, spricht er von Populationen, von Lernen, Kategorisieren, von Begriffen wie (salienzbasierter[67]) «Selektion» von «rekurrenten Fasern» und von Vorgängen, die man im Prinzip als «Entartung» bezeichnen kann, *d. h.* Prozessen, die an neuronalen Darwinismus erinnern. Ich fand es interessant, dass er zu dieser Art von «Populationsdenken» durch seine Studien über das Lernen (und die Gehirne) von Oktopus kam, und

66 Youngs Buch aus dem Jahr 1964.
67 «Auf hervortretenden Merkmalen beruhender». [A. d. Ü.]

frage mich nun, ob Ihr beide – Ihre TNGS[68] und anderen Theorien sind besser belegt und durchdacht – irgendeinen Kontakt hatten.

Es gibt alle möglichen Schwierigkeiten – Theodore Bullock hat als einer der Ersten mit ihnen gerungen, und ich erinnere mich, dass ich ihm Anfang der 1950er Jahre geschrieben habe – vielleicht werden wir nie in der Lage sein, die erforderlichen behavioralen und physiologischen Daten an Oktopus zu gewinnen –, aber ich finde es hochinteressant, dass Ihr Sohn David sich mit Fragen der Wahrnehmung, Aufmerksamkeit (ich vermeide den Begriff «Bewusstsein») etc. von Kopffüßern beschäftigt – und nach Möglichkeiten sucht, sie und ihre neuronalen Korrelate zu erforschen. Ich hoffe, ich kann ihn besuchen, wenn sein Labor am Bennington College fertig ist.

Ich hoffe, ich habe Ihre Geduld mit diesem Brief nicht zu sehr auf die Probe gestellt, Gerry. Gern würde ich von Ihnen hören und Sie wieder besuchen.

Mit den allerherzlichsten Grüßen
Oliver

An Robert C. Stein

Briefpartner

16. Februar 2014
2 Horatio St., New York

Lieber Mit-Knaben-Chemiker-und-Achtzigjähriger,

Dank für Ihren entzückenden Brief. Es ist eine besondere Freude für mich, dass mein *Uncle Tungsten*[69] […] Anklang bei einem echten Chemiker wie Ihnen gefunden hat.

68 *Neural Group Selection Theory* (Theorie der neuronalen Gruppenselektion).

69 Dt.: *Onkel Wolfram*, Reinbek 2001

Was Ihre Auffassung «Fort mit all den Büchern und Papieren» angeht, so bin ich allerdings ganz anderer Meinung – ich bin sehr froh, dass ich Kopien so vieler Briefe habe, die ich im Laufe von Jahrzehnten bekommen und geschrieben habe, die vielen und so eindringlichen und tief empfundenen Briefe, die zwischen meinen Eltern und mir hin und her gingen, als ich 1960 nach Amerika ging. Während Erinnerungen häufig schwach und unzuverlässig sind, haben mir die Briefe wirklich ermöglicht, diesen Teil meines Lebens noch einmal *zu betrachten* (und über ihn zu schreiben) – und mir darüber klar zu werden, wie wenig ich die liebevolle Zuwendung meiner Eltern damals zu schätzen gewusst habe. Nachdem ich – mehr als 50 Jahre danach – die Briefe gelesen und über sie geschrieben habe, scheinen sich viele Lücken in meiner Vorstellung von dieser Zeit und meinem Leben überhaupt «geschlossen» zu haben. Das ist beispielsweise ein *Teil* des «Vollendungsprozesses», der unmöglich wäre, wenn ich die Briefe weggeworfen hätte.

In gewissem Sinne ist das «seine Dinge in Ordnung zu bringen» – und viele alte Menschen fühlen (und machen anderen) eine besondere Freude, wenn sie Erinnerungen aus ihrem Leben mitteilen oder über sie schreiben. Das ist für mich ein *Teil* (wenn auch nur ein Teil) des «Vollendens».

Mit besten Wünschen (und lassen Sie *nicht* zu, dass noch mehr Briefe weggeworfen werden!)

Oliver Sacks

An Atul Gawande

Chirurg, Verfasser von *Being Mortal*[70]

26. Juni 2014
2 Horatio St., New York

Lieber Atul (wenn ich darf),

ich bin gerade zurückgekehrt (aus Israel, wo ich zum 100. Geburtstag einer Cousine war, unabhängig und bis zu ihrem 99. Lebensjahr als Ärztin praktizierend), aber ich habe *Being Mortal* angefangen – obwohl mir das Lesen (wie Kate erwähnt hat) jetzt schwerfällt (ich bin erst in Kapitel 3).

Aber ich möchte jetzt schon sagen, dass ich Ihr Buch für *hervorragend* halte – außerordentlich wichtig und zeitgemäß und dazu wunderbar geschrieben. Ich wäre mehr als glücklich, ich würde mich geehrt fühlen, wenn ich meine Wertschätzung zum Ausdruck bringen könnte.

Da ich (überwiegend) mit gebrechlichen und älteren Menschen gearbeitet habe (seit 1966) und nun selbst älter (und ein wenig gebrechlich) bin, kann ich allem, was Sie sagen, zustimmen. Ich habe tatsächlich einmal einen Essay mit dem Titel «Frailty» – Gebrechlichkeit – geschrieben, in dem es vor allem um die Neuronenfunktion ging. Wenn ich Ihr Buch fertig gelesen habe, werde ich Ihnen ausführlicher schreiben und einen Kommentar mitschicken, den Ihr Verleger verwenden kann.

Aber schon jetzt möchte ich Ihnen «Glückwunsch!» zurufen.

Mit besten Grüßen
Oliver

PS: Vergeben Sie mir diesen chaotischen Brief – ich bin zu sehr vom Jetlag gebeutelt, als dass ich meine Gedanken im Augenblick ordnen könnte.

---

70 Dt.: *Sterblich sein*, Frankfurt a. M. 2015.

7. November 2014
2 Horatio St., New York

Lieber Antonio,

Kate und ich haben unseren Besuch bei Ihnen und Hanna an der University of South California sehr genossen; es war wunderbar zu sehen, wie Sie Kunst und Wissenschaft miteinander verbinden, und zu entdecken, wie viele Interessen (und Perspektiven) wir gemeinsam haben – nicht zuletzt unsere Bewunderung für Gerry[71], unsere Verwunderung darüber, dass seine (erstaunliche und tiefgründige) Arbeit sich nicht stärker auf seine Zeitgenossen ausgewirkt hat, und die Bestürzung über die Art und Weise, wie man ihn in den letzten Jahren behandelt hat.

Ich war *begeistert* von Ihrer (und Carvalhos) Arbeit «The Nature of Feelings etc.» – denn sie scheint Einblick in einen bedeutenden, eigentlich selbstverständlichen, aber (seltsamerweise) vernachlässigten Aspekt der Frage zu gewähren, was es heißt, lebendig, empfindungsfähig, ein Tier zu sein: Lässt sie doch unseren (autonomen etc.) Plexus, unseren kleinen nackten Axonen und unseren ephaptischen (den synaptischen an Bedeutung sicherlich nicht nachstehenden) Übertragungen die verdiente Aufmerksamkeit zukommen.[72] Ich hab viel über die (wie man sagen muss) affektiven Verhaltensweisen – wenn nicht sogar Gefühle – von wirbellosen Tieren gelesen; und werde darauf mit einer ausgeprägteren «Damasio'schen» Perspektive zurückkommen, wenn ich mit meiner Autobiografie fertig bin.

Auch Ihre Arbeiten in einem ganzen anderen Bereich –

71 Gerald Edelman, der am 17. Mai 2014 gestorben war.

72 Ephapsen sind elektrisch arbeitende Synapsen, während in chemischen Synapsen die Signalübertragung mittels Neurotransmittern vonstattengeht. [A. d. Ü.]

über die (so vielfältigen) Wirkungen der Musik – erscheinen mir sehr faszinierend, stellen sie doch ein Forschungsgebiet, das manchmal als fragwürdiges (oder aufgebauschtes) Thema angesehen wird, auf eine feste Grundlage.

Kommen wir noch einmal auf die Gefühle – und Ephapsen – zurück. Unwillkürlich kommt mir Henry Heads (phänomenologische und evolutionäre) Unterscheidung zwischen «protopathisch» und «epikritisch» in den Sinn – heute «in Verruf geraten» oder «vergessen» oder «ersetzt», aber meiner Meinung nach immer noch sehr relevant für unsere Ansichten über «Gefühle» und ihre diffuse neuronale Basis. Haben Sie jemals mit Thalamus-Syndromen zu tun gehabt oder über sie geschrieben? [...]

Ich denke, Sie schaffen eine ganz neue Klarheit in der (evolutionären) Doppelung unserer neuronalen Mechanismen – und in der Frage, wie «Empfindungsfähigkeit» (und dann Bewusstheit) entstanden.

Kate schließt sich meinen herzlichen Grüßen an und hofft, wie ich, Sie und Hanna bald viel öfter zu sehen.

Oliver

An David Brody

Briefpartner

21. November 2014
2 Horatio St., New York

Lieber Mit-Atheist und Skeptiker,

vielen Dank für Ihren interessanten Brief. Sie beschreiben eine sehr besondere Art der «antizipatorischen» Träume, wie sie (ich und) viele andere in Verbindung mit nächtlicher Myoklonie haben – das plötzliche Zucken einer Gliedmaße oder des ganzen Körpers, das einen aufwecken kann.

Ein Freund von mir wurde immer von der Vorstellung

heimgesucht, dass der Fernsehapparat am Fußende seines Bettes vom Tisch kippen könnte – und er nachts wach bleiben müsse, um ihn zu retten. Der imaginierte Sprung war die «Traum-Rationalisierung» der Myoklonie. Bei mir kann der «antizipatorische» (oder, wie ich lieber sagen würde, der «rationalisierende» oder «erklärende» oder «kontextbestimmende») Traum alle möglichen Formen annehmen, doch ihnen allen ist eine plötzliche (imaginierte) Bewegung gemeinsam – in einen Graben fallen oder was auch immer –, vermutlich werden solche Träume in (Bruchteilen von) Sekunden zwischen der ersten unbemerkten, unbewussten «Ahnung» der Zuckung und ihrer vollständigen Ausführung geformt. Möglicherweise ließe sich das mit geduldigen Video-EEG-Aufzeichnungen überprüfen (mehrere Nächte hindurch, denn es passiert den meisten Menschen nur gelegentlich).

Dunnes Buch[73] habe ich als Junge gelesen – ich denke, es ist (genialer!) Quatsch. Ich glaube nicht an «hellseherische» Träume oder ähnliches Zeug.

Noch einmal vielen Dank für Ihren Brief
Oliver Sacks

An Revella Levin

13. Januar 2015
2 Horatio St., New York

Liebe Val,

danke für Deinen lieben Brief vom 7. Dezember (und jenen früheren, vom September).

Nein, ich habe Dich nicht vergessen – Dich kann man nicht vergessen! –, auch war ich nicht krank, wohl aber voll-

73 *An Experiment with Time* (1927) von J. W. Dunne über prophetische Träume.

kommen in Anspruch genommen von der Arbeit an meiner Autobiografie – etwas, das offener und persönlicher ist als alles, was ich bisher geschrieben habe; und (wie ich hoffe) zumindest einigermaßen ehrlich und nicht zu ich-lastig in seiner Perspektive. Schreiben scheint mir eine gewisse Nähe zur Psychoanalyse aufzuweisen – eine Art Selbstanalyse –, aber eingebettet (wie es eigentlich bei jeder Analyse der Fall sein sollte) in die eigenen intellektuellen und emotionalen Leidenschaften; in das, was man liebt (und, ja, hasst); alle Ereignisse und Zufälle, die sich einfügen in das, was sich als Hauptströmung des eigenen Lebens erweist – ich stelle fest, dass ich ins Präteritum eintauche –, und manchmal denke, ich schriebe über jemanden, der mir (in vielerlei Hinsicht) seltsam vertraut ist, in anderer Hinsicht fremd, mir aber, alles in allem, sympathisch geworden ist – sympathischer als damals, da ich mit dem Ganzen anfing.

Wer weiß schon (in unserem Alter), was die Zukunft bereithält? Ich wünsche uns beiden ein frohes und produktives Jahr 2015.

Liebe Grüße
Oliver

16

Dankbarkeit

2015

Während der Festtage 2014 nahm sich O.S. ein paar Tage frei und flog mit Billy in die Karibik; er hatte gerade das endgültige Manuskript von *On the Move* beim Verlag abgeliefert. Während des Urlaubs fühlte er sich ein wenig unwohl; er dachte, er habe vielleicht Gallensteine. Einen knappen Monat später wurde bei ihm metastasierter Krebs festgestellt – das Augenmelanom hatte auf die Leber übergegriffen. Noch bevor die Ärzte ihm die schlechte Nachricht mitgeteilt hatten, wusste er, dass es eine tödliche Diagnose war: Wahrscheinlich blieben ihm noch acht Monate, höchstens sechzehn.

Sofort wurde deutlich, wie O.S. damit umging: Er stellte eine Liste mit neuen Prioritäten zusammen («Spaß haben, bis zur Albernheit» war eine von sechs Anweisungen, die er sich selbst gab), und abgesehen von der Zeit, die er mit seinen liebsten Menschen verbringen wollte, stand wie immer Schreiben ganz oben auf seiner Wunschliste als die dringendste und befriedigendste Tätigkeit. In den Monaten, die ihm noch blieben, arbeiteten wir – Billy, O.S. und ich selbst, nebst einigen Helfern – rund um die Uhr, verbrachten so viel Zeit wie möglich miteinander und vollendeten eine Reihe von Essays in erstaunlicher Zahl und Themenfülle. Wir waren fokussiert und, in gewisser Weise, voller Freude. Die Zeit war kostbar, und wir nutzten sie gut. Er entwarf einen letzten Plan für eine posthume Essaysammlung, *The River of Consciousness*[1]. Wir suchten einige Artikel heraus, die auf ihre Fertigstellung warteten, und einige andere begann er noch. Insgesamt erschienen 2015

1 Dt.: *Der Strom des Bewusstseins*, Reinbek 2017.

neun neue Essays in *The New York Times*, *The New Yorker* und *The New York Review of Books*.

Der wichtigste Punkt war jedoch, gleich, sobald O. S. vom ersten Arztbesuch nach Hause kam, Verbindung zu Dan Frank aufzunehmen, seinem Lektor bei Knopf, und ihn zu fragen, ob sich die Veröffentlichung von *On the Move*[2] beschleunigen lasse, damit er noch erleben könne, wie es aufgenommen werde. (Knopf erklärte sich fast augenblicklich damit einverstanden, das Buch Anfang Mai, statt, wie ursprünglich vorgesehen, im September zu veröffentlichen.) Einige Tage später schrieb O. S. fast in einem Sitz einen Essay mit dem Titel «My Own Life»[3], um seine Dankbarkeit für ein gut gelebtes Leben zum Ausdruck zu bringen. Dort heißt es: «Jetzt muss ich entscheiden, wie ich meine letzten Monate verbringen will. Es sollen denkbar erfüllte, kostbare, produktive Monate sein.» Er legte den Essay noch ein paar Wochen beiseite, bis der richtige Zeitpunkt gekommen war.

Außerdem äußerte O. S. den Wunsch, jemand solle ihn aufnehmen, während er einige Abschnitte aus *On the Move* vorlese – es war als letztes Vermächtnis und zugleich als sein Coming-out als schwuler Mann geplant.[4]

Noch etwas war zu bedenken: Bevor er seine Diagnose öffentlich machte, galt es, sie seinen engsten Freunden mitzuteilen. Dieser Aufgabe entledigte er sich in seinem Lieblingsmedium, dem Brief: in vielen Dutzend Briefen.

---

2 Dt.: *On The Move – Mein Leben*, Reinbek 2015.

3 Dt.: «Mein Leben» in *Dankbarkeit*, Reinbek 2015.

4 Aus diesem Projekt wurde rasch mehr als ein Vortrag ausgewählter Stellen aus dem Buch, es erweiterte sich auf viele Stunden, in denen O. S. dem Dokumentarfilmer Ric Burns vor der Kamera aus seiner Vergangenheit berichtete. Burns' Film *Oliver Sacks: His Own Life* kam 2019 heraus.

An Anna und Joseph Horovitz

5. Februar 2015
2 Horatio St., New York

Liebste Anna, liebster Joe,

ich habe traurige Nachrichten. Anfang des Jahres hat man entdeckt, dass mein Augenmelanom Metastasen (in die Leber) abgesiedelt hatte. Diese Melanome metastasieren selten, und ich hatte neun gute (und produktive) Jahre, bevor mein Glück mich verließ. Es gibt keine wirklich aussichtsreiche Behandlung für diese Krebsart, doch einige Therapieformen bieten die Möglichkeit, den Verlauf zu verlangsamen, wenn er sich auch nicht zum Stillstand bringen lässt.

Ich hoffe, dass ich in der verbleibenden Zeit schreiben kann – ich schreibe, Joe, wie Du komponierst, und nichts macht mir (oder anderen) größere Freude. Ich habe einige fast vollendete Bücher, die ich gerne abschließen würde, auch wenn ich ihre Veröffentlichung nicht mehr erleben werde. Überaus glücklich bin ich darüber, dass ich eine Autobiographie fertigstellen konnte, (kurz) bevor mich dieses Urteil ereilte – das Buch wird am 1. Mai erscheinen [...]

Von der Arbeit abgesehen, hoffe ich, nach der Beendigung der Behandlung (sie wird mich von Mitte Februar bis Mitte April in Anspruch nehmen und etwas schwächen) in der Lage zu sein, auch das Leben zu genießen, auszugehen, Freunde zu treffen – und, manchmal, Lebewohl zu sagen. Dann würde ich gern nach England zu kommen, voraussichtlich im Mai.

Ihr beide seid so wichtig in meinem Leben – Ihr seid meine Lieblingsmenschen! –, und ich freue mich wahnsinnig, Euch im Frühjahr wiederzusehen.

Deine Klarinettenstücke, Joe, befinden sich auf meinem CD-Spieler am Bett, seit ich sie von Dir bekommen habe, und sie sind jedes Mal, wenn ich sie spiele, so frisch und beglückend (und geistreich) wie am ersten Tag. Meine Klavierlehrerin Faine ist hingerissen von ihnen, und ich habe ihr gesagt, sie soll Dir schreiben.

Wie David, als er Krebs hatte, stelle ich fest, dass das Klavierspiel sehr tröstlich ist, und für mich, wie für ihn, heißt das jetzt fast immer Bach.

Mit all meiner Liebe für Euch beide
Oliver

An Robert B. Silvers

8. Februar 2015
2 Horatio St., New York

Lieber Bob,

die *Review* wird demnächst einen Vorabdruck meiner Autobiographie (*On the Move*) bringen, im Grunde das unkorrigierte MS vom 14. Dezember. Das Buch selbst – mit einigen Korrekturen, Überarbeitungen etc. – soll am 1. Mai herauskommen.

Knopf hat die Veröffentlichung vorgezogen (nachdem ursprünglich September geplant war), weil ich jetzt ein ernsthaftes medizinisches Problem habe und nicht weiß, in welcher Verfassung ich im September sein werde und ob ich dann noch lebe.

Letzten Monat hat man Metastasen meines Augenkrebses in der Leber gefunden. Diese Augenmelanome metastasieren selten, und ich bin dankbar, dass ich noch neun gute (und produktive) Jahre hatte, bevor der Krebs sich ausgebreitet hat. Bei diesem Zustand gibt es keine Radikalkuren, nur einige palliative Behandlungen, die die Ausbreitung vielleicht etwas verlangsamen. Im Augenblick fühle mich wohl, beginne aber mit einer der Therapien (die mich vielleicht etwas schwächen wird) in der nächsten Woche. *Diese* Woche wird eine Lesung von ausgewählten Passagen des Buchs auf

Video aufgezeichnet und vielleicht durch einige Improvisationen ergänzt; Ric Burns wird das Ganze bearbeiten.

Ich will es so früh wie möglich machen, um die Bilder und Worte zu liefern, solange ich noch in guter Verfassung bin.

Vielleicht (oder vielleicht auch nicht) werde ich (zumindest will ich es versuchen) einen «letzten» Essay veröffentlichen, in dem es um den Empfang der Nachricht geht, um die Konfrontation mit dem Tod, um das, was ich in der Zeit, die mir bleibt, zu tun gedenke (vor allem schreiben) – dort werde ich Humes letzte Schrift («My Own Life») zitieren, die er an einem einzigen Tag verfasste, als er wusste, wie tödlich seine Krankheit war. «My Own Life» ist so ehrlich, tapfer, realistisch, wie Hume es immer war – und ich werde diesen Titel[5] benutzen. Doch an dieser Stelle möchte ich nur einige Freunde (und Angehörige) informieren – und für mich bist Du in den mehr als vierzig Jahren, die wir uns nun kennen, absolut ein Freund geworden – und beileibe nicht nur ein Lektor (der wunderbarste aller Lektoren!). Du bist im Laufe der Jahre ein wichtiger und besonderer Mensch für mich gewesen – und Du hast mir vieles nahegebracht oder vorgeschlagen, über das ich sonst vielleicht nicht geschrieben hätte. Ich denke dabei besonders an *Seeing Voices*[6].

Dieser Brief ist an Dich, für Dich und vertraulich.

Herzlich
Oliver

5 Dt.: «Mein Leben», in: *Dankbarkeit* …

6 Dt.: *Stumme Stimmen*, Reinbek 1990.

An Nicholas Naylor-Leyland[7]

Freund und Schwimmpartner

15. Februar 2015
2 Horatio St., New York

Lieber Nicholas,

leider habe ich schlechte Nachrichten. Der Krebs (das Melanom) in meinem rechten Auge, von dem man annahm, er werde nicht metastasieren, hat es doch getan – in meine Leber, das wurde letzten Monat entdeckt, nachdem mein Urin eine sehr dunkle Färbung angenommen hatte (ich dachte, es handle sich um leichte Gallenbeschwerden).

Die Therapien sind nur palliativ; sie können die Ausbreitung der Metastasen eine Zeitlang verzögern oder verringern – 30 % meiner Leber sind jetzt von ihnen befallen – und meine Lebenszeit vielleicht um ein paar Monate verlängern, aber das ist alles.

Ich bin zumindest außerordentlich froh, dass es nicht früher geschehen ist und dass mir neun gute, produktive Jahre vergönnt waren, in denen ich das Leben genießen, Freunde und Angehörige sehen, reisen (ich selbst sein) und *schreiben* konnte – und ich hoffe, damit zumindest noch ein wenig in der mir verbleibenden Zeit fortfahren zu können. Besonders glücklich bin ich darüber, dass ich meine Autobiographie (*On the Move*) vollenden konnte und dass die Leute vom Verlag rund um die Uhr arbeiten, um es in zwei Monaten herauszubringen. Es sind einige Fotos von *Dir* darin – diejenigen, die Du in Curaçao aufgenommen hast –, daher bist Du in den Bildnachweisen aufgeführt.

Dinge wie diese bringen uns dazu, das Leben – und den

7 O. S. hatte Naylor-Leyland auf einer Reise nach Curaçao kennengelernt, die ihr Schwimmtrainer Doug Stern organisiert hatte. Danach fuhr O. S. jedes Jahr wieder hin, oft mit Naylor-Leyland oder einem anderen Freund.

Tod – anders zu sehen. Ich empfinde tiefe Dankbarkeit für all die guten Dinge und – vor allem – Menschen, die es in meinem Leben gab – und Du gehörst (seit dem Morgen 96, an dem wir uns in Curaçao trafen) zu ihnen. Ich habe so viele gute (und häufig lustige) Erinnerungen an gemeinsam verbrachte Zeiten – etwa als wir an einem von Dougs Wochenenden eine Hütte teilten und Du ständig die Heizung auf- und ich sie wieder runterdrehte.

Morgen muss ich ins Krankenhaus zur «Embolisierung»[8] (einer Hälfte) der Leber – man hofft, dass die Embolie die Zahl der Metastasen verringert (diese reagieren sehr empfindlich auf Sauerstoffmangel) und wenn es klappt und ich sie vertragen kann (die Metastasen setzen Zytokine, Entzündungsstoffe etc. bei Nekrotisierung frei), wird in etwa einem Monat die andere Hälfte embolisiert. Im Moment fühle ich mich gut – bin jeden Tag geschwommen und habe einen Film mit Ric Burns gemacht –, werde aber vielleicht von den Embolisationen ein bisschen angeschlagen sein.

Aber mit etwas Glück komme ich wieder eine Zeitlang auf die Beine, kann das Leben genießen, schreiben und (am wichtigsten!) Freunde sehen, die ich liebe und die mich geliebt haben – nicht zuletzt – *Dich*.

Mit all meiner Liebe
Oliver

8 Verschluss von Blutgefäßen, um die Blutversorgung des Tumors zu unterbinden. [A. d. Ü.]

15. Februar 2015
2 Horatio St., New York

Lieber Jerry,

es war sehr ermutigend, Dich an Deinem 99. Geburtstag und zwei Wochen später bei dem ruhigen Mittagessen (nur Du und Kate und ich) in einer solch vorzüglichen körperlichen und geistigen Verfassung zu sehen. Und ich war überaus dankbar für Deine (2014) Widmung in meinem (1983) Exemplar von Deiner Autobiografie *In Search of Mind*[9].

Doch nun habe ich einige traurige Nachrichten. Als ich Dir Anfang 06 sagte, dass sich in meinem Auge ein Krebsgeschwür (Melanom) gebildet hat, sagtest Du «Shit!» – was meine Gefühlslage exakt widerspiegelte. Diese Tumoren metastasieren selten, und ich hatte neun gute und produktive Jahre – traf meine Freunde, reiste, schrieb –, aber heute (doppelt «Shit»!!!) hat das Ding gestreut, und zwar in meine Leber. Es ist nicht behandelbar, und ich muss zu Leben – und Tod – eine neue Einstellung finden.

Besonders empfänglich bin ich für all die guten und großzügigen Dinge in meinem Leben – nicht zuletzt für Deine wundervolle Besprechung von *A Leg to Stand On*[10], als es hier 84 erschien. Ich war ein wenig deprimiert, weil es in England (hässlich) besprochen worden war, und *Deine* Kritik brachte einen totalen Umschwung meiner Stimmung und meines Selbstbilds und veranlasste mich, in kurzer Folge fast ein Dutzend neuer Essays zu schreiben – Essays, die zum Kern von *The Man Who Mistook His Wife for a Hat*[11] wurden. Du hast mich aus dem Tief herausgeholt; und Du wur-

9 Dt.: *Das Unbekannte denken*, Stuttgart 1990.

10 Dt.: *Der Tag, an dem …*

11 Dt.: *Der Mann, der …*

dest dann ein wunderbarer Freund (und, heimlicher, Mentor). […]

Ich kann nur hoffen, dass es mir in der Zeit, die mir bleibt, möglich ist, die gute Energie zu bewahren – das Leben zu genießen, Freunde zu treffen und (natürlich) bis zuletzt zu *schreiben*.

Lieber Jerry, Dir all meine Liebe und unendlichen Dank

Oliver

Am 19. Februar veröffentlichte die *New York Times* O. S.s Essay «My Own Life»[12], in dem die Welt erfuhr, dass er starb. Am 21. Februar hatte die *Times* eine solche Fülle von Leserbriefen erhalten, dass die Redaktion beschloss, sie in einem eigenen Artikel zu veröffentlichen. Und O. S. selbst wurde von einer Flut von Briefen und E-Mails überschwemmt, viele von Bewunderern, andere von Kollegen und Freunden.

An V. S. Ramachandran

24. Februar 2015
2 Horatio St., New York

Lieber Rama,

ich war sehr bewegt von Deinem Brief, besonders von dem Verweis auf Crick und Richard Gregory, Dein Gefühl, dass solche Menschen unsterblich sein sollten und dass Du ihre Stimmen noch immer in Deinem Kopf hörst. Ich empfinde das bei den beiden – und auch bei Edelman – genauso und habe auch in meiner Autobiographie von ihnen geschrieben. Zu meiner Überraschung und Rührung schließt Du mich in dieses Pantheon der Einflüsse ein.

12 Dt.: «Mein Leben» in *Dankbarkeit*.

Es tut mir leid, dass *Du* mit Deinem benignen essentiellen Tremor eine schwere Zeit durchgemacht hast. Ein Verwandter von mir hat die Erfahrung gemacht, dass ein kräftiger Drink b.i.d.[13] Abhilfe schafft; ein anderer, ein Antialkoholiker, nimmt Xyrem. (Ich bin sicher, Du hast beides probiert.)

Nach meinen (rechten hepatischen) Embolisationen letzten Montag war ich eine Woche lang im Krankenhaus und bin immer noch ziemlich schwach und leide unter leichten Schmerzen. Wenn ich diese Symptome überwunden habe, ist der linke Lappen dran. Ich kann über diesen Punkt nicht hinausblicken. Metaphysik oder Mystizismus ist nie meine Sache gewesen, aber ich werde mir Schrödingers Buch holen (ich kenne nur sein *What is Life?*[14]).

Du bist hier jederzeit willkommen.

Liebe Grüße

Oliver

An Faine Wright

Klavierlehrerin

8. März 2015

2 Horatio St., New York

Liebe Faine,

das Wiedersehen mit Ihnen am letzten Mittwoch war eine solche Freude – ich bin froh, dass Ihre Energie langsam zurückkehrt, und traurig, dass Sie noch immer Schmerzen haben.

Was für ein Vergnügen ist das Gehen! Gestern bin ich mit Billy zu einem Farn-Treffen in den New York Botanical Gar-

13 Zweimal täglich.

14 Dt.: Erwin Schrödinger, *Was ist Leben*, Bern 1950.

den gegangen – ein Jahrestag: Das erste Mal bin ich im März 1993 dorthin gegangen, und dies war *vielleicht* mein letzter Besuch (obwohl ich es nicht hoffe!), es herrschte eine leichte Abschiedsstimmung, beim und nach dem Treffen flossen ein paar Tränen (das kommt bei mir sehr selten vor, und doch glaube ich, dass ich es manchmal *brauche*) – dann ein (für mich) ziemlich langer Spaziergang, vielleicht anderthalb Kilometer, *innerhalb* des Botanischen Gartens, besonders schön, da bei frisch gefallenem Schnee.

Ich habe die Sarabande geübt (aus der Vierten Englischen Suite) – Moll-Tonarten sagen mir jetzt mehr zu als Dur-Tonarten –, und mit dem Präludium c-Moll versuche ich, meine Finger geschmeidig zu halten. Doch am Mittwoch muss ich zur zweiten Embolisation ins Krankenhaus – die erste verlief glücklicherweise hervorragend, und es gibt kein Anzeichen für Metastasen *außerhalb* der Leber. Daher muss ich eine Stunde auf die folgende Woche verschieben. [...]

Liebe Grüße
Oliver

An Michael Jellinek

Kinderpsychiater und ehemaliger Student

20. März 2015
2 Horatio St., New York

Lieber Michael,

ich war gerührt – und entzückt – von Deinem Brief: Keine Briefe gehen mir so nah wie die von ehemaligen Studenten, und ich habe in den letzten Wochen viele erhalten, die mich alle an die wenigen Jahre (1967–1973) erinnern, in denen ich die Medizinstudenten vom Einstein traf/unterrichtete [...]

Und *sehr* bewegt – ich hatte dieses seltsame, nach vorne

gelegene Wohnzimmer in meinem Bronx-Park-East-Haus ganz vergessen (bis ich Deinen Brief erhielt), den riesigen hellgrünen Teppich, die Wannen voller Farne vor den Fenstern – und, wie Du schreibst, ohne Möbel. Und ich saß mit Euch lebhaften jungen Leuten (obwohl ich vermutlich auch nur 10–12 Jahre älter war als Ihr) fröhlich futternd auf dem Fußboden, und wir sprachen über alles unter der Sonne. Ich hoffe, ich gab *Dir* – und Deinen Kommilitonen – genügend Gelegenheit, auch zu Wort zu kommen (ich neige dazu, mich in meinen Monologen, Erinnerungen, Geschichten, vielleicht auch Phantasien zu verlieren).

Mit Freude habe ich zur Kenntnis genommen, dass unsere kurze Begegnung vor 40 Jahren einen gewissen Einfluss auf Dich hatte und Dir eine Perspektive auf eine befriedigende Berufslaufbahn als Kinderpsychiater eröffnete.

Mit allerherzlichstem Gruß und Dank
Oliver

An Richard Aldrich

Historiker[15]

10. April 2015
2 Horatio St., New York

Lieber Richard,

Dein warmherziger, nobler Brief hat mich sehr berührt und, ja, getröstet – die vielfältige «Warwick-Erfahrung» war äußerst bedeutsam für mich, so kurz sie auch war. Da ich eher «historisch» (als an «modernsten Forschungsergebnissen») orientiert bin, fand ich besonderen Gefallen an mei-

15 Bei Aldrich, einem Professor für internationale Sicherheitspolitik, wohnte O. S. bei seinen Besuchen an der University of Warwick in England, wo O. S. in seinen letzten Lebensjahren eine Gastprofessur innehatte.

nem Aufenthalt bei Dir und am Institute of Advanced Study – wo sich für mich Gelegenheit bot, über die Bedeutung (und den Charakter) des narrativen Aspekts zu sprechen und «Verkehr mit der Welt» zu haben.

Gegenwärtig fühle ich mich besser (gerade habe ich mich zweier Therapien zur – wenn auch nur vorübergehenden – Verringerung der «Melanom-Belastung» meiner Leber unterzogen) und bin heute ziemlich lange schwimmen gewesen.

Was Du über diese Art von Nachleben in dem Gedächtnis von Freunden und anderen Menschen (und den Freunden, die jetzt bei mir sind) schriebst, gibt mir *tatsächlich* Trost, zusammen mit dem Gefühl, dass ich möglicherweise (in einer schwer zu definierenden Weise) etwas Nützliches mit meinem Leben anfangen konnte und dass ich sowohl geliebt habe wie geliebt wurde.

Ich war fasziniert und verblüfft über Deine Auffassung, wir hätten «spektakuläres Glück», heute zu leben, während alle anderen die Lage eher negativ zu beurteilen scheinen (Erderwärmung, Naher Osten, Cyberkriminalität etc.). Aber ganz gewiss haben wir – ob nun zum Guten oder Schlechten – mehr *tiefgreifende* Veränderungen in unseren Lebzeiten gesehen als irgendeine Generation zuvor. Ich hoffe, meine (nicht-*zu*-egozentrische) Autobiographie kann (wie durch ein – eigenartiges und eigenwilliges – Guckloch) ein (mehr oder minder treffendes) Bild unserer Zeit – und meiner Person – liefern. Noch einmal, lieber Richard, Dank für einen sehr besonderen Brief.

Grüß bitte alle Leute an der Warwick, die sich an mich erinnern.

Oliver

Ende April feierten wir die Veröffentlichung von *On the Move* mit den Leuten vom Verlag und Freunden, bevor O. S. im Mai seine letzte Reise nach Großbritannien antrat, um der Familie und Freunden und all den vertrauten Orten Lebewohl zu sagen. Wir – O. S., Billy und KE – machten einen Umweg, um Chesil Beach und die Fossilien von Lyme Regis zu sehen, außerdem besuchten wir ein Primatenzentrum in Dorset, wo O. S. mit Orang-Utan-Babys kommunizierte.

An Nick Lane

Biochemiker und Verfasser von *Life Ascending*[16]

13. Mai 2015
2 Horatio St., New York

Lieber Nick,

vor einigen Jahren haben Sie mir *Life Ascending* geschickt, und seither liegt es auf meinem Nachttisch, sodass ich jederzeit in der Lage bin, es zu ergreifen, daraus zu lernen und immer neue Anregungen zu erhalten.

Und Ihr (erstaunliches!) neues Buch – *The Vital Question*[17]. Ich habe viele Bücher über den «Ursprung des Lebens» gelesen, aber das Ihre besitzt so viel Tiefe, Detailgenauigkeit, Logik, experimentelle Evidenz (etwa durch die Fähigkeit von Laborreaktoren, alkalische Tiefseeschlote etc. zu simulieren) und *intellektuelle Dynamik* – dass es eine Sonderstellung einnimmt.

Letzte Woche habe ich mir das Buch in London besorgt (nachdem ich eine Besprechung im *New Scientist* gelesen hatte) – und habe es langsam gelesen (langsam, weil es anspruchsvoll im besten Sinne ist; und weil ich jetzt halb-

16 Dt.: *Leben – Verblüffende Erfindungen der Evolution*, Darmstadt 2013.

17 Dt.: *Der Funke des Lebens*, Darmstadt 2017.

blind bin), daher bin ich erst bis Kapitel 4 gekommen – langsam, aber mit großer Begeisterung.

Kurz vor seinem Tod, dem Crick vollkommen gelassen, und buchstäblich bis zu den letzten Stunden in seine Arbeit vertieft, entgegensah, beklagte er lediglich den Umstand, dass er nicht erfahren werde, welche wissenschaftlichen Fortschritte man bis zum Jahr 2030 erzielen werde – und jetzt, da ich sterbe, geht es mir genauso. In dieser Situation verschafft mir Ihr Buch eine besondere Freude – denn es liefert nicht nur eine hervorragende Zusammenfassung des letzten halben Jahrhunderts, sondern auch eine Art Guckloch in das nächste halbe Jahrhundert und zeigt, in welch goldenem Zeitalter der Wissenschaft wir leben. Das ist – in diesem Stadium – (seltsamerweise) ein großer Trost und eine Freude für mich.

Ich gratuliere Ihnen zu Ihrem Werk – im Laufe der Jahre habe ich Ihre Schriften (teilweise) gelesen und oft vorgehabt, Ihnen zu schreiben, und jetzt veranlasst mich *The Vital Question* dazu, denn ich möchte Ihnen für Ihre Arbeit (und die anderer) und die Art, wie Sie sie präsentieren, meine Bewunderung zum Ausdruck bringen.

Mit besten Wünschen
Oliver

An Richard Wagner

Ehemaliger Nachbar von Thom Gunn

30. Juni 2015
2 Horatio St., New York

Lieber Dr. Wagner (darf ich Richard sagen?),

ich fand Ihren Brief sehr interessant und sehr *berührend* – und Ihren Mut, sich ehrlich und offen zu einem Thema[18] zu

18 Homosexualitat.

äußern, das früher oder später zu Ihrer Ausschließung aus der Priesterschaft führen wird. Vielleicht werden in wenigen Jahren, mit Papst Franziskus an der Spitze, auch diese letzten Bastionen der katholischen Bigotterie fallen.

Ich erinnere mich gern an die Zeiten, als ich Thom besuchte und Sie gegenüber wohnten, und weiß noch, wie sehr *er* Sie und Ihre Arbeit schätzte. Er fehlt mir noch immer schrecklich – es gab nicht viele Menschen, denen gegenüber ich vollkommen offen sein konnte –, und ich denke gern, seinen Geist wird es freuen, dass mein Titel aus einem seiner Gedichte stammt. (Es ist eine große Erleichterung für mich, dass ich jetzt für alles so offen und aufgeschlossen bin – und ich freue mich, dass ich das Buch beendet habe, *bevor* ich krank wurde.)

Was für eine Befreiung und Bestätigung für uns alle, dass das Oberste Gericht so entschieden hat.[19] Ich nehme an, dass Ruth Bader Ginsburg, die schon sehr krank ist, so lange durchgehalten hat, um für die 5:4-Entscheidung zu sorgen.

Vielen Dank für Ihren Brief und meine besten Wünsche

Oliver

An Robert John Aumann

29. Juli 2015
2 Horatio St., New York

Lieber Robert John,

vielen Dank für Deinen Brief – ich war wohl in meinem Essay zu herablassend oder kryptisch.[20] Ich bin absolut Deiner Meinung, wenn Du sagst, die Erklärung des Bewusst-

19 Einige Tage zuvor, am 26. Juni 2015, hatte das Oberste Gericht der Vereinigten Staaten in der Sache Obergefell gegen Hodges bekräftigt, dass zwei Personen gleichen Geschlechts das Recht haben, eine Ehe zu schließen.

20 «My Periodic Table» [dt.: «Mein Periodensystem» in *Dankbarkeit* ...].

seins (und seiner notwendigen Verknüpfungen mit den Gehirnprozessen) sei DIE letzte Grenze in den Naturwissenschaften und, wie Du sagst, mit keinem anderen Problem zu vergleichen. Ich bin mir nicht sicher, ob das Wort «mechanistisch» wirklich hilfreich ist – ich halte nicht viel von ihm und werde ungeduldig, wenn beispielsweise Kollegen (wie Zeki oder Ramachandran) mir neurologisch-mechanistische Schönheitstheorien liefern.

Aber irgendwelche kartesischen Dichotomien («Geist» / Materie; res cogitans / res extensa etc.) befriedigen mich ebenfalls nicht.

Ich denke, man *kann* gezwungen sein, die Bedeutung des Wortes «Bewusstsein» so weit zu fassen, dass es Empfinden, Fühlen miteinschließt – Regungen, die sicherlich nicht nur bei Säugetieren, sondern auch bei vielen (allen?) Wirbellosen – Oktopus etc. – ziemlich gut entwickelt sind. Sicherlich hat die «Natur» kein Problem, Tieren auch eine «Innenwelt» zuzubilligen – Empfinden, Bewusstsein etc. –, auch wenn «höhere» Bewusstseinsformen – Autobiografisches, Ich-Bewusstsein – (mehr oder weniger) auf Menschen beschränkt sein mögen (vielleicht aber auch in Ansätzen bei Affen, Delfinen etc. vorkommen).

Das Thema des (verkörperten) Bewusstseins wurde von Neurowissenschaftlern weitgehend vermieden – blieb ein *Tabu* –, bis Crick 1979 (im *Scientific American*) laut und unüberhörbar für die Notwendigkeit und Legitimität seiner Erforschung eintrat. Bis zu seinem Tod 2004 widmete er sich der Aufgabe, die (wie er sie nannte) «neuronalen Korrelate» des Bewusstseins (insbesondere des visuellen Bewusstseins) zu finden. Er schrieb viele Artikel und einige Bücher zu dem Thema, und Christof Koch setzt seine Arbeit fort.

Nach meiner Auffassung war Edelman ein gründlicherer Denker als Crick und hat seit 1978 bis zu *seinem* Tod im Jahr

2014 verschiedene Modelle und Theorien zu dem Thema vorgeschlagen.

Beide waren ein bisschen ärgerlich auf den Philosophen Colin McGinn (*The Problem of Consciousness* etc.), der meint, es werde immer eine Lücke zwischen der Neurowissenschaft, wie fortgeschritten sie auch immer sei, und (einem Verständnis von) Bewusstsein bleiben. Wir würden unter einer «kognitiven Schließung» leiden, sagt er, einer Begrenzung, die uns auf ewig daran hindere, in den erforderlichen Begriffen zu denken. Er wird gelegentlich als «Mystiker» bezeichnet. Wenn ich sage: «Ich halte es überhaupt nicht für ein Problem», so liegt das daran, dass ich B (oder seine Vorläufer – Empfindung etc.) für eine Eigenschaft von Lebewesen halte (*lebenden* Wesen – ich bin kein Panpsychist). (Aber ich bin wie Du der Meinung, dass wir nicht die geringste Ahnung haben, wie und was geschieht – wir tappen im Dunkeln.)

Ich weiß nicht, wie lange mein eigenes Bewusstsein noch andauern wird. Meine hebräischen Namen sind Eliahu Z'ave, die meiner Mutter kenne ich nicht (sie war Muriel Elsie Landau). Mein Vater war Schmuel Eliezer.

Liebe +++
Oliver
Billy sagt «Hallo», Kate auch.

An Atul Gawande

30. Juli 2015
2 Horatio St., New York

Lieber Atul,

ich bekomme ungeheuer viele Briefe, die meisten klug und herzerwärmend, aber der Ihre war ganz besonders und hat mich sehr berührt.

(Ich bedaure, dass ich Ihr Buch nicht in *On the Move* zitiert habe, etwa in dem Abschnitt über die «Kleinen Schwestern», wo ich Victoria Sweets Buch erwähne – kennen Sie sie / es?) Ich bin so froh, dass ich *OTM* beenden konnte, bevor ich krank wurde, und ohne die geringste Ahnung, dass ich es werden würde.

Mir gefällt Ihre Bemerkung zu der fortdauernden Bedeutung der Elemente – oder vielleicht der erneuten Hinwendung zu ihnen.[21] Gegenwärtig schreibe ich einen Beitrag über Augen – Augen aller Art, Augen von Quallen und Muscheln und Springspinnen und Oktopoden bis hin zu *unseren* Augen, denen der Vertebraten, und wie wunderbar war es, dass sich das Transkript eines Vortrags fand, den ich 1950 in der Schule vor unserem «Field Club» gehalten habe; sehr schön, wenn man einige feste Größen in seinem Leben entdeckt.

Ich versuche auch, etwas über die (tödlichen) Auswirkungen der sozialen Medien zu schreiben, wenn sie die Menschen so vereinnahmen, dass diese während ihrer Wachstunden für nichts anderes mehr Augen und Ohren haben – es gibt eine sehr beängstigende lange Kurzgeschichte mit dem Titel «The Machine Stops»[22], die E. M. Forster um 1900 geschrieben hat – kennen Sie sie? Unglaublich, dass er solche Möglichkeiten damals vorausgesehen hat.[23]

Aber ich weiß nicht, ob ich die Arbeiten noch beenden kann – ich fürchte, es geht rasch bergab mit mir (vor zwei Tagen sind mir 2 Liter Aszites[24] abgezogen worden – und der wird sich wohl rasch wieder ansammeln).

---

21 Gawande hatte O. S. in einer Notiz mitgeteilt, ihm gefalle die Verbindung, die dieser in einem Essay für die *New York Times*, von seiner Kindheitsliebe zu den chemischen Elementen ausgehend, zwischen seinem achtzigsten Geburtstag (2013) und Quecksilber mit der Ordnungszahl 80 herstelle.

22 Dt.: *Die Maschine steht still*, Hamburg 2016.

23 Mit Fosters Essay beschäftigte sich O. S. in dem posthum veröffentlichten Artikel «Life Continues» [dt.: «Life Continues», das letzte Kapitel in: *Alles an seinem ....*].

24 Medizinischer Ausdruck für eine übermäßige Ansammlung von freier Flüssigkeit in der Bauchhöhle.

Wenn ich allzu pessimistisch (oder sogar apokalyptisch) schreibe, dann ruft mich der Gedanke an Menschen wie *Sie* wieder zur Ordnung – der Gedanke an gute, sprachmächtige Menschen, die etwas gegen die verhängnisvollen Trends in der Medizin oder der Gesellschaft im Allgemeinen bewirken und der Entwicklung eine günstigere Richtung geben können. Es sind Menschen wie Sie – gute Naturwissenschaftler, gute Ärzte etc. –, die mich auf die Zukunft hoffen lassen – eine Hoffnung, die dringend erforderlich ist, wenn das eigene Leben sich dem Ende zuneigt, und seine negativen Aspekte (so gut vom Papst in seiner Enzyklika oder von Martin Rees in *Our Final Hour*[25] beschrieben) scheinen den Horizont zu verfinstern.

Noch einmal vielen Dank für Ihren sehr lieben, sehr gedankentiefen Brief – auch ich hoffe, dass wir uns noch einmal sehen werden.

Oliver

An Robert John Aumann

9. August 2015
2 Horatio St., New York

Liebster Robert John,

ich habe in letzter Zeit viel an Dich gedacht – an unsere mittlerweile 20-jährige Freundschaft und an die tiefe und emotionale Bedeutung, die sie für mich hat.

Der Besuch letztes Jahr bei Dir und der «Vetternschaft» in Israel war in gewisser Weise eine Erfahrung, die mich verändert hat, empfand ich doch bei Euch eine familiäre Geborgenheit, die ich seit meiner Kindheit nicht mehr gekannt habe. Insbesondere das Sabbatmahl am Freitagabend bei Dir

25 Dt.: *Unsere letzte Stunde*, München 2003.

und Deiner Familie mit den Gebeten und Gesängen war ein Höhepunkt der Reise (auch für Billy). Äußerst bedeutsam und tiefbewegend empfand ich auch Dein Interview aus dem Jahr 2004, in dem Du neben vielen anderen Dingen auch über die Schönheit sprichst, die der Sabbat für Dich besitzt, die zeitliche Zäsur, die er darstellt, wie fern er allen täglichen Belangen ist.

Diese Gedanken haben mich zu dem anliegenden kleinen Essay («Sabbath»[26]) veranlasst. Mit ein wenig Überarbeitung, besonders am Schluss, kann ich die *New York Times* vielleicht dazu bringen, ihn zu veröffentlichen, gewissermaßen «meine letzten Worte».

Ich baue rasch ab, ich werde sehr schwach, aber glücklicherweise ohne große Unannehmlichkeiten. Wenn morgen die zweite Infusion der Immuntherapie die rasche Ausbreitung der Metastasen nicht verlangsamen kann, bezweifle ich, dass ich diesen Monat überleben kann. Richte bitte Deiner Familie und der ganzen Verwandtschaft in Israel liebevolle und herzliche Grüße von mir aus. Danke für alles.

In Liebe
Oliver

PS: Heute bin ich bei einem Rabbi gewesen. [...] Wir haben offen über alles gesprochen und gemeinsam das Schma Jisrael gebetet. (Ich werde den Text auf den Nachttisch legen, damit ich ihn fließender kann.) Er bot mir an, wiederzukommen und mit mir Stellen aus dem Talmud zu lesen. Er scheint gebildet und einfühlsam zu sein – ich denke, ich werde es machen.

Ich frage mich auch, ob ich mit ihm das Kaddisch zum Gedenken meiner Eltern sprechen sollte (ich habe es nie getan).

---

26 Dt.: «Sabbat» in *Dankbarkeit* ...

9. August 2015
2 Horatio St., New York

Liebste Gay,

mein Krebs überrollt mich wie eine Sturmflut, und offenbar vermag nichts, ihn aufzuhalten. Ich bin jetzt sehr schwach, allerdings ohne mich allzu unwohl zu fühlen, aber ich nähere mich dem Endstadium und bezweifle, dass ich diesen Monat überleben werde.

Obwohl ich weiß, dass Du und Carla und Jonny[27] daran denkt, Euren Besuch hier vorzuziehen, scheue ich jetzt meist Besuche und Telefongespräche, freue mich aber sehr über E-Mails und Briefe.

Ich habe einen Essay geschrieben («Sabbath») – anliegend eine unkorrigierte Fassung –, von dem ich hoffe, dass er in leicht überarbeiteter Form diese Woche von der *Times* genommen wird; und wie Du siehst, sind das Erinnerungen an die Freitagabende, die Vorabende des Sabbats, in meiner Jugend, ihre Friedlichkeit und Festlichkeit, und dann schildere ich, welche Bedeutung es für mich hatte, Euch in Sydney zu sehen, wie Ihr den Sabbat gefeiert habt und dass das Erlebnis für Ralph Siegel regelrecht zur «Bekehrung» wurde.

Ich habe jetzt das Gefühl, dass ich meine Arbeit getan habe, zumindest das, was mir möglich ist, und dass die Zeit, die mir bleibt, eine Art friedlicher Lebensend-Sabbat werden sollte; mich erfüllt eine Art von Gelassenheit und Ruhe, die, wie ich glaube, auch Marcus in seinen letzten Tagen empfunden hat.

Ich weiß, dass der Anblick meiner Krankheit für Euch besonders schmerzlich war, für Euch alle, weil sie in vieler-

27 Tochter und Schwiegersohn von Gay und Marcus. Als im Februar die Nachricht von O.S.s Diagnose kam, flogen Gay, Carla und John zu einem einwöchigen Besuch nach New York.

lei Hinsicht zu große Ähnlichkeit mit Marcus' Krankheit hat. Daher wird es eine Art doppelter Schmerz für Euch sein. Es tut mir leid, Elliot[28], dass ich Deinen liebenswerten Brief vor einigen Monaten nicht beantwortet habe.

Seit ich vor [dreißig] Jahren zum ersten Mal nach Australien kam, dann immer wieder, wenn ich konnte, zurückkehrte und nun in enger Verbindung zu Euch lebe, ist diese Beziehung zu einem wichtigen Teil meines Familienlebens geworden – vielleicht zum wichtigsten.

Ich habe so viele schöne und gute Erinnerungen, Gay, an unsere Erkundungsreisen zu zweit – nach Tasmanien, zum Barrier Reef, zum Daintree Forest und nicht zuletzt zum Hamelin Pond und zur Shark Bay, im Nordwesten, und der Anblick der Stromatoliten, die dort noch immer emporwachsen wie seit drei Milliarden Jahren. Ich fühle mich nicht kräftig genug, um gesondert an Carla und John zu schreiben oder an Elliot und Katya oder an India (die eine bemerkenswerte junge Frau zu sein scheint), und muss mich daher an Euch alle gemeinsam wenden: Lebt wohl und habt Dank!

In tiefster Liebe
Oliver

An Dan-Eric Nilsson

Zoologe

10. August 2015
2 Horatio St., New York

Lieber Dr. Nilsson,

ich bin ein klinischer Neurologe mit einigen Kenntnissen in Meeresbiologie – und einem besonderen Interesse an Tieraugen. Ich kann mich noch lebhaft an den erstaun-

28 Sohn von Gay und Marcus.

lichen Anblick der Augen (Rhopalia) von Charybdaea marsupialis[29] im Natural History Museum (in London) erinnern. Damals war ich ein Junge, der die Augen von Kopffüßern etc. sezierte.

Aus irgendeinem Grund ist dieses besondere Interesse wieder sehr heftig in mir erwacht, und deshalb möchte ich Ihnen mitteilen, wie viel Freude mir die Vielzahl Ihrer Arbeiten (aus den letzten 35 Jahren) – genauso wie Ihr Buch *Animal Eyes* – gemacht hat. Ich bin beeindruckt, wenn ich bedenke, wie viel kreative Energie und Begeisterung Sie in diese Arbeit investiert haben, wie viel *Waghalsigkeit* – und wie hartnäckig Sie an diesem (wundervollen) Forschungsgegenstand festgehalten haben. Ich habe selbst versucht, ein wenig zu schreiben, aber ich bin jetzt todkrank und gezwungen, auf solche Projekte zu verzichten. Aber ich möchte Ihnen «DANKE» sagen, bevor ich gehe.

Oliver Sacks

An Robert B. Silvers

15. August 2015
2 Horatio St., New York

Lieber Bob,

mein Krebs breitet sich mit rasender Geschwindigkeit aus, und ich weiß nicht, ob ich diesen Monat noch überstehe.

Ich würde gern noch ein (ziemlich kurzes) Buch mit dem Titel *The River of Consciousness and other Essays*[30] zusammenstellen. Die meisten Beiträge – die beiden «Darwin»-Aufsätze – (über Blumen und Regenwürmer[31]); die Unzuverläs-

29 Eine Würfelqualle. [A. d. Ü.]

30 Dt.: *Der Strom des Bewusstseins*, Reinbek 2017.

31 Dt.: *A. a. O.*, Kapitel 1: «Darwin und der Sinn der Blumen»; und Kapitel 3: «Das geistige Leben von Pflanzen und Würmern».

sigkeit des Gedächtnisses[32]; und «Scotoma»[33] – wurden von Dir redigiert und veröffentlicht (die einzigen anderen sind «Speed»[34] und meine drei «abschließenden» *NY Times*-Beiträge).

Diesen Essay-Band würde ich Dir gerne widmen, für all das, was Du in den vielen Jahren für mich warst und getan hast.

Ich hoffe, dass Du damit einverstanden bist.

In Liebe

Oliver

An Dan Frank

15. August 2015
2 Horatio St., New York

Lieber Dan,

mit mir geht es rasch zu Ende, und ich weiß nicht, wie lange ich noch bei Bewusstsein und Vernunft bin.

Von meinen vielen weit verstreuten Schriften – klinischer, persönlicher, essayistischer Art etc. – sind einige nicht veröffentlicht. Von denen, die alle veröffentlicht und in annehmbarer Form sind, würde ich gerne zunächst ein bescheidenes Buch (ca. 40 000 Wörter) zusammenstellen, das den Titel *The River of Consciousness and other Essays*[35] haben soll. Bei den anderen Beiträgen handelt es sich um zwei «Darwin»-Aufsätze, «Flowering Plants» und «Earthworms etc.», sowie um «The Fallibility of Memory» und «Scotoma», die alle von Bob Silvers veröffentlicht wurden. Ihm soll das Buch auch gewidmet werden. Der andere «größere» Essay ist «Speed» (der im

32 Dt.: *A. a. O.*, Kapitel 5: «Die Fehlbarkeit des Gedächtnisses».

33 Dt.: *A. a. O.*, Kapitel 10: «Blinde Flecken: Vergessen und Vernachlässigen in der Wissenschaft».

34 Dt.: *A. a. O.*, Kapitel 2: «Geschwindigkeit».

35 Dt.: *A. a. O.*

New Yorker erschien); und meine drei Op-Ed-Beiträge für die *NY Times* (insgesamt weitere ca. 4000 Wörter); «Scotoma» (vielleicht kannst Du einfach den Untertitel «Forgetting and Neglect in Science» verwenden) umfasst ? 12–15 000 Wörter, einschließlich vieler Fußnoten – ein bisschen weitschweifig, aber der einzige allgemeine Essay, den ich jemals über Wissenschaftsgeschichte verfasst habe.

Ich verfasste ein kurzes (noch rohes) Vorwort zur Entstehung dieser Beiträge, dazu Danksagungen und Widmung (ich habe heute Abend auch an Bob Silvers geschrieben und ihn gefragt, ob er damit einverstanden ist, dass ich ihm das Buch widme).

Lass uns – *bald* – miteinander sprechen, mir läuft die Zeit davon.

In Liebe
Oliver

Während seiner letzten beiden Wochen fuhr O. S. mit der Arbeit an anderen Essays fort und machte Notizen zu weiteren Büchern, die posthum erscheinen sollten. Am 30. August 2015 starb er zu Hause.

Danksagung

Langweilig war das Leben mit Oliver Sacks zu keinem Zeitpunkt. Selbst um nur mit seinen Gedanken und Einfällen Schritt zu halten, bedurfte es mehr als nur einer Vierzig-Stunden-Woche. Ich bin den intelligenten und aufopferungsvollen Menschen unendlich dankbar, die mir beigestanden haben in dem Bemühen, für möglichst reibungslose Abläufe in seiner Arbeit und seinem Leben zu sorgen, ihm als verständiger Resonanzboden zu dienen, freudig alle möglichen Bitten zu erfüllen, seine ein- und ausgehende Korrespondenz zu überprüfen (um ihn daran zu hindern, sich unwissentlich zu einer Reihe von Vorträgen zu verpflichten oder aus Versehen einen Honorarscheck in den Papierkorb zu werfen), diese Korrespondenz zu kopieren und zu katalogisieren und noch sehr, sehr viel andere Dinge zu erledigen. Wie nur sie wirklich nachempfinden können, war die Tätigkeit als Olivers Assistentin eine Aufgabe ohne Ende – man fuhr ihn zu Hausbesuchen zu Patienten, fuhr ihn zu Besuchen bei seinen eigenen Ärzten, hörte sich seine Geschichten an, kümmerte sich um Patienten und «Probanden», damit sie sich bei uns zu Hause fühlten, fuhr ihn ins Schwimmbad, schwamm mit ihm, bestellte Fischdelikatessen bei Russ & Daughters, Schreibmaschinen aus Schokolade bei Li-Lac oder Bücher bei Three Lives, googelte irgendwelche Themen auf dem Smartphone, das Oliver gern «Answerboxes» nannte (sein eigenes Handy war eher rudimentär), oder erklärte, warum er Wert darauf legte, jemanden namens «Björk» zu treffen – ganz zu schweigen davon, was es hieß, mit ihm zu reisen, seine Vorlesungen zu organisieren, seine Nerven zu beruhigen, Taucherbrillen zu bestellen, einen Bagel exakt 33 Sekunden in der Mikrowelle aufzubacken und zahllose Tassen sehr heißen Tee zu bereiten (Lapsang Souchong mit einem Hauch Darjeeling, Spezialmischung von McNulty's). Wir haben viel gelacht mit Oliver, tonnenweise Sushi gegessen, Genever oder belgisches Bier getrunken und dafür gesorgt, dass er bei Kräften blieb, literarisch und metaphorisch. Wir besuchten Shuttle-Starts, Minen für Mineralien und chemische Fabriken. Das vorliegende Buch wäre, wie so viele andere vor ihm, nie zustande gekommen ohne den unermüdlichen Einsatz von Sheryl Carter, Hailey Wojcik und Hallie Parker – die Oliver alle außerordentlich schätzte. Yolanda Rueda, auf die er ebenso große Stücke hielt, sorgte viele Jahre dafür, dass Olivers häusliche Umgebung samt den Bücherregalen glänzte, dass es in seinem Kühlschrank immer genügend Jell-O, Fisch, Taboulé und andere Leckereien gab. Sie hielt uns alle bei guter Laune, und viele der in diesem Buch vertretenen Briefpartnerinnen und Briefpartner profitierten indirekt von ihrem vorzüglichen Tee und ihren schmackhaften Keksen.

Auch Diana Beck und Juan Martinez trugen zu dem reibungslosen Funktionieren unseres Alltags bei, ebenso wie eine ganze Reihe anderer Menschen, von Olivers Schwimmtrainer und Klavierlehrerin bis zu den vielen Angehörigen von Gesundheitsberufen, die sich um ihn kümmerten. Er schätzte jeden von ihnen.

Der Vielzahl von Lesern, die sich veranlasst sahen, zum Stift zu greifen oder den Laptop zu öffnen, um an Oliver zu schreiben, sei aufrichtig gedankt. Ihre (positiven wie negativen) Reaktionen, Vorschläge, Ideen und Geschichten sind noch immer von großer Bedeutung für uns.

Bill Hayes, Olivers Partner in seinem späteren Leben, war von dem Tag, an dem er Olivers Welt betrat, ein steter Quell der Inspiration, Klugheit und Vernunft. Bill war so freundlich, mehrere Fassungen des vorliegenden Buchs zu lesen und uns mit zahllosen Ratschlägen und Rückmeldungen zu unterstützen.

Meine tiefste Dankbarkeit und Wertschätzung gilt meinem Mann Allen Furbeck und unserem Sohn Kai Furbeck, die ihr Leben und Denken (und mich) mit Oliver teilten und uns auf vielen literarischen und echten Reisen begleiteten. Jeden Tag staune ich aufs Neue, dass ich mein Leben mit zwei so wunderbaren Menschen teilen darf.

Ohne die Hilfen und Talente zweier freundlicher Menschen hätte ich diesen Briefeband nicht in Angriff nehmen können. Bill Morgan, ein außergewöhnlicher Archivar, investierte vom Ende der 1990er bis zum Anfang der 2000er Jahre viel Zeit, um Ordnung in das gewaltige Durcheinander von Olivers Archiv zu bringen und einen umfangreichen und detaillierten Katalog zu erstellen. Das ermöglichte Oliver, sich mittels bestimmter Briefe und anderer Quellen gezielt frühere Lebensabschnitte ins Gedächtnis zu rufen, die ihn in die Lage versetzten, seine Autobiografie *On the Move* zu schreiben, die 2015 erschien. Außerdem kamen fast siebzig Archivboxen mit Korrespondenz zusammen.

Bei dem Bemühen, diese ungeheure Sammlung von Briefen an und von Oliver einzuschränken, hatte ich das außerordentliche Glück, auf die Hilfe von Ben Kravitz bauen zu können, einem brillanten Autor und Lektor, der mir mehrere Jahre lang geholfen hat, diesem Buch seine vorliegende Form zu geben. Immer und immer wieder organisierte und reorganisierte Ben das Material; er traf eine erste Auswahl und ließ eine Reihe weiterer folgen; er lernte, Olivers Handschrift zu entziffern, und transkribierte Hunderte handgeschriebener Briefe. Viele Entwürfe las er mehrfach und ergänzte sie mit klugen Vorschlägen, Korrekturen und Meinungen, die von grammatischen Problemen bis zu philosophischen Ausführungen reichten. Ohne Ben wäre dieses Buch nie vollendet worden. Ich schulde ihm großen Dank.

Die Menschen, die für Alfred A. Knopf und seinen Verlag Vintage Books arbeiten, sind bekannt für ihre Leidenschaft und Kompetenz (was auch für ihre Marketingleute gilt, die, wie ich vor vielen Jahren in meiner ersten Stellung als Buchhändlerin feststellen konnte, zu den besten der Branche gehören). Deb Garrison, meine Lektorin, die über ein hohes Maß an Intelligenz und Begeisterung verfügt, verblüffte mich mit ihrer Fähigkeit, sich nach der Lektüre unglaublich langer Entwürfe an winzigste Kleinigkeiten zu erinnern. Bonnie Thompson, die dieses Buch (ebenso wie *Der einarmige Pianist* und *Drachen, Doppelgänger und Dämonen*) redigierte, hat unglücklich gewählte Wörter geklärt, zurechtgerückt und mich vor zahlreichen Schnitzern und Fehlern faktischer, grammatikalischer, logischer oder moralischer Art bewahrt. Kathy Hourigan war für die Herstellung dieses Buches und vieler seiner Vorgänger verantwortlich; die mehr als fünfundzwanzigjährige Zusammenarbeit mit ihr war eine Freude. Ebenso gilt mein Dank Ellen Feldman, Zuleima Ugalde, den Grafik-, Werbe- und Marketingteams von Knopf und Vintage sowie Chip Kidd für einen weiteren perfekten Umschlagentwurf.

Großzügig trug Laura J. Snyder mit ihren Kenntnissen über Olivers frühes Leben zur Klärung bestimmter Einzelheiten bei (ich hoffe, ich habe alles richtig verstanden). Dank seiner großen Erfahrung und Kenntnis konnte John McCaskey eine Datenbank für die Sacks-Korrespondenz entwickeln, die genau auf unsere Bedürfnisse zugeschnitten war.

Liebenswürdigerweise nahm sich Melvin Erpelding viel Zeit, um mir von seiner Freundschaft mit Oliver zu berichten.

Mackenzie Kristofco verdanke ich viele ausgezeichnete Anmerkungen zum endgültigen Entwurf und stieß dabei auf viele Hintergrundinformationen. Er unterstützt uns jetzt auch weiterhin bei der Organisation des Oliver-Sacks-Archivs.

Viele andere Menschen halfen mir, den richtigen Weg zu finden, Zeitverhältnisse, Fakten und Ideen zu klären. Aus der erweiterten Sacks-Familie beantworteten mir Gay Sacks, Anna Horovitz, Alexa Gardner, Tony Gardner und Joan Caplin Fragen zur Familiengeschichte und zu Verwandtschaftsbeziehungen. Viele gute Freunde oder Kollegen von Oliver gaben mir bereitwillig telefonische Auskunft, unter anderem Orrin Devinsky, Jacqui Graham, Mark Homonoff, Andrew Lees, Keith McNally, Edward Mendelson, Rachel Miller, Tom Miller, William Miller, Walter Parkes, Tobias Picker, Nick Rodman, Ingrid Rodman-Holmes, Steve Silberman, Paul Theroux, Concetta Tomaino und Jeff Towns. Uwe Naumann half mir bei der Suche nach obskuren deutschen Wörtern. Ferner gilt mein Dank Catherine Barnett, Douglas Braaten von der New York Academy of Sciences, Sarah Chalfant, Marie Cyprien, Molly Friedrich, Michael Hackenberg, Charles Harris von der Zeitschrift *Natural History*, Jonathan Kurtis, Lance Lee, Michael Nott und Jim Poyser für ihre Hilfe.

Dan Frank, seit zwei Jahrzehnten Olivers Lektor bei Knopf, war mir ein ebenso kundiger Führer bei diesem Projekt, wie er es bei so vielen früheren Büchern für Oliver war. Generös opferte er kostbare Stunden – obwohl ihm nur noch wenige blieben –, um sich die Briefe sorgfältig anzusehen und mir seine Gedanken dazu mitzuteilen; so lieferte er mir ein Gerüst für das weitere Vorgehen. Obwohl er den Abschluss des Manuskripts nicht mehr erlebte, schweben sein Geist, sein unverwechselbarer Sinn für Humor und seine Liebe zur Sprache über diesem Buch, das ihm gewidmet ist.

Über den Autor

Dr. Oliver Sacks, von der *The New York Times* als «*poeta laureatus* der Medizin» gefeiert, arbeitete über fünfzig Jahre als Neurologe und schrieb zahlreiche Bücher über die neurologischen Beeinträchtigungen und Erkrankungen seiner Patienten. Im Laufe der Jahre erhielt er viele Auszeichnungen, unter anderem Ehrungen der John Simon Guggenheim Memorial Foundation, der National Science Foundation, der American Academy of Arts and Letters, der American Academy of Arts and Sciences und des Royal College of Physicians. Er hat viele Beiträge für *The New Yorker*, *The New York Review of Books* und die *London Review of Books* geschrieben. Sein Werk ist in Dutzende von Sprachen übersetzt worden und hat Generationen von Ärzten, Künstlern und Lesern in aller Welt beeindruckt und beeinflusst.

Über die Herausgeberin

Seit mehr als drei Jahrzehnten hat Kate Edgar als Lektorin, Rechercheurin, Assistentin und Freundin mit Dr. Sacks zusammengearbeitet. Sie ist Direktorin der Oliver Sacks Foundation, die sich zum Ziel gesetzt hat, die narrative Medizin durch die Werke von Sacks und anderen zu bewahren und zu verbreiten und die Destigmatisierung verschiedener geistiger und neurologischer Beeinträchtigungen zu unterstützen.

Bibliographie Oliver Sacks

Migraine, 1970.
Migräne. Reinbek bei Hamburg 1970.
Awakenings, 1973.
Awakenings – Zeit des Erwachens. Reinbek bei Hamburg 1990.
A Leg to Stand On, 1984.
Der Tag, an dem mein Bein fortging. Reinbek bei Hamburg 1989.
The Man Who Mistook His Wife for a Hat, 1985.
Der Mann, der seine Frau mit einem Hut verwechselte. Reinbek bei Hamburg 1987.
Seeing Voices. A Journey Into the World of the Deaf, 1989.
Stumme Stimmen. Reise in die Welt der Gehörlosen. Reinbek bei Hamburg 1990.
An Anthropologist on Mars, 1995.
Eine Anthropologin auf dem Mars. Reinbek bei Hamburg 1995.
The Island of the Colorblind, 1997.
Die Insel der Farbenblinden. Reinbek bei Hamburg 1997.
Uncle Tungsten. Memories of a Chemical Boyhood, 2001.
Onkel Wolfram. Erinnerungen. Reinbek bei Hamburg 2001.
Oaxaca Journal, 2002.
Die feine New Yorker Farngesellschaft. Ein Ausflug nach Mexiko. München 2004.
Musicophilia. Tales of Music and the Brain, 2007.
Der einarmige Pianist. Über Musik und das Gehirn. Reinbek bei Hamburg 2008.
The Mind's Eye, 2010.
Das innere Auge. Neue Fallgeschichten. Reinbek bei Hamburg 2011.
Hallucinations, 2012.
Drachen, Doppelgänger und Dämonen. Reinbek bei Hamburg 2013.
On the Move. A Life, 2015.
On the Move – Mein Leben. Reinbek bei Hamburg 2015.
Gratitude, 2015.

Dankbarkeit. Reinbek bei Hamburg 2015.

The River of Consciousness, 2017.

Der Strom des Bewusstseins. Über Kreativität und Gehirn. Reinbek bei Hamburg 2017.

Everything in Its Place. First Loves and Last Tales, 2019.

Alles an seinem Platz. Erste Lieben und letzte Fälle. Hamburg 2019.

Namensregister

Die Adressatinnen und Adressaten der Briefe von Oliver Sacks sind fett gedruckt.

C

D

H

I

J

K

N

O

P

Bildnachweis

Wenn nicht anders angegeben, stammen alle Fotografien aus der Sammlung der Oliver Sacks Foundation.

Die Fotografie von Thom Gunn, Hyde Park, London, 1959, hat Rollie McKenna aufgenommen. © The Rosalie Thorne McKenna Foundation, mit freundlicher Genehmigung des Center for Creative Photography, University of Arizona Foundation.

Die Fotografie von Robert Rodman stammt aus der Sammlung von Ingrid Rodman-Holmes und wurde mit ihrer freundlichen Genehmigung verwendet.

Die Fotografie der Autoren von Picador Books wurde mit freundlicher Genehmigung von Julian Calder verwendet.

Die Fotografie von Marsha Ivins in der Mikrogravitation wurde mit freundlicher Genehmigung der NASA verwendet.

Die Fotografien von O.S. mit Regenschirm und von O.S. mit Jonathan Miller stammen von Tom Miller. © Tom Miller, mit freundlicher Genehmigung.